无创性血管诊断学
治疗实用指南

Noninvasive Vascular Diagnosis：A Practical Guide to Therapy

第 3 版

主　　编　Ali F. AbuRahma，Dennis F. Bandyk

副 主 编　Patrick A. Stone，Henrik Sillesen

主　　译　邢英琦

副 主 译　赵丽荣　孙晓峰

主　　审　杨 弋

主译单位　吉林大学白求恩第一医院
　　　　　神经内科-头颈部血管超声中心

人民卫生出版社

Translation from the English language edition：
Noninvasive Vascular Diagnosis：A practical Guide to Therapy，by Ali F. AbuRahma，Dennis F. Bandyk. 3rd ed.
Copyright ⓒ 2013 Springer-Verlag London
All Rights Reserved.

无创性血管诊断学：治疗实用指南
刑英琦译

中文版版权归人民卫生出版社所有。

图书在版编目（CIP）数据

　　无创性血管诊断学：治疗实用指南/（美）阿布拉哈马（AbuRahma，A.F.）主编；邢英琦译. —北京：人民卫生出版社，2016
　　ISBN 978-7-117-21917-4

　　Ⅰ.①无… Ⅱ.①阿…②邢… Ⅲ.①血管疾病-超声波诊断-指南 Ⅳ.①R543.04-62

　　中国版本图书馆 CIP 数据核字（2015）第 316243 号

人卫社官网　www. pmph. com	出版物查询，在线购书	
人卫医学网　www. ipmph. com	医学考试辅导，医学数据库服务，医学教育资源，大众健康资讯	

无创性血管诊断学：治疗实用指南

主　　译：邢英琦
出版发行：人民卫生出版社（中继线 010-59780011）
地　　址：北京市朝阳区潘家园南里 19 号
邮　　编：100021
E － mail：pmph @ pmph. com
购书热线：010-59787592　010-59787584　010-65264830
印　　刷：北京汇林印务有限公司
经　　销：新华书店
开　　本：889×1194　1/16　　印张：42.5
字　　数：1332 千字
版　　次：2016 年 3 月第 1 版　2016 年 3 月第 1 版第 1 次印刷
标准书号：ISBN 978-7-117-21917-4/R·21918
定　　价：298.00 元

打击盗版举报电话：010-59787491　E -mail：WQ @ pmph. com
（凡属印装质量问题请与本社市场营销中心联系退换）

译者名录

（以姓氏笔画为序）

丁希艳　北华大学附属医院

王丽娟　吉林大学白求恩第一医院

王筱毅　深圳市德力凯医疗设备股份有限公司

石卫东　吉林大学中日联谊医院

左晓文　吉林大学白求恩第一医院

白　竹　吉林大学白求恩第一医院

安立渐　吉林省电力医院

邢英琦　吉林大学白求恩第一医院

刘美含　吉林大学中日联谊医院

孙晓峰　吉林大学白求恩第一医院

李　爽　吉林大学白求恩第一医院

李红瑜　吉林大学白求恩第一医院

余　樱　武汉大学人民医院

宋　歌　吉林大学白求恩第一医院

张　帆　吉林大学白求恩第一医院

张　洁　吉林大学白求恩第一医院

张丽丽　吉林大学白求恩第一医院

周杨杨　吉林大学白求恩第一医院

胡鸣一　山东省潍坊市人民医院

郝　娜　吉林省电力医院

赵丽荣　吉林大学白求恩第一医院

徐　卉　吉林大学白求恩第一医院

徐　晶　吉林大学白求恩第一医院

韩　珂　吉林大学白求恩第一医院

靳　航　吉林大学白求恩第一医院

编者目录

Shadi Abu-Halimah, M.D. Department of Vascular Surgery, UNC Hospitals, Chapel Hill, NC, USA

Ali F. AbuRahma, M.D., RVT, RPVI Department of Surgery, Robert C. Byrd Health Sciences Center, West Virginia University, Charleston, WV, USA

Charleston Area Medical Center, Charleston, WV, USA

Andrei V. Alexandrov, M.D. Department of Neurology, Comprehensive Stroke Center, University of Alabama at Birmingham Hospital, Birmingham, AL, USA

Jose I. Almeida, M.D, FACS, RPVI, RVT Department of Vascular Surgery, Miami Vein Center, Miami, FL, USA

Javier E. Anaya-Ayala, M.D. Department of Cardiovascular Surgery, Methodist DeBakey Heart & Vascular Center, Houston, TX, USA

Clifford T. Araki, Ph.D., RVT Department of Medical Imaging Sciences, School of Health Related Professions, University of Medicine and Dentistry of New Jersey, Newark, NJ, USA

Paul A. Armstrong, D.O. Division of Vascular and Endovascular Surgery, University of South Florida, College of Medicine, Tampa, FL, USA

Enrico Ascher, M.D. Department of Surgery, Mount Sinai School of Medicine, New York, NY, USA

The Vascular Institute of New York, Brooklyn, NY, USA

Faisal Aziz, M.D., RVT, RPVI Jobst Vascular Institute, The Toledo Hospital, Hershey, PA, USA

Section of Vascular Surgery, Department of Surgery, Penn State Hershey College of Medicine, Hershey, PA, USA

Martin R. Back, M.D., RPVI, RVT Division of Vascular and Endovascular Surgery, University of South Florida, College of Medicine, Tampa, FL, USA

J. Dennis Baker, M.D. Department of Surgery, David Geffen School of Medicine at UCLA, Los Angeles, CA, USA

Jeffrey L. Ballard, M.D. Department of Vascular Surgery, St. Joseph Hospital, Orange, CA, USA

Dennis F. Bandyk, M.D. Department of Vascular and Endovascular Surgery, UC San Diego, La Jolla, CA, USA

Donald T. Baril, M.D. Division of Vascular and Endovascular Surgery, Department of Surgery, University of Massachusetts Medical School, Worcester, MA, USA

Kristian Barlinn, M.D. Department of Neurology, Dresden University Stroke Center, University of Technology Dresden, Dresden, Saxony, Germany

Department of Neurology, Comprehensive Stroke Center, University of Alabama at Birmingham Hospital, Dresden, Saxony, Germany

Hisham Bassiouny, M.D., FACS Section of Vascular Surgery and Endovascular Therapy, The University of Chicago, Chicago, IL, USA

Mark C. Bates, M.D., FACC, FSCAI Department of Surgery, Robert C. Byrd Health Sciences Center, West Virginia University, Charleston Area Medical Center, Charleston, WV, USA

Phillip J. Bendick, Ph.D. Division of Vascular Surgery, William Beaumont Hospital, Royal Oak, MI, USA

Carol B. Benson, M.D. Department of Radiology, Harvard Medical School, Boston, MA, USA

Department of Radiology, Brigham and Women's Hospital, Boston, MA, USA

Giorgio M. Biasi, M.D. Department of Surgical Sciences, University of Milano Bicocca, Monza, Italy

Vascular Surgery Unit, San Gerardo Teaching Hospital, Monza, Italy

John Blebea, M.D. Department of Surgery, University Hospitals of Cleveland, Case Western Reserve University School of Medicine, Cleveland, OH, USA

Diana Call, BS, RVT Division of Vascular Surgery and Endovascular Therapy, John Hopkins Hospital, Baltimore, MD, USA

Keith D. Calligaro, M.D. Section of Vascular Surgery, Pennsylvania Hospital, Philadelphia, PA, USA

John E. Campbell, M.D. Department of Surgery, Robert C. Byrd Health Sciences Center, West Virginia University, Charleston Area Medical Center, Charleston, WV, USA

James R. Campbell II, M.D. Department of Surgery and Medicine, Robert C. Byrd Health Sciences Center, West Virginia University, Charleston Area Medical Center, Charleston, WV, USA

Rabih Chaer, M.D. Division of Vascular Surgery, PUH, Pittsburgh, PA, USA

Benjamin B. Chang, M.D. Department of Vascular Surgery, Albany Medical Center Hospital, Albany, NY, USA

Anthony J. Comerota, M.D., RVT, FACS, FACC Section of Vascular Surgery, University of Michigan, Toledo, OH, USA

Jobst Vascular Institute, The Toledo Hospital, Toledo, OH, USA

R. Clement Darling III, M.D. Department of Vascular Surgery, Albany Medical Center Hospital; Albany Medical College, Albany, NY, USA

The Vascular Group, Albany Medical College, Albany, NY, USA

Mark G. Davies, M.D., Ph.D., M.B.A. Department of Surgery, Weill Medical College at Cornell University, Houston, TX, USA

Department of Cardiovascular Surgery, Methodist DeBakey Heart & Vascular Center, Houston, TX, USA

Department of Research and Education, Methodist DeBakey Heart & Vascular Center, Houston, TX, USA

Edward B. Diethrich, M.D. Arizona Heart Hospital & Foundation, Phoenix, AZ, USA

Kevin J. Doerr, BS, RVT Department of Vascular Surgery, Pennsylvania Hospital, Philadelphia, PA, USA

Matthew J. Dougherty, M.D. Section of Vascular Surgery, Pennsylvania Hospital, Philadelphia, PA, USA

Bryan T. Fisher Sr M.D. Department of Vascular Surgery, Vanderbilt University Medical Center, Nashville, TN, USA

Shawn H. Fleming, M.D. Department of Vascular and Endovascular Surgery, Wake Forest Baptist Medical Center, Winston-Salem, NC, USA

William R. Flinn, M.D. Division of Vascular Surgery, University of Maryland School of Medicine, Baltimore, MD, USA

Mary C. Frates, M.D. Department of Radiology, Harvard Medical School, Boston, MA, USA

Department of Radiology, Brigham and Women's Hospital, Boston, MA, USA

Julie Ann Freischlag, M.D. Department of Surgery, John Hopkins Hospital, Baltimore, MD, USA

Alberto Froio, M.D. Department of Surgical Sciences, San Gerardo Teaching Hospital, University of Milano Bicocca, Monza, Italy

Holly L. Grunebach, MMS, MSPH Department of Surgery, Johns Hopkins Hospital, Baltimore, MD, USA

Kimberley J. Hansen, M.D. Department of Vascular and Endovascular Surgery, Wake Forest Baptist Medical Center, Winston-Salem, NC, USA

Stephen M. Hass, M.D. Department of Surgery, Robert C. Byrd Health Sciences Center, West Virginia University, Charleston Area Medical Center, Charleston, WV, USA

Anil P. Hingorani, M.D. Division of Vascular Surgery, Maimonides Medical Center, Brooklyn, NY, USA

Marge Hutchisson, RVT, RDCS Intersocietal Commission for the Accreditation of Vascular Laboratories (ICAVL), Intersocietal Accreditation Commission, Ellicott City, MD, USA

Akhilesh K. Jain, M.D. Section of Vascular Surgery, Yale University, New Haven, CT, USA

K. Wayne Johnston, M.D., FRCS(C) Department of Vascular Surgery, University of Toronto, Toronto General Hospital, Toronto, ON, Canada

Anne M. Jones, RN, BSN, RVT, RDMS, FSVU, FSDMS Department of Neurology and Neurosciences, Medical University of South Carolina (MUSC), Charleston, SC, USA

Dimitrios Karakitsos, M.D., Ph.D., MRCP Intensive Care Unit, General State Hospital of Athens, Athens, Greece

Jessica Kepplinger, M.D. Department of Neurology, Dresden University Stroke Center, University of Technology Dresden, Dresden, Saxony, Germany

Stephen Kolakowski, M.D. Section of Vascular Surgery, Pennsylvania Hospital, Philadelphia, PA, USA

Paul B. Kreienberg, M.D. Department of Vascular Surgery, Albany Medical Center Hospital, Albany, NY, USA

Nicos Labropoulos, Ph.D. Division of Vascular Surgery, Department of Surgery, Stony Brook University Medical Center, Stony Brook, NY, USA

Brajesh K. Lal, M.D., FACS Department of Vascular Surgery, Baltimore VA Medical Center, Baltimore, MD, USA

Center for Vascular Diagnostics, University of Maryland Medical Center, Baltimore, MD, USA

Department of Surgery, University of Maryland Medical center, Baltimore, MD, USA

Peter F. Lawrence, M.D. Department of Surgery, Ronald Reagan UCLA Medical Center, Los Angeles, CA, USA

Joann M. Lohr, M.D., FACS, RVT Department of Vascular Surgery, Good Samaritan Outpatient Center, Cincinnati, OH, USA

Good Samaritan Hospital, Cincinnati, OH, USA

Alan B. Lumsden, M.D. Department of Surgery, Weill Medical College at Cornell University, Houston, TX, USA

Department of Cardiovascular Surgery, Methodist DeBakey Heart & Vascular Center, Houston, TX, USA

Robyn A. Macsata, M.D. Department of Surgery, Washington DC VA Medical Center, Washington, DC, USA

Michel S. Makaroun, M.D. Department of Vascular Surgery, University of Pittsburgh Medical Center, Pittsburgh, PA, USA

M. Ashraf Mansour, M.D., RVT, FACS Spectrum Health, Grand Rapids, MI, USA

Department of Cardiovascular Surgery, Michigan State University, Grand Rapids, MI, USA

Natalie Marks, M.D. Brooklyn, NY, USA

Luke K. Marone, M.D. Division of Vascular Surgery, Department of Surgery, University of Pittsburgh Medical Center, Pittsburgh, PA, USA

William A. Marston, M.D. Vascular Surgery Division, Department of Surgery, UNC Hospitals, Chapel Hill, NC, USA

Sandra C. McAffe-Benett, BS, RVT Department of Vascular Surgery, Pennsylvania Hospital, Philadelphia, PA, USA

Manish Mehta, M.D., MPH Department of Vascular Surgery, Albany Medical Center Hospital, Albany, NY, USA

George H. Meier III, M.D., RVT, FACS Division of Vascular Surgery, Department of Surgery, University Hospital, Cincinnati, OH, USA

Frank R. Miele, MSEE Pegasus Lectures, Inc., Forney, TX, USA

Gregory L. Moneta, M.D. Department of Vascular Surgery, Oregon Health and Science University, Portland, OR, USA

John Moos, M.D. Division of Vascular Surgery, Department of Surgery, Keck School of Medicine at the University of Southern California, Los Angeles, CA, USA

Albeir Y. Mousa, M.D. Department of Surgery, Robert C. Byrd Health Sciences Center, West Virginia University, Charleston Area Medical Center, Charleston, WV, USA

Kathryn Mueller, BS, RVT Department of Vascular Surgery, Pennsylvania Hospital, Philadelphia, PA, USA

Aravinda Nanjundappa, M.D., RVT, FACC, FSCAI Department of Surgery, Robert C. Byrd Health Sciences Center, West Virginia University, Charleston Area Medical Center, Charleston, WV, USA

Thomas C. Naslund, M.D. Department of Vascular Surgery, Vanderbilt University Medical Center, Nashville, TN, USA

Peter Neglén, M.D., Ph.D. Department of Vascular Surgery, Trimiklini, Limassol, Cyprus

David G. Neschis, M.D. Department of Surgery, The Maryland Vascular Center, Baltimore Washington Medical Center, University of Maryland School of Medicine, Baltimore, MD, USA

Marsha M. Neumyer, BS, RVT Vascular Diagnostic Educational Services, Vascular Resource Associates, Harrisburg, PA, USA

Kathleen J. Ozsvath, M.D. Department of Vascular Surgery, Albany Medical Center Hospital, Albany, NY, USA

Federico E. Parodi, M.D. Division of Vascular and Endovascular Surgery, University of South Florida, College of Medicine, Tampa General Hospital, Tampa, FL, USA

Savino Pasquadibisceglie, M.D. Department of Surgical Sciences, San Gerardo Teaching Hospital, University of Milano Bicocca, Monza, Italy

Philip S. K. Paty, M.D. Department of Vascular Surgery, Albany Medical Center Hospital, Albany, NY, USA

Alexis Powell, M.D. Department of Surgery, University of South Florida, School of Medicine, Tampa, FL, USA

Jeffrey K. Raines, MME, Ph.D. Department of Surgery, University of Miami Hospital and Clinics, Homestead, FL, USA

Donald B. Reid, M.D., FRCS Department of Vascular and Endovascular Surgery, Wishaw Hospital, Scotland, UK

Jorge Rey, M.D. Department of Vascular Surgery, Albany Medical Center Hospital, Albany, NY, USA

Tracey A. Richardson, AS, RDMS, RVT Department of Vascular Surgery, University of Pittsburgh Medical Center, Pittsburgh, PA, USA

Gianluca Rigatelli, M.D., Ph.D. Department of Cardiovascular Diagnosis and Endoluminal Interventions, Rovigo General Hospital, Rovigo, Italy

Sean P. Roddy, M.D. Department of Vascular Surgery, Albany Medical Center Hospital, Albany, NY, USA

Luca Rossi, M.D. Department of Surgical Sciences, San Gerardo Teaching Hospital, University of Milano Bicocca, Monza, Italy

Vincent L. Rowe, M.D., FACS Division of Vascular Surgery, Department of Surgery, Keck School of Medicine at the University of Southern California, Los Angeles, CA, USA

Healthcare Consultation Center II, Los Angeles, CA, USA

Robert B. Rutherford, M.D. Department of Surgery, University of Colorado Medical Center, Corpus Christi, TX, USA

Leon Salem, M.D. Department of Vascular Surgery, Albany Medical Center Hospital, Albany, NY, USA

Sergio X. Salles-Cunha, Ph.D., RVT, FSVU Department of Imagenology, Itanhaém, São Paulo, SP, Brazil

Robert P. Scissons, RVT, FSVU Jobst Vascular Laboratory, Jobst Vascular Institute, The Toledo Hospital, Toledo, OH, USA

Jennifer A. Sexton, M.D. Georgetown University Hospital, Washington Hospital Center, Washington, DC, USA

Dhiraj M. Shah, MD Department of Vascular Surgery, Albany Medical Center Hospital, Albany, NY, USA

Melissa D. Shah, M.D. Department of Vascular Surgery, Albany Medical Center Hospital, Albany, NY, USA

Anton N. Sidawy, M.D., MPH Department of Surgery, George Washington University Hospital, Washington, DC, USA

Henrik Sillesen, M.D., DMSc Department of Vascular Surgery, Rigshospitalet, University of Copenhagen, Copenhagen, Denmark

Mohit Srivastava, M.D. Department of Surgery, Robert C. Byrd Health Sciences Center, West Virginia University, Charleston Area Medical Center, Charleston, WV, USA

Shaun M. Stickley, M.D. Division of Vascular Surgery, Department of Surgery, University Hospital, Cincinnati, OH, USA

Patrick A. Stone, M.D., RVT, RPVI Department of Surgery, Robert C. Byrd Health Sciences Center, West Virginia University, Charleston Area Medical Center, Charleston, WV, USA

Pierre-Jean Touboul, M.D. INSERM U698, Neurology and Stroke Center, Bichat University Hospital and Medical School, Paris, France

Daynene Vykoukal, Ph.D. Department of Cardiovascular Surgery, Methodist DeBakey Heart & Vascular Center, Houston, TX, USA

Fred A. Weaver, M.D., FACS, MMM Division of Vascular Surgery, Department of Surgery, Keck Medical Center of USC, Los Angeles, CA, USA

Cindy Weiland, RVT Department of Quality Assurance, Intersocietal Accreditation Commission, Ellicott City, MD, USA

Robert M. Zwolak, M.D., Ph.D. Section of Vascular Surgery, Dartmouth-Hitchcock Medical Center, Lebanon, NH, USA

序

在过去的几十年里,血管外科技术取得了长足的发展,为血管病患者提供了更多可选择的治疗方法,包括开放式手术、微创血管内治疗及药物治疗等。对患者进行正确的诊断、给予针对性的治疗并且对患者进行长期的监测随访是血管病患者取得良好预后的基础,这些工作很大程度上取决于无创血管检查技术的发展。无创血管检查技术在血管病患者的管理中时时刻刻都扮演着重要的角色。

第一个无创血管检查中心是由血管外科医生于 1946 年在马萨诸塞总医院建立的。无创血管检查技术在过去的 60 年间取得了长足的发展,Bergan、Yao、Cranley、Strandness、Kempczinski 和 Dr. AbuRahma 等血管外科先驱们功不可没。他们是经验丰富的临床研究者,也是无创血管诊断领域的专家,他们参与编写的《无创性血管诊断学》一书可以说是该领域的百科全书,也是所有对血管病诊治感兴趣的医生必备的专业手册。

本书覆盖了无创血管检查的全部内容,编者们发挥他们个人专业所长,运用精美的插图和大量的参考文献,对本书内容进行了清晰的阐述,几乎包括无创血管诊断的全部主题,甚至对卫生管理体系中的质量监管及准入制度都做了阐述,例如目前在美国有 10 000 多个无创血管检查中心,但是只有不到 25% 是被鉴定为合格的,本书的开始部分就提到了的血管检查中心的质量控制和资质准入问题。第二部分主要是关于血管血流动力学内容,为后面的临床部分奠定了基础。关于脑血管病的内容共包括 14 章,不仅涵盖了基本的无创检查项目,还包括了一些前沿的知识,如经颅多普勒超声、颈动脉内膜厚度测量及斑块特征分析,后者在筛选无症状颈动脉狭窄中扮演越来越重要的角色,这一领域已经成为当今和未来临床工作中的热点。

本书涉及外周动脉和静脉疾病的内容包括了从生理状态到不同病理状态下全部的无创性检查方法。各种检查方法的作用机制及各自相对的优缺点都清楚地呈现在读者面前。以往对于肠系膜血管病的诊断比较困难,要以排除其他疾病为前提,如今超声已经成为诊断肠系膜血管病首选的检查方法,其在疑似肠系膜血管病和肾血管性疾病患者评估和随访中都扮演着重要角色。

当前形势下,各医疗单位对医疗成本的控制压力越来越大,无创血管检查技术在评估循环障碍患者中扮演着重要角色,许多情况下甚至可以取代有创的血管造影检查和昂贵的放射性成像检查。本书除了对传统的无创血管检查技术进行了阐述,同时也为读者提供了该领域的最新进展,例如血管内超声、超声三维成像和超声造影技术等。

每一个血管外科住院医生及对血管疾病诊治感兴趣的医生均应阅读《无创性血管诊断学》这本书,即使对于那些血管疾病诊治经验非常丰富的专家学者而言,这本书也是非常重要的学习资料。本书每一部分的结尾都对无创血管检查技术的临床实际应用进行了总结,更加方便工作繁忙的临床医生阅读。这本书是一部伟大的著作,就我所知在这个领域没有其他出版物可以提供这样一个全面、有条理且简单易读的无创血管诊断学。

Bruce A. Perler,M. D. ,MBA
约翰霍普金斯大学医学院教授
血管外科和血管内治疗部主席
无创性血管检查中心主任

前 言

《无创性血管诊断学》这本非常受欢迎的专著出版第 3 版的目的在于突出该领域最新研究进展，同时帮助临床医生为血管病患者选择最为准确实用的方式来指导诊疗。

在过去的二十年里，无创血管检查技术取得了迅猛的发展，出现了很多新的诊断方法，这些新进展在第 3 版中均有所体现。在已故的 Gene Strandness 博士和其他著名的血管外科医生的影响下，无创血管检查技术历经 30 年的发展取得了长足的进步，目前包括放射科医生、神经科医生、心脏科医生和内科医生在日常工作中均会应用到无创血管检查，该书的再次出版也是为了满足广大医生群体的需要。

本书由无创血管诊断领域的国内外知名专家编写，在原版本基础上增加了新主编 Dennis Bandyk 博士、新副主编 Henrik Sillesen 博士和 Patrick Stone 博士。由于一些无创血管检查新技术的出现，本书增加了 15 章新内容，其余章节也都进行了较大的修订。

第一部分是关于无创血管检查中心的运行，包括了非常重要的有关超声质量控制的新章节；第二部分包括由 Henrik Sillesen 博士编写的有关血管血流动力学的新章节；第三部分是关于脑血管病的诊断，也增加了新的内容，包括彩超在颈动脉筛查中的作用、颈动脉的 CTA 和 MRA 检查技术、颈动脉内膜剥脱术和血管内支架成形术术中超声评估、颈动脉内中膜厚度的测量、颈动脉超声评价的错误和伪差等内容；第四部分是由 Dennis Bandyk 博士编写的，包括彩超在桡动脉成像中的应用、透析通路方案和定位、外伤患者的无创血管检查等；第五部分是关于静脉疾病的无创性诊断，是由新副主编 Patrick Stone 博士编写的，其中有几个章节进行了修订，其中有两章是关于上肢静脉彩超和胸廓出口综合征；第六部分增加了肾脏介入治疗后彩超评价；第七部分增加了关于血管检查中心的编码以及超声引导下动静脉穿刺的临床应用等新内容。

在第 3 版中有几位新加入的编者撰写了新的内容，这些编者在该领域有着较深的造诣，我们对于上述编者以及他们的团队对本书的贡献表达最诚挚的谢意，同时希望广大读者对本书中更新的内容表示满意。

Ali F. AbuRahma，M. D. ，RVT，RPVI

Dennis F. Bandyk，M. D.

目录

第五部分　肢体静脉系统疾病无创性诊断

第六部分　腹部彩超

第七部分　其他项目

第一部分
血管检查中心

Ali F. AbuRahma

第 1 章
通过认证与资质准入提高无创性血管检查的质量

J. Dennis Baker and Anne M. jones

摘 要

在过去的半个世纪,无创性血管检查从实验室阶段已经发展成为得到广泛公认的血管疾病临床检查方法。对于一个新的研究领域来说,如何才能保证该检查方法的质量呢? 第一步,操作检查的医生和技术人员必须接受相应的教育和培训,以及准入知识的考核。在 1983 年建立的血管技术人员认证考试使这一目标得以实现。第二步,对血管检查的设备的组建和运行设定基准,包括仪器设备质量的持续监管、检查的操作步骤的审核和执行、诊断标准和报告标准的制定、效度的评价等。而在 1991 年建立的检查中心资质准入为无创性血管检查质量的控制提供了一个切实可行的方法。多年来,血管技术人员认证结合检查中心资质准入能够为无创性血管检查的质量提供有效保障。

关键词

无创性血管检查、血管检查中心、认证、资质准入

无创性血管检查起源于半个多世纪以前。1946 年,美国麻省总医院引入全美第一台无创血管检查设备。当时它主要应用于常规的实验研究,而在临床血管的检测中应用很有限。直到 20 世纪 60 年代,随着动脉重建手术的普遍流行,临床上对血流研究的兴趣大大增加。当时的血管检测方法已经能够客观并无创地测量到若干血管参数,这一点引起了血管外科医生的普遍关注。19 世纪 70 年代,无创性血管检查已经在临床中广泛应用。曾经被认为晦涩难懂的用于实验室的检测方法已经慢慢在临床崭露头角,为临床提供越来越多信息,以更好地指导患者的治疗。20 世纪 70 年代后期,在多数医疗机构中,无创性血管检查已经成为一项常规临床检查。与此同时,临床医生的支持也大大推广了无创性血管检查的应用。

教育与培训

临床医生

在最初的研究阶段,无创性血管检查技术是由临床医生负责监管的。随着血管检查的临床价值逐步被开发,成果不断被发表,越来越多的临床医生对这个领域产生了浓厚的兴趣。19 世纪 70 年代后期到 80 年代初期,大多数开展血管检查工作的医生缺少相关科研背景和经验,那个时候,他们主要依靠学习非常有限的文献资料和观摩其他运作成熟的检查中心来指导血管检测项目的开展。随着时间的推移,血管检查教学课程和教材越来越多,质量也越来越高。现在,一些专业(包括血管外科和血管内科)的住院医师培训把血管检查作为核心教程的一部

分,包括教学演示、上机操作和测试评估。通过这一系列的基础培训,很多医生能够更好地开展血管检查。

技术人员

随着血管检查技术在临床领域的广泛应用,对相关技术人员,特别是能够完成各种血管检查操作的全职工作人员的需求也日益增长。这些技术人员的背景比较多样化,包括护士、放射学技师和导管室实验员等。因此,如何能够保证技术人员得到良好的培训和监管对于血管检查技术的开展至关重要。最初,技术人员的培训是由临床医生来完成。由于缺乏正规培训,大多数技术人员往往通过"在职培训"只能学会如何执行操作,而不理解这项操作真正的意义。而随着无创性血管检查设备和操作程序日趋复杂化,合格的技术人员不仅需要做到如何操作检查(知其然),更要学习相关的血管基础疾病(知其所以然)。

在过去的十年里,专业血管技术教育项目在不断开展,但进度较慢,一部分归因于资金的缺乏,另一部分归因于"心血管技术(CVT)"卫生专业联盟对于血管技术的分类。1981 年,CVT 专业被美国医学协会联合健康教育及评审委员会正式认可。1983 年,心血管技术教育项目的指南和细则完成,且被12 所卫生机构联盟采用(包括血管超声学会(SVU))。虽然这使 CVT 专业和相关指南细则更加专业化,但它忽视了血管技术的实用性。从理论上讲,CVT 包括有创和无创性心血管检查和外周血管检查。但是,CVT 教学课程很少涉及外周血管检查的相关理论教学和临床实践。随着临床对血管检查的需求不断增多,血管技术人员和血管超声医生获得教育的机会也随之增多。自 1985 年以来,心血管技术教育联合评审委员会(JRC-CVT)为获得心血管技术的认证不断制定和实施计划。目前,已有 13 个联合健康教育计划的认证委员会(CAAHEP)专注于无创性血管研究。认证课程提供相关证书、学士学位、硕士学位或证书。关于 JRC-CVT 认证项目的详细信息,请访问网址 www. caahep. org 或 wwwjrccvt. org。

无创性血管检查教育的第二个途径是通过超声诊断学教育联合评审委员会(JRC-DMS),后者也被 CAAHEP 所认证。JRC-DMS 开设了 54 个认证的血管检查诊断课程。三所大学提供专业的血管教育课程,其中在诺瓦东南大学和拉什大学学习后授予学士学位,而在长岛大学学习结束后颁发结业证书。在接受 CVT 和 DMS 课程教育后,学生有资格参加认证考试。

另外,网络远程教育的出现为血管技术人员提供了一种全新的教育途径。1992 年,俄勒冈理工大学(OIT)开展了首个血管技术相关的专业学士学位课程。它不仅为学生提供血管技术的专业课程,还为注册血管技师做充分的准备。该课程目前每年招收 30～40 名校内学生和 100 名校外学生。这个学位计划课程囊括基础医学、血管诊断学和普通高等学院常规教程,学生们完成课程后即可获得血管技术的学士学位。远程教育使那些期望获取学士学位的血管技师无需离开原有工作岗位即可完成学业。这项课程可为注册血管技师(RVT)认证提供学分。更多的信息请关注该校的网站。

认证

在血管检查发展的早期,人们就对血管技术人员的知识水平、经验和个人能力予以了很大的关注。1979 年,美国血管技师协会、无创血管技师学会(SNIVT,之后发展为 SVU)认识到血管检查技术需要通过认证从而明确技术人员的专业水平,而认证考试由美国超声医学认证委员会(ARDMS)提供。自 1975 年以来,ARDMS 在不同超声专业领域开发和执行了若干以实践为基础的认证考试,其中包括为超声技术人员提供的 7 个专业领域的考试,和专为临床医生提供的考试。迄今为止,ARDMS 已为70 000 多名人员授予了认证证书。认证考试已被国际标准化组织(ISO)、美国国家标准协会(ANSI)、美国全国认证机构委员会(NCCA)所认可,且逐渐成为世界医用超声诊断学认证的标准。ARDMS 在教育和临床方面对参加超声认证考试人员的报考条件有明确的规定。

报考条件公布在网站上(www. ARDMS. org)。申请 RDMS,RDCS 或 RVT 的人员在报考条件审核通过后需要通过两门综合考试后才能获得证书:(1)超声波原理和仪器检测(SPI);(2)专业测试,证书的有效性需依靠继续医学教育(CME)的认证,其认证结果需要提交给 ARDMS 审核。2012 年,为了达到 ISO 和 ANSI 要求的标准,ARDMS 将推出一个重新认证评估程序。重新认证评估考试将在网上进行,并且利用在线 ARDMS 注册者需要在 10 年中的最后 3 年期间重新认证评估。所有注册的专业领域都需要重新认证,而物理学和仪器检测不需要重新认证。

自 1983 年 ARDMS 举办了第一期血管技术考试至今,已经给 21 000 余人颁发了 RVT 证书,其中包括 1600 多个医学博士。保证注册者信息的一个重要方法是通过对血管技术专业人员的文件资料进行定期的分析调查以确认。这些调查由获得 RVT 的成员来完成。他们通过调查血管技师的临床工作,见证血管技术的演进,同时也保证血管技术的考试效度。超声技术的推陈出新对临床实践所产生的作用被调查分析出来,并利用其对考试内容进行定期更新,做到与时俱进。这些调查也同样需要三个评审机构的认证。

调查结果还可以为血管技术专业发展的趋势提供历史数据。例如,1982 年,超过 75% 的执业血管技师的背景是护士,但到了 1994 年,该比例降至 18%。同样,早期调查显示大多数血管技师是"在职"接受血管技术培训的,而到了 1995 年,40% 的超声技师接受过血管技术的专业培训,并且 37% 拥有学士或硕士学位。由于血管检查技术和超声专业的资质准入课程越来越多,ARDMS 终止了在职培训这种血管技师培养方式。今后,在超声检查的多个领域进行交叉培训可能是未来超声技师培养的趋势。10 年前,55% 的血管技术人员仅获得了 RVT 认证,而最近 ARDMS 的统计数据显示,该比例降至 27%。此外,47% 获得 RVT 和执业医学超声诊断师(RDMS)双重认证(普通超声),10% 获得 RVT 和执业心脏超声诊断师(RDCS)的双重认证(心脏超声),而 14% 则同时获得是 RDMS、RDCS 和 RVT 的三重认证。

第二个获取认证的方法是通过国际心血管认证(CCI)。CCI 创办于 1988 年,被美国国家标准协会(ANSI)所认可,是一家主要负责管理资格认证考试的非盈利性机构。目前 CCI 是由国家心血管技师联盟(NACT)、美国心脏病学技师协会(ACTA)以及美国心血管考试委员会(NBCVT)考试部门合并创建而成。CCI 制定了涉及 3 个专业领域(包括有创性心导管检查、无创性心脏超声检查和血管技术/超声)的 8 个注册等级考试。成功通过血管技术综合考试相关类别的考生即可获得注册血管专家(RVS)的证书。2010 年,CCI 建立了静脉造影学的分支—静脉疾病无创性评估的综合考试:注册静脉超声诊断师(RPhS)。与 ADRMS 一样,参加 CCI 举办的考试是获得 CCI 证书的唯一途径。想要报考 RVS 的

考生需要具备四个先决条件,而 RPhS 则要求满足五个先决条件。必备的报考条件都包括 2 年的临床经验或在职培训。而想要获得 CCI 认证的临床医生必须具备三个报考条件,详见 CCI 官方网站(www.cci-online.org)。目前已有 1900 个考生获得 RVS 证书,而 100 个考生获得了 RPhS 证书。而通过考试的 RVS 就业前景良好,很受心血管科和放射线科的欢迎。同样,为了维持 RVS 资格的有效性,继续医学教育也是不可或缺的。

为了获得血管技术的资质,许多临床医生尤其是血管外科的医生考取了 RVT 证书。但 RVT 考试面向的对象是血管技师,用其来评估临床医生的血管技术资质并不合适。2003 年,为了解决这些问题,血管外科学会正式向 ARDMS 提交了书面申请,建议为临床医生设立单独的血管超声技术资质准入方案。这个提议在随后的市场调查中得到了良好的反馈,之后推出了面向从事血管超声相关工作的临床医生的一个认证考试。由 6 个从事不同领域血管工作的医学专家和 1 个注册血管技师组成的成员组在 2005 年创办了注册血管医生认证(RPVI)考试。他们对 6000 名临床医生就血管方面进行了广泛调研,其结果用来作为 RPVI 考试发展的基础。同时也制定了报考条件和考试内容。到 2006 年末为止,该机构颁发了 277 个 RPVI 证书;2010 年,升至 1107 个。报考条件和相关事宜见于 ARDMS 官方网站。

资质准入

20 世纪 80 年代后期,建立和运行血管检查中心缺乏相关标准和指南。这些标准和指南应该包括检查的完整性、持续监管的程度、仪器的质量、报告和验证研究。20 世纪 80 年代初期,血管检查逐渐普及,但其检查的质量却参差不齐。造成这种现象的原因部分是因为大多数检查中心购买仪器后仅仅遵循文献中描述或生产商建议的方法进行操作。同样,诊断标准也是照搬文献中所介绍的标准,而很少进行个体的内在效度测定。目前认为,血管检查的精确与否主要取决于以下两点:(1)技术层面的标准和程序;(2)血管技术人员的知识储备和临床经验。此外,无创性血管检查的领军人物开始呼吁医疗保险公司对血管检查进行管理并减免费用,杜绝不正当运营。同样,他们呼吁自我监督机制的完善,但是目前为止没有找到适当的方法。同样值得注意的是,一些州政府或相关专业机构采取措施制定血

管检查中心的标准和指南,但这种标准与指南通常有一定的局限性。

血管检查中心资质准入学会(ICAVL)

1989 年,无创性血管检查的领军人物举行了一个非正式的会议,提议建立一个血管检查中心资质准入程序。最初的团队包括血管外科医生、放射线科医生和血管技师。他们认为现在并没有合适的资质准入程序,因此需要考察建立一个资质准入机构的可行性。他们向一系列与无创性血管检查相关的专业团体寻求支持和资金赞助,其最初的目标是:(1)得到不同专业领域的广泛支持;(2)建立一个与任何一个专业或协会都没有过多联系的独立机构。因此资质准入团队从最初就强调跨学会的方法,从美国神经学协会、美国放射学院、美国医学超声研究所、心血管外科国际协会(北美分会)、血管外科协会、血管医学和生物学协会、医用超声诊断学协会、血管技术协会分别派出两个代表,组建成了一个资质准入团队。

最初,这个资质准入团队是用来制定血管检查中心的资质准入范围。其总体目标是:"通过资质准入,保证血管检查中心提供高质量的血管诊断技术,从而得以更好地为患者服务"。实现这个目标需要建立资质准入程序、颁发合格证书并保证认证血管检查中心的注册。资质准入的一个重要原则是其具有很强的包容性,甚至很小的检查中心也能达到标准。另一个重要原则是资质准入不需要进行特殊的医学专业培训,而是评估检查中心里医生和技术人员的知识储备和相关经验。早期血管检查中心资质准入的标准有:医疗和技术人员的资质、检查中心布局、人员组成、报告和记录保存、患者安全和设备维护,还有一些适用于特殊血管检查领域(脑血管、外周动脉、外周静脉、腹部血管)的附加标准。此外,适应证的选择、检查程序、诊断标准和质量的保障也是资质准入所关注的重点。但是,标准的制定也有所侧重,一些标准是强制必须执行的,而另一些标准仅为推荐。资质准入的有效期通常是 3 年以内,之后需重新申请。1990 年 3 月,资质准入团队采用了血管检查中心资格认证跨学会委员会认可(ICAVL)的体制和规章制度,并在 1990 年 11 月在马里兰成立了一家非盈利机构。这个特设的工作团队的成员组成了原始的董事会,团队主席 Brian Thiele, M. D. 被选举成为第一任董事长。1991 年 1 月,Sandra Ka-tanick,RN,RVT,被选为执行董事,负责创建委员会的管理机构。

资质准入程序是从提交详细的申请表格开始的,从去年开始,申请可以在网上进行,简化数据输入的同时也为申请再认证保存了原始信息;申请认证最重要的部分是样本病例及其报告的质量评估;申请的最后一部分是检查中心资格审查和质量资质准入(详见第 3 章)。最终,申请经董事长复核通过后授予认证证书。如果在资质准入申请过程中被指出不足,则决议就会被推迟。一般情况下,检查中心可能在某些方面的决议被推迟,但在其他方面仍然会获得认可。修正不足后即可重新获得认证。如果检查中心与标准不符,资质准入机构则会采取电话会议的形式进一步完善信息并找寻可能的补救方法,电话会议的参与者包括 ICAVL 全体成员和检查中心的医疗和技术主管。当电话会议无法解决问题时,资质准入机构则对检查中心进行检查访问。

认证的有效期是 3 年,再认证需要一个简短的申请。首次申请认证的人员需要完成信息和背景的填写,而再认证的人员只需要提交更新 CME 列表。与首次认证相同,再认证申请最重要的部分仍是其从事研究的质量,故需要提交一组新的病例研究连同目前的操作流程和诊断标准的副本;此外,需要提供针对上次资格审查不足之处进行改进的证明文件。审查程序和上述基本相同,不同的是强调如何评估上次审查不足之处的改进情况。

从一开始,血管检查作为一个发展中的领域,其资质准入机构遵循着定期审查和修订标准的原则。委员会根据血管检查领域的更新修订新的标准。1994 年,静脉检查标准的改变使彩超成为唯一的基本检查形式,因而仅能开展生理学检查的检查中心将不能再次获得静脉检查认证资格。随后,经颅脑血管和内脏血管检查陆续开展。一个近期的标准修订是关于血管检查中心申请资质准入所需的最小规模。最初是从"量"上进行限定:每年完成 100 例基本检查。后来董事会回归到最初的理念,认为"质"应是认可过程中最重要的因素。根据董事会成员的经验,小规模的血管检查中心通常很难完成高质量的工作。因此在 1997 年,委员会修订了标准,若能够提交或被 ICAVL 随机抽取更多高质量的病例,每年工作量少于 100 例的检查中心也可以申请资质准入。

多年来,ICAVL 董事会一直在关注认证审查程序的有效性。最初,ICAVL 只有在申请过程中发现了严重问题才会到现场考察。但近年来,董事会考虑建立一个随机现场考察的程序来监督审查的质量。因此在 1998 年,ICAVL 出台了一项新的政策,成立现场考察队,对某些检查中心进行随机抽查。调查发现,血管检查中心现场考察这种审查方式与以往申请资质准入的程序相比,迄今为止没有差别。2010 年,审查程序再次做出了一些改变,主要是回应医疗保险和医疗补助服务中心(CMS)要求。在认证的 3 年有效期内,每个检查中心或被随机的抽查(要求提交设备的信息和病例报告),或接受随机现场考察。这些程序用来证实与标准的不断同步化。

ICAVL 是一个自资、独立的组织,因此它依靠认证工作来筹备足够的资金从而承担整个过程的运营成本。起初,申请资质准入的检查中心很少,随着时间的推移,申请资质准入的血管检查中心数目持续稳定增长,到目前为止共有 1687 个。令人鼓舞的是大多数检查中心认证 3 年有效期过后会申请再认证。ICAVL 制定的一个主要目标是通过完成认证程序,使检查中心检查的质量得到提高。评价检查中心资格效果最有力的证据应该是申请再认证时检查中心的各方面条件比最初申请时都有了明显的进步。ICAVL 的另一个成功的指标是其已经成为超声心动图、核医学、磁共振、CT、支架植入术等学科建立类似的资质准入机构所参照的基准。

美国放射学院

尽管美国放射学院(ACR)是 ICAVL 的主要赞助者之一,但它的领导部门仍然决定要建立自己的超声资质准入机构。其主要原因在于建立这个涉及所有超声诊断领域的资质准入机构给放射科医生所带来的利益。这项举动必然对 ICAVL 的成功造成冲击。1997 年,全新的以放射学为基础的检查中心资质准入机构成立,其血管部分直接与 ICAVL 并驾齐驱,但要求相对宽松,所以申请容易通过。很多放射学检查中心停止申请更新 ICAVL 认证,它们更倾向于获取 ACR 认可。2010 年,2164 个检查中心获得了 ACR 血管方面的认证(ICAVL 2329 个)。

成就和影响

个人认证和检查中心资质准入创办的这些年来,均取得了长足进步。早期,得到 RVT 认证证书的人数很少,但随后数量明显增多。检查中心主管通常会发现获得 RVT 证书的人在技术上拥有较大的潜能和上升空间。在很多检查中心机构,拥有 RVT 认证证书的技术人员会得到更高的报酬。ICAVL 建议所有的技术人员均应获得认证。2003 年,ICAVL 颁布了一个指令,要求所有的技术主管必须获得技术认证证书,此外,将从 2017 年起,所有的技术人员都必须获取认证。CCI 建立的类似的认证程序也体现出对技术人员认证的要求。

在 1991 年 ICAVL 成立初期,并没有针对评估无创性血管检查中心的标准和准则。其创办人员最初的期望之一是资质准入程序能够获得公认并作为血管检查的质量评估指标。随着 ICAVL 逐渐得到公认并成为一个独立的机构,认证获得了更多的关注。这些认证标准经受住了时间的考验,并且成为其他国家类似组织建立资格审查的基础。1996 年,在 ACR 超声资质准入机构建立 1 年后,美国医学超声研究所建立了综合超声和产科超声资质准入程序。此外,ICAVL 全体人员参与了其他超声领域认证标准的建立。

在开展无创性血管检查的初期,负担这项检查费用的保险公司几乎无法保证检查的质量。正如一个保险公司官员表示,"我们只能假设每一个检查都是高质量的"。但近年来,这种状况得到了改变,不同的保险项目(包括医疗保险)都开始关注血管检查中心提供的检查质量。目前的共识是:技术人员认证和检查中心资质准入是高质量工作的保证和评价指标。一个重要的改变发生在 1998 年 3 月,弗吉尼亚州医疗保险运营商实施了一个法规,要求只有血管检查中心获得 ICAVL 认可,其提供的检查才能够予以报销。同样,其他的运营商提出只能报销获得认证的血管检查中心检查项目或拥有认证的技术人员操作(或监督)的检查(州立医疗保险的更新列表见于 ICAVL 网页的报销部分)。令人鼓舞的是我们发现医疗保险外的机构也开始关注类似的规定。超声质量联盟(CQU),一个从事临床超声诊断研究的专业组织团队,积极动员全国范围内认证和资质准入的授权,从而大幅提高血管检查的质量。

附件

教程

www. oit. edu/programs/klamath-falls/medical-imaging-technology/vascular-technology/overview (Oregen Institute of Technology)

www. CAAHEP. org (education info)

www. svunet. org

资格审查

www. ARDMS. org

www. CCI-online. org

认证

www. icavl. org

www. acr. org

第 2 章
临床血管检查中心的医师资格

2

M. Ashraf Mansour

摘　要

　　血管诊断检查中心在血管检查中占据着核心地位。在对血管疾病患者的病情进行评估时,首先进行询问病史和体格检查。下一步通常是在血管诊断检查中心进行无创性血管检查。因此,高标准完成血管检查是保证其诊断准确性的关键。为了达到较高程度的准确性和一致性,血管检查中心的全体人员,包括技术人员、管理人员和诊断医师,都需要获得的资格。本章主要介绍在获得资质准入血管检查中心诊断医师所需的医师资格。

关键词

血管检查中心、资质准入、资格

引言

　　在繁忙的血管临床实践中,临床血管检查中心是其中一个重要的组成部分。临床医生们越来越依赖血管诊断检查中心(DVL)的检查结果,并把它作为血管疾病患者体格检查的延伸,以综合评价病情。DVL 的起源要追溯到 20 世纪中叶,当时血管外科专业仍处于起步阶段。血管外科医生不得不依靠血管造影结果来设计血管重建手术[1]。最初,无创性血管检查的发展处于初级阶段,仅用于实验研究和生理学检查中心中[2]。19 世纪 60 年代,华盛顿大学的 Strandness 和 Sumner 开创性地阐明了血管的血流动力学,并与工程师共同协作,最终开发了更为精密的仪器来探测和测量血流[1-3]。随着超声波技术的发展逐渐开发出无创性成像技术,现普遍应用于世界各地的医院和检查中心中。由于检查仪器简单便携并易于开展,无创性血管检查迅速开展起来,但部分检查仅以营利为目的,甚至会忽略了检查的质量

和准确性。本章将会对 DVL 中从事无创性血管检查的医师所应具备的临床资格进行描述。

血管检查中心的资质准入

　　临床医师利用血管检查中心对血管疾病患者进行诊断、治疗和长期随访。因此,血管检查中心检查的质量和诊断报告的精确性和可靠性十分重要。关于血管检查中心资格审查跨学会委员会(ICAVL)的起源要追溯到 1990 年,当时,一些专业学会认识到需要建立血管检查规范化标准和相应的资质准入程序[4,5]。若干机构为血管检查中心资质准入建立了不同的标准,例如 ICAVL 和美国放射学院(ACR)等,相比较而言,ICAVL 认证标准更为严格。ICAVL 网站(www. ICAVL. org,ICAVL 标准)详细介绍了检查程序、诊断标准以及血管技术人员、诊断医师和主管的资格认证等[4,5]。经过最初的认可后,DVL 需要每 3 年接受一次再认证程序。为了明确标准检查程序和操作规程的执行情况,委员会进行随机现场

考察,甚至某些情况下会采取强制性访问。认证的过程非常艰苦并且让人焦虑,但许多专业人士却认为它是非常合理和必要的(详见第 1 章)。目前,ICAVL 也称跨学会认可委员会(IAC)。

　　为什么我们需要关心血管检查中心是否得到认证? 医师的诊断报告是否合格? 原因非常简单,如果患者在血管检查中心接受检查后报告假阳性,这可能会使患者接受额外的不必要的检查,并且要承担由此带来的潜在风险;相反,如果患者检查后报告假阴性,则会延误诊断和治疗时机,造成不良的后果。遗憾的是,在如今的临床实践中,这种情况十分常见。举一个典型的例子,一个无症状性颈部血管杂音的患者接受颈动脉彩超扫描,如果结果回报假阳性,患者会被迫接受更多的有创性检查,例如 CT 或脑血管造影,甚至是颈动脉内膜剥脱术;相反,如果结果回报假阴性,且患者合并严重的血管狭窄,若不及时干预可能会导致脑血管疾病症状的发生,甚至脑卒中。

　　随着血管检查中心的蓬勃发展,许多投资人都开始关注血管检查中心提供的检查质量。据 ICAVL 网站介绍,大多数州的医疗保险和医疗补助服务中心(CMS)规定,检查中心和/或技术人员只有通过资质准入/认证后血管检查才能获得报销。很明显,这是保证血管检查能够合理规范地开展的重要步骤。在未经认证的检查中心中进行的检查其实是无效的,会导致重复检查[6]。美国国会察觉到诊断成像的过度使用,于是在 2006 年削减赤字法案中削减了所有检查方法的报销费用。因此,DVL 进行的很多检查的报销费用下降了 40%[7]。

教育背景

　　患有血管疾病的患者时常会接触多个学科拥有不同教育背景的专家(见图 2.1)。完成血管外科和血管内科的研究生教育是实现血管专业认证的两个明确的途径。顺利完成认证血管外科培训教育课程是参加美国血管外科证书考试的前提;同样,完成认证血管内科教育才能有资格参加美国血管内科证书考试。相应专业课程见于表 2.1[8-10]。其他专业,比如神经病学和放射学,需要在其各自的领域接受更多的教学和培训。介入放射科医师需在介入方面进行深入培训,包括血管造影术等。因此,各种专业背景的医师(例如神经病学、放射学、血管内科、血管外科)基于专业培训和专门的技术领域可以从事颈部

动脉超声或经颅彩超检查的判读。

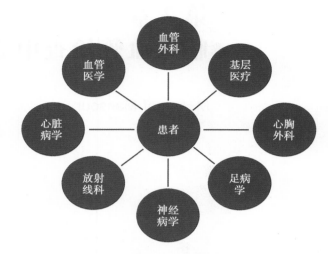

图 2.1　与血管疾病患者相关的医学专业

表 2.1　血管检查中心诊断医师资格课程

血管疾病的病理生理学,包括动脉(动脉粥样硬化和非动脉粥样硬化)、静脉和淋巴管

超声波物理基础、多普勒仪器、探头技术

生理测试基础(ABI,PPG,APG)

动脉、静脉、人工血管、软组织的彩超

超声波和相关诊断:
　　主动脉瘤和其他主动脉疾病
　　主动脉支架置入术影像
　　肾和肠系膜动静脉
　　肾和肝移植
　　门静脉系统
　　颈动脉及颈部结构
　　下肢动脉闭塞症和动脉瘤疾病
　　旁路移植术
　　静脉回流试验
　　动静脉透析通路

假阳性、假阴性和精确性的统计方法

血管诊断方法的优势和局限性

引自参考文献[8,10]
ABI 踝肱指数、PPG 光学体积描记术、APG 空气体积描记法

医师资格

　　ICAVL 明确指出,血管检查诊断中心是一个“在医疗主管全面指导下进行无创性血管检查的部门”[4]。这样做的目的是让有资质的医生管理 DVL,从而确保检查中心符合公认的标准。这个医疗主管应该具有以下资质:(1)具有合法医师资格;(2)至少达到以下任一点:(a)已经完成正规的住院医师培训,并具有临床和血管检查中心经验(这是对医疗

主管和报告医师最理想的资格要求）；（b）通过自学完成正规的研究生教育，且具有血管检查中心管理经验（最好在认证的血管检查中心医疗主管指导下），并完成一定数量血管检查病例的诊断；（c）拥有血管检查中心的工作经历（最好在认证的血管检查中心医疗主管指导下），并完成一定数量血管检查病例的诊断[4]。第 2 条标准同样也适用于诊断医师。

DVL 诊断医师以及参加 RPVI 考试资格的要求在表 2.2 中列出。除了对医学学位和相关领域正规培训有要求外，下列资格也是必不可少的[10]：

- 执业医师执照
- 委员会认证
- 仪器的掌握以及对检查局限性的认识
- 排除故障
- 血管疾病的相关理论
- 统计学知识（假阳性、准确性）
- 继续医学教育（CME）
- 技术的效用和局限性
- 客观性（无偏见或利益冲突）

表 2.2　参加注册血管医生资格（RPVI）考试的要求

医学博士学位
有效的医师执照（MD 或 DO）
RVT 认证（ARDMS）
顺利完成 ACGME 批准的研究生培训计划
以下领域 500 例血管检查报告诊断的证明文件：
颈部动脉彩超
经颅多普勒超声
外周动脉生理测试
静脉彩超
内脏彩超
无创性血管检查 CME 的顺利完成

通过规范培训，医师们对血管检查本身的效用和局限性会有更为深刻的理解。血管技术人员和医师之间的深入探讨可以避免漏诊的发生，以更好地评估患者病情。一些诊断研究往往更具有挑战性，例如肾脏或肠系膜血管彩超，这时有经验的技术人员和主管医师向同事们予以讲解往往会对大家帮助很大。因此诊断医师资格中对于检查数目的要求是为了强调操作经验的重要性。

但遗憾的是，近期出现许多非正规的周末培训课程，他们宣称 20 小时的指导足以使几乎未曾培训过的医师获得资格认证。

技师资格

在血管检查中心的早期，技术人员来自护理等各种不同的医疗专业背景。目前，ICAVL 对血管技术人员提出了更为严格的教育和培训要求。美国超声医学认证委员会（ARDMS）宣布注册血管技师（RVT）考试包括两部分：超声基础和血管技术。报名的个人在完成学业后即可参加 RVT 考试。这可使应届毕业生在毕业后就能立即在获认证的血管检查中心找到工作。ICAVL 对血管检查中心的监督和管理有非常具体的要求，监管由技术人员主管和医疗主管共同完成。这种监管对保证研究、检查和报告的质量是非常重要的。

血管检查诊断中心医师所需具备的知识和能力主要在三个方面：1、能熟练进行检查操作；2、能解读检查结果并出具诊断报告；3、能保证上述过程的质量。虽然医师并非必须亲自操作，但其能够对技术人员进行监督和指导[11]。血管检查诊断中心发布的初步和最终报告需要达到标准并且为临床医生提供有用的参考信息。最终，通过接受培训、课程和参加各种会议完成 CME，不但能保证检查的质量，而且使 DVL 检查中心人员的知识储备不断得到更新，做到与时俱进。

血管外科和内科学会已经为医院的基本权利制定了指导方针[12]。此外，来自多个学科的主管发表了一致声明，提出了对血管检查诊断中心医师的具体建议。这些建议中包括核心理论、操作技能和培训要求[8,9]。显然，已经达到共识的是，从事无创性血管检查的诊断医师需要证明自己已经具备了一定的能力。2006 年开展的 RPVI 考试，就是用来去测试这种知识和能力[5]（表 2.3）。近日，美国外科医学委员会宣布，2014 年以后申请认证或再认证的血管外科住院医师需要通过 RPVI 考试。但是，应该指出的是，仅仅通过 RPVI 考试而没有经过正规培训的医师则不能从事无创性血管检查诊断工作。

表 2.3　注册血管医生资格（RPVI）考试范围

1. 仪器和超声物理学基础
2. 颅外脑血管
3. 颅内脑血管
4. 周围静脉
5. 周围动脉
6. 内脏血管
7. 特殊检查
8. 质量保证和超声安全性

虽然曾经大多数血管检查诊断中心由血管外科医师创办和管理,但在过去的 20 年中,很多血管检查诊断中心是由其他专业,尤其是心血管科所创办。ICAVL 的数据显示,1993 年 76% 的血管检查诊断中心管理者为血管外科医师,而 2011 年该数值下降到 51%(见图 2.2)。放射科医师所占的比例也在逐步下降,而在过去的 10 年里,心血管科医师创建的检查中心显著增多。其实,只要能对血管检查诊断中心进行严格管理,保持高质量检查,管理者是什么专业则并不重要。

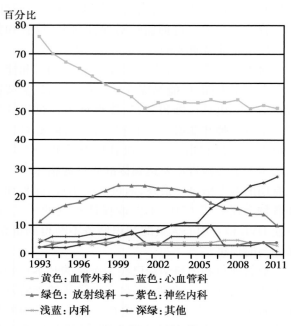

百分比

图 2.2 获认证的血管检查中心医疗主管所属的专业(S. Katanick 统计,ICAVL 执行董事,2011)

黄色:血管外科 　蓝色:心血管科
绿色:放射线科 　紫色:神经内科
浅蓝:内科 　深绿:其他

参 考 文 献

1. Strandness DE. Historical aspects. In: Strandness DE, editor. Duplex scanning in vascular disorders. New York: Raven Press; 1993. p. 1–26.
2. Winsor T. Simplified determination of arterial insufficiency: plethysmographic observation of reactive hyperemia following fifteen minute arterial occlusion at the ankle. Circulation. 1951;3:830–6.
3. Strandness DE, Sumner DS. Measurement of blood flow. In: Strandness DE, Sumner DS, editors. Hemodynamics for surgeons. New York, San Francisco, London: Grune & Stratton; 1975. p. 31–46.
4. Akbari CM, Stone L. Accreditation and credentialing in the vascular laboratory. Semin Vasc Surg. 2002;15:178–81.
5. Zierler RE. Credentialing and accreditation. In: Zierler RE, editor. Duplex scanning in vascular disorders. 4th ed. Philadelphia: Wolters Kluwer; 2010. p. 31–7.
6. Brown OW, Bendick PJ, Bove PG, Long GW, Cornelius P, Zelenock GB, Shanley CJ. Reliability of extracranial carotid artery duplex ultrasound: value of vascular laboratory accreditation. J Vasc Surg. 2004;39:366–71.
7. Mansour MA, Zwolak RM. Office-based vascular lab: is it worth the effort? Perspect Vasc Surg Endovasc Ther. 2009;21:5–8.
8. Creager MA, Goldstone J, Hirshfeld JH, Kazmers A, Kent KC, et al. ACC/ACP/SCAI/SVMB/SVS clinical competence statement on vascular medicine and catheter-based peripheral vascular interventions. JACC. 2004;44:941–57.
9. Creager MA, Cooke JP, Olin JW, White CJ. Task force 11: training in vascular medicine and peripheral vascular catheter-based interventions. JACC. 2008;51:398–404.
10. Ricci MA, Rutherford RB. Qualifications of the physician in the vascular diagnostic laboratory. In: Abu Rahma AF, Bergan JJ, editors. Noninvasive diagnosis. London: Springer; 2007. p. 7–10.
11. Rutherford RB. Qualification of the physician in charge of the vascular diagnostic laboratory. J Vasc Surg. 1988;8:732–5.
12. Calligaro KD, Toursarkissian B, Clagett GP, Towne J, Hodgson K, Moneta G, et al. Guidelines for hospital privileges in vascular and endovascular surgery: recommendations of the Society for Vascular Surgery. J Vasc Surg. 2008;47:1–5.

第 3 章
血管检查中心的质量控制

Cindy Weiland and Marge Hutchisson

摘 要

记录血管检查中心的服务质量是极为重要的。但是,在当前的医疗环境下,对超声检查中心服务优缺点的鉴定有着更为重要的意义。为了确保医疗机构、患者、保险公司和其他利益相关者的需要均得到满足,需要对超声检查中心进行持续全方位地评估。并将改善检查中心的运行、检查的准确性和患者的管理相关的记录予以妥善保存。对质量保证的更新和改进可以通过良好的规划、完善的数据收集和持续的随访来完成。改进质量措施的统计并不需要很复杂,需要包括能积极地影响整个检查中心功能和患者疗效的信息。为了保证无创性血管检查服务质量能够得到持续性的改善,记录质量措施是至关重要的。

关键词

质量保证、相关性、验证

引言

在过去的十年里,"卫生保健"和"医疗质量"这两个词的联系越来越密切。在血管检查中心的经济困难时期,工作人员拿着微薄的报酬完成更多的工作,尽最大的努力高效服务于广大患者。随着医疗技术的不断改进和创新,以及高水平认证超声技师的加盟,能够更好完成目标。但是,如果不能将检查中心质量改进措施记录在案,便不能让政府监管机构、保险公司、认证机构、患者、和其他主要利益相关者相信血管检查中心操作越来越准确、越来越经济、越来越有价值。维持质量改进计划已不再是单纯为了提高患者护理水平的,已成为了保证血管检查中心成功运行的必要保障。

什么是质量改进?

质量保证(QA)被定义为"一个提供系统监管和评估项目、服务或设施以保证其满足质量标准的程序"[1]。质量控制(QC)、质量保证(QA)和持续质量改进(CQI)都是有效保证医疗安全、提高服务质量和改善患者管理计划的必要组成部分(图 3.1)[2]。我们在发展或更新检查中心质量改进计划之前,非常有必要理解这三个组成部分的含义。

质量保证(QA)—文档记录的精确性以及对政策、程序和其他标准的执行力评估。比如对无创性检查和其他同行评议的诊断检查或程序的比较。

质量控制(QC)—设备的校准和维护。一般通过制造商的建议进行日常维护、电路检查和软件更新。任何 QC 均需要在设备性能中反映出来。

持续质量改进(CQI)—在传统的质量保障方法

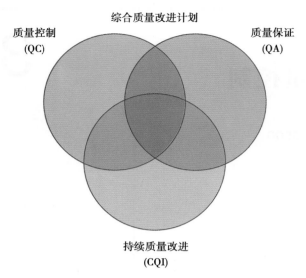

图 3.1　持续质量改进计划的三个组成部分

综合质量改进计划

质量控制
(QC)

质量保证
(QA)

持续质量改进
(CQI)

的基础上通过注重组织和系统的运作,经过改进成为更成功的检查中心的过程。

质量改进计划是如何开发的?

开发检查中心的质量改进(QI)计划可能是一个成功的项目中最简单的部分。在项目启动之前采用以下几个简单的步骤将有助于避免以后可能出现的漏洞和问题(图 3.2)。

责任分配

在开发和实施质量改进计划时,对工作人员分别进行监督和维护责任的分配很重要的。为了确保该计划的成功,各级管理人员必需真正的支持该提

质量改进计划的步骤

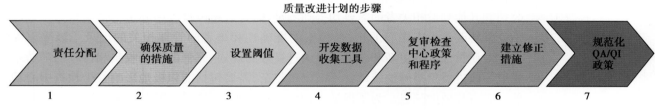

责任分配	确保质量的措施	设置阈值	开发数据收集工具	复审检查中心政策和程序	建立修正措施	规范化QA/QI政策
1	2	3	4	5	6	7

图 3.2　开发质量改进计划的 7 个步骤

议,并且愿意提供足够的时间和资源来承担与此相关的职责。把 QI 责任整合入员工的书面工作说明中有助于明确每个人的角色和分工。根据检查中心的规模,可以建立一个 QI/QA 委员会来协助实施继续发展计划的政策和程序。使更多的人参与到其中有助于保持其实施的连续性,避免由于一个主要工作人员的离开而导致整个计划中断。

确保质量的措施

当从超声检查中心的角度来考虑 QA 时,它往往局限于比较无创性检查和其他检查方法结果的相关性。质量改进计划中必须包括试验验证和质量控制,其实,还有其他的方法可以评估超声检查中心的运作和可靠性:如患者的满意程度、检查的适宜程度、安全性、报告内容、报告周转时间和是否严格遵循操作流程等。超声检查中心的这些监管项目必须坚持不懈,有助于提升检查中心整体质量。

设置阈值

在确立质量改进措施后,血管检查中心必须设定各项指标的阈值。阈值本质上是一个公认的百分比,决定结果的阳性率或阴性率可以接受的程度。例如,当检查结果与其他检查方法的结果和患者的预后无法关联时,何时能够令人满意呢?一般认为,这是绝对不可能的。然而几乎没有诊断检查方法是 100% 正确的,只要检查结果不是完全没有价值,这个阈值就应该是可以达到的。当设置阈值时,很有必要考虑一下当前行业的标准和期望值。由于检查中心之间存在潜在差异,很难设置通用的阈值,即标准化的阈值。目前普遍接受的是达到或高于阳性阈值的 80%,并且经过一段时间的数据收集后,可能会对阈值进行相应修正。阈值作为改进的基线,需要评估和调整。当成功率下降至最小值以下或持续超出预期值,应进行部门的审查,明确原因并对阈值进行必要的修改和调整[3]。

开发数据收集工具

一旦你指派了收集数据的员工、明确了需要收集的数据内容并设置了期望的结果,下一步就是确定数据收集的方法。需要建立一个数据收集的指导方针,就数据收集的频率、数据记录的格式和员工共

享数据的频率等问题进行规范。记录数据有很多方法，但是，记录的过程越复杂，其实施的可能性就越小（图 3.3）。以简单的形式进行数据录入会使质量改进计划更加成功。

	患者ID	检查日期	血管超声结果						血管造影结果					
			1级	2级	3级	4级	5级	6级	1级	2级	3级	4级	5级	6级
			正常	1%~15%	16%~49%	50%~79%	80%~99%	闭塞	正常	1%~15%	16%~49%	50%~79%	80%~99%	闭塞
1	MB	4/10/11			✕							✕		
2	PT	4/10/11			✕						✕			
3	JC	4/10/11				✕						✕		
4	MH	4/13/11		✕						✕				
5	JM	4/13/11					✕					✕		
6	TM	4/13/11		✕									✕	
7	CW	4/13/11	✕						✕					
8	CS	4/16/11	✕						✕					
9	RM	4/16/11			✕					✕				
10	KA	4/16/11					✕				✕			
11	BG	4/16/11					✕						✕	
12	MM	4/21/11				✕								✕
13	MF	4/21/11		✕						✕				
14	TR	4/22/11		✕					✕					
15	JI	4/22/11		✕							✕			
16	SD	4/22/11												✕
17	LA	4/22/11					✕							✕
18	MH	4/23/11			✕						✕			
19	SK	4/23/11					✕						✕	
20	PC	4/23/11												✕
21														
22														
23														
24														
25														
26														
27														
28														
29														
30														

图 3.3 样品相关数据收集工作表

记录患者的相关检查结果可以简单地通过一个笔记本来完成。笔记本里记录的内容包括检查结果阳性的患者信息、随访信息、其他相关的检查结果和进行手术的可能性。此外，市场已经开发了很多软件来协助跟踪 QA 信息。在购买其他数据收集工具之前，请反复确认它们符合你的检查中心的需要。

审查血管检查中心程序和操作规程

为了监督检查的精确性和安全性，所有检查中心的政策和程序都需要每年定期进行复审，以确保其能够与时俱进，并且保证具备完整的文档和精确的报告。使用复审程序一览表可以避免遗漏步骤（表 3.1）。这些程序必须通俗易懂，并且保证每个人都按照目前的程序执行。

无论检查中心规模大小，技术操作规程至少应包括以下部分：
- 使用的设备
- 患者的准备和体位

表 3.1 血管检查中心程序和操作规程的复审一览表

检查中心程序和操作规程一览表
程序/操作规程标题：颈动脉彩超
审核日期：2011 年 4 月 17 日
审核者：C. Weiland
操作规程的组成部分　现在的　缺少的　进行中的
使用的仪器
患者体位
B 模式图像档案：
右侧颈总动脉
右侧球部
右侧颈内动脉近段至中段
左侧颈总动脉
左侧球部
左侧颈内动脉近段至中段
其他异常发现

- 检查技术
- 最小图像/多普勒探查
- 异常和/或偶然发现的附加文件
- 适当的注释

在遵循操作规程贯彻执行的检查中,血管检查中心必须要有各种检查报告规范化的诊断标准。所有报告医师必须采用一致的标准。大多数检查中心都会采用已经验证并公开发表的标准。如要修改已发布的标准使其更加适合检查中心的工作流程、设备或结果,需对其进行验证以保证检查的准确性。

常规监测检查中心的这两个重要指标将有助于确保检查中心提供的系统化服务,并且会推动标准化进程、保证检查结果的一致性以及更好地对患者进行管理。

建立阴性结果解决办法

如果信息收集分析后,缺点仍然存在或者未达到设置的阈值,此时必须要有一个常规的方法来解决这些问题。我们也许会发现缺陷的根源在于程序或工作人员。发现这些缺陷和不一致的方面后,要认识问题产生的原因是什么,确立一个改进计划和重新评估的时限十分必要。

接下来的章节中,我们将讨论纠正计划的应用,它对随访中鉴定通过 QI 程序识别出的不良后果很有帮助。

规范化 QA/QI 政策

前面的步骤完成后,政策和程序必须以书面的形式传达给所有员工。该政策应包括步骤 1 到步骤 6 的所有决定,让检查中心的每一个人都了解质量计划的目标和重要性。

检查中心评估内容和方法

除了检查验证,还需明确检查中心监管的领域以及方法,以便于特殊数据的记录和评估。其目的是获得有用的信息,可以帮助发现检查中心的优缺点,并为实现目标提出有用的建议。

患者的满意度

当前这个繁忙而又缺乏人情味的医疗环境会对患者的服务产生负面的影响。机构认识到了这一点,因此已经开始采取措施把关注点更多地放在患者身上。现在患者和初级卫生保健机构对于影像学诊断有多重选择,无论何种方法,对阳性患者的诊断

率是判断血管检查中心成功与否的主要部分。一个简单的患者满意度调查表即可提供满意度相关的有价值的信息(图 3.4)。调查可以在患者接受检查后以书面或者电子邮件的形式开展。通过简单的记录,患者在检查过程中的每个环节会以与期待值的百分比的形式体现在表格里,工作人员可以由此发现并解决问题。

无创性血管检查的合理使用和指征

能否给患者安排合理的检查项目是评价医疗服务质量和治疗方案中关键的一点,因此必须根据患者的症状或遵循正确的指征合理地安排检查。尽管已发布的无创性血管检查的合理性标准在一定程度上有所限制,但在其他成像技术上如超声心动图和核医学上已得到普遍应用。基本上,"合理性标准"应根据科学根据、医疗环境、患者病情和医生的评估等来界定安排检查的时机和频率[4]。安排最合适的检查不仅能保证患者得到良好的医疗服务,在出院后相关费用也能得到顺利报销。根据医疗保险和医疗补助服务中心(CMS)提出的要求,"对于无创性血管检查研究,只有当其结果对患者的临床管理有所帮助时,如下列条件所示,在临床上才被认为是必要的:

1. 有卒中的症状或血流的改变;
2. 其结果对内科和/或外科的临床管理有帮助;
3. 非重复检查。

一般来说,动脉系统的无创性血管检查通常在有创性检查之前或者依据临床治疗原则的前提下进行"[5]。

对血管检查中心检查的合理性评估应包括医生适应证的选择,是否根据患者的症状来衡量指征。如果发现安排的检查不合理,如报销困难、患者检查结果呈阴性,应通知相关的医师和工作人员并进行教育指正。在完成检查前纠正不合理的地方对确保患者得到最好的临床服务是十分必要的。

检查的质量和完整性(同行评审)

另一个可以用来评估检查和报告的质量及完整性的方法是通过审计流程和同行评审来完成的。利用这些工具可以对检查中心人员提供定期的反馈,协助改善和维持检查中心的一致性。审计流程和同行评审必须要面向所有的医疗和技术人员。根据检

医学影像专业人员
患者满意度调查

　　我们想要知道您对我们提供的服务的看法,有利于确保我们提供更优质的服务。您的回答将帮助我们增加我们的服务质量。我们保证所有回答将是匿名而且保密的。非常感谢。

请在您对我们提供的各项服务的满意程度下画圈:	极好 5	好 4	一般 3	差 2	很差 1
仪器和便利程度:					
操作时间	5	4	3	2	1
仪器位置的便利程度	5	4	3	2	1
仪器的清洁	5	4	3	2	1
接待区域的等待时间	5	4	3	2	1
等候时的舒适度	5	4	3	2	1
工作人员:					
程序的讲解	5	4	3	2	1
问答	5	4	3	2	1
友善度和亲和力	5	4	3	2	1
专业知识	5	4	3	2	1
谦虚和尊敬	5	4	3	2	1
保密性(HIPPA)	5	4	3	2	1
整体满意度:					
整体印象	5	4	3	2	1
是否愿意再来	5	4	3	2	1
其他	5	4	3	2	1

您觉得我们的设施中最好的是什么?

您觉得我们的设施中最不好的是什么?

改进的建议?

一些有关于您的信息:

性别:　　　　　　年龄　　　　　　　　您是:
　男 _____　　18 岁以下_____　　第一次来_____
　女 _____　　18 ~ 30 _____　　以前来过_____
　　　　　　　　31 ~ 40 _____
　　　　　　　　41 ~ 50 _____
　　　　　　　　51 ~ 60 _____
　　　　　　　　61 ~ 70 _____
　　　　　　　　70 岁以上_____

图 3.4　患者满意度调查表

查中心规定的时间间隔（例如每月、每季度），从所有工作人员中随机抽查一定数目的人。评审结果应保持匿名。技术和报告将遵循程序、整体的质量和准确度进行评估。评分系统可以清楚地显示每个部分或轻微或重的问题。任何问题都会被跟踪记录并在检查中心 QA 会议上讨论。

评估医师的诊断报告内容时，将其与其他医务人员最终报告进行对比，以评估同行间报告的一致性，识别出观察者之间和观察者自身的变异性。观察者之间的变异性是指两个独立的观察者达成统一意见的程度。观察者自身的变异性是指同一个观察员做出不一样的结论的时间。这两个变异性在患者的随访中都有非常重要的作用。如果同一个患者再次接受同样的检查，无论是哪个医师进行检查都会得到同样的结果吗？

检查过程中的发现和最终报告的不一致的地方都应记录下来。审查报告中应包括如下问题：

1. 报告包含合理的标头信息，所执行的检查的描述，检查发现和最后的诊断吗？

2. 是否严格遵循诊断标准？

3. 既往的检查结果是否包括在内？

4. 检查中附带发现是否记录？

5. 包括适当的随访吗？

6. 根据检查中心的政策，报告是否及时送至医师手中？

技术同行评审应由技术主管或其他合格的指定人员完成，并且应当关注存档是否符合检查中心操作流程以及存档的质量是否过关。一个完整的技术评审应当包括以下问题：

1. 图像和多普勒波形文件的存档是否根据 Protocol 完成？

2. 有没有适宜的技术确保最佳的图像？

3. 多普勒角是否恰当的校准？

4. 多普勒角是 60 度或更少？

5. 当遇到异常时，能否提供这些方面的其他存档？

6. 如果遇到技术限制，能向报告医师说明传达吗？

相关性和验证

只要有可能，检查中心进行的检查就应该和其他成像技术相比较，比如数字减影血管造影（DSA）、核磁共振血管成像（MRA）和计算机断层扫描血管造影（CTA）。可是，随着彩超技术的革新和进展，患者的治疗和管理通常依赖于这种无创性检查结果，而非其他有创检查。在缺乏显像模式的情况下，需要通过其他方法来定期评估血管检查中心的检查质量。

检验无创性检查结果的一种方法是把它们与介入检查的发现和结果相比较。可以通过比较它们的结果或手术报告来进行，明确二者的结果是否一致。同时，损伤或异常的部位也可以得到证实。

正如前面所说，对观察者之间变异性记录的重要性不仅体现在检查报告中，还在检查存档本身。这种变异性可以通过另一个不知情的超声检查医师重复检查来评估。为了避免疾病状态的改变，重复的检查应该在相同的背景下进行。这个超声检查医师对第一次检查的相关信息一无所知。两次检查结果评估的存档通常可以反映其对检查规程的依从性和结果的一致性。

当无法进行复查或患者不接受其他介入检查时，临床相关性可能会提供额外的一些信息。临床相关性是指对基于无创性检查结果制定的治疗方案的评估，以及在治疗后随访时对症状缓解情况的评估。

如果金标准相关数据有限，使用这些替代的方法检验也是建立检查中心精确性和一致性的好方法。记录辅助替代措施有助于确保血管检查中心的运行和医疗护理质量。

分析相关数据

大多数血管检查中心没有设置数据分析。一般来说，负责 QA 数据收集的检查中心人员更加关注医疗和技术层面。为了增加患者的服务和血管检查中心的功能，需要获取必要的信息来计算整体检查准确度。下面是一些测量检查精确性的关键的指标：

- 灵敏度（真阳性）——当疾病存在时检查阳性的概率
- 特异度（真阴性）——当疾病不存在时检查阴性的概率
- 阳性预测值（PPV）——在诊断试验阳性的受试者中，正确诊断有病的病例（真阳性）所占的比例（图 3.5）
- 阴性预测值（NPV）——在诊断试验为阴性的受试者中，正确诊断无病的受试者（真阴性）所占的比例。（图 3.6）
- 准确度——不论疾病是否存在，正确诊断的数目（图 3.7）

$$PPV = \frac{真阳性的数目}{真阳性的数目+假阳性的数目}$$

图 3.5　阳性预测值的计算

$$NPV = \frac{真阳性的数目}{真阴性的数目+假阳性的数目}$$

图 3.6　阴性预测值的计算

$$准确度 = \frac{真阳性的数目+真阴性的数目}{真阳性的数目+假阳性的数目+假阴性的数目+真阴性的数目}$$

图 3.7　准确度

以上的所有数值均以百分数表示。

利用一个简单的矩阵可以计算总体准确度。矩阵也可以轻松识别离群值,能够在检查完成后迅速提示诊断的效度(表 3.2)。

矩阵包括两个轴,垂直的称为 Y 轴,水平的称为 X 轴。无创性血管检查报告同时应用 X 轴和 Y 轴来进行分类。"无创性检查报告的类别位于 Y 轴左边的垂直轴,相关性检查的类别位于 X 轴的顶部。(表 3.3)。记住,相关的研究结果在诊断报告时使用的可能是不同的诊断标准,因此应把狭窄百分率作为衡量的标准。当两种检查方法的结果相关时,相关性会落在网格内的斜轴上,而异常值会出现在斜轴的两侧:坐落在斜轴左边的是超声检查与相关结果相比对疾病高估。相反,坐落在斜轴右边的是超声检查与相关结果相比对疾病低估(表 3.2)"[6]。

表 3.2　矩阵识别阳性相关和非相关结果对应位置

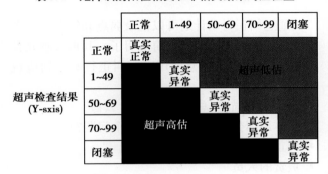

改编自 Zierler[6],并得到 Lippincott Williams & Wilkins 的许可

表 3.3　矩阵条目中的位置举例

动脉血管造影发现

		正常	1%~49%	50%~69%	70%~99%	闭塞
颈动脉彩超发现	正常		RICA			
	1%~49%					
	50%~69%			LICA		
	70%~99%					
	闭塞					

改编自 Zierler[6]。得到 Lippincott Williams & Wilkins 的允许
颈动脉超声发现:RICA = 正常 + 动脉血管造影发现:RICA = 25% 狭窄(不相关)
颈动脉超声发现:LICA = 50% ~ 69% + 动脉血管造影发现:LICA = 60% 狭窄(相关)

当检查获得的信息是不可量化的,仅能识别疾病是否存在时,可以使用修改后的矩阵。使用这个简化的矩阵可以识别真阴性、假阴性、真阳性和假阳性结果。这些数据可以用来进一步测量特异度、敏感度和整体的准确度(表 3.4)。

数据收集后

一个质量改进计划如果没有后续行动就等于失去了它的使用价值。数据收集和分析后,需用其评价检查中心程序和个人绩效。定期举行会议讨论 QA 的发现对项目的成功是非常必要的。会议应包括所有的医疗、技术和辅助人员,并确保定期随访。

**表3.4   当无法获得量化的相关信息时,
修改的矩阵应用举例**

相关性标准

超声检查发现		非DVT	DVT
	非DVT	真阴性	假阴性
	DVT	假阳性	真阳性

通过纠正行动计划可以记录弱点和错误。一个有效的纠正行动计划需要简洁明了。其形式越冗长越复杂,员工越不愿意使用[7]。纠正行动计划应包括以下部分:

- 不一致的描述/总结(问题是什么?)
- 根本原因分析(是什么引起这个问题?)
- 纠正行动开始日期
- 负责的人员
- 纠正的措施(你打算怎么纠正这个问题?)
- 行动的存档
- 评估(你将如何避免相同的问题发生?)
- 改进的证明(怎样改进将被记录追踪,可以接受的阈值是什么?)

纠正行动计划举例

不一致的总结:本季度40%静脉彩超检查与适应证不相符。

根本原因:医生开检查时忽略了适应证的选择。

纠正措施/评估:在患者到达检查室时通过对患者的症状进行初步评估发现不一致。当确定不一致后,检查中心的工作人员将会联系主管医师商量患者更适合的检查和治疗方案。此外,向临床医师发送信件帮助其了解该项检查的适应证。

负责人员:所有从事静脉彩超检查的技术人员和相关的工作人员。

纠正行动开始日期:2011 年 4 月 25 日,每天跟踪记录。

行动的记录:存档的副本将储存在静脉彩超纠正行动文件夹:检查订单、症状评估表、检查中心医务人员跟进结果、相关医生的通知单。

纠正的证据:静脉彩超检查的合理性评估将于6 个月后进行,期望至少能减少 20% 的不合理检查。

进一步证明血管检查中心的质量

20 多年来,国际社会认证委员会—血管测试机构(ICAVL)提供了一个机制来评估和证明血管检查中心为患者提供的服务水平。申请通过 IAC 认证的检查中心必须具备持续的质量保证,并且必须提供文件以证明其符合标准。当前,IAC 标准要求检查中心每年至少开展两次的正式 QA 会议以及一定数量的检查,这些检查与其他成像技术和/或手术操作相比,其总体准确度应≥70% 。

申请认证前完成检查中心的质量计划将有助于获得认证的成功。

结　论

血管检查中心设置 QA 计划的主要目标是提高患者的服务质量,以避免操作过程中人为因素所造成的偏差。在不断变化的卫生保健环境中,认识到并改进检查中心运行过程中的潜在弱点,能够更好地保证检查中心生存和发展。

参考文献

1. Merriam-Webster's Online Dictionary. http://www.merriam-webster.com/dictionary/qualityassurance. Accessed 22 June 2011.
2. Christian PE, Waterstram-Rich KM, editors. Nuclear medicine and PET/CT technologies and techniques. 6th ed. St. Louis: Mosby; 2007. p. 253–65.
3. Burke DR, et al. Quality improvement guidelines for percutaneous transhepatic cholangiography and biliary drainage. JVIR. 1997;8:677–81.
4. Douglas PS, Garcia MJ, Haines DE, ACCF/ASE/AHA/ASNC/HFSA/HRS/SCAI/SCCM/SCCT/SCMR, et al. Appropriate use criteria for echocardiography. J Am Coll Cardiol. 2011. doi:10.1016/j.jacc.2010.11.002.
5. Centers for Medicare and Medicaid Services. Noninvasive vascular testing (N.I.V.T.) (L28586); 2010.
6. Zierler RE, editor. Strandness's Duplex scanning in vascular disorders. 4th ed. Philadelphia: Lippincott Williams & Wilkins; 2010. p. 33–43.
7. Cochran C. The continual improvement process: from strategy to the bottom line. Chico: Paton Press LLC; 2003.

第二部分
血管血流动力学和基本血管物理学

Henrik Sillesen

第 4 章
血管超声的物理原理

Frank R. Miele

摘要

本章介绍超声血管成像物理学原理,并对仪器进行解释说明。阐释描述图像采集、图像优化、低对比度信号比如血栓和栓子的可视化和空间、时间分辨率的基本原理。还将介绍谐波成像和复合成像,并对其基本原理进行阐释以辅助理解内中膜厚度(IMT)的测量原理。频谱多普勒部分将阐述多普勒基础、角度误差、角度校正、频带增宽效应、频谱多普勒数据采集最佳频率。彩色多普勒讨论的内容包括脉冲重复频率(PRF)、彩色滤波、混响、最佳的彩色增益、彩色优先以及获取最大的彩色敏感度的方法。

关键词

空间分辨率、轴向分辨率、谐波成像、复合成像、多普勒角度校正、多普勒误差、频谱扩展伪像、彩色壁滤波、脉冲重复频率、彩色脉冲重复频率、对比度分辨率、多普勒方程

引言

了解超声的物理基础和仪器是诠释血管的基础。更好更准确地研究血管超声需要广泛的物理学知识和仪器基本原理,除此之外,还要不断更新知识,掌握更先进的相关技术。好的血管超声检查能够准确地反映患者血管病变的情况。现在已有多种超声方法应用于血管研究,每种方法都有优缺点,这也要求医师和技术人员对物理学基础和新技术进行深入钻研。本章着眼于超声物理学基础和仪器的原理,从而帮助超声工作人员更好地理解血管的概念,从而改进超声血管检查的判读。

物理学部分包括 4 部分内容。第一部分阐述普通成像原理,包括声波基础、成像基础、灰阶成像概念;第二部分探讨更复杂的图像生成方法,包括谐波成像、复合成像和 IMT 检测相关参数的论述;第三部分涵盖频谱多普勒的敏感性、角度校正、角度误差和频谱扩展伪像;第四部分讨论彩色多普勒,包括彩色成像基础、传输频率的选择、彩色增益、彩色标尺、彩色壁滤波、彩色帧速率和时间分辨率。

超声成像的原理

为了更好的评价超声成像和解释与之相关的效果,首先需要阐述一下二维图像产生的基本原理。通过这些基本的描述,更容易理解空间、对比度和时限等这些可以直接影响结论准确性和有效性的因素。

图像的生成

超声图像是通过压电式转换器实时连续发射一

系列脉冲而生成。每个传输脉冲声波对应于一个声束传输至患者。因为声波是一种机械波，每个发射脉冲波经过人体介质的相互作用后进行调整，再次回到传感器。当回声达到预设深度处后随即返回，附近的某个位置脉冲再次被发射，该过程重复发生，直至生成一个（或一帧）图像（如图4.1）。图像的水平分辨率是由用户设置的，决定了一幅图像包含多少声束。较窄的图像，每秒会产生更多帧频，并且瞬时清晰度高。然后，瞬时清晰度高是牺牲了视野（窄）才得到的。

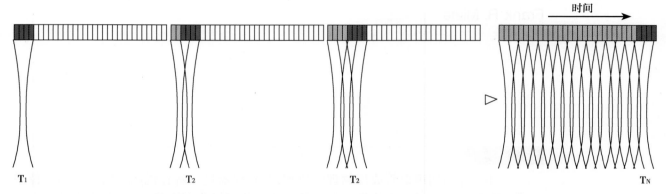

图4.1　连续图像的产生（转载自 Miele 2008.。©2008 Miele 有限责任公司许可）

声波的吸收

为了进一步了解超声成像，有必要探讨一下声波和媒介（人体）的相互作用，以及这些作用如何转化为图像。当声波传送至组织后，一些声波的能量会被组织吸收从而转化成热能。影响机体不同组织之间吸收率的因素有两个。首先，能量被大量吸收会导致信号反射减少，敏感度下降。其次，能量的吸收会转化为组织的热能，影响新陈代谢最终导致组织损伤（称为热生物效应）。了解声波吸收随频率和深度的变化方式是呈非线性增加是很有意义的，这就意味着高频声波在深部多普勒成像并无应用前景。

反射

反射率基于声波的波长，与组织的几何构造和声学特质有关。当声波通过平滑且偏大的组织时（组织的面积大于声波的波长），会有大量角度依赖性的反射发生，称为镜面反射。当组织表面粗糙但面积大于波长时，则出现非角度依赖性反射，称为反向散射（或散射）。当波长大于组织结构，则发生 Raileigh 散射。

波长用

$$\lambda = c/f$$

来表示。其中，c 代表光速，f 代表发射频率

从这个算式可以看出，以下因素会导致较短的波长

- 更高的发射频率（检查时可以设定，但受所需成像深度限制）
- 更低的传播速度（由媒介性质决定）

当发射的脉冲波遇到组织声频特性发生巨大变化时（用声阻抗来表示），产生强回声。同样，当声阻抗发生较小改变时，出现弱回声。不同反射的回声返回到传感器转换成电信号，经系统转化为色阶（通常为灰阶）从而生成图像。强回声表现为白色的明亮的阴影，弱回声表现为不同灰度的阴影。无回声则检测到的是黑色阴影。如果不同组织声阻抗相似，则组织之间的对比度下降，可能出现两个不同类型组织在图像上无法鉴别。这种情形会出现在肿块回声性质接近于组织回声或脂质斑块表面纤维帽很薄的情况。这种根据图像中的不同亮度来区分不同组织类型的测量称为对比分辨率。

声音的深度和速度

应用距离公式测绘回声被反射回来的位置所在的深度非常简单，假设回声穿过软组织的速度为1540m/s。1540m/s 相当于单程6.5μs/cm 或者是图像位于的深度为13μs/cm，因为回声是往返的（图4.2）。当然，回声穿过人体的实际速度会有所不同，根据回声测绘得出的深度或者偏浅（速度高于1540m/s）或者偏深（速度低于1540m/s）。

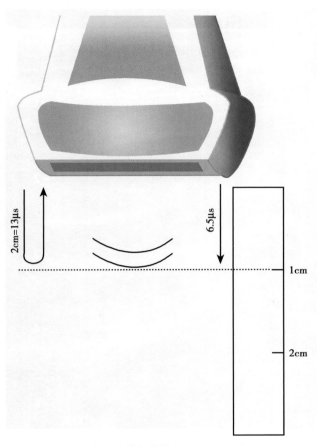

图 4.2　组织中的传播速度(转载自 Miele 2008。
©2008 Miele 有限责任公司许可)

空间分辨率

　　时间分辨率和对比分辨率在前文中已经概述。图像空间结构分辨率包括 3 个维度:轴向(深度和长度)分辨率、横向分辨率、纵向分辨率。最好的空间分辨率是通过短脉冲(轴向分辨率)和窄束(横向分辨率和纵向分辨率)来获取。更短的空间脉冲长度增加轴向分辨率,使波束沿主轴分离,以更好的鉴别结构。另外,短脉冲使轴向测量数据更准确。测量精度问题这个概念在涉及如内中膜厚度(IMT)的测量时,其重要性非常突出。窄束能够保证更好的横向和纵向分辨率。对于传统的一维传感器,横向射束的尺寸可以通过变化焦距(或焦点)而改变。当焦距发生改变时,探头元素不同程度被激活,传输脉冲时间根据元素不同而调整焦距。然而对于一维阵列,仅有一个元素在垂直面(相当于层面厚度平面),这个焦距在高度上不能被改变(固定高度焦距)。在垂直平面,大多数一维阵列在探头表面设有声透镜,在特殊"最佳"深度调整焦距。一般来说,探测器主要实现浅成像,浅成像设计有浅的仰角焦距,探头还不能用于更深的成像。

　　能否将组织与周围组织区别开来的关键取决于两组织的声阻抗是否相同。很多情况下,两组织的声学特性可能仅略有不同,导致很难或不能鉴别。例如在鉴别肝肾病变或新鲜血栓时,病变的声学特征与周围组织/血液相仿,鉴别困难。在这种情况下,很小的噪声均可混淆原本存在的细微差别。此外,机体信号振幅反射超出了人眼识别的范围。自体信号反射从最大到最小的比率(灰黑比可调范围)超过 80 分贝(10 000 色阶),而人眼可识别的不到 36 分贝(少于 64 灰阶)。该成像系统必须压缩信号在一个人眼可识别动态范围内。压缩的过程意味着,同样灰度外观的潜在微弱信号差异变小。

视频压缩

　　超声波系统允许用户更改压缩视频应用到图像上(针对这种调控不同系统有不同的名词,比如,灰度、压缩、灰黑比可调范围、后置处理)。由于不同压缩影像有不同的斜率,我们期望当一个图像无法显示某个信号时,另一个图像会成功显示。只有为了确定是否丢失了某些信号而改变压缩设置进行扫描,这种期望才能成为现实。图 4.3 显示的两幅图片除应用压缩映射外其他均一致,可以注意到右边的图片显示血栓的证据,但在左边图片就不明显。

　　除了灰阶(压缩映射),还有很多系统参数应该优化,以减少周围组织信号的干扰。

　　主要包括:

- 使用正确的发射频率(足够的穿透力和最佳分辨率)
- 使用足够的发射功率
- 使用谐波(除非深度太深)
- 应用复合成像
- 改变压缩映射以提高对比分辨率
　　部分先进的技术将在下节进行论述

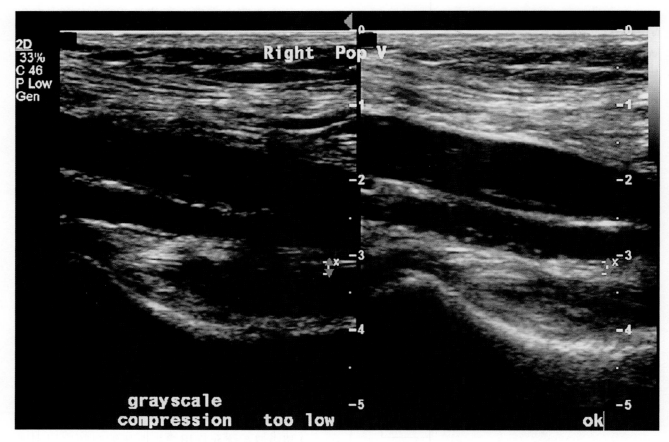

图 4.3　压缩影响检查效果(转载自 Miele 2006。ⓒ2006 Miele 有限责任公司许可)

先进的成像技术

　　在过去的 10 年除了电子设备和探头的发展突飞猛进之外,还有很多超声成像技术得到了显著的提高。详尽的成像处理技术并非本章重点讨论的内容,但两个重要的技术将在下面的章节进行论述。

谐波成像

　　二次谐波成像原理非常简单。对于谐波成像,传输频率较低,称为基波,再次接受和处理基础信号,称为二次谐波。本节重点是介绍基础成像如何转换成谐波成像,以及了解谐波成像的优缺点。

　　组织对于声波的压缩和膨胀呈非线性关系。压缩期间,组织密度增加导致传播速度略增加;膨胀期间,组织密度下降传播速度略下降。由于其穿过组织,引导谐波电能进入声波中,最终导致声波变得扭曲,如图 4.4。谐波并不局限于二次谐波,但截止到目前,由于更高的谐波信号变得很弱而不足以生成图像,因此超声系统不处理高阶谐波。谐波能量生

成与射束强度呈非线性关系(相关参数称为机械指数(MI))。实际上,一个稍低强度(稍低 MI)会导致谐波信号生成显著减少。基于此,谐波成像对射束焦点位置的放置和整体输出功率的应用非常敏感。

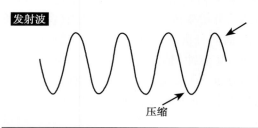

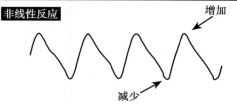

图 4.4　产生谐波能量导致波的衰减。(转载自 Miele 2006。2006Miele 有限责任公司许可)

　　利用谐波信号产生的非线性传播需要足够频带宽度的探头(探头可操作频率范围),所以,探头按

基本频率发射并且可以以 2 倍的频率接收信号(二次谐波信号)。拥有很大动态范围的调制解调器探头通常称为超宽频探头。当系统对返回的回声进行处理,应用滤波器探测二次谐波频带宽度,通过传输频带宽度使之不发生混叠。任何基波和谐波频带的混叠会导致图像质量降低。为了减少混叠通常应用产生窄频带基波的长脉冲。由于长的传输脉冲波(空间脉冲宽度)导致轴向分辨率降低,因此常规的谐波会降低轴向分辨率并且不利于轴向测量(主要测量深度),如内中膜的测量。一些系统正在提供新技术来解决窄束问题,如脉冲反向谐波技术。实际

上,这些技术不再依靠导致轴向分辨率降低的传输脉冲也能够分离基波和谐波频带。

谐波成像的优点在于减少混叠伪像。谐波本身要比基波波束窄,横向分辨率提高。此外,射束强度在聚焦前的近场较低,而谐波在近场均较低。多数伪像来自近场强反射体(混叠信号),近场低级别的谐波信号使成像伪像减少,提高成像质量(如图4.5a b、c、d)。由于应用低射束强度时谐波发生急剧下降(较低的 MI),当为较高大患者进行深部成像时,不推荐使用谐波成像,因为此时谐波信号不够敏感。在这种情况下,可以使用基波成像。

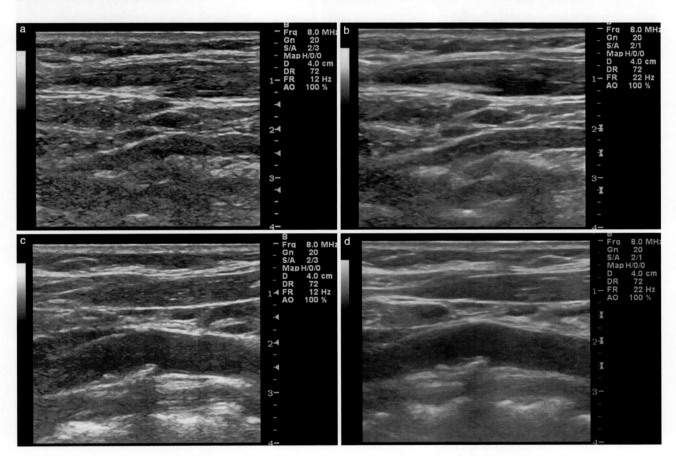

图 4.5　(a)基础成像;(b)谐波成像;(c)基础成像;(d)谐波成像

复合成像

复合成像(称为多角度成像,实时复合成像 So-noCT 或 Crossbeam)是帧平均技术,可以通过增加信噪比、减少伪像的发生从而显著提高成像质量。超声波反射通过不同方向和"复合方法",使相同成像区域的角度依赖性减少,产生多个帧,形成一个图像。和像所有的叠加技术一样,当所需信号在帧与帧之间不变,或者相对于获得帧速率变化缓慢时,信

噪比会增加。信号在每帧均为同相,如果有信号变化的太慢,增加帧数同时导致信号振幅增加。例如,增加 4 个振幅为 3V 的信号,将叠加为一个振幅为 12V 的联合信号。相比之下,每帧之间图像中的噪音是随机的,意味着尽管噪音幅度随着叠加而产生,但产生速度要低于信号。实际上,噪音随叠加帧数比率的平方根增长。同样,假设噪音振幅是 1mV,叠加为 4 帧(4 的平方根,或 $2 \times 1mV = 2mV$)导致噪音变得更大,此时信号扩大了 4 倍,噪音仅增加了 2

倍,意味着信噪比增加了 2 倍(4/2)。换句话说,叠加技术通过样本数平方根提高了信噪比。

除了叠加技术,复合成像改变帧与帧之间的角度。镜面反射是一个完全的角度依赖反射。由此推断大多数的成像伪像是由镜面反射造成,应该明确的是,复合成像目的是在于使伪像逐渐"趋于平均",最终的结果是复合成像拥有更好的信噪比(敏感性得到提高)和更少的伪像,如图4.6。

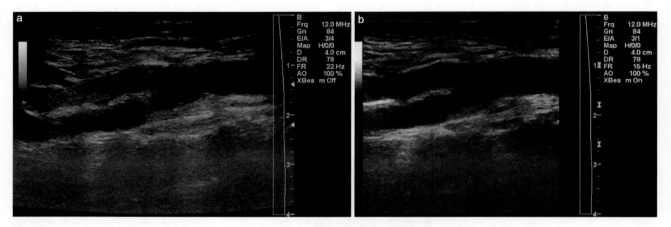

图4.6　(a)常规成像;(b)复合成像

由于超声反射的角度依赖性,复合成像通过多角度成像,使横断面上动脉周围的组织比单角度成像(传统超声成像技术)显示更加清楚。

图像优化

图像优化需要全面了解上述的多个复杂的调控知识。没有规定说一项技术就应该被应用而另一项技术就该被禁止使用。一般来说,良好成像质量首先应由适当的探头频率选择焦点/焦距深度及成像窗口来保证足够的信号强度。在伪像识别时,寻找图像变化时改变入射角度很重要(用电子控制图像或人工调整探头入射角度)。当相对位置的结构随角度变化而发生变化时,则发生成像伪像。一旦获取合适的信号强度(信噪比),应调整接收增益和时间增益补偿(TGC),使环境光相关全频信号均为可视,使相同组织在不同深度表现为相似的亮度。通过压缩适应变化的对比分辨率,以便明确是否存在被掩盖的信号如新鲜血栓或者栓子等。更新的技术如谐波和复合成像对此有明显改进。许多系统正在进行基于内部演算法的图像优化的自适应处理。有些时候这些适应性处理比经验丰富的超声波检查医师能生成更好的图像质量。当然一名优秀的超声波检查医师也可能调整出更高质量的图像。因此使用这些自适应过程中最好先手动优化图像,激活自适应过程,然后再进行比较。利用自适应程序通过手工启动设置进行优化非常有用。如果图像质量在操作的过程中降低,激活自适应过程会调整图像质量到"最佳"程度。通过使用这种方法,超声波检查医师能够更加便捷地获得最佳的图像质量。

内中膜厚度测量

近年来,颈动脉内中膜厚度(IMT)测量一直作为动脉粥样硬化疾病的指标,其目的在于预测心肌梗死和卒中。准确并反复测量一个血管壁厚度是高度依赖于技术和超声波系统设置的。这部分描述IMT测量时应该了解的参数。由于不同制造商的设计理念是不同的,本部分的目的是让读者意识到潜在的问题,不要去创造一个测量标准。测量标准需要大量研究还可能需要改变设备的设置。

准确测量IMT的关键与轴向分辨率有关。实际上,即使对于一个单独的激发的脉冲波,探头的声波脉冲产生的脉冲共振生成超过一个周期。效果类似于敲一下钟,即使是持续时间非常短的单冲程,钟声也会一段时间内继续以其共振频率响下去。正如前面所说的,脉冲内所包含的周期越多,空间脉冲长度越长,轴向分辨率也就越差。基于此,超声探头设有一个基材来抑制脉冲的影响,从而缩短空间脉冲长度,提高轴向分辨率。不管发生多少衰减,实际上,每个脉冲都有一个"尾影",往往会夸大测量结构的轴向尺寸。尾影的程度与探头操作频率、探头晶体脉冲回响和基材使用之间呈一个函数关系。

还有其他参数可以影响轴向分辨率。谐波成像部分还涉及,需要减少导致降低轴向分辨率和常规谐波成像的基波和接受频带宽度的混叠。事实表明,测量内中膜厚度时应用常规谐波成像会发生这种影响。更多先进的谐波成像技术,比如,脉冲逆变、脉冲调制磁控管(线性调频脉冲 Z)谐波,能够不降低轴向分辨率而展现谐波的优点。谐波影响 IMT 测量的程度显然受制造商使用的特殊设备及特定方法所影响。

多年以来,IMT 测量位置都是血管后壁而非血管前壁。这个方法的理论基于物理中的轴向分辨率。评估血管前壁时,当脉冲主要的脉冲串到达管腔,脉冲的伪影会持续出现在管壁。尽管脉冲末尾比大部分脉冲串能量弱,来自血液反射很弱(瑞利反射)。因此,脉冲末尾的信号可能在血管腔内叠加显示出来,可能导致血管内中膜厚度增加。相比之下,当血管后壁成像时,大部分脉冲串到达管壁时来自末尾的回声与血管内膜相同,对内膜厚度没有影响。因此,血管后壁内膜厚度为测量内中膜厚度的标准位置。

其他明显影响内膜厚度的参数包括接收增益(放大率)发射功率、复合成像、入射角度和图像压缩。很多系统提供了自动测量试图减少特殊区域多次测量所产生的变异,应用自动测量平均多次测量值。

事实上有两个不同内容必须在准确测量内中膜厚度时考虑在内。第一,尽量保持系统参数不变。如果系统参数改变了,可以想象不同的内中膜测量应该归因于系统改变而非动脉粥样硬化进展。第二,更具挑战性,内中膜厚度测量与基于年龄和性别的标准进行对比。问题是,不同方法重复测量值与制定的标准会有偏差。最后,IMT 随时间的变化可能被非均匀一致的血管壁增厚/动脉粥样硬化所掩盖。考虑到聚焦图像上动脉细细的"一层",稍微不同的角度扫描得出的 IMT 结果完全不同!

频谱多普勒基础

在二维成像,数据基于回声反射的振幅。振幅代表扫描机体该部分组织回声性质。不同于二维成像,频谱多普勒是非扫描模式,数据的获得通过同一位置反复发射。空间信息被速度信息所取代而表现出来,因此,信号强度由灰阶表现。横轴表现为运行时间,纵轴表现为朝向或远离探头发射声束的速度。

多普勒技术可获得速度信息。多普勒效应本质上来说是波源和观察者有相对运动时,观察者接受到波的频率与波源发出的频率并不相同的现象。当物体朝向观察者的方向运动时,波长会被压缩,频率会升高;反之波长被拉长,频率降低。

大多数人都目击过多普勒频移,比如,一个快速移动的火车、救护车或者赛马场。观察者听到声源音高的改变(从高频率到低频率)。检测到的频率变化,称为多普勒频移($f_{Doppler}$),这是一个影响相对运动参数的函数(速度和角度),这些参数决定波长(操作频率和传输速度),给出方程如下:

$$f_{Doppler} = \frac{2f_0 \times v \times \cos(\theta)}{c}$$

其中
f_0 = 发射频率
v = 血流速度
θ = 多普勒角度
c = 声速

频谱多普勒主要有两种形式:连续波(CW)和脉冲波(PW)。应用连续波时,探头连续不断地发射同时接收回声。回声从所有深度返回,由于接收和发射是同步的,就像没有固有深度区别一样。实际上,除非有一个参照图像显示源特定的流速范围,连续多普勒不显示检测到的多普勒信号源。相反,脉冲多普勒的探头和接收器交替开启和关闭的频率,称为脉冲重复频率,这样信号的往返在一个特定时间内都能够接收到。通过距离方程,回声返回时间与特定深度有关。脉冲多普勒有很好的距离分辨率。脉冲多普勒接收器,以脉冲重复频率的速度交替开关,有可能发生由于一些信号变化特别快(更高的多普勒频移)而未能被检测,导致不能检测到真实的峰值速度的情况。这种效果指的是 Nyquist 定律中的特殊混叠。当脉冲多普勒最大多普勒频移超过脉冲重复频率的一半时则会发生混叠。

角度校正

频谱脉冲多普勒的大部分误差发生在角度的校正。多普勒方程显示,多普勒频移依赖于多普勒角度(角度是由多普勒声束和血流方向形成的)的余弦值,在 0° 和 180° 检测多普勒频移。不同于心脏多普勒,可以从心脏多个影像上选取一个,以使取样线与血流成角获得最大多普勒频移,血管多普勒很难获得最大的多普勒频移。因此,必须通过角度校正对频移检测进行补偿。

在解释角度校正之前,我们必须首先评估多普勒角度是如何对多普勒检测造成影响的。系统发射一个既定的频率信号(通常从 1.6MHz 到高达 10 或 12MHz,这依赖于系统和探头)。当多普勒角小于 90°时,返回的频率高于传播频率,能够检测到的多普勒频移是正值。同样,如果多普勒角大于 90°,返回的频率低于传播频率,则只能检测到负值的多普勒频移。重要的是要意识到,除非是 0°或 180°的多普勒角度,该系统并不会检测到完整的多普勒频移,因为多普勒 90°角时,多普勒频移为 0。

大多数检测血管时候,无法检测到完整的多普勒频移,此时超声波系统允许角度校正。实际上,角度校正被系统用户所应用。用户根据血流方向,调整多普勒血流指示器就规定了多普勒角度。应用基本的几何学,系统可以确定多普勒角度,通过计算多普勒角的余弦值来正确检测到多普勒频移。既然多普勒产生的是

$$v = \frac{c \times f_{\mathrm{Doppler}}}{2f_0 \times \cos(\theta)}$$

流速信息,这种校正本质上是通过操作用速度来表达的多普勒方程实现的,如表 4.1 所示,说明多普勒角度如何影响多普勒频移测量及如何校正角度。假定发射频率为 3.0MHz,血流速度为 1m/s。前两列说明了多普勒频移在指定多普勒角度范围内可以被检测。值得注意的是相同的流速,由于多普勒角度不同而导致检测出不同的多普勒频移。第三列显示了不调整多普勒角度的基础上应用多普勒方程计算出的速度。第四列显示了余弦角用于速度校正。第五列显示,理论上,角度校正后速度值除 90 度外均正确,在 90 度时,检测不到多普勒频移,因而无法进行角度校正。

表 4.1　在多普勒频移和角度校正中的角度效应

θ	f_{Doppler} 测量, Hz	速度 (未校正), m/s	Cos (θ)	速度(角度校正), m/s
0	3,896	1	1	1
30	3,374	0.9	0.866	1
45	2,755	0.7	0.7071	1
60	1,948	0.5	0.5	1
90	0	0	0	0
120	−1,948	−0.5	−0.5	−1
135	−2,755	−0.7	−0.7071	−1
150	−3,374	−0.9	−0.866	−1
180	−3,896	−1	−1	−1

需要注意的是,速度呈负值意味着血流在多普勒频谱的基线以下,代表着"背离"探头方向

为什么说多普勒角度很重要

理论上讲只要使用了角度校正,除接近 90°以外的任何角度都不会有差异。然而,理论上的评估忽略了非线性误差源,准确的多普勒角度非常重要。当血流方向被用户设定,没有方法保证血流方向一

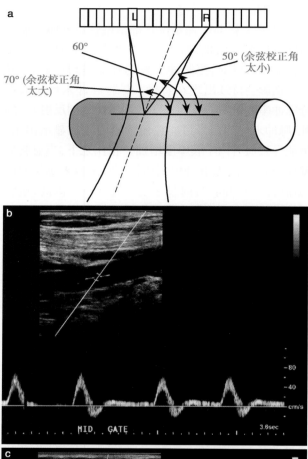

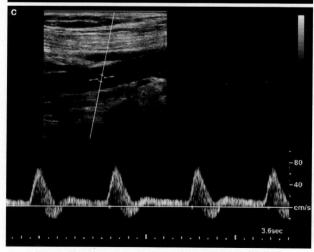

图 4.7　(a)导致频带增宽的伪像;(b)没有伪像的频谱;(c)频带增宽伪象的频谱(转载自 Miele 2006。©2006 Miele Enterprises,LLC. 允许)

定是特定的。在动脉血流方向可能非轴向的，也就是说，在分叉处或动脉粥样硬化不均匀处的周围，动脉内血流旋转或者不平行于血管壁。除了超声系统屏幕上存在的角偏差，纵向平面还有潜在的角偏差（与层面厚度相关）。如果血流方向被错误地设定，实际上就是应用了错误的"角度校正"，并且进行了错误的流速测量。

假设血流量指示器与血流有 5° 的偏差。由于余弦值的非线性，5° 误差在多普勒角 70° 比在角 50° 导致测量速度的错误更多。随着多普勒角增大（接近 90°），错误增加的程度也越来越高。

除了非线性角误差，频带增宽伪像也随多普勒角度增加而变得更差。频带增宽是多普勒声束来源于多元素角度发射的结果，导致测量的峰值速度增加，频窗减小（当有频窗的时候）。如图 4.7 示，角度校正的应用是基于由血流声束中心构成的角度。然而，值得注意的是一些元素（标记为"L"）导致角度大于中心元素，而其他的元素（标记为"R"）导致角度小于中心元素。又因同样的余弦校正应用于所有元素，有些信号过度校正（导致人为的高峰值速度），其他信号被过低的评估（导致频窗减小）。

标准的多普勒测量

多年来，一直尝试通过血管检查中心研究使多普勒 60° 角的测量标准化。当然，由于角度过大会导致速度测量错误，应避免使用更大的多普勒角度。还应注意的是 60° 并不代表最好的多普勒测量角度，仅是一个可以接受的角度，对于一个患者来说它是相对可重复的。许多实验采用从 45° 到 60° 一系列多普勒角度作为标准。对于这个标准来说，低于 60° 的测量角度能够减少某些已知的误差。在血管检查中心研究中还应一如既往地对标准化和内在效度进行考量。

正确的操作频率

血液的反射率基于瑞利散射。瑞利散射是一个非常弱的反射机制，这使得多普勒技术容易出错（包括频谱多普勒和彩色多普勒）。有趣的是，反向散射的数量随频率增加而增加。反射率的增加是由于波长的减少所致的红细胞大小"增加"。基于这种反射率的增加，应该得出的结论是高频率应该创造更强的多普勒信号，看起来似乎合乎逻辑，但这是自相矛盾的。得出这样矛盾的结论，不仅因为反射率随

频率提高而提高，还有就是通过吸收的声衰减也随频率增加而增加。实际上，吸收率随频率以指数形式增加，高的传输功率使衰减远远高于反射率的增加，从而导致弱的多普勒信号。基于此，除了浅表多普勒，多普勒应该使用低频率。实际上，浅表成像意味着 1 ~ 2cm 或更浅的深度。如图 4.8 示，理想的操作频率基于多普勒深度，注意，这个假设最低的多普勒频率是 2MHz。

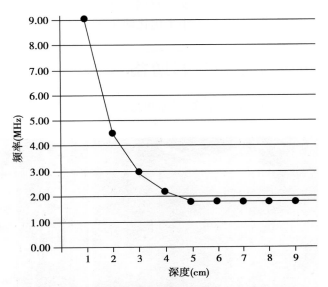

图 4.8　基于深度的理想的多普勒超声工作频率（转载自 Miele 2006。ⓒ2006Miele 有限责任公司许可）

当使用过高的多普勒频率，多普勒的信号会变得非常弱并且慢，导致对峰值速度的过低评估。一般来说，有一些相对容易识别的多普勒操作频谱指标可以达到或接近敏感度的极限。当多普勒的敏感度非常低，返回的信号会非常弱，应当增加增益使多普勒频谱显示。随着多普勒增益的增加，多普勒频谱的本底噪声会变得很明显。因此，每当发射功率设置为最大（或 100%），有明显随机白色斑纹贯穿于整个多普勒，特别是如果多普勒频谱本身还不那么鲜亮，此时强烈提示应使用较低的多普勒频率。

彩色多普勒

彩色多普勒在空间维度的描绘上与二维成像相似，在速度信息的显示上与频谱多普勒相似。然而，在振幅信息的显示上又不同于二者。

彩色多普勒提出了一种在扫描区域每一个彩色取样框内平均速度的估计。值得注意的是，获得的是均值评估，一条彩色显示线不能通过单一的声传

输线产生(单个传输脉冲),因为需要多重抽样生成一个均值。不像第一节二维成像描述的那么简单,若要生成彩色图像,所有的信息包的线必须在同一方向传播,执行关联,然后通过一个彩色的"线"显示出来。因为颜色是通过传输整个信息包来生成一条单一颜色线,创建一帧所需的时间急剧增加,导致时间分辨率普遍降低。由于彩色多普勒时间分辨率非常差,可通过调控扫描技术中重要的参数,比如,缩小彩色取样框的宽度、调整取样框、深度和缩减颜色线密度信息包的大小来优化帧速率。

色彩优先和色彩增益

因为彩色多普勒不能更好地显示色彩接收增益,可以通过信号幅度间接地判断。为了了解这些技术,首先要认识到彩色多普勒显示彩色信号是基于颜色信号阈值的。当彩色信号幅度超过一个特定的阈值时则显示彩色。如果信号比特定的振幅阈值弱时则不显示彩色,而出现灰度值。单一像素不能同时描绘组织和血流,如果血流和灰度值同时存在,阈值能够决定什么时候显示彩色什么时候显示灰阶。大多数系统都会提供一个用户调控装置来设定色彩优先,它可以决定什么级别的组织信号必须低于彩色许可才能被显示。一个高的色彩优先意味着,优先考虑彩色,除非灰阶振幅非常高(图4.9a)。低的色彩优先意味着彩色具有低的优先权,因此,即便是中等水平的灰度值也会优先于彩色显示(图4.9b)。

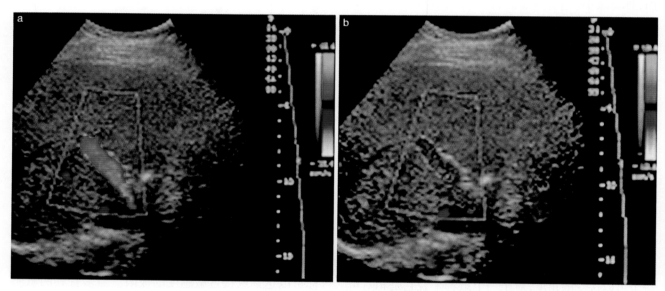

图 4.9　(a)较高的色彩优先;(b)较低的色彩优先(转载自 Miele 2008。ⓒ2008Miele 有限责任公司许可)

彩色是基于阈值的技术,接收增益过低导致血流存在的区域彩色信号丢失。由于血流缺乏很容易辨认,超声波检查医师通常容易认识到这个问题的存在,从而采取增加彩色增益的方法纠正。过多的增益是一个非常复杂且难以判断的问题。与识别深度更深位置过多增益或者彩色敏感度相比较,通过不同的技术识别近场过多的增益变成一个热门研究点。当浅表成像和信号充足时,过多的彩色增益导致血流边缘组织区域彩色溢出(如图4.10)。当检测血管时,血管后壁色彩溢出这种现象非常普遍和广泛。这种现象是由于有限的轴向分辨率导致,有时被称为彩色尾影(类似于内中膜情况描述)。

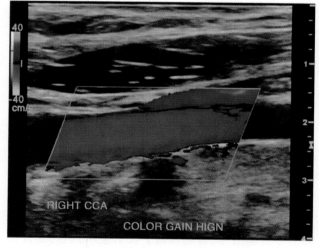

图 4.10　彩色增益过多导致彩色血流外溢

对于深部彩色成像或者当接近穿透极限时设置适当的彩色增益更需要技巧。由于深度成像需要最佳的敏感性,设置过低导致色彩填充不足,低水平的回声常常会下降到振幅临界值以下,所以无法显示

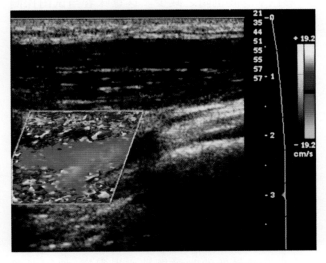

图 4.11　彩色增益过多导致彩色噪声

出彩色。这项技术用于设置彩色增益,增加彩色增益直到没有血流的区域彩色取样框中彩色斑点(噪音)出现(如图 4.11)。然后,减少彩色增益直到彩色斑点从没有血流的区域刚刚出现。这样设定,使彩色增益达到最佳的敏感度。当彩色增益明显的出现在图像上(没有血流的区域)说明此时彩色增益设置的太高了。

正确的操作频率

与频谱多普勒相比,彩色多普勒对于操作频率更为敏感。比频谱多普勒更常见的是,彩色多普勒通常采用一个稍高的发射频率。如前彩色增益部分所述,彩色多普勒是基于阈值的技术,当使用不合理的高操作频率,则发生彩色信号丢失。当试图确定血流是否存在时发生信号丢失,这种情况尤其令人不安。图 4.12a,b 示,即使正常血流情况使用高频率也可以导致血流较稀疏。

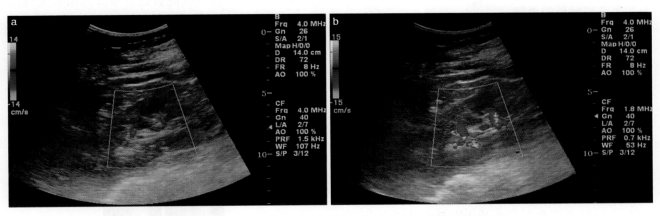

图 4.12　(a)4.0MHz:彩色不足的成像;(b)1.8MHz:彩色适当的成像

彩色标尺和壁滤波

彩色脉冲重复频率(PRF)也被称为彩色标尺,脉冲重复频率是简单的脉冲重复周期(PRP)。如前所述,基础成像的生成,假定声速是 1540m/s,每厘米图像深度是 13μs(通过每厘米组织所需时间是 6.5μs),脉冲重复周期最小值被简单计算为既定深度乘以通过时间 13μs/cm。对于成像深度为 8cm,脉冲重复周期和脉冲重复频率计算如下:

$$PRP = 8\,\frac{cm}{line} * \frac{13\,msec}{cmf_0} = 104\,\frac{msec}{line} \gg 0.100\,\frac{msec}{line}$$

$$PRF = \frac{1}{PRP} = \frac{1\,line}{0.100\,msec} = 10{,}000\,\frac{lines}{sec} = 10kHz$$

这种计算提示,对于 8cm 的成像深度,超声系统每秒可以发射和接收约 10 000 束(线)或者每秒 10 000 个样本。Nyquist 定律提示,最大的可检测频率是采样率的一半。因此,在 8cm 深度,可检测的最高多普勒平均频移是 5kHz。如果平均频移超过脉冲重复频率的一半则发生彩色混淆效应。通过应用多普勒方程,平均多普勒频移可以表达为平均速度。如图 4.13 彩色信号,注意彩色标尺(脉冲重复频率)设定在 ±65cm/s 之间。多普勒角度小于 90°,平均流速低于 65cm/s 将表达为红色到橙色的色调。如果平均流速超过 65cm/s,混淆现象出现,这部分混叠的信号将表达为浅绿色和暗蓝色色调。当平均流速低于 65cm/s,多普勒角度在 90°～180°之间将表达

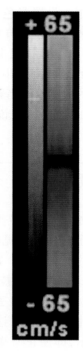

图4.13　彩色标尺

为蓝黑色到绿色的色调。

　　设想一个特定的成像情况,最大的可检测平均速度是65cm/s,平均流速只有5cm/s。显然,为了更好地观察低均值流速梯度,需要降低彩色标尺。当用最大彩色脉冲重复频率,脉冲重复周期与最小脉冲重复周期(基于深度)是相互关系,例如上面的计算。降低脉冲重复频率的一个方法是增加成像深度(彩色取样框深度),增加重复周期。但如果彩色取样框的深度超过感兴趣区域,那么这种方法则不适用。该系统设计使用一个更好的方法。对于一个给定的深度,降低彩色标尺本质上意味着人为地提高脉冲重复周期。减低最大标尺时,系统发送脉冲,等待脉发送到最大成像深度处并返回所需的时间,然后在重复这个过程之前,有一段时间("死亡时间")什么也不做。添加的"死亡时间"增加了脉冲重复周期,从而减少脉冲重复频率。

　　注意彩色信号中心是一条黑带(如图4.13)。这条带中心代表基线,黑带跨度中心的上方和下方代表彩色壁滤波。在频谱多普勒和彩色多普勒,壁滤波对于减少缓慢移动的结构中大的混杂信号,如血管壁和探头活动是有帮助的,使低振幅信号不被掩盖。基线相当于没有多普勒频移,没有检测到频移可能由于没有血流通过、角度不正确、低敏感性或者假差遮盖了彩色信号,例如,探测椎动脉时发生声影。对于某些系统,黑带的宽度代表彩色壁滤波滤

掉低于平均速度彩色信号的程度。

　　值得注意的是,所有的超声系统,当彩色脉冲重复频率被改变,壁滤波也同时被改变。实际上,彩色壁滤波是脉冲重复频率的百分比。当彩色标尺减少,彩色壁滤波也随之减少。这意味着当试图探测到低流速的血流时,彩色标尺必须被降低,以便使壁滤波降低。如果彩色标尺被设置过高,与之相对应的是高壁滤波,会滤掉低流速的血流,导致图像上没有低流速的血流显示。注意,对于所有超声系统,改变彩色标尺将自动改变彩色壁滤波。

　　彩色壁滤波存在更复杂的特点。除了彩色壁滤波随彩色标尺而改变之外,很多超声系统允许用户设置更改壁滤波以削减更低流速的血流信号。如果壁滤波被设置得过高,壁滤波彩色标尺百分比削减也增加。壁滤波设置得略低,壁滤波的百分比削减也下降。许多系统在彩色信号(黑带的宽度)给予视觉上的描述,如图4.14a,b。在图4.14a中注意当壁滤波设置很低的时候黑带变得很窄,然而在图4.14b中注意的是当壁滤波设置很高时黑带变得很宽。对于那些不改变黑带宽度的系统,必须看屏幕上壁滤波的设置描述(通常为低、中、高)。

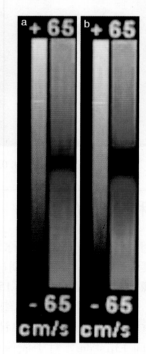

图4.14　(a)低壁滤波;(b)高壁滤波

结　论

　　对于很多人来讲,物理学是一个非常具有挑战性的学科,尤其是与具体应用没有一个清晰联系的

时候。因此,很多人错误地推断物理学知识对于诠释超声技术不重要。虽然有更多的话题可以讨论,还是希望在这里提供的方法比一个更全面的物理学讲座更有用。相对于直接的血管应用,笔者更希望看到更多关于物理学和仪器的讨论,这样读者就不会对物理和仪器概念这些血管医学进步的基础有排斥心理。

参考文献

Miele FR. Ultrasound physics and instrumentation. 4th ed. Forney: Miele Enterprises, LLC; 2006.

Miele FR. Essentials of ultrasound physics: the board review book. Forney: Miele Enterprises, LLC; 2008.

5

第 5 章
血管血流动力学

Henrik Sillesen

摘 要

　　这章描述的是动脉和静脉血流动力学,特别是与超声成像和多普勒外周压力测量相关的无创性评估。

　　理解血流动力学的基本原理,有助于研究者通过血管检测得出正确的结论。使用无创的方法,可对大多数血管疾病做出准确的诊断;同时,也可在无创性方法诊断的基础上,选择相关有创性干预措施。然而,无创性方法最重要的方面是其提供的血流动力学信息是独一无二的,此外无创性检测具有很好的可重复性且不对患者构成任何危害。

关键词

静脉和动脉的血流动力学、血管阻力、流量剖面、湍流、血压、压力梯度、反流

引言

　　了解血管的血流动力学对于理解、操作和诠释无创性血管检查是必不可少的。我们认为正常和病理状态下的血流动力学标准构成大多数无创性方法的诊断标准。然而,病理性的血流动力学结果是与靶器官局部缺血的体征和症状密切相关,通常靶器官与病变血管不在同一位置。如大动脉病变所引起的卒中;再如左侧大脑半球责任动脉粥样硬化可能来源于左侧颈内动脉。实际上,动脉粥样硬化在西方国家被称为健康的头号杀手,除了治疗效果差、费用高,在循环中其病理性血流动力学与很多疾病相关,如脑卒中、心肌梗死等。有趣的是,动脉粥样硬化进展缓慢,通常症状出现需 40~60 年,因此通过对目前无症状的人群进行动脉粥样硬化筛选,并给予预防性治疗具有很强的可行性。

　　这章介绍外周循环正常和异常的血流动力学,重点放在大、中血管的血流动力学特点,因为这些是超声检测的目标血管。

正常动脉循环的血流量

　　血液通过心脏射血至整个机体,流经大、中动脉,最终被传送到小动脉,通过毛细血管并进行氧气、二氧化碳及其他与新陈代谢有关物质的交换。

　　心跳使血流呈搏动性,在整个心动周期中,持续的正压使血流持续向前流动(由于主动脉瓣的关闭和动脉循环的阻力)。然而,由于阻力的不同,血流受小型动脉张力的调节,来调控器官的血液供应。在休息时即新陈代谢低时流向四肢的血流流速较低,此时,小动脉呈收缩状态以限制循环需求;运动时,新陈代谢旺盛,小动脉扩张,阻力下降,血流量增加。而人脑需要持续充足的血流供应,因此供应大脑的动脉阻力很低(如图 5.1)。基于此,血流量可

能因动脉或血管床供应情况不同而有所差别。内脏血流量取决于"营养"状况的变化:禁食时,血管阻力高,血流量低;然而进食后血管阻力变低,血流量很快增加。表 5.1 显示不同动脉及其血流特点。

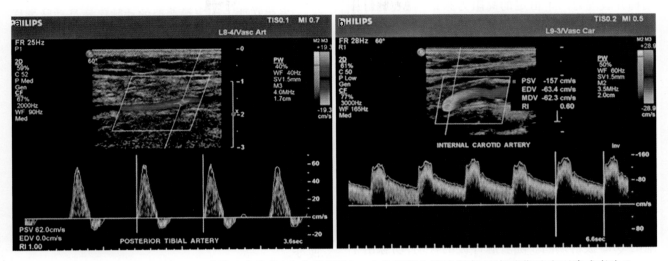

图 5.1　(a)显示静息状态下胫后动脉速度曲线(多普勒频谱)。在收缩期血流速度高,而舒张期速度下降或者为 0。注意急剧升降的加速期和减速期,在舒张早期出现短暂的负向血流-高阻血流;(b)颈内动脉血流速度曲线。注意加速期和减速期血流变化较为缓和,以及存在于整个心动周期的持续前向血流

表 5.1　血管床及血流阻力模式

	低阻	高阻
颈内动脉	+	
颈外动脉		+
椎动脉	+	
肾动脉	+	
肠系膜上动脉	+[a]	+[a]
肱动脉		+[b]
股动脉		+[b]

[a] 空腹时,血管阻力高;餐后血管扩张导致血管阻力下降;
[b] 休息时,血管阻力高;肌肉运动期间,血管扩张,血管阻力下降

流量剖面

　　由于动脉并非全都走行笔直,常常会有弯曲或者分叉,通过血管的血流速度可能存在差异。比如,左侧颈动脉血流截面呈抛物线形(抛物线血流:靠近管壁呈低流速,其他部分呈高流速)。然而,在球部,血液流动速度扭曲倾向于内侧,因为大多数血流直接进入到 ICA(图 5.2)。此外,随心动周期流量会有所变化。例如 ICA 流量,心脏收缩期血流是向前的,但在心脏收缩期不久立即逆行,心脏舒张期血流又连续不断地向前(图 5.3)。

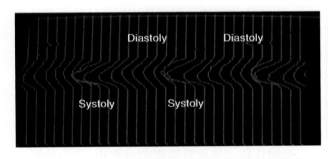

图 5.2　流量剖面(多深度脉冲多普勒)颈总动脉分叉前。每一个垂直的线代表速度作为深度函数,左侧代表前向,而右侧代表后向,每 80ms 生成一个新行

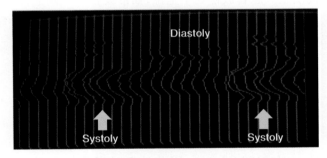

图 5.3　流量剖面(多深度脉冲多普勒)收缩期在颈总动脉分叉处血流分离(箭头处)。注意血流在收缩期是沿远端管壁逆行(右移)的

速度剖面

　　速度剖面根据血管床供应可能有所不同。CCA分为 ICA 和 ECA,ICA 供应大脑的血流量几乎恒定,

高血流量取决于高氧需求。因此,低阻力导致高流动性贯穿于整个心动周期。ECA 供应颅骨外的组织结构并表现为一个恒定的高阻力频谱,在心脏舒张期前向血流速度下降。

正如前面提到的,血管床生理状态也影响速度剖面。静息状态下的肢体,速度是三相的:在收缩期的加速期和减速期,出现一个短暂的逆行血流,然后在舒张期缓慢向前流动。同样,禁食时肠系膜上动脉的流速仅显示小的舒张期血流,餐后很短时间内阻力变低,舒张期和收缩期血流量增加。

心室收缩后正向波向前移动。速度依赖于其通过的动脉的硬度,比如,随着年龄的增长,动脉管壁逐渐硬化而使流速增快。同时监测心电图和触诊桡动脉脉搏,脉搏出现在 t 波之后而非代表左心室收缩的 QRS 波群期间。随着脉冲波的移动,动脉由于自身弹性扩张和收缩,再加上主动脉瓣抑制反向流动,从而推动血流持续向前。动脉扩张程度通常为 2%~3%,但也可能会高达 10%,这取决于动脉的种类:颈动脉球部扩张程度达 10%,其他大型动脉多扩张 2%~5%,而主动脉瘤在收缩期扩张大于 10%。若要在不同时间点对比如,大动脉的管径进行可靠的测量,首先必须在心动周期的不同阶段(收缩期或舒张期)进行测量。为了在同一研究中对同一患者进行反复精确测量,心电图可能被用来准确鉴别心动周期的不同阶段。

在操作和评估血管检查的过程中,重力的影响是非常重要的。对于血压测量来说,为了对中心血压进行准确评估,袖带应该绑在大约与心脏相同的高度上。患者放松处于坐位,袖带放置在一侧上臂,或仰卧位测量一侧手臂,此时测量的血压具有代表性。因为上臂中部与心脏处于同一水平,无论是坐位还是仰卧位测量的血压均能反映中心血压。然而,在前臂或踝关节评估外周血压时应当注意。同样,袖带必须与心脏同一水平,否则将会出现测量不准确。二者之间 10~15(cm)的距离将导致血压值相差 7~11mmHg。15cm 差值相当于 150mm 水柱即 11mmHg(150/13.6)。因此站立时脚踝压力很高:对于一个身高 180cm 的人来说,从心脏到脚踝距离可能是 140cm,因此,如果"正常"中心压力是 120/80mmHg,则脚踝压力约为 240mmHg。

用超声多普勒评估动脉血流模式时,最好让患者选择仰卧位,这样大多数动脉与心脏在同一水平。与动脉相比,重力对静脉系统检查的影响更大,将在后面进行论述。

病变动脉的血流量

发生在西方国家最普遍的动脉疾病是动脉粥样硬化,几十年来该病的发生和发展被认为是一种炎性的过程。动脉硬化是由管壁增厚演变而来,这要归因于脂质沉积、内膜炎症及随后的斑块形成。由于斑块形成、动脉重建的过程非常缓慢,血流动力学在早期通常不发生变化。因此,动脉粥样硬化早期不易被血流动力学检测检出,而能够用成像的方法加以证实。动脉粥样硬化斑块致动脉管腔狭窄 15%~20% 才能被检测出。

随着动脉硬化进展使管腔变得越来越窄,在某些情况下,如在狭窄处血栓形成或发生栓塞,另外,外伤、手术、动脉瘤等均能导致病理性的血流动力学改变。

动脉狭窄导致一些血流动力学参数的变化,对于诠释无创血管检查三个比较重要的参数分别是:峰值流速变化,湍流的发展变化,流量剖面的变化。

重度狭窄

重度狭窄是用来形容血管病变严重到足以导致通过动脉的血流量减少的术语,当管腔(横断面积)减少 75% 时,我们认为是重度狭窄,如图 5.4。如果进行动脉造影或纵向超声二维成像可以发现,面积狭窄 75% 相当于直径狭窄 50%(假设动脉是圆的)。

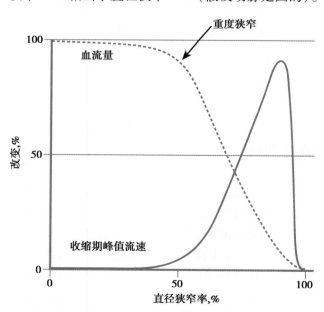

图 5.4　显示了流量、狭窄程度和压力之间的关系。当狭窄程度超过了流量减少的水平称为"重度狭窄"

在不同生理情况下,不同动脉的血流动力学各有不同,此外,在不同解剖位置的两条动脉相同程度的狭窄的影响各不相同。比如颈动脉面积减少75%可能导致血流量下降,但是类似的狭窄如果发生在静息状态下的髂动脉,可能不会出现任何症状或检测到血流动力学改变。然而,在运动后当血流量急剧增加(可能会增加高达 5 ~ 10 倍),血流量减少和局部压力下降的程度会进一步加重,患者可能会出现跛行或一侧肢体疼痛。

峰值流速

动脉狭窄的进展导致流速增快,比如手持水管灌溉花园,为了灌溉 4.5 ~ 6.1 米远的花,拇指必须堵住水管的部分末端这样才能喷射出更远的水柱。事实上,喷射时间可能随水管末端残余管腔的改变而改变:管腔越小喷射时间越长。狭窄程度的增加对于血流速度有同样的影响作用。因此,峰值血流速度增加是诊断中度到重度狭窄的常用参数。

动脉的峰值血流速度在狭窄处或偏远端处最高,随着与狭窄处距离的增加而逐渐恢复至"正常"(或偏低),如图 5.5。一般来说,在距离狭窄处 6 ~ 8 个动脉管径时,峰值流速均能恢复正常。比如,除非分叉位置非常高,正常管径 ICA 的峰值血流速度大多数在颌骨靠下的位置恢复到狭窄前的数值(或略低)。如果出现严重狭窄流量减少,峰值流速可能低于狭窄前。

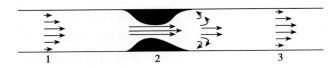

图 5.5　狭窄病变处及远端流速向量图

动脉呈恒流状态,例如 ICA,绝对评估血流速度非常有用。因为大脑血流量是恒定的,不同个体颈动脉流量类似,非狭窄(或者动脉面积狭窄<50% = 直径狭窄75%)的动脉峰值流速在 120 ~ 130cm/s 之间。

对于不同流速的动脉,在下肢或肠系膜动脉很难使用绝对速度标准。因此,狭窄处与远端的峰值流速比可能很有用。但这样的标准只能针对没有分支的动脉的测量(测量采用相同的容积流量)。另一个例子涉及原位静脉旁路移植术的监测。因为这种移植常在吻合口或其他位置(如瓣膜切口处)发生狭窄。因为不存在血管分支,因而狭窄处与远端峰值流速比显得非常有用。比率>2 ~ 3 提示重度狭窄。

湍流

由于血管狭窄使血液流经处血流速度增加,在远端,中心的血流流向管壁形成"紊乱"的形态为所谓的湍流。湍流的发展与血管直径、平均流速、密度和血液黏滞度呈函数关系。多普勒超声可以在直径减少15%或者更多的时候检测到湍流。图5.6 显示

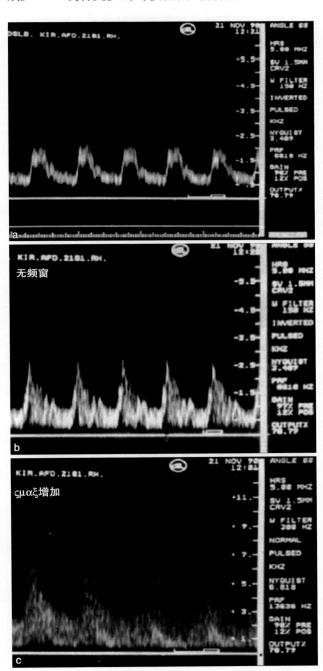

图 5.6　(a)正常动脉的多普勒频谱;(b)动脉狭窄程度小于50%的多普勒频谱;(c)动脉狭窄程度大于50%的多普勒频谱

正常血管内血流呈均匀一致的抛物线形,和血管60%狭窄远端的轻度湍流情况。在临床实践中,湍流是辨别动脉粥样硬化病变最为敏感的血流动力学标志;而影像学方法,即彩超能够检测到更加细微的病变,见第7章。

速度的变化

严重的闭塞性损伤可能引起速度剖面的变化。这种改变是由于通过狭窄处的压力下降使外周血管阻力下降。导致压力下降需要满足两个条件:首先,管腔狭窄程度超过75%,(或者狭窄程度较轻,但血流速度很快);第二,侧支的供血不足以弥补减少的血流量。(侧支的血供可能来自已有的血管(大脑内 willis 动脉环,肠系膜动脉的 Riolan 动脉弓,或者可能来自新生的血管。)

由于狭窄使血压下降导致外周阻力减低,速度发生"减低"。狭窄近端速度显示陡直的加速和减速,狭窄远端加速期和减速期缓慢。舒张期血流增加,速度"三相"波被单向波所取代(如图5.7)。

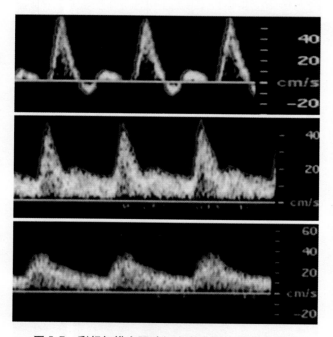

图 5.7　彩超扫描小腿跛行患者大腿中段狭窄的股动脉。休息时,表现为三相波,狭窄处 PSV 为441cm/s(>50% 直径狭窄率)。跑步机上步行 2min后(12% 等级 1.5mph),踝关节压力从休息时(ABI=0.8)132mmHg 下降到 50mmHg。患者接受了病变处经皮球囊成形术,恢复了肢体正常的血流动力学(ABI>1.0)

自动调节

器官/四肢血供受到调节可使其不受制于血压而保持血流基本恒定。当血压增加,阻力血管收缩,反之扩张(自动调节)。大脑以这种方式来确保其恒定的血流量。但当收缩压低于 60～70mmHg 时自动调节无效,脑血流量下降。当动脉如颈动脉狭窄时,穿过狭窄处的压力减少,自动调节确保了脑血流量控制在一定范围内。如果进行颈动脉内膜剥脱术,狭窄被切除,血流正常通过这条动脉,自动调节功能可能会在术后一段时间(几周后)才会再次建立。而术后这个时期内,血流受制于血压,可能会有过脑灌注和随之而来的脑出血风险。同样,一侧肢体伴有慢性严重动脉功能不全,例如静止痛或非愈合性溃疡的患者,在旁路术后恢复灌注,而自动调节功能在术后可能是无功能的,下肢变得红和热,在移植处和远端血管的血流在静息状态下表现出低阻力。保持下肢自动调节最低压力的水平(20～30mmHg)要低于保持大脑自动调节的最低血压水平。

血管"盗血"现象

动脉的血流方向是由血压和血管阻力决定的。由于血管闭塞的发生导致血压下降,血流方向可能会发生改变。经典的例子就是"椎动脉盗血"。举个例子,从主动脉弓发出的左侧锁骨下动脉在起始处闭塞(或重度狭窄),导致左侧椎动脉血流反向。这样,供应左上肢的血液来自于椎动脉,椎动脉出现反向血流。此时患者在活动左上肢时会出现发作性眩晕和非局灶神经系统症状,提示从脑到手臂的"盗血"。用多普勒超声很容易证明这种经典的综合征:超声探查椎动脉,并明确血流方向。血压袖带放置于患侧上臂,增加收缩压以诱发局部缺血(需 1～2 分钟)。松开袖带后,如果存在盗血,由于缺血后充血,左上肢血流量会增加。然而,大多数锁骨下动脉盗血综合征是无症状或症状不特异的。

进行胸主动脉支架植入术,左侧锁骨下动脉可能被支架覆盖造成闭塞。这种情况下,如果不针对性地进行旁路手术或置换治疗,则可能发生椎动脉盗血。

正常静脉循环的血流量

毛细血管的血液通过静脉返回心脏。静脉循环在解剖学上要比动脉循环更具可变性。然而,还是需要熟知一些基本概念。静脉比动脉管壁薄,而且还有防止血液反流的静脉瓣(图5.8)。为确保血液返回到心脏,静脉系统可以作为"储血容器"或容量血管。

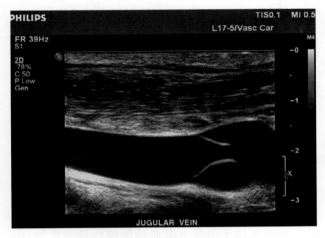

图5.8 超声显示正常颈静脉及静脉瓣

浅表静脉位于肌肉筋膜之外,而深静脉是位于肌肉筋膜内部。当肌肉收缩时,筋膜内静脉受到压力,由于静脉瓣阻止了血液反流,血液被推向心脏(肌肉泵图5.9)。静脉瓣位于静脉系统各个位置,由于下肢受重力作用影响最大,静脉瓣在下肢也最为丰富。

穿静脉连接浅表与深部静脉系统,通过瓣膜可直接将血液从浅表推向深静脉系统。从病理生理学角度出发,穿静脉的存在对于下肢静脉静水压的维持非常重要,且下肢静脉疾病多发。最为重要的穿静脉是腹股沟的隐股静脉。

仰卧位静脉内血液流动受压力梯度影响,而立位时由"肌肉泵"驱动。在仰卧位,与右心房血压(4~7mmHg)相比,静脉末端毛细血管的压力为12~18mmHg。因此,血液的流动由压力梯度推动。

呼吸同样影响静脉血流。吸气时,横膈向下运动、腹腔内压力增加,大静脉被压扁,血液被传输到心脏;同时胸腔内压力减低也促进静脉血液回流到心脏。因此,尤其是在仰卧位,静脉血流与呼吸同步。

当使用肌肉泵,血压最大收缩压可能高达200mmHg。腓肠肌群收缩时,能将多达65%的血液排出;在大腿,只有15%的血液在肌肉收缩时被清空。因此,当运动时小腿的体积略减。

静脉血压在仰卧位时较低。在立位时,足静脉血压增加大约80~100mmHg,这取决于身高(从心脏到脚的距离)。当肌肉泵开始工作(如行走)时,静脉血压迅速下降到5~15mmHg,再次站立时血压又重新升高至80~100mmHg(图5.10)。当肌肉泵

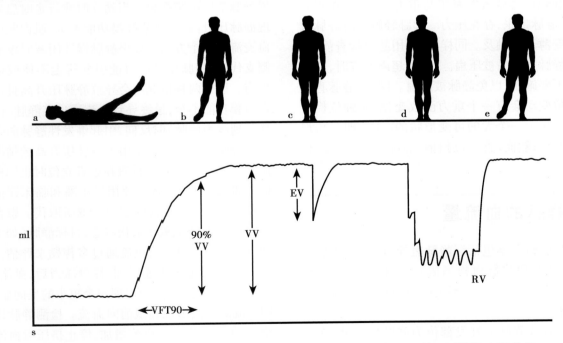

图5.9 静脉容积和肌肉泵活性的关系。(a)腿抬高时静脉容积减低;(b)站立时静脉容积升高;(c,d)深部瓣膜未受损时运动减少静脉容积;(e)站立时静脉再次充盈

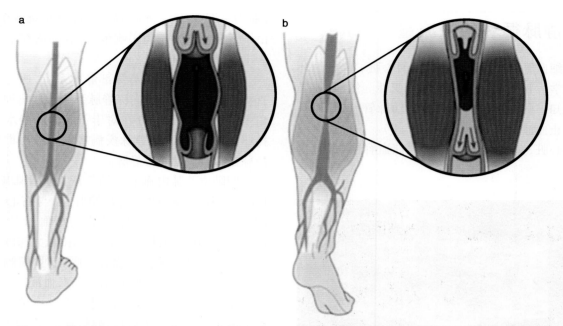

图 5.10   静脉"肌肉泵"。(a)松弛的腓肠肌群伴静脉开放及肌肉远端静脉瓣开放;(b)收缩的腓肠肌静脉瓣关闭但中央静脉瓣开放,因此血液可以通过静脉收缩回流心脏

失去作用,如严重的静脉血栓形成时,这种降压作用会明显减少或几乎不起作用。

上腔静脉,除了在立位以外,其余的血流动力学均与其他静脉类似。由于心脏(右心房)血压很低(4～7mmHg),当立位时它可能变为负值,特别应该注意的是,若此时开启颈静脉通道,负压会导致空气进入静脉。

静脉触诊会显示出血压与重力的关系:在直立位,四肢静脉扩张,存在压力。仰卧轻触诊时静脉被压扁或变薄不能触及。同样的,应用超声检查静脉,仰卧位静脉很容易被压扁。所以,超声检查时,应注意探头不要施压,以免静脉被压扁。同样,静脉直径随着体位变动会有一个重力函数变化:仰卧位检查颈静脉会显示一个大的可变形状的结构,即三角形或卵圆形等;然而,直立位扫描,静脉管径变小或被压扁。

病变静脉的血流量

静脉疾病主要包括深静脉血栓、血栓性浅静脉炎(一段或几段静脉血栓形成)、静脉瓣功能不全、反流,导致浅表静脉功能不全(静脉曲张)或深部静脉功能不全。

血栓性浅静脉炎好发部位为静脉插管处,多在静脉通道使用过程中或拔除后发病。这是一个良性的病变。血栓性浅静脉炎也可能是自发的,可见于静脉曲张患者。

深部静脉血栓形成通常与凝血功能障碍相关,以 Leiden V 因子杂合子凝血功能障碍最为常见,但也可能发生在凝血系统正常的人群。同样也与外伤、手术、其他疾病或原因导致的下肢活动减少相关。当血栓形成,受累静脉立即闭塞。数周/月后,机化再通作用可使受累静脉再次开放,然而,由于受累静脉节段瓣膜受损。当站立时或行走时患者会出现静脉压升高,由于静脉瓣功能不全,肌肉收缩静脉血流流向两个方向。如果静脉慢性闭塞时没有静脉侧支代偿,静脉压升高可能引起行走不便或运动时疼痛。以上两种情况均会导致静脉压升高且可能存在瓣膜功能不全,最终导致血流通过穿静脉(由深部静脉到浅表静脉)时反向,引起继发性静脉曲张。

静脉反流是重力作用下静脉压升高的情况。反流主要出现在平卧位,检查在患者立位时也同样能完成。如 41 章所述,曾经使用橡皮圈和临床评估的旧检测方法已经被完善的超声检测所取代。患者立位时,被检一侧下肢处于放松状态,目标静脉(如大隐静脉)接受超声波检测,血流通过多普勒来评估。挤压腓肠肌,静脉血流迅速增加,释放压力后,血流停止;健侧静脉在流量曲线上出现一个短小的反向血流,随即血流消失或出现轻微前向血流。检测静脉机能不全,由于挤压作用使血流增加,停止挤压后血流逆转(如图 5.11)。另外检测静脉瓣功能的方法是在患侧静脉接受超声检查时让患者做 Valsalva 动作。

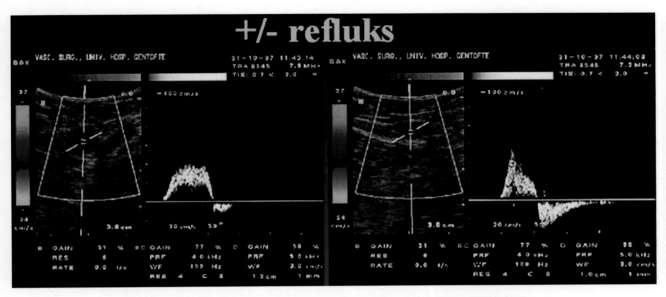

图 5.11　瓣膜功能好的静脉多频谱普勒与瓣膜功能不全的静脉多普勒频谱

最后,闭塞静脉的血流动力学能够反映出静脉压升高。首先,静息状态下静脉充血可能没有任何迹象,即血流正常,周边血流增多。髂总静脉闭塞时,静息状态下静脉外流充分,股静脉或表面的髂静脉可能充当容量血管,当进行周围挤压试验时蓄积静脉血液,静脉压力则显示正常。然而,运动时,因子 V 或更多因子作用使静脉流量增加,出现侧支代偿不充分及发生静脉阻塞。

第三部分
脑血管病诊断

Ali F. AbuRahma

第 6 章
脑血管病概述

6

Ali F. AbuRahma

摘 要

在发达国家,脑卒中是目前三大死亡原因之一,年发病率 70 万。其中缺血性卒中占 80% ~86%,25% 的缺血性卒中可能与≥50% 的颈动脉狭窄直接相关。本章突出强调颈动脉系统的解剖和病理生理学。50% 的颈动脉狭窄好发于颈动脉分叉和颈内动脉近段。缺血性卒中的主要原因是栓子脱落,首先是动脉到动脉的栓塞,其次是心源性栓塞。对无症状的颈动脉杂音患者或 TIAs 患者都应该进行颈动脉超声检查。对颈动脉分叉处进行彩超检查为识别颈内动脉严重损伤及鉴别损伤的病理类别提供了一个高准确性的方法。如果颈动脉超声检查诊断不充分,可以进一步进行颈部 CTA/MRA 检查,通常对 CAS 术前的患者选择进行 DSA 检查。这些患者的治疗包括单纯药物治疗或 CEA/CAS 治疗。

关键词

脑血管、疾病、综述

引言

脑卒中仅次于心脏病和恶性肿瘤成为发达国家第三大死亡原因。是长期致残的主要原因[1],中风事件年发病率 70 万,其中复发事件 20 万,新增脑卒中患者 50 万[2]。美国每年因脑卒中导致的死亡约 15 万 ~20 万人,中风幸存者对社会经济有严重影响,据统计,中风所致残疾约 200 万人,2009 年用于检查、治疗、康复的医疗费用约达 690 亿美元。

脑卒中 80% ~86% 为缺血性卒中,14% ~20% 为出血性卒中[3]。25% 的中风由于≥50% 颈动脉狭窄所致。大规模人口学研究发现,颈动脉狭窄≥50% 的患者脑卒中患病率在 3% ~7%,理想情况下,应该在中风高危患者出现神经功能缺损之前给予诊断和治疗。遗憾的是,仅有 15% 脑卒中患者在中

风前有 TIA,直到症状出现后再给予治疗效果是不理想的[4],这也突显出早期发现对预防中风的重要性。

在过去的 50 年,自首例内膜剥脱术被报道后,这个充满争议的治疗方法极大的改变了我们的思维模式。Eastcott 等[5]对 TIA 患者进行颈动脉病变剥脱术,使血管再通,这个报道发布在 1954 年,在这之前 DeBakey[6]已经报道了一例类似的成功案例。

今天,颈动脉内膜剥脱术已是血管外科常见的手术,然而争议依然存在。在过去的 20 年的医学文献中,内科与外科两种手段治疗颈动脉疾病被广泛的讨论:CASANOVA 研究、无症状颈动脉粥样硬化研究(ACAS)、退伍军人管理局(VA)合作研究和无症状颈动脉手术试验(ACST)均着眼于对无症状的颈动脉狭窄的内科与外科治疗[7-10]。与此同时,VA 合作研究、北美症状性颈动脉内膜剥脱术试验(NASCET)合作研

究和欧洲颈动脉外科手术试验(ECST)协作的团队均着眼于症状性颈动脉疾病[11-13]。

近年来,颈动脉血管支架置入术(CAS)被推荐成为颈动脉内膜剥脱术(CEA)以外的另一种选择。已有多个随机对照试验和非随机前瞻性试验研究分析过去几十年 CAS 和 CEA 对于症状性和无症状性颈动脉狭窄患者中风预防效果的比较[14-18],无论使用哪种标准用来确定手术干预都是合理的,美国心脏协会卒中委员会推荐,外科医生必须遵循3% ~7%的围手术期中风发生率(依据适应证)。脑卒中30天内死亡率高达20% ~25%,在首次卒中幸存者中,25% ~50%会复发,准确检测中风易感人群仍然是医学界有待解决的重要问题。

解剖学

主动脉弓从右到左,无名动脉(头臂动脉干),左侧颈总动脉,左侧锁骨下动脉(图6.1)。无名动脉在发出右侧锁骨下动脉和右侧颈总动脉之前,从无名静脉下方穿过。锁骨下动脉从主动脉弓发出2 ~3cm 后发出椎动脉,但也存在变异(图6.1)。总体来说,基于无名动脉与主动脉弓的关系来区别三种类型的主动脉弓。Ⅰ型为三个分支血管(无名动脉、左侧颈总动脉、左侧锁骨下动脉)均起源于主动脉弓最顶端弧线水平。Ⅱ型无名动脉开口位于主动脉弓上下方弧线水平之间。Ⅲ型无名动脉开口位于主动脉弓下方弧线下方。左颈总动脉起自无名动脉,与无名动脉共干,常被称为牛型主动脉弓(16%)。然而,这种解剖并非发生在牛身上,因此,牛型主动脉弓这个术语是一种误称[19]。左侧颈总动脉也可能起自无名动脉,但不与无名动脉共干。左侧椎动脉有可能直接起自主动脉弓,而非从左侧锁骨下动脉发出(图6.2)。右侧椎动脉可见部分起自无名动脉,使无名动脉分出锁骨下动脉、颈总动脉、椎动脉(图6.3)。偶有两个锁骨下动脉共干起源于主动脉弓,或右侧锁骨下动脉的远端与左锁骨下动脉交叉后再向右侧走行[21]。

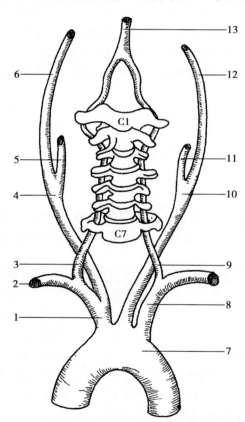

图6.1　主动脉弓及其分支。(1)无名动脉;(2)右侧锁骨下动脉;(3)右侧椎动脉;(4)右侧颈总动脉;(5)右侧外颈动脉;(6)右侧颈内动脉;(7)主动脉弓;(8)左侧锁骨下动脉;(9)左侧椎动脉;(10)左侧颈总动脉;(11)左侧颈外动脉;(12)左侧颈内动脉;(13)基底动脉

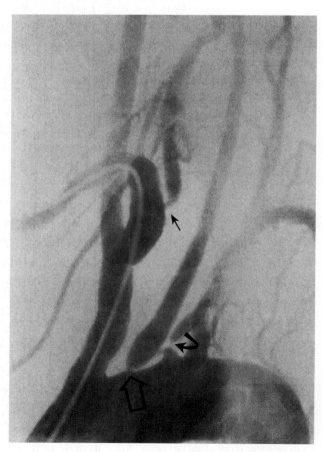

图6.2　主动脉弓造影显示。左椎动脉源自主动脉弓起始处重度狭窄(弯箭头)和右侧椎动脉(与右锁骨下动脉几乎离断)起始处重度狭窄(直线箭头)

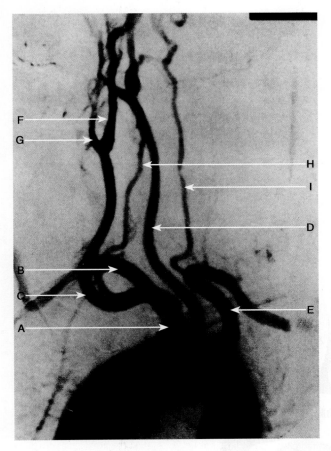

图 6.3　椎动脉起源异常。(H)起源于右侧颈总动脉(C)起自食管后右锁骨下动脉(B)。(A)无名动脉;(B)右锁骨下动脉;(C)右侧颈总动脉;(D)左侧颈总动脉;(E)左锁骨下动脉;(F)右颈内动脉;(G)右侧颈外动脉;(H)右侧椎动脉;(I)左侧椎动脉(斯普林格出版社. Berguer 和 Kieffer[20] 提供)

两侧颈总动脉分别走行于颈动脉鞘的下方,刚好在下颌骨水平下方分成颈内动脉和颈外动脉。颈外动脉为面部提供血液供应。颈外动脉的重要分支有甲状腺上动脉,可以由颈总动脉发出,相伴行的神经有喉上神经、咽升动脉、舌神经,枕动脉与舌下神经伴行。颈内动脉的颈段没有分支血管(图 6.4)。

颈动脉窦压力感受器,位于颈内和颈外动脉的分叉处。它受舌咽神经颈动脉窦支即 Hering 神经所支配。颈动脉球部是一个非常小的结构,在颈动脉分叉处起到化学感受器的功能,感受机体血液中

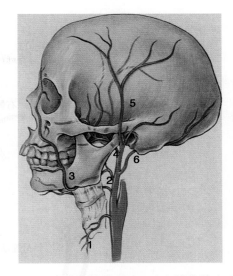

图 6.4　颈外动脉的分支。(1)甲状腺上动脉;(2)舌动脉;(3)面动脉;(4)上颌动脉;(5)颞浅动脉;(6)枕动脉(斯普林格出版社. Berguer 和 Kieffer[20] 提供)

低氧或高二氧化碳的变化。他也是由舌咽神经的分支 Hering 神经支配。

颈鼓动脉和翼管分支动脉走在颈内动脉岩骨段。海绵窦、垂体、半月神经节、脑膜前部和眼动脉由颈内动脉海绵窦段分支血管供应。眼动脉的临床重要意义在于它与颈外动脉相连,它是眶周多普勒研究的基础。其余的颈内动脉分支供应大脑一部分,即大脑前和大脑中,后交通和脉络膜的分支(图 6.5)。

椎动脉自锁骨下动脉发出后上行穿颈椎横突孔经枕骨大孔入颅(图 6.6)。颈部脊髓分支通过椎间孔进入椎管和肌支供应颈部深层肌肉。这些肌支吻合了颈外动脉的分支。

在颅内,椎动脉发出小脑后下动脉和脊髓前动脉,两条椎动脉在脑桥延髓处汇合成基底动脉。基底动脉发出大脑后动脉之前发出分支小脑前下动脉、小脑上动脉、脑桥支、和内听动脉。

每条颈内动脉每分钟通过约 350 毫升血液,约占大脑的血液供应的 85%,而椎动脉占到大脑血供的 15%[22]。因此,颈动脉无论从可访问性还是功能性的角度,必将成为无创检测的重要部分。

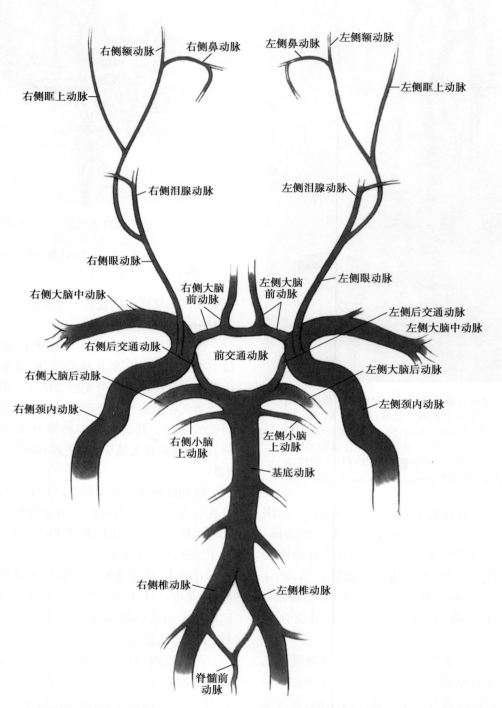

图 6.5 颈内动脉主要分支（即大脑中动脉、前脑动脉、后交通动脉和眼动脉）和椎基底动脉

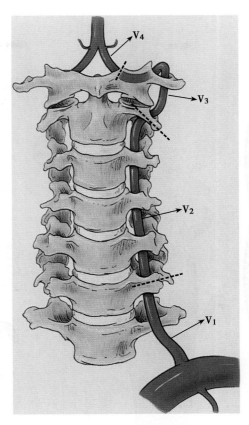

图 6.6　椎动脉和颈椎的关系。虚线指出,哪些节段的椎动脉走行于硬膜内。如前所示,椎动脉分为四个部分(V1、V2、V3 和 V4);V1 由起始部至进入第六颈椎横突孔之间;V2 通过颈椎横突孔虚线之间的动脉;V3 C2 和 C1 段之间;V4 与对侧椎动脉汇合形成基底动脉之前的部分

颈内动脉形态学变异

迁曲的颈内动脉(或襻状)通常定义为动脉呈 C 或 S 形状的伸长或弯曲走行(图 6.7a)。在血管的纵轴,螺旋状常用来描述过度的 S 形弯曲或弯曲成圆形(图 6.7b)。迁曲和襻状被认为是先天性发育异常,可能会随着年龄增长,血管曲度也增大。他们通常不引起临床症状。

扭曲(kinking)是锐利的成角导致颈内动脉节段性狭窄(图 6.7c)。扭曲极少累及双侧,通常只影响几厘米或位于颈动脉分叉以上。

狭窄后可能出现扩张。动脉粥样硬化斑块的凹面使扭曲的管腔进一步缩小。不同于迁曲和环状,扭曲被认为是后天获得的改变,主要由于老年人的动脉硬化性疾病和高血压的影响。颈动脉扭曲患者头部和颈部位置的变化可能会产生脑缺血。然而,迁曲和襻状通常无症状。

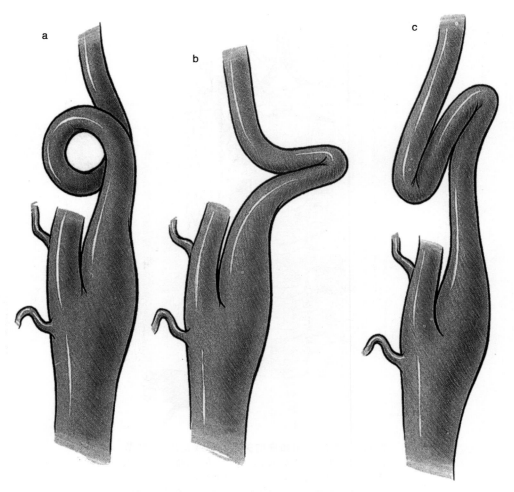

图 6.7 三种类型的颈内动脉弯曲走行。(a)袢状;(b)迂曲;(c)扭曲(由斯普林格出版社,Berguer 和 Kieffer[20] 提供)

脑的侧支

单一的狭窄的病变可能产生也可能不会产生颈动脉供血区域症状(半球)或椎基底动脉供血区域症状(非半球)。当狭窄动脉阻力大于较小侧支循环通道的阻力时,侧支循环系统开始发挥作用。当狭窄程度加重,侧支动脉开放以增加远端的血流量。越接近闭塞处,侧支越发达。从主动脉弓发出的动脉近端闭塞时,由于侧支循环的存在,很少出现卒中相关症状。锁骨下动脉分支可以通过吻合支与对侧锁骨下动脉及颈外动脉吻合。

锁骨下动脉盗血综合征[23]发生在锁骨下动脉近端闭塞性病变导致椎动脉反流(图 6.8 和 6.9a)。无名动脉闭塞导致血液反流供应颈动脉(图 6.9b)。因此,血管外科医生可以通过建立侧支的方法,应用 CEA 使同时患有颈动脉狭窄和锁骨下动脉窃血综合征患者彻底纠正盗血综合征。

一个有趣的侧支通路是当颈总动脉近端闭塞时,颈外动脉反向供血(图 6.9c),侧支通过眼动脉或 Willis 环流入颈内动脉。患者颈内动脉近端闭塞使颈外动脉远端通过眶上动脉和额动脉逆行进入眼动脉,然后供应颈内动脉终末端和 Willis 动脉环。这个重要通路是多普勒血管检查的基础。患者颈内动脉近端闭塞同时伴有颈外动脉狭窄,可以通过纠正颈外动脉狭窄,以缓解低灌注的症状[24]。最后,栓子也可以通过颈外动脉侧支循环到眼动脉,从而使患者产生一过性黑朦[25]。

最重要的侧支通路是 Willis 环(图 6.10 和图 6.11)。这个特别的循环为颈内动脉、颈外动脉和椎基底动脉系统之间提供重要的通路。只有 1/3 患者 willis 是完整的,但其他 2/3 患者也能满足生理学需要(图 6.12)。颈外动脉的分支枕动脉与椎动脉和椎动脉的肌支吻合(图 6.13,图 6.14,和图 6.15)或通过吻合支与甲状颈干和椎动脉吻合。图 6.16、图 6.17 和图 6.18 总结颈内动脉闭塞患者的重要侧支通路。

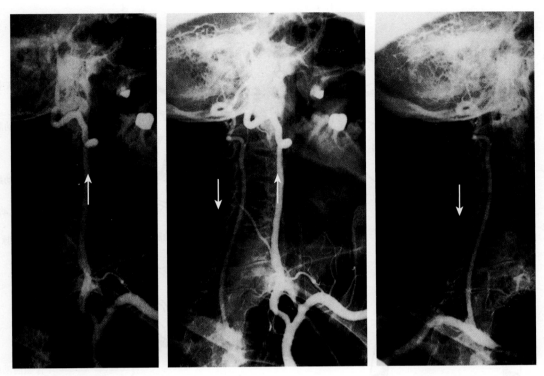

图 6.8　右锁骨下动脉起始处闭塞,出现盗血现象。左图所示左侧椎动脉的血流,来自左侧锁骨下动脉(箭头);中图所示,血流反向进入右侧椎动脉(箭头);右图所示,左侧椎动脉通过右侧椎动脉反向供应右侧锁骨下动脉(箭头)(由斯普林格出版社,Berguer 和 Kieffer 提供[20])

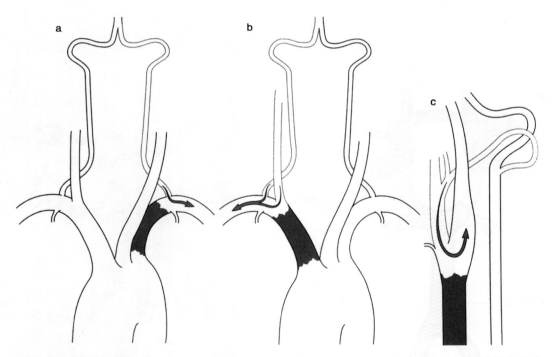

图 6.9　三种模式的反向血流。(a)左侧锁骨下动脉闭塞,远端盗血;(b)无名动脉闭塞,颈动脉和椎动脉血流反向(无名动脉盗血);(c)颈总动脉闭塞,枕动脉和颈外动脉血流反向供应闭塞的颈总动脉远端血管(颈动脉盗血)(由斯普林格出版社,Berguer 和 Kieffer 提供[20])

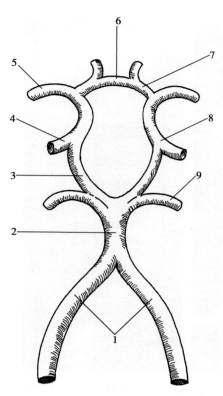

图6.10　Willis 环。(1)右侧椎动脉和左侧椎动脉;(2)基底动脉;(3)右侧后交通动脉;(4)右侧颈内动脉;(5)右侧大脑中动脉;(6)前交通动脉;(7)左侧大脑前动脉;(8)左侧颈内动脉;(9)左侧大脑后动脉

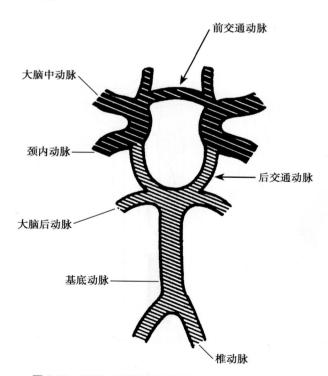

图6.11　Willis 环前循环(黑色阴影)和后循环(灰色阴影)

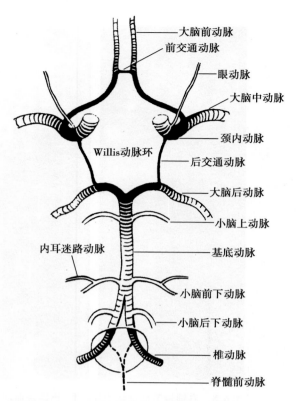

图6.12　Willis 环的分支血管

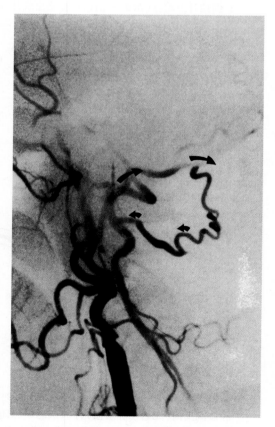

图6.13　枕动脉与椎动脉的吻合支。此患者颈内动脉和椎动脉闭塞,血流从枕动脉通过侧支(箭头)到椎动脉,前向血流供应基底动脉,反向血流颈部

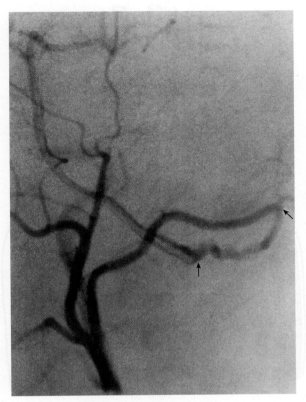

图 6.14 　选择性颈外动脉造影时,可见枕动脉血流在 C1 水平注入到椎动脉

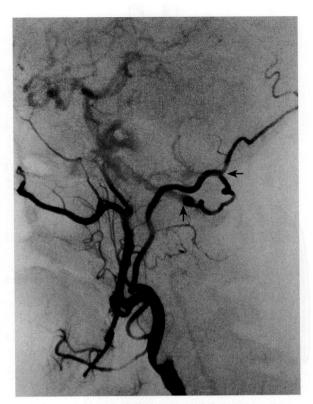

图 6.15 　这个患者颈内动脉闭塞,枕动脉侧支有重要意义(箭头)

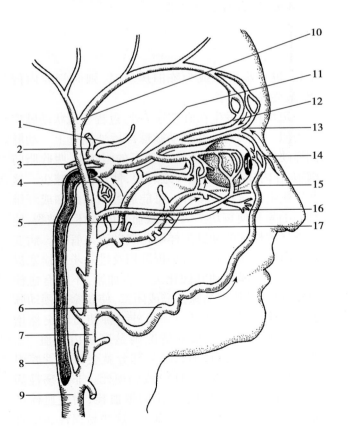

图 6.16 　患者颈内动脉闭塞时颈外动脉通过眶周分支反向供应眼动脉从而供应颈内动脉远端。(1)大脑前动脉;(2)大脑中动脉;(3)后交通动脉;(4)颈内动脉的分支颈鼓动脉;(5)脑膜中动脉;(6)面动脉;(7)颈外动脉;(8)闭塞的颈内动脉;(9)颈总动脉;(10)颞浅动脉;(11)眼动脉;(12)眶上动脉;(13)滑车上动脉;(14)鼻背动脉;(15)内眦动脉;(16)面横动脉;(17)颌内动脉

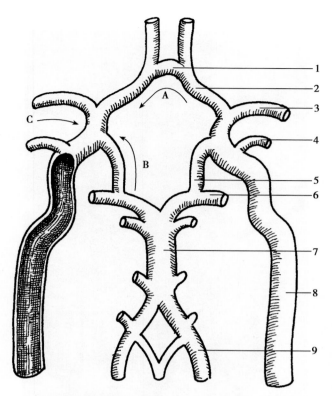

图 6.17　本图是颈内动脉闭塞患者。患侧大脑半球的血液供应主要来源于对侧颈内动脉（A）、椎基底动脉系统（B），同侧颈外动脉通过分支到眼动脉参与颈内动脉供血（C）。（1）前交通动脉；（2）大脑前动脉；（3）大脑中动脉；（4）眼动脉；（5）后交通动脉；（6）大脑后动脉；（7）基底动脉；（8）颈内动脉；（9）椎动脉

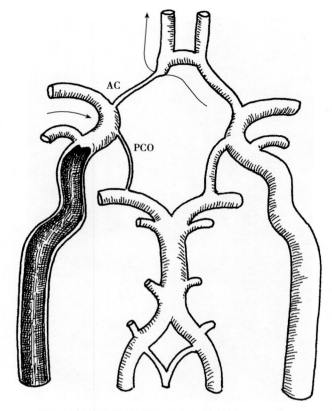

图 6.18　颈内动脉闭塞患者由于 Willis 环不完整（右侧后交通动脉（PCO）和大脑前动脉（AC）发育不良），导致侧支循环减少

病理学

　　颈动脉粥样硬化存在多种机制，但无论是哪种机制，血管内切应力、化学损害或感染理论[26]，其基本病变本质上是相同的。动脉粥样硬化约占颅外脑血管疾病的 90%，其余 10% 为肌纤维发育不良、创伤、夹层、动脉瘤、动脉炎包括大动脉炎。

　　颈动脉和椎动脉动脉粥样硬化病理过程类似于动脉粥样硬化对冠状动脉及其他血管的影响。早期病变通过氧化修饰及细胞因子合成，引起黏附因子和细胞诱导物表达，使内膜脂质沉积，这些促进了动脉管壁对单核细胞的吸收。由于变性的脂蛋白及其随即产生的白细胞因子、基质金属蛋白酶和氧化剂不断累积，这些单核细胞变成富含脂质的巨噬细胞（泡沫细胞），平滑肌细胞随之从中膜移行到内膜。由于细胞外脂质沉积使细胞外基质增殖扩大，中央核心被纤维组织层层包绕形成纤维帽，很多陈旧性的斑块多见钙化。动脉粥样硬化病变最初向管腔外生长，进一步发展成为陈旧斑块时，则向管腔内侵犯，最终导致狭窄。

　　斑块首先发生在血管分叉处，过程与冠状动脉疾病类似。可以发生在颈动脉球部后外侧壁上。动脉粥样硬化看起来就像一个内膜下的脂肪带，吸收脂肪细胞，在内皮下层形成纤维斑块，使血流量减少。这些斑块生长途径有多种。可能通过胆固醇和成纤维细胞的累积使斑块扩大，导致血管内膜坏死破裂，使可能导致栓塞的动脉粥样硬化残骸流入管腔。病变处裸露的坏死核心为血小板沉积及进一步脑栓塞提供了巢穴。随着动脉硬化进一步加剧，不断有血栓形成，可能导致颈动脉狭窄或闭塞，使狭窄的颈动脉远端血栓形成（图 6.19）。另外一种使斑块突然增大引起管腔急性狭窄的情况则是斑块内出血[27]。如果斑块为溃疡斑，那么坏死部分就会流入管腔引发短暂性脑缺血发作（TIA）或脑梗死。非溃疡性病变可能改变血流动力学产生附壁血栓，附壁血栓可能会脱落，引发栓塞（图 6.20）。这些易损性病变直到被血管外科医生发现才会被注意到（图 6.21）。

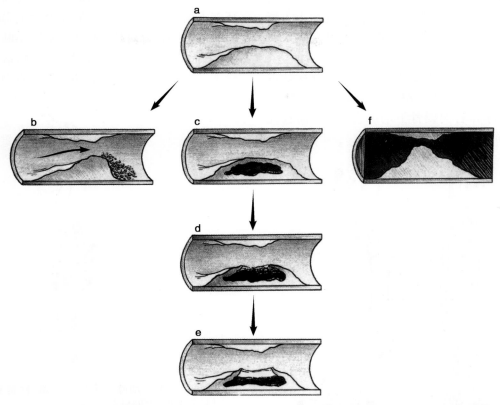

图 6.19　(a)斑块的病理发展过程;(b)斑块导致管腔堵塞可能引起堵塞下游纤维蛋白-血小板聚集;(c)斑块脂质核心"软化";(d)纤维帽可能破裂,软化核心暴露于血流中;(e)纤维蛋白沉积可以覆盖溃疡,甚至治愈;(f)斑块体积不断增大,导致管腔堵塞,血栓形成(由斯普林格出版社,Berguer 和 Kieft 提供[20])

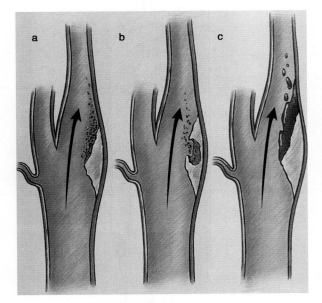

图 6.20　**(a-c)颈内动脉斑块导致血栓栓塞的三种机制。**(a)斑块导致纤维蛋白-血小板聚集;(b)动脉粥样硬化斑块内容物脱落;(c)斑块表面血栓形成(由斯普林格出版社,Berguer 和 Kieffer 提供[20])

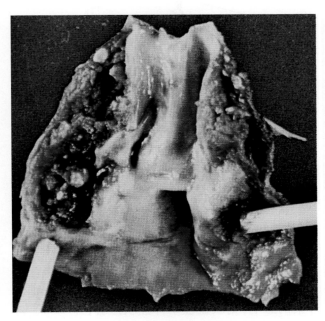

图 6.21　颈动脉内膜剥脱术斑块

Blaisdell[28]和 Hass[29]等对动脉粥样硬化参与脑血管疾病的分布规律进行了研究,发现约 1/3 责任病灶分布于颅内无法进行外科手术,其余 2/3 责任病灶位于颅外。

常见的颈动脉分叉和颈内动脉近端责任病灶占50%,椎动脉病变占 20%,左锁骨下动脉占 10% ~15%,无名动脉和右侧锁骨下动脉占 15%,而且几个病变可能同时存在(图 6.22)。

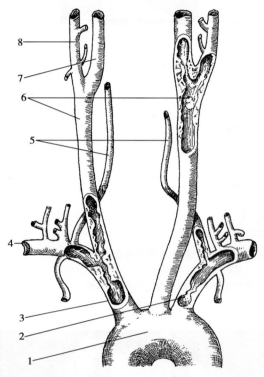

图 6.22 头臂动脉粥样硬化位置。(1)主动脉弓;(2)左侧锁骨下动脉;(3)无名动脉;(4)右侧锁骨下动脉;(5)椎动脉;(6)颈总动脉;(7)右侧颈内动脉;(8)右侧颈外动脉(标注的动脉粥样硬化位置分别在左侧锁骨下动脉、左侧椎动脉、无名动脉、右侧颈总动脉、右侧锁骨下动脉和左侧颈动脉分叉)

一般来说,缺血性事件的发生多由栓子造成,引起动脉缺血事件主要是栓塞,首先是动脉源性栓塞(颈动脉),其次是心源性栓塞。不规则的斑块表面会产生湍流,会刺激血小板聚集。血小板聚集到足够大则会阻塞脑血管,发生缺血事件。如果血小板聚集物受到机械力作用迅速破裂或受到动脉内前列环素的影响,则缺血性事件症状短暂,即 TIAs。然而,如果血栓残骸持续存在,则可导致局灶性梗死(图 6.23)。如图 6.24 所示,动脉粥样硬化斑块会导致颈内动脉血栓形成。动脉粥样硬化斑块增大使血流量减少,最终导致血栓形成。至于颈内动脉,血

栓累及颈内动脉发出眼动脉之前,如果通过 Willis环侧支循环供应充分,可能完全没有临床症状(图6.24)。然而,如果是小栓子随血液不断被带到管腔内,患者将会出现一过性黑矇或偏瘫,取决于血栓或栓子导致梗死的位置(图 6.25)。此外,如果通过

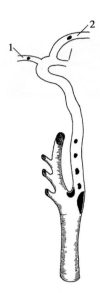

图 6.23 颈内动脉狭窄栓子脱落,栓塞到眼动脉(1)和大脑中动脉(2)

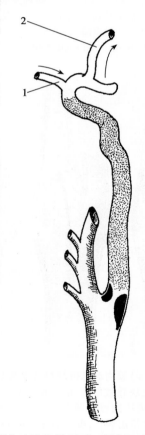

图 6.24 颈内动脉血栓形成,血流通过眼动脉(1)逆流注入颈内动脉终末段和大脑中动脉(2)

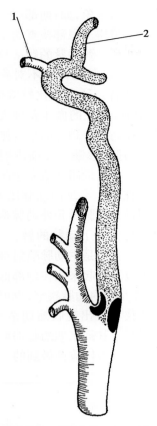

图 6.25 　颈内动脉血栓形成,进展影响到眼动脉(1)、颈内动脉终末段和大脑中动脉(2)

Willis 环侧支循环不充分的话,颈内动脉病变使供应大脑半球的血流量突然减少,这是由于近端血流量不足引发的缺血性梗死。

引起脑血管缺血少见的原因为肌纤维发育不良(FMD),多发生在颈内动脉远心端。最常见的疾病特征性改变血管中膜变薄和增厚交替出现,血管造影上呈串珠样改变。累及颈内动脉范围较长,通常在其他位置还能找到肌纤维发育不良的迹象,65%的患者累及双侧颈内动脉[30]。

病理生理学

在血流动力学方面,若管腔横截面积减少70%～80%,通常会出现血流量显著下降[31]。然而在脑血管系统并非如此,主要由于侧支循环和血流动力学改变,因为心输出量减少或血压降低,如体位性低血压和心律失常,可能会引起短暂性脑缺血。眼科检查证实 TIAs 的一个原因是栓塞。大多数TIAs 是由于管腔内的血小板纤维蛋白聚集物、胆固醇碎片和小血栓造成,永久性栓塞表现为永久性神经功能缺损。缺血性梗死时出现细胞坏死灶和脑软化灶。在梗死灶外周相对缺血的地方,血管完整性受损;然而即使神经功能可能发生改变,但只要血流仍然存在,神经细胞未发生坏死。

临床症状

脑血管缺血综合征的定义如下:
- TIAs 是指局灶性症状或神经功能缺损,通常在 2h 内恢复,部分患者仅持续几分钟甚至几个小时,但不超过 24 小时。
- 可逆的缺血性神经功能缺损(RIND)短期内好转。
- 神经功能在一周内完全恢复被认为是小卒中。
- 大卒中神经功能缺损严重,持续时间超过一周。
- 进展性卒中
- 完全性卒中出现明显的神经功能缺损
- 弥漫性脑缺血或"低灌注"综合征

这些综合征需要详尽的病史、体格检查和神经功能评估,并密切关注相关心血管疾病、高血压、糖尿病,神经系统急症严重程度。

TIAs 的发生机制通常是一个栓塞的过程。这些栓子多来自颅内病变、颈动脉颅外病变、主动脉弓血管病变、心源性栓子、甚至是逆流的栓子。大多数TIAs 源于颈动脉分叉处病变,这个位置必须首先引起注意。当得知患者有 TIAs 病史时,了解之前发作时的信息很重要。与心源性 TIAs 不同,颈动脉源性的 TIAs 患者通常表现为与之前发作相同的神经系统功能缺损症状,这是基于层流理论,即颈动脉血管脱落的栓子每次都会随血流被送到同一个地方。

如果这些患者按有症状或无症状来分类的话,那么评估颈动脉是否狭窄至关重要。大多数 TIAs引起颈内动脉病变,也有一部分会影响到椎基底动脉系统。

典型的颈动脉 TIA 症状包括对侧面部、胳膊和/或腿力弱;对侧面部、胳膊和/或腿的感觉缺失或感觉异常;同侧一过性黑矇。如果累及右侧大脑半球,可能会出现其他症状,如:病感失认、躯体失认、忽视、视觉或感觉消失。相比之下,如果左侧大脑半球受累,患者则可能表现出失语症、失读症、命名障碍和皮肤书写觉消失。

一过性黑矇的患者自觉眼前有黑影,转瞬即逝。检查眼底可能会发现脉络膜视网膜梗死,在视网膜上出现由于胆固醇结晶出现的明亮的黄色斑点,无症状的动脉粥样硬化患者也可能出现此表现。

椎基底动脉 TIAs 患者可能会出现以下症状:眩晕、共济失调、复视、视觉障碍、构音障碍、恶心、呕吐、感觉迟钝和力弱,还可能出现四肢瘫。

这些症状可能与椎基底动脉系统的粥样硬化病变栓子有关,结果会导致后循环和脑干缺血,还可能使脑血流量减少或弥漫性脑缺血。如果出现这种情况,多合并主要的颅外血管严重狭窄、Willis 环不完整、或血流方向的改变即锁骨下动脉盗血综合征。

其他临床症状则包括可逆性缺血神经功能缺损(RIND)。可逆性缺血神经功能缺损是一种短时间可以完全康复的局灶性神经功能缺损。对于 RIND 的发病机制尚不明确。普遍认为,这种局灶性脑梗死范围非常小,周围的组织弥补了其功能的缺损。另一种并发症是频繁的 TIAs。大脑半球的功能缺损在几分钟内好转,但发作频繁。进展性卒中是指最初卒中症状尚未完全恢复同时又有新的神经症状出现。

完全性卒中是一种症状不能完全恢复的神经功能缺损。可能由于大的栓子所致,或小栓子阻塞血管远端使周围血管血栓形成或颈内动脉血栓形成。即便患者会出现头痛和不确切的神经系统症状,MRI 或 CT 扫描会显示出新发的由于颈动脉病变造成的脑梗死。

无症状颈动脉狭窄患者脑部影像可能显示隐匿的梗死灶。病灶可能较大,尤其容易出现在额叶或非优势侧的颞叶;如果是小血管病变,多呈对称的腔隙性梗死。

然而,一侧颈动脉狭窄所致的病变通常是不对称的。颈动脉闭塞会引起远端血流量改变,可能会增加患腔隙性脑梗死的风险。在这些患者中,即使他们没有典型的颈动脉 TIA 症状,也被视为有临床相关性。总的来说,如果梗死灶是陈旧的,患者会被认为是无症状的,然而,据 Kakkos 等人[32] 报道,如果不包括程度大于 60% ~79% 的无症状狭窄患者,每年 TIA 或卒中发生率为 1.3%,如果包括隐匿性脑梗死,脑梗死发生率将高达 4.4%。

体格检查

详细的病史和详尽的查体有助于医生诊断病变血管的位置和性质,无创技术将明确血管病变的位置和性质。查体包括检查颞浅动脉的搏动;整个颈部包括高位及低位的颈动脉;位于锁骨中部以上的锁骨下动脉;以及桡动脉。而且应双侧对比。查体

可能会检查出中风的迹象,如:面部/眼睑下垂、运动或感觉缺失和语言障碍。眼部检查偶尔也可以识别出脉络膜视网膜梗死。颈动脉的触诊只能提供有限的数据,除非两条颈动脉的搏动不对称。颈部的听诊可检出颈动脉杂音。还应该比较双侧手臂血压,如果存在 15 ~20mm 汞柱的血压差则表明锁骨下动脉或无名动脉存在病变。颈部的杂音则表明动脉狭窄处存在湍流,应仔细诊断。仔细辨别杂音也是非常重要的。但是一个接近闭塞或完全闭塞的颈内动脉是没有杂音存在的。当颈内动脉闭塞时,在下颌处触诊可感觉到颈总动脉及颈外动脉搏动。对肥胖的人有时很难进行锁骨下动脉的触诊,所以有必要区分是颈部血管杂音还是主动脉喷射性杂音。如果杂音在下颌水平位置听起来比在颈部低端位置声音要大,那很有可能是颈内动脉狭窄,也可能是无名动脉的狭窄。中度狭窄可出现收缩期杂音,而更严重的狭窄会导致延至心脏舒张期的收缩期杂音。这是一个完整的神经系统查体应该做到的。

研究

对无症状颈动脉杂音或 TIA 患者的检查应包括颈动脉彩超,基于彩超检查结果,患者可以针对性地选择检查路径。首先,通过彩超检查结果显示患者没有明显疾病。那么,有典型大脑半球 TIA 症状的患者需要进一步的心脏检查和/或神经系统检查,如结果为阴性,则需要全身性疾病的检查,或其他的影像学方式。其次,患者可能有重度或极重度的狭窄。在这种情况下,根据患者自身的手术风险、外科医生的技术水平、彩超检测的准确性以及血管造影的并发症发生率等情况,这样的患者可以接受 CTA 或磁共振血流成像或常规造影(如果可以接受 CAS),或在没有进一步的检查的情况下进行外科手术。最后,对于有大脑半球 TIA 和通过彩超检查只有轻度至中度狭窄的患者,除了 CTA 或颈动脉 MRA 或 DSA 检查,还要探究其他的病因。此外,对患者进行 TIA 病情检查的时候要考虑多种情况,而且要对患者个体化分析。在第 19 章,将介绍一种实用的方法。

无创性脑血管检测技术概述

脑动脉造影是脑血管疾病确诊的诊断技术(金标准)。然而,它的局限性和并发症的存在,使其无法成为一个准确、可靠和无创的诊断方法。虽然动

脉造影可以用来确定病变的解剖位置,对于大多数血管手术是不可缺少的,但是它对疾病的生理只提供了很少的客观数据,并且也有风险。

大多数脑动脉造影的并发症可以归结为技术错误、栓塞问题或造影剂的神经毒性。在穿刺部位由导管造成的损伤接近 0.2%,死亡率大约为 0.02%[33]。造影剂的过敏反应大约为 2%,如果使用经股动脉的方法(图:略高于经腋动脉),则神经系统损伤发生率大概为 1%。北美症状性颈动脉内膜剥脱术试验协会(NASCET)和无症状颈动脉粥样硬化研究小组(ACAS)公布的中风发生率大概是 1%[8,12]。

脑动脉造影的技术缺点是它无法描绘浅表的溃疡性损伤。因此,潜在的发生脑栓塞来源可能被忽视。如果我们把患者的不适感,需要住院治疗的费用也当成风险,就难怪许多医生都不愿意让他们患者进行脑动脉造影。这就使无创性血管诊断技术极具可取性并成为节省成本的替代方案。

历史观点

在过去的 30 年里,在脑血管病的诊断领域已经做了大量的研究,这使得无创性诊断技术得到了广泛的发展,并扩展到放射性核素扫描应用领域。虽然这些核研究已经被用于检测颅内病变,但仍不及其应用于位于颈动脉主干(tree/树)的局部颅外疾病那么有效。

1954 年,超声首次应用于颈动脉循环研究[34],但直到 1967 年,快速检测在临床上的应用才被报道[35]。1970 年,Brochenbrough 进一步完善并推广了该技术[36]。

1971 年,在西雅图华盛顿大学尤金超声检查中心的 D. E. Hokanson,利用多普勒方法完成了第一例无创性可视化脑动脉环[37]。这个方法其实很简单,如果已知多普勒探头的大小及位置,脉冲多普勒取样容积,并且将这些转换到阴极射线管中,那就可能绘制出包含血流经过某段血管的所有点的图像。这就促进了超声造影的发展,并成功用于颈动脉疾病的研究领域。但这个方法还是有很大的局限性:(1)耗费的时间比较长;(2)需要资深的技术人员;(3)图像会因患者的移动产生扭曲;(4)动脉壁的钙化会阻碍超声波的传输;(5)动脉壁和斑块不能直接被观察。由于这些局限性,Strandness 和他的同事

们开始探索利用 B 型超声使动脉壁可视化。在这种方法的早期应用中,超声显示颈内动脉未闭的患者,但造影显示是闭塞。显而易见,血栓的声学特性类似于血液,所以仅仅通过成像会造成误诊。所以解决方案是添加一个多普勒超声探头去检测是否存在血液的流动。这种多普勒与成像的组合,成为“超声多普勒扫描”[38]。如今,这种包括了实时快速傅里叶变换(FFT)频谱分析的基本组件系统,已经开始广泛应用。

另一个突破是在 1974 年,Gee 等人将眼眶充气体积描记器应用于颈动脉疾病的筛查中。以往,眼充气体积描记法(OPG-Gee)是通过视网膜血压测量法来检测眼动脉压。OPG-Gee 的主要用途是颈动脉狭窄的鉴别[39-41];然而,它也可以用来测量在颈总动脉受到外部压力时的眼动脉压,反映了同侧颈内动脉的侧支压力。此外,它也有助于判定颈动脉结扎或剥脱是否安全。

另外一个间接方法是眶周超声检查(眼压测量法),其原理是基于评价眼动脉的分支的多普勒流速和颈外动脉分支受压的反应性。Brochenbrough 在 1969 年第一次描述了通过多普勒探测器检测眶周血管的血流来鉴别严重的颈内动脉狭窄[36]。最初被 Brochenbrough 描述的技术是使用无方向性的速度探测器来检测从眶周动脉的血流信号和颞浅动脉的收缩反应[36]。方向性多普勒探测器的发展能够对眼动脉分支的反向流动进行记录,这使得这项技术可以进一步完善[42,43]。

使用脉冲波多普勒信号的双功能彩色血流成像系统(简称彩超)是目前颈动脉评估普遍使用的方法;而诸如连续波多普勒技术、眶周多普勒技术[36]、眼(眶)充气体积描记法等间接方法已经过时,在现代血管检查中心中已经不用于颈动脉疾病的诊断。

颈动脉多普勒扫查

颈动脉多普勒扫查,最初由华盛顿大学开发,是结合了实时性、B 型超声成像的脉冲多普勒探测器。正如前面提到的,尽管钙化斑块通过 B 超扫查的高声波反射率可以很容易地确定,而非钙化斑块和血栓与流动的血液有大致相同的声阻抗。因此,仅仅基于 B 超图像的特征不能辨别出完全形成血栓的血管。通过对可成像的多普勒血流的研究,可以解决

这个难题。

在最初的多普勒扫查模型中,同一个传感器装有脉冲回声、脉冲功能以及多种脉冲多普勒血流探测器。然而,在临床试验中,由于传感器要求对脉冲回声、脉冲功能进行校对,独立的传感器明显是可取的选择。

下一代的多普勒扫查仪器则使用独立的回声和超声换能器采用分时的方式传输交替的脉冲。扫查器还包含一个可移动的、单控脉冲多普勒探测器。通过使用 B 超图像对脉冲多普勒测距进行精确的定位,就可以知道颈动脉不同位置的血流动力学特点。这种扫查仪器还具有对血流信号的光谱进行分析的能力,有助于从颈总动脉的闭塞中准确的区分出重度狭窄以及许多没有严重到足以减少远端血流量的病变。回波强度是通过示波器显示屏的亮度,双重显示的"亮度调节",或者 B 超来指示的。

B 超成像技术使用的是亮度调制和一个移动的传感器。脉冲多普勒和脉冲回波系统的主要差别是不同的检测多普勒频移电子信号的类型。彩超普遍采用了一个只有单个传感器作为发射器和接收器的 5 兆赫的脉冲多普勒仪。传感器发出短脉冲超声,然后在它成为接收器之前的时间间隔里,组织中不同深度的血流量都可以检测到。这种技术称为距离开关技术。

颈动脉分叉的多普勒扫查提供了一个辨别颈内动脉重大病变的高度精确的方法。它还有实时可视化的优势,这样一个符合要求的扫查就不再取决于患者的情况。这个系统及其临床应用将在第七章进行详细的阐述。它的主要缺点是设备相对高成本以及需要对操作人员进行额外的培训。颈动脉的多普勒扫查已成为颅外颈动脉疾病无创性评估的首选方法。彩色编码血流图除了有利于检查还使频率和/或速度的测量更加精确。在过去的几年中,几个研究已报道了颈动脉多普勒扫查的准确性等于或超过 90%[44-57]。

颈动脉彩色多普勒扫查

除了使用多普勒超声,彩色多普勒超声(简称彩超)还利用了大量采样点来确定散射频率并且将实时血流量图像可视化。这项技术的发展是基于计算机技术的进步使大量的信息可以被快速处理。该仪器同时分析了在声波作用的区域内超过 300 个采样点得到的超声信息。这个频率信息是一个子进程并通过彩色编码格式显示出来,而不仅仅是一个灰阶形式。频率的色彩描绘有助于识别有异常流动的重要部位。这种技术的运行方式类似于那些彩超的实时彩色血流图像额外附加的硬拷贝。

彩色血流成像是对彩超得到的脉冲信息进行频谱波形分析的一种替代方法。与评估整个频率和单独一个取样容积信号振幅的光谱分析相反,彩色血流成像提供了一种多普勒移频的估算或在 B 超图像中每个位置的血流流速的估算。颜色分配是基于血流方向和在 B 超图像中每个位置的平均频率的估算。因此,显示多普勒频移峰值或速度的频谱通常高于彩色血流量成像显示的频率或速度。在彩色血流量显像中,两个或两个以上不同的颜色的色度(通常是红色和蓝色)表明超声波扫描线和流动方向有关。多普勒移频或流速的变化则可以通过颜色的变化来判断,较亮的颜色代表更高的血流速度。单独一个取样容积的多普勒脉冲和频谱分析可以用于特定位置血流模式的详细评估。彩色血流成像的一个主要优势是在整个图像上都有同步血流的信息。尽管彩色血流成像可能有助于识别血流湍流,但因为颜色是基于平均频率值而不是收缩期的频率峰值,所以在彩色血流成像上一些高速喷射的血流并不太清楚。彩色血流成像尤其有助于识别常规彩超很难发现的扭曲或弯曲等特殊解剖特征的血管。彩色血流成像对鉴别颈内动脉闭塞也很有价值[49]。

因为提供了血管实时解剖和血流成像的检测,所以这种技术对操作者来说是很方便的。尽管能相对快速的获得这些信息,但仍需要额外的时间去确定取样容积的最佳位置。这项技术的主要缺点就是成本较高,而且要对超声技术有详细的了解[58]。这种技术将在第七章中进行更为详细的叙述。

经颅多普勒

经颅多普勒(TCD)能够检测颅内血管狭窄和闭塞。它还可以评估有严重颈动脉狭窄或闭塞患者的侧支循环。TCD 最重要的一个应用是它能够评估发病、严重性、和蛛网膜下腔出血引起血管收缩的时间进程。其他方面的应用还包括评估颅内动静脉畸形和疑似脑死亡的患者。TCD 还可以识别多种类型的血流动力学异常改变。

脑血管和心血管疾病的治疗方法,如颈动脉内膜剥脱术和心肺分流术,在颈动脉内膜剥脱术夹闭的过程中大脑中动脉血流速度的明显减少即表明需要颈动脉分流[59]。微栓子信号可能还会让外科医生改进操作方法。TCD 通常使用一个假定超声入射角为 0°的 2MHz 脉冲多普勒诊断仪。通常通过三个声学窗口探查颅内循环:颞窗、眶窗、枕窗。颞窗共三个窗口:前、中、后。血管准确的辨别需要大小和深度都合适的取样容积,需要了解血流速度和方向的相关知识,了解各种血流形式的相关性以及颈总动脉的压迫和震荡操作。这项技术将被在 10 章详细阐述。

颈动脉 CTA/MRA/传统动脉造影

颈动脉 CTA/MRA 将在 15 章到 19 章进行详细的描述。

常规颈动脉造影:通常根据 Seldinger 技术方法采取动脉注射。最常注射动脉是股动脉,偶尔也会用腋或肱动脉。数字减影脑血管造影术(DSA)使用实时数字视频处理来检测被注入到动脉的造影剂(图 6.26、图 6.27、图 6.28 和图 6.29)。

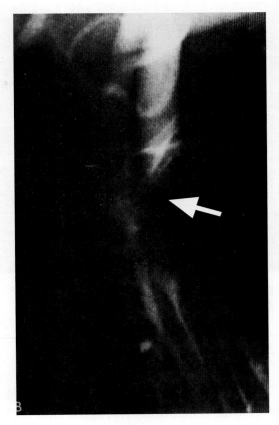

图 6.27　颈动脉造影显示的颈内动脉近端的重度狭窄

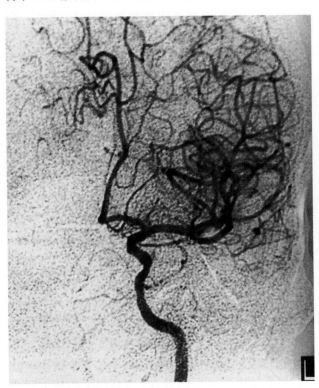

图 6.26　颈动脉造影显示的正常的颈内动脉和它的两个主要分支:大脑前动脉和中动脉

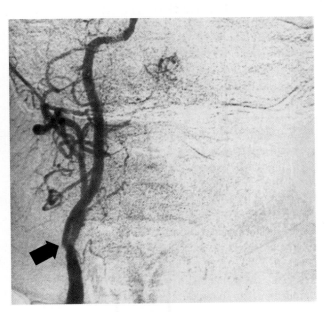

图 6.28　颈动脉分叉和颈内动脉近端严重狭窄(黑色箭头)

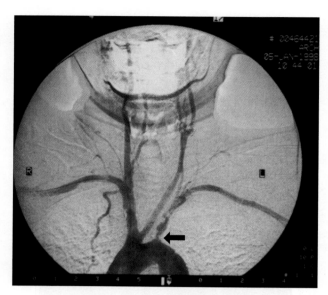

图 6.29　主动脉弓造影显示左锁骨下动脉近端严重狭窄（黑色箭头）

关于狭窄的说明

有几种方法估算狭窄。最常用的方法是在 NASCET 试验[12]中使用的一种，这种方法是用直径的减少来计算狭窄的百分比。狭窄率是通过比较狭窄处的最小直径和远端未受累颈内动脉的直径来计算的（图 6.30）。这个计算直径或横截面积狭窄率的函数如下：

狭窄程度计算-直径减少

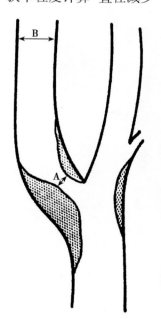

图 6.30　计算颈内动脉狭窄率所需的信息（参见文本细节）

狭窄程度等于 1 减去 A 除以 B 乘以 100

$$[1-(A/B)]\times100\%$$

狭窄程度计算-面积减少

假设病变是对称的，在血管横截面积上计算狭窄的比例，见图 6.30，狭窄的百分比（面积缩小）等于 1 减去 A2 除以 B2 乘以 100，即

$$[1-(A2/B2)]\times100$$

计算狭窄率的第三种方法是在狭窄部位划分残余内径（A）以及真腔（C）（欧洲颈动脉外科协作组），即

$$\frac{(C-A)}{C}\times100$$

这种计算方法需要考虑血管横断面的问题。

一般来说，若血管狭窄导致血管直径减少 50%（相当于该区域面积减少 75%）将导致显著的血流动力学的改变。

治疗

治疗包括控制危险因素，如控制体重；低胆固醇饮食从而提高正常内皮细胞代谢；高血压患者应用抗高血压药物可以减低内皮细胞的压力；戒烟。药物治疗包括抗血小板药物，如阿司匹林、双嘧达莫（潘生丁，勃林格），或联合阿司匹林和缓释双嘧达莫（25/200mg，脑康平胶囊，勃林格），或氯吡格雷（波利维，赛诺菲），和他汀类药物治疗。

在分析了 659 例 TIAs 或发病 6 个月内的未致残的卒中患者后，NASCET 研究推荐[12]：外科干预治疗，即颈动脉内膜剥脱术适用于那些颈动脉明显狭窄（至少 50%）的症状性 TIA 或恢复良好的卒中患者。331 例颈动脉重度狭窄（70% ~ 99%）接受内科治疗的患者，在 18 个月的随访期内，有 26% 发生同侧卒中，而 328 例接受手术治疗的患者中有 9% 发生同侧卒中。结果显示绝对风险减少了 17%（P < 0.001）。而内科治疗组和外科手术组发生同侧致死性卒中的发病率分别是 13% 和 3%。这意味着绝对风险降低 11% 或其收益大于 5 比 1（P < 0.001）。NASCET 的研究者认为的颈动脉内膜剥脱术适用于颈动脉重度狭窄的且近期发生同侧半球或视网膜 TIA 或非致残性卒中的患者。NASCET 的研究也得出结论，颈动脉内膜剥脱术更有利于那些颈动脉狭窄程度在 50% ~70% 的症状性患者[60]。

颈动脉狭窄程度大于 60% 的具有高风险的无症状性患者也可以选择颈动脉内膜剥脱术[9]。ACAS 研究还得出结论,对于那些高风险的患者颈动脉内膜剥脱术优于内科药物治疗。与药物治疗相比,在 5 年内,外科手术治疗将卒中发生率降低 55%(5% vs 11%)。最近,ACST 协作组报道了颈动脉内膜剥脱术对≥70% 的无症状狭窄患者方面的研究。他们的结论与美国(ACAS)的研究相类似:对于颈动脉直径狭窄减少 70%、年龄小于 75 岁的无症状患者,颈动脉内膜直接剥脱术会将 5 年内卒中的风险降低一半,从 12% 降低到 6%(包括 3% 的手术期风险)[10]。

尽管有了这些试验的结果,在过去的十年里,对于无症状颈动脉狭窄患者的管理还是一直存在争议,大多数具有重大意义的研究中,与 CEA 相比较的最好的药物治疗只用阿司匹林作为抗血小板剂以及先前广泛应用的他汀类药物。因为,多数权威机构推荐介入治疗仅仅在狭窄概率大于 80% 的无症状患者甚至适宜单纯药物治疗的患者中进行。最近,颈动脉血管成形术/支架置入术(CAS)已经被推荐用来替代颈动脉内膜剥脱术。在过去的几年里,已经进行了几个随机和非随机的前瞻性试验用来评价 CAS 对预防有症状和无症状中风患者的疗效。其中的一个 SAPPHIRE 实验报道了他们的早期研究,比较 CAS 及动脉内膜剥脱术对高危患者的疗效。SAPPHIRE 实验的研究是一个随机临床试验,比较在增加患者颈动脉手术的风险上使用远端栓塞保护装置(AngioGuard)的颈动脉支架术(CAS)与颈动脉内膜剥脱术的结果。超声诊断的狭窄率大于 50% 的有症状患者和狭窄率大于 80% 的无症状患者,如果有一个或多个其他疾病会增大手术风险,这样患者也入组。主要终点事件是术后 30 天内死亡、中风、心肌梗死以及一年内出现同侧中风。对于支架组 30 天内死亡、中风、心肌梗死的比率为 5.8%,而手术组是 12.6%(P = 0.047)。试验得出结论的是如果考虑死亡、中风、心肌梗死等因素,在高危患者中进行颈动脉支架术优于或者稍微优于颈动脉内膜剥脱术[18]。

SPACE 试验则是用来验证假设,对于动脉狭窄率大于 70% 的有症状患者,CEA 要优于 CAS[17]。这些研究比较了 584 例 CEA 和 599 例 CAS 治疗过程。主要终点是同侧中风或术后 30 天内死亡。对外科医生的要求是至少完成过 25 例 CEA 手术且前一年的死亡率和复发率要符合要求,而要求 CAS 操作医生至少完成 25 例血管成形术或支架术。在 CEA 中可选择是否使用分流,在 CAS 中可选是是否使用栓塞保护装置。初级终点事件:CEA 为 6.3%,CAS 为 6.8%,中风率 CEA 是 6.2% 而 CAS 是 7.5%,致残率 CEA 是 2.9%,而 CAS 是 4%。

EVA-3S 试验(症状性重度颈动脉狭窄患者进行动脉内膜剥脱术与血管成形术的试验)随机选择 120 天之内发生 TIA 及经超声或动脉造影检测出同侧颈动脉狭窄大于 60% 的中风患者[16]。主要终点是出现卒中症状或治疗 30 天内死亡。外科医生要求过去的一年中至少完成 25 例 CEA 手术操作,而 CAS 医生则要求至少完成 12 例 CAS 操作或 35 例其他血管的支架手术操作。限制栓塞保护装置的使用。在随机的 259 名接受 CEA 治疗的患者和 261 名接受 CAS 治疗的患者中,主要终点症状发生率 CEA 为 3.9%,CAS 为 9.6%(an odds ratio 为 0.38,p = 0.0133)。中风的发病率 CEA 为 3.5%,CAS 为 9.2%(an odds ratio 为 0.36,p = 0.0108),致残率 CEA 为 0.4%,CAS 为 2.7%(an odds ratio 为 0.14,p = 0.0682)。同样,ICSS(国际颈动脉支架术研究)是一个对颈动脉狭窄率大于 50% 的有症状患者的随机研究,比较 CEA 和 CAS[15],主要研究的是 3 年内的死亡率或致残率。在 1713 个随机患者中,在 CAS 组中 120 天内中风率、死亡率或心肌梗死发生率是 8.5%,CEA 组是 5.2%(an odds ratio 为 1.69)。CREST(颈动脉血管重建术与支架试验)是在有症状和无症状患者中进行的多中心随机实验从而比较 CAS 和 CEA[14]。在这个试验中,对 2502 例患者平均随访两年半,这两种方法治疗后发生的主要终点事件相比较没有显著性差异(卒中复发、死亡、心肌梗死,CAS 7.2%,CEA 6.8%,an odds ratio 为 1.11)。两组间的相关事件发生的比率有所不同:颈动脉血管成形术和支架置入术后易发生卒中(4.1% vs 2.3%,P = 0.01)和颈动脉内膜剥脱术后则更易发生心肌梗死(2.3% vs 1.1%,P = 0.03)。在最近一项关于颈动脉内膜剥脱术与颈动脉血管成形术和支架置入术的随机研究的系统回顾和 meta 分析结果显示[61],13 项关于颈动脉的随机研究共纳入了 7484 名患者,其中 80% 为有症状性卒中,研究显示,与颈动脉内膜剥脱术相比,支架置入术与卒中风险的增高相关(RR = 1.45;95% 可信区间为 1.06 ~ 1.99),而围手术期心肌梗死风险则降低(RR = 0.43,95% 可信区间 0.26 ~ 0.71),另外死亡率的增加不明显(风险率为 1.40;95% 可信区间 0.85 ~

2.33）。综上，作者得出结论，与颈动脉内膜剥脱术相比，CAS 能够使患者发生卒中的风险显著升高而降低患者围手术期心肌梗死的风险。

参考文献

1. Centers for Disease Control and Prevention (CDC). Prevalence of disabilities and associated health conditions among adults—United States, 1999. MMWR Morb Mortal Wkly Rep. 2001;50:120–5.
2. Broderick J, Brott T, Kothari R, et al. The greater Cincinnati/Northern Kentucky stroke study: preliminary first-ever and total incidence rates of stroke among blacks. Stroke. 1998;29:415–21.
3. Rosamond W, Flegal K, Furie K, et al. Heart disease and stroke statistics – 2008 update: a report from the American Heart Association Statistics Committee and Stroke Statistics Subcommittee. Circulation. 2008;117:e25–146.
4. Hankey GJ. Impact of treatment of people with transient ischemic attacks on stroke incidence and public health. Cerebrovasc Dis. 1996;6:26–33.
5. Eastcott HHG, Pickering GW, Robb CG. Reconstruction of internal carotid artery in a patient with intermittent attacks of hemiplegia. Lancet. 1954;2:994–6.
6. DeBakey ME. Successful carotid endarterectomy for cerebrovascular insufficiency. Nineteen-year follow-up. JAMA. 1975;233:1083–5.
7. The CASSANOVA Study Group. Carotid surgery vs. medical therapy in asymptomatic carotid stenosis. Stroke. 1991;22:1229–35.
8. Asymptomatic Carotid Atherosclerosis Study Group. Study design for randomized prospective trial of carotid endarterectomy for asymptomatic atherosclerosis. Stroke. 1989;20:844–9.
9. Hobson II RW. Management of symptomatic and asymptomatic carotid stenosis: results of current randomized clinical trials. In: Bernstein EF, editor. Vascular diagnosis. 4th ed. St Louis: Mosby; 1993. p. 446–51.
10. MRC, Asymptomatic Carotid Surgery Trial (ACST) Collaborative Group. Prevention of disabling and fatal stroke by successful carotid endarterectomy in patients without recent neurological symptoms: randomized controlled trial. Lancet. 2004;363:1491–500.
11. Mayberg MR, Wilson SE, Yatsu F. For the veterans affairs cooperative study program 309 trialist group. Carotid endarterectomy and prevention of cerebral ischemia in symptomatic carotid stenosis. JAMA. 1991;266:3289–94.
12. North American Symptomatic Carotid Endarterectomy Trial Collaborators. Beneficial effect of carotid endarterectomy in symptomatic patients with high-grade carotid stenosis. N Engl J Med. 1991;325:445–53.
13. European Carotid Surgery Trialists' Collaborative Group. MRC European carotid surgery trial. Interim results for symptomatic patients with severe (70–99 %) or with mild (0–29 %) carotid stenosis. Lancet. 1991;337:1235–43.
14. Brott TG, Hobson 2nd RW, Howard G, Roubin GS, Clark WM, Brooks W, et al. Stenting versus endarterectomy for treatment of carotid artery stenosis. N Engl J Med. 2010;363:11–23.
15. International Carotid Stenting Study Investigators, Ederle J, Dobson J, Featherstone FL, Bonati LH, van der Worp HB, et al. Carotid artery stenting compared with endarterectomy in patients with symptomatic carotid stenosis (International Carotid Stenting Study): an interim analysis of a randomized controlled trial. Lancet. 2010; 375:985–97.
16. Mas JL, Chatellier G, Beyssen B, EVA-3S Investigators. Carotid angioplasty and stenting with and without cerebral protection: clinical alert from the endarterectomy versus angioplasty in patients with symptomatic severe carotid stenosis (EVA-3 S) trial. Stroke. 2004;35:e18–20.
17. SPACE Collaborative Group, Ringleb PA, Allenberg J, Bruckmann H, Eckstein HH, Fraedrick G, et al. 30 day results from the SPACE trial of stent-protected angioplasty versus carotid endarterectomy in symptomatic patients: a randomized non-inferiority trial. Lancet. 2006;368:1239–47. Erratum appears in Lancet 2006;368:1238.
18. Yadav JS, Wholey MH, Kuntz RE, Fayad P, Katzen BT, Mishkel GJ, et al. Protected carotid artery stenting versus endarterectomy in high-risk patients. N Engl J Med. 2004;351:1493–501.
19. Layton KF, Kallmes DF, Cloft HJ, Lindell EP, Cox VS. Bovine aortic arch variant in humans: clarification of a common misnomer. AJNR Am J Neuroradiol. 2006;27:1541–2.
20. Berguer R, Kieffer E, editors. Surgery of the arteries to the head. Heidelberg: Springer; 1992.
21. Anson BJ, McVay CB. Surgical anatomy, vol. 1. Philadelphia: WB Saunders Co; 1971. p. 3–6.
22. Larson Jr CP. Anesthesia and control of the cerebral circulation. In: Wylie EJ, Ehrenfeld WK, editors. Extracranial cerebrovascular disease: diagnosis and management. Philadelphia: WB Saunders Co; 1970. p. 152–83.
23. Reivich M, Hooling HE, Roberts B, et al. Reversal of blood flow through the vertebral artery and its effect on cerebral circulation. N Engl J Med. 1961;265:878–85.
24. Connolly JE, Stemmer EA. Endarterectomy of the external carotid artery: its importance in the surgical management of extracranial cerebrovascular occlusive disease. Arch Surg. 1973;106:799–802.
25. Ehrenfeld WK, Lord RSA. Transient monocular blindness through collateral pathways. Surgery. 1969;65:911–5.
26. Cook PJ, Honeybourne D, LIP GY, et al. Chlamydia pneumonia antibody titers are significantly associated with stroke and transient cerebral ischemia: the West Birmingham stroke project. Stroke. 1998;29(2):404–10.
27. Sillesen H, Nielsen T. Clinical significance of intraplaque hemorrhage in carotid artery disease. J Neuroimaging. 1998;8(1):15–9.
28. Blaisdell FW, Hall AD, Thomas AN, et al. Cerebrovascular occlusive disease. Experience with panarteriography in 300 consecutive cases. Calif Med. 1965;103:321–9.
29. Hass Wk, Field WS, North RR, et al. Joint study of extracranial arterial occlusion. II. Arteriography, techniques, sites, and complications. JAMA. 1968;203:961–8.
30. AbuRahma AF. Overview of cerebrovascular disease. In: AbuRahma AF, Diethrich EB, editors. Current noninvasive vascular diagnosis. Littleton: PSG Publishing; 1988. p. 1–7.
31. Strandness DEJ, Sumner DS. Hemodynamics for surgeons. New York: Grune & Stratton, Inc; 1975. p. 512–24.
32. Kakkos SK, Sabetai M, Tegos T, Stevens J, Thomas D, Griffin M, Geroulakos G, Nicolaides AN. Asymptomatic carotid stenosis and risk of stroke (ACSRS) study group. J Vasc Surg. 2009;49:902–9.
33. Hessel SJ, Adams DF, Abrams HL. Complications of angiography. Radiology. 1981;138:273–81.
34. Miyazaki M, Kato K. Measurement of cerebral blood flow by ultrasonic Doppler technique: hemodynamic comparison of right and left carotid artery in patients with hemiplegia. Jpn Circ J. 1954; 29:383.
35. Goldberg RD. Doppler physics and preliminary report for a test for carotid insufficiency. In: Goldberg RD, Saris LV, editors. Ultrasonics in ophthalmology: diagnostic and therapeutic applications. Philadelphia: WB Saunders; 1967. p. 199.
36. Brockenbrough EC. Screening for prevention of stroke: use of a Doppler flow meter. Seattle: Seattle Parks Electronics; 1970.
37. Mozersky BJ, Hokanson DE, Sumner DS, et al. Ultrasonic visualization of the arterial lumen. Surgery. 1972;72:253–9.
38. Barber FE, Baker DW, Strandness Jr DE, et al. Duplex scanner. II. For simultaneous imaging of artery tissues and flow. Ultrasonic symposium. Proc IEEE. 1974;74:CHO8961SU.
39. Gee W, Smith CA, Hinson CE, et al. Ocular pneumoplethysmography and carotid artery disease. Med Instrum. 1974;8:244–8.
40. AbuRahma AF, Diethrich EB. Diagnosis of carotid arterial occlusive disease. Vasc Surg. 1980;14:23–9.
41. AbuRahma AF, Osborne L. Comparison of the pneumoculoplethysmography (GEE) and the digitalized pulse timing oculoplethysmography (ZIRA). Am Surg. 1983;49:548–50.
42. Muller HR. The diagnosis of internal carotid artery occlusion by the directional Doppler sonography of the ophthalmic artery. Neurology. 1972;22:816–32.
43. Burger R, Barnes RW. Choice of ophthalmic artery branch for Doppler cerebrovascular examination: advantages of the frontal artery. Angiology. 1977;28:421–6.

44. Polak JF, Dobkin GR, O'Leary DH, et al. Internal carotid artery stenosis: accuracy and reproducibility of color Doppler assisted duplex imaging. Radiology. 1989;173:793–8.

45. Spadone DP, Barkmeier LD, Hodgson KJ, et al. Contralateral internal carotid artery stenosis or occlusion: pitfall of correct ipsilateral classification. A study performed with color-flow imaging. J Vasc Surg. 1990;11:642–9.

46. Londrey GL, Spadone DP, Hodgson KJ, et al. Does color-flow imaging improve the accuracy of duplex carotid evaluation? J Vasc Surg. 1991;13:359–63.

47. Mattow MA, Hodgson KJ, Ramsey DE, et al. Identifying total carotid occlusion with color-flow duplex scanning. Eur J Vasc Surg. 1992;6:204–10.

48. AbuRahma AF, Robinson PA, Khan S, et al. Effect of contralateral severe stenosis or carotid occlusion on duplex criteria of ipsilateral stenoses: comparative study of various duplex parameters. J Vasc Surg. 1995;22:751–62.

49. AbuRahma AF, Pollack JA, Robinson Pa, et al. The reliability of color duplex ultrasound in diagnosing total carotid artery occlusion. Am J Surg. 1997;174:185–7.

50. AbuRahma AF, Robinson PA, Stickler DL, et al. Proposed new duplex classification for threshold stenoses used in various symptomatic and asymptomatic carotid endarterectomy trials. Ann Vasc Surg. 1998;12:349–58.

51. Lovelace TD, Moneta GL, Abou-Zamzam AH, Edwards JM, Yeager RA, Landry GJ, Taylor LM, Porter JM. Optimizing duplex follow-up in patients with an asymptomatic internal carotid artery stenosis of less than 60 %. J Vasc Surg. 2001;33:56–61.

52. Nederkoorn PJ, Mali WPTM, Eikelboom BC, Elgersma OEH, Buskens E, Hunink MGM, Kappell LJ, Buijs PC, Wust AFJ, van der Lugt A, van der Graaf Y. Preoperative diagnosis of carotid artery stenosis: accuracy of noninvasive testing. Stroke. 2002;33:2003–8.

53. Ricco JB, Camiade C, Roumy J, Neau JP. Modalities of surveillance after carotid endarterectomy: impact of surgical technique. Ann Vasc Surg. 2003;17:386–92.

54. Moore WS. For severe carotid stenosis found on ultrasound, further arterial evaluation is unnecessary. Stroke. 2003;34:1816–7.

55. Rothwell PM. For severe carotid stenosis found on ultrasound, further arterial evaluation prior to carotid endarterectomy is unnecessary: the argument against. Stroke. 2003;34:1817–9.

56. Nederkoorn PJ, van der Graaf Y, Hunink Y. Duplex ultrasound and magnetic resonance angiography compares with digital subtraction angiography in carotid artery stenosis. Stroke. 2003;34:1324–32.

57. Kern R, Szabo K, Hennerici M, Meairs S. Characterization of carotid artery plaques using real-time compound B-mode ultrasound. Stroke. 2004;35:870–5.

58. Sumner DS. Use of color-flow imaging technique in carotid artery disease. Surg Clin North Am. 1990;70:201–11.

59. Ackerstaff RGA, Moons KGM, van de Vlasakker CJW, Moll FL, Vermeulen FEE, Algra A, Spencer MP. Association of intraoperative transcranial Doppler monitoring variables with stroke from carotid endarterectomy. Stroke. 2000;31:1817–23.

60. Barnett HJM, Taylor DW, Eliasziw MA, et al. For the NASCET collaborators: benefits of carotid endarterectomy in patients with symptomatic, moderate, or severe stenosis. N Engl J Med. 1998;339:1415–25.

61. Murad MH, Shahrour A, Shah ND, Montori VM, Ricotta JJ. A systematic review and meta-analysis of randomized trials of carotid endarterectomy vs stenting. J Vasc Surg. 2011;53:792–7.

7

第7章
颈动脉颅外段的超声检查

Ali F, AbuRahma

摘 要

　　一个完整的颅外颈动脉彩超检查应该包括以下数据:颈总动脉、颈内动脉、颈外动脉、左右锁骨下动脉及椎动脉的收缩期及舒张末期血流速度;颈内动脉与颈总动脉收缩峰值流速比;椎动脉的血流方向(正向或反向);受检血管的多普勒频谱波形分析;是否存在颈动脉斑块及其形态描述。

　　如果检查结果不确定,该项颈动脉彩超检查则为非结论性的,不能确保所检查的颈动脉没有重要疾病。钙化及声影、分叉位置高、颈部粗短或其他影响颈动脉充分评估的情况,都可能影响检查结果的准确性,这种情况下就需要其他的检查手段来明确诊断。

　　由于彩超在颈动脉分叉处的检查中有较高的准确性,因此在症状性颈动脉狭窄的检查、颈部杂音的评估、颈动脉内膜剥脱术血管成像及明确无症状患者病情进展的连续检查等中,得到了广泛应用。其他临床意义包括基于彩超而非血管造影的颈动脉内膜剥脱术中、颈动脉内膜剥脱术的术中评估、颈动脉内膜剥脱术后长期随访、斑块形态和后果以及外伤后颈动脉彩超检查。

关键词

无创性血管检查、多普勒、诊断、颈动脉

历史观点和多普勒的概念

　　过去的30年,随着彩超技术的普及,无创性技术在颅外段血管疾病的应用有了重大的变革。要理解为什么这项技术得到如此广泛应用,首先要理解成像及速度检测技术相结合的概念。

　　Kossoff[1]对灰阶成像技术的应用为超声识别血管铺平了道路。1969年,Olinger[2]报道了应用超声波回声技术来识别颈动脉,并积极发展高分辨率成像技术。在这些研究中,血管壁被确认为是致密回声的平行结构,而管腔为管壁之间的无回声区。从理论上讲,粥样硬化病变应突出到管腔内,因此,貌似单独应用该技术适合识别所有程度的狭窄病变。然而,早期的试验性应用遇到的3个主要的问题,在回顾分析中更为明显。第一个问题是关于动脉粥样硬化斑块复杂的声学密度,尤其是在出血区和钙化区。出血区为相对无回声区,在斑块内表现为缺损,因此很难准确描述斑块表面的情况。钙化的存在阻碍了超声波的进一步穿透,产生超声屏障,影响其对深层结构的分辨[3]。简单的成像技术可以准确地识别成分均匀的斑块的表面特征,对所谓复杂斑块的识别存在误差。最后,因为血栓和血流的声学密度相似,所以很难区分闭塞和非闭塞动脉。

　　为了克服这个问题,在超声装置中增加了一个成像系统,Barber等在1974年首次报道了这项技术的应用[4],并很快有了明显的变化,使用超声速度装置探查血流模式与动脉造影检测到的动脉狭窄程度有很大相关性[5]。从此,仪器发展的重点,从成像转变到多普勒速度检测上。因此,第一台联合 B 型超声成像与脉冲多普勒血流检测技术的彩超扫查设备诞生。应用彩超,可直接获得血管病变部位的解剖和生理信息。这是基于以下观点,动脉的病变可干扰局部的血流形式,这种改变可被多普勒血流信号分析描述出来。B 型成像技术作为放置于感兴趣血管的脉冲多普勒取样容积的向导,通过分析频谱波形来评估局部血流形式。利用脉冲多普勒技术,彩超可以实现 B 型超声成像范围内不连续的位置的动脉血流的评估。脉冲多普勒的取样容积为检测到确切血流的区域。调整取样部位及取样容积的大小有助于对中心血流的评估,消除邻近血管壁及相邻血管血流的干扰。B 型成像可用于识别动脉的解剖变异及动脉管壁病变,包括增厚或钙化;然而,动脉疾病严重程度的分级主要基于对脉冲多普勒频谱波形的分析。

彩超的组成成分

实时 B-Mode 成像

　　B-Mode 超声成像技术已广泛用于检查软组织结构,然而,却无法准确观察颈动脉,直到实时成像技术的出现才解决了这一难题。单独应用 B 型成像,不同回声性质的组织反射出不同的超声波,产生被检组织的图像。声反射率的变化在图像上通过灰度成像描绘出来,从而识别不同的组织。血管壁因其较高的反射率,因而在图像上是可见的。然而,由于组织与超声波的相互作用,该技术在检测动脉硬化斑块及闭塞动脉上有很大局限性。

　　不幸的是,目前用来处理反射超声波的方法常不能区分血流、血栓或非钙化斑块。因此,只有完全闭塞的血管可能被明显识别出。同样,非钙化斑块可能被完全忽略,或仅部分可见。此外,当颈动脉分叉处存在粥样硬化病变时,钙化斑块,可阻止超声波通过该区域。因此,如果血管前壁存在钙化斑块,会记录到密集的回声信号,但是不能得到钙化部位下方的腔内信息,通常被称为声影(图 7.1)。结合 B 超成像与多普勒血流检测技术,例如频谱波形分析、彩色血流成像,很大程度的克服了这些缺陷。应用 B 超成像技术对颈动脉疾病分类的经验显示,成像

对解释轻至中度动脉狭窄最准确,而对重度狭窄及闭塞最不准确。从 B 超图像中很难估计动脉管腔的大小,因为很难看清管壁与血流的分界线。钙化的粥样硬化斑块,因其强回声性,从而造成明亮回声伴声影(图 7.1)。

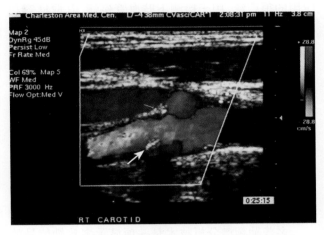

图 7.1　颈内动脉彩超成像,所示为钙化斑块,记录到强回声信号(箭头处),伴声影(箭头下)

　　超声下颈动脉斑块形态可能与其组织学成分有密切联系;然而其临床相关性却存在争议[6-9]。颈动脉斑块的 B 超特点与临床结果密切相关。这通常被定义为斑块为高回声、低回声及等回声的混合,主要是由于斑块内出血的存在。这一特征在出现神经病学事件的患者中更为常见,而无症状性颈动脉狭窄较少。

多普勒频谱波形分析

　　应用频谱来分析散射的多普勒信号,是 B 超成像的一个重要辅助功能。频谱分析应用于多普勒超声的时候,仅为测定反向散射信号频率组成以及与这些频率成分相关的强度或振幅的一种方法。最初的技术是脱机使用的,应用 Kay 声谱仪,它虽然较之前的模拟显示能提供更多的信息,但比较耗时,且不能描述正向及反向的血流。随后出现了实时频谱分析技术,它基于快速傅立叶转换分析(FFT)。FFT 方法使得显示构成返回信号的每个频率成为可能。与频谱强度相关的信息同样可能,例如:当有限数量的频率在层流中很明显的时候,就显示出一条狭窄的界限清楚的频谱。频带增宽表示频率的变化,经常与湍流有关。速度变化图显示了纵轴上不同频率的转变及横轴时间上的变化。FFT 有节省时间及可检测正反向血流的优点。由于脉冲多普勒束在回声成分上的应用,这种信号处理方式尤为合适。其他

频谱分析技术,包括多重带通滤波器分析及时间压缩分析,也同样被应用,但是未受到广泛接受。

脉冲多普勒技术的实用性,使得从已知位置或细小血流的有限容积中获得速度信息成为可能,这也取决于取样容积的大小。那时连续波(CW)超声应用的很广泛,用于检测下肢血管疾病,其取样容积较大,横贯整个超声检测的血管宽度,最适于检测前进或反转方向血流的平均速度。同时,CW超声获得的数据分析不仅来自感兴趣血管,也来自附近的其他血管。脉冲超声波的应用,使得检查者可以确定所得数据来自于兴趣血管。由于取样容积确定,也使得检测的某一速度结点信息,及探测到CW超声所不能显示的变化成为可能。

研究者进行了一系列动物实验,来验证动脉狭窄的不同程度与脉冲多普勒及快速傅立叶转换分析测定的频谱改变之间的关系[10]。

多普勒频谱分析技术是一项显示多普勒信号的完整频率及振幅的信号分析技术。多普勒转移频率与血细胞流动速度成正比,多普勒信号的振幅取决于通过脉冲多普勒取样容积的细胞数量。产生多普勒频移的细胞数越多,信号的振幅便越强。这种频谱信息常可在横轴上以时间、纵轴上以频率或速度生动的表示出来,而振幅则用灰度表示(图7.2)。

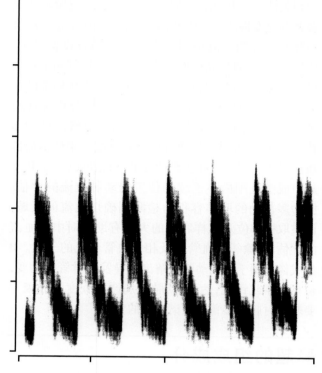

图7.2 正常颈内动脉的多普勒频谱

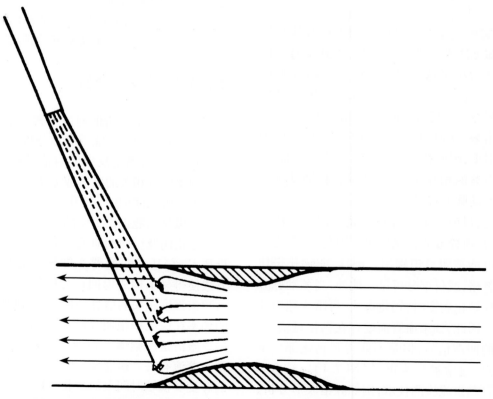

图7.3 图示为未引起严重血流动力学改变的狭窄所造成的轻微流动偏斜,其在狭窄远端产生湍流,破坏了下游的正常层流形式

以下为其应用于血管内血液流动形态测定的说明。正常血管内中央血流的流动方式是均匀的，或层流，血管中央多普勒取样容积内测得的频谱波形显示为相对窄谱频率。即使轻微的血管狭窄，狭窄远端也能产生层流的偏斜（存在湍流区）（图 7.3），偏斜的程度由频谱宽度的变化（频带增宽）程度表示出来。当存在可引起严重血流动力学改变的狭窄时，不仅存在层流延迟引起的频带增宽，也存在收缩期峰频率或峰值速度的显著提高，这是由大量高速的血液迅速通过狭窄部位造成的（图 7.4）。

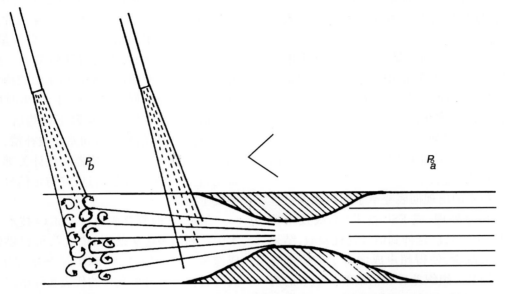

图 7.4　图示为引起严重血流动力学改变的狭窄所造成的严重流动偏斜，在狭窄处及远端血流峰值速度立即增快，层流破坏，在狭窄远端最大两倍处产生湍流

因此，重度狭窄可因存在收缩期峰频率的升高和弥漫的频带增宽而被识别[5]。

严重狭窄处检测到的舒张末期频率或速度也增高。依据多普勒频谱波形将颈动脉狭窄程度分级的标准将在以后叙述。

目前，应用彩超检测颈动脉疾病即是运用这一原理借助多普勒速度检测设备来识别异常的血流形式，随后研究的重点放在了仪器设计的技术革新。现在存在多种彩超仪器，主要区别在于多普勒组件的不同。可分为两类：利用连续波多普勒声束和脉冲多普勒声束。脉冲多普勒束主要用于检测速度和生成图像。

仪器

彩超仪器最重要的变化是探头设计的改变。利用中焦或短焦探头可以修改脉冲多普勒束的形状及其取样容积。中焦探头，操作频率 5mHz，焦距 40mm；短聚焦探头，发射频率 5mHz，焦距 20mm。中焦探头声束宽最窄为 35～45mm 深度；短焦探头为 20～30mm。因此，中焦探头适于评估深度大于 30mm 的血流，而短焦探头适于评估皮下 2～3cm 的浅表血管的血流。由于大多数人的颈动脉位于皮肤表面 30mm 以内，故应利于短焦探头评估该血管。

这些特征不仅在考虑血管深度方面很重要，对于理解取样容积对速度变化的影响也很重要。如果用大的取样容积来评估直径小的血管，在正常情况下，检测到的速度范围很大，在频谱分析上表现为频带增宽。这样，得到的结果是正常的，与 CW 超声产生的频谱相似。相反，如果用小的取样容积来评估大血管，尤其当血流为轴对称性的，取样容积内测到的速度相似，在频谱分析上不能表现出频带增宽。在 25mm 的范围内，中焦探头和短焦探头的声束宽度分别为 5.5mm 和 2mm，在 20dB 水平。在这一范围内，短焦及中焦探头的取样容积分别为 3mm³ 及 24mm³。因此如果频带增宽为评估中的重要特征，短焦探头较中焦探头更加敏感。

目前仪器的另一个特征为构成多普勒专门的脉冲信号，这可避免原来技术中所遇到的混淆现象。在后者中，回声与多普勒构成信号共享，造成探测峰频率的能力受限，当严重疾病存在时，这一局限便很突出。由于脉冲回声成分效用低，多普勒成分常用的脉冲重复频率被加倍,5mHz 仪器的频率回响由 600Hz 增加至 9.5kHz,更适于探测与严重疾病相关的频率。

随后,脉冲多普勒信号的正交输出被快速傅里叶变换光谱分析仪在线分析,提供 10kHz 的全面频率展示,7kHz 用于前向频率,3kHz 用于反向频率。成分频率的振幅在电子示波屏上用灰度表示出来。

为了提高频谱显示的信噪比,很多仪器上的信号被"标准化",原则为将频谱中每一个分析的最高振幅提高到一定的参考水平,并以相同的换算系数运用于其他振幅。标准化之后,依据多普勒信号的动态范围,不同的信号便显示出来。除了多普勒散射信号,宽动态范围的应用增加噪音出现的可能性,故窄动态范围更为理想。

高清成像技术的出现彻底变革了超声成像过程的前端。扩展信号处理,或 ESP 技术(高级技术检查中心/飞利浦系统),已延伸到信号处理领域,结果使斑点噪声大大减少,使得超声成像有了前所未有的高清晰和高细节。组织差异和精细解剖细节的辨析已经成为高清成像的标志,ESP 技术的出现使这一成果更进一步。

使高清成像及扩展信号处理得以实现的技术是很多、很复杂的。也许最适当的起点为由机体返回到超声系统的声音信息。

体内每一个组织以独特的方式反射不同频率的超声能量,被称做组织信号。组织信号的信息体现

在由组织返回的超声频率的频谱中。这一频率的集合称为频谱频率宽度,简称带宽(bandwidth)。

高清成像技术通过获取及存储整个带宽来保留组织信号的数量和质量,使得超声图像更加详细,清晰度更高。

超声波束形成器与扫查探头联合应用,确保了最终的对比分辨率、空间分辨率、穿透性及图像稳定性。如果包含组织信号的声学信息数量下降,或在波束形成中扭曲,是没有办法恢复的。探头通过脉冲换能器原理使超声穿透目标来形成声波。由目标反射回来的声波回到传感原件,产生时间上本质分离的信号。波束形成器延迟了这些信号,所以当所有通道汇合时,信号的时间差异被补偿,从而获得准确的组织定位。波束形成器的设计关键为保存整个带宽,它包含所有声学信息,并防止信号在延迟过程中发生扭曲。

最近,实时复合成像(SonoCT)技术加入彩超技术中。利用多达 9 条"扫描线",可提供较传统二维成像多九倍的信息,SonoCT 显著增强了成像质量。实时成像结果可更真实的代表实际组织。

实时混合 SonoCT 的临床意义包括提高斑块边缘轮廓的可视性,更好的评价斑块形态,减少混杂回声,减少斑块后声影,显示全部血管病变。该系统的一个示例为 iU22 xMATRIX(Philips Healthcare,Bothell,WA),它是图像处理技术的一个突破,可优化图片质量至像素水平。它史无前例的显示出组织结构、边界和边缘,几乎没有图像衰减(图 7.5)。

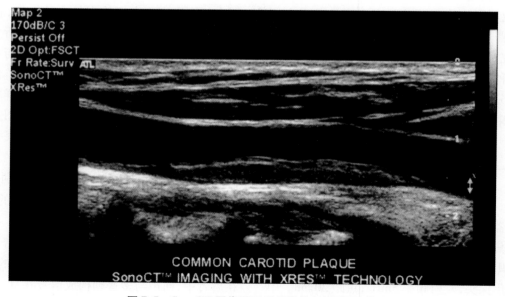

图 7.5　SonoCT 图像显示组织结构、边界及边缘

颈动脉检查技术

该技术利用任何多普勒超声成像系统,包括高分辨率 B 型成像、脉冲多普勒及频率频谱分析仪。颈动脉检查可利用多种探头完成,如扇形、相控阵、线阵。线阵探头通常用于与皮肤表面平行的颈总动脉中-远段和颈动脉分叉。同时需要曲形阵列的扇形成像或小相控阵探头来检查远端颈内动脉及锁骨上区血管。

检查于患者仰卧下进行,颈部伸展,偏向检查对侧,探头置于皮肤表面,沿胸锁乳突肌前缘的侧方运动。常应用 7.5-或 5mHz 的探头。目前,我们应用的是 iU22 xMATRIX 系统(图 7.6)。

如果应用彩色血流成像,在完成评估血流方向(朝向或背离探头)及频率内容(颜色或颜色深浅)后,多普勒信息在图像上显示出来。脉冲多普勒的取样容积应尽量小,置于血管或血流中央。多普勒角度应保持在 45～60 度,以获得恒定的速度测量结果。受检血管从纵切(图 7.7)及横切(图 7.8)

两个角度检查,检查顺序为锁骨至下颌骨,前斜位、侧位及后斜位投影,识别及评估所有颈动脉斑块或病变。

大多数颈动脉彩超检测都是在纵切面下完成的,因为这样便于提供记录速度数据及彩色多普勒图像的最合适角度。无论是彩色多普勒成像或是 B

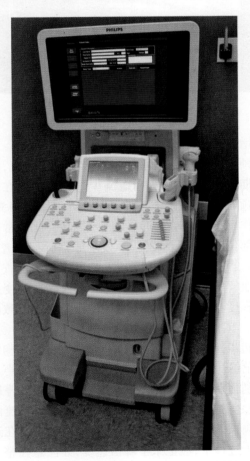

图 7.6 彩超仪器,型号 iU22 xMATRIX,Philips Healthcare,Bothell,WA

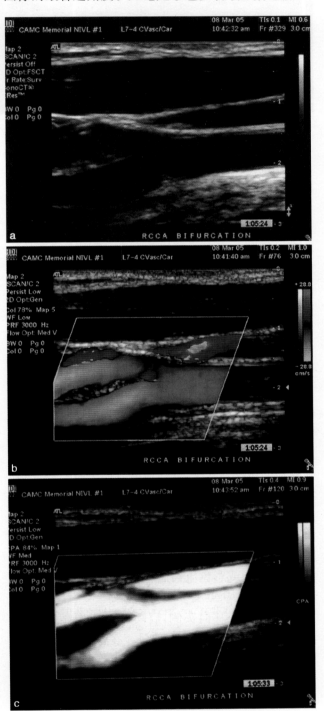

图 7.7 (a)右侧颈总动脉分叉处纵切面灰阶图;(b)右侧颈总动脉分叉处纵切面彩超图;(c)右侧颈总动脉分叉处纵切面能量多普勒图

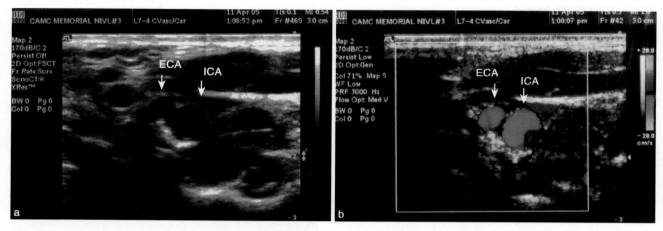

图7.8　（a）右侧颈总动脉分叉处横截面灰阶图;（b）右侧颈总动脉分叉处横截面彩色血流图

型成像都不可能准确描述最大速度区和/或湍流区，B型成像或彩色多普勒对于定位某一特定区域有作用，这需要与脉冲多普勒相结合作额外的进一步的检查。因此，灰阶或彩色多普勒成像向该技术员提示有血管壁上病变或斑块的存在，而病变或斑块可能会削减脉冲多普勒对血管的穿透性。另需注意的是，速度频谱不应该从横截面中获得，因为在该截面中，多普勒角度不可知，如果与血流方向接近垂直，多普勒速度测量是无效的。同样，彩色多普勒成像的横截面也会因为相同的原因而产生误导性结果。同样需要注意的是，获得最佳的B型成像的超声波声束角度与获得多普勒频谱波形的角度是不一样的。正如超声物理章节中所阐述的，当超声波声束与成像表面垂直时，超声反射最大。因此，最佳的B型成像角度为与动脉表面成90度。产生最大多普勒频移的角度为0度，或与血流方向平行。然而，在颈部获得与颈动脉血流平行的多普勒角度很难，故多普勒声束与血管成角在60度以内是可以接受的。角度大于60度，测得的速度偏快，而角度远小于60度可能减少混淆现象。操作者如果观察到彩色血流色调的变化，或彩色流到血管壁外（图7.9），这提示着狭窄的存在。

随后，探头移向头侧，启动B型成像显示器，并不断采集中央血流的速度信号。在检查当中常常用到声学分析。当屏幕中出现两条血管及颈外动脉的分支—甲状腺下动脉时，即标志着是颈动脉分叉部了。当采集到这些血管远端中央区血流，并鉴别出两条动脉的不同特征时，可进一步确定为该区域。

推荐的动态范围为40～50dB，以获得最佳的灰阶图像及考虑到受检颈动脉及椎动脉的深度所需的

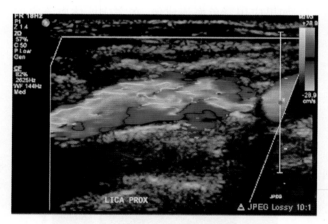

图7.9　颈内动脉彩超扫描:五彩镶嵌血流

时间增益补偿（TGC）。

颈内动脉的标志是存在舒张期前向血流，缺少舒张期少许反向信号，而血流少许反向的存在被认为是颈外动脉的信号。进一步向头侧移动探头，使超声作用于颈内动脉近心端数厘米处，此为常见的病变部位。根据后续的提示发现屏幕所示频谱速度异常。当扫描出大体轮廓后，即可进一步检查。最初对血管的快速扫查，主要提供是否存在病变及其严重程度。病变区域较正常区域需要更加细致的检查。

初步扫查完成后，探头退回至颈根部，在胸锁乳突肌前缘可见颈总动脉。根据是否存在高回声及声影辨别血管壁是否存在钙化。接着调整多普勒声束，使之与血流中轴呈60度角，获得中央血流的特征性频谱，记录下该信号用于后续的分析。在这部分检查过程中，应记录下峰值速度，并注意在整个血液循环过程中血流方向是否一直为正向。

收缩期峰值流速降低提示颈内或颈外动脉存在

闭塞,频率接近为0提示颈内动脉存在严重狭窄或闭塞。频谱的其他变化提示着可能存在主动脉的严重病变。

探头再次移向头侧,获得球部的中轴血流信号。利用B超和多普勒成像的快速转换,持续评估,并进入颈内动脉近端,寻找异常频谱信号。取样时必须仔细,确保取样容积位于血管中轴血流区,多普勒声束长轴与血管成角接近60度。当管腔内回声成像存在频带宽度的改变或收缩及舒张期峰值速度的波动大时,提示病变的存在。常需要沿颈内动脉中轴血流获取大量的频谱,以决定最异常的频谱发生的位置。需储存这些信息以备日后参考。

然后注意力移向颈后三角区,可见锁骨下动脉。继续扫查,识别出椎动脉起点,在椎动脉第一段开口处取样,判断是否存在狭窄。看清颈总动脉后,探头稍移向后外侧以识别椎动脉。可见椎骨形成的垂直声影,呈现出一串"H"形(图7.10)。记录下椎动脉

的血流,无论是正向还是反向的。峰值速度的异常增高提示开口处严重狭窄。以相同的方式进行对侧颈部进行检查,分别获得颈总动脉、颈外动脉及颈内动脉的数据。

下面的注意事项有助于优化彩色血流设置及价值。必须通过设定彩色速度标尺为被检血管的预计速度选择合适的脉冲重复率(PRF)。需要调整标尺以避免正常血管内的收缩期混淆现象(低PRF)及舒张期流量缺口(高PRF)。应尽量避免使用较大较宽的彩色框,它会减低成像血管的帧频及分辨率。推荐应用的彩色框能覆盖整个血管直径,长度大约1～2cm。应优化颜色、功率及增益,确保记录到受检血管整个管腔的血流信号,色彩不外溢。

彩色条的零基线(PRF)应设定在血流流向脑的红色方向所允许的最大频率的2/3,这样可以显示较高的动脉平均频移,而无混淆现象。在检查过程中也可能需要不断调整彩色脉冲重复率及基线,以

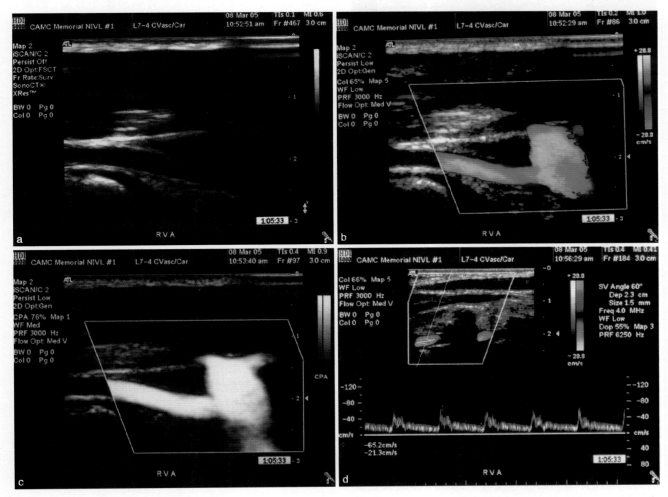

图7.10　(a)右侧椎动脉起始处灰阶图;(b)右侧椎动脉起始部彩超图;(c)右侧椎动脉起始处能量多普勒图;(d)右侧椎动脉椎间隙段(一串"H"形)

适应颈动脉迂曲或狭窄情况下可能出现的流速变化。在检查颈动脉球部时常需要调整 PRF,此处彩色标尺条应设定为在边缘区可见缓慢的血流(图7.11)。常需调整 PRF 范围至较高水平以检测靠近分流处的较高的速度。同样的,应该提高彩色 PRF 的水平以显示颈动脉狭窄处较高速度血流,避免混淆现象。在狭窄后区域,应降低彩色 PRF 水平以检测狭窄远端的低流速及血流方向的改变。当怀疑存在血管闭塞时,也应降低彩色 PRF,以检测与重度狭窄或颈动脉闭塞有关的闭塞前低流速高阻力信号,确定闭塞部位无血流。当存在颈动脉杂音时也应该降低彩色 PRF 以检测与杂音有关的低频率。

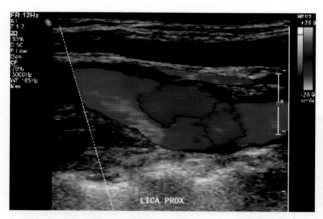

图 7.11　颈内动脉彩超:注意边缘分离区(蓝色)

系统中感色灵敏度(整体长度)应在 12 左右。在需要更敏感的颜色表达时,可提高整体长度。彩色滤波器应设置的尽可能低,当降低彩色 PRF 时,需人工降低滤波器。当 PRF 提高时,彩色滤波器可能自动提高。

也应该调整彩色框的角度以获得扫描线与血流方向之间的最佳多普勒角度。这将产生更好的颜色效果。应调整彩色框的大小以适于观察关注区域,并应足够小以保持帧频合理。在检查中应不断调整彩色增益以检测变化的信号强度。如果调整不适当,将显示出过多的颜色,一些信息将丢失,可能导致在无血流的地方看到彩色。血流非常慢或可疑动脉闭塞的患者,增益略高可能更易发现任何其他可能存在的血流。

彩色条上颜色由暗至亮递增提示流速的增快。在零基线附近颜色最深,随着流速的提高,颜色越来越亮。应选择适当的颜色使每个区域频移最大处颜色对比最强,以便容易发现混淆现象,比如,在一个方向上流速由低到高颜色可设定为深蓝至豆绿至浅

绿,在相反的方向可设定为红色至橘红色及黄色。此时混淆现象呈现出浅绿色,与黄色相近。

由于帧频受到 PRF、整体长度、深度及彩色框宽度的影响,应尽量将其保持在较高水平以捕捉颈动脉狭窄区快速变化的血流动力学,尤其是在颈动脉球部区域。PRF、色彩整体长度增加、彩色框宽度增加及声波作用较深时,可降低帧频。

彩超技术的局限性

以下因素可对颈动脉彩超技术产生不利影响:钙化的声影、软组织水肿或血肿、血管的深度或走行、颈部的粗细及皮肤存在缝合或疤痕。

彩超也可能高估或低估斑块的大小或狭窄的程度。下列情况下可能会低估病情:非常低回声的软斑块,或检查者没有仔细扫查血管而错过加速的血流,或患者的斑块很长很光滑,没有引起严重狭窄相关的血流动力学改变,或多普勒角度不合适(例如:大于 60 度)。狭窄程度也可能会被高估,例如:伪像被误认为颈动脉斑块,或加速的血流被误认为是狭窄造成的,或血管弯曲扭结,或对侧存在严重狭窄或闭塞时。

心律失常时,由于心动周期的充盈期不断变化,使得血流频谱很难评估。同时,在血流强度相同的条件下,较宽的血管中的血流速度较慢,较窄的血管中血流速度较快。因此,在较宽的颈动脉窦中,血流易被干扰,可能提供错误的检查结果。

颈动脉狭窄严重程度的描述和测定

一项完整的颈动脉颅外段彩超检查应包含以下数据:

1. 颈总动脉、颈内动脉、颈外动脉、左右锁骨下动脉及椎动脉的收缩期及舒张末期的峰值速度。

2. 颈内动脉与颈总动脉的收缩期峰值流速比值。

3. 椎动脉的血流方向(正向或反向)。

4. 受检血管的多普勒频谱波形分析。

5. 是否存在斑块,并描述其形态。

B 超成像的描述

血管壁间回声清晰,提示有无病变,例如,斑块的密度应与血液的密度不同。血管内皮的线状回声

应在管腔内明确显示。B 超成像可检查到以下异常:

1. 脂质条纹:可检测到均一的低水平回声(均质性)。

2. 纤维软斑块(均质性):均一的低至中水平回声(图 7.12)。

3. 混合斑块(异质性):低、中、高水平回声提示软区及硬区(图 7.13)。斑块为等回声、高回声及低回声的混合。

4. 钙化:很亮的强回声。钙化的声影会妨碍血管的全面评估,可能造成对狭窄率的错误计算(图 7.14)。

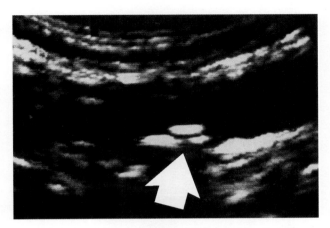

图 7.12　颈动脉彩超成像示均质斑块(箭头所示)

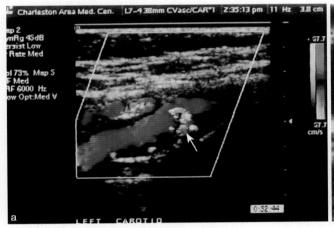

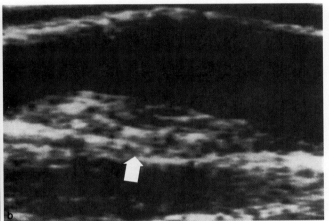

图 7.13　(a)颈动脉分叉处彩超成像示颈内动脉起始部复杂的不均质斑块(箭头所示);(b)颈动脉彩超成像示不均质斑块(箭头所示)

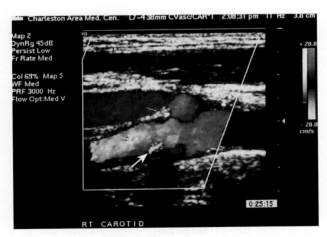

图 7.14　颈动脉彩超成像示钙化斑块(箭头所示),后方伴声影(箭头下方)

5. 血管血栓形成:不借助多普勒血流取样可能检测不到新鲜的颈动脉血栓,因为新鲜血栓与血流有相同的回声反射性。颈动脉斑块的形态通常依据表面情况可分为规则斑块(图 7.15)和不规则斑块

(图 7.16),依据斑块结构可分为均质斑块(图 7.12)和不均质斑块(图 7.13)。溃疡性斑块常为不规则斑块,在 B 超成像上可见斑块内的裂隙(图 7.17)。颈动脉斑块形态的详细内容将在第 11 章中阐述。

B 超成像对狭窄的评估

在理想的情况下,颈动脉斑块应至少在两个纵轴或矢状位上可见,在横截面上可给出狭窄程度的大致估计。直径狭窄百分比等于 1 减去残余直径与血管内径的比再乘以 100%。

以相似的方法计算面积狭窄率,除非你用直径取代面积。管腔直径(纵切面)或面积(横截面)应从内膜到内膜测量。然后测量残余管腔直径或面积(图 7.18)。应用上述公式计算狭窄率。直径狭窄率与面积狭窄率的确切关系由表 7.1 所示。这些数值源于圆形几何学。

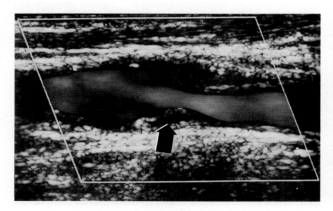

图 7.15   颈动脉彩超成像示规则不均质斑块(箭头所示),中央暗区可能为斑块内出血

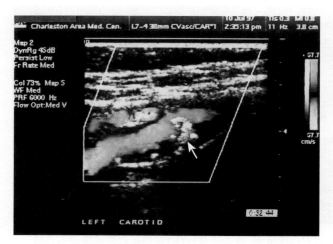

图 7.16   颈动脉彩超成像示颈内动脉近端不均质斑块(箭头所示)

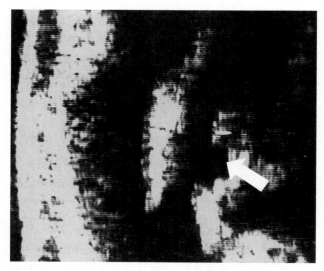

图 7.17   颈动脉分叉处彩超成像示颈内动脉近端溃疡性病变(箭头所示)

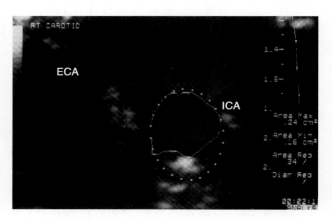

图 7.18   面积狭窄率的计算。图像所示为横截面的最大狭窄率。对动脉管腔进行横截面测量。然后做出残余管腔的轨迹线。利用彩超仪器计算残余面积的百分比。在纵切面下,应用相似的公式计算狭窄残余直径的百分比

表 7.1   直径狭窄率%与面积狭窄率%的关系ᵃ

% 狭窄	
直径狭窄	面积减少
0	0
10	19
11	36
30	51
40	64
50	75
60	84
70	91
80	96
90	99
100	100

直径狭窄率%(DS%)= $100 \times [1-($内径/外径$)]$

面积狭窄率%(AS%)= $100 \times [1-($内面积/外面积$)]$

$AS\% = 100-100 \times (1-\%DS/100)^2$

ᵃ假设为同心圆

利用 B 超成像可诊断慢性动脉闭塞,所以多普勒检查对该诊断十分必要。依据闭塞进程的不同类型,动脉内可能充满强回声物质或无回声。

多普勒频谱分析

正常结果

颈外动脉向外周阻力很高的血管床供血。因此，其信号更具搏动性，与外周血管，如股总动脉信号很相似。如图 7.19 所示，颈外动脉的频谱有快速的上下冲程，舒张期很低。舒张期切迹清晰可见，拍击颞浅动脉可引起振荡波形。

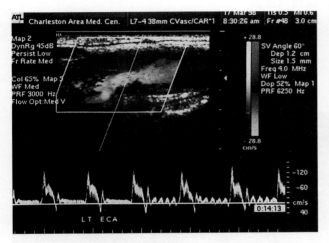

图 7.19 颈外动脉彩超声成像。 图示为颈外动脉血流频谱快速的上下冲程，舒张期很低。舒张期切迹清晰可见，拍击颞浅动脉可引起振荡波形（右侧下部）

颈内动脉信号较颈外动脉信号更高斜更持续。颈内动脉内的血流波动性较低，因为脑血管床阻力低，舒张期血流增加。如图 7.20 所示，颈内动脉的

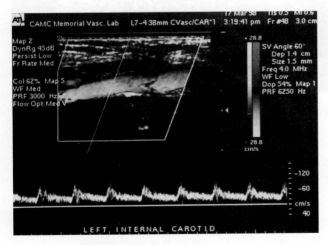

图 7.20 颈内动脉彩超成像。 图示为颈内动脉频谱，有快速的上下冲程，舒张期很高，舒张期切迹不明显

波形有快速的上下冲程，舒张期很高。舒张期切迹不明显。颈总动脉同时拥有颈内动脉和颈外动脉的血流特征（图 7.21）。由于大部分颈总动脉的血液（将近 80%）流入颈内动脉，其血流阻力低，所以颈总动脉的血流表现出低阻力的形式，存在快速收缩期上冲程及舒张期前向血流。

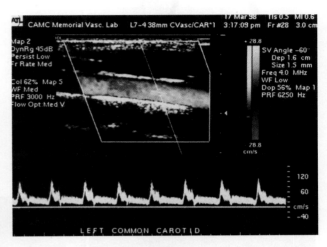

图 7.21 颈总动脉彩超成像。 颈总动脉血流信号同时拥有颈内动脉和颈外动脉的血流特征

应测量颈内动脉近段（球部）、中段及远段的频谱波形。正常的颈内动脉近端（球部），要比颈内动脉中段或远段大，有其特异的血流形式。在颈动脉球部，血流来自颈动脉分叉处的分流，通常表现为单向血流。由于在血流中轴区附近及分流处外壁存在收缩峰期一过性逆行血流，在彩色多普勒上常见到该区域的逆行血流，被称为边界层分离或血流分离。外壁及分离区的血流速度在舒张末期可降至 0。利用这一正常的血流形式，可在 B 超成像上未见斑块的情况下，识别正常的颈动脉球部。

在脉冲多普勒扫查过程中，由于取样容积准确的定位于血流中轴区，收缩期信号的频带较窄，在窄带下有一空白区。这一窄带称作频谱包络（spectral envelope），空白区称为频窗或谱窗。在层流中常见这些特性（图 7.22）。相反，在连续波多普勒中，由于不能调整取样大小或深度，频窗不清晰（图 7.23）。

异常结果

狭窄血管声学信号的特征为高于正常音调，在严重狭窄时伴非常高调的嘶嘶声或振鸣音样信号。由于血流通过狭窄处时流速加快，来自狭窄血管的波形振幅异常高（图 7.24）。严重狭窄的标志是高调的嘶嘶声的信号，在收缩及舒张期振幅均较正常

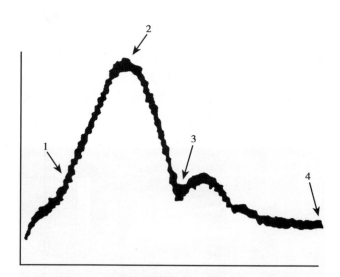

图 7.22　脉冲多普勒波形的频谱分析。 1. 频谱包络；2. 收缩峰；3. 舒张期切迹；4. 舒张期

高。在频谱分析中，收缩期波形上部的带宽可能填入频窗中，产生与湍流相一致的频带增宽（图7.24）。如图 7.24 所示，狭窄程度越重，收缩期及舒张期频率的增幅越大。严重狭窄的情况下将彻底丢失频窗。狭窄远端血流形式紊乱，如减幅的单向流动（湍流）。近严重狭窄处，频谱波形减低（dampened），流速常降低，而狭窄处流速增高，在湍流处速度仍较高，表现为狭窄远端的频带增宽。

信号的缺失同样可能提示血管闭塞。然而，极重度狭窄很难界定，因为当流速小于 6cm/s 时，很难检测到血流。

颈内动脉闭塞（图 7.25）常伴有同侧颈总动脉舒张期成分缺失。如果对侧颈总动脉及颈内动脉起到代偿作用，这些血管的收缩期及舒张期速度明显升高。

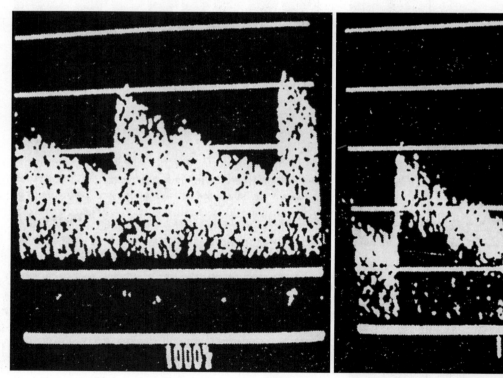
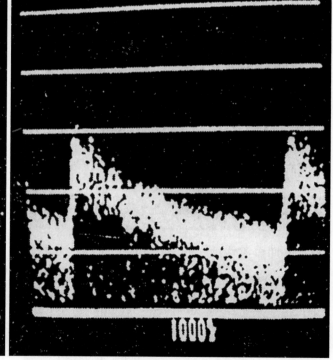

**图 7.23　** 左：连续波多普勒信号，注意频窗消失；右：脉冲多普勒信号，有频窗

如果颈内动脉虹吸部存在狭窄，颈内动脉颅外段血流阻力可增高。一侧的血流特征必须与对侧及同侧颈动脉系统临近的血管相对比。总体上说，该检查在心输出量差的患者身上进行有点受限，此类患者双侧颈总动脉血流减少。单侧血流速度的减低可能提示着邻近血管的病变，如无名动脉或颈总动脉的狭窄。

多普勒频谱分析对病变严重程度的诊断

运用定性及定量数据来识别颈动脉系统的疾病。仔细留意图像上的异常回声用作定性指引发现疾病部位，该区域应该用多普勒仔细检查。颈总、颈内及颈外动脉的频谱改变为该区域病变严重程度提供了定量信息。依据华盛顿大学的诊断标准，通过

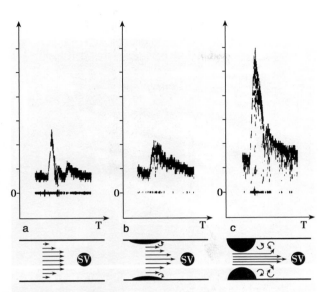

图 7.24 正常血管的波形(a)对比轻度狭窄血管(b)及严重狭窄血管(c)具体详细描述可见相关文字

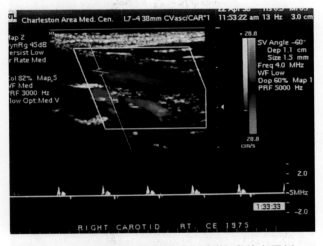

图 7.25 颈内动脉闭塞患者彩超成像,常伴有同侧颈总动脉舒张期成分缺失

描述不同解剖位置的正常及异常信号,可以更好地评估病变的严重程度[11]。华盛顿大学的最初诊断标准在下文叙述(表 7.2),它在美国仍然广泛应用,是描述颈动脉狭窄的基础。然而,在后续的章节,你会发现其他机构修改的这一标准,使其与颈动脉内膜剥脱术的指征相一致,这是由北美症状性颈动脉内膜剥脱术研究协会(NASCET)及无症状性颈动脉动脉硬化研究协会(ACSA)提出的。

正常颈内动脉频谱或轻度病变(0~15%狭窄)

正常颈内动脉频谱特征在图 7.2 已经描述。峰值收缩期流速小于<125cm/s 并且在收缩期减速期轻度频带增宽,舒张期频带略增宽,血流仍然一直为

表 7.2 Strandness 标准

狭窄/闭塞	
正常	PSV<125cm/s 无频带增宽
1%~15%狭窄	PSV<125cm/s 轻度频带增宽
16%~49%a 狭窄	PSV<125cm/s 明显频带增宽
50%~79%狭窄	PSV≥125cm/s EDV<140cm/s 明显频带增宽
80%~99%狭窄	PSV≥125cm/s EDV≥140cm/s 狭窄后湍流
闭塞	无血流

正向,因此频率总是在零基线以上。收缩期血流的外包络相对窄,在收缩期表现有一个大的频窗。动脉造影也支持这个观点,管腔减少 15%~20% 也表现这种波形。因此,检查到这种波形就说明是正常动脉或仅仅极轻度病变。图 7.26 是一个正常颈动脉的彩色多普勒图像,一个颈内动脉和一个颈外动脉。

轻度狭窄(16%~<50%)

正如动物实验研究结果中所提到的,频带增宽在大小及时间上的改变达到了轻度狭窄的范围,在收缩期存在频谱增宽,尤其是减速期,是轻度狭窄的频谱特征。如图 7.27 所示,收缩期峰值流速小于<125cm/s 及舒张期频谱增宽,比正常动脉频带增宽的明显。其速度永远为正向,因此,即使在舒张期,其频率也在零频线之上。

中至重度病变(50%~<80%狭窄)

随着阻塞的程度逐渐加重(直径减少 50%~80%),红细胞通过狭窄部位的速度增高,引起收缩期峰值速度增高(图 7.28)。收缩期峰值速度大于 125cm/s 及舒张晚期速度小于 125cm/s 为此种狭窄的特征。

极重度狭窄(80%~99%)

在病变发展至血管内径减小超过 80% 时,舒张晚期速度增高(收缩期峰值速度大于 125cm/s,舒张末期速度大于 125cm/s),故收缩期峰值流速与舒张

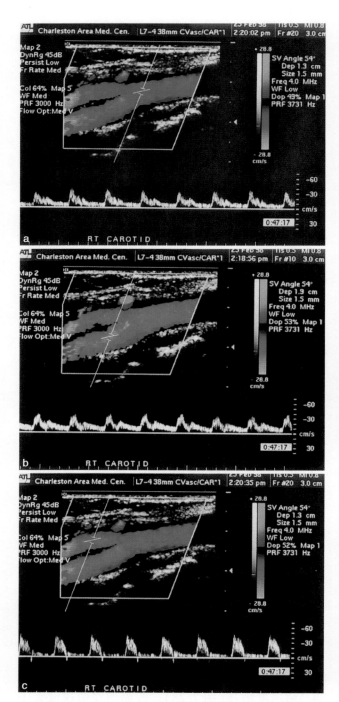

图 7.26　（a）正常颈总动脉彩超成像，多普勒频谱正常（图像下部）；（b）颈动脉分叉处彩超成像，示正常颈内动脉，多普勒频谱正常（图像下部）；（c）颈动脉分叉处彩超成像，示正常颈外动脉，多普勒频谱正常（图像下部）

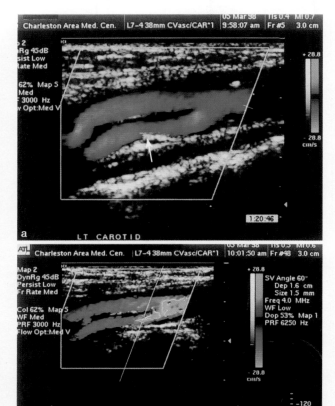

图 7.27　（a）颈内动脉轻度斑块（15%～50%狭窄）彩超成像；（b）显示与轻度狭窄相关的颈内动脉多普勒频谱

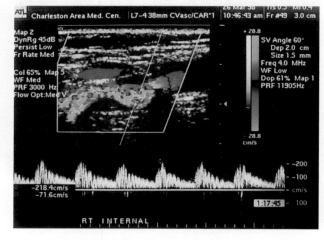

图 7.28　颈内动脉彩超成像，显示严重狭窄（50%～80%）多普勒频谱。患者收缩期峰值速度为 218.4cm/s，舒张末期速度为 71.6cm/s

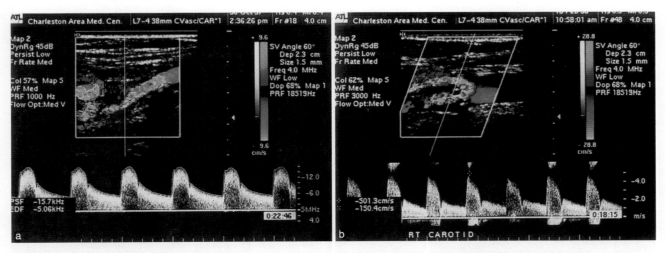

图 7.29　（a）颈内动脉彩超成像,示极重度狭窄（80% ~99%）多普勒频谱。患者收缩期峰值频率为 15.7kHz,舒张末期频率为 5.06kHz；（b）颈内动脉彩超成像,示极重度狭窄（80% ~99%）多普勒频谱。患者收缩期峰值速度为 501.3cm/s,舒张末期速度为 150.4cm/s

期流速的比值下降,提供了识别重度病变的准确方法。在整个心动周期也可见广泛的频带增宽,舒张期速度较低,接近为 0（图 7.29）

颈内动脉闭塞

颈内动脉闭塞（图 7.30）显示为颈内动脉内无

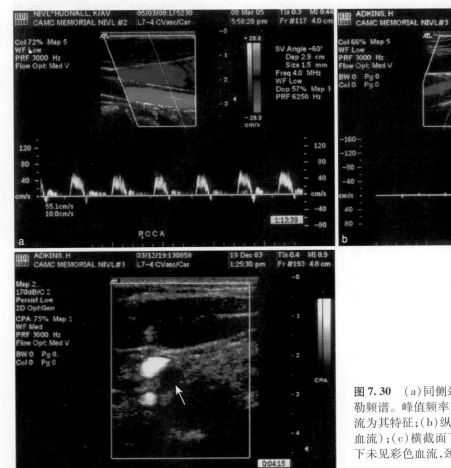

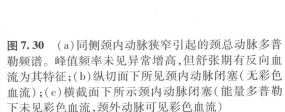

图 7.30　（a）同侧颈内动脉狭窄引起的颈总动脉多普勒频谱。峰值频率未见异常增高,但舒张期有反向血流为其特征；（b）纵切面下所见颈内动脉闭塞（无彩色血流）；（c）横截面下所示颈内动脉闭塞（能量多普勒下未见彩色血流,颈外动脉可见彩色血流）

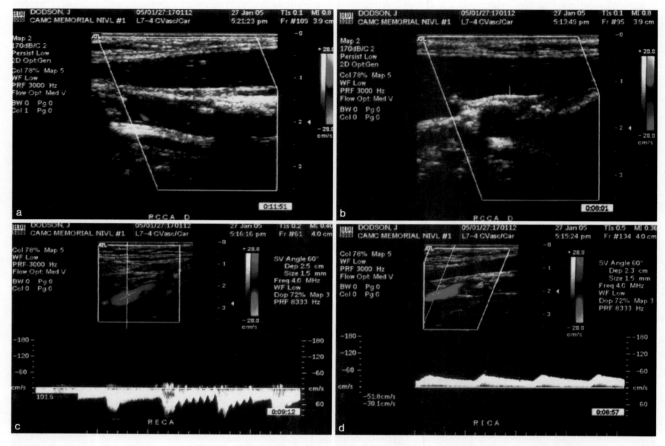

图 7.31　(a)纵切面下右侧颈总动脉闭塞;(b)横截面下右侧颈总动脉闭塞;(c)颈外动脉血流反向;(d)颈内动脉正向血流

多普勒信号。应确定所检查的血管为颈内动脉,因此在该项检查中,必须检查颈外动脉。区分颈内及颈外动脉的标志为看见甲状腺上动脉的分支。通过压迫颞浅动脉来增加血液流出阻力可引起实时频谱的波形改变,常导致收缩期峰值频率的下降。动脉闭塞的其他特征为频率下降至基线或频率为负值,下方颈部颈总动脉检测到逆行血流[12]。当颈内动脉闭塞时,同侧颈总动脉表现出与颈外动脉相似的速度,颈外动脉可能呈现出颈内动脉的血流特征,例如,高舒张期成分。

利用彩超扫查也可诊断颈总动脉闭塞。图7.31 所示为颈外动脉的反向血流及颈内动脉的正向血流。

当颈内动脉闭塞后,存在一些生理参数变化时,闭塞可能被忽略。图 7.32 示为某患者的动脉造影和频谱影像,其颈内动脉闭塞曾被漏诊,因为颈外动脉通过侧支代偿给大脑中动脉血供,因此,表现为重度颈内动脉狭窄的频谱改变。仔细检查可发现此血管有分支,并且压迫颞浅动脉引起速度变化,因此注意这些特征可避免类似错误。

能量多普勒的作用与颈动脉闭塞

能量多普勒超声可显示接收到的频率超声信号的全部能量信息,其时相随着被检测物体的运动而转变。相反,传统的超声多普勒成像显示多普勒频率变化信息。有学者最近的研究显示,有 5/6(83%)的传统彩超提示为完全颈动脉闭塞的患者,经能量多普勒成像证实为非完全性闭塞(图7.33)。

其他临床医生,主要是彩超医生,应用 Zwiebel 标准,将在表 7.3 进行总结。

颈外动脉病变(重度狭窄)

当病变致颈外动脉直径减少超过 50% 时,可见超过 4.5kHz 的峰值频率(>125cm/s),伴广泛的频带增宽(图 7.34)。频率波形的整体形态在负值范围内保持正常。

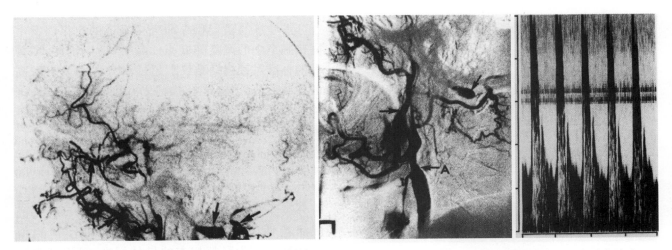

图 7.32　曾被漏诊颈内动脉闭塞患者的动脉造影（左侧）及多普勒频谱（右侧）图像，图示为颈外动脉作为大脑中动脉的主要代偿血管。频谱示峰值频率超过 4.5kHz，频带增宽，无反向血流。这是由于颈外动脉流向大脑中动脉时流出阻力低造成的

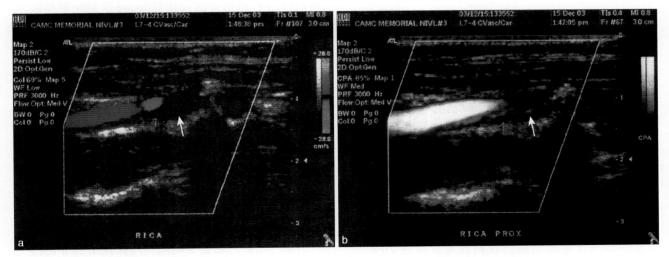

图 7.33　（a）右侧颈内动脉彩超扫查，提示完全闭塞；（b）同一动脉的能量多普勒成像，提示线样征（箭头示），说明为不完全闭塞

表 7.3　颈动脉狭窄的 Zwiebel 标准

0	ICA PSV<110cm/s EDV<40cm/s PSV ICA/CCA<1.8 频带增宽<30cm/s	60%～79%狭窄	PSV>130cm/s EDV>40cm/s PSV ICA/CCA>1.8
1%～39%狭窄	PSV<110cm/s EDV<40cm/s PSV ICA/CCA<1.8 频带增宽<40cm/s	80%～99%狭窄	PSV>250cm/s EDV>100cm/s PSV ICA/CCA>3.7
40%～59%狭窄	PSV<130cm/s EDV<40cm/s PSV ICA/CCA<1.8	闭塞	无血流

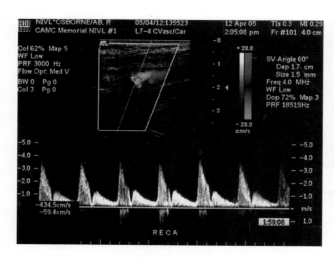

图7.34 颈外动脉重度狭窄时的多普勒频谱。该患者收缩期峰值速度为434.5cm/s。舒张期血流接近零基线

适用于各种症状性及非症状性颈动脉内膜剥脱术的彩超狭窄分级[15]

基于彩超的标准,很多研究机构,包括我们,模仿华盛顿大学的标准[11],提出了颈内动脉狭窄的分级:正常、1%~15%狭窄、16%~49%狭窄、50%~79%狭窄、80%~99%狭窄及完全闭塞。尽管这种分类过去在临床上很有用,但它与目前的一些关于症状性(NASCET)[16]及非症状性(ACSA)[17]颈动脉病变所用到的狭窄分级标准不一致。NASCET研究公布的结果显示颈动脉内膜剥脱对狭窄在70%~99%的有症状患者有确切效果,对50%~70%狭窄的患者也有意义[18-21]。目前的一些研究意图完善彩超成像的标准,以识别颈动脉狭窄≥50%及≥70%的患者。ACSA随后的研究报告[22]显示,颈动脉内膜剥脱术对于狭窄≥60%的无症状患者非常有意义,其他研究[23-26]报道了彩超成像检测≥60%狭窄

的最佳标准。

需注意的是,ACSA研究中报道的5年内发生同侧脑卒中的风险降低率仅为5.8%。因此,多普勒的标准对颈内动脉狭窄超过60%的患者有较高的预测价值,因为这些患者很可能将接受侵入性颈动脉造影和/或颈动脉内膜剥脱术。同时,越来越多的报道提倡仅根据颈部彩超的结果决定是否行内膜剥脱术,并且不需要术前造影结果[27,28],这促使我们为各种症状性及非症状性颈动脉内膜剥脱术(NASCET,ACAS及VA研究)探索新的彩超狭窄分级标准。另外,作者发现,以对狭窄≥60%的无症状性颈内动脉狭窄有较好的阳性预测值(≥95%)作为彩超扫查的最佳标准,可以减少不必要的动脉造影,降低了继发脑卒中的风险;以对狭窄≥70%的症状性颈内动脉狭窄有较好阴性预测值作为彩超扫查的最佳标准,可以避免漏掉能从颈动脉内膜剥脱中获得较大收益的患者。作者分析了1992年1月至1994年12月的231例(462条动脉)同时接受颈动脉彩色和动脉造影的患者的数据[26]。

由ROC(receiver operator curve)曲线产生的数据用于计算经动脉造影证实的颈动脉狭窄≥30%、≥50%、≥60%及≥70%~99%的患者的颈内动脉收缩期峰值速度、颈内动脉舒张末期速度、颈内动脉与颈总动脉收缩期峰值速度比值的敏感性、特异性、阳性预测值、阴性预测值和总准确度。

表7.4对比了404例由新提出的诊断标准获得的结果与动脉造影证实的颈内动脉狭窄百分比的关系。表7.5所示可为探查≥60%~99%及70%~99%颈内动脉狭窄提供最高阳性预测值(≥95%)和较高总准确度的最佳多普勒值。表7.6所示可为探查≥60%~99%及70%~99%颈内动脉狭窄提供最高阴性预测值(≥95%)和较高总准确度的最佳多普勒值。

表7.4　基于新标准的彩超扫描的准确率

超声标准(狭窄%)	敏感性(%)	特异性(%)	PPV(%)	NPV(%)	总准确性(%)
ICA PSV>120cm/s(<30%对≥30%狭窄)	93	67	90	77	87
ICA PSV≥140cm/s(<50%对≥50%狭窄)	92	95	97	89	93
ICA PSV>150cm/sEDV≥65cm/s(<60%对≥60%狭窄)	82	97	96	86	90
ICA PSV>150cm/sEDV≥90cm/s(<70%对≥70%狭窄)	85	95	91	92	92

表 7.5　为扫查 ≥60% ~99% 及 70% ~99% 动脉狭窄提供最高 PPV（ ≥95%）和总准确度的最佳标准

	PPV （%）	总准确度 （%）	敏感性 （%）	特异性 （%）	NPV （%）
60% 颈内动脉狭窄的最佳 PPV					
ICA PSV≥220cm/s	96	82	64	98	76
ICA EDV≥80cm/s	96	87	79	97	84
ICA/CCA PSV≥4.25	96	71	41	99	65
ICA PSV,EDV 150,65[a]	96	90	82	97	86
70% 颈内动脉狭窄的最佳 PPV					
ICA PSV≥300cm/s	97	80	48	99	76
ICA EDV≥110cm/s[a]	100	91	75	100	87
ICA/CCA PSV≥0	–	–	–	–	–
ICA PSV,EDV 150,110[a]	100	91	75	100	87

[a]:这些数值有最好的 PPV 和总准确度

在选择收缩期峰值速度及舒张末期速度的标准时,作者选择可给出最高总准确度的值。因此选用哪个标准取决于临床医生想要的"结果"。尽管一些外科医生提倡仅基于单纯彩超标准的颈动脉内膜剥脱[27,28],是否进一步进行动脉造影的决定取决于大多数患者彩超成像的结果。行动脉造影检查的死亡率及发病率在不同机构有所不同,但很严重[22,29]。为了尽量避免患者行不必要的动脉造影,作者提议在与颈动脉造影相关的发病率较高的机构,应用 ≥95% 阳性预测值及最高总准确度的彩超成像标准(表 7.5)。这些标准也可在术前未进行动脉造影的颈动脉内膜剥脱术时应用。在动脉造影未严重影响颈动脉整体治疗的发病率的机构,作者推荐应用表 7.6 的标准。这些标准有最高的阴性预测值,以确保仅有最少数的狭窄超过 60% 或 70% 的患者被忽略。

表 7.6　为扫查 ≥60% ~99% 及 70% ~99% 动脉狭窄提供最高 NPV（ ≥95%）和总准确度的最佳标准

	PPV （%）	总准确度 （%）	敏感性 （%）	特异性 （%）	NPV （%）
60% 颈内动脉狭窄的最佳 NPV					
ICA PSV≥135cm/s[a]	99	80	99	64	71
ICA EDV-无	–	–	–	–	–
ICA/CCA PSV≥1.62	95	71	97	47	62
ICA PSV,EDV-无	–	–	–	–	–
70% 颈内动脉狭窄的最佳 NPV					
ICA PSV≥150cm/s[a]	99	80	99	69	65
ICA EDV≥60cm/s	96	83	94	77	71
ICA/CCA PSV≥无	–	–	–	–	–
ICA PSV,EDV-无	–	–	–	–	–

[a]:这些数值有最好的 NPV 和总准确度

这个多普勒分级适应现存的试验(NASCET,ACAS 及 VA)。通过报道应用这些标准的结果,临床医生能基于对患者个体的风险或益处,更好地对颈内动脉内膜剥脱术或动脉造影做出决定。由于动脉造影的额外风险,单独基于超声结果来决定是否做手术会更好。当阳性预测值在 90% ~97%,准确率在 87% ~93% 时,可免除很多不必要的动脉造影或其他侵入性检查。

需指出的是全国内各个血管检查中心获得的数据有所差别。设备不同,技术人员的能力及一致性的不同,医师诊断报告的不同,都造成了各个检查中心之间的差异[30]。因此,每一个检查中心必须采用其使用设备的方法,并在使用推荐的新标准时验证该方法。

其他研究已尝试寻找能适合这些试验(NASCET、欧洲颈动脉外科试验[ECST]及 ACAS)与彩超标准的方法[18-21,24,26]。表 7.7 总结了上述研究。正如该表所示,依据各自的技术及特定的彩超标准,得出了不同的总准确度。这部分可由不同

的扫描技术、扫描者的经验、超声作用的角度及不同的超声系统解释。研究显示线性阵探头可能会过高估流量阴影(flow phantom)中收缩期峰值速度[31]。

多普勒扫描检测颈动脉狭窄及其严重程度的准确度

多个临床研究报道了其在诊断颈动脉狭窄的总准确度为 80% ~ 97%[15,18-21,32-39]。表 7.7 与表 7.8总结了其中的一些研究。

表 7.7　动脉造影证实的颈内动脉 50% ~ 69%、60% ~ 99% 及 70% ~ 99% 狭窄的多普勒超声成像的几项研究的比较

多普勒超声检查

标准(参考)	颈内动脉数量	超声系统	准确率(%)	敏感性(%)	特异性(%)	PPV(%)	NPV(%)
30% ~ 49% 狭窄							
PSV≥120cm/s[14]	462	ATL,UM9(HDI)	87	93	67	90	77
50% ~ 69% 狭窄							
PSV>140cm/s[14]	462	ATL,UM9(HDI)	93	92	95	97	89
PSV≥130cm/s and EDV≤100cm/s[18]	120	Acuson128	97	92	97	93	99
60% ~ 99% 狭窄							
PSV≥150cm/s and EDV≥65cm/s[14]	462	ATL,UM9(HDI)	90	82	97	96	86
PSV≥130cm/s and EDV≥40cm/s[19]	120	Acuson128	80	97	72	62	98
PSV≥260cm/s and EDV≥70cm/s[23]	352	Acuson128,ATL,UM9	90	84	94	92	88
PSV≥290cm/s and EDV≥80cm/s[23]			88	78	96	95	84
70% ~ 99% 狭窄							
PSV≥150cm/s and EDV≥90cm/s[14]	462	ATL,UM9(HDI)	92	85	93	91	92
PSV≥130cm/s and EDV≥100cm/s[18]	770	QAD1,QAD2000	95	81	98	89	96
PSV≥270cm/s and EDV≥110cm/s[19]	120	Acuson128	93	96	91	–	–
PSV≥325cm/s[20]	184	Acuson128	88	83	91	80	92
ICA/CCA PSV ratio≥4.0[20]			88	91	87	76	96
PSV≥130cm/s and EDV≥100cm/s a[21]	914	QAD2000 Phillips P700	95	87	97	89	96
PSV≥130cm/s and EDV≥100cm/s b[21]			93	78	97	88	94

缩写:PPV 阳性预测值、NPV 阴性预测值、PSV 峰值血流流速、ICA 颈内动脉、CCA 颈总动脉、EDV 舒张末期血流速度

a 包含颈内动脉闭塞在内的标准的前瞻性验证来自于 Faught 等[18]

b 排除颈内动脉闭塞的标准分析来自于 Faught 等[18]

英国健康技术评定组织(the UK Health Technology Assensment,HTA)于 2006 年发表了一项评估非侵入性成像技术准确度的 meta 分析结果,总结出尽管对比增强性血管核磁造影为最准确的血管成像方

式,它受到实用性低、普及率低及得出结果需要时间的限制。因此,该研究提出,彩超扫查仍为识别动脉狭窄 70% ~ 99% 的患者的首选的成像方式[50]。

表 7.8　颈动脉彩超扫查与动脉造影准确度的比较

作者（年份）	颈动脉/患者	狭窄（%）	敏感性（%）	特异性（%）
Serfaty et al. (2000)[40]	46/169	闭塞	100	90
Hood et al. (1996)[21]	457/170		100	99
White et al. (1994)[41]	120/171		80	100
Turnipseed et al. (1993)[42]	34/172		100	100
Riles et al. (1992)[43]	75/173		100	100
Riles et al. (1992)[43]	75/173	≥80	85	80
UK Health(2006)[50]	Meta 分析	≥70	89	84
Nederkoorn et al. (2002)[38]	313/313		88	
MacKenzie et al. (2002)[39]	375/192		81	89
Johnson et al. (2000)[44]	76/174		65	95
Serfaty et al. (2000)[40]	46/169		64	97
Anderson et al. (2000)[35]	80/40		82	71
Back et al. (2000)[36]	74/40		90	74
AbuRahma et al. (1998)[7]	462/231		85	95
Huston et al. (1998)[33]	100/50		97	75
Link et al. (1997)[45]	56/176		87	98
Hood et al. (1996)[21]	457/457		87	97
Patel et al(1995)[32]	176/88		94	83
Bray et al. (1995)[46]	128/177		85	96～97
Patel et al(1995)[32]	171/178		94	83
Turnipseed et al. (1993)[42]	34/172		94	89
Bluth et al. (2000)[47]	40/179	≥60	62	100
Jackson et al. (1998)[48]	99/180		89	92
White et al. (1994)[41]	120/171		73	88
Walters et al. (1993)[49]	102/181		88	88
Johnston et al. (2001)[37]	452	≥50	87	
Back et al. (2000)[36]	74/40		100	72
Anderson et al. (2000)[35]	80/40		35	87
Serfaty et al. (2000)[40]	46/169		94	83
Hood et al. (1996)[21]	457/170		99.5	89
Bray et al. (1995)[46]	128/177		87～95	96
Riles et al. (1992)[43]	75/173		98	69
Technology assessment(2006)[50]			36	91
Belsky et al. (2000)[34]	92/46	0～100	79	96

该推荐是根据以下几个因素提出的，包括费用低，较其他成像方式更快速，长期应用可能会预防更多卒中的发生，在检测严重狭窄时有较高的成像敏感性。然而，HTA 强调彩超扫描在诊断 50%～69% 的狭窄时，敏感度仅为 36%，特异性为 91%[50]。由于这一原因，建议使用其他联合成像方式用于检查此类狭窄。

颈动脉彩超扫描对颈动脉狭窄分级的共识标准

总体上说,非侵入性血管检查中心的认证,使得颈动脉多普勒超声检查的标准化提高。然而,很多实践形式仍然继续。临床医生依赖颁布的本机构的实践标准来解释各自机构的颈动脉彩超成像结果。由于这一原因,一组来自不同医学领域的专家,在超声放射学协会的赞助下,于2002年10月在加利福尼亚的 San Francisco 召开会议,商讨多普勒超声诊断颈动脉狭窄的统一标准。该专家组建议颈动脉收缩期峰值速度≥125cm/s 及≥230cm/s 分别作为预测动脉造影下颈内动脉>50%狭窄及>70%狭窄的标准[51]。

需要注意的是,超声放射学协会推荐的标准是基于几项已发表的研究的分析及专家组成员的经验得出的,而不是经过验证的标准。表7.9总结了这些标准。

表7.9　颈动脉狭窄的共识超声诊断标准

狭窄程度	ICA PSV	ICA EDV	ICA/CCA PSV	斑块
正常	<125cm/s	<40cm/s	<2.0	无
<50%	<125cm/s	<40cm/s	<2.0	直径减少<50%
50%~69%	125~230cm/s	40~100cm/s	2.0~4.0	直径减少≥50%
70%~临近闭塞	>230cm/s	>100cm/s	>4.0	直径减少≥50%
临近闭塞	低或检测不到	可变	可变	明显,可探及管腔
闭塞	检测不到	不适用	不适用	明显,不可探及管腔

这些标准曾用在新的检查中心,它们需要可用的标准来进行验证研究。也曾用于已有的检查中心,它们曾开发出自己的标准但已过时。

不同研究机构应用的超声仪器不同,所以很难验证超声诊断的标准。因此,各研究机构验证并应用各自的标准很重要。

彩超对颈动脉狭窄分级共识标准的验证

最近,作者进行了一项研究,通过分析376例同时接受颈动脉彩超成像及动脉造影的病例资料,验证颈动脉彩超成像的共识标准。依据共识标准,利用 ROC 曲线来分别检测50%、50%~60%(ICA PSV 125~230cm/s)及70%~99%(PSV≥230cm/s)狭窄时颈内动脉收缩期峰值速度(PSV),舒张期速度(EDV)及颈内动脉/颈总动脉(CCA)比值。

该共识标准将 PSV 为125~230cm/s 作为动脉造影下50%~69%狭窄的标准,敏感性为93%,特异性为68%,总准确度为85%。PSV 为大于230cm/s 作为70%狭窄的标准,敏感性为99%,特异性为86%,总准确度为65%。ROC 曲线显示,在检测≥70%及≥50%的狭窄时,ICA PSV 的结果(曲线下面积 AUC=0.97)要明显好于 EDV(AUC=0.94)或 ICA/CCA 比值的结果(AUC=0.84)($P=0.036$)。应用 Pearson 相关性分析,可发现在检测70%~99%的狭窄时,PSV 与动脉造影(0.833,可信区间[C.I.]0.8~0.86)、EDV 与动脉造影(0.755,C.I. 0.71~0.80)、收缩期 ICA/CCA 比值与动脉造影(0.601,C.I. 0.53~0.66)相关性有统计学意义($P<0.0001$)。通过提高 EDV 值和(或)PSV 的比值并没有增加准确度。

当 ICA PSV 为140~230cm/s,检测50%~69%狭窄的共识标准明显改善,敏感度92%,特异性94%,总准确度92%。表7.10,表7.11,表7.12,表7.13,表7.14及图7.35,图7.36,图7.37总结了这一结果。

表7.10　共识标准的验证:彩超扫描 vs 动脉造影

	敏感性	特异性	PPV	NPV	总准确度
正常	100(100,100)	100(100,100)	100(100,100)	100(100,100)	100(100,100)
<50%狭窄	88(83.6,91.7)	99(95.6,100)	100(98.7,100)	68(58.8,77.3)	90(84,95.9)
50%~69%狭窄	93(89.3,96.1)	68(58.5,76.9)	86(82,90.8)	81(72.2,89.2)	85(77.2,92.6)
≥70%狭窄	99(97.7,100)	86(80,92.8)	93(89.9,96.5)	98(95.1,100)	95(90.2,99.1)

表 7.11　共识标准的 Pearson 分析

多普勒变量	总相关性(CI)	狭窄≥70%~99%的相关性	多普勒变量	总相关性(CI)	狭窄≥70%~99%的相关性
收缩期峰值速度	0.81(0.77,0.85)	0.833(0.8,0.86)	收缩期比值	0.57(0.49,0.63)	0.601(0.53,0.66)
舒张末期速度	0.7(0.64,0.75)	0.755(0.71,0.80)	舒张期比值	0.54(0.46,0.61)	0.60(0.53,0.66)

表 7.12　检测≥70%~99%狭窄时各种速度及比值的总结

	敏感性	特异性	PPV	NPV	总准确度
PSV>230	99(97,100)	86(79.8,92.7)	93(89.9,96.5)	97(93.5,100)	94(89.7,98.9)
PSV>240	97(95,99.4)	87(80.2,93.2)	94(90.5,96.9)	94(89.0,98.6)	94(88.9,98.5)
PSV>280	95(92.3,97.9)	93(88.4,98.5)	97(95.1,99.4)	89(82.4,95)	95(90.2,99.1)
收缩期比值>2.75	87(82.8,91.3)	85(76.6,92.6)	95(91.6,97.6)	68(58.8,77.3)	86(79.7,93.3)
收缩期比值>3	86(81.3,90)	91(84.2,97.9)	97(95.1,99.4)	63(53.3,72.5)	87(80.1,93.5)
舒张期比值>3	87(82.6,91.2)	80(71.9,89.1)	93(89.3,96.2)	68(58.8,77.3)	85(78.2,92.3)
舒张期比值>3.5	86(81.9,90.5)	89(81.4,96.1)	96(93.9,98.8)	65(55.5,74.4)	87(80.1,93.5)
PSV>230 和 EDV>50	97(95.0,99.4)	88(82.2,94.6)	95(91.6,97.6)	94(89,98.6)	94(89.7,98.9)
PSV>230 和/或 EDV>90	99(97,100)	86(79.8,92.7)	93(89.9,96.5)	97(93.5,100)	94(89.7,98.9)
PSV>220 和舒张期比值>2.5	88(84.2,92.4)	87(80,94.7)	95(92.7,98.2)	71(62.1,80.2)	88(81.6,94.5)
PSV>230 和/或舒张期比值>5.5	99(97,100)	86(79.8,92.7)	93(89.9,96.5)	97(93.5,100)	94(89.7,98.9)
PSV>220 和收缩期比值>2.5	89(84.8,92.8)	91(84.5,97.3)	97(94.5,99.1)	72(63.3,81.1)	89(83.2,95.5)
PSV>230 和/或收缩期比值>4.5	99(96.9,100)	85(78.9,92)	93(89.3,96.2)	97(93.5,100)	94(89.3,98.7)
EDV>50 和收缩期比值>2.5	88(84.3,92.4)	88(81.4,95.6)	96(93.3,98.5)	71(62.1,80.2)	88(82,94.8)
EDV>70 和/或收缩期比值>4	97(94.2,99.1)	83(76.3,90.4)	92(88.3,95.5)	93(87.6,97.9)	92(86.8,97.5)
EDV>100 和/或收缩期比值>4	91(87.6,94.8)	96(92,100)	99(97,100)	78(70,86.6)	92(87.2,97.7)
PSV>230(EDV>100 或收缩期比值>4)	91(87.7,94.8)	97(93.9,100)	99(97.9,100)	78(70.2,86.6)	93(87.6,97.9)
收缩期比值>2 和舒张期比值>3.5	86(81.6,90.3)	90(82.7,97)	97(94.5,99.1)	64(54.4,73.5)	87(80.1,93.5)
收缩期比值>3.5 和/或舒张期比值>3	87(83.2,91.7)	78(69.5,86.8)	91(87.7,95.1)	70(61,79.2)	85(77.8,92)

表 7.13　诊断≥50%及 70%~99%狭窄的不同速度的敏感性、特异性及总准确度

	敏感性	特异性	PPV	NPV	总准确度
50%狭窄					
PSV>140	94(89.7,98)	91(87.5,95.5)	88(83.1,93.8)	96(92.5,98.6)	92(88.6,96.3)
PSV>150	85(79.7,91)	94(90.5,97.6)	93(88.4,97.1)	88(83,92.6)	90(85.5,94.3)
****PSV>137	96(92.6,99.4)	91(86.6,94.8)	87(81.3,92.6)	97(94.8,99.6)	93(89,96.6)
70%~99%狭窄					
PSV>230	99(97,100)	86(79.8,92.7)	93(89.9,96.5)	98(93.5,100)	94(89.7,98.9)
PSV>240	97(95,99.4)	87(80.2,93.2)	94(90.5,96.9)	94(89,98.6)	94(88.9,98.5)
****PSV>252	97(95.1,99.4)	91(85.4,96.6)	96(93.3,98.5)	94(89,98.6)	95(91.1,99.5)
PSV>280	95(92.3,97.9)	93(88.4,98.5)	97(95.1,99.4)	89(82.4,95)	95(90.2,99.1)
EDV>70	96(93.1,98.5)	85(77.7,91.6)	93(89.3,96.2)	91(85,96.5)	92(86.8,97.5)
****EDV>87	93(89.9,96.4)	95(90.8,99.8)	98(96.4,100)	84(76.1,90.9)	94(88.9,98.5)

**** 数值具有最佳总准确度

表 7.14　现存标准的敏感性、特异性及总准确度的验证

	敏感性	特异性	PPV	NPV	总准确度
正常标准	100(100,100)	100(100,100)	100(100,100)	100(100,100)	100(100,100)
<50%狭窄标准	93(89.8,96.4)	94(89.2,99.1)	98(95.8,99.7)	84(76.1,90.9)	93(88.4,98.3)
50%~69%狭窄标准	96(94.0,98.9)	82(73.6,89.5)	93(89.4,96.1)	90(84,96.7)	92(86.3,97.9)
>70%狭窄标准	99(97.1,100)	96(91.9,99.8)	98(96.4,100)	97(93.4,100)	98(94.9,100)

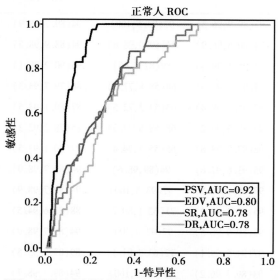

PSVvs.EDV-P<0.0001;PSVvs.SR-P<0.0001;PSVvs.DR-P<0.0001

图 7.35　正常颈动脉 PSV、EDV 及收缩期/舒张期比值的敏感性与特异性的 ROC 曲线[52]

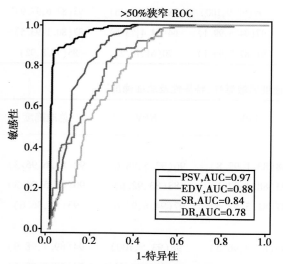

PSVvs. EDV -P<0.0001;PSVvs.SR-P<0.0001;PSVvs.DR-P<0.0001

图 7.36　颈动脉≥50%狭窄 PSV、EDV 及收缩期/舒张期比值的敏感性与特异性的 ROC 曲线[52]

我们总结出,该共识标准可用于准确诊断≥70%的狭窄;然而,如果 ICA PSV 改变为140~<

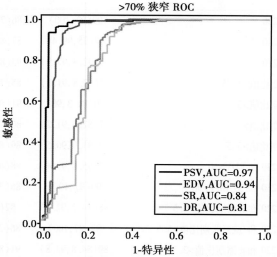

PSVvs.EDV-P=0.0363;PSVvs.SR-P<0.0001;PSVvs.DR-P<0.0001

图 7.37　颈动脉≥70%~99%狭窄 PSV、EDV 及收缩期/舒张期比值的敏感性与特异性的 ROC 曲线[52]

230cm/s,检测50%~69%狭窄的准确度可提高。

对侧颈动脉狭窄或闭塞对同侧颈动脉狭窄多普勒诊断标准的影响

目前的一些研究报道指出,当对侧颈动脉存在严重狭窄或闭塞时,多普勒扫描预测同侧颈动脉狭窄的准确度下降[53-59]。这种情况下应用传统的诊断标准[11],会高估同侧的狭窄程度(高达48%)[58],常造成错误的评估为重度狭窄,产生假阳性的诊断[53-59]。有学者提出,这种现象的产生,是由于同侧颈动脉通过 Willis 动脉环血流速度代偿性增高以维持脑血流平衡造成的[55]。

Fujitani 等[58]首先提出了要修改对侧颈内动脉闭塞存在的情况下同侧颈动脉狭窄的多普勒诊断标准。然而,该项研究中仅研究了对侧颈动脉完全闭塞的影响,它未包括对侧颈动脉未完全闭塞的情况。

对这一现象及临床重要性的认识,促使作者进

行一项回顾性研究,比较多种现存的颈动脉狭窄分级的多普勒标准(standard[11],Fujitani[58],ICA/CCA比率[60])。另外,作者提出了新的改良后的标准,他们相信其比现存的标准有更高的总准确度。表7.15总结了这些标准。

这些标准的产生是由于作者对伴有对侧颈动脉严重病变的患者的同侧狭窄在传统标准进行分级的结果不满意。

178例患者(356条动脉)在颈动脉彩超扫描下诊断为颈内动脉明显狭窄(>50%),他们在6周内接受的动脉造影检查。

表7.15所示为颈动脉狭窄分级的彩超扫查标准。对每位患者用4种不同的标准进行分析:(1)standard标准(华盛顿大学)[11],(2)Fujitani标准[58],(3)ICA/CCA标准[60],(4)作者提出的新标准[61]。用这些标准将每条动脉分配到以下5类之一:1%～15%狭窄,16%～49%狭窄,50%～79%狭窄,80%～99%狭窄及完全闭塞。

表7.15　颈动脉狭窄的多普勒速度标准

动脉造影病变	频谱标准
Standard 标准	
直径减少 1%～15%	PSV<125cm/s
直径减少 16%～49%	PSV<125cm/s
直径减少 50%～79%	PSV≥125cm/s,EDV<140cm/s
直径减少 80%～99%	PSV>125cm/s,EDV>140cm/s
闭塞	颈内动脉无血流信号,颈总动脉血流低或舒张期血流反向
新标准(AbuRahma),除以下内容外,与传统标准相似	
直径减少 16%～49%	PSV<140cm/s,EDV<140cm/s
直径减少 50%～79%	PSV≥140cm/s,EDV<140cm/s
直径减少 80%～99%	PSV>140cm/s,EDV>140cm/s
Fujitani 标准,除以下内容外,与传统标准相同	
直径减少 16%～49%	PSV>125cm/s,EDV<155cm/s
直径减少 50%～79%	PSV>140cm/s,EDV<155cm/s
直径减少 80%～99%	PSV>140cm/s,EDV>155cm/s
ICA/CCA 标准	
直径减少 1%～49%	SVR<1.5
直径减少 50%～79%	SVR≥1.5,PEDV<100cm/s
直径减少 80%～99%	SVR≥1.8,PEDV>100cm/s
闭塞	颈内动脉无血流信号

Standard 标准过高估计了356例狭窄中的56例(16%),相比新方法为3%($P<0.001$),当分类为50%～80%狭窄时,这一效果更明显(30%)。356例狭窄中,用Fujitani标准低估97例(27%),而ICA/CCA标准高估77例(22%)。新标准、standard标准、Fujitani标准及ICA/CCA标准的总准确率分别为94%、82%、70%及75%。新标准的χ^2值及可信区间($\chi^2=0.923$,±0.016)明显较standard标准($\chi^2=0.760$,±0.027)、Fujitani标准($\chi^2=0.608$,±0.031)及ICA/CCA标准($\chi^2=0.642$,±0.051)高($P<0.001$)。在诊断同侧≥50%的狭窄时,standard标准的准确率为85%,新标准为97%,Fujitani标准为95%,ICA/CCA标准为81%。新标准较standard标准、ICA/CCA标准($P<0.001$)及Fujitani标准(p=0.024)更优越。

表7.16、表7.17、表7.18总结了该研究的结果。该分析中所使用的诊断标准很适宜,总体上仅高估了3%,低估3%。彩超与动脉造影狭窄分级的

总准确率为94%,在每一个病例中均优于其他标准 （*P*<0.001）。

表 7.16 比较颈动脉超声与动脉造影对于诊断伴随对侧颈动脉 50% ~ 80% 狭窄的
同侧颈动脉≥50%狭窄的敏感性和特异性

	颈动脉造影							
	<50%狭窄	>50%狭窄	总数	敏感性%	特异性%	PPV%	NPV%	总准确度%
Standard 标准								
<50%狭窄	24(100)	0	24	100	56	78	100	83
≥50%狭窄	19(22)	68(78)	87					
新标准								
<50%狭窄	42(95)	2(5)	44	97	98	99	95	97
≥50%狭窄	1(1)	66(99)	67					
Fujitani 标准								
<50%狭窄	42(91)	4(9)	46	94	98	98	91	96
≥50%狭窄	1(1)	64(99)	65					
ICA/CCA 标准								
<50%狭窄	19(86)	3(14)	22	96	44	73	86	76
≥50%狭窄	24(27)	65(73)	89					
总计	43	68	111					

新标准 vs. standard 标准,*P*<0.001(Z 检验)
新标准 vs. Fujitani 标准,*P*>0.05(Z 检验)
新标准 vs. ICA/CCA 标准,*P*<0.001(Z 检验)
PPV 代表阳性预测值,NPV 代表阴性预测值

表 7.17 比较颈动脉超声与动脉造影对于诊断伴有对侧颈动脉 80% ~ 99% 狭窄时
同侧颈动脉≥50%狭窄的敏感性和特异性

	颈动脉造影							
	<50%狭窄	>50%狭窄	总数	敏感性%	特异性%	PPV%	NPV%	总准确度%
Standard 标准								
<50%狭窄	26(100)	0	26	100	53	68	100	76
≥50%狭窄	23(32)	48(68)	71					
新标准								
<50%狭窄	45(100)	0	45	100	92	92	100	96
≥50%狭窄	4(8)	48(92)	52					
Fujitani 标准								
<50%狭窄	45(96)	2(4)	47	96	92	92	96	94
≥50%狭窄	4(8)	46(92)	50					
ICA/CCA 标准								
<50%狭窄	23(92)	2(8)	25	96	47	64	92	71
≥50%狭窄	26(36)	46(64)	72					

新标准 vs. standard 标准,*P*<0.001(Z 检验)
新标准 vs. Fujitani 标准,无统计学意义(Z 检验)
新标准 vs. ICA/CCA 标准,*P*<0.001(Z 检验)
PPV 代表阳性预测值,NPV 代表阴性预测值

表 7.18　伴有对侧颈内动脉完全闭塞的患者,诊断同侧≥50%狭窄,不同彩超标准与动脉造影的敏感性/特异性的比较

	颈动脉造影							
	<50%狭窄	>50%狭窄	总数	敏感性%	特异性%	PPV%	NPV%	总准确度%
传统方法								
<50%狭窄	5(100)	0	5	100	33	71	100	74
≥50%狭窄	10(29)	24(71)	34					
新方法								
<50%狭窄	15(94)	1(6)	16	96	100	100	94	97
≥50%狭窄	0	23(100)	23					
Fujitani 方法								
<50%狭窄	15(83)	3(17)	18	88	100	100	83	92
≥50%狭窄	0	21(100)	21					
ICA/CCA 方法								
<50%狭窄	6(100)	0	6	100	40	73	100	77
≥50%狭窄	9(27)	24(73)	33					

新标准 vs. standard 标准,$P<0.01$(比率的 Z 检验)
新标准 vs. Fujitani 标准,$P=0.15$(比率的 Z 检验)
新标准 vs. ICA/CCA 标准,$P<0.01$(比率的 Z 检验)
PPV 代表阳性预测值,NPV 代表阴性预测值

在预测同侧≥50%的狭窄时,包括对侧存在的0~100%的狭窄,推荐的标准较其他 3 个标准的敏感性、特异性、阳性预测值、阴性预测值及总准确度更高($P<0.001$)。当对侧狭窄分为 50%~80%狭窄、80%~99%狭窄或完全狭窄时,新标准较传统标准及 ICA/CCA 标准同样被证明更有优越性($P<0.001$)。新标准与 Fujitani 标准间无统计学差异。这个结果并不意外,因为 Fujitani 标准的研究中,对侧血管是完全闭塞的,该标准只用于此类病例,而不用于其他血管情况的研究。

一些临床医生认为最重要的临床问题是,当伴有对侧重度狭窄或闭塞时,诊断高于或低于 80%狭窄的准确性。在所有检查的参数上,包括在总准确度上,传统方法与新方法相当,并在某种程度上与 ICA/CCA 方法相当。这一结果并不意外,因为传统标准和新标准在诊断≥80%的狭窄时,都要求颈内动脉舒张末期流速>140cm/s。然而,在此类患者中(对侧 80%~99%狭窄),对比新标准和传统标准的 98% 的总准确度,Fujitani 标准的敏感性较低,且总准确度仅为 85%。这是因为,在诊断≥80%的狭窄时,Fujitani 标准要求颈内动脉舒张末期频率>5kHz。在对侧颈内动脉闭塞的患者中也观察到类似现象。作者的研究结果与之前报道的结果[54-59]相符合。

表 7.19 总结了当对侧存在颈动脉狭窄或闭塞时,不同标准诊断同侧颈动脉狭窄的多普勒超声准确率。

表 7.19　伴有对侧颈动脉严重狭窄或闭塞时,诊断同侧颈动脉狭窄彩超的准确率

标准及参考值	准确度(%)	敏感性(%)	特异性(%)	PPV(%)	NPV(%)
>50%狭窄					
Fujitani[55]	74	97	57	62	96
AbuRahma[53]					
Fujitani	92	88	100	100	83
Standard	74	100	33	71	100
AbuRahma	97	96	100	100	94

续表

标准及参考值	准确度(%)	敏感性(%)	特异性(%)	PPV(%)	NPV(%)
比值	77	100	40	73	100
50%~79%狭窄					
Fujitani：PSV>140cm/s，EDV<155cm/s[55]	71	84	70	28	97
AuRahma[53]					
Fujitani：PSV>140cm/s，EDV<155cm/s	97	99	98	98	95
Standard：PSV>125cm/s，EDV<140cm/s	83	100	56	78	100
AbuRahma：PSV≥140cm/s，EDV<140cm/s	97	97	98	99	95
比值：ICA/CCA 比 ratio≥1.5，EDV<100cm/s	76	96	44	73	86
80%~99%狭窄					
Fujitani：PSV>140cm/s，EDV>155cm/s[55]	96	91	97	89	98
AbuRahma[53]					
Fujitani：PSV>140cm/s，EDV>155cm/s	94	96	92	92	96
Standard：PSV>125cm/s，EDV>140cm/s	76	100	53	68	100
AbuRahma：PSV>140cm/s，EDV>140cm/s	96	100	92	92	100
比值：ICA/CCA 比≥1.8，EDV>100cm/s	71	96	47	64	92

颈动脉彩超的临床应用

总体上说，颈动脉彩超应用指征包括[62,63]：

- 无症状性颈部杂音
- 一过性黑矇
- 偏瘫性 TIA
- 偏瘫性脑卒中
- 无症状性颈动脉狭窄的随访
- 存在多种动脉粥样硬化危险因素的患者的血管评估，存在冠状动脉或外周动脉疾病的患者的卒中风险评估
- 颈动脉内膜剥脱术或支架置入术的术中评估
- 颈动脉介入治疗后的随访

颈动脉彩超检查报告常规应包括血流速度及狭窄程度。然而，一些颈动脉超声报告，尤其是一些不被认可的血管研究机构的报告，有较多不一致性，严重影响临床决定。如果检查结果不确定，该项颈动脉超声检查就是无定论的，也就不能确保所检查的颈动脉没有病变[64,65]。钙化及声影、分叉高、短颈或其他影响颈动脉充分评估的情况，都可能造成检查结果的不确定性。这种情况下便需要其他诊断手段的介入。当超声检查获得的图像和流速结果不一致时，仍需要额外的检查。颈动脉严重狭窄可能不伴有血流速度的增快，这可能是由复杂或钙化病变或极重度病变使血流减少造成的。

彩超扫描诊断颈动脉分叉处病变非常准确，其在症状性颈动脉狭窄的检查、颈部杂音的评估、颈动脉内膜剥脱术后血管研究及无症状患者的连续检查中得到应用[66]。其他临床意义包括无血管造影的颈动脉内膜剥脱术、颈动脉内膜剥脱术的术中评估，颈动脉内膜剥脱术术后长期随访，斑块形态学和结局及外伤后颈动脉彩超。彩超技术的临床应用将具体在 19 章中阐述。

参考文献

1. Kossoff G. Gray scale echography in obstetrics and gynecology. Report no. 60. Sydney: Commonwealth Acoustic Laboratories; 1973.
2. Olinger CP. Ultrasonic carotid echoarteriography. Am J Roentgenol. 1969;106:282–95.
3. Hartley DJ, Strandness Jr DE. The effects of atherosclerosis on the transmission of ultrasound. J Surg Res. 1969;9:575–82.
4. Barber FE, Baker DW, Nation AWC, et al. Ultrasonic duplex echo-Doppler scanner. IEEE Trans Biomed Eng. 1974;81:109–13.
5. Blackshear WM, Phillips DJ, Chikos RM, et al. Carotid artery velocity patterns in normal and stenotic vessels. Stroke. 1980;11:67–71.
6. Reilly LM. Importance of carotid plaque morphology. In: Bernstein EF, editor. Vascular diagnosis. 4th ed. St. Louis: Mosby-Year Book; 1993. p. 333–40.
7. AbuRahma AF, Kyer PR, Robinson P, et al. The correlation of ultrasonic carotid plaque morphology and carotid plaque hemorrhage: clinical implications. Surgery. 1998;124:721–6.

8. AbuRahma AF, Thiele S, Wulu J. Prospective controlled study of the natural history of asymptomatic 60% to 69% carotid stenosis according to ultrasonic plaque morphology. J Vasc Surg. 2002;36:437–42.

9. Gronholdt M, Nordestgaard B, Schroeder T, et al. Ultrasonic echolucent carotid plaques predict future strokes. Circulation. 2001;104:68–73.

10. Thiele BL, Hutchison KJ, Green RM, et al. Pulsed Doppler waveform patterns produced by smooth stenosis in the dog thoracic aorta. In: Taylor DEM, editor. Blood flow theory and practice. New York: Academic Press; 1983. p. 85–104.

11. Zierler RE, Strandness Jr DE. Noninvasive dynamic and real-time assessment of extracranial cerebrovasculature. In: Wood JH, editor. Cerebral blood flow: physiologic and clinical aspects. New York: McGraw-Hill; 1987. p. 311–23.

12. Bodily KC, Phillips DJ, Thiele BL, et al. Noninvasive detection of internal carotid artery occlusion. Angiology. 1981;32:517–21.

13. AbuRahma AF, Jarrett K, Hayes JD. Clinical implications of power Doppler three-dimensional ultrasonography. Vascular. 2004;12:293–300.

14. Zwiebel WJ. New Doppler parameters for carotid stenosis. Semin Ultrasound CT MR. 1997;18:66–71.

15. AbuRahma AF, Robinson PA, Stickler DL, et al. Proposed new duplex classification for threshold stenoses used in various symptomatic and asymptomatic carotid endarterectomy trials. Ann Vasc Surg. 1998;12:349–58.

16. North American Symptomatic Carotid Endarterectomy Trial Collaborators. Beneficial effect of carotid endarterectomy in symptomatic patients with high-grade carotid stenosis. N Engl J Med. 1991;325:445–53.

17. Asymptomatic Carotid Atherosclerosis Study Group. Study design for randomized prospective trial of carotid endarterectomy for asymptomatic atherosclerosis. Stroke. 1989;20:844–9.

18. Faught WE, Mattos MA, van Bemmelen PS, et al. Color-flow duplex scanning of carotid arteries: new velocity criteria based on receiver operator characteristic analysis for threshold stenoses used in the symptomatic and asymptomatic carotid trials. J Vasc Surg. 1994;19:818–28.

19. Neale ML, Chambers JL, Kelly AT, et al. Reappraisal of duplex criteria to assess significant carotid stenosis with special reference to reports from the North American symptomatic carotid endarterectomy trial and the European carotid surgery trial. J Vasc Surg. 1994;20:642–9.

20. Moneta GL, Edwards JM, Chitwood RW, et al. Correlation of North American symptomatic carotid endarterectomy trial (NASCET) angiographic definition of 70% to 99% internal carotid artery stenosis with duplex scanning. J Vasc Surg. 1993;17:152–9.

21. Hood DB, Mattos MA, Mansour A, et al. Prospective evaluation of new duplex criteria to identify 70% internal carotid artery stenosis. J Vasc Surg. 1996;23:254–62.

22. Executive Committee for the Asymptomatic Carotid Atherosclerosis Study. Endarterectomy for asymptomatic carotid artery stenosis. JAMA. 1995;273:1421–8.

23. Moneta GL, Edwards JM, Papanicolaou G, et al. Screening for asymptomatic internal carotid artery stenosis: duplex criteria for discriminating 60% to 99% stenosis. J Vasc Surg. 1995;21:989–94.

24. Carpenter JP, Lexa FJ, Davis JT. Determination of sixty percent or greater carotid artery stenosis by duplex Doppler ultrasonography. J Vasc Surg. 1995;22:697–705.

25. Burnham CB, Liguish Jr J, Burnham SJ. Velocity criteria redefined for the 60% carotid stenosis. J Vasc Technol. 1996;20(1):5–11.

26. AbuRahma AF, Pollack JA, Robinson PA, et al. New duplex criteria for threshold stenoses used in the asymptomatic carotid atherosclerosis study (ACAS). Vasc Surg. 1999;33:23–32.

27. Marshall Jr WG, Kouchoukos NT, Murphy SF, et al. Carotid endarterectomy based on duplex scanning without preoperative arteriography. Circulation. 1988;78(Suppl I):I1–5.

28. Geuder JW, Lamparello PJ, Riles TS, et al. Is duplex scanning sufficient evaluation before carotid endarterectomy? J Vasc Surg. 1989;9:193–201.

29. AbuRahma AF, Robinson PA, Boland JP, et al. Complications of arteriography in a recent series of 707 cases: factors affecting outcome. Ann Vasc Surg. 1993;7:122–9.

30. Haynes B, Thorpe K, Raylor W, et al. Poor performance of ultrasound in detecting high-grade carotid stenosis (abstract). Can J Surg. 1992;35:446.

31. Daigle RJ, Stavros AT, Lee RM. Overestimation of velocity and frequency values by multi-element linear array Dopplers. J Vasc Technol. 1990;14:206–13.

32. Patel MR, Kuntz KM, Klufas RA, et al. Preoperative assessment of the carotid bifurcation: can magnetic resonance angiography and duplex ultrasonography replace contrast arteriography? Stroke. 1995;26:1753–8.

33. Huston J, Nichols DA, Luetmer PH, et al. MR angiographic and sonographic indications for endarterectomy. AJNR Am J Neuroradiol. 1998;19:309–15.

34. Belsky M, Gaitini D, Goldsher D, et al. Color-coded duplex ultrasound compared to CT angiography for detection and quantification of carotid artery stenosis. Eur J Ultrasound. 2000;12:49–60.

35. Anderson GB, Ashforth R, Steinke DE, et al. CT angiography for the detection and characterization of carotid artery bifurcation disease. Stroke. 2000;31:2168–74.

36. Back MR, Wilson JS, Rushing G, et al. Magnetic resonance angiography is an accurate imaging adjunct to duplex ultrasound scan in patient selection for carotid endarterectomy. J Vasc Surg. 2000;32:429–40.

37. Johnston DC, Goldstein LB. Clinical carotid endarterectomy decision-making. Neurology. 2001;56:1009–15.

38. Nederkoorn PJ, Mali WP, Eikelboom BC, et al. Preoperative diagnosis of carotid artery stenosis: accuracy of noninvasive testing. Stroke. 2002;33:2003–8.

39. MacKenzie KS, French-Sherry E, Burns K, et al. B-mode ultrasound measurement of carotid bifurcation stenoses: is it reliable? Vasc Endovasc Surg. 2002;36:123–35.

40. Serfaty JM, Chirossel P, Chevallier JM, Ecochard R, Froment JC, Douek PC. Accuracy of three-dimensional gadolinium-enhanced MR angiography in the assessment of extracranial carotid artery disease. AJR Am J Roentgenol. 2000;175:455–63.

41. White JE, Russell WL, Grer MS, Whittle MT. Efficacy of screening MR angiography and Doppler ultrasonography in the evaluation of carotid artery stenosis. Am Surg. 1994;60:340–8.

42. Turnipseed WD, Kennell TW, Turski PA, Acher CW, Hock JR. Combined use of duplex imaging and magnetic resonance angiography for evaluation of patients with symptomatic ipsilateral high-grade carotid stenosis. J Vasc Surg. 1993;17:832–9.

43. Riles TS, Eidelman EM, Litt AW, Pinto RS, Oldford F, Schwartzenberg GW. Comparison of magnetic resonance angiography, conventional angiography, and duplex scanning. Stroke. 1992;23:341–6.

44. Johnson MB, Wilkinson ID, Wattam J, Venables GS, Griffiths PD. Comparison of Doppler ultrasound, magnetic resonance angiographic techniques and catheter angiography in evaluation of carotid stenosis. Clin Radiol. 2000;55:912–20.

45. Link J, Brossmann J, Penselin V, Gluer CC, Heller M. Common carotid artery bifurcation: preliminary results of CT angiography and color-coded duplex sonography compared with digital subtraction angiography. AJR Am J Roentgenol. 1997;168:361–5.

46. Bray JM, Galland F, Lhoste P. Colour Doppler and duplex sonography and angiography of the carotid artery bifurcations. Prospective, double-blind study. Neuroradiology. 1995;37:219–24.

47. Bluth EI, Sunshinte JH, Lyons JB, et al. Power Doppler imaging: initial evaluation as a screening examination for carotid artery stenosis. Radiology. 2000;215:791–800.

48. Jackson MR, Chang AS, Robles HA, et al. Determination of 60% or greater carotid stenosis: a prospective comparison of magnetic resonance angiography and duplex ultrasound with conventional angiography. Ann Vasc Surg. 1998;12:236–43.

49. Walters GK, Jones CE, Meyd CJ, Cavaluzzi JA, Chachich BM. The role of carotid duplex ultrasonography in the therapeutic algorithm of extracranial carotid disease. J Vasc Technol. 1993;17:177–82.

50. Wardlaw JM, Chappell FM, Stevenson M, et al. Accurate, practical and cost-effective assessment of carotid stenosis in the UK. Health Technol Assess. 2006;10:iii–iv, ix–x, 1–182, Review.

51. Grant EG, Benson CB, Moneta GL, Alexandrov AV, Baker JD, Bluth EI, Carroll BA, Eliasziw M, Gocke J, Hertzberg BS, Katarick

S, Needleman L, Pellerito J, Polak JF, Rholl KS, Wooster DL, Zierler E. Carotid artery stenosis: grayscale and Doppler ultrasound diagnosis – society of radiologists in ultrasound consensus conference. Ultrasound Q. 2003;19:190–8.

52. AbuRahma AF, Srivastava M, Stone PA, Mousa AY, Jain A, Dean LS, Keiffer T, Emmett M. Critical appraisal of the carotid duplex consensus criteria in the diagnosis of carotid artery stenosis. J Vasc Surg. 2011;53:53–60.

53. AbuRahma AF, Richmond BK, Robinson PA, et al. Effect of contralateral severe stenosis or carotid occlusion on duplex criteria of ipsilateral stenoses: comparative study of various duplex parameters. J Vasc Surg. 1995;22:751–62.

54. Spadone DP, Barkmeier LD, Hodgson KJ, et al. Contralateral internal carotid artery stenosis or occlusion: pitfall of correct ipsilateral classification. A study performed with color flow imaging. J Vasc Surg. 1990;11:642–9.

55. Forconi S, Johnston KW. Effect of contralateral internal carotid stenosis on the accuracy of continuous wave Doppler spectral analysis results. J Cardiovasc Surg. 1987;28:715–8.

56. Hayes AC, Johnston KW, Baker WH, et al. The effect of contralateral disease on carotid Doppler frequency. Surgery. 1988;103:19–23.

57. Beckett Jr WW, Davis PC, Hoffman Jr JC. Duplex Doppler sonography of the carotid artery: false positive results in an artery contralateral to an artery with marked stenosis. AJR Am J Roentgenol. 1990;155:1091–5.

58. Fujitani RM, Mills JL, Wang LM, et al. The effect of unilateral internal carotid arterial occlusion upon contralateral duplex study: criteria for accurate interpretation. J Vasc Surg. 1992;16:459–68.

59. Fisher M, Alexander K. Influence of contralateral obstructions on Doppler-frequency spectral analysis of ipsilateral stenoses of the carotid arteries. Stroke. 1985;16:846–8.

60. Bluth EI, Stavros AT, Marich KW, et al. Carotid duplex sonography: a multicenter recommendation for standardized imaging and Doppler criteria. Radiographics. 1988;8:487–506.

61. AbuRahma AF, Richmond BK, Robinson PA, Khan S, Pollack JA, Alberts S. Effect of contralateral severe stenosis or carotid occlusion on duplex criteria of ipsilateral stenoses: comparative study of various duplex parameters. J Vasc Surg. 1995;22:751–61.

62. Wyman RA, Mays ME, McBride PE, Stein JH. Ultrasound-detected carotid plaque as a predictor of cardiovascular events. Vasc Med. 2006;11:123–30.

63. Culebras A, Kase CS, Masdeu JC, et al. Practice guidelines for the use of imaging in transient ischemic attacks and acute stroke. A report of the Stroke Council, American Heart Association. Stroke. 1997;28:1480–97.

64. Lovelace TD, Moneta GL, Abou-Zamzam Jr AM, Edwards JM, Yeager RA, Landry GJ, Taylor Jr LM, Porter JM. Optimizing duplex follow-up in patients with an asymptomatic internal carotid artery stenosis of less than 60%. J Vasc Surg. 2001;33:56–61.

65. Lavensen GS. The carotid artery ultrasound reports: considerations in evaluation and management. J Vasc Ultrasound. 2004;28:15–9.

66. Roederer GO, Langlois MD, Jager MD, et al. The natural history of carotid arterial disease in asymptomatic patients with cervical bruits. Stroke. 1984;15:605–13.

第 8 章
彩超诊断主动脉弓分支和颈动脉疾病的作用

8

Aravinda Nanjundappa, Gianluca Rigatelli, Clifford T. Araki,
and Ali F. AbuRahma

摘　要

彩超在诊断外周动脉和静脉疾病中起着重要的作用。但彩超诊断主动脉弓血管疾病和近端颈动脉疾病的作用是有限的。超声可以为诊断主动脉弓开口处疾病提供直接或间接的线索。特征性的波形、血流的方向和速率可协助远端颈动脉闭塞性疾病的诊断。本章作者旨在描述主动脉弓血管的解剖、多普勒成像的基础及其疾病的诊断。

关键词

彩超、颈动脉、无名动脉、锁骨下动脉、频带增宽

引言

颅外脑血管疾病最常见的部位是在颈动脉分叉/颈内动脉起始。虽然超声检测分叉处病变效果很好,但应用到其他脑血管区段还存在局限性。

主动脉弓主干分支的粥样硬化性疾病通常发生在分支血管的起始部位。在临床上这些病变导致的后果包括低灌注和血栓栓塞,可能会影响前、后脑血管和上肢的血液循环。由于前循环的动脉硬化栓塞性卒中和后循环的锁骨下动脉盗血的潜在风险,当发现明显病变时足以引起外科医生注意考虑干预治疗。

主动脉弓分支比颈动脉分叉处动脉粥样硬化的发病率低的多,但发病率并没有很好的记载。1960～1970 年的研究显示主动脉弓分支的疾病占症状性颅外段脑血管疾病的比例不超过 17%[2-4]。1968 年 Hass 等[5]报道,三分之一的患者在脑血管造影检查中观察到一个或多个主动脉弓分支的严重病变。101 例尸检结果中,相似的比例被归因于主动脉弓分支的溃疡性病变,仅次于颈动脉窦部疾病[6]。

主动脉弓病变的发病率并没有通过动脉造影得到系统的评价,超声已不被认为是理想的评估主动脉弓及其分支病变的方法。评估方法的缺乏使这些疾病的自然病程尚不清楚,治疗的适应证也没能确立。由于血管内手术可以治愈这样的病变,因此找到一种可靠、无创的评估主动脉弓病变的方式具有重要的临床意义。

应用传统的颈动脉超声检查会遗漏多少主动脉弓的病变目前并没有可靠的数据,超声检查该区域的局限性更多的是由于技术问题,而不是硬件。应寻找新的超声诊断方式来检测此区域,使颅外段脑血管检查的优点得以施展,进而使此类患者受益。

主动脉弓及头臂静脉的解剖

主动脉弓

超声评估主动脉弓及其分支需识别主动脉弓的起始部,主动脉弓起自左心室,延伸为降主动脉。主

动脉离开左心室后在中线右侧上升,升主动脉及肺动脉在其起始端外侧离开心脏时与心包相连。主动脉弓本身为心包外结构。主动脉在肺动脉右侧从心脏发出,绕过肺动脉右侧分支的上方及气管前方,然后在右前纵隔和左后纵隔间形成一条斜线。在气管及食管左侧形成胸主动脉。降主动脉继续沿胸后壁下行,走行于脊柱的左侧。

　　主动脉弓长约 4.5cm,直径约 2.5～3cm,较腹主动脉略宽。由主动脉弓发出 3 条主干分支:无名动脉(头臂干)、左侧颈总动脉及左侧锁骨下动脉(图 8.1)。发出方向与主动脉弓血流轴向垂直,穿过纵隔上升,供血至上肢末端及头部。

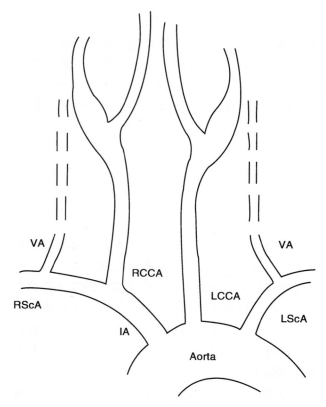

图 8.1　主动脉弓及其分支。IA 无名动脉,RScA 右锁骨下动脉,VA 椎动脉,RCCA 右颈总动脉,LCCA 左颈总动脉,LScA 左锁骨下动脉

　　无名动脉是主动脉弓的第一分支,也是最大的分支。它在近中线处发出,行走于气管前右侧。在右侧颈根部分为右锁骨下动脉及右颈总动脉。

　　左颈总动脉为主动脉弓的第二分支。紧邻无名动脉发出,始于气管前方,向颈部左侧屈曲。无名动脉和左颈总动脉均在中线附近发出,右侧及左侧颈总动脉颈动脉分叉处分别位于同侧气管后部。

　　左锁骨下动脉为主动脉弓的第三分支,沿颈部

上行,向后穿过胸廓出口。部分人群右锁骨下动脉可能在胸部较靠上的部位从无名动脉发出,其进入胸廓出口的投影更偏向下方。

　　主动脉弓在胸廓上部沿上纵隔上行,受到胸骨的保护。在第三、四胸椎水平,主动脉弓主干分支也在胸骨及胸锁关节前上行。这一标志使得经胸超声直接检测主动脉弓成为可能。

　　约 2/3(65%)的人群符合基本的解剖结构[7],约 1/3 的人群存在解剖变异。最常见的变异方式是无名动脉和左颈总动脉存在共同的起源,即所谓的头臂分支或牛角结构,此类变异的人群约占 27%。较少见的是左侧椎动脉从左颈总动脉及左锁骨下动脉间由主动脉弓分出,约占 2%～6%。右锁骨下动脉起自主动脉弓、右侧椎动脉起自右侧颈总动脉或主动脉弓较罕见,少于 1%。

头臂静脉

　　中心静脉比主动脉以上的动脉表现出更好的对称性(图 8.2)。颈部的颈内静脉与来自上肢的锁骨

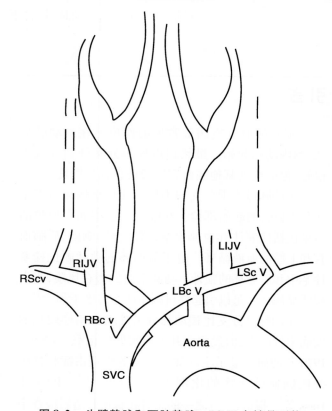

图 8.2　头臂静脉和下腔静脉。RScV 右锁骨下静脉,RIJV 右颈内静脉,RBcV 右头臂静脉,LBcV 左头臂静脉,LScV 左锁骨下静脉,LIJV 左颈内静脉,SVC 下腔静脉

下静脉汇合,形成左右头臂静脉。颈外静脉在头臂静脉起始处附近也汇入双侧锁骨下静脉。约在主动脉弓水平,左右头臂静脉汇合为下腔静脉(SVC)。下腔静脉位于主动脉弓右侧,略显不对称。右侧头臂静脉作为一短静脉段,直接汇入下腔静脉,但是左侧头臂静脉较长,且由于下腔静脉的位置而形成较大的角度。左颈内静脉(IJ)注入左头臂静脉斜行至右侧胸部,走行于主动脉弓分支前方。双侧头臂静脉汇合入下腔静脉。下腔静脉长约7cm,与右肺胸膜、气管、主动脉相连接。头臂干或下腔静脉无瓣膜。

主动脉弓及头臂静脉成像

　　由于骨和肺内气体产生的超声反射作用的影响,主动脉及其分支较少应用超声成像,故此区是被忽略的区域。但它是经胸骨超声心动图评估的一部分[8]。

　　胸骨上窝位于胸骨及喉之间,是颈根部中线处的凹陷。超声心动图利用此窝来探测升主动脉、主动脉弓及胸主动脉,以此评估主动脉的瓣膜关闭不全、分流、动脉瘤或缩窄[9]。尽管将其作为超声诊断的标准之一,但其成像效果较差,很少应用于成人。

　　超声心动图检查者应用 2~5MHz 的探头来探测升主动脉、主动脉弓及降主动脉。这种探头可形成一个小的视窗,检测表浅的主动弓分支,但不适合于血管分支的评估。关于颈部,超声医师应用高频率(5~10MHz)线阵探头进行颈动脉血管检查。检查时沿着胸锁乳突肌从颈部侧面接近颈动脉,扫查终止于右侧颈总动脉起始处及左侧颈总动脉颈根部。

　　作者认为应在中线处通过胸骨探查主动脉以上的动脉,应用的是低频率凸阵探头,而不是“小脚印”探头或高频率线阵探头。从这个角度探测主动脉弓及其分支的主要缺点包括:(1)由于胸骨及锁骨的干扰,明显局限了超声的探测。通过狭窄的声窗超声束向下投射限制了胸骨及颈部的前后投影。(2)主干动脉投影朝向探头,而静脉投影背向探头。导致 B 超反射效果较差,不能很好地描述中央分支的管壁。(3)彩色多普勒弥补了 B 超成像的不足,但因很多大血管的血流量和纵隔及胸膜表面强反射作用造成的彩色伪像,形成大的色带易混淆图像。

　　为了解决这些问题,扫描血管时识别主动脉弓及头臂静脉的解剖结构很重要。基于已知的超声解剖结构来定向也同样的重要。检查时可首先将凸阵探头置于胸骨上,调整探头的方向,在颈根部获得颈总动脉及颈内动脉的图像(图 8.3)。以该图作为参

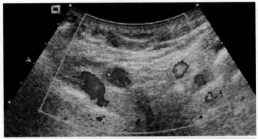
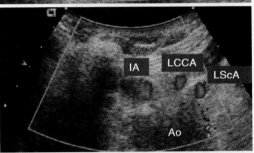
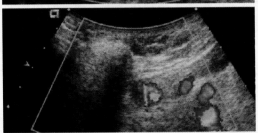
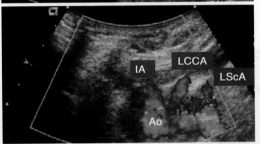
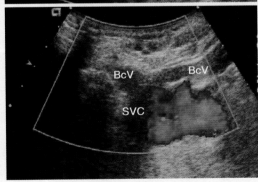

图 8.3　主动脉弓及其分支的成像。将 4MHz 的凸阵探头垂直置于胸骨上窝上方,从颈根部(上)至主动脉(下)扫查主动脉弓的分支。在切面上可见无名动脉(IA)、左颈总动脉(LCCA)及左锁骨下动脉(LScA)。向中间扫描可见升主动脉分支进入主动脉(Ao)。进一步增大探头成角(底部),可见左右头臂静脉汇合形成上腔静脉(SVC)。在上腔静脉旁右侧的胸锁关节形成声影

考点,可根据灰阶及色彩沿血管扫查。可见右侧颈总动脉迅速与锁骨下动脉汇合,形成无名动脉。可见左侧颈总动脉直接与主动脉弓汇合。当探头向中央扫描,可见无名动脉和左颈总动脉相互靠近。起自患者右侧的较大的无名动脉会靠近中线,左颈总动脉则从左侧斜行。再向左,可见胸骨附近左锁骨下动脉由主动脉弓发出。

感兴趣的动脉及静脉位于气管前方。由于主动脉弓的斜行投影是从左至右、由前至后,因此显示无名动脉及左颈总动脉横截面的探头的放置,同时也可获得主动脉接近横截面的图像。在灰阶成像上也可见主动脉,是一个 2～3cm 大小的搏动性团块。彩超可见主动脉的血流明显被干扰。无名动脉和左颈总动脉的血流更加一致,彩色血流直接流向探头更易探测。用频谱多普勒在接近主动脉时可探及两条动脉的血流。

确认了这些动脉的相对位置,在颈根部至中线左侧旋转探头,可在纵切面显示无名动脉(图 8.4)及左颈总动脉(图 8.5)的图像。

左锁骨下动脉可能是最难探查到。为了探及锁骨下动脉成像,应将探头置于锁骨上方,将探头根部置于锁骨上窝的左后方(图 8.6),可获得来自胸膜

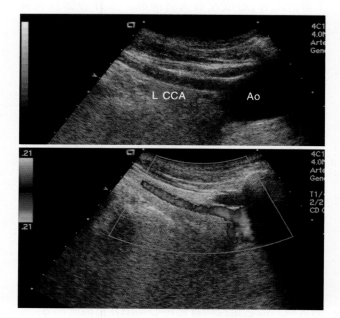

图 8.5　应用 4MHz 凸阵探头扫查,左侧颈总动脉(LCCA)及主动脉(Ao)的纵切面,显示左颈总动脉、左颈内静脉和胸锁关节形成的声影

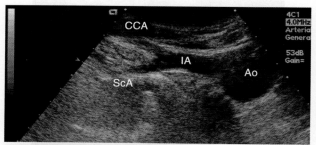

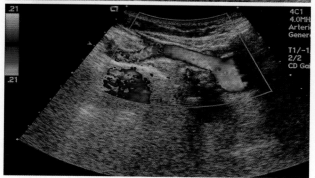

图 8.4　无名动脉的纵切面。应用 4MHz 凸阵探头,从主动脉(Ao)至无名动脉(IA)、右颈总动脉(CCA)及右锁骨下动脉(ScA)。探头置于中线左侧,在胸锁关节处左侧锁骨投射一声影。右侧锁骨下动脉下方可见镜像反射的伪像

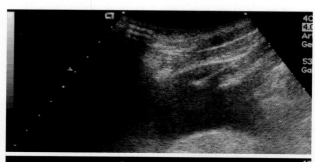

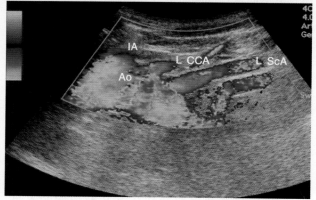

图 8.6　起自主动脉(Ao)的左侧锁骨下动脉(LScA)、左颈总动脉(LCCA)及无名动脉(IA)的纵切面。在高亮的反射及左侧锁骨下动脉下方可见镜像伪像

及左肺的强反射。B 超及彩超探及的左锁骨下动脉的伪影是镜像反射导致的。

彩色血流模式可鉴别所有的彩色伪影识别出锁

骨下动脉。为了避免混淆,可沿腋动脉寻找左锁骨下动脉,腋动脉在锁骨下方,穿过胸廓出口到达锁骨下动脉。

　　成像困难可能与主动脉弓的结构有关。升主动脉起源于主动脉弓的不同位点,导致主动脉弓被描述为"coiled and uncoiled configuration"[10]。右侧顶点无名动脉及左侧的左锁骨下动脉轮廓较好。位于主动脉弓上壁的发出点,是超声成像及血管内支架的最佳位点。当无名动脉在顶点之前自主动脉发出时,起点在顶点水平以下则成像会更加困难。在"uncoiled"的情况下,左颈总动脉及锁骨下动脉可能会向右移位。当无名动脉起点较深时,可能会妨碍准确的超声成像,并增加血管内支架植入的难度。

　　解剖的变异、因 coiling 导致主动脉分支的起点显示不清或色彩伪像的混淆会造成成像困难,反复多次检查颈根部相近的区域可能会克服这些困难。反复扫查每根血管分支的行程时,应该区分正常解剖结构、变异或伪影。当分支开口处病变不能探及,无名动脉、左颈总动脉及左锁骨下动脉这些重要的分支未显示时,应该根据间接的血流动力学改变考虑存在严重狭窄或闭塞。

头臂静脉

　　头臂静脉的成像与动脉成像的参考要点相同,在双侧颈根部可见颈内静脉,可从这一点开始探测至与双侧锁骨下静脉汇合处,并追溯至下腔静脉(图8.3 及图 8.7)。

　　接近下腔静脉时,左侧头臂静脉走行于左颈总动脉及无名动脉的前方。成像需要较大的前方成角,可能要比主干动脉分支成像更难。

　　下腔静脉(SVC)位于主动脉右侧,导致左右头臂静脉汇合形成下腔静脉时的非对称性。右侧头臂静脉较短,垂直下降汇入下腔静脉。左侧头臂静脉下降时由左侧弯向右侧,长约 6cm,走行于动脉弓主干分支的前方。由于右侧头臂静脉及上腔静脉与右肺胸膜相连接,会存在明显的彩色伪影,必须注意识别汇合点。

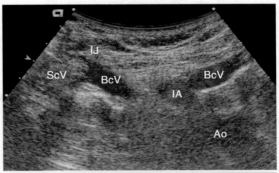
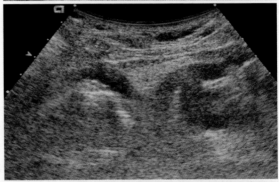
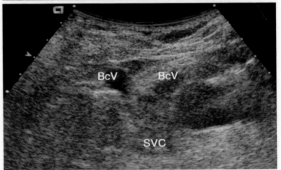
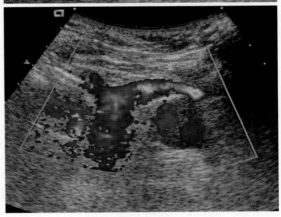

图 8.7　头臂静脉及下腔静脉的成像,可见右锁骨下静脉(ScV)及右颈内静脉(IJ)在颈根部(顶部)汇入右头臂静脉(BcV)。左头臂静脉从左侧绕行至无名动脉(IA)右前侧至主动脉(Ao)上方。当扫查中央部(底部)时,可见双侧头臂静脉(BcV)汇合形成下腔静脉(SVC)

应用彩色血流评估中心血管

B 超成像不能为大血管的检查提供最佳视野,彩超成像对确认相关结果及引导频谱多普勒探查非常重要。故彩色血流成像的优点及不足值得探讨。

彩色多普勒技术是应用于商业设备中的彩色血流成像的重要形式。激活彩色多普勒模式可在彩色框内显示出叠加于 B 超图像之上的血流相关的色彩信息。彩色多普勒可减慢帧频。B 超信息可通过单脉冲获得,而一条扫描线的彩色多普勒信息需通过多重超声脉冲获得。采集多普勒信息所需的脉冲数成为脉冲序列或数据包[11]。一个序列中的脉冲越多,对流速的估计越准确,但消耗的时间越长。因此,色彩模式的开启可降低帧频。

大量彩色选通电路(gate)中的色彩信息记录在彩色框内,这也会降低帧频。在一条扫描线中,频谱多普勒用一个选通电路来采集多普勒频移信息,在多条扫描线中,彩色多普勒用多条彩色选通电路填充彩色框,以显示彩色框内任何位置的彩色血流信息。彩色框的垂直标度是每条扫描线的彩色选通电路的数量,水平标度是扫描线的数量[12]。由于彩色框内所有通路的计算方法相同,所以无论像素内是否应用色彩帧频都会下降。操作者可以选择彩色框的大小,并在一定程度上选择每条扫描线中通道的数量及扫描线的数量。这影响彩色像素的大小,并允许操作者以彩色分辨率换取较高的帧频[13]。

彩色多普勒

若彩色多普勒可快速识别血流信号及引导频谱多普勒的放置,就能为标准 B 型多普勒或频谱多普勒增添明显的优势。如果对其过于依赖,而不把它作为一种辅助手段,彩色多普勒的局限性将干扰诊断且延长了检查时间。彩色多普勒可能会出现以下情况:

- 覆盖 B 超精细的灰度成像,它可能比彩色信息更重要;
- 帧频降低至实时成像以下。如果大部分扫查在 B 型模式下进行,可提高扫查时间,仅在必要时激活彩色模式;
- 可误导缺乏经验的超声操作者。色彩敏感度的调节受主观性、经验基础及特殊设备的影响。很难达到色彩的标准;
- 难以显示血流的存在。从流动的红细胞中接收到的回声信号要比 B 超成像反射的信号弱的多。由于没有足够的信号强度,可能动脉 B 超成像较好,

但彩色或频谱多普勒却未显示好的信号。过度依赖彩色信号的有无,获得的结果可能具有误导性;

- 血管边缘的色彩外溢。彩色像素的大小是变化的,比灰度像素大的多。血管边缘的色彩外溢可能会误以为存在轻度狭窄;
- 在无血流的地方显示出血流信号。当超声波遇到强的反射界面时,可产生镜像混响伪像。是由频谱或彩色多普勒在明亮界面下形成的错误的重叠伪像。当碰到坚硬的钙化表面时,在明亮的静止反射内可出现彩色混响伪像。

对于那些不能识别潜在的陷阱且不会适当调整以获得最佳图像的经验少的超声操作者来说,彩色信息可能会造成严重的困惑。当操作者过分依赖颜色信息,限制自己对灰阶形态和频谱波形信息的识别时,这种困惑尤其明显。然而,若意识到这种局限性,且应用彩色信息来指导检查,则存在明显的优势。优势如下:

- 将脉冲重复频率(PRF)设定在预计的平均速度值,可为管腔提供良好的彩色血流信号。
- 高流速可导致颜色混淆现象,表现为临近像素色调的混合。在混淆区内,色彩混合发生在彩色条比例尺的上方。穿过白色,透过渐变的颜色,出现从浅红到浅蓝的连续色彩的散布。因此,可区分颜色混淆现象与生理性反流。生理性反流造成的临近像素颜色的改变,是穿过黑色而不是白色,出现均匀的渐变的红色到渐变的蓝色。
- 湍流可造成彩色血管杂音。血流紊乱造成血管壁的高频振荡。振动以一种可听见的杂音或明显的震颤形式传导到体表,并且以一种密集的彩色斑点的形式被彩色多普勒收集到,在湍流最明显的动脉管壁上这种斑点散在分布。
- 如果怀疑存在狭窄,则可能伴有杂音或混迭,提高脉冲重复频率可以定位速度最高的位点。当存在严重狭窄或动静脉瘘时,严重狭窄时常发现彩色的热点(hot spot),或动静脉瘘常发现持续的亮点,均提示狭窄处存在连续的顺行血流。这可能是由心脏循环维持的压力下降所造成的,提示狭窄远端压力较舒张压低。
- 彩色信息有助于区分溃疡病变与低回声斑块。为了这个目的,有必要提高空间分辨率高于帧频,以提高取样通道的数量,降低彩色像素的大小。同时建议减低脉冲重复频率、提高滤波器及持续时间。对后者的调整可探查到溃疡部缓慢的血流,同时整个心脏循环中的彩色平滑的填充。

除这些特点以外,彩色血流成像为胸部中央血管的评估提供了完美的辅助形式。大血管的分支解

剖结构相对简单,没有潜在的细小分支,使得动脉狭窄或闭塞远端的评估更加直截了当。

彩超诊断主动脉弓血管病变的临床作用

尽管多普勒超声主动脉弓血管成像存在局限,但它可以协助诊断动脉开口处病变[14]。包括无名动脉、左侧颈总动脉及左侧锁骨下动脉开口处病变。主动脉弓血管的超声评估应包括灰阶图像及多普勒速度波形。灰阶图像可以显示斑块、钙化及血栓。彩色血流镶嵌样图像和频谱波形的改变可以提示在血流动力学上的显著的狭窄[15]。

多普勒超声评估主动脉弓血管时有限的作用包括:

- 血管炎患者的主动脉弓血管开口处受累情况,如多发性大动脉炎;
- 动脉粥样硬化患者主动脉弓血管开口处的狭窄或闭塞;
- 大动脉的急性典型 A 型主动脉夹层,包括主动脉弓血管。
- 头臂静脉狭窄,此类患者可合并多发性硬化。彩超扫查可协助诊断头臂静脉及颈静脉开口处狭窄。

显示主动脉弓发出的双侧血管对于研究血流特征是十分必要的。一条主动脉弓的血流动力学可能受到对侧动脉状况的影响。一侧颈总动脉的严重狭窄或闭塞可导致对侧动脉血流代偿性增快[15]。此类重度狭窄的颈总动脉的阻力指数下降将有助于诊断[16]。该代偿机制的存在可能导致过高估计了开放侧颈动脉狭窄的严重程度。因此,经典的动脉内血管造影成像仍然是明确此类患者动脉狭窄程度的金标准。在本章节中,将会附有动脉造影的图像。

开口处及颈总动脉近段病变

过去多普勒成像着重于病变前、病变处及病变后的情况来确定病变严重程度。但是在血管开口处、狭窄前及狭窄处很难成像,故狭窄后的成像对诊断很有帮助。正常的颈总动脉波形应呈现低阻血流形式,且舒张末期速度大于 0cm/s。颈总动脉的频谱形式是颈内动脉及颈外动脉特征的综合。正常的波形为三相波,中度狭窄为双相波形,而严重狭窄则表现出单相波。颈总动脉的多普勒超声成像可为颈内动脉闭塞提供间接指征。颈总动脉的血流形式可表现为颈内动脉或颈外动脉的特征(高阻或低阻),这取决于血管的开放情况(图 8.8a,b)

目前尚没有明确的指南来定义颈总动脉狭窄严重程度的标准。收缩期峰值流速>125cm/s 提示颈

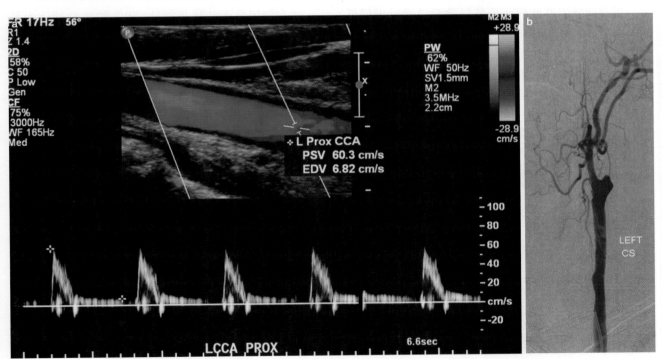

图 8.8 (a)左侧颈总动脉多普勒检查示呈颈外动脉血流图形。该患者左侧颈内动脉闭塞,左侧颈外动脉侧支开放;(b)动脉造影显示左侧颈内动脉完全闭塞,颈外动脉侧支开放

总动脉狭窄>50%（图 8.9a,b）[17]。颈总动脉局限性速度增快伴狭窄后湍流可能提示开口处严重狭窄。B 超成像可显示导致频带增宽的斑块和/或钙化。颈总动脉的严重病变可造成对侧血流速度的增快及舒张末期速度的增快。此类颈总动脉病变可使

颈内动脉的血流量和速度下降,因此低估了狭窄的严重程度。单侧狭窄常由动脉粥样硬化造成,而双侧颈总动脉极重度狭窄时,鉴别诊断应考虑多发性大动脉炎。双侧颈总动脉表现为低血流量信号,可能提示主动脉严重狭窄或心肌功能降低。

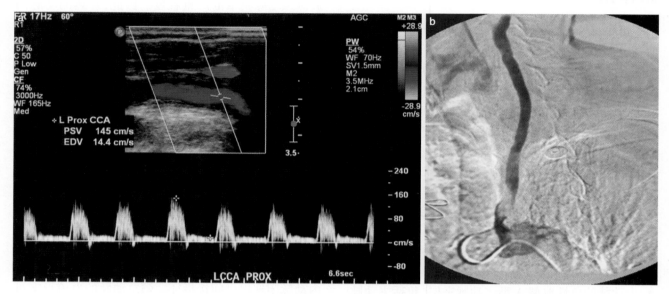

图 8.9　（a）左侧颈总动脉血流速度增快;（b）动脉造影证实左侧颈总动脉重度狭窄

颈总动脉闭塞

颈总动脉闭塞性病变可能导致颈总动脉近段低钝的单相波形、低速度及收缩峰的缓慢升高。这与狭窄后扩张及狭窄后血流紊乱有关。通过颈内动脉成像可证实开口处闭塞。颈内动脉多普勒扫查可见同侧颈总动脉无血流、微弱的舒张期血流或反向的血流[18]。

左侧锁骨下动脉开口处狭窄或闭塞

左侧锁骨下动脉开口处>50% 的狭窄被认为是可引起血流动力学改变的有意义的狭窄。此类狭窄可引起血流速度增快、单相或双相波形及狭窄后血流紊乱（图 8.10a,b）。开口处闭塞可引起低流速圆钝的单相波形。狭窄后闭塞同样伴随着湍流,且灰

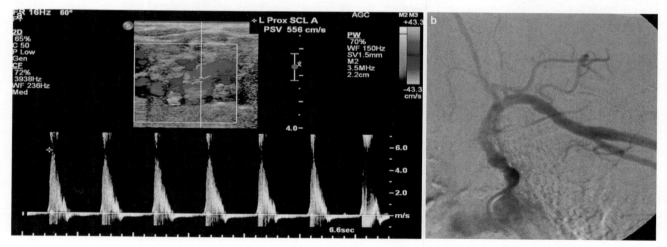

图 8.10　（a）左侧锁骨下动脉近段显示血流速度的增快,伴混淆现象（aliasing）;（b）动脉血管造影证实左侧锁骨下动脉严重狭窄

度值的辅助可能提示血栓的存在。对于左侧锁骨下动脉严重狭窄的患者,进一步行椎动脉成像可见椎动脉血流反向。

普勒超声指征对检查很有帮助。无名动脉重度狭窄可导致锁骨下动脉及颈总动脉的血流速度下降及低钝的单相或双相血流形式(图 8.11a ~ c)。右侧椎动脉也可见血流反向。

无名动脉狭窄或闭塞

无名动脉开口处病变很难成像。但是间接的多

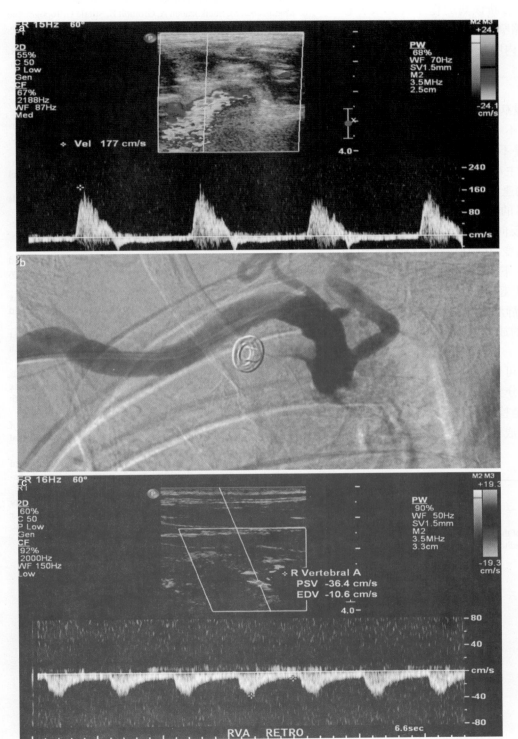

图 8.11　(a)无名动脉严重狭窄或闭塞患者,其锁骨下动脉示五彩镶嵌的血流形式及双相波形;(b)右侧无名动脉造影示无名动脉闭塞;(c)右侧椎动脉示血流反向

累及主动脉弓血管开口处的 A 型主动脉弓夹层

急性主动脉夹层可波及主动脉弓血管开口处导致脑缺血。CT 或 MR 血管造影诊断主动脉弓血管病变的特异性和敏感性均较高。然而，在床边，尤其是在抢救室，彩超扫描诊断该病的作用较局限。彩超可显示真实管腔的缩窄及血流双向分离。还可能发现流速的下降、夹层内膜及可能存在的血栓。

结　论

主动脉弓病变的发病率及临床意义只有经过常规的评估才能被认识。不幸的是，主动脉弓及头臂静脉的胸骨上超声成像并不是标准颈动脉评估常规的组成部分。彩超在评估主动脉弓病变的应用很局限。然而，联合灰阶、多普勒速度及频谱特征的数据，可协助开口处病变及动脉弓的狭窄的诊断。通过颈总动脉血流紊乱、椎动脉血流反向或双臂血压不对称可以帮助识别主动脉弓分支病变。在脑血管超声检查时识别这些病变很重要，以便于下一步进行的导管介入治疗。

头臂静脉的胸骨上超声成像时，检查位置局限于锁骨以上，但对上肢静脉的检查也具有重要意义。在决定中心静脉导管的放置时，超声成像可能起重要作用。

正确的使用彩超，可以明显减少脑血管检查的时间，可能对主动脉弓分支的检查很关键，但检查质量难以检验。超声只是检查的组成部分，对于典型的患者来说，彩色血流成像不是一定要加入最终的检查结果中的。

参考文献

1. Berguer R. Reconstruction of the supraaortic trunks and vertebrobasilar system. In: Moore WS, editor. Vascular surgery: a comprehensive review. 6th ed. Philadelphia: W.B. Saunders Co; 2002. p. 627–42.
2. Tyras DH, Barner HB. Coronary-subclavian steal. Arch Surg. 1977;112:1125–7.
3. Fields WS, Lemak NA. Joint study of extracranial arterial occlusion. Subclavian steal – a review of 168 cases. JAMA. 1972;222:1139–43.
4. Hadjipetrou P, Cox S, Piemonte T, Eisenhauer A. Percutaneous revascularization of atherosclerotic obstruction of aortic arch vessels. J Am Coll Cardiol. 1999;33:1238–45.
5. Hass WK, Fields WS, North RR, et al. Joint study of extracranial arterial occlusion-II: arteriography, techniques, sites, and complications. JAMA. 1968;203:159–64.
6. Khatibzadeh M, Sheikhzadeh A, Gromoll B, Stierle U. Topographic pattern of advanced atherosclerotic lesions in carotid arteries. Cardiology. 1998;89:235–40.
7. Uflacker R. Thoracic aorta and arteries of the trunk. In: Uflacker R, editor. Atlas of vascular anatomy: an angiographic approach. Baltimore: Williams & Wilkins; 1997. p. 143–88.
8. Allen MN. The transthoracic exam. In: Allen MN, editor. Echocardiography. 2nd ed. London: Lippincott, Williams & Wilkins; 1999. p. 181–206.
9. Peters PJ. Echocardiographic evaluation of the aorta in echocardiography. In: Allen MN, editor. Echocardiography. 2nd ed. London: Lippincott, Williams & Wilkins; 1999. p. 599–614.
10. Eisenhauer AC. Subclavian and innominate revascularization: surgical therapy versus catheter-based intervention. Curr Interv Cardiol Rep. 2000;2:101–10.
11. Zagzebski JA. Color Doppler and color flow imaging. In: Essentials of ultrasound physics. St Louis: Mosby; 1996. p. 109–22.
12. Hedrick WR, Hykes DL, Starchman DE. Chapter7, Color-flow imaging in ultrasound physics and instrumentation. 3rd ed. St. Louis: Mosby; 1995. p. 162–77.
13. Miele FR. Doppler. In: Miele FR, editor. Ultrasound physics and instrumentation, vol 2. Miele Enterprises, Lakeland, FL LLC; Forney, TX; 2003. p. 7–28.
14. Gorican K, Chochola M, Varejka P, Bartůněk P. Value of duplex ultrasound examination of the proximal part of the common carotid artery. Cas Lek Cesk. 2005;144 Suppl 1:27–9.
15. Mitchell EL, Moneta GL. Chapter 9, Ultrasound assessment of carotid stenosis. In: Introduction to vascular ultrasonography. 5th ed. Philadelphia: Elsevier Saunders; 2004. p. 172–87.
16. Fugitani RM, Mills JL, Wang LM, Taylor SM. The effect of unilateral internal carotid arterial occlusion upon contra lateral duplex study: criteria for accurate interpretation. J Vasc Surg. 1992;16:459–67; discussion 467–8.
17. Shakeri AB, Zarrintan S, Shakeri-Bavil M. The diagnostic value of the resistivity index of the common carotid arteries in severe internal carotid artery stenosis. Folia Morphol (Warsz). 2008;67(3):175–8.
18. Roederer GO, Langlois YE, Jager KA, et al. A simple spectral parameter for accurate classification of severe carotid artery disease. Bruit. 1989;3:174–8.
19. Talbot SR, Zwibel WJ. Chapter16, Assessment of upper extremity arterial occlusive disease. In: Introduction to vascular ultrasonography. 5th ed. Philadelphia: Elsevier Saunders; 2004. p. 297–323.

第 9 章
椎动脉超声

Jessica Kepplinger, Kristian Barlinn, and Andrei V. Alexandrov

摘 要

我们对椎-基底动脉缺血机制的理解和诊断能力较前循环血管相比是较欠缺的。对后循环病变诊断标准的研究较少,而且与颈动脉检查相比椎动脉超声缺少具体的精确参数。椎动脉颅外段的超声检查是一种经济并广泛使用的筛查方法(作为颈动脉超声检查不可或缺的部分),用来诊断动脉粥样硬化性疾病及各种其他的调查结果,同时也为更昂贵或有创性诊断评估确定候选人,此外,在急诊室椎动脉超声检查可以帮助确定缺血性中风的致病机制,并指导卒中患者尽早采用针对致病机制的治疗或预防。对于脑卒中和短暂性脑缺血发作的患者,椎动脉颅外段彩超检查应结合经颅多普勒检查。本章的目的是描述椎动脉超声检查的方法,阐明实践标准,以及患者管理的相关性调查结果。

关键词

椎动脉超声检查、急性中风、脑缺血、无创性血管成像

引言

椎-基底动脉系统供给全脑约 20% 的血流量,是急性缺血性脑卒中的常见部位,仅次于颈动脉循环[1]。我们对椎-基底动脉缺血机制的理解和诊断能力较前循环血管相比是较欠缺的。对后循环病变诊断标准的有效研究较少,并且与颈动脉检查相比椎动脉超声通常缺少具体的精确参数[2-18]。尽管如此,椎动脉的检查是颈动脉多普勒检查中一个必需的组成部分,椎动脉的末端和基底动脉联合处是完整经颅多普勒检查(TCD)检查中不可分割的一部分(见第 10 章)。

椎动脉颅外段的超声检查是一种经济并广泛使用的筛查动脉粥样硬化性疾病及各种其他病理变化的方法(作为颈动脉多普勒检查不可或缺的部分),

并且对是否需要进一步行较昂贵或有创性的诊断检查进行评估。颅外超声能够将正常的动脉从病变的中辨别出来,能够检测出所有类型的狭窄、定位疾病发展的过程包括闭塞,探测疾病的进展,确定脑栓塞可能的来源和评估侧支循环来维持脑血流量。此外,在急诊室椎动脉超声检查可以帮助确定缺血性中风的致病机制,可引导卒中患者尽早进行针对致病机制的治疗或预防。

由于颈椎横突部的遮挡以及椎动脉起源位置较深,所以椎动脉超声对椎动脉是节段性的评估。要掌握脑血管超声,既要求有解剖学,心血管生理学、神经系统生理学、血流动力学的知识,又要了解各种脑血管疾病的病理变化,还要有仪器和超声的物理基础。

本章的目的是描述椎动脉超声检查的方法,判断标准以及与患者管理之间的联系。一个技术娴熟

的超声医师使用便携式超声仪进行快速床旁评估是一个非常好的筛查试验,能对患者管理产生直接影响,与其他影像方法相比既节省时间又降低成本。

椎-基底动脉系统的解剖

为了掌握血管超声,依据探头所放置位置,对所检查血管进行三维立体的思考是必要的。想象该动脉段在血管造影片上的样子会有助于判断血管[19]。因此,我们强烈鼓励学习和通晓脑血管造影检查,因为血管造影是评估超声检查准确性的金标准。

椎动脉分为四段,其中 V0 ~ V3 代表颅外部分,而 V4 构成了颅内部分。有趣的是,大约 75% 的人群两侧椎动脉不对称,一侧占优势,而在大约 15% 的人群中,其中一侧椎动脉直径不足 2mm(为发育不全的椎动脉)[20]。V0 段是椎动脉的起源,它通常由双侧锁骨下动脉垂直发出(右侧椎动脉也可以直接起源于头臂干动脉)。V1 段行走于椎骨的前方,并于第 5、第 6 椎间隙段入颈椎横突孔。V2 段行于颈椎横突孔内,终止于枢椎穿出处(通常为 C1 段水平),V3 段进入椎管,V4 段行走于颅内并与对称椎动脉汇合形成基底动脉。基底动脉全长约 3cm,其终点分为双侧大脑后动脉,从而形成 Wills 环的后部。(图 9.1)

颅外多普勒超声检查技术和扫描方案(protcol)

颅外多普勒超声用于对椎动脉的颈段(V2)、近段及起始段(V0/V1)及颈部最远端枕段(V3)的评估。通常采用频率范围在 4 ~ 7MHz 的线阵探头,用 B 模式优化灰阶图像,把动态范围设置在

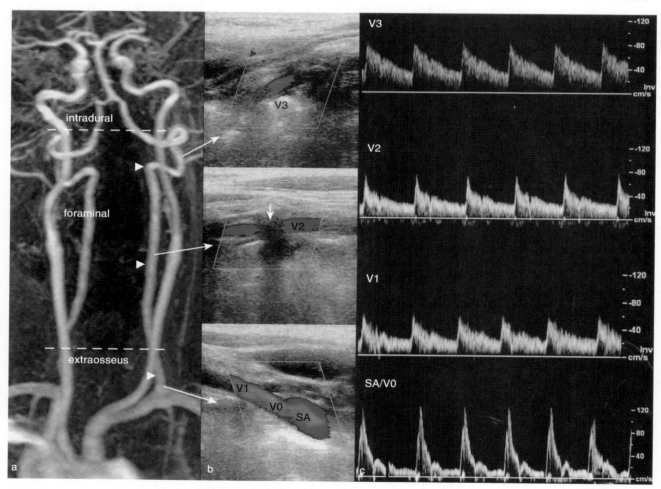

图 9.1 (a)颈动脉核磁共振造影三维、旋转的重组图像。箭头指的是右侧椎动脉;(b)椎动脉彩色血流的纵断面,注意椎动脉 V2 段,在横突后的声影区(小箭头所示);(c)每段椎动脉频谱特征的多普勒描述。注意椎动脉起始处相对远段呈高阻力血流频谱改变,是由于临近锁骨下动脉(SA)所致(图 9.1 和图 9.2)。当彩色血流图像或能量血流图像很难获得时,仍然可以在二维模式条件下,于椎骨之间进行频谱检测

40 ~ 50 分贝,并根据所检查椎动脉的深度酌情调节时间增益补偿(TGC)。B 模式图像有助于测量椎动脉的直径(通常是 3 ~ 4mm),也可以探测到动脉粥样硬化斑块、腔内血栓、甚至在动脉夹层时能检测到双腔。但是,这些发现在颈动脉疾病患者中没有那么普遍。

纵向层面的影像

患者仰卧位,使颈部处于伸展状态。查找椎动脉,首先将探头置于胸锁乳突肌前方,在二维灰阶模式下,找到颈总动脉的轴位图像,然后滑动探头逐渐转向后位,因为椎动脉通过颈椎横突部(声影),将得到椎动脉 V2 段一个或多个节段的阶段性图像(图 9.1)。椎动脉血流方向与颈总动脉相同,沿 V2 段向下观察椎动脉的近段,将探头置于锁骨的上方,可得到椎骨前的椎动脉部分和自锁骨下动脉(SA)发出的椎动脉起始处影像。重点检查这部分,是因为 V0/V1 段是动脉粥样硬化疾病最常累及的位置。最后,沿椎动脉 V2 段向远段扫查,尽量看到枢椎处 V3 段。然而,直接评估 V3 段技术上很困难,诊断这个水平的椎动脉闭塞主要是基于其近端或远端的彩色血流及多普超声结果间接反映的。

彩超血流动力学评价

通过设置血流标尺,为血管估测流速选择适当重复的脉冲频率(PRF),正常成人动脉的收缩期峰值流速范围,通常是 40 ~ 50cm/s,彩色栏的零基线频率范围多数设定在约 2/3 处,大多把朝向探头方向设为红色。调整标尺,是为了避免血管在低重复脉冲频率条件下引起的收缩期混叠效应或在高脉冲重复脉冲频率情况下引起的舒张期血流缺失。

检查前,应将彩色血流或功率的增益强度调整到一个最佳水平,要使彩色血流充盈整个管腔,但色彩不外溢,所有的彩色图像都应该按这个标准评估。在血流速度很慢或考虑闭塞的情况下,调大增益强度,有利于显示出可能存在所有血流,例如,完全闭塞或严重狭窄的周边血流。

彩色多普勒取样框的大小应该覆盖整个血管直径,并且覆盖长度范围至少为 1 ~ 2cm,但是宽大的彩色多普勒取样框将会降低成像系统的帧速率和分辨率。另外还要根据血管的走行方向,选择一个适当的彩色取样框的角度。

血流动力学的频谱评价

显示椎动脉的二维纵轴图像时,可用彩色血流图像引导多普勒检查。检查时,首先选取 1.5mm 的取样容积,并将取样框置于动脉中央。同时保持取样容积角度与血流方向相同,多普勒取样线的偏转角度要低于或小于 60 度角。调节多普勒的功率和增益进而优化信号质量。扫查不同椎间隙的椎动脉。另外观察椎动脉近端、椎间隙段和远端不同区域具备不同频谱形态的特征,定位椎动脉的起源或近端部分。记录血流模式,注意血流方向,连续扫描椎动脉的全程,并根据颈段椎动脉的走向调整彩色取样框和多普勒取样线的角度。

应提供下列信息

1. 每段椎动脉的最高收缩期峰值流速。
2. 每段椎动脉的最高舒张末期速度。
3. 每段椎动脉的血流方向。
4. 每段椎动脉多普勒频谱形态。
5. 视图显示椎动脉走行位置的异常。

改善精确度的提示

1. 坚持遵循标准的扫描原则。
2. 必须进行每段椎动脉的全面完整检查。
3. 各段椎动脉的血流速度。
4. 使用多层面扫描。
5. 二维、彩色和频谱信息进行优化。
6. 记录或创建一个关于整个研究数字的文件,包括录音。
7. 选用最高频率获得高分辨率成像。
8. 考虑任何可能会影响速度的临床条件或药物。
9. 保证左、右椎动脉数据的完整性。
10. 当结果不确定时,不要犹豫承认这种不确定性,应列出检查受限的所有原因。
11. 尽可能地扩大颅内血管的超声检查范围(见 10 章)。

临床适应证和椎动脉超声检查的诊断标准

在下面,我们描述了常规临床实践中,椎动脉超声检查的临床适应证。具体的诊断标准来自于以往的研究和我们自己的经验(图9.1)。

动脉粥样硬化性疾病

颅外段椎动脉的动脉粥样硬化性疾病,引起了对后循环缺血越来越多的认识,往往更多发生在椎动脉的近段。

在诊断椎动脉颅外段不同程度动脉粥样硬化性疾病时,与颈动脉系统相比,椎动脉的检查缺少完善的分级标[2-18]。

椎动脉的正常收缩期的峰值流速范围在40～50cm/s之间。然而,由于椎动脉先天解剖变异较多,血流速度的范围较宽,从而误导检查结果,引发不正确判断。例如,非优势(即先天发育不全侧)的椎动脉和闭塞近段或远段的收缩期血流速度均可以

低于10cm/s,但可通过搏动指数与频谱形态的异常改变提供潜在机制的线索。(如,先天发育不全的椎动脉或在临近椎动脉闭塞处表现为搏动指数增高,而在椎动脉闭塞的远段表现为搏动指数减低),病变处(1～2cm)血流速度明显增快(通常≥100cm/s)。对椎动脉中段直径减少超过50%的狭窄可以作为直接的诊断征象(图9.2),然而,狭窄处血流速度应相对健侧相同部位至少增快一倍(狭窄段与狭窄前或狭窄后的比率≥2),此外,谐波现象或音乐性杂音"鸥鸣音"的湍流,也是血管重度狭窄的诊断征象。

双侧椎动脉在超声检查中不仅提供一部分直接信息,也提供关于病变处近段和远段的间接信息。狭窄近段可以通过"慢波"和"小慢波"发现远段狭窄。小慢波代表低振幅,而慢波指的是缓慢的收缩加速。如果椎动脉无血流,超声可直接显示,但区分发育不全时可能有些困难。舒张末期消失的高阻力

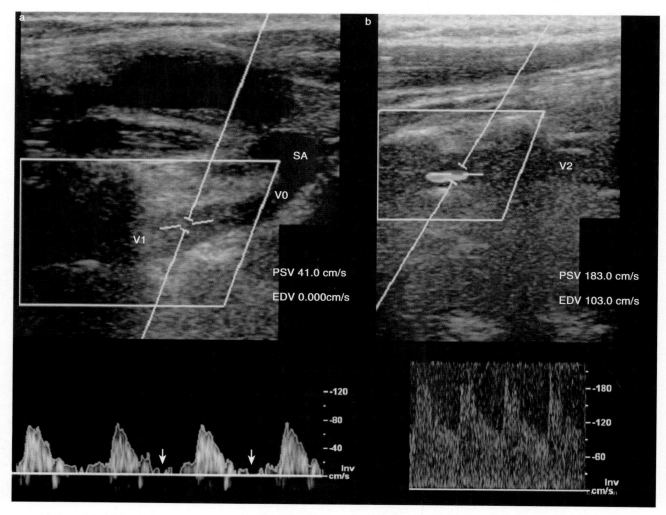

图9.2　两个病例:(a)椎动脉的近段为高阻力血流频谱改变,表明远段严重受阻,该病例为椎动脉粥样硬化性闭塞的患者,需要注意的是超声表现为舒张期血流消失(箭头所示频谱);(b)椎动脉夹层(造影证实)所致严重狭窄处血流速度明显增加(C4、C5水平),注意彩色图像的混叠伪影

血流频谱改变,通常提示椎动脉远段闭塞(图 9.2)。椎动脉闭塞可以是完全的、不完全的、节段性的,后者,椎动脉可有较好的血流,有良好的收缩期加速度和舒张期,可发现闭塞远段由于肌间侧支血管供血,使椎动脉的病变不易诊断。关于椎动脉闭塞的诊断标准(见表 9.1)。

表 9.1 椎动脉的超声诊断标准

诊断标准	二维灰阶图像	彩色图像	频谱显示
≥50% 狭窄	血管壁结构性病变(例如,血管壁增厚和斑块形成)时,超声能够直接观察到	管腔狭窄时,病灶的近段舒张期血流消失 加彩色可见管腔狭窄混叠假象(适当的重复脉冲频率值)	病灶处收缩期流速增加(通常 ≥100cm/s)、狭窄段和狭窄远段的比值 PSR≥2 杂音(湍流),狭窄的频谱 间接指征如狭窄前、后异常搏动或波形
闭塞	血管内为低回声(急性或亚急性闭塞)	血管闭塞,血流信号消失	血管闭塞处血流信号消失或仅有极小的多普勒信号(可出现收缩期小尖波)
	血管内为高回声(慢性闭塞)	病变近段舒张期血流信号消失	狭窄前、后的间接指征(搏动指数或波形改变)
节段性闭塞	血管内为低回声(急性或亚急性闭塞)	闭塞处无血流信号	病变前、后可见低阻力的正向血流频谱
	血管内为高回声(慢性闭塞)	病灶近段舒张期血流消失可见远段椎动脉	心脏收缩时,病变远端收缩期上行的血流频谱延迟
非优势椎动脉	非优势椎动脉血管内径相对减小	血管管径相对减小,血流速度相对减低	细小侧椎动脉的血流速度可低于对侧的 20%,甚至更多* 通常搏动指数范围(PI 0.6-1.1)*
发育不全的椎动脉	发育不全侧血管内径相对健侧减少一半	血管管径相对减小,血流速度相对减低	发育不良侧椎动脉血流速度降低(收缩期流速<40cm/s)* 搏动指数相对增高(PI≥1.2)*
动脉夹层	血管壁不规整(直接可视)	血流信号缺失(完全闭塞)	闭塞处多普勒信号消失或极弱小(可出现收缩期小尖波)
	内膜悬浮管腔内(直接可视)	血管的管腔内可见双向血流	部分残余的血流呈低流速、高阻力血流沿真腔破裂处流入扩大分离的假腔内
	双腔/壁内血肿(直接可视)	双向的血流信号(双腔)	病变处局部收缩期血流速度明显增快(通常 ≥100cm/s),且 PSR≥2
	假性动脉瘤(直接可视)	病变近段舒张期消失(按血流动力学提示闭塞)	杂音(湍流)、病变处狭窄频谱狭窄前、后的间接指征(搏动指数或波形改变)
锁骨下动脉盗血	二维灰阶图像正常	彩色血流信号正常交替彩色血流信号反向的血流信号	血流方向正常 血流流减少,但不完全逆流,仅表现为收缩期倒转而舒张期方向正常的交替血流 整个心动周期血流完全逆转

* 这些诊断标准仅用在我们自己的血管研究室(未发表)

动脉夹层

动脉夹层是年轻人中风的一种常见的原因,椎动脉与颈动脉相比发病率低。在二维灰阶模式下,不同于不规则血管壁的超声表现(很少能看到随心动周期摆动的内膜),严重狭窄导致血流速度明显增快或管壁内血肿所致的闭塞(如图 9.2)。由于椎动脉闭塞最常见的位置是 V3 段,但受声波作用这段病变比较难测,只能通过闭塞前血流间接判断(动脉夹层的近段为舒张期消失的高阻力血流频谱改变)。此外,在夹层的远段血管,TCD 通过可检测到血管狭窄、闭塞后的血流频谱改变或颅内监测到栓子信号,这些都有助于确定夹层的诊断。进一步,我们应该考虑夹层是自发还是外伤所致[6,12,14,16,18]

锁骨下动脉盗血

锁骨下动脉盗血是指一侧锁骨下动脉发出椎动脉之前重度狭窄或闭塞引起的同侧椎动脉血流逆转的血流动力学现象[22-26]。它通常是动脉粥样硬化性疾病,但很少导致脑血管事件。当出现后循环缺血症状时,这种现象被称为"锁骨下盗血综合征。"通过几种波形描述显示锁骨下动脉盗血的不同等级(图 9.3);所谓的小兔(bunny rubbit)波形提示潜在型盗血(大约对应锁骨下动脉狭窄≥50%),呈现为两个收缩峰,即第一个高峰后血流速度急剧下降,出现圆形的第二峰。双向波形表现为收缩期血流逆转,流向手臂;舒张期正向,流向脑(红蓝交替血流信号),双向波形是提示锁骨下动脉病变的血

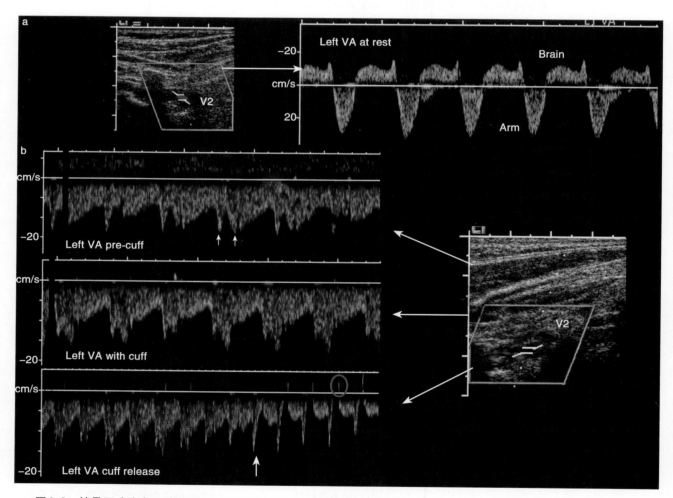

图 9.3 锁骨下动脉盗血,椎间隙段椎动脉频谱形态改变的病例。(a)安静状态下为双向交替血流信号,收缩期血流反向(流向前臂),舒张期血流正向(流向脑);(b)使用血压计袖带加压充气进行束臂试验,锁骨下动脉诱发潜在的盗血。左侧椎动脉呈现两个收缩峰,在第一个高峰后血流速度急剧下降,出现圆形的第二峰("小兔"波形,如小箭头所示)。大箭头所示,对血压计袖带进行充气加压前后,左侧椎动脉收缩期血流的变化(注意频谱形态的改变)。红圈所示,松开袖带放气减压后,所诱发的收缩期血流逆转程度的加剧

流动力学特征。当一侧锁骨下动脉闭塞或接近闭塞时,将引起的同侧椎动脉血流方向或波形的完全逆转。值得注意的是,另一个主要发现,除了上述的异常血流多普勒特征,还可以通过双臂之间的血压相差≥20mmHg 的特点为锁骨下动脉盗血提供诊断依据。

如果患者休息时,未显示盗血频谱的特征,可以通过束臂试验,诱发血流逆转。方法是使用血压计袖带加压充气至收缩期以上,并同时嘱患者患肢反复用力打开和关闭拳头(维持约 1~1.5 分钟),然后迅速松开袖带放气减压,这将引起手臂充血,并在短时间内诱发椎动脉潜在的盗血现象,仔细观察束臂试验前、后多普勒频谱的变化。

详述关于我们检查中心用经颅多普勒超声检查颅外段血管的适应证

1. 在我们检查中心,对颅内段前、后循环动脉的经颅多普勒超声检查,已作为所有中风和短暂性脑缺血发作的患者在血管成像检查工作中必须进行的一项检测手段。

2. 患者出现后循环症状时,需要做经颅多普勒超声,除外颅内段椎-基底动脉狭窄。

3. 如果怀疑是动脉夹层时,需要进行经颅多普勒超声和血管造影成像的检查,尽可能的评估颅内侧支循环的情况。

4. 对于复发或者症状不稳定的患者,需要对椎动脉狭窄或夹层的远段进行微栓子监测。

5. 对椎动脉狭窄或闭塞远段颅内侧支循环的血流动力学进行评估。通常一侧椎动脉发生病变时,基底动脉血流速度不受影响,但除外病变发生在双侧椎动脉交汇处或者一侧椎动脉先天发育不良合并对侧椎动脉完全盗血的情况。

6. 一侧椎动脉的颅外段呈高阻力血流频谱改变(舒张期消失),提示颅内段的椎-基底动脉存在闭塞或极重度狭窄。

7. 椎-基底动脉血管舒缩反应的量化标准对颅外段椎动脉狭窄的判断具有重要的意义(后循环屏气指数值的标准尚未验证)。

结　论

我们总结了具体的椎动脉超声检查的临床适应证和期望的超声结果,为临床医生和超声检查者提供参考。同时也使第三方支付者进一步了解椎动脉检查在诊断和管理决策方面的临床价值和潜在的影响力(表 9.2)

表 9.2　椎动脉超声检查的临床适应证和预期成果

临床适应证	具体的适应证	期望的结果
缺血性中风或短暂性脑缺血发作	已做头部 CT 或核磁的急性或亚急性缺血症状的患者	椎动脉超声检查可发现椎动脉颅外段的闭塞,进而解释椎动脉起始处病变的症状,特别是对 CT 或 MRI 检查受限的病例(在做血管成像的同时颈部超声和经颅多普勒超声也是不可或缺的检查项目),椎动脉超声检查可帮助患者确定是否有必要行再灌注治疗,并且明确急性发病的机制(动脉粥样硬化疾病与夹层等)。即使患者有明确的前循环症状,椎动脉超声检查仍可以检测到如动脉盗血现象或椎动脉狭窄,这表明,多条血管的动脉粥样硬化,有助于对患者的合理治疗
缺血性中风或短暂性脑缺血发作	已做头部 CT 或核磁的急性或亚急性后循环缺血症状的患者	椎动脉超声检查有助于确定中风发病机制(如椎基底动脉粥样硬化狭窄、血栓形成或夹层),从而确定卒中病因诊断及二级预防治疗
症状符合椎基底动脉供血不足、晕厥发作或内耳前庭迷路的病症	患者出现眩晕,走路不稳,摔倒,运动不协调等症状时,需要进行血管评估,进而鉴别是椎-基底动脉所致的短暂性脑缺血发作还是心源性所致全身血流动力学改变,或是内耳迷路损伤的问题	椎动脉的超声检查可以识别锁骨下动脉盗血的不同分级(隐匿、不完全、完全)或椎基底动脉系统的重度狭窄。椎动脉超声检查结果也将有助于了解这些症状的病因
缺血性中风或短暂性脑缺血发作	后续随访	椎动脉的超声廉价、无创并方便随访,可以在椎动脉颅外段的狭窄处测量血流速度,并判断狭窄程度的进展还是好转

参考文献

1. Savitz SI, Caplan LR. Vertebrobasilar disease. N Engl J Med. 2005;352:2618–26.
2. Ringelstein EB, Zeumer H, Hündgen R, Meya U. Angiologic and prognostic evaluation of brain stem injuries. Clinical, doppler-sonographic and neuroradiological findings. Dtsch Med Wochenschr. 1983;108(43):1625–31.
3. Davis PC, Nilsen B, Braun IF, Hoffman Jr JC. A prospective comparison of duplex sonography vs angiography of the vertebral arteries. AJNR Am J Neuroradiol. 1986;7(6):1059–64.
4. Touboul PJ, Bousser MG, LaPlane D, Castaigne P. Duplex scanning of normal vertebral arteries. Stroke. 1986;17(5):921–3.
5. Winter R, Biedert S, Staudacher T, Betz H, Reuther R. Vertebral artery Doppler sonography. Eur Arch Psychiatry Neurol Sci. 1987;237(1):21–8.
6. Touboul PJ, Mas JL, Bousser MG, Laplane D. Duplex scanning in extracranial vertebral artery dissection. Stroke. 1988;19(1):116–21.
7. De Bray JM, Blard JM, Tachot C, Ledemeney M, Davinroy M. Transcranial Doppler ultrasonic examination in vertebro-basilar circulatory pathology. J Mal Vasc. 1989;14(3):202–5.
8. Delcker A, Diener HC. The value of color duplex for sonography of the vertebral artery. Vasa Suppl. 1991;33:204–5.
9. Bartels E. Duplex sonography of the vertebral arteries. 2. Clinical application. Ultraschall Med. 1991;12(2):63–9.
10. Schneider PA, Rossman ME, Bernstein EF, et al. Noninvasive evaluation of vertebrobasilar insufficiency. J Ultrasound Med. 1991;10(7):373–9.
11. Bartels E, Fuchs HH, Flügel KA. Duplex ultrasonography of vertebral arteries: examination, technique, normal values, and clinical applications. Angiology. 1992;43(3 Pt 1):169–80.
12. Sturzenegger M, Mattle HP, Rivoir A, Rihs F, Schmid C. Ultrasound findings in spontaneous extracranial vertebral artery dissection. Stroke. 1993;24(12):1910–21.
13. Delcker A, Diener HC, Timmann D, Faustmann P. The role of ver-tebral and internal carotid artery disease in the pathogenesis of vertebrobasilar transient ischemic attacks. Eur Arch Psychiatry Clin Neurosci. 1993;242(4):179–83.
14. Bartels E, Flügel KA. Evaluation of extracranial vertebral artery dissection with duplex color-flow imaging. Stroke. 1996;27(2):290–5.
15. de Bray JM, Missoum A, Dubas F, Emile J, Lhoste P. Detection of vertebrobasilar intracranial stenoses: transcranial Doppler sonography versus angiography. J Ultrasound Med. 1997;16(3):213–8.
16. de Bray JM, Penisson-Besnier I, Dubas F, Emile J. Extracranial and intracranial vertebrobasilar dissections: diagnosis and prognosis. J Neurol Neurosurg Psychiatry. 1997;63(1):46–51.
17. de Bray JM, Pasco A, Tranquart F, et al. Accuracy of color-Doppler in the quantification of proximal vertebral artery stenoses. Cerebrovasc Dis. 2001;11(4):335–40.
18. Droste DW, Junker K, Stögbauer F, et al. Clinically silent circulating microemboli in 20 patients with carotid or vertebral artery dissection. Cerebrovasc Dis. 2001;12(3):181–5.
19. Krayenbuehl H, Yasargil MG. Cerebral angiography. 2nd ed. Stuttgart: Thieme; 1982.
20. Cloud GC, Markus HS. Diagnosis and management of vertebral artery stenosis. QJM. 2003;96(1):27–54.
21. Bartels E. Color-coded duplex ultrasonography of the cerebral arteries: atlas and manual. Stuttgart: Schattauer; 1999.
22. Grossman BL, Brisman R, Wood EH. Ultrasound and the subclavian steal syndrome. Radiology. 1970;94(1):1–6.
23. von Reutern GM, Büdingen HJ. Doppler sonographic study of the vertebral artery in subclavian steal syndrome. Dtsch Med Wochenschr. 1977;102(4):140–1.
24. Reutern GM, Büdingen HJ, Freund HJ. The diagnosis of obstructions of the vertebral and subclavian arteries by means of directional Doppler sonography. Arch Psychiatr Nervenkr. 1976;222(2–3):209–22.
25. Klingelhöfer J, Conrad B, Benecke R, Frank B. Transcranial Doppler ultrasonography of carotid-basilar collateral circulation in subclavian steal. Stroke. 1988;19(8):1036–42.
26. Walker DW, Acker JD, Cole CA. Subclavian steal syndrome detected with duplex pulsed Doppler sonography. AJNR Am J Neuroradiol. 1982;3(6):615–8.

第 10 章
经颅多普勒超声

Kristian Barlinn and Andrei V. Alexandrov

摘 要

经颅多普勒超声(TCD)是一种无创的、廉价的血管检查,它可不增加患者风险和费用的前提下,为多种临床诊断提供实时的血流信息,这是其他检查所无法做到的。TCD 还可以通过了解脑血管情况和围术期或术中监测的结果,提供诊断以及对预后的信息,能够更好地为患者确定进一步的治疗策略。在本章节,我们将完整的描述 TCD 的性能,同时建立 TCD 的临床适应证、具体的诊断标准以及 TCD 对脑血管患者预后的评估。

关键词

无创的血管检查、经颅多普勒超声、急性脑卒中、局部脑缺血、蛛网膜下出血

经颅多普勒超声原理

1982 年,挪威学者 Rune Aaslid 及其同事率先利用经颅多普勒超声仪(TCD)透过完整的头骨检测到 Willis 环主要分支动脉的血流速度。通常,低发射频率(2.0MHz)的声波可以穿透颅骨较薄的部位,然后通过 TCD 检测到反射回来的信号。计算反射回声频移的多普勒公式为 $f_D = 2f_0 v \cos\theta/(c-\cos\theta)$,$f_D$ 是多普勒频移,f_0 是发射频率,v 是移动红细胞速度,θ 是多普勒超声束与血流方向的夹角,c 超声在组织中的传播速度。TCD 检测颅底脑血管时,当声束与血流之间的夹角假定为零度($\cos 0° = 1$)时,人体软组织平均声速的数值是 1540m/s。为了计算颅底动脉血流速度,我们需要重新调整多普勒方程:$v(cm/s) = 77 f_D(kHz)/f_0(MHz)$,77 这个系数可以有效地换算括号内所标注的频率和速度的单位。

经颅多普勒超声的检测深度是指相对探头的位置,血流方向是指检测血管血流相对探头发出超声束的方向。探测深度在检查过程中需要不断调节:当扫描深度增加时,脉冲重频相应减少。当血流方向朝向探头时(即超声束和血流方向之间的角度应小于90°),其接受频率大于发射频率。当超声束与血流方向的夹角为90°时,我们不会检测到理想的多普勒信号。当动脉血流方向是背向探头时(即角度>90°),接受频率小于发射频率,因此,多普勒频移的正负值与血流方向是相对应的。

能量模式多普勒(M-模)

M-模作为 TCD 的一项新技术,它利用 33 个叠加的数码在多普勒仪的 M-模下显示多普勒信号的强度,即这些彩色编码能显示出血流的方向性和多普勒信号的强度,还可以在探头固定时检测到大于 6cm 的颅内空间[2]。在 M-模中,颜色越明亮的部位反映的血流信号越强,因此,这个"线路图"可作为获得完整血管信息的指南。这个"线路图"不仅可以帮助我们快速找到声窗的位置,有利于栓子监测,

还方便 TCD 诊断,有利于找到可能存在血管急性闭塞的动脉段。此外,M-模血流图形或血流特征有它们自己的诊断意义,通过这些血流的变化可以实时观察到更多颅内血管。

应。然而,通过 TCCD 对颅内病变的检测和分级仍缺乏有效的诊断标准。虽然 TCCD 提供了很多个超声技术方法,但是缺乏角度调整的单通道多普勒频谱检测仍为 TCCD 最主要的诊断方法。

经颅彩色多普勒超声(TCCD)

经颅彩色多普勒超声(TCCD)的操作,选用 2 ~ 3.5MHz 频率的相控阵换能探头和 4MHz 频率的探头。它提供的二维影像不仅可以形象观察到颅内的解剖标志,还可以通过这些解剖标志和空间关系识别颅内动脉系统[3-7]。尤其当血管走行迂曲且远段损伤时,TCCD 检测可发挥重要的作用,例如:TCCS 可以很好观察到动脉分支,还可以区分左、右椎动脉的远端,同时确认基底动脉。TCCS 通过彩色血流成像和湍流的状态提示血管的狭窄或闭塞。个别情况下,TCCS 可以观察到动静脉畸形[8]或大动脉瘤。在床头,TCCS 的二维超声成像还可以实时观察到大脑中动脉区梗死的中线位移[9]或脑出血血肿的占位效

检查方法

超声检查有四个检测声窗:颞窗、眼窗、枕窗和下颌窗(图 10.1 和图 10.2)[10]。通过颞窗可以观察到大脑中动脉(MCA)、大脑前动脉(ACA)、大脑后动脉(PCA)和前交通动脉。通过眼窗可以观察眼动脉(OA)和颈内动脉(ICA)虹吸段[1,2,10-12]。在枕窗可以通过枕骨大孔观察到椎动脉(VA)远段和基底动脉(BA)。在下颌窗可以获得 ICA 入颅后的流速。为了快速寻找到窗位和所要检测的动脉,在检查开始可将功率和取样容积设置最大(即功率 100%,取样容积 15mm;如果使用 TCD 的 M-模式时,使用最小的取样容积为 3mm)。最终,确定并储存所探测到的最高血流速度及异常血流频谱。

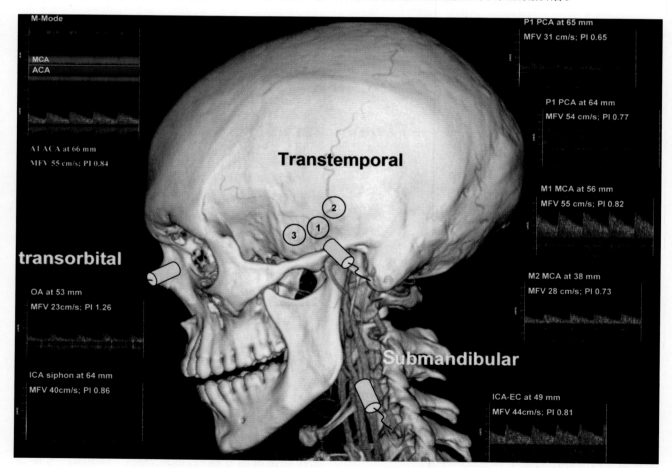

图 10.1 CT 三维血管造影显示了经颅多普勒超声检查的声窗位置,但枕窗除外。在图中,中窗(1),后窗(2)和前窗(3)为颞弓上方放置探头的具体部位。通常,可通过这些声窗获得颅内动脉的血流频谱

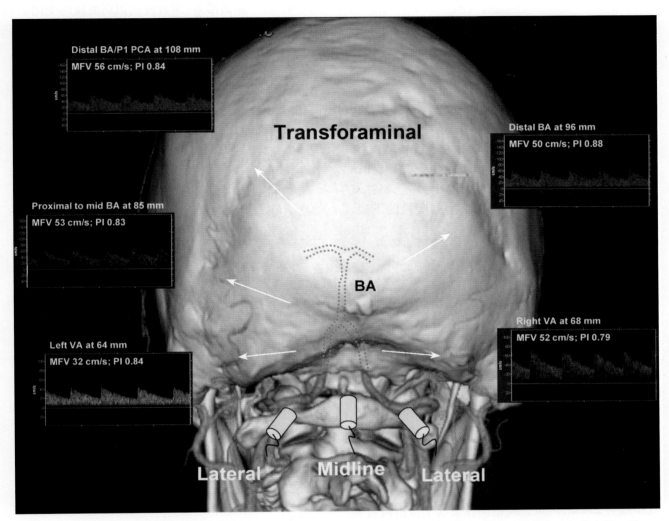

图 10.2　三维 CT 血管造影图像显示的是相对于枕骨大孔窗检测到的图中用虚线标示的 **VA** 远段和 **BA** 的全程。通过这些方法显示关于超声检查 VA 时探头的位置(中间和两侧)。最终可获得 VA 远段和 BA 多普勒频谱

经颞窗操作步骤

1. 首先将检测深度设置在 50mm 处(为 MCA M1 段的中点)。将探头置于颞弓上方,角度略向上,指向对侧耳朵或对侧颞窗方向。注意观察所探测到的血流信号,同时要避免角度过于向前或向后。当找到类似 MCA(低阻力波形)血流信号后,应继续向前探查。最终储存该深度的最高流速。

2. 沿着血流信号逐渐减小检测深度,直到血流信号消失(30～40mm),即 MCA M2 段。并储存所观察到异常血流信号(该深度要注意避开脑膜动脉)。然后再将深度由浅逐渐加深,回到 MCA M1 段的中点。

3. 沿着 MCA M1 段主干向其起源逐渐加深到 60～70mm(通常该深度为 ICA 终末段)。当深度加深至 65mm 处,可探及到 ICA 终末段分叉处,并同时获得 MCA M1 段起始处和背离探头方向的 ACA A1 段。存储该分叉处的双向血流信号。

4. 沿 ACA A1 段血流信号,深度由浅逐渐加深,范围 70～75mm。并在 70mm 深度存储 ACA A1 段远端血流信号。

5. 通常深度在 60～65mm 处,于 ICA 分叉处略向下或略向后,即可获得 ICA 的终末段血流信号。储存探测到的异常血流频谱。

6. 回到 ICA 终末段的分叉处并把探头慢慢地向后旋转 10°～30°(通常这是 ICA 终末段的分叉处和 PCA 之间的血流信号空白区)。在深度 55～75mm 之间可获得朝向探头方向 PCA 的 PI 段和背离探头方向的 P2 段血流信号。储存检测到的 PCA 最高流速。

经眼窗的操作步骤

1. 将探头的发射功率减低至最小(17mW)或声波强度的 10%。深度设置在 50~52mm 范围,并探头放置于眼睑上,调整声束角度向中线倾斜。获得眼动脉远端的血流方向和频谱形态(冲向探头方向的高阻力血流频谱)。储存眼动脉血流信号。

2. 将深度设置在 60~64mm 范围,可获得 ICA 虹吸段的血流信号(通常在眼窗的中部)。储存双向或单向的血流信号。朝向探头为虹吸段的下段、背离探头为虹吸段的上段。

经枕窗的操作步骤

1. 将发射功率调至最大,并将深度设置为 75mm 处(即 VA 远端或 BA 近端)。探头位于枕大孔中央,声束指向鼻梁部。可获得背离探头的血流信号。

2. 沿着背离探头的方向增加深度,至 80mm 处为 BA 近端的血流信号,需要储存图像。(BA 中段位于 90mm 深度,BA 远段大约位于 100mm 深度)。在不同深度都可能检测到类似小脑动脉的双向血流信号。最终,储存 BA 末端获得的最高血流速度。

3. 取样深度设置在 60mm 处,探头放在枕骨大孔中线旁 25mm,声束方向指向鼻梁或稍微指向对侧眼球。当获得背离探头方向的一侧 VA 血流信号后,需要继续探查 40~80mm 深度范围的颅内段 VA。通常,需要储存 60mm 深度的 VA 血流信号(或储存在该深度最高血流信号)。同样方法检测对侧 VA。

经下颌下窗的操作步骤

1. 设置取样深度 50~60mm,放置探头在下颌下方,声束方向向上方或稍微偏向中央。获得背离探头的低阻力血流信号。并储存该深度 ICA 远段的最高流速。由于蛛网膜下腔出血(SAH)患者发生血管痉挛时,要求计算 Lindegaard 指数,所以需要应用此操作方法。

TCD 的诊断评估包括以下方面:

1. 平均流速的变化(局部或整体)
2. 血流参数的不对称(双侧,节段性)
3. 搏动指数(高或低阻力)

4. 通过频谱形态/声音模式识别血流的变化

标准的 TCD 检查包括较广泛的深度、血流速度及血流频谱形态。

正常 TCD 结果的标准

1. 良好的声窗,可找到所有主干动脉。
2. 血流的方向和取样深度,表 10.1 中已经列出。

表 10.1　显示 wills 环所有动脉的探测深度、血流方向以及在假设声波与动脉之间的角度为 0°时所测得的成年人平均流速

动脉名称	深度(mm,成年人)	方向	儿童[a]	成年人
MCA M2 段	30~45	双向	<170cm/s	<80cm/s
MCA M1 段	45~65	正向	<170cm/s	<80cm/s
ACA A1 段	62~75	背向	<150cm/s	<80cm/s
ACA A2 段	45~65	背向	N/A	<80cm/s
ICA 虹吸段	60~65	双向	<130cm/s	<70cm/s
OA	40~60	正向	不定	不定
PCA	55~70	双向	<100cm/s	<60cm/s
BA	80~100+	背向	<100cm/s	<60cm/s
VA	45~80	背向	<80cm/s	<50cm/s

[a] MFVs 是贫血儿童的平均流速

3. 双侧的同名动脉血流速度和搏动指数的差异应小于 30%,其中的 15% 归因于声波与血管之间角度的差异,另外 15% 归因于呼吸因素。正常情况下,两侧同名动脉之间的差异也可高达 100%,例如 PCA 或 VA 的先天血管走行弯曲、Willis 环的解剖变异及单侧血管先天发育不全。

4. 通常成年贫血患者的 MCA 的平均流速在 80~100cm/s 的范围内,但不会超过儿童镰状细胞贫血所致 170cm/s 的高流速。

5. 正常的血流速度次序:MCA≥ACA≥ICA 虹吸段≥BA≥VA

6. 正常情况下,舒张末期血流速度是收缩期血流速度的 20%~50%,当平静状态下,全脑血管均为低阻力的血流频谱,搏动指数范围:0.6~1.1。但仅有眼动脉呈高阻力血流频谱(PI≥1.2)。

7. 呈高阻力的异常血流频谱改变时,可考虑与脑血管动脉硬化、慢性高血压、心输出量增加和通气过度等疾病有关。

脑血管阻力和血流动力学

脑血管阻力（Cerebrovascular resistance，CVR）受几方面因素影响，即脑血流量（CBF）和决定平均流速的血管管径、长度及血黏度。Hagen-Poiseuile 法经常用于描述血流阻力的影响因素。它表明通过血管管腔的血流量与血管两端的压力差和血管半径的四次方成正比，与管腔长度和血流黏度反比。因此，血管的直径主要是通过动脉-小动脉收缩和舒张来调节，它的主要作用是调节全身血液流动的速度。正常情况下，颅内动脉为低阻力血流频谱，ICA 颅内段分支的舒张末期血流速度明显高于颈外动脉分支。搏动指数和阻力指数（RI）是描述血流阻力的两个参数：

搏动指数（PI）= PSV – EDV/MFV（正常值在 0.6～1.1 之间）

阻力指数（RI）= PSV – EDV/PSV（正常值在 0.49～0.63 之间）[13]

这些指数定量的反映了脑血管阻力，同时它还取决于信号的强度、包络线和计算平均时间的软件。因此，"信号弱"、声窗不良、检查不完整以及个体差异均可产生本质上的错误。另外通过视觉血流识别模式可获得更多信息。病理性搏动指数增加（≥1.2）可见于因舒张末期血流速度下降所致的颅内压增高及大脑灌注压降低。搏动指数进一步增高可见于严重动脉狭窄或闭塞的近端及慢性高血压和低碳酸血症发作期的患者。当病理性低搏动指数减低≤0.5 时，主要见于动静脉畸形，是因为供血动脉的血液直接进入静脉系统造成了脑血管低阻力的异常改变[14]。低搏动也可以见于颅内动脉严重狭窄的远端血管代偿性扩张和肺换气不足期间。虽然这些指数本身不足以直接诊断颅内动脉严重狭窄，但它可作为 TCD 的重要参数来综合评价颅内血管系统。

半球指数（也被称为 Lindegaard 指数）是同侧 MCA 与 ICA 平均流速的比值，主要用于区分 MCA 平均流速的增加是由于血管痉挛还是脑血管高血容量引起的[15]。当蛛网膜下腔出血后引起 MCA M1 段的血管痉挛，通常 Lindegaard 指数≥3；目前已证实，当 MCA M1 段发生严重血管痉挛时，Lindegaard 指数≥6。

其他影响脑血流量和脑血管阻力因素包括年龄、性别、心脏功能、血容量、血浆纤维蛋白、血管扩张或收缩药物[13]。

由于 TCD 存在很多不可预知的变量，如血管直径和外周阻力，所以 TCD 可以检测到血流速度，却不能计算脑血流量（单位是 ml/min）[16]。然而，TCD 波形包络线下面的区域、信号的强度、同一角度声波的平均流速变化通常与该区域的血流量变化都是具有相关性的[17]。例如，在检查中，假定灌注区域保持恒定，受血管舒缩反应与多种舒张血管的因素作用的平均流速的变化可反映脑血流量的变化[18]。在脑血管舒缩反应的理论基础上，可通过 TCD 监测大脑血管的舒缩反应性，进而筛查出具有脑缺血风险的患者。

特殊临床适应证和诊断标准

TCD 在临床应用中的具体适应证包括镰状细胞病、脑缺血（中风、短暂性脑缺血发作、TIA）、颈动脉狭窄和闭塞、蛛网膜下腔出血后的血管痉挛、脑死亡和围手术期或外科监测。下面，我们总结了各种已经发表的诊断（其中包括其他研究者和我们自己的血管检查中心所提供的）。

镰状细胞贫血

TCD 有助于筛查出具有突发卒中风险并需要输血的高危儿童[19,20]。在一个重要的试验[20]中，平均血流速达 200cm/s 的两组独立样本，结果发现，输血组可使突发卒中的风险下降 90%。这项实验表明，TCD 可以确定最有效地预防原发脑卒中发生的干预时间，这对镰状细胞贫血的儿童治疗有深远的影响。进一步观察证实，最先被 TCD 筛查出的需要输血的儿童按照计划继续输血可以降低中风的危险[21]。而且，最近的数据，包括长期随访镰状细胞性贫血卒中预防试验组（STOP）的最终的结果表明，当 TCD 检测到持续高流速时，将会增加卒中风险[22]。掌握儿童镰状细胞性贫血 TCD 诊断技术，需要超声检查医师通过标准教程的学习获得专业证书，同时诊断标准的制定对检查医生也是很重要的。

蛛网膜下腔出血

蛛网膜下腔出血后出现血管痉挛，其中超过 25% 的患者会出现迟发型脑缺血（DID）[24]。当血管痉挛（≤1mm）导致颅内动脉严重狭窄时，狭窄处产生极高的血流速度，并使血流量减少，通常会继发迟发型脑缺血[25]。颅内动脉近端的主干血管和远端的分支血管最常受累的位置是：

1. MCA/ICA 终末段±ACA
2. 双侧 ACA
3. BA±双侧 VA
4. 远端分支[26]

大量研究表明，TCD 诊断蛛网膜下腔出血所致大脑前、后循血管痉挛是可行的[27-35]。更具体地说，TCD 可以监测到蛛网膜下腔出血后 2~5 天内脑血管痉挛的进展情况，即它可以在出现明显临床症状之前提前发现血流痉挛情况，同时重症监护医师可以通过这些血流动力学的信息加强调整患者的治疗方案。此外，由于血管痉挛导致剩余管腔内血流灌注减少，当发展成为迟发型脑缺血时，TCD 还可以检测出发展到严重阶段的血管痉挛。TCD 对蛛网膜下腔出血后的第 8 天出现的严重脑血管痉挛最敏感，而对于迟发型脑缺血（DID）的诊断敏感性较低[36]。虽然定量标准已被广泛研究，但是对于严重动脉痉挛的分级仍很困难，而且经颅多普勒超声研究结果的分析还应遵循个体化原则。由于血管痉挛的早期发展到严重阶段是一个动态变化的时间过程，通过连续观察，每天 TCD 检测到的血流速度和搏动指数都有相当大的变化。然而，TCD 检查结果应该与患者的临床状况相关，如用药情况、血压和发病时间（通常是指患者发生头痛最严重的时候）和颅内压情况：

1. 颅内动脉的近段血管痉挛时，仅导致局部动脉受累（单独一支或两个分支动脉）平均流速增加，但是它的颅外段供血动脉的血流速度并不增加（颅内/颅外血管血流速度比值≥3）。

2. 颅内动脉的末梢血管痉挛可以产生病理性动脉血流频谱（PI≥1.2）表现为所检测的血管呈高阻力频谱。由于血管痉挛是位于末梢，所以通常收缩期血流速度无明显增快。另外应注意的是，在发病后的前两周内，每日都需要监测血流速度、颅内/颅外血管血流速度比率和搏动指数的动态变化，尤其在蛛网膜下腔出血后的 3~7 天，为高危险期间，其动态变化更为显著。

MCA 血管痉挛的具体诊断标准如表 10.2 所示。鉴别诊断包括高血容量、血管痉挛合并过充血（因为大多数蛛网膜下腔出血患者，经常接受高血压-高血容量-血液稀释治疗；HHH）、残余血管痉挛和高血容量。动脉血管痉挛也可以并发脑积水、脑水肿和脑梗死。提示预后不良的表现包括 MCA 平均流速≥180cm/s、在 3~7 天内平均流速每天增加（>20% 或 >65cm/s）、MCA/ICA 血流速度的比率≥

6、ICP 增加和/或动脉血管痉挛的两个或多个动脉突然出现高阻力 PI≥1.2[24]。

表 10.2　TCD 对 MCA 近段血管痉挛的分级标准

平均流速（cm/s）	MCA/ICA 的平均流速比值	解释说明
<120	≤3	高血容量
≥120	3~4	轻度血管痉挛的发展期+高血容量
≥120	4~5	中度血管痉挛+高血容量
≥120	5~6	中度血管痉挛
≥180	6	中-重度血管痉挛
≥200	≥6	重度血管痉挛
>200	4~6	中度血管痉挛+高血容量
>200	3~4	高血容量+轻度血管痉挛
>200	<3	高血容量

对其他动脉血管痉挛分级的监测与 MCA 相比比较困难。Sloan 和他的同事发现，当 VA 和 BA 平均流速分别≥80cm/s 和≥95cm/s 时，TCD 诊断血管痉挛的特异性很高（可达 100%），关于颅内动脉血管痉挛分级的具体标准见表 10.3[25,35]。诊断严重血管痉挛的关键指标是病理性、不对称的且不成比例的血流速度增高。我们通过计算机断层扫描可发现严重血管痉挛多发生在动脉瘤远端血管或由蛛网膜下腔的凝血块引起。鉴别诊断包括动脉高血容量和动脉高血容量合并血管痉挛。

表 10.3　Sloan 优化了颅内动脉的血管痉挛的分级标准

动脉/平均流速	可能发生血管痉挛	很可能发生血管痉挛	一定会发生血管痉挛
ICA	>80	>110	>130
ACA	>90	>110	>120
PCA	>60	>80	>90
BA	>70	>90	>100
VA	>60	>80	>90

Alexandrov 和 Neumyer 修改[37]. John Wiley & sons 公司许可

Soustiel 等人已经解释了 BA 和 VA 颅外段之间的血流速度比值（叫做 Soustiel 比值）可以有助于鉴别 BA 痉挛还是脑血容量增高，并显示了 TCD 对 BA 血管痉挛诊断的精准度和可靠性[31]。Sviri 及其同事验证了 Soustiel's 比值的准确性，并提出 Soustiel's 比值提高了 TCD 对 BA 血管痉挛诊断的敏感性和特异性，他们推出了新的 TCD 对 BA 血管痉挛的评分标准。

研究血管造影和当日 TCD 结果的相关性,可以改善 TCD 对血管痉挛检测的准确性。病理性的和不成比例的血流速度增加提示血管痉挛的进行性发展。例如,MCA 平均流速增加 50cm/s,血管直径可能相应减少 20%,由于血流速度与血管半径是成反比的,所以血管直径每减少 50%,TCD 检测到血流速度双倍增加[38]。因此,颅内动脉直径的变化,特别是在血管痉挛的早期,TCD 的检测较血管造影更为敏感。由于 TCD 是一个筛查工具,所以 TCD 检测任何程度的血管痉挛的标准都需要调整到敏感度更高的水平,目的是为制定 HHH 的治疗方案。同时,较高特异性阈值用于诊断严重血管痉挛,可减少假阴性患者数量,尤其是通过 TCD 为血管成形术筛查患者。颅内、外血管的血流速度均增加时,应考虑为脑血容量增高所致。TCD 显示高血容量变化,通常与蛛网膜下出血患者接受 HHH 治疗情况相一致的。使用 Lindegaard 指数[15] 和血流面积指数[39] 有助于减少 TCD 检测出的假阳性结果,并且通过血管造影术中也可以更好的预测残余管腔的直径。

另外过灌注综合征可发生在颈动脉内膜剥脱术(CEA)和血管成形术(血管支架)后,通常 MCA 平均流速增加 ≥30%,血管重建侧的颈动脉与健侧相比呈相对低搏动血流频谱改变,这提示病变远端动脉血流量的自动调节能力减弱[40-42]。急性缺血性脑卒中的溶栓和血管成形术治疗也可以引起脑血流的过灌注[43]。

急性脑缺血

"缺血性脑卒中"或"短暂性脑缺血发作"不仅需要通过 TCD 检测是否存在狭窄-闭塞性疾病以及侧支循环的情况,还需要进一步评估,主要包括血管舒缩反应性评估、栓子监测、心脏的右→左分流(RLS)检查,还包括对颅内血管进行实时连续的监测。对疑似或确诊的脑缺血患者都需要进行 TCD 检查的原因是:第一,颈动脉超声检查发现中风或 TIA 的患者中仅有 15%~20% 是由于明显颈动脉狭窄(>50%)或闭塞所致,因此,如果仅通过颈动脉超声进行血管影像检查,则大多数患者的中风机制仍无法解释。第二,头颈部的核磁共振血管造影(MRA)是常规检查,但是它容易产生伪像,所以经常需要结合血管造影或 TCD 检查。TCD 需要对高达 16 段的颅内动脉进行评估,并判断颅内动脉正常、狭窄还是闭塞[44]。血管通畅性的评估对于闭塞患者的预后具有重要意义,如果闭塞患者再灌注治

疗不及时或无法进行有效地再灌注,那么会有严重的后果[45]。同时这些信息也有助于为需要做导管造影或颅内动脉重建术及骨瓣摘除减压术的患者进行有效的筛选。

TCD 的评价对明确卒中发病机制也具有重要的诊断意义,即大血管狭窄或动脉源性栓塞与心源性或其他原因栓子源的栓塞。颅内动脉病变的患者中风复发的危险很大(每年 10%~15%)。TCD 检查可以发现侧支循环血流和颅内段或颅外段动脉急性狭窄闭塞的血流动力学改变[46-54]。这有助于颈动脉超声或者无创性的血管造影 MRA 和 CTA 确定近端动脉的闭塞。众所周知,颈部超声和 MRA 容易产生伪像,从而高估了颈动脉狭窄的程度,TCD 可通过检测到的侧支循环和病变远端血流动力学改变,鉴别 ICA 严重狭窄的诊断是假阴性和假阳性。通过 TCD 可以直接检测到严重的 ICA 狭窄所产生远端血流改变,如果病变远端没有发现收缩期血流加速度时间(达峰值时间)延迟或侧支循环开放,提示 ICA 近端可能是中度狭窄[43,46,51]。另一方面,如果双侧颈动脉超声扫查没有发现 ICA 存在严重狭窄(如,颈动脉分叉部位较高),但 TCD 却检测到单侧颅内血管收缩期血流加速度时间延迟或侧支循环开放,提示 ICA 近端存在一个严重的狭窄。检查脑卒中和 TIA 的患者时,建议 TCD 与颈部超声检查联合应用[12]。

颅内狭窄闭塞性疾病,受涡流或血流反向的影响,颅内 MRA 经常显示血流信号的流空,因此高估了狭窄程度。TCD 检查出现病理性高流速可以认定为颅内动脉狭窄或开放的侧支血管,该诊断标准的可行性已被确认[43,55]。

颅内动脉粥样硬化性疾病

颅内动脉粥样硬化性疾病是目前公认的中风复发风险最高的危险因素。近期的重点是识别 ≥50% 和 ≥70% 的狭窄,促使当前标准的重新评估并建立新的标准。

MCA 狭窄

MCA 超过 50% 的狭窄的主要超声表现包括:狭窄处平均流速或收缩期峰值流速增高(分别 ≥100 或 ≥140cm/s)或成人双侧大脑半球之间平均流速差异 >1:2[48,51,56-64]。一侧 MCA 狭窄 ≥70% 时,可以产生更高的血流速度,在我们的检查中心,采用平均流速 >120cm/s 作为诊断标准[65]。关于血流速度的增快进一步关系到与对应动脉血流速度比率大于 1:3

或更高。贫血、充血性心力衰竭和其他循环障碍的患者也会出现血流速度增快或减慢,但不同点是病变部位与相邻或同源动脉段的平均流速差异≥30%可作为判断血流速度增快的病理标准。成年患者贫血或甲状腺功能亢进经常会有 MCA 平均流速增高。在儿童贫血,MCA 平均流速≥170cm/s 应考虑为异常[19]。

进一步研究包括湍流及狭窄远端的紊乱血流或 M-模上为典型的低频双向紊乱的血流信号空隙;单侧 ACA 平均流速增快可能为代偿或 ACA A1 段或 ICA 分叉处狭窄,另外 MCA 远端可能监测到微栓子(EMS)信号。

如果 MCA M1 段全程的平均流速均增快,其鉴别诊断包括 MCA 狭窄、ICA 终末段或虹吸段狭窄、过灌注或因对侧存在 ICA 或 ACA 闭塞所致的血流速度代偿性增快、血管的识别错误。

MCA 极重度狭窄、梗阻近闭塞性血栓或栓塞,或者出现局部高流速,或者出现收缩期血流加速度时间延迟的、频峰圆钝的小慢波,同时 MCA 血流速度减慢,且慢于 ACA 或颅内其他任何血管[48,51,53]。由于 MCA 存在弥漫性狭窄或梗阻近闭塞性血栓,可检测到减慢的血流速度和血流速度加速时间延迟(达峰时间延迟)。需要与 ICA 近端闭塞相鉴别,后者也可以产生 MCA 的收缩期血流速度加速时间延迟[30,46-54]。

确定存在血流受阻后,需要评估动脉的分支。注意当 MCA M1-M2 段接近闭塞时,通常伴有 ACA 和/或 PCA 的血流速度代偿性增快,这表明经皮层侧支开放[53,66]。

ACA 狭窄

对于 ACA 狭窄超声表现包括局灶性平均流速明显增加(ACA>MCA)和/或 ACA 近段、远段血流速度相差≥30%和/或双侧 ACA 平均流速相差>30%(这是最初的诊断标准,现在的诊断标准是 ACA 平均流速至少是参考值的两倍)[51,63,66]。如果 ACA 血流方向是正常的,则前交通动脉(AComA)作为侧支通路则可以被排除。通常在 60~75mm 深度可以发现 ACA 狭窄。鉴别诊断包括对侧 ICA 近端闭塞导致开放的前交通动脉[46-49]。

进一步研究包括湍流和因 MCA 病变导致的 ACA 代偿性增快和/或对侧 ACA 代偿性的血流速度增快。当一侧 ACA A1 段起始处血流速度减慢时,可以考虑以下方面:探查颞窗探头的角度不良、ACA 先天缺如、ACA A1 段走形弯曲、ACA A1 段接近闭塞。TCD 不能探查到 ACA A2 段,如果 ACA A1 段显示为一个高阻力血流频谱就可以疑似 ACA A2 段闭塞。

TCD 检测 ACA 时,常见错误包括:错误识别动脉(ICA 终末段与 ACA),所检测到的血流速度低于实际血流速度(探头角度不良、声窗不良、信号弱)和没有区分出狭窄导致的侧支循环血流。

ICA 终末段和虹吸段狭窄

ICA 终末段(通过颞窗探查)和 ICA 虹吸段(通过眼窗探查)狭窄产生病理性平均流速增快(ICA>MCA,和/或 ICA 平均流速≥70cm/s 和/或阶段性血流速度相差≥30%)[43,51,63,67]。

鉴别诊断包括 ICA 近端中度狭窄和/或对侧 ICA 闭塞导致的代偿性血流速度增快。ICA 狭窄的其他发现包括湍流频谱、单侧 MCA 频峰圆钝、眼动脉平均流速增快和/或血流反向和低搏动血流频谱。ICA 虹吸段平均流速减慢可由于虹吸段近端闭塞(一个圆钝的虹吸段血流信号)或远端闭塞(即 MCA 闭塞或颅内压增高)。

TCD 检测 ICA 终末段和虹吸段时,常见错误包括:错误的识别动脉,如经颞窗探查时错误识别 MCA 与 ICA 终末段或 ACA 与 ICA 终末段、当前交通侧支开放后的前交通动脉误认为是动脉狭窄。在颞窗不良的情况下,这些诊断颈动脉严重病变的重要指标很难探查到。

PCA 狭窄

PCA 狭窄导致平均流速显著增快,表现为 PCA>ACA 或 ICA 和/或 PCA 平均流速≥50cm/s[54,63,68-70]。额外需要注意的是湍流和 MCA 病变导致的 PCA 血流速度代偿性增快。

鉴别诊断包括当 BA 闭塞时侧支循环通过后交通动脉向后循环供血的血流速度代偿性增快或 MCA、ICA 终末段、ICA 颅外段、MCA、ICA 虹吸段闭塞时侧支循环通过后交通动脉向前循环供血的血流速度代偿性增快。需要注意,后交通动脉是一个弯曲的动脉,当梗死灶需要 PCA 代偿时,TCD 没有必要说明它的血流方向。用 TCCD,它可以用收缩期血流速度区分 PCA 血流速度增快是狭窄导致还是代偿性增快[71]。

TCD 检测 PCA 时,常见的错误为:错误识别动脉和将 BA 远段狭窄误认为是 PCA 的病变。

BA 狭窄

BA 狭窄主要包括病理性平均流速增快,BA>

MCA 或 ACA 或 ICA，和/或在成人 BA 平均流速≥60cm/s，和/或阶段性血流速度差异≥30%[43,54,63]。现代研究表明，当 BA 平均流速>80cm/s 就可以确定诊断 BA≥50% 的狭窄[53,64]。我们用平均流速增快>110cm/s 和狭窄/狭窄前血流速度比值≥3 用作颅内 VA-BA 狭窄≥70% 的诊断标准[65]。

鉴别诊断包括 VA 远端狭窄，即，在 70～80mm 处检测到的高流速。如果我们检测到 BA 全程血流速度增快，这时的鉴别诊断包括当 ICA 闭塞时 BA 血流速度代偿性增快。后者至少伴随有一个 VA 血流速度增快。

BA 近端闭塞可以产生病理性平均流速减慢(≤30% 邻近动脉段平均流速和/或 BA<VA)并产生一个圆钝的血流频谱[54]。鉴别诊断包括 BA 延长扩张症有或没有血栓，因为扩张的血管可以产生较低的血流速度。如果舒张末期缺失，这个鉴别诊断包括 BA 闭塞或迂曲或者探头角度不好。

进一步的发现包括湍流和狭窄远端紊乱的血流频谱，VA 和小脑后下动脉血流速度代偿性增快说明小脑侧支循环开放，反向的 PCA 通过后交通动脉代偿 BA 远端。

TCD 检测 BA 时，常见错误包括走行迂曲的 BA ("探查不到"不一定是闭塞)，广泛性的 BA 闭塞时，由于小脑上动脉侧支形成，BA 水平可存在血流信号，所以 TCD 不能探查到的 BA 远端病变导致假阴性结果。应用超声造影和 TCCD 有助于探查 BA 的远端病变、血管走行和其远端分支[43,54,72,73]。在颈动脉病变后产生的后循环向前循环侧支循环开放可能会增加与轻度狭窄和/或血管迂曲相关的流速变化。在侧支循环开放时，优势 VA 的血流速度也增加[74]。BA 的反向血流(向着探头的低阻力血流)是 BA 近端闭塞后导致的侧支循环通过后交通动脉代偿 BA 远端的特征性改变[54,75]。前循环的侧支循环起源证实在 ICA，并可以逆向代偿后循环。

颅内段 VA 狭窄

颅内 VA 狭窄的主要发现包括病理性平均流速增快如 VA>BA，和/或成人 VA 平均流速≥50cm/s，和/或双侧 VA 或比邻动脉段之间血流速度差异≥30%[43,63,76]。现代检查显示当 VA 平均流速超过 80cm/s 和狭窄处与正常处平均流速比值≥2 时，可明确诊断 VA 狭窄≥50%[53,64]。当一侧 VA 狭窄>70% 时，可以产生很高的血流速度，在我们的检查中心中诊断>70% 狭窄通常采用的标准是平均流速>110cm/s 及狭窄处与正常处平均流速比值≥3[65]。

鉴别诊断包括 BA 近端或对侧 VA 远端狭窄和因对侧 VA 闭塞或颈动脉病变导致的血流速度代偿性增快。

检查时进一步发现包括湍流频谱或狭窄远端紊乱的血流信号；对侧 VA、小脑后下动脉或其他小脑动脉(小脑侧支循环)的代偿性血流速度增快；BA 血流速度减慢(一侧 VA 血流动力学严重病变，同时对侧 VA 发育不全)和狭窄远端的低阻力血流信号(血管代偿性舒张)；BA 的远端侧支或小脑侧支循环的形成。

TCD 检测 VA 时的常见错误包括：因对侧 VA 发育不全的代偿性血流速度增快、探头角度不良导致的双侧 VA 血流速度减慢、颅外段 VA 狭窄或闭塞但侧支循环很发达、全程 VA 狭窄/发育不良以及对动脉的错误识别，即把小脑后下动脉(PICA)误认为病变侧的 VA。

动脉闭塞

TCD 对于急性颅内动脉闭塞的诊断是很困难的。检查医师必须有丰富经验才能获得 MCA M1 段、ICA 终末段/虹吸段和 BA 的准确诊断结果。TCD 检查主要的影响因素是声窗，可使用二维图像或造影剂，通过同样方法还可以用于寻找其他动脉。为了提高 TCD 对缓慢、弱小血流探查的敏感性，通常将 TCD 系统设置为最大功率和较大的取样容积(12～15mm)。使用 TCD 的 M 模系统时，通常深度范围应设置在假定动脉闭塞区域内，并且选用较小的采样容积(3mm)，这主要是因为 TCD 的 M 模式取样容积越小相对的输出功率越高。

急性病变可表现为完全闭塞和不完全闭塞(局部狭窄)，然而严重的血流受阻或附壁血栓在 TCD 上的唯一的迹象是末端高流速和病变远端监测到的微栓子信号，而不是依赖检测病变部位的血流速度。TCD 操作医师还应注意频谱形态、血流方向(是否存在逆转现象)、侧支循环的建立和栓塞情况。检测到的频谱形态可提示很多信息，主要关于血栓位置、闭塞的血流动力学意义并且动脉远端的阻力变化比自身血流速度的变化要大。通过这个方法使 TCD 的异常结果有较高的准确率，也可以通过异常的 TCD 结果在血管造影检查前预测血栓的存在[77-79]。例如，如果 MCA 平均流速与对侧相比≤30% 并且频谱显示收缩期血流加速迟缓，这可以提示 ICA 近端闭塞而不是单发的 MCA 病变。进一步分析 MCA 的频谱需要建立在 MCA 的其他病变。如果在贯穿 MCA 的任何深度发现舒张期血流消失，这强烈暗示血管远端闭塞。在 45~65mm 存在舒张期血流可以暗示 MCA M1 段发出了小的穿支动脉。Demchuk 等人证实脑缺血分级（TIBI）可以预测颅内溶栓的成功和缺血性卒中后短期的改善（图 10.3）[79]。

TIBI 血流分级定义

对 TIBI 血流分级认证的目的是解释基线之上的血流信号，并从整个图像上获得血流信息。假设所有的图像都是处于优化状态下进行（即，适当的增益、声窗、角度、取样容积、深度）。

0 级　无血流信号

无血流型是指缺乏有规律的搏动性血流信号

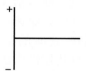

1 级　微小血流信号（Minimal）

A-收缩期峰值流速和持续时间的变化

B-舒张期无血流信号。振荡波为微小血流信号中血流量最小的类型

注意：尽管我们通过 TCD 观察到舒张期无血流信号，但是由于受噪声假象的影响，仪器对舒张末期血流速度的计算仍可出现误差。所以不能完全依赖设备对舒张期血流速的测定，就判定舒张期末无血流信号。

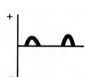

2 级　圆钝波形血流信号（Blunted）

A-收缩期加速度时间较对侧明显延长，收缩峰上升平坦。

B-舒张期末为正向血流

C-搏动指数<1.2.

注意：血流速度通常至少低于对侧的 20%

警告：血流速度减慢时，圆钝与低速血流信号是很难区分的，但不同的是圆钝波形血流信号是可以看到舒张末期的血流。

3 级　低速血流信号（Dampened）

A-正常收缩期加速度时间正常

B-舒张期末为正向血流

C-平均流速与对照组相比减少≥30%

注意：通过血流速度/搏动指数的改变，寻找低速血流信号的频谱

注意：低速血流信号与圆钝波形血流信号不同的是，低速血流信号有一个明确的收缩期峰尖（收缩期早期频峰锐利，而非扁平圆钝）

注意：低速血流信号与正常血流信号不同的是，低速血流信号于收缩末与舒张早期之间可见血流速度突然明显下降，并且还可以观察到一些有闭塞的其他标志性信号，即血流次序发生改变（ACA 血流速度>MCA，表现为基线下方的血流速度明显快于大于基线上方）。

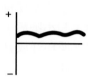

4 级　狭窄血流信号

A-平均流速≥80cm/s，并且较对侧血流速度增加≥30%；如果血流速度差异小于 30%，就应该寻找与狭窄相关的其他信息，如湍流、频窗填充。

B-如果因舒张末期血流速度下降，导致双侧血流信号均受影响时，狭窄侧平均流速可能<80cm/s，但仍较对侧血流速度增加≥30%，并伴有湍流的标志。

5 级　正常血流信号

A-双侧平均流速差异<30%

B-频谱形态与健侧相似

注意：高血压患者可以发现双侧舒张末期血流速度对称性减低，并呈高阻力血流频改变，PI≥1.2。

注意：正常血流信号与圆钝血流信号不同的是，正常的频谱在收缩早期首先出现急剧的减速，然后再缓慢的减速（注意心率慢时，显示的可能不明显）

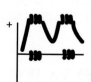

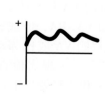

图 10.3　详细的 TIBI 血流分级定义（已被健康研究机构认证、许可）

MCA 闭塞

诊断 MCA 闭塞，通过颞窗在深度 30 ~ 65mm 可以找到一个异常波形（TIBI 血流分级 0 ~ 3）。如果可探测正向舒张末期血流（TIBI 血流分级 2 ~ 3）表示血流已流向最近的分支血管比如穿支动脉，如颞叶前动脉或 MCA M2 段，通常该深度的血管多位于功能区。

进一步的研究包括血流方向和/或单侧 ACA 和/或 PCA 代偿性血流增快，ACA 和 ICA 未探及血流信号时，仅探及 PCA 血流（可能"T"-型 ICA 近端闭塞），ICA 终末段到 MCA 远端所探及的血流速度减低。

ICA 颅内段闭塞

通过 TCD 诊断 ICA 颅内段或终末段闭塞时，主要依靠侧支循环和病变处至 MCA 之间闭塞的范围，如"T"或"L"型。如果闭塞部位一直延续到 MCA 时，TIBI 血流分级为 0 ~ 2，通常探测到的 MCA 血流速度小于 20cm/s[84]。此外，可以观察到前交通和病变侧 ACA A1 段血流反向，并逆流入患侧 ICA 虹吸段。除了深度在 60 ~ 70mm 范围内可见异常的 TIBI 波形、侧支循环和对侧代偿性血流速度增快，当 ICA 发出眼动脉之后闭塞时，ICA 虹吸段及 ICA 颅外段均呈相对高阻力血流频谱改变。单侧 ICA 终末段闭塞的特点是患侧 ICA 近端存在特征性的改变，同时 MCA 可探及连续的低搏动血流频谱和侧支循环建立，提示 ICA 存在严重病变。当 ICA 颅外段闭塞时，同侧 MCA 呈低搏动血流频谱改变，并且眼动脉血流反向或眼动脉及 ICA 虹吸段血流信号缺失。TCD 仅通过血流动力学是很难区分 ICA 颅外段是完全性闭塞还是极重度狭窄，颈部动脉检查可能有助于解决这个问题。

进一步的研究包括侧支循环后交通动脉和/或前交通动脉、对侧 ICA 血流速度代偿性增快、患侧 MCA 低搏动的血流频谱；并且一侧 ICA 终末段或 MCA 监测到的微栓子信号也有助于诊断。

BA 闭塞

通过枕窗，在优势 VA 远端或 80 ~ 100mm 深度可以探及 BA 闭塞所致的异常频谱形态。另外还应注意，如果一侧或双侧 VA 或小脑后下动脉血流速度增快，提示存在小脑动脉的侧支循环；如果单侧或双侧 VA 呈高阻力血流信号，提示 BA 近端闭塞；如果 BA 近端呈高阻力血流信号，表示 BA 远端闭塞；如果 BA 血流反向（低阻力、血流速度增快），提示 BA 近段闭塞，通过前循环来代偿；通过颞窗可以发现后交通动脉存在背离探头方向的血流信号；BA 远端血流速度减慢或舒张末期血流信号缺失，提示 BA 远端闭塞[43,54]。

VA 颅内段闭塞

TCD 可以对 VA 远段闭塞做出准确的诊断[76]。但是，TCD 对一些异常血流信号的敏感性很低[84]，所以当 TCD 检查结果提示正常时，不能完全排除 VA 闭塞的可能。当一侧颅内段 VA 闭塞时，闭塞段的前方呈低流速、高阻力（PI ≥ 1.2）或振荡血流信号。然而，颅内 VA 的闭塞单独依靠 TCD 是很难作出确定诊断的，因为 VA 的末端是小脑后下动脉的起源，当颅内段 VA 发生闭塞后，必须区分所探及的血流信号是否是侧支化的小脑后下动脉。同样，当颅外段 VA 发生闭塞时也可以产生侧支化的小脑后下动脉。另外，一侧 VA 发生闭塞时，可探及到朝向探头方向、正常的小脑后下动脉血流信号，应考虑该血流来源于对侧的侧支血管，这种情况除外小脑后下动脉远段闭塞。

进一步的研究包括闭塞侧 VA 水平探及冲向探头方向的血流信号，提示来自对侧支循环开放，并供应患侧小脑后下动脉，其侧支形成情况同小脑后下动脉远端栓塞后表现一样[54]。

颅内侧支循环

在正常情况下，颅内侧支循环处于"休眠"状态。当两侧相互吻合的动脉系统之间存在压力梯度时，侧支循环将开放。TCD 可以直接检测到侧支开放的途径，如前交通动脉、后交通动脉、反向的眼动脉和反向的 BA[43,51,54,85-88]。

当动脉发生闭塞时，侧支循环将开放，血流方向是从供血动脉到病变侧。但组织解剖发生变异时，侧支循环很难开放。侧支的形成，意味着存在血流受阻或者组织解剖变异，接受侧支供血的部位通常为侧支循环的起源。

动脉循环系统血流的供体（血流来源）和受体

（侧支循环血流的目标动脉）确定了血流方向。TCD可提供关于侧支运行的途径和供血的情况的相关信息。这些信息有助于评估动脉闭塞的程度，并提示是否有必要进一步行双侧颈部超声或 MRA 检查。例如，ICA 颅外段发生明显血流动力学改变时，可伴有异常 TCD 的改变。由于 ICA 远端也存在病变，TCD 的检查参数，可用于确定 ICA 病变的严重程度，特别当发现多个病变或存其他检测受到限制时[46-50]。

眼动脉反向血流

通过眼窗发现一个反向的背离探头并伴随一个低搏动频谱的眼动脉（通过眼窗在 40～60mm 深度）。鉴别诊断包括 ICA 虹吸段血流和/或低流速的眼动脉血流信号。

另外，检查中，我们可观察到眼动脉和虹吸段平均流速没有实质性的区别；当 ICA 虹吸段流速增快，提示 ICA 近端和/或虹吸段存在狭窄；如果在≥60mm 的深度未探及血流信号，提示 ICA 近端闭塞。

如果眼动脉水平仅发现反向的异常血流信号，这提示 ICA 可能存在闭塞或重度狭窄。有时，眼动脉可作为 ICA 的唯一解剖标志。如果发现眼动脉反向，合并同侧 MCA 的收缩期血流加速时间延迟，提示 ICA 近端闭塞或重度狭窄，并且通过 Willis 环侧支代偿的不充分（即，ACA A1 段闭塞或后交通动脉缺失）。如果发现眼动脉反向和至少一个其他侧支循环（即，前交通或后交通动脉），那么可以确定 ICA 近端闭塞或高度狭窄。

TCD 探查眼动脉常见的错误包括：深度设置过深或过浅，对血管识别错误（静脉，动脉的分支和交通动脉），ICA 夹层时的残余血流。由于 ICA 终末段位于眼动脉的起源的远端，所以当 ICA 终末端发生闭塞时，ICA 虹吸段血流将供给眼动脉，但眼动脉的方向仍正常。此外，眼动脉血流方向正常，不完全排除 ICA 近端狭窄的可能。

前交通动脉和前交叉充盈（Anterior Cross-Filling）

通过前交通动脉的侧支血流很难区分 ACA 的 A1 段和 A2 段，因为前交通动脉的长度和直径都小于 TCD 取样容积。因此，我们的检查结果显示前交通是由两侧血流速度相当且方向完全相反的 ACA 双向交叉供应的。有时，可以探及到高流速的喷射杂音，这提示血流在通过前交通动脉时有阻碍。在这种情况下，一些血流研究结果指出，当发现侧支循环血流速度出现病理性升高时，应考虑合并动脉狭窄。

前交叉充盈可能 ACA A1 段平均流速升高，通常超过同侧 MCA，并且供血侧 ACA 的平均流速是对侧 ACA 的 1.2 倍以上，在 72～78mm 深度可探及到背离供血动脉方向、类似狭窄的血流信号，并且被供血侧 ACA A1 段的平均流速正常或略低，可伴或不伴有 ACA A1 段的血流反向。

鉴别诊断包括 ACA A1 段远端的狭窄和当一侧 ACA A1 段闭塞，对侧血流速度代偿性增快。后者，供血的 A1 段需供应两侧 ACA 的 A2 段（可能是 Willis 环的先天解剖变异，也可能是 ICA 或 MCA 闭塞的患者）。如果发现供血侧的 ACA 血流速度增快，并伴有狭窄血流，这需要与 ACA A1 段远段狭窄，ICA 虹吸段狭窄和 ACA 通过前交叉充盈血流速度的增快进行鉴别。如果供血侧 ACA 平均流速最高，并伴有对侧 ACA A1 段血流反向，这说明 ICA 近端存在狭窄或闭塞。对 ACA A1 段血流反向的判定依赖于操作人员的技术水平。如果 ICA 虹吸段存在逆行血流，那么 ICA 终末段可以为双向的血流。因此，这个背向探头方向的血流（即面向虹吸段）可能会被误认为是正常血流方向的 ACA A1 段。通常 ACA 血流速度更高，声束更也靠近供血动脉。

后交通动脉

后交通动脉连接后循环和前循环系统，后交通可以被 TCD 所检测到，是因为它的长度>5mm，并且所处的角度有利于超声探查。检查时，通过颞窗在 55～70mm 的深度范围可以检测到连续的血流信号。正常情况下，超声医师是很难检查到 ICA 的分叉的 PCA 远段区域。后交通动脉的血流方向与侧支循环形成的方向是相一致的：前循环到后循环的侧支血流方向是背离探头的，反之，后循环到前循环的侧支血流方向是朝向探头的。但是，由于后交通动脉走行弯曲，所以其血流方向容易被误判的。因为后交通动脉和 PCA 常存在先天解剖变异，所以在没有二维图形的条件下，是很难识别动脉的。它的血流速度范围类似于或高于 MCA M1 段和 ICA 分叉（前循环到后循环的侧支血流)或 BA(后循环到前循环的侧支血流),很可能出现类似狭窄的血流频谱。BA 远端和 PCA P2 段也可能探测到增快的血流速度。这还需要与 ICA 终末段或 PCA 狭窄进行鉴别。值得注意的是从供血部位到后交通动脉的侧支循环收缩期的血流加速增快。从后循环到前循环的侧支血流可以出现收缩期血流加速时间迟缓,类似于 VA 频谱,然而从前循环到后循环侧支血流有着更快速的收缩期加速。类似于 ICA 频谱。

BA 的反向血流信号

经颅多普勒超声的优势主要体现在经颅成像和 M 模,当患者出现急性后循环卒中时,它可以在床旁完成 BA 远端详细检查和研究。当 BA 近端闭塞,后交通动脉或小脑动脉的侧支可向 BA 供血,并导致 BA 血流反向,这也很好地说明了 BA 近段发生闭塞,部分患者的临床症状并不明显而且预后也较好的原因[54,75]。

BA 反向表现为朝向探头、呈低搏动的血流信号(即,在 80~100mm 的深度范围内,可探及反向的 BA),通过枕窗检查,BA 正常方向的血流信号消失,仅显示起源于 BA 顶端的前循环的血流,其收缩期的血流加速时间类似 ICA,并且进行颈动脉的压颈实验,血流速度下降(进行颈动脉压颈实验之前,需进行颈部超声检查,只有在除外颈部动脉重度狭窄或不稳定斑块之后才能执行)。

血管反应性

经颅多普勒超声可以对血管的反应性进行评估。这种方法是无创的,在检查的过程中需要患者进行屏气呼吸,进而增加了动脉的二氧化碳水平,TCD 是通过测量血流速度反映血管舒张情况的[89]。呼吸抑制指数(BHI)可用于评估的血管舒缩反应性,当屏气时间过长,导致高碳酸血症,其平均流速的百分比也相应增加。令受检者屏住呼吸 30s,获取基线上的平均流速(最可靠且易于重复检查的部位是 MCA M1 段),随后,连续测量 4 秒钟的脑平均流速。

呼吸抑制指数已被 MRI 所证实,常用于对有、无症状颈动脉病变的患者进行研究[90-94]。TCD 检测到的血管反应性可以评估因 ICA 狭窄或闭塞所致的初次或复发卒中患者的风险[90-94]。有趣的是,在 ICA 闭塞的患者中,不管有、无临床症状,未建立侧支循环且血管反应性受损的患者较侧支循环建立良好、血管反应性正常的患者,同侧年卒中风险提高 32.7%[91]。此外,Silverstrini 等人报告了严重无症状 ICA 狭窄,当血管反应性正常,血管狭窄侧发生缺血卒中事件的年风险率是 4%,但如果血管反应性受损(定义为屏气指数≤0.69),血管狭窄侧发生缺血卒中事件的年风险率将提高到 13.9%。有些信息是无法从颈部动脉超声检查中获得的,这需要进行 CT 灌注、MR 灌注或单光子发射计算机断层成像术(SPECT)等额外检查做对比研究,也可以使用乙酰唑胺,但乙酰唑胺价钱昂贵,还会出现与血管活性药物相关的问题,即药物作用并发的高碳酸血症较呼吸抑制实验所持续时间长。血管反应性的下降或耗竭已成为卒中事件发生的高危因素[95],并且他能及时提示医生考虑颈动脉内膜切除术(CEA)或无症状颈动脉狭窄的支架植入术或中风或 TIA 反复发作患者治疗失败后进行颅内动脉搭桥术。另外,最近的一项研究显示,脑血管反应性的减低,可导致颈动脉狭窄侧大脑半球认知能力的下降[96]。这些检查可以为无症状颈动脉狭窄分组的患者进行手术治疗提供更多的指标。

脑栓塞

缺血性脑卒中、短暂性脑缺血发作或严重无症状 ICA 狭窄的患者均可以通过 TCD 进行检测,定位及对脑梗死进行量化[97-100]。颅内、外的大动脉病变,无论有、无临床症状,如果发现栓子,此信息都有助于确定临床诊断和改善治疗策略[101]。TCD 检测严重无症状 ICA 狭窄的患者存在栓子,提示首发卒中的风险很高,需要对动脉血管进行重建[100-102]。它也可以用于颈动脉和心脏血管成形术/支架的术中监测,及急性卒中患者的动脉内溶栓。有时,TCD 监测的栓子也可以是提示动脉近端夹层、不完全闭塞性血栓或未确定的心源性栓子唯一的迹象[66]。

微栓子信号主要是通过 TCD 检测到的,由于微栓子的直径较小,甚至小于大脑毛细血管的直径,所以监测到微栓子信号的患者可能并没有临床症状[99]。但是,微栓子累计量与体外转流术及颈动脉内膜剥脱术后的脑卒中发病率有关,微栓子信号是引起急性脑卒中的高危因素[97,98,103,104]。

TCD 检查医师应该遵循严格的标准记录和报告微栓子信号[105]。识别 MES 的金标准仍然是操作中的实时观察,视频录制或存储血流信号。监测过程中,用监测装置固定探头角度,然后应降低频谱的增益,并且调小取样容积(<10mm),监测时间至少持续 30min。通常采用双通道、多深度、长时间的监测,这样可以提高检出率。也可以更好的区分栓子

信号和伪像。根据血流动力学的定义[106],MES 具有以下特点(图 10.4):

1. 心动周期中随机发生
2. 持续时间短(通常<0.1s)
3. 高强度(在背景>3dB)
4. 主要为单向信号
5. 可听见声频(啁啾,突然的)

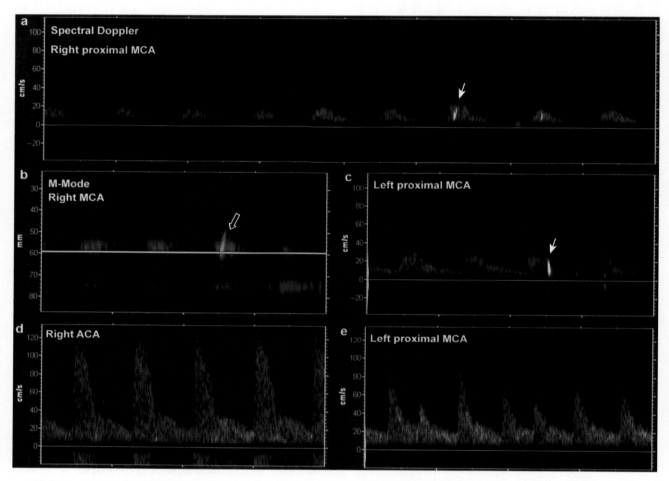

图 10.4　为右侧 **MCA** 闭塞伴心房纤颤的患者(图中双侧 **MCA** 记录多个微栓子信号),该患者神经功能缺损评分 **14** 分。图 a 为治疗前的 MCA 血流信号(TIBI 血流分级 I 级),图 a-c 中频谱和 M 模上用箭头标注的均为微栓子信号。图 d 为反向的右侧 ACA 血流。图 e 为静脉内溶栓 24 小时后完全再通的右侧 MCA

现在一致认为临床应用的自动栓子检测系统不具备良好的敏感性和特异性,因此,医师需要分析储存的每个栓子信号,观察声音特性,辨别栓子信号和背景之间的差异,并且试图确定栓子的来源。

心脏右→左分流的检测

缺血性中风、TIA 和疑似栓塞的患者可以用 TCD"发泡"实验(Bubble Test)去证明是否存在心脏

的右→左分流[107]。相对于心脏超声,TCD 检查心脏右→左分流价格便宜,其效果等同或超过颈胸部和经食道超声心动图[108-114]。TCD"发泡"实验的诊断标准已经发展到可通过频谱或 M 模计算出栓子的数量,进而量化心脏→左分流的程度[112]。Spencer 等人比较了单通道 TCD 和 M 模对于心脏右→左分流诊断的合格率。他们研究结果表示 M 模对微栓子的检出率高于单通道 TCD(Spencer 的 logarithamic 评分见表 10.4)[112]。此外,心脏导管检测证实,TCD M 模诊断先天卵圆孔未闭能力和经食管

超声心动图相比更占优势。

TCD 的优势是患者可以做瓦氏动作,并且在不同的身体姿势重复检测[112,114]。TCD 对于超声心动图诊断阴性的年轻卒中或 TIA 的患者具有特殊的价值。

表 10.4　Spencer 通过在监测双侧 MCA 微栓子数量计算心脏右→左分流分级标准

等级	微栓子数量
0	0
I	1～10
II	11～30
III	31～100
IV	100～300
V	>300

Alexandrov 和 Neumyer 修改[37]。经 John Wiley sons 公司许可出版的
最初使用 TCD 的 M 模式对双侧 MCA 进行监测

此外,最近一份报告显示利用 TCD 诊断经导管卵圆孔未闭(PFO)封堵术后残余或继发性右→左分流(发病率 20%)[115]。

颅内高压

大脑是由低阻力的血管系统构成,维持正常或低水平的颅内压,这在 TCD 中显示为正常的频谱。当颅内压增加到与舒张压接近时,舒张期末血流速度迅速降低是 ICP 增高的最早最敏感指标。TCD 的这些改变经常提示颅内压值达 20mmHg 或更高[116-121]。当颅内压更高甚至超过舒张压,但仍小于收缩压时,表现为类似外周血管的三相波或舒张末期血流消失,仅有尖锐收缩峰的频谱。颅内压进一步增高会导致脑循环停止。

颅内压增高,通常 TCD 显示为舒张末期血流速度减慢,PI≥1.2(既往血压正常的年轻患者),RI 增加,心脏收缩时间减少,收缩期峰值流速和平均流速减慢,舒张末期血流消失,出现反射或震荡血流信号,及血流信号消失。

下面的计算方法可以帮助区分高阻力血流的机制

当 PI≥1.2,但舒张末期的血流仍存在见于:

1. 所有动脉:通气过度、心输出量增加、高血压、ICP 增加

2. 单侧:局部 ICP 增加、狭窄远端的侧支

3. 单一动脉:远端阻塞(痉挛、狭窄、水肿)

当 PI≥2.0 并且舒张期血流消失见于:

1. 所有动脉:远端的动脉闭塞、颅内高压、脑循环停止

2. 单侧:局部 ICP 增高、远端的动脉闭塞

3. 单一动脉:远端的动脉阻塞(重度痉挛、闭塞、水肿)

脑循环停止

颅内压进行性增高由于大脑水肿或占位效应,引发的颅内动脉逐步受压,最终导致了脑循环停止。脑灌注长期不足可通过反射频谱即钉子波或血流信号缺失反映出来,并且这个过程可导致脑死亡[122-130]。

TCD 是诊断脑循环停止可靠的检查方法,有经验的医院检测准确度可接近 100%[122-129]。基于已发表的论文、综述、诊断标准[122-129],以及我们所具备的临床经验,如果怀疑脑循环停止,我们总结了以下操作方法和运算法则来进行综合评估:

1. 在进行 TCD 检查的时候测量血压

2. 评估双侧 MCA 和 BA

3. 如果确定 MCA 或 BA 存在舒张末期血流,这不能判定脑循环停止

4. 舒张末期血流消失,不能确定是脑循环停止所致(太草率)

5. 舒张末期血流反向,提示可能存在脑循环停止(继续检测,确保舒张期血压≥50mmHg)

6. 振荡血流,提示脑循环停止可能性很大(检测双侧 MCA 的深度范围在 50～60mm 和 BA 深度范围在 80～90mm 的,如果 TCD 是唯一检测方法,需监测 30 分钟)。

TCD 不能用于诊断脑死亡,因为脑死亡是临床诊断[114]。除了小于 6 个月的婴儿,但 TCD 可以用来确认成人和儿童的脑循环停止。TCD 还可以用于监视脑循环停止的血流情况。一旦出现振荡形血流改变,应检测双侧 MCA 和 BA 至少 30 分钟,以避免假阳性的检查结果。同时检测部位还应避免分支对声波的影响,即 MCA/ACA 的交汇处为双向反射信号,可能重叠,进而出现舒张期正向的误导。

短暂的脑循环停止可以发生在蛛网膜下腔出血和脑外伤的患者，由于颅内高压或其他危重的患者不能维持正常的心功能，导致舒张期血压低于50mmHg。

后者可以导致舒张期血流缺失或震荡血流信号，一旦血压上升它可以迅速被低阻力血流频谱代替。

锁骨下动脉盗血综合征

锁骨下动脉盗血综合征表示在锁骨下动脉存在阻塞性病变（大多数由于动脉粥样硬化所致）[131-135]。部分盗血可导致后循环区域短暂的灌注不足症状（这叫做锁骨下动脉盗血综合征）。锁骨下动脉潜在的盗血综合征表现为两个收缩期峰值，即在第一个峰值后急剧减速后出现一个圆钝第二个峰值的频谱诊断（"小兔"频谱，通常提示锁骨下动脉狭窄≥50%）。血压表袖带加压（束臂试验）可引起肢体反应性充血，并使收缩期血流反向，诱发潜在性锁骨下动脉盗血。方法是使用血压计袖带束于患侧上臂，并充气加压高于患者正常收缩值，同时嘱患者上臂运动，目的是增加代谢需求和使血管扩张，然后迅速松开袖带放气减压，可见收缩期逆流（流向上臂），舒张期为正向血流（流向头部），表现为交替血流信号。当锁骨下动脉完全闭塞或近端闭塞时，即使在平静状态也可出现完全反向的血流信号（更多详细过程，另见第9章）。

反向 Robin Hood 综合征

卒中早期神经功能恶化是缺血性中风后一个相当频繁且预后较差的过程，而且它可以导致严重的功能障碍[136-138]。潜在的原因是主要包括复发动脉闭塞、进展性脑水肿和严重的出血改变。然而，这些长期公认的机制还不能解释所有神经功能恶化复发病例的症状。它潜在的病理生理机制是对于急性脑缺血性卒中患者，由于 CO_2 或其他颅内动脉血管舒张刺激物，诱发颅内动脉，进而可出现严重的长期或短期的后果[139,140]。具体地说，大脑血管舒缩反应性与动脉 CO_2 水平是紧密相关的，在自主呼吸受抑制或吸入 CO_2 时，TCD 将记录的大脑血流发生的变化[89,141]。在缺血条件下，病变血管对于血管舒张刺激物，如 CO_2 的敏感性减低，因为它们已经达到或接近最大限度地代偿扩张来弥补动脉闭塞或酸中毒[142]。如果受累血管与正常血管相比，它的血管舒缩能力是减低的，并且压力梯度的改变对缺血组织来说也不利。因此，血流转移进入正常大脑血管（沿着阻力最小的血管），这也将进一步加剧了缺血半暗带的灌注不足[142]。

我们的团队最近指出颅内动脉盗血常见于急性动脉近端闭塞所致的急性缺血性脑卒中和嗜睡的患者（与睡眠呼吸障碍可能相关）。并且在住院期间可以导致神经功能恶化和同一动脉区域复发中风高风险性[139,143]。

颅内动脉盗血可以通过无创的 TCD 进行实时观察并且量化。检查并在诱发高碳酸血症时 TCD 检测受影响的 MCA 反常的平均流速减低并且在主动或自主呼吸抑制时测定相应正常 MCA 平均流速增加[139]。

盗取强度（SM，%）为在呼吸抑制时最大血流速度减低百分比：$SM = [(MFVm - MFVb)/MFVb] \times 100$，$MFVm$＝最小值和 $MFVb$＝基线 $MFVs$.

动脉血流盗取目前认为 SM 是负的，即，在受影响的血管 SM<0。盗取后记录在 TCD，如果没有血压或动脉开放变化的情况下，神经恶化（NIHSS 评分）≥2 则怀疑初发或复发反向 Robin Hood 综合征（RRHS）。

未来，我们希望研究颅内动脉盗血现象作为睡眠呼吸障碍和急性缺血性中风患者不良的短期和长期预后之间的致病环节，并测试无创通气作为潜在治疗盗血并增加脑灌注的方法[140,144]。

总　结

总之，相对血管造影，TCD 是无创性和廉价的血管检查，它可以为多种临床疾病提供实时生理信息，不增加患者风险（反复的辐射、注射对比剂）和相关费用，这是其他检查无法获得的。

TCD 提供诊断和评估预后的信息，临床可根据脑血管条件，术中栓子监测结果来确定治疗方案。表10.5列出了关于经颅多普勒超声广泛、具体的临床适应证和预期的结果，Spencer 曲线（图10.5）是最常用的动力学模型。

表 10.5 列出了经颅多普勒超声检测的临床适应证和预期结果

一般适应证	具体适应证	预 后
镰状细胞贫血	儿童	根据 TCD 标准是否需要输血和需要持续输血以降低患者首次中风的风险
急性缺血性脑卒中或短暂性脑缺血发作	有明显急性缺血症状,且已做过头部 CT 或 MRI 的患者	TCD 可以确定前、后循环阻塞动脉的部位,并确定患者是否可进行恢复再灌注治疗(如静脉内溶栓或动脉内治疗)
急性缺血性脑卒中或短暂性脑缺血发作	亚急性缺血症状,且已做过头部 CT 或 MRI 的患者	TCD 有助于确定中风的发病机制,从而确定中风的二级治疗预防。TCD 可对颅内动脉粥样硬化疾病得进程进行定位和分级。(前循环、后循环、全脑弥漫性病变、局部病变,若狭窄≥70%,这些表明了复发中风的高风险)
急性缺血性脑卒中或短暂性脑缺血发作	有症状的患者,在任何时间窗都应进行双侧颈动脉超声检查	颈动脉超声检查仅能解释 15%~25% 的缺血事件,因为≥50% ICA 近端狭窄的发病率很低。TCD 可以通过对颅内血管狭窄-闭塞性疾病、栓塞、夹层和血管舒缩反应性损害的判定,可进一步明确中风机制
急性缺血性脑卒中或短暂性脑缺血发作	隐源性脑卒中、复发性短暂性脑缺血发作、大动脉源性与心源性栓子、疑似动脉夹层	TCD 是对栓子监测的金标准,它可以把脑栓塞进行量化。其他检查都无法分辨微栓子及其来源的(心源性还是大动脉源性),也无法确定病因
急性缺血性脑卒中或短暂性脑缺血发作	怀疑疑栓塞,但超声心动图为阴性的患者	TCD 检查心脏存在右→左分流的敏感度等同于甚至优于超声心动图(Valsalva 运动可以通过 TCD 更好地完成,TCD 还可以检测到心外分流,但经食管超声心动图不能)
急性缺血性脑卒中或短暂性脑缺血发作	随访	TCD 是一个廉价、无创,便于随访的检查方法,它可以通过测量血流速度评价侧支循环,和评估血管舒缩反应性来判断颅内狭窄进展或好转
有症状或无症状颈动脉狭窄或闭塞	双侧颈动脉超声或血管造影报告 ICA 狭窄或闭塞的患者	TCD 可以对 ICA 不同程度的狭窄或闭塞进行评估,并确定首发卒中及频发卒中的高危风险。当 TCD 发现存在动脉-动脉栓塞和血管舒缩反应性损害的患者与 ICA 轻度狭窄和 TCD 检查正常的患者相比卒中的风险将提高 3~4 倍
蛛网膜下腔出血	发病 2~5 天	TCD 可以检测到血管痉挛的发展,前几天临床症状比较明显,通过这些血流动力学的信息,有助于加强调整患者的治疗方案
	发病 5~10 天	由于血管痉挛导致剩余管腔内血流灌注减少,发展为迟发型脑缺血时,TCD 可以监测进展到严重阶段的血管痉挛情况,这些信息有助于规划干预措施
	发病 12 天到-重症监护结束	经治疗或干预后,TCD 可以记录痉挛的好转程度,确定血管通畅的情况,个别病例可在蛛网膜下腔出血后第 2 周末或第 3 周初出现血管痉挛复发
怀疑脑死亡	颅内压增高	在任何颅内压的条件下,如果 TCD 可检测到舒张期血流,就可排除脑循环停止。TCD 通过前循环和后循环显示出完整的脑循环停止,可确定脑死亡的临床诊断。TCD 是连续、无创性评估,他可以在最小辐射的条件下,确认脑循环停止
围手术或手术的监测	颈动脉内膜剥脱术或支架	TCD 可以检查围手术期并发症的所有主要原因,即,脑栓塞、血栓形成、灌注不足以及过度灌注。TCD 还可以实时检查到脑血流的改变,与脑电图相比,可提前发现神经功能缺损的进展
心血管外科手术的术中监测	冠状动脉搭桥术、升主动脉修复	TCD 可检测到脑栓塞和脑灌注的情况,并指导灌注泵的设置及对插管的定位,TCD 还可观察到因意外造成的空气栓塞,并指导外科医生去探查可能引起栓子的穿刺部位

Alexandroc 等人改变[12]. 经 John Wiley 父子公司许可出版的

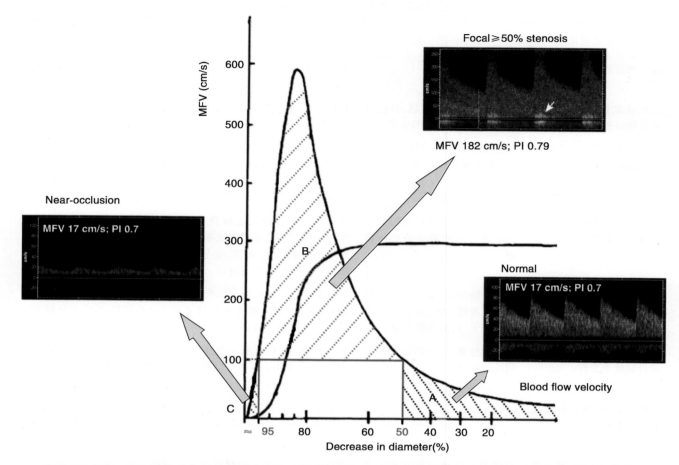

图 **10.5**　Spencer 的曲线:在各种动脉病变和循环系统的条件下,血流动力学模型经常被用来解释血流速度升高的原因[145]。(A-B)显示的是狭窄范围从正常、轻度、中度、重度狭窄到接近闭塞相应血流速度和频谱特征。(A)显示正常血管或小于50%狭窄,对应着正常的频谱形态和血流速度,其收缩流速比率也在正常范围,即,血管狭窄部位与供血动脉的比值;(B)>50%的中度狭窄和重度狭窄对应的是局部血流速度明显增快,收缩流速比率大于2或更高。如果是过度灌注/充血引起的血流速度异常增快,其流速比值低,这可与局灶性狭窄进行鉴别。白色箭头所示为血管杂音,但这并不能区别狭窄或过灌注;(C)为接近闭塞的极重度狭窄,其血流速度反常降低(位于 Spencer 曲线的另一侧)。这些病变可通过反常频谱形态或异常的速度比值与正常血管和轻度的病变进行鉴别[145](Tsivgoulis 等人改编. Lippincott Williams &. Wilkins 许可)

参考文献

1. Aaslid R, Markwalder TM, Nornes H. Noninvasive transcranial Doppler ultrasound recording of flow velocity in basal cerebral arteries. J Neurosurg. 1982;57:769–74.

2. Moehring MA, Spencer MP. Power M-mode transcranial Doppler ultrasound and simultaneous single gate spectrogram. Ultrasound Med Biol. 2002;28:49–57.

3. Schöning M, Walter J. Evaluation of the vertebrobasilar-posterior system by transcranial color duplex sonography in adults. Stroke. 1992;23(9):1280–6.

4. Schöning M, Buchholz R, Walter J. Comparative study of transcranial color duplex sonography and transcranial Doppler sonography in adults. J Neurosurg. 1993;78(5):776–84.

5. Bartels E, Flugel KA. Quantitative measurements of blood flow velocity in basal cerebral arteries with transcranial duplex colorflow imaging. A comparative study with conventional transcranial Doppler sonography. J Neuroimaging. 1994;4:77–81.

6. Bartels E, Fuchs HH, Flügel KA. Color Doppler imaging of basal cerebral arteries: normal reference values and clinical applications. Angiology. 1995;46(10):877–84.

7. Nedelmann M, Stolz E, Gerriets T, Baumgartner RW, Malferrari G, Seidel G, Kaps M, TCCS Consensus Group. Consensus recommendations for transcranial color-coded duplex sonography for the assessment of intracranial arteries in clinical trials on acute stroke. Stroke. 2009;40(10):3238–44.

8. Bartels E, Knauth M. Transcranial color-coded duplex ultrasonography of arteriovenous malformations. Rofo. 2006;178(1):64–70.

9. Gerriets T, Stolz E, Modrau B, Fiss I, Seidel G, Kaps M. Sonographic monitoring of midline shift in hemispheric infarctions. Neurology. 1999;52:45–9.

10. Otis SM, Ringelstein EB. The transcranial Doppler examination: principles and applications of transcranial Doppler sonography. In: Tegeler CH, Babikian VL, Gomez CR, editors. Neurosonology. St. Louis: Mosby; 1996. p. 140–55.

11. Hennerici M, Rautenberg W, Sitzer G, Schwartz A. Transcranial Doppler ultrasound for the assessment of intracranial arterial flow velocity – part 1. Examination technique and normal values. Surg Neurol. 1987;27(5):439–48.

12. Alexandrov AV, Sloan MA, Tegeler CH, for the American Society of Neuroimaging Practice Guidelines Committee, et al. Practice standards for transcranial Doppler (TCD) ultrasound. Part II. Clinical indications and expected outcomes. J Neuroimaging. 2010. Doi: 10.1111/j.1552–6569.2010.00523.x.

13. Bragoni M, Feldmann E. Transcranial Doppler indices of intracranial hemodynamics. In: Tegeler CH, Babikian VL, Gomez CR, editors. Neurosonology. St. Louis: Mosby; 1996. p. 129–39.

14. Lindegaard KF, Gromilund P, Aaslid R, et al. Evaluation of cerebral AVMs using transcranial Doppler ultrasound. J Neurosurg. 1986;65:335–44.

15. Lindegaard KF, Nornes H, Bakke SJ, et al. Cerebral vasospasm diagnosis by means of angiography and blood velocity measurements. Acta Neurochir (Wien). 1987;100:12–24.

16. Kontos HA. Validity of cerebral arterial blood flow calculations from velocity measurements. Stroke. 1989;20:1–3.

17. Giller CA, Bowman G, Dyer H, Mootz L, Krippner W. Cerebral arterial diameters during changes in blood pressure and carbon dioxide during craniotomy. Neurosurgery. 1993;32:737–42.

18. Aaslid R, Lindegaard KF, Sorteberg W, Nornes H. Cerebral autoregulation dynamics in humans. Stroke. 1989;20:45.

19. Adams R, McKie V, Nichols F, et al. The use of transcranial ultrasonography to predict stroke in sickle cell disease. N Engl J Med. 1992;326:605–10.

20. Adams RJ, McKie VC, Hsu L, et al. Prevention of a first stroke by transfusions in children with sickle cell anemia and abnormal results on transcranial Doppler ultrasonography. N Engl J Med. 1998;339:5–11.

21. Adams RJ, Brambilla D. Optimizing Primary Stroke Prevention in Sickle Cell Anemia (STOP 2) Trial Investigators. Discontinuing prophylactic transfusions used to prevent stroke in sickle cell disease. N Engl J Med. 2005;353:2769–78.

22. Lee MT, Piomelli S, Granger S, STOP Study Investigators, et al. Stroke prevention trial in sickle cell anemia (STOP): extended follow-up and final results. Blood. 2006;108:847–52.

23. Nichols FT, Jones AM, Adams RJ. Stroke prevention in sickle cell disease (STOP) study guidelines for transcranial Doppler testing. J Neuroimaging. 2001;11:354–62.

24. Sloan MA. Transcranial Doppler monitoring of vasospasm after subarachnoid hemorrhage. In: Tegeler CH, Babikian VL, Gomez CR, editors. Neurosonology. St. Louis: Mosby; 1996. p. 156–71.

25. Lindegaard KF, Nornes H, Bakke SJ, Sorteberg W, Nakstad P. Cerebral vasospasm after subarachnoid haemorrhage investigated by means of transcranial Doppler ultrasound. Acta Neurochir Suppl (Wien). 1988;42:81–4.

26. Newell DW, Grady MS, Eskridge JM, et al. Distribution of angiographic vasospasm after subarachnoid hemorrhage: implications for diagnosis by TCD. Neurosurgery. 1990;27:574–7.

27. Sloan MA, Haley Jr EC, Kassell NF, et al. Sensitivity and specificity of transcranial Doppler ultrasonography in the diagnosis of vasospasm following subarachnoid hemorrhage. Neurology. 1989;39:1514–8.

28. Burch CM, Wozniak MA, Sloan MA, et al. Detection of intracranial internal carotid artery and middle cerebral artery vasospasm following subarachnoid hemorrhage. J Neuroimaging. 1996;6:8–15.

29. Wozniak MA, Sloan MA, Rothman MI, et al. Detection of vasospasm by transcranial Doppler sonography the challenges of the anterior and posterior cerebral arteries. J Neuroimaging. 1996;6:87–93.

30. Lindegaard KF, Bakke SJ, Grolimund P, et al. Assessment of intracranial hemodynamics in carotid artery disease by transcranial Doppler ultrasound. J Neurosurg. 1985;63:890–8.

31. Soustiel JF, Shik V, Shreiber R, Tavor Y, Goldsher D. Basilar vasospasm diagnosis: investigation of a modified "Lindegaard Index" based on imaging studies and blood velocity measurements of the basilar artery. Stroke. 2002;33(1):72–7.

32. Sviri GE, Lewis DH, Correa R, et al. Basilar artery vasospasm and delayed posterior circulation ischemia after aneurismal subarachnoid hemorrhage. Stroke. 2004;35:1867–72.

33. Sviri GE, Ghodke B, Britz GW, et al. Transcranial Doppler grading criteria for basilar artery vasospasm. Neurosurgery. 2006;59:360–6.

34. Kincaid MS, Souter MJ, Treggiari MM, et al. Accuracy of transcranial Doppler ultrasonography and single-photon emission computed tomography in the diagnosis of angiographically demonstrated cerebral vasospasm. J Neurosurg. 2009;110:67–72.

35. Sloan MA, Burch CM, Wozniak MA, et al. Transcranial Doppler detection of vertebrobasilar vasospasm following subarachnoid hemorrhage. Stroke. 1994;25:2187–97.

36. Sloan MA, Alexandrov AV, Tegeler CH, Therapeutics and Technology Assessment Subcommittee of the American Academy of Neurology, et al. Assessment: transcranial Doppler ultrasonography: report of the Therapeutics and Technology Assessment Subcommittee of the American Academy of Neurology. Neurology. 2004;62:1468–81.

37. Alexandrov AV, Neumyer MM. Diagnostic criteria for cerebrovascular ultrasound. In: Alexandrov AV, editor. Cerebrovascular ultrasound in stroke prevention and treatment. Elmsford, New York: Blackwell Publishing; 2008. p. 79–129.

38. Piepgras A, Hagen T, Schmiadek P. Reliable prediction of grade of angiographic vasospasm by transcranial Doppler sonography. Stroke. 1994;25:260.

39. Giller CA, Hatab MR, Giller AM. Estimation of vessel flow and diameter during cerebral vasospasm using transcranial Doppler indices. Neurosurgery. 1998;42(5):1076–81.

40. Reigel MM, Hollier LH, Sundt Jr TM, Piepgras DG, Sharbrough FW, Cherry KJ. Cerebral hyperperfusion syndrome: a cause of neurologic dysfunction after carotid endarterectomy. J Vasc Surg. 1987;5:628–34.

41. Powers AD, Smith RR. Hyperperfusion syndrome after carotid endarterectomy: a transcranial Doppler evaluation. Neurosurgery. 1990;26:56–9.

42. Schoser BG, Heesen C, Eckert B, Thie A. Cerebral hyperperfusion injury after percutaneous transluminal angioplasty of extracranial arteries. J Neurol. 1997;244:101–4.

43. Tsivgoulis G, Alexandrov AV, Sloan MA. Advances in transcranial Doppler ultrasonography. Curr Neurol Neurosci Rep. 2009;9:46–54.

44. Alexandrov AV, Sloan MA, Wong LK, American Society of Neuroimaging Practice Guidelines Committee, et al. Practice standards for transcranial Doppler ultrasound: part I – test performance. J Neuroimaging. 2007;17:11–8.

45. Rha JH, Saver JL. The impact of recanalization on ischemic stroke outcome: a meta- analysis. Stroke. 2007;38:967–73.

46. Wilterdink JL, Feldmann E, Furie KL, et al. Transcranial Doppler ultrasound battery reliably identifies severe internal carotid artery stenosis. Stroke. 1997;28:133–6.

47. Christou I, Felberg RA, Demchuk AM, et al. Accuracy parameters of a broad diagnostic battery for bedside transcranial Doppler to detect flow changes with internal carotid artery stenosis or occlusion. J Neuroimaging. 2001;11:236–42.

48. Schneider PA, Rossman ME, Bernstein EF, Torem S, Ringelstein EB, Otis SM. Effect of internal carotid artery occlusion on intracranial hemodynamics. Transcranial Doppler evaluation and clinical correlation. Stroke. 1988;19:589–93.

49. Anzola GP, Gasparotti R, Magoni M, et al. Transcranial Doppler sonography and magnetic resonance angiography in the assessment of collateral hemispheric flow in patients with carotid artery disease. Stroke. 1995;26:214–7.

50. Akopov S, Whitman GT. Hemodynamic studies in early ischemic stroke: serial transcranial Doppler and magnetic resonance angiography evaluation. Stroke. 2002;33:1274–9.

51. Tsivgoulis G, Sharma VK, Lao AY, et al. Validation of transcranial Doppler with computed tomography angiography in acute cerebral ischemia. Stroke. 2007;38:1245–9.

52. Brunser AM, Lavados PM, Hoppe A, et al. Accuracy of transcranial Doppler compared with CT angiography in diagnosing arterial obstructions in acute ischemic strokes. Stroke. 2009;40:2037–41.

53. Alexandrov AV, Demchuk A, Wein T, et al. The yield of transcranial Doppler in acute cerebral ischemia. Stroke. 1999;30:1605–9.

54. Tsivgoulis G, Sharma VK, Hoover SL, et al. Applications and advantages of power motion-mode Doppler in acute posterior circulation cerebral ischemia. Stroke. 2008;39:1197–204.

55. Latchaw RE, Alberts MJ, Lev MH, American Heart Association Council on Cardiovascular Radiology and Intervention, Stroke Council, and the Interdisciplinary Council on Peripheral Vascular Disease, et al. Recommendations for imaging of acute ischemic stroke: a scientific statement from the American Heart Association.

Stroke. 2009;40:3646–78.

56. Navarro JC, Lao AY, Sharma VK, Tsivgoulis G, Alexandrov AV. The accuracy of transcranial Doppler in the diagnosis of middle cerebral artery stenosis. Cerebrovasc Dis. 2007;23:325–30.

57. Lindegaard KF, Bakke SJ, Aaslid R, Nornes H. Doppler diagnosis of intracranial artery occlusive disorders. J Neurol Neurosurg Psychiatry. 1986;49:510–8.

58. de Bray JM, Joseph PA, Jeanvoine H, Maugin D, Dauzat M, Plassard F. Transcranial Doppler evaluation of middle cerebral artery stenosis. J Ultrasound Med. 1988;7:611–6.

59. Ley-Pozo J, Ringelstein EB. Noninvasive detection of occlusive disease of the carotid siphon and middle cerebral artery. Ann Neurol. 1990;28:640–7.

60. Mattle H, Grolimund P, Huber P, Sturzenegger M, Zurbrügg HR. Transcranial Doppler sonographic findings in middle cerebral artery disease. Arch Neurol. 1988;45:289–95.

61. Brass LM, Duterte DL, Mohr JP. Anterior cerebral artery velocity changes in disease of the middle cerebral artery stem. Stroke. 1989;20:1737–40.

62. Schwarze JJ, Babikian V, DeWitt LD, Sloan MA, Wechsler LR, Gomez CR, Pochay V, Baker E. Longitudinal monitoring of intracranial arterial stenoses with transcranial Doppler ultrasonography. J Neuroimaging. 1994;4:182–7.

63. Babikian V, Sloan MA, Tegeler CH, et al. Transcranial Doppler validation pilot study. J Neuroimaging. 1993;3:242–9.

64. Feldmann E, Wilterdink JL, Kosinski A, Stroke Outcomes and Neuroimaging of Intracranial Atherosclerosis (SONIA) Trial Investigators, et al. The stroke outcomes and neuroimaging of intracranial atherosclerosis (SONIA) trial. Neurology. 2007;68:2099–106.

65. Zhao L, Barlinn K, Sharma VK, Tsivgoulis G, Cava LF, Vasdekis SN, Teoh HL, Triantafyllou N, Chan BPL, Sharma A, Voumvourakis K, Stamboulis E, Saqqur M, Harrigan MR, Albright KC, Alexandrov AV. Velocity criteria for intracranial stenosis revisited: an international multicenter study of transcranial Doppler (TCD) and digital subtraction angiography (DSA). Stroke. 2011;42:3429–34.

66. Alexandrov AV, Demchuk AM, Felberg RA, Grotta JC, Krieger DW. Intracranial clot dissolution is associated with embolic signals on transcranial Doppler. J Neuroimaging. 2000;10:27–32.

67. Hennerici M, Rautenberg W, Schwartz A. Transcranial Doppler ultrasound for the assessment of intracranial arterial flow velocity – part 2. Evaluation of intracranial arterial disease. Surg Neurol. 1987;27:523–32.

68. Demchuk AM, Christou I, Wein TH, Felberg RA, Malkoff M, Grotta JC, Alexandrov AV. Specific transcranial Doppler flow findings related to the presence and site of arterial occlusion. Stroke. 2000;31:140–6.

69. Kimura K, Minematsu K, Yasaka M, Wada K, Yamaguchi T. Evaluation of posterior cerebral artery flow velocity by transcranial color-coded real-time sonography. Ultrasound Med Biol. 2000;26:195–9.

70. Steinke W, Mangold J, Schwartz A, Hennerici M. Mechanisms of infarction in the superficial posterior cerebral artery territory. J Neurol. 1997;244:571–8.

71. Ringelstein EB. Ultrasonic diagnosis of the vertebrobasilar system. II. Transnuchal diagnosis of intracranial vertebrobasilar stenoses using a novel pulsed Doppler system. Ultraschall Med. 1985;6:60–7.

72. Droste DW, Nabavi DG, Kemény V, et al. Echocontrast enhanced transcranial colour-coded duplex offers improved visualization of the vertebrobasilar system. Acta Neurol Scand. 1998;98:193–9.

73. Postert T, Federlein J, Przuntek H, Büttner T. Power-based versus conventional transcranial color-coded duplex sonography in the assessment of the vertebrobasilar-posterior system. J Stroke Cerebrovasc Dis. 1997;6:398–404.

74. Nicolau C, Gilabert R, García A, Blasco J, Chamorro A, Brú C. Effect of internal carotid artery occlusion on vertebral artery blood flow: a duplex ultrasonographic evaluation. J Ultrasound Med. 2001;20:105–11.

75. Ribo M, Garami Z, Uchino K, Song J, Molina CA, Alexandrov AV. Detection of reversed basilar flow with power-motion Doppler after acute occlusion predicts favorable outcome. Stroke. 2004;35:79–82.

76. de Bray JM, Missoum A, Dubas F, Emile J, Lhoste P. Detection of vertebrobasilar intracranial stenoses: transcranial Doppler sonography versus angiography. J Ultrasound Med. 1997;16:213–8.

77. Chernyshev OY, Garami Z, Calleja S, et al. Yield and accuracy of urgent combined carotid/transcranial ultrasound testing in acute cerebral ischemia. Stroke. 2005;36:32–7.

78. Burgin WS, Malkoff M, Felberg RA, et al. Transcranial Doppler ultrasound criteria for recanalization after thrombolysis for middle cerebral artery stroke. Stroke. 2000;31:1128–32.

79. Demchuk AM, Burgin WS, Christou I, et al. Thrombolysis in brain ischemia (TIBI) transcranial Doppler flow grades predict clinical severity, early recovery, and mortality in patients treated with intravenous tissue plasminogen activator. Stroke. 2001;32:89–93.

80. Grolimund P, Seiler RW, Aaslid R, Huber P, Zurbruegg H. Evaluation of cerebrovascular disease by combined extracranial and transcranial Doppler sonography. Experience in 1,039 patients. Stroke. 1987;18:1018–24.

81. Zanette EM, Fieschi C, Bozzao L, et al. Comparison of cerebral angiography and transcranial Doppler sonography in acute stroke. Stroke. 1989;20:899–903.

82. Kaps M, Damian MS, Teschendorf U, Dorndorf W. Transcranial Doppler ultrasound findings in middle cerebral artery occlusion. Stroke. 1990;21:532–7.

83. Camerlingo M, Casto L, Censori B, Ferraro B, Gazzaniga GC, Mamoli A. Transcranial Doppler in acute ischemic stroke of the middle cerebral artery territories. Acta Neurol Scand. 1993;88:108–11.

84. El-Mitwalli A, Saad M, Christou I, Malkoff M, Alexandrov AV. Clinical and sonographic patterns of tandem internal carotid artery/middle cerebral artery occlusion in tissue plasminogen activator-treated patients. Stroke. 2002;33:99–102.

85. Padayachee TS, Kirkham FJ, Lewis RR, Gillard J, Hutchinson MC, Gosling RG. Transcranial measurement of blood velocities in the basal cerebral arteries using pulsed Doppler ultrasound: a method of assessing the circle of Willis. Ultrasound Med Biol. 1986;12:5–14.

86. Bass A, Krupski WC, Dilley RB, Bernstein EF, Otis SM. Comparison of transcranial and cervical continuous-wave Doppler in the evaluation of intracranial collateral circulation. Stroke. 1990;21:1584–8.

87. Schneider PA, Rossman ME, Bernstein EF, Ringelstein EB, Otis SM. Noninvasive assessment of cerebral collateral blood supply through the ophthalmic artery. Stroke. 1991;22:31–6.

88. Rutgers DR, Klijn CJ, Kappelle LJ, van Huffelen AC, van der Grond J. A longitudinal study of collateral flow patterns in the circle of Willis and the ophthalmic artery in patients with a symptomatic internal carotid artery occlusion. Stroke. 2000;31:1913–20.

89. Markus HS, Harrison MJ. Estimation of cerebrovascular reactivity using transcranial Doppler, including the use of breath-holding as the vasodilatory stimulus. Stroke. 1992;23:668–73.

90. Silverstrini M, Vernieri F, Pasqualetti P, et al. Impaired vasomotor reactivity and risk of stroke in patients with asymptomatic carotid artery stenosis. JAMA. 2000;283:2122–7.

91. Vernieri F, Pasqualetti P, Matheis M, et al. Effect of collateral flow and cerebral vasomotor reactivity on the outcome of carotid artery occlusion. Stroke. 2001;32:1552–8.

92. Apruzzese A, Silvestrini M, Floris R, et al. Cerebral hemodynamics in asymptomatic patients with internal carotid artery occlusion: a dynamic susceptibility contrast MR and transcranial Doppler study. AJNR Am J Neuroradiol. 2001;22:1062–7.

93. Vernieri F, Pasqualetti P, Diomedi M, et al. Cerebral hemodynamics in patients with carotid artery occlusion and contralateral moderate or severe internal carotid artery stenosis. J Neurosurg. 2001;94:559–64.

94. Mueller M, Voges M, Piepgras U, et al. Assessment of cerebral vasomotor reactivity by transcranial Doppler ultrasound and breath-holding. A comparison with acetazolamide as vasodilatory stimulus. Stroke. 1995;26:96–100.

95. Diehl RR. Cerebral autoregulation studies in clinical practice. Eur J Ultrasound. 2002;16:31–6.

96. Silvestrini M, Paolino I, Vernieri F, et al. Cerebral hemodynamics and cognitive performance in patients with asymptomatic carotid

stenosis. Neurology. 2009;72:1062–8.

97. Deverall PB, Padayachee TS, Parsons S, et al. Ultrasound detection of micro-emboli in the middle cerebral artery during cardiopulmonary bypass surgery. Eur J Cardiothorac Surg. 1988;2: 256–60.

98. Spencer MP, Thomas GI, Nicholls SC, et al. Detection of middle cerebral artery emboli during carotid endarterectomy using transcranial Doppler ultrasonography. Stroke. 1990;21:415–23.

99. Russell D. The detection of cerebral emboli using Doppler ultrasound. In: Newell DW, Aaslid R, editors. Transcranial Doppler. New York: Revwn; 1992. p. 52–8.

100. Ritter MA, Dittrich R, Thoenissen N, et al. Prevalence and prognostic impact of microembolic signals in arterial sources of embolism. A systematic review of the literature. J Neurol. 2008; 255:953–61.

101. King A, Markus HS. Doppler embolic signals in cerebrovascular disease and prediction of stroke risk: a systematic review and meta-analysis. Stroke. 2009;40:3711–7.

102. Markus HS, King A, Shipley M, et al. Asymptomatic embolisation for prediction of stroke in the asymptomatic carotid emboli study (ACES): a prospective observational study. Lancet Neurol. 2010;70:120–4.

103. Clark RE, Brillman J, Davis DA, Lovell MR, Price TR, Magovern GJ. Microemboli during coronary artery bypass grafting genesis and effect on outcome. J Thorac Cardiovasc Surg. 1995;109:249–57.

104. Diegeler A, Hirsch R, Schneider F, et al. Neuromonitoring and neurocognitive outcome in off-pump versus conventional coronary bypass operation. Ann Thorac Surg. 2000;69:1162–6.

105. Ringelstein EB, Droste DW, Babikian VL, et al. Consensus on microembolus detection by TCD. International Consensus Group on Microembolus Detection. Stroke. 1998;29:725–9.

106. International Cerebral Hemodynamics Society. The international Cerebral Hemodynamics Society Consensus Statement. Stroke. 1995;26:1123.

107. Babikian VL, Feldmann E, Wechsler LR, et al. Transcranial Doppler ultrasonography: year 2000 update. J Neuroimaging. 2000;10:101–15.

108. Droste DW, Silling K, Stypmann J, et al. Contrast transcranial Doppler ultrasound in the detection of right-to-left shunts: time window and threshold in microbubble numbers. Stroke. 2000;31:1640–5.

109. Nyguen AT, Jogestrand T. Detection of patent foramen ovale by transcranial Doppler and carotid duplex ultrasonography: a comparison with transesophageal echocardiography. Clin Physiol. 1998;18:327–33.

110. Jauss M, Kaps M, Keberle M, et al. A comparison of transesophageal echocardiography and transcranial Doppler sonography with contrast medium for detection of patent foramen ovale. Stroke. 1994;25:1265–7.

111. Jauss M, Zanette E. Detection of right-to-left shunt with ultrasound contrast agent and transcranial Doppler sonography. Cerebrovasc Dis. 2000;10:490–6.

112. Spencer MP, Moehring MA, Jesurum J, et al. Power m-mode transcranial Doppler for diagnosis of patent foramen ovale and assessing transcatheter closure. J Neuroimaging. 2004;14:342–9.

113. Lao AY, Sharma VK, Tsivgoulis G, et al. Detection of right-to-left shunts: comparison between the international consensus and Spencer logarithmic scale criteria. J Neuroimaging. 2008; 18:402–6.

114. Lao AY, Sharma VK, Tsivgoulis G, et al. Effect of body positioning during transcranial Doppler detection of right-to-left shunts. Eur J Neurol. 2007;14:1035–9.

115. Jesurum JT, Fuller CJ, Renz J, et al. Diagnosis of secondary source of right-to-left shunt with balloon occlusion of patent foramen ovale and power M-mode transcranial Doppler. JACC Cardiovasc Interv. 2009;2:561–7.

116. Nornes H, Angelsen B, Lindegaard KF. Precerebral arterial blood flow pattern in intracranial hypertension with cerebral blood flow arrest. Acta Neurochir (Wien). 1977;38:187–94.

117. Homburg AM, Jakobsen M, Enevoldsen E. Transcranial Doppler recordings in raised intracranial pressure. Acta Neurol Scand. 1993;87:488–93.

118. Mayer SA, Thomas CE, Diamond BE. Asymmetry of intracranial hemodynamics as an indicator of mass effect in acute intracerebral hemorrhage. A transcranial Doppler study. Stroke. 1996;27: 1788–92.

119. Richards HK, Czosnyka M, Whitehouse H, Pickard JD. Increase in transcranial Doppler pulsatility index does not indicate the lower limit of cerebral autoregulation. Acta Neurochir Suppl. 1998;71:229–32.

120. Treib J, Becker SC, Grauer M, Haass A. Transcranial Doppler monitoring of intracranial pressure therapy with mannitol, sorbitol and glycerol in patients with acute stroke. Eur Neurol. 1998;40:212–9.

121. Rainov NG, Weise JB, Burkert W. Transcranial Doppler sonography in adult hydrocephalic patients. Neurosurg Rev. 2000;23: 34–8.

122. Kirkham FJ, Levin SD, Padayachee TS, Kyme MC, Neville BG, Gosling RG. Transcranial pulsed Doppler ultrasound findings in brain stem death. J Neurol Neurosurg Psychiatry. 1987;50: 1504–13.

123. Ropper AH, Kehne SM, Wechsler L. Transcranial Doppler in brain death. Neurology. 1987;37(11):1733–5.

124. Hassler W, Steinmetz H, Pirschel J. Transcranial Doppler study of intracranial circulatory arrest. J Neurosurg. 1989;71:195–201.

125. Bode H, Sauer M, Pringsheim W. Diagnosis of brain death by transcranial Doppler sonography. Arch Dis Child. 1988;63:1474–8.

126. Newell DW, Grady MS, Sirotta P, Winn HR. Evaluation of brain death using transcranial Doppler. Neurosurgery. 1989;24:509–13.

127. Petty GW, Mohr JP, Pedley TA, Tatemichi TK, Lennihan L, Duterte DI, Sacco RL. The role of transcranial Doppler in confirming brain death: sensitivity, specificity, and suggestions for performance and interpretation. Neurology. 1990;40:300–3.

128. Ducrocq X, Hassler W, Moritake K, Newell DW, von Reutern GM, Shiogai T, Smith RR. Consensus opinion on diagnosis of cerebral circulatory arrest using Doppler-sonography: Task Force Group on cerebral death of the Neurosonology Research Group of the World Federation of Neurology. J Neurol Sci. 1998;159:145–50.

129. de Freitas GR, André C. Sensitivity of transcranial Doppler for confirming brain death: a prospective study of 270 cases. Acta Neurol Scand. 2006;113:426–32.

130. Wijdicks EF. The diagnosis of brain death. N Engl J Med. 2001;344:1215–21.

131. Grossman BL, Brisman R, Wood EH. Ultrasound and the subclavian steal syndrome. Radiology. 1970;94:1–6.

132. von Reutern GM, Büdingen HJ. Doppler sonographic study of the vertebral artery in subclavian steal syndrome. Dtsch Med Wochenschr. 1977;102:140–1.

133. Reutern GM, Büdingen HJ, Freund HJ. The diagnosis of obstructions of the vertebral and subclavian arteries by means of directional Doppler sonography. Arch Psychiatr Nervenkr. 1976;222:209–22.

134. Klingelhöfer J, Conrad B, Benecke R, Frank B. Transcranial Doppler ultrasonography of carotid-basilar collateral circulation in subclavian steal. Stroke. 1988;19:1036–42.

135. Walker DW, Acker JD, Cole CA. Subclavian steal syndrome detected with duplex pulsed Doppler sonography. AJNR Am J Neuroradiol. 1982;3:615–8.

136. Grotta JC, Welch KM, Fagan SC, et al. Clinical deterioration following improvement in the NINDS rt-PA stroke trial. Stroke. 2001;32:661–8.

137. Dàvalos A, Toni D, Iweins F, Lesaffre E, Bastianello S, Castillo J. Neurological deterioration in acute ischemic stroke: potential predictors and associated factors in the European Cooperative Acute Stroke Study (ECASS) I. Stroke. 1999;30:2631–6.

138. Alexandrov AV, Grotta JC. Arterial re-occlusion in stroke patients treated with intravenous tissue plasminogen activator. Neurology. 2002;59:862–7.

139. Alexandrov AV, Nguyen HT, Rubiera M, et al. Prevalence and risk factors associated with reversed Robin Hood syndrome in acute ischemic stroke. Stroke. 2009;40:2738–42.

140. Barlinn K, Alexandrov AV. Sleep-disordered breathing and arterial blood flow steal represent linked therapeutic targets in cere-

bral ischaemia. Int J Stroke. 2011;6:40–1.

141. Ringelstein EB, Sievers C, Ecker S, Schneider PA, Otis SM. Noninvasive assessment of CO2-induced cerebral vasomotor response in normal individuals and patients with internal carotid artery occlusions. Stroke. 1988;19:963–9.

142. Silvestrini M, Vernieri F, Pasqualetti P, Matteis M, Passarelli F, Troisi E, Caltagirone C. Impaired cerebral vasoreactivity and risk of stroke in patients with asymptomatic carotid artery stenosis. JAMA. 2000;283:2122–7.

143. Palazzo P, Balucani C, Barlinn K, et al. Association of reversed Robin Hood syndrome with risk of stroke recurrence. Neurology. 2010;75:2003–8.

144. Tsivgoulis G, Zhang Y, Alexandrov AW, et al. Safety and tolerability of early noninvasive ventilatory correction using bilevel positive airway pressure in acute ischemic stroke. Stroke. 2011;42:1030–4.

145. Alexandrov AV. The Spencer's curve: clinical implications of a classic hemodynamic model. J Neuroimaging. 2007;17:6–10.

第 11 章
颈动脉斑块的超声特征及临床意义

Alberto Froio，Luca Rossi，Savino Pasquadibisceglie，和
Giorgio M. Biasi

摘 要

过去有很多关于易损斑块的概念、斑块的组成及脑血管事件的研究。灰阶中位数（Gray scale median，GSM）评分可用来识别具有卒中高风险的无症状患者。一些研究表明，可以通过 GSM 评价颈动脉低回声斑块与高敏 C-反应蛋白、巨噬细胞浸润的颈动脉斑块、新生侧支血管、斑块破裂及脑栓塞事件之间的关系，并评价导致卒中的风险。

对于颈动脉狭窄患者，GSM 分析已经被纳入血管内介入和外科手术治疗的指南方针。

关键词

治疗、低回声、灰阶中位数、动脉内膜剥脱术、血管支架

颈动脉斑块的超声表现

过去有很多关于易损斑块的概念、斑块的组成和脑血管事件的研究。目前清楚的是，斑块的形态是预测颈动脉粥样硬化病变最重要的评估参数之一。根据斑块的声学特征，分为强回声或低回声，进而反映斑块的组织学特征。因此，我们根据导致神经系统事件风险的不同将斑块进行分类，如斑块内出血、斑块内脂质成分、斑块纤维帽较薄，以及这些成分在斑块内如何分布。

颈动脉超声检查相关的主要问题是具有很大程度的主观性：标准化指标的建立具有高效性和高重复性，因此，标准化指标的建立可使不同地区都能够检测到相同的斑块特征[6]。GSM 可用来识别具有卒中高风险的无症状患者。为了克服超声检查的主观性，已经将 B 超图像进行标准化。

目前，已经提出了几种类型的斑块。geroulakos 分类已被改写而由 GSM 指数替代，GSM 为斑块的不同分类提供了一个可视化和量化的指标。大多数颈动脉低回声斑块的像素 GSM 值低于 25（即黑色），这与斑块的易损性和频发神经系统事件相关[8-10]。图像标准化后，对低回声斑块的评估是筛选出需要进行血管内介入或外科手术治疗的具有卒中高风险、无症状患者的最佳参数之一，进而为每个无症状患者确定最佳的量身定制的治疗策略[1]。

Milano-Bicocca 大学 San Gerardo 医院血管外科的 GSM 分析

GSM 计算需要三个步骤：（1）超声检查的设置和图像的存储；（2）图像标准化；（3）图像分析[11]。

1. 参与操作超声的检查人员都需要进行培训，如何采集图像及对超声检查进行设置。超声检查可通过计算机辅助分析所需的回声特点进行图像采集。对于 GSM 计算，选择合适的超声仪器。

选择 7 兆赫的单通道、多频线阵探头。

动态范围在声功率范围之间（单位是分贝），屏幕上可以显示最微弱到最强的血流信号。动态范围的减小可使图像的对比度明显增加。通过 GSM 计算，使用最大动态范围是为了尽可能的显示灰阶图（更柔和的灰阶图像）。

帧率是指单位时间内超声成像系统重建的图像帧数。为确保良好的时间分辨率，帧率必须设置在最高水平。

余辉是产生每幅图片帧数之间的叠加。高余辉可有效地抑制噪音，但它往往以牺牲时间分辨率为代价，可能使真正的目标模糊。余辉是从 1 到 5 的一系列数字显示在超声屏幕上。通常将余辉值设置为 2 或 3（中低水平）。

因为标准化图像需要通过线性扩展来完成，所以要对线性曲线进行后处理（图 11.1）。

总增益首先增加到很容易认出斑块、且管腔内出现噪声为止，然后再逐渐减低增益，最终获得无噪声的管腔（黑色）。

时间增益补偿（TGC）曲线调整（倾斜），是为了获得动脉壁近段、远段所产生相同回声的图像（图 11.2）。在动脉管腔水平时，不需要完成时间增益补偿（TGC）曲线。TGC 曲线调整是颈动脉前、后壁斑

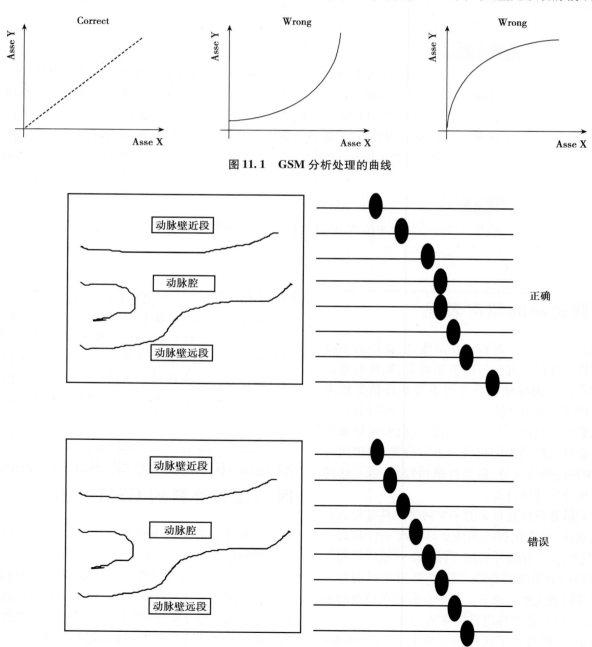

图 11.1　GSM 分析处理的曲线

图 11.2　GSM 分析。建立时间增益补偿曲线

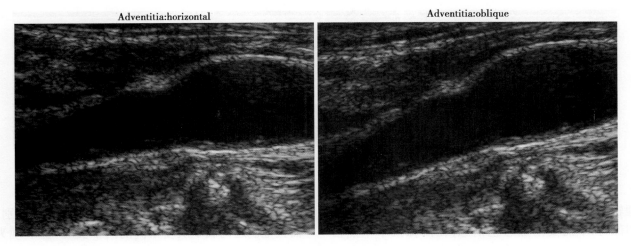

图 11.3 常见的颈动脉外膜的定位

块标准化测量必不可少的部分。其结果是,超声束应与动脉壁垂直,与血管外膜呈现在同一水平面(图11.3)。

患者应取仰卧位,通过不同角度观察颈动脉血管的纵切面图像(内侧、横向、后外侧的)。为了使斑块占据很大部分的图像,通常选用的最小深度。但不需过度放大。

在伴有声影的情况下,当狭窄面积超过 50%,应将声影信息进行描述,并对图像进行分析。由于受声影的影响,无法探查到斑块的信息,也无法计算出中位灰阶值。但其他可检测到大部分斑块,可通过中位灰阶提供更准确的信息。

在图像记录之前,应满足以下标准:

(a)血液:位于斑块的周边,血管腔表现无回声。

(b)动脉外膜:邻近斑块,它表现为明亮、厚、平直(图11.4)。

(c)斑块:超过内中膜增厚的最大界限值。

下面的图片(纵切面)

应记录:

(a)B 型(灰度)图像。

(b)彩色图像:有助划分管腔内斑块的边缘(尤其是低回声斑块)。

应注意在同一水平面上观察二维和彩色图像。

与需要视频采集卡的模拟录像带相比,数字化存储媒体(磁光盘和光盘)更占优势。

2. 图像标准化需要使用美国著名图像处理软件 adobe Photoshop 来完成。Adobe Photoshop 图像处

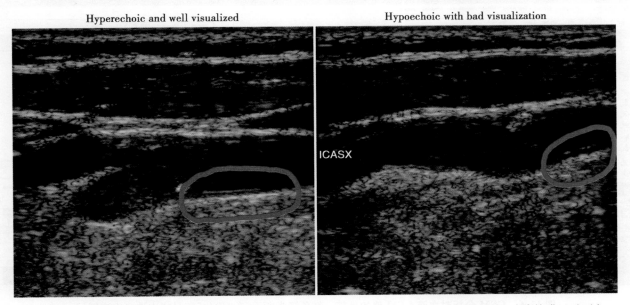

图 11.4 GSM 分析用于鉴定外膜是否标准化。 左侧红圈内:动脉外膜显示良好;右侧红圈内:动脉外膜显示不良

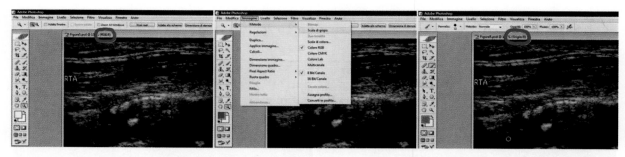

图 11.5 GSM 分析选择标记的信息。 左侧红圈内:RGB 图像:这类图片不能使用。右侧红圈内的灰阶图像:这是为使用 GSM 分析提供的最佳图像

理软件主要应用在二维和彩色图像。当使用 B 模式图像时,不需要附加彩色信息,在图像菜单中点击"模式",然后再点击进入"灰阶"模式(图 11.5)。

使用"优化"工具,拖动指针画出斑块的大概轮廓。然后,点击"图像"菜单中的"直方图",在显示器的桌面上即可显示出 GSM"中位数"值。

低回声暗区(无回声区)的 GSM 值趋向 0,而高回声的明亮区(强回声)的 GSM 值接近 255。

GSM 是受多普勒超声检查仪设置的影响,使用这种方式计算 GSM 值并不规范。我们及其他研究组已证实了非标准的 GSM 值缺乏可再现性:GSM 的分界值用于识别颈动脉斑块引发卒中的风险,在米兰地区 GSM 的分界值可增加到 50,而伦敦地区仅到增加到 32。

利用线性缩放比例将灰度图像改变,使图像达到标准化:所用像素的灰度值都是根据血液和血管外膜这两个参考点进行调整。之所以选择血液和血管外膜,是因为他们和周边的斑块很容易进行辨别,而且他们还构成了灰度不同的两个极端(血表现为黑暗的,动脉外膜表现为明亮的)。经修改后,所得到图像,血液的 GSM 值是 0、动脉外膜的 GSM 值为 190。

图像标准化需要以下几个步骤。使用"Lasso"工具,拖动鼠标选择无噪音的血流区。核对"图像"菜单,单击"直方图"。在显示器的桌面上即可显示出 GSM"中位数"值。

血液的 GSM 值为 0(图 11.6),如果不是,考虑多普勒扫描仪的增益设置不正确(见上文)。

同样,使用"优化"工具,将动脉壁上斑块的外膜设置为最明亮的部分(图 11.7)。值得注意的是:

- 图像放大之前应该先对动脉外膜进行概述。
- 选定的区域不能太小(是区域,并非一点!)。
- 选定的区域应该位于同一水平。

动脉外膜的 GSM 值,应该使用"直方图"进行分

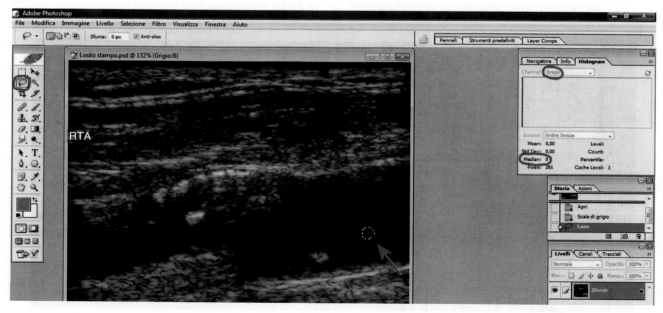

图 11.6 GSM 分析对血液 GSM 值的计算。 红色箭头所示:在"优化"工具栏中选择血流区域

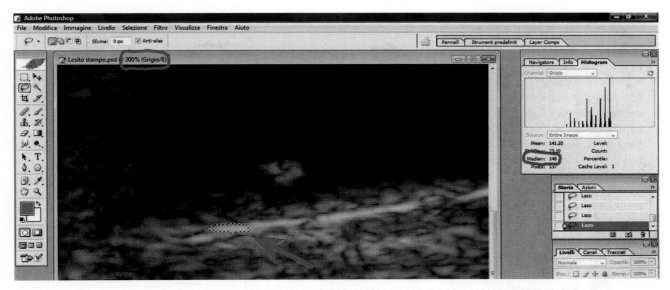

图 11.7　GSM 分析对外膜 GSM 值的计算,红色箭头所示:在"优化"工具栏中选择外膜的一段区域

析(在图 11.7 中可见,动脉外膜的 GSM 值为 148)。不同于血液 GSM 值的是,血液的 GSM 值是统一的,而动脉外膜上每个部位的 GSM 值都需要测量。

为了使图片标准化,点击"图像"菜单,然后进行"调整",并最终获得"曲线"(图 11.8)。显示眶中的的直线代表输入灰阶图像(x 轴)和输出的灰阶图像(y 轴)之间的关系,每个轴都有一个黑色端和白色端,就是灰阶,范围是从 0(全部黑色)到 255(全部白色)。

标准化的目的是更正超声检查中主观误差。这个目的可以通过使用图中最强(外膜)和最弱(血液)回声区域的特征来完成:在特定条件下(超声检

查仪按上述进行设置),这些区域是超声检查仪的独立类型。正常图像,极点保持不变,标准化之前和之后的 GSM 值都是 0(为达到这个标准,要适当的调节增益)。另一方面,最亮区域的 GSM 值(动脉外膜)驱动所有的标准化进程:测量前外膜的 GSM 值(输入值)是可以任意转换,直到 190(输出值)。在标准化图像中,血液和血管外膜的 GSM 值分别是 0和 190。

在 Adobe Photoshop 这个软件里,应该修改控制面板上的直线,由于新线路跨越一个新的点,输入值应该对应外膜的测量值,同时输出值对应是 190(图 11.9)。图 11.10 为标准化的图像。

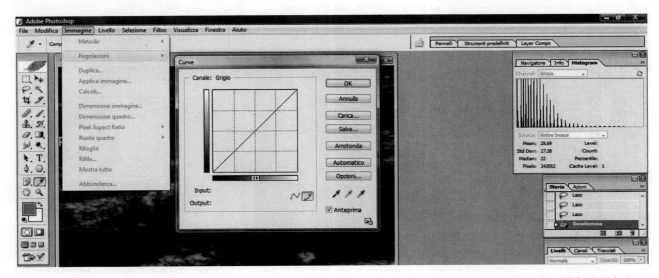

图 11.8　GSM 分析为了使图像归一化,使用 Adobe Photoshop 获得的"函数曲线"的输出(y 轴)。每个轴都有黑色和白色的两个边:这是灰度,范围从 0(全黑)到 255(全白)

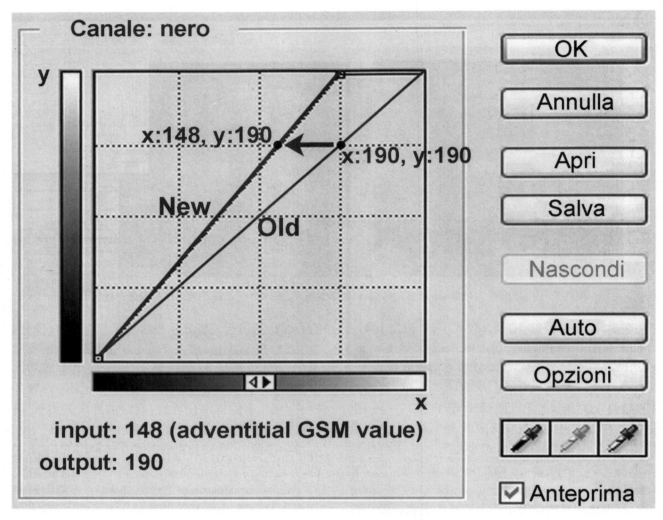

图 11.9　GSM 分析,图像归一化的曲线移位

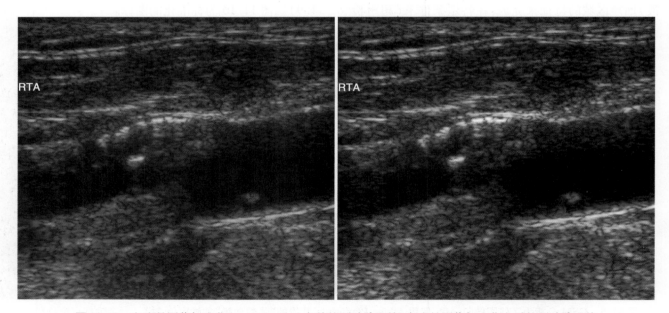

图 11.10　左边是图像标准化(normalization)之前的颈动脉斑块;右边是图像标准化之后的颈动脉斑块

3. 在 Adobe Photoshop 这个软件里,使用"套索"工具,描画斑块的轮廓。在"直方图"中,获得下面的测量值:

(a) GSM,定义为斑块的灰阶中位数(图 11.11)。

(b) 标准差(SD),SD 是衡量离散程度的一组数据。SD 是一套严谨的标准值,它是这些值的平均值。

在测量 GSM 值时,如果你需要帮助,请随时联系我们 alberto. froio@ unimib. it。

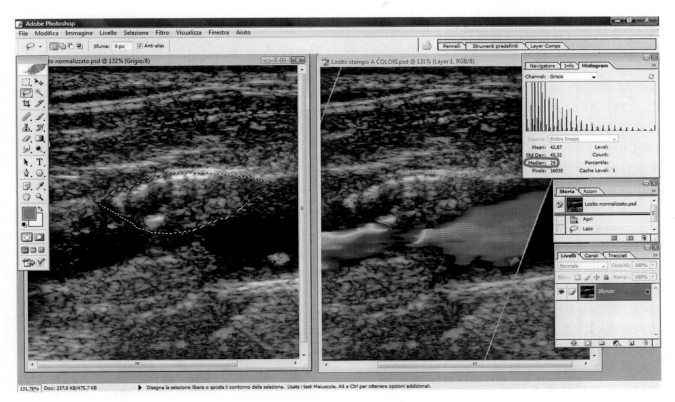

图 11. 11　标准化图像的 GSM 计算

颈动脉斑块回声的临床试验和多临床研究要点

在颈动脉血管成形术和卒中风险的研究(ICAROS)中,一个国际多中心的检查中心收集了 11 个中心的 418 例颈动脉支架成形术患者,通过测量的 GSM 值评估颈动脉斑块内部回声的关系,目的是为颈动脉支架成形术获得更好的选择[11,12]。通常在手术前使用 GSM 测量值评估颈动脉斑块回声。当手术中出现神经功能障碍需要在手术后(30 天)记录下来。值得注意的是,不管是在中风($P<0.005$)还是中风加 TIA($P<0.005$)的情况下,复杂患者的 GSM 值远远低于正常值。选择特征性曲线可得到最佳的 GSM 值:最权威的临界值是 25。普遍存在的 GSM 值<25(斑块无回音区)的患者高达 37%(418 名患者中有 155 例)。在 GSM≤25 的 155 例患者中有 11 例(7.1%)发生脑卒中,相比之下

GSM>25 的 263 例患者中仅有 4 例(1.5%)发生脑卒中($P=0.005$)[11]。

无症状颈动脉狭窄与脑卒中研究(ACSRS)是一项国际性多中心的临床研究,该研究的目的是为无症状颈动脉狭窄的患者确定分组,即神经系统疾病高风险组及低风险组[13]。

共 1121 名患者,其中 50% ~99% 为无症状的 ICA 球部的狭窄(欧洲颈动脉外科试验[ECST]的方法),并随访 6 ~69 个月(平均 48)。脑卒中的高风险因素包括狭窄程度、年龄、血压收缩压增高、血清肌酐增加、超过 10 年的吸烟史、对侧短暂性脑缺血发作(TIAs)或脑卒中病史、灰度均值(GSM)减低、斑块面积的增加、斑块的 1、2、3 类型和不伴声影的散在白色区域(DWA)。其中颈动脉狭窄、对侧短暂性脑缺血发作(TIAs)或脑卒中病史、灰度均值、斑块面积及离散白色区域都可以作为预测同侧脑卒中事件的独立因素。通过危险因素可将患者不同水平的

脑卒中风险进行分层。预测了 923 例狭窄 >70% 的患者在 5 年平均卒中发生率,其中 495 例患者在 5%,202 例患者在 5% ~9.9%,142 例患者在 10% ~19.9%,84 例患者 >20%。

本研究选取无症状的严重颈动脉狭窄(≥70%)的患者作为研究对象,并采用前瞻性、客观性、国际多中心的方式对无症状的颈动脉栓子进行研究,并分析颈动脉斑块特性和微栓子信号(ES)的关系[14]。其中 164 名(占 37.7%)为低回声斑块。低回声斑块会增加同侧大脑的卒中风险(HR 6.43 1.36,95% CI:1.36 ~30.44,P =0.019)。低回声斑块的成分和微栓子信号阳性都能明显增加同侧大脑中风的风险(HR 10.61,95% CI 2.98 ~37.82,P =0.0003)。控制危险因素后,颈动脉狭窄程度和抗血小板药物与卒中也有显著的相关性。检测微栓子和斑块的形态是预测卒中风险的各项检测措施中最好的方法,并且它有助于划分高风险组(每年 8% 的卒中风险)和低风险组(每年 <8% 的卒中风险)。

Ishizu 比较了颈动脉超声成像与生物标记物如高敏 C-反应蛋白(hs-CRP)和氧化低密度脂蛋白(LDL)对心血管疾病风险的分层[15]。颈动脉的低回声斑块可以通过计算 GSM 值进行量化。Cox 单因素回归分析显示 CRP 和几个超声参数是心血管事件的重要因素。Cox 多因素回归分析显示,在纠正冠心病的高危因素之后,CRP 和低回声斑块可作为预测心血管事件发生的独立变量。Kaplan-Meier 曲线显示,高 CRP(≥1.0mg/L)和低回声斑块(GSM≤65)的患者比正常患者出现心血管事件的发生率高。

可转移性健康保险与责任法案研究了标准超声观察到的颈动脉粥样硬化病变程度的回声性和对比增强超声观察到的斑块内新生血管之间的关系[16]。斑块的回声与动脉粥样硬化斑块内的新生血管呈负相关(P <0.001)。相对高回声斑块,低回声斑块有较高程度的新血管形成(P <0.001),狭窄程度与动脉粥样硬化斑块内新生血管密切相关(P =0.003)。对既往有脑血管或心脏病史的有症状患者,通过对比增强超声可以更清楚的检测到颈部动脉粥样硬化斑块内新生血管情况[17,18]。

在哥本哈根大学,使用 ^{18}F-氟脱氧葡萄糖正电子发射断层扫描评价颈动脉斑块的超声回声和版块内炎症之间的关系[19]。GSM 和 FDG 最大摄取值之间呈负相关(SUV)。即强回声斑块往往对应着相对低的 FDG 摄取值,斑块的回声范围来源于

从高到低的炎症活动度,如同与 PHT 之间的关系。Choi 证实,血清 hs-CRP 水平与颈部动脉氟 18-脱氧葡萄糖靶本底比值之间的关系[20],在颈动脉斑块炎症量越高,对脑卒中的风险越高:纤维帽破裂的炎性斑块(尤其是巨噬细胞的炎症)与卒中关系最为密切[21]。

这些研究表明,颈动脉低回声斑块 GSM 值、血清 hs-CRP、巨噬细胞浸润的颈动脉斑块、新生血管、斑块破裂、脑栓塞事件和脑卒中之间的关系。

颈动脉斑块分析的临床意义

San Gerardo 心血管外科专家对 58 岁男性患者的右侧 ICA 斑块进行了评价,4 个月前的狭窄的程度为 60%。具体病史如下:
- 高血压
- 2 型糖尿病
- 肥胖
- 血脂异常
- 吸烟者
- 心肌梗死(1997),右冠状动脉腔内成形术
- 心房颤动,服用胺碘酮(1999)
- 经十二指肠乳头括约肌切开术治疗急性胰腺炎(2003)
- 血糖增高入院(2004),格列美脲、二甲双胍治疗成功
- 焦虑抑郁状态,服用三氟拉嗪+氯丙咪嗪
- 胃溃疡出血,泮托拉唑+阿司匹林(华法林的禁忌)
- 不稳定型心绞痛,冠状动脉造影,心血管病手术/血管内指示(2007 年 1 月)
- 冠状动脉旁路手术(2009 年 7 月)
- 急性心力衰竭合并心房颤动和心包炎(2009),给予雷米普利,氨氯地平,呋塞米,与奈必洛尔治疗

为了减少心血管疾病的风险,我们给予什么建议呢?
    A. 减肥计划
    B. 戒烟建议
    C. 心理治疗
    D. 体育活动项目
    E. 降胆固醇的饮食

当患者拒绝节制饮食、戒烟时,需要进行心理治疗。

颈动脉狭窄约 60% 的高风险患者,应多长时间

进行一次超声的评估?

 A. 每个月

 B. 每 3 ~ 4 个月

 C. 每 9 个月

 D. 每 12 个月

 E. 每 18 个月

  针对患有严重的心脏病,并且拒绝戒烟及降糖、降胆固醇治疗的患者,我们在筛选过程中应该十分慎重。

  超声显示,右侧 ICA 为低回声斑块,且约80% ~ 85% 的狭窄,其收缩期峰值流速明显增加(图 11. 12)

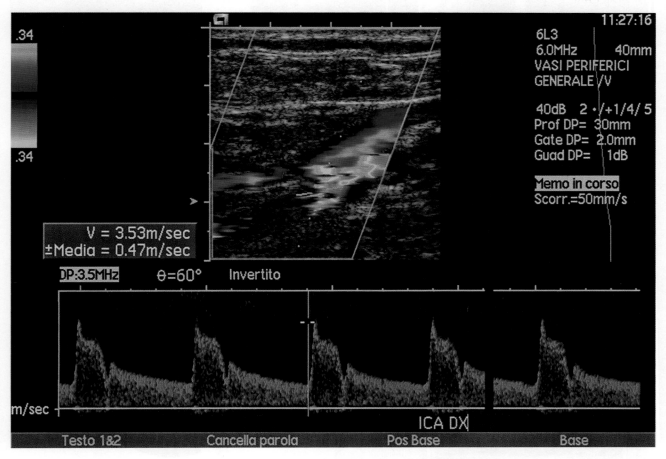

图 11. 12　颈动脉超声显示严重的颈动脉狭窄

  该患者为无症状的缺血损害的患者。

  患者应该如何管理?

  A. 内科治疗,增加他汀类药物治疗,目的是将降低低密度脂蛋白水平(<70 毫克/分升),同时给予更积极的降压和降糖治疗。

  B. 内科治疗中检查血管(主动脉弓、颈部动脉及 Willis 环)时,需要额外附加的影像(CT 血管造影或核磁血管造影),目的是为选择需要进一步行脑外科手术还是血管内介入治疗。

  CTA 显示,右侧 ICA 存在 85% 的狭窄、Willis 环无粥样硬化病变及先天缺如、主动脉弓也无动脉粥样硬化病变、颈动脉走行正常,且未发现脑实质缺血性改变(图 11. 13)

  此时,颈动脉斑块形态有哪些提示作用?

  A. 它不影响药物治疗或无创性治疗方案的选择。

  B. 它不影响血管内介入和外科手术治疗之间的选择。

  C. 这是评价颈动脉血管的一个常用参数。

  CTA 已经准确证实了颈动脉斑块有轻度钙化,可以考虑进行手术和血管内介入治疗。超声显示 ICA 斑块为低回声斑块,如果仅给予内科保守治疗,低回声斑块可能会增加卒中风险。此外,斑块的 GSM 值为 21,即通过计算机测出的颈动脉斑块指标,进一步确定了该斑块为不稳定斑块,易形成栓塞(图 11. 14)。

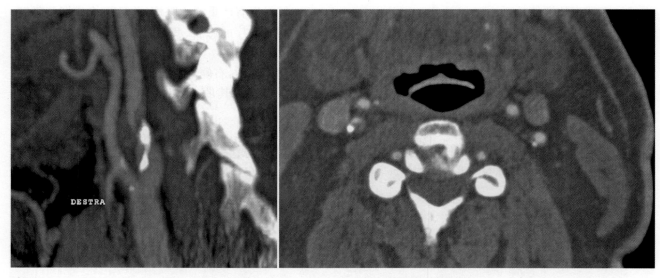

图 11.13　颈部 CTA 显示右侧 ICA 狭窄伴有轻度钙化

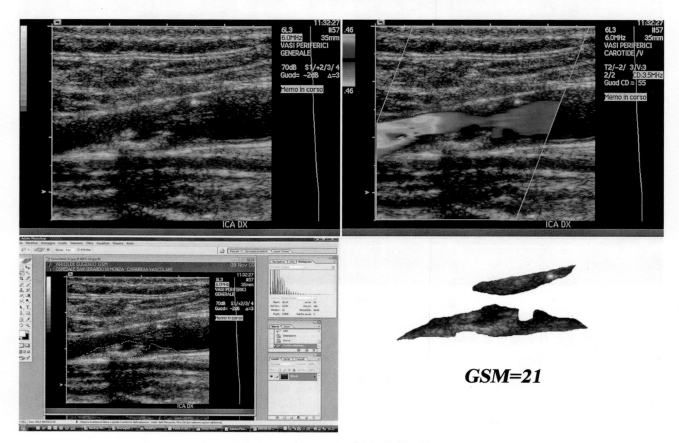

GSM=21

图 11.14　GSM 分析，颈动脉无回声的斑块

由于动脉粥样硬化疾病存在很多难以控制的危险因素，所以颈动脉狭窄程度的加重及不稳定斑块的形态都决定了患者治疗方案。

提示为该患者选择外科手术还是血管内介入手术治疗的因素包括哪些？

a. 神经系统状况

b. 狭窄程度

c. 并发症

d. 血管和局部解剖特点

e. 颈动脉斑块形态学

f. 以上的所有的答案都是正确的

最后的情况是：

- 无临床症状且也没有脑部缺血病变的患者
- 非亚闭塞病变
- 因严重的缺血心脏病行冠状动脉搭桥术,由于近期未控制心血管的危险因素,并发急性心衰
- 没有很好控制血清血糖和胆固醇导致的糖尿病和血脂异常患者
- 主动脉弓和颈部动脉没有走行过度的曲折/钙化,也并非是一个脖子很短的肥胖患者
- ICA 斑块为容易形成栓塞的低回声斑块,部分钙化

根据以上特性的总体评价提示选择支架置入术,而非动脉内膜剥脱术。支架置入术期间,其中一个最重要的问题是由于不同的原因导致的脑栓塞:当支架穿过病变处,动脉硬化斑块的核心受到挤压,使斑块突出于血管内支架。

关于动脉粥样硬化斑块核心受到挤压并突出血管内支架的斑块:你认为特殊的颈动脉斑块形态(无回声区或相对回声区)应该考虑选择特殊设计的支架(开环支架或闭环支架)吗?

A. 不认为根据颈动脉斑块回声特点选择支架的类型是有用的

B. 认为根据颈动脉斑块回声特点选择支架类型是有用:对于低回声的斑块,应该选择闭环支架。

为了增加低回声斑块的覆盖率,可以选用闭环支架。实际用于患者的支架是能够自我扩张以镍钛诺合金为材料(7～10)×40mm 的颈动脉自膨式支架系统,提供了一个综合的方案,在支架的远端和近端部分采用开环设计来提高灵活性,而在支架的中间部分采用闭环设计提供类似脚手架设计以防斑块脱垂。

有关支架穿透病变:你认为特定的颈动脉斑块形态(无回声区或相对回声区)应该考虑选择特定脑保护装置(BPD)(近端相对远端)?

A. 不认为根据颈动脉斑块回声特点选择特定脑保护装置类型是有用的

B. 认为根据颈动脉斑块回声特点选择特定脑保护装置的类型是有用的:对于低回声的斑块,应该选用闭环支架,并使用近端脑保护装置。

考虑到颈动脉的低回声斑块会增加卒中的风险,在支架植入期间,为了防止远端脑保护装置会穿透颈动脉柔软的斑块,所以选用近端脑保护装置(使用 *INVATEC* 公司的 8 Fr MO. MA 系统装置)。

该手术治疗没有任何并发症。患者手术后两

天出院。图 11.15 显示的术后 3 个月的 CT 血管造影。

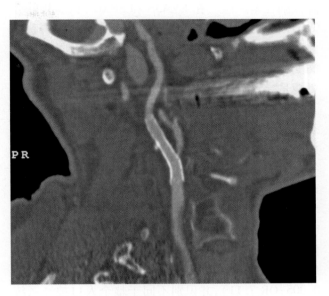

图 11.15　为支架植入术后 3 个月的 CTA

讨论

治疗颈动脉狭窄和防止中风时,颈动脉支架成形术是颈动脉内膜剥脱术的替代方法。最近,已经发表了针对有症状患者分别行颈动脉支架成形术(CAS)与颈动脉内膜剥脱术(CEA)的两个随机临床对比试验结果。EVA3S(症状性颈动脉狭窄患者动脉内膜剥脱术和支架成形术比较)试验表明,在术后第 1 个月和第 6 个月,颈动脉支架成形术(CAS)与颈动脉内膜剥脱术(CEA)相比,具有更高的死亡率(第 1 个月 9.6% 与 3.9%、第 2 个月 11.7% 与 6.1%)[22]。SPACE 研究并没有证明颈动脉支架成形术相对内膜剥脱术的优势,颈动脉支架术与内膜剥脱术在短期(30 天)内并发症的发病率分别为 6.84% 和 6.34%[23]。SAPPHARE 不同于这些研究的结果[24],该研究表明使用栓子保护装置的颈动脉支架成形术优于颈动脉内膜剥脱手术。SAPPHARE 研究纳入的患者既包括无症状的还包括有症状的,由于受治疗和解剖剖学因素影响,该研究具有高风险。而 EVA3S 和 SPACE(保护性支架血管成形术和颈动脉内膜剥脱术比较)研究仅纳入有症状患者。是什么因素导致欧洲和美国之间的研究结果存在非常大的差异? 在 SAPPHARE 研究中 27% 的患者以前接受了内膜剥脱术,29% 以前接受过血管成形术,复发的血管狭窄可能导致结果的偏差,因为再次做动脉

内膜剥脱术会增加神经系统损伤和脑卒中的风险，然而，对介入治疗后再狭窄的患者行支架置入术可降低脑栓塞风险。在 EVA3S 和 SPACE 试验排除介入治疗后再狭窄的患者。考虑到 ICA 介入后再狭窄处斑块（纤维斑块）的形态和回声完全不同于原发病变（脂质和出血斑块）。颈动脉斑块形态的差异可能是导致上述研究结果不同的一个因素。

ICAROS 研究（通过 GSM）分析 ICA 斑块的形态，并作为预测动脉支架成形术后卒中风险的指标[11]。GSM 是计算机辅助测量颈动脉斑块的回声等级的指标。它衡量整个斑块回声，是测量标注处斑块回声的定量指数。GSM 有两个优势：它容易比较，而且是通过计算机计算出来。ICAROS 的研究表明，GSM 的临床价值在于能识别出较多患者，GSM 值普遍小于 25 占 37%［155/418 患者］在动脉支架成形术中脑卒中风险更高（7.1% 比 1.5%，P < 0.005；OR 7.11），并识别不同于整个人口神经系统并发症率的一小组患者（与再狭窄或受保护程序）。这个 logistic regression 模型证实了，对于 NASCET/ACAS 试验中合格和不合格的患者中，GSM 可预测脑卒中风险。由于这个原因，GSM 可作为低风险（如 CREST 研究）和高风险（如 SAPPHIRE, ARCHER 研究）患者的有效评估指标。

颈动脉支架成形术可导致出现新的脑缺血病灶，通过核磁共振的弥散加权成像（DWI）可检测到。并不是所有 DWI 上显示的病灶在几天后都会形成不可逆的缺血性病变，早期 DWI 显示的病灶患者中，约 40% 的患者在日后随访的 MRI 上可看到有明确的缺血灶。此外，早期 DWI 上病灶的数量、体积和日后随访 MRI 是否存在脑梗死之间密切相关[25]。有几项研究证实了无症状脑梗死的影响。最令人印象深刻的研究结果是无症状脑梗死的存在将会导致患老年性痴呆症的风险增加一倍[26]。脑保护装置可以显著的降低脑死亡和脑卒中的发生率，正如一项对 2536 例颈动脉支架成形术的综述结果显示，脑保护装置的局限性是无法避免沉默型脑梗死，受神经系统保护的 CAS 在 DWI 病灶出现率为 23% 到 43%[27,28]。经颅多普勒超声监测到的微栓子信号的数量与颈动脉治疗后 DWI 显示的病灶之间有非常显著的关系，在颈动脉支架成形术中，减少脱落的微栓子信号数量，实际上就可以减少无症状脑缺血的发生率。再次提到的是，较低的斑块 GSM 值会在颈动脉支架成形术中产生更多数量微栓子信号[29]。术中降低微栓子信号，将会降低患者大脑认知功能

的损伤。

欧洲血管外科会发表了有创治疗颈动脉疾病的指南[30]。在任何外科手术和血管内治疗之前都应该按照五个标准进行评估：

1. 神经症系统症状
2. 颈动脉狭窄程度
3. 内科并发症
4. 血管和局部解剖特点
5. 颈动脉斑块形态学

以上最后的两个参数应该特别注意。颈动脉支架成形术的禁忌证包括：复杂的颈动脉分叉疾病如多发病灶或颈内动脉（ICA）走行弯曲（成角）；广泛的主动脉干或头臂干动脉斑块；主动脉弓血管严重的弯曲度或钙化；或呈环形走行颈内动脉分叉的钙化。另一方面，因为外科手术后会增加颅神经的损伤比率，所以当存在对侧喉神经麻痹、先前有过颈部夹层、颈部放疗或曾做过颈动脉内膜剥脱术（再狭窄）的患者，更适合做颈动脉支架成形术。此外，支架成形术适用于颈内动脉分叉较高或颈动脉延至颅内动脉弥漫性疾病的患者，对这些或者做外科手术，难度较大，颈动脉夹闭期间脑缺血的风险高（对侧颈内动脉闭塞，而且颅底动脉环异常）。

心血管健康研究、Tromso 研究、Liapis 和 Gronholdt 通过近 6000 例患者证明了颈动脉斑块回声与神经系统病变的未来发展有关[8,9,31,32]。GSM 除了可以识别哪些患者做支架成形术卒中风险高，在自然病史研究中，几篇文献已经证明，如果患者的斑块 GSM 值较低，患者出现冠心病事件的风险明显更高[33,34]，出现再狭窄的风险更高[35]，脑 CT 发现脑缺血的几率越高，与神经功能障碍和痴呆相关[26]，斑块进展几率高[36]。根据这些影像因素，我们决定需要治疗的患者。

如果具有丰富的支架置入术经验（几百例）或使用不需要跨越病变的近段脑保护装置时，颈动脉斑块的形态学不会影响卒中的发病率；然而，正确的选择脑保护装置可能依赖于斑块的 GSM 值[37,38]。Cremonesi 登记仅包括软的、无回声（GSM 低于 25）颈动脉病变，支架在脑保护装置下完成的，通过近段血管的夹闭装置可避免支架通过斑块的无声区时导致的栓子脱落。术后 30 天的死亡率、卒中率的总和达 2.4%，66.7% 的患者在术中可监测到脱落的斑块碎片。本项研究表明，ICAROS 研究中观察到的较高的卒中风险是由于血管内装置（包括远端的脑保护装置）穿过易脱落栓子的颈动脉斑块导致的。总之，

根据脑保护装置的类型和学习曲线,颈动脉斑块低回声可预测颈动脉支架置入术的高卒中风险。

颈动脉支架的结构设计可能会影响神经系统的预后。选择闭环式与开环式支架与颈动脉解剖结构、神经学症状、颈动脉斑块的类型有关。一项纳入 3179 例患者的多中心研究分析表明,在有症状患者中选用开环面积<2.5mm^2 和>7.5mm^2 两种支架,晚期事件的发病率从 1.2% 上升到 3.4%[40,41]。SPACE 实验表明,对有症状的患者使用闭环式支架比接受开环式支架发生卒中的几率低[42]。

我们的病例报告显示,近端脑保护装置和闭环式支架的使用能减少在支架置入术中和术后脑卒中发生的风险。

总之,为颈动脉狭窄的患者选择适当的治疗方案,将会提高治疗效果[1]。通过计算 GSM 值判断出颈动脉斑块回声的性质,可显著减少颈动脉支架置入术中脑卒中的风险以及血管内治疗术后即刻或术后数月、数年带来的神经认知功能障碍。

参考文献

1. Biasi GM, Froio A, Deleo G, Lavitrano M. Indication for carotid endarterectomy versus carotid stenting for the prevention of brain embolization from carotid artery plaques: in search of consensus. J Endovasc Ther. 2006;13:578–91.
2. Tegos TJ, Kalodiki E, Nicolaides AN, Sabetai MM, Stevens JM, Thomas DJ. Brain CT infarction in patients with carotid atheroma. Does it predict a future event? Int Angiol. 2001;20:110–7.
3. Gronholdt ML, Nordestgaard BG, Bentzon J, Wiebe BM, Zhou J, Falk E, Sillesen H. Macrophages are associated with lipid-rich carotid artery plaques, echolucency on B-mode imaging, and elevated plasma lipid levels. J Vasc Surg. 2002;35:137–45.
4. Gronholdt ML, Wiebe BM, Laursen H, Nielsen TG, Schroeder TV, Sillesen H. Lipid-rich carotid artery plaques appear echolucent on ultrasound B-mode images and may be associated with intraplaque hemorrhage. Eur J Vasc Endovasc Surg. 1997;14:439–45.
5. Tegos TJ, Sohail M, Sabetai MM, Robless P, Akbar N, Pare G, Stansby G, Nicolaides AN. Echomorphologic and histopathologic characteristics of unstable carotid plaques. AJNR Am J Neuroradiol. 2000;21:1937–44.
6. Biasi GM, Deleo G, Froio A, Cremonesi A, Inglese L, Lavitrano M, Setacci C. Rationale and design of a multidisciplinary national real-world registry on carotid stenting: the Italian Registry for Carotid Stenting (RISC). J Endovasc Ther. 2006;13:214–20.
7. Sabetai MM, Tegos TJ, Nicolaides AN, Dhanjil S, Pare GJ, Stevens JM. Reproducibility of computer-quantified carotid plaque echogenicity: can we overcome the subjectivity? Stroke. 2000;31:2189–96.
8. Mathiesen EB, Bonaa KH, Joakimsen O. Echolucent plaques are associated with high risk of ischemic cerebrovascular events in carotid stenosis: the tromso study. Circulation. 2001;103:2171–5.
9. Gronholdt ML, Nordestgaard BG, Schroeder TV, Vorstrup S, Sillesen H. Ultrasonic echolucent carotid plaques predict future strokes. Circulation. 2001;104:68–73.
10. Nicolaides AN, Kakkos SK, Griffin M, Sabetai M, Dhanjil S, Thomas DJ, Geroulakos G, Georgiou N, Francis S, Ioannidou E, Dore CJ. Effect of image normalization on carotid plaque classification and the risk of ipsilateral hemispheric ischemic events: results from the asymptomatic carotid stenosis and risk of

11. Biasi GM, Froio A, Diethrich EB, Deleo G, Galimberti S, Mingazzini P, Nicolaides AN, Griffin M, Raithel D, Reid DB, Valsecchi MG. Carotid plaque echolucency increases the risk of stroke in carotid stenting: the Imaging in Carotid Angioplasty and Risk of Stroke (ICAROS) study. Circulation. 2004;110:756–62.
12. Biasi GM, Froio A, Deleo G, Piazzoni C, Camesasca V. What have we learned from the Imaging in Carotid Angioplasty and Risk of Stroke (ICAROS) study? Vascular. 2004;12:62–8.
13. Nicolaides AN, Kakkos SK, Kyriacou E, Griffin M, Sabetai M, Thomas DJ, Tegos T, Geroulakos G, Labropoulos N, Doré CJ, Morris TP, Naylor R, Abbott AL, ACSRS Study Group. Asymptomatic internal carotid artery stenosis and cerebrovascular risk stratification. J Vasc Surg. 2010;52:1486–1496.e1–5.
14. Topakian R, King A, Kwon SU, Schaafsma A, Shipley M, Markus HS, ACES Investigators. Ultrasonic plaque echolucency and emboli signals predict stroke in asymptomatic carotid stenosis. Neurology. 2011;77:751–8.
15. Ishizu T, Seo Y, Machino T, Kawamura R, Kimura T, Murakoshi N, Sato A, Takeyasu N, Watanabe S, Aonuma K. Prognostic impact of plaque echolucency in combination with inflammatory biomarkers on cardiovascular outcomes of coronary artery disease patients receiving optimal medical therapy. Atherosclerosis. 2011;216:120–4.
16. Staub D, Partovi S, Schinkel AF, Coll B, Uthoff H, Aschwanden M, Jaeger KA, Feinstein SB. Correlation of carotid artery atherosclerotic lesion echogenicity and severity at standard US with intraplaque neovascularization detected at contrast-enhanced US. Radiology. 2011;258:618–26.
17. Staub D, Patel MB, Tibrewala A, Ludden D, Johnson M, Espinosa P, Coll B, Jaeger KA, Feinstein SB. Vasa vasorum and plaque neovascularization on contrast-enhanced carotid ultrasound imaging correlates with cardiovascular disease and past cardiovascular events. Stroke. 2010;41:41–7.
18. Giannoni MF, Vicenzini E, Citone M, Ricciardi MC, Irace L, Laurito A, Scucchi LF, Di Piero V, Gossetti B, Mauriello A, Spagnoli LG, Lenzi GL, Valentini FB. Contrast carotid ultrasound for the detection of unstable plaques with neoangiogenesis: a pilot study. Eur J Vasc Endovasc Surg. 2009;37:722–7.
19. Graebe M, Pedersen SF, Højgaard L, Kjaer A, Sillesen H. 18FDG PET and ultrasound echolucency in carotid artery plaques. JACC Cardiovasc Imaging. 2010;3:289–95.
20. Choi YS, Youn HJ, Chung WB, Hwang HJ, Lee DH, Park CS, Lee JB, Kim PJ, Chung WS, Lee MY, Seung KB, Chung YA. Uptake of F-18 FDG and ultrasound analysis of carotid plaque. J Nucl Cardiol. 2011;18:267–72.
21. Redgrave JN, Lovett JK, Gallagher PJ, Rothwell PM. Histological assessment of 526 symptomatic carotid plaques in relation to the nature and timing of ischemic symptoms: the Oxford plaque study. Circulation. 2006;113:2320–8.
22. Mas JL, Chatellier G, Beyssen B, Branchereau A, Moulin T, Becquemin JP, Larrue V, Lievre M, Leys D, Bonneville JF, Watelet J, Pruvo JP, Albucher JF, Viguier A, Piquet P, Garnier P, Viader F, Touze E, Giroud M, Hosseini H, Pillet JC, Favrole P, Neau JP, Ducrocq X. Endarterectomy versus stenting in patients with symptomatic severe carotid stenosis. N Engl J Med. 2006;355:1660–71.
23. Ringleb PA, Allenberg J, Bruckmann H, Eckstein HH, Fraedrich G, Hartmann M, Hennerici M, Jansen O, Klein G, Kunze A, Marx P, Niederkorn K, Schmiedt W, Solymosi L, Stingele R, Zeumer H, Hacke W. 30 day results from the SPACE trial of stent-protected angioplasty versus carotid endarterectomy in symptomatic patients: a randomized non-inferiority trial. Lancet. 2006;368:1239–47.
24. Yadav JS, Wholey MH, Kuntz RE, Fayad P, Katzen BT, Mishkel GJ, Bajwa TK, Whitlow P, Strickman NE, Jaff MR, Popma JJ, Snead DB, Cutlip DE, Firth BG, Ouriel K. Protected carotid-artery stenting versus endarterectomy in high-risk patients. N Engl J Med. 2004;351:1493–501.
25. Muller M, Reiche W, Langenscheidt P, Hassfeld J, Hagen T. Ischemia after carotid endarterectomy: comparison between transcranial Doppler sonography and diffusion-weighted MR imaging.

AJNR Am J Neuroradiol. 2000;21:47–54.

26. Vermeer SE, Prins ND, den Heijer T, Hofman A, Koudstaal PJ, Breteler MM. Silent brain infarcts and the risk of dementia and cognitive decline. N Engl J Med. 2003;348:1215–22.

27. Flach HZ, Ouhlous M, Hendriks JM, Van Sambeek MR, Veenland JF, Koudstaal PJ, Van Dijk LC, Van Der Lugt A. Cerebral ischemia after carotid intervention. J Endovasc Ther. 2004;11:251–7.

28. Schluter M, Tubler T, Steffens JC, Mathey DG, Schofer J. Focal ischemia of the brain after neuroprotected carotid artery stenting. J Am Coll Cardiol. 2003;42:1007–13.

29. Ohki T, Marin ML, Lyon RT, Berdejo GL, Soundararajan K, Ohki M, Yuan JG, Faries PL, Wain RA, Sanchez LA, Suggs WD, Veith FJ. Ex vivo human carotid artery bifurcation stenting: correlation of lesion characteristics with embolic potential. J Vasc Surg. 1998;27:463–71.

30. Liapis CD, Bell PRF, Mikhailidis D, Sivenius J, Nicolaides A, Fernandes JFE, Biasi G, Norgren L, ESVS Guidelines Collaborators. Invasive treatment for carotid stenosis: indications, techniques. Eur J Vasc Endovasc Surg. 2009;37:S1–19.

31. Polak JF, Shemanski L, O'Leary DH, Lefkowitz D, Price TR, Savage PJ, Brant WE, Reid C. Hypoechoic plaque at US of the carotid artery: an independent risk factor for incident stroke in adults aged 65 years or older. Cardiovascular Health Study. Radiology. 1998;208:649–54.

32. Liapis CD, Kakisis JD, Kostakis AG. Carotid stenosis: factors affecting symptomatology. Stroke. 2001;32:2782–6.

33. Watanabe K, Sugiyama S, Kugiyama K, Honda O, Fukushima H, Koga H, Horibata Y, Hirai T, Sakamoto T, Yoshimura M, Yamashita Y, Ogawa H. Stabilization of carotid atheroma assessed by quantitative ultrasound analysis in nonhypercholesterolemic patients with coronary artery disease. J Am Coll Cardiol. 2005;46:2022–30.

34. Seo Y, Watanabe S, Ishizu T, Moriyama N, Takeyasu N, Maeda H, Ishimitsu T, Aonuma K, Yamaguchi I. Echolucent carotid plaques as a feature in patients with acute coronary syndrome. Circ J. 2006;70:1629–34.

35. Setacci C, de Donato G, Setacci F, Pieraccini M, Cappelli A, Trovato RA, Benevento D. In-stent restenosis after carotid angioplasty and stenting: a challenge for the vascular surgeon. Eur J Vasc Endovasc Surg. 2005;29:601–7.

36. Johnsen SH, Mathiesen EB, Fosse E, Joakimsen O, Stensland-Bugge E, Njolstad I, Arnesen E. Elevated high-density lipoprotein cholesterol levels are protective against plaque progression: a follow-up study of, persons with carotid atherosclerosis the Tromso study. Circulation. 1952;2005(112):498–504.

37. Cremonesi A, Manetti R, Liso A, Ricci E, Bianchi P, Castriota F. Endovascular treatment of soft carotid plaques: a single-center carotid stent experience. J Endovasc Ther. 2006;13:190–5.

38. Reiter M, Bucek RA, Effenberger I, Boltuch J, Lang W, Ahmadi R, Minar E, Schillinger M. Plaque echolucency is not associated with the risk of stroke in carotid stenting. Stroke. 2006;37:2378–80.

39. Froio A, Biasi GM. Carotid plaque echolucency predicts the risk of stroke in carotid stenting according to the type of brain protection device and the learning curve. Stroke. 2007;38:E67–7.

40. Bosiers M, de Donato G, Deloose K, Verbist J, Peeters P, Castriota F, Cremonesi A, Setacci C. Does free cell area influence the outcome in carotid artery stenting? Eur J Vasc Endovasc Surg. 2007;33:135–41.

41. Hart JP, Peeters P, Verbist J, Deloose K, Bosiers M. Do device characteristics impact outcome in carotid artery stenting? J Vasc Surg. 2006;44:725–30.

42. Jansen O, Fiehler J, Hartmann M, Bruckmann H. Protection or nonprotection in carotid stent angioplasty the influence of interventional techniques on outcome data from the SPACE trial. Stroke. 2009;40:841–6.

第 12 章
超声在颈动脉疾病筛查中的作用

Faisal Aziz，Robert P. Scissons，and Anthony J. Comerota

摘　要

近年来，为公众确诊疾病而设计的筛查项目数量激增，随着人们对脑卒中认识的提高，一些颈动脉疾病筛查项目也被推向了公众。本章旨在评估对于无症状性颈动脉疾病患者筛查的有效性。我们回顾了普通和高危人群颈动脉疾病筛查文献，并对这些筛查项目进行了效益分析。尽管无症状性颈动脉狭窄引起越来越多的关注，但是由于在普通人群中无症状性颈动脉狭窄的患病率低，并且其同侧脑卒中的风险也较低，因此实施颈动脉筛查的临床价值还未被公认。此外，需要筛查相当多的患者，才能预防 1 例脑卒中的发生。而且，目前也没有数据支持无症状性颈动脉患者接受适当治疗可以降低心血管疾病的风险。因此，实施颈动脉疾病筛查似乎并不能改善患者的疗效和效益。

关键词

无症状性颈动脉疾病、多普勒超声、筛查效益、脑卒中预防

引言

无症状性颈动脉粥样硬化研究（Asymptomatic Carotid Atherosclerosis Study，ACAS)[1]首次通过随机对照试验表明手术治疗可以降低无症状性颈动脉严重狭窄患者卒中的风险。随后的其他的随机对照试验也证实了这一结论。由于手术疗法已经成为症状性颈动脉狭窄的标准治疗方案，人们对无症状性颈动脉狭窄的手术治疗的热情也随之增长。这种热情导致大量无症状性颈动脉狭窄患者接受颈动脉血管成形术。根据一项调查，无症状性颈动脉狭窄患者行颈动脉内膜剥脱术（CEA）占所有颈动脉手术的 90% 以上。本章旨在评估针对无症状性颈动脉疾病进行颈动脉筛查的有效性。

脑卒中的发病率和死亡率非常高。缺血性脑卒中占脑卒中的 80%，20% 的脑卒中的病因为大动脉狭窄[2]。颈动脉超声对 ICA 狭窄的敏感性和特异性都很高。与血管造影相比，当超声使用收缩期峰值流速 >130cm/s 诊断超过 50% 的颈动脉狭窄，其敏感性为 98%，特异性为 88%。若使用收缩期峰值流速 >200cm/s 诊断超过 70% 的颈动脉狭窄，其敏感性为 90%，特异性为 94%[3]。颈部血管彩超是筛查无症状性颈动脉狭窄人群的工具，若要体现其真正的临床应用价值，我们首先应该证明筛查出无症状性颈动脉病变并给予治疗可以降低脑卒中的发病率。因此，有必要根据无症状性颈动脉狭窄的患病率、自然病程和现行治疗方法等研究现状，评估这些因素是否支持在公众人群中开展大样本量的颈动脉筛查工作。截止到目前尚没有随机对照研究能够回答这个问题。所以，需要明确有必要进行颈动脉超声筛查的无症状性人群的数量，以及发现颈动脉病变的患

者后,为预防脑卒中而给予针对性治疗的人群的数量。

我们回顾了关于在普通公众和高危人群中进行的颈动脉疾病筛查和效益分析的文献。由于公众意识的提高,这个话题引起越来越多的重视。这一方面是由于全国的药店能够免费提供血压和血脂的检测,另一方面是由于一些医疗机构应用彩超检查周围血管疾病、颈动脉狭窄和腹主动脉瘤等血管病变。进行这些检查的人群大部分是老年人,他们中的许多人都没有意识到这项检查的重要性。因此,目前关键点是"是否应该进行这类筛查?",如果进行筛查的话,应由信誉度好的血管检查中心进行,他们能够为患者解释检查结果,并能说明这些发现的重要性。

颈动脉狭窄所致脑卒中的潜在负担

在美国,脑卒中是第 3 大死因,是导致长期残疾的最常见原因[4]。每年大约有 700 000 人患脑卒中,包括新发的和复发的脑卒中,每 45 秒就有一个美国人患上脑卒中,每 3 分钟就有一个美国人死于脑卒中。2003 年美国每 15 个死亡的人当中就有一个死于脑卒中。男性的脑卒中发病率是女性的1.25 倍。因为女性的寿命比男性长,每年有更多的女性死于脑卒中,在美国女性占脑卒中每年总死亡人数的 61%[4]。

脑卒中是改变人生的事件。Kelly-Hayer 等[5]回顾了弗雷明汉研究(Framingham Study)的结果,发现第 1 次脑卒中后存活下来的患者或短暂性脑缺血发作(TIA)的患者中,12% 的患者 1 年内会再次发生脑卒中。22% 的男性和 25% 的女性脑卒中患者在发病 1 年内死亡,65 岁以上的脑卒中患者死亡率更高。在脑卒中后存活者中,大约 50% ~70% 可以生活自理,但是 15% ~30% 遗留永久的残疾,并且20% 的患者在发病 3 个月内需要规范化护理和治疗。在 65 岁以上的老年患者中,50% 遗留轻偏瘫,26% 需要 6 个月的规范化护理和治疗。因此,鉴于脑卒中灾难性的后果,医务人员、机构和社会大众应该对脑卒中进行预防。假设这个病变可以被检查出来,并且能给予治疗,那么方法就是提供适当的筛查手段。

无症状性颈动脉狭窄的自然病程

无症状性颈动脉狭窄导致的脑卒中率和死亡率

与狭窄的患病率以及未治疗率成正比。基于人群的颈动脉超声筛查研究显示≥50% 的颈动脉狭窄患病率为 2% ~8%,≥80% 狭窄为 1% ~2%[6-10]。颈动脉疾病筛查的效益取决于无症状性颈动脉病变的自然病程。

颈动脉疾病筛查项目是否应该实行,受无症状性颈动脉狭窄的较低发病率的影响。任何筛查形式的阳性预测价值将随着检测人口的患病率而变化[11]。假设彩超对无症状性颈动脉狭窄的敏感性和特异性为 95%,其对狭窄率大于 50% 的颈动脉狭窄的阳性预测价值大约是 50%,对大于 80% 的颈动脉狭窄的阳性预测价值大约是 16%[12]。然而,实际上颈动脉超声的敏感性和特异性是低于 95% 的,因此即使评价一个高选择性的人群,其阳性预测值也较低[13]。由于一般人群患病率较低,因此颈动脉超声筛查研究或类似研究的阳性预测值相当低。

Norris 等[14]对 696 位患者进行自然病程的研究,结果显示:狭窄率大于 75% 的无症状性颈动脉狭窄患者,每年患有同侧脑卒中的风险是 2.5%。狭窄率较低的患者年脑卒中的风险更低,约为1.3%。

欧洲颈动脉外科试验(the European Carotid Surgery Trial,简称 ECST)[15]表明无症状性颈动脉狭窄>70% 的患者,3 年内同侧脑卒中的发生率是 5.7%(每年的脑卒中发生率为 1.9%)。无症状性颈动脉轻度狭窄患者,3 年内同侧脑卒中的发生率是 2.1%(每年的脑卒中发生率为 0.7%)。

无症状性颈动脉粥样硬化研究(ACAS)发现:经过药物治疗的无症状性颈动脉狭窄≥60% 的患者每年脑卒中的发生率为 2.12%[1]。美国退伍军人管理局医学试验数据表明颈动脉狭窄>50% 的患者,47.9 个月内同侧脑卒中的发生率是 9.4%(每年的脑卒中发生率为 2.36%)。

总之,无症状性颈动脉狭窄>50% 的患者,每年的脑卒中发生率大约为 2% ~3%。由于普通人群无症状性颈动脉狭窄的发病率较低,对每个个体而言,每年由于无症状性颈动脉狭窄>50% 所致脑卒中或死亡的风险率小于 0.16%,无症状性颈动脉狭窄>80% 所致脑卒中或死亡的比率为 0.06%[17]。

Sleight 等[18]对欧洲颈动脉外科试验(ECST)所登记患者的远期效果进行了回顾性的分析。他们排除了有症状的患者,共有 219 个患者入选并进行了系统的颈动脉超声检查。根据基线狭窄程度不同,将患者分为 3 个级别:15% ~49%(n=2),50% ~

79%（n＝110）和 80%～99%（n＝107）。4 年随访结束时，31 名患者狭窄程度减轻，降低了一个级别；148 名患者狭窄程度未变，保持在原来的级别；37 名患者狭窄加重，上升了一个级别；3 名患者狭窄明显加重，上升了 2 个级别。这些数据表明，4 年的药物控制对无症状性颈动脉狭窄的平均狭窄程度并没有影响。

Nehler 等[19] 收集了 263 例共计 434 处<60% 的颈动脉狭窄的患者，每 6 个月进行一次超声检查，共随访了 20 个月。在随访结束时，6.5% 的患者（4% 的颈动脉）进展到了>60% 的无症状性狭窄，患者均未出现临床症状。促使狭窄程度加重的危险因素包括收缩压增高和踝臂指数下降（$P＝0.05$）。通过 life table-生存分析方法发现，随访第 4 年时颈动脉狭窄率进展到>60% 与入组时基线状态 ICA 峰值流速有关，入组时基线状态 ICA 收缩期峰值流速低于 175cm/s 的无症状患者中，94% 的患者狭窄程度低于 60%；而 ICA 狭窄收缩期峰值流速高于 175cm/s 的无症状患者言，在随访第 3 年，仅有 14% 的患者狭窄程度低于 60%。本研究表明，收缩期峰值流速>175cm/s 的颈动脉粥样硬化患者，早期狭窄进展的风险非常高。

Rockman 等[20] 对 282 例中度（50%～79%）无症状性颈动脉狭窄患者的记录进行了回顾性的研究。5 年后，17% 的 ICA 狭窄程度进展。1 年、3 年、5 年估计狭窄的累积进展率分别为 4.9%、16.7% 和 26.5%。患者同侧新发梗死的发生率为 3.8%，同侧新发短暂性脑缺血的发生率为 5.9%。动脉狭窄>80% 的患者比狭窄在 50%～70% 之间的患者患脑卒中的几率高（10.4% vs. 2.1%，$P<0.02$）。动脉狭窄保持稳定的患者比那些狭窄进展的患者更多无症状（92.7% vs. 62.5%，$P<0.01$）。作者得出的结论是，狭窄是否进展是预测颈动脉狭窄是否产生脑卒中的唯一的因素。

Mansour 等[21] 对 344 例颈动脉中度（50%～79%）狭窄的患者（458 条 ICA）预后进行了回顾性的研究。生存分析表明，每年同侧神经病学事件发生率为 8.1%，脑卒中发生率为 2.1%。15.5% 的颈动脉狭窄进展到 80%～99% 或者闭塞。此项研究表明进展性 ICA 狭窄具有较快的收缩期峰值流速（251 vs. 190 cm/s，$P<0.0001$）和较快的舒张末期流速（74 v. s. 52cm/s，$P<0.0001$），因此很多疾病基线时的因素对疾病将进展有预测价值

Muluk 等[22] 对 1004 例患者共计 1701 条 ICA 进行了为期 28 个月的随访，发现 ICA 狭窄的程度随时间推移进一步加重。影响病程的 4 个因素为同侧 ICA 的基础狭窄>50%（RR 3.34），同侧颈外动脉的基础狭窄>50%（RR 1.51），对侧 ICA 基础狭窄>50%（RR 1.41）和收缩压>160mmHg（RR 1.37）。同侧 ICA 缺血事件（包括脑卒中和短暂性脑缺血发作）的发生率是 14%。

Garvey 等[23] 对 905 例无症状患者共计 1470 条颈动脉进行了前瞻性的研究，平均随访时间间隔为 29 个月。发现了六个重要预测狭窄进展的因素：年龄、性别、收缩压、脉压差、血清总胆固醇和高密度脂蛋白。多因素方差分析表明，只有脉压差和高密度脂蛋白可以作为狭窄进展的独立预测因素。脉压差升高 10mmHg，狭窄进展的相对危险度为 1.12，高密度脂蛋白降低 10mg/dl，狭窄进展的相对危险度为 1.20。

Shanik 等[24] 对 259 条颈动脉进行了 96 个月的研究，平均随访时间为 48 个月。96 例轻度狭窄的颈动脉中，35 例（36%）狭窄进展，其中 21 例进展到 50%～79%，12 例进展到>80%，2 例进展到颈动脉闭塞。这些患者中只有 2 例发生了脑卒中。

Ellis 等[25] 对 1034 条狭窄<50% 的 ICA 进行了平均 20 个月的随访，3.4% 的颈动脉狭窄程度进展了。

本节中所提到的研究都是在 10～22 年前进行的，这就提出了一个问题，随着动脉粥样硬化医疗手段的巨大变化，时至今日他们的观察是否依然有效。适当地抗血小板聚集、大幅度控制血压、使用他汀类药物大大减少了症状性和无症状性颈动脉狭窄患者的神经病学事件。

许多重要的观测结果需要得到认可。首先，97% 的颈动脉源的脑卒中发生在症状性颈动脉狭窄[26]。如果人们能确保所有 60%～99% 的无症状性颈动脉狭窄的个体可以被筛查出来，并给予颈动脉内膜剥脱术或给予手术风险为 2.3%（ACAS 的手术风险）的颈动脉狭窄支架置入术，也无助于减少脑卒中的总体负担[26]。

在颈动脉疾病筛查中要解决的一个重要的问题是无症状性颈动脉狭窄的脑卒中的风险是否正在发生变化。近 20 年的开创性的研究（ACAS，ACST）报告的医学治疗结果，这 20 多年前的心血管风险观察，还适合今天吗？答案当然是"不"。

即使在 ACAS 和 ACST 的研究中，无症状性颈动脉狭窄的程度与随后的脑卒中是没有关系的，对于

女性患者颈动脉内膜剥脱术与药物治疗相比并没有更好的疗效。颈动脉疾病筛查时需要思考并解决的一个重要问题是：在过去的 15～20 年颈动脉狭窄导致脑卒中的风险下降了吗？McPhee 等[27] 报道治疗了 135 701 例颈动脉狭窄，92% 是无症状性的。如果我们假设采用 ACAS 中的较低的过程风险为 2.3%，药物治疗也有同样的风险，进行了 115 730 个不必要的治疗，预防一个脑卒中 5 年成本将是 369 685 美元。Bunch 和 Kresowik[28] 进行了一个美国多中心评估，无症状性颈动脉狭窄进行颈动脉内膜剥脱术的真正脑卒中和死亡的风险是 3.8%；因此，预防一个脑卒中的 5 年成本将是 428 510 美元（在 2005 年）。这些估计是基于 20 多年前的医疗风险的。

强有力的数据表明内科治疗使无症状的颈动脉狭窄已经得到改善，无症状性颈动脉狭窄已经逐步减少。虽然在 ACAS 研究中没有内科治疗的数据变化，但是在 ACST 研究中有相当大量的数据显示内科治疗似乎已经改变无症状性颈动脉狭窄的脑卒中风险。在 ACST 研究初始（1996），只有 17% 的患者得到了他汀药物的治疗。2000 年达 58%，到 2008 年达 90%。同侧脑卒中的风险从最初 5 年的 5.3% 降低到了后来 6～10 年的 3.6%。

据报道，糖尿病患者服用他汀类药物脑卒中相对风险降低了 46%[29]，心血管疾病高危患者服用他汀类药物脑卒中的相对风险降低了 25%[30]。SPARCL 的调查人员[31] 表明，在脑卒中和短暂性脑缺血发作的患者随机给予他汀药物脑卒中的相对风险降低了 16%（P=0.03），重大心血管事件的相对风险降低了 35%（P<0.001）。这项研究显示，医疗手段的改善可降低症状性颈动脉狭窄患者的脑卒中风险。

最新的牛津血管病研究[32] 和 SMART 研究[33] 报告，无症状性颈动脉狭窄>50% 患者同侧脑卒中年化风险分别为 0.34% 和 0.7%。因此，由于有目前的治疗，要证明手术干预对大多数无症状性颈动脉疾病患者的作用是很困难的。由于大多数筛查项目是筛选适合做颈动脉内膜剥脱术或血管成形术和支架置入术的患者，如果这些干预不能实施，筛查项目的价值就无法实现。

脑卒中预防筛查的根据

大多数缺血性脑卒中是大脑某个区域的血流突然中断所导致。导致缺血性脑卒中的首要病因是 ICA 粥样硬化，颈动脉动脉粥样硬化直接减少大脑供血引起脑梗死，或者动脉粥样硬化斑块或血栓脱落导致脑栓塞。因此，预防脑卒中似乎是最好的策略。在 1994 年，美国国立卒中学会（National Stroke Association, NSA）推荐对所有 50 岁以上的人群进行颈动脉疾病、房颤和高血压病的筛选。推荐使用听诊器通过颈部血管杂音来检测颈动脉疾病、触诊桡动脉来发现不规则的脉搏、使用标准血压读数来诊断高血压病[34]。

脑卒中的危险因素

如果可以定义脑卒中的危险因素，我们可以对高危人群进行颈动脉疾病筛查，通过回顾文献，发现以下因素可能成为脑卒中的高危因素：

1. 短暂性脑缺血发作（TIA）

短暂性脑缺血发作之后的脑卒中和死亡的几率相当高。Johnson 等随访了急诊室就诊的 1707 例短暂性脑缺血发作患者，发现有 10% 的患者在 90 天内发展为脑卒中。他们发现症状持续超过 10 分钟的 TIA 发作能够预测脑卒中[35]。

2. 重度吸烟

重度吸烟（>40 支/天）的脑卒中的相对危险是轻度吸烟（<10 支/天）的 2 倍。戒烟 2 年后脑卒中的风险显著下降，戒烟 5 年后与不吸烟的人群的脑卒中风险一样[36]。

3. 血压

血压在 120/80mmHg 以下的人群发生脑卒中的几率是高血压人群的一半[37]。

4. 体育锻炼

一项医生的健康研究显示，进行剧烈运动的男性脑卒中发病率较低[38]。哈佛大学对于男性的研究得出了类似的结果。一项护士的健康研究在女性中也证实了这一点。

5. 绝经期女性

妇女健康计划（一个关于一级预防的临床试验）显示，雌激素和孕激素的结合可以增加 44% 的缺血性脑卒中的风险，而对于出血性脑卒中无影响。

如何提高筛查的阳性预测值？

我们可以通过对那些在统计学上分析更容易患脑卒中的患者进行检查，来提高筛查的阳性预测值。

回顾文献显示以下 3 组患者未来患脑卒中的风险较高：

颈动脉超声在冠状动脉手术患者中的作用

动脉粥样硬化是一种累及双下肢的全身系统性疾病。D'Agostino 等[42] 对 1835 例冠状动脉手术患者进行前瞻性研究。在这些患者中，1279 例进行了术前的颈动脉超声筛查。2.5% 的患者发生手术相关脑卒中。多因素方差分析确定了下列临床因素可预测术后脑卒中：高龄、女性、脑卒中或者短暂性脑缺血发作病史、累及升主动脉粥样硬化疾病、周围血管病和吸烟。这项研究表明有神经病学事件病史或者有周围血管病病史的患者应该考虑进行术前颈动脉超声检查；然而，在本项研究中，大部分的脑卒中的原因是来自主动脉弓或者心脏的栓塞。Reed 等[43] 指出有脑卒中病史的患者，冠状动脉旁路移植术（CABG）术后脑卒中的风险增加 6 倍。Li 等[44] 回顾了 4325 例接受 CABG 和/或瓣膜置换术的患者资料，临床明确的术后脑卒中的发病率是 1.8%。在脑卒中患者中，只有 5.3% 的脑卒中病因是 ICA 狭窄。有趣的是，行冠状动脉旁路移植术和颈动脉内膜切除术的患者有 15% 患脑卒中，而仅行冠状动脉旁路移植术，不行颈动脉内膜切除术的患者脑卒中的概率为 0。这项大型的研究表明：（1）冠状动脉旁路移植术的术后脑卒中的几率是非常低的；（2）对于术前诊断为 ICA 重度狭窄的患者，行冠状动脉旁路移植术和颈动脉内膜切除术联合治疗比仅仅行冠状动脉旁路移植术更有害。

颈动脉疾病筛查在下肢动脉闭塞患者中的作用

真正的问题是能否可靠地确定高危人群。Marek 等[45] 对 188 名有间歇性跛行症状，但没有脑血管症状的患者进行了颈动脉疾病筛查。20% 的患者存在 50%~79% 的狭窄，1.6% 的患者存在 80%~99% 的狭窄，2.7% 患者颈动脉闭塞。本研究得出结论：年龄 >65 岁的、有颈动脉杂音的、ABI<0.7 的人群有 45% 的患者存在 >50% 的 ICA 狭窄（OR=5.24）。

Turnipseed 等[46] 对 330 例患者进行了术前的颈动脉检查，其中冠状动脉分流术患者 170 例，周围血管手术 160 例。外周动脉疾病患者比冠状动脉疾病的患者颈动脉杂音的发生率更高（44% 比 16%）。

有颈动脉杂音的患者，54% 伴有明显的颈动脉的狭窄。周围血管疾病的患者有 52% 的伴有严重的颈动脉疾病，相比之下，冠状动脉旁路手术的患者仅 11.7% 存在颈动脉疾病。这不是一个真正的筛查研究，因为周围血管疾病患者中 43% 的患者有脑血管症状。

Barnes 等[47] 前瞻性地对 449 例行冠状动脉或外周动脉重建术的患者进行了颈动脉疾病筛查。研究指出，周围血管疾病患者颈动脉疾病的患病率明显高于冠心病患者（15%）。并且，在 2 年的随访中发现存在无症状性颈动脉狭窄的患者神经病学事件的发生率（15%）比没有颈动脉狭窄的患者（0.8%）高。此外，存在无症状的颈动脉狭窄的患者围手术期和后期死亡风险（分别为 10.6% 和 9.2%）比没有颈动脉狭窄的患者（分别为 0.3% 和 0.8%，P <0.001）高。

Ahn 等[48] 回顾了仅仅因为患周围血管狭窄的而行颈动脉疾病筛查的 78 例患者的超声结果，发现 14% 的患者存在 >50% 的狭窄，尽管周围血管病的严重程度与颈动脉狭窄无相关性。分析表明，颈动脉狭窄的风险因素为：男性、年龄 >68 岁、高血压病和心血管手术史。他们认为有周围血管疾病的老年患者（年龄 >68 岁）应常规行颈动脉超声检查。

Fowle 等[49] 在一个退伍军人医院对两组无症状性颈动脉狭窄患者进行筛查。第一组：152 例患者，无任何周围血管病病史；第二组：116 例患者，有周围血管病病史。筛查结果显示，第一组颈动脉狭窄 >50% 的发病率是 6.5%，而第二组是 12%（P =0.058）。他们建议，有多个动脉粥样硬化危险因素的患者应进行颈动脉超声检查。

Gentile 等[50] 回顾了 225 例无颈动脉手术病史的接受腹股沟血管重建术的患者，发现颈动脉杂音、静息痛与颈动脉狭窄 >50% 相关。在有颈动脉杂音的患者中 58% 发现有无症状性颈动脉狭窄（>50%）。

Virgilio 等[51] 前瞻性的筛查了伴有下肢动脉硬化的患者，发现 20% 的男性患者有无症状性颈动脉狭窄（>50%）。

Hennerici 等[52] 筛查了 2009 例无症状患者，并且将他们分为三组。第一组包括 375 名患者，在进行大血管手术前（在主动脉、髂动脉或股动脉）进行检查；第二组包括 264 例患者，伴有严重的冠状动脉疾病；第三组，包括 1370 例患者，伴有动脉硬化危险因素。无症状的颈动脉狭窄的患病率在第一组为 32.8%，第二组为 6.8%，第三组为 5.9%（P <

0.001）。这些数据表明,接受大血管手术的患者与冠心病患者和伴有动脉粥样硬化危险因素的患者相比,患无症状性颈动脉狭窄的危险更高。

超声在颈动脉内膜剥脱术后对非手术侧颈动脉的随访作用

在术后进行颈动脉超声检查有双重作用。第一,可以发现术后再狭窄;第二,监测非手术侧的 ICA 的疾病进展情况。Nayor 等[53]随访了 219 例颈动脉内膜切除术患者,同时对他们的对侧的 ICA(非手术侧、无症状的)进行了监测。151 例患者在术后进行了常规的超声检查。非手术侧半球在 1 年、5 年、10 年免于脑卒中的几率分别为 99%、96% 和 86%,平均每年脑卒中的几率为 1%。只有一例患者在先出现短暂性脑缺血发作然后出现卒中,脑卒中与>70% 的 ICA 狭窄无关。在随访期间,有 10 例(7%)轻或中度狭窄的患者发展为重度狭窄;其中有 3 例患者出现症状,每例患者症状均出现在监测到疾病进展之前。非手术侧的 ICA 致脑卒中的远期风险较小。因此作者得出结论:颈动脉内膜剥脱术术后超声监测不能有效预防脑卒中发生。

AbuRahma[54]进行了类似的研究,评估了 534 例颈动脉内膜剥脱术患者的非手术侧的 ICA。在术后 1 个月和以后每 6 个月进行系统的超声检查。总的来说,在平均 41 个月的随访中,36% 的患者颈动脉狭窄有进展。颈动脉正常患者中 3% 发展为狭窄,<50% 的颈动脉狭窄患者中 36% 狭窄程度进展,而 50% ~79% 的颈动脉狭窄患者中 47% 狭窄程度进展。与颈动脉狭窄有关的近期神经病学事件较少(在整个研究中占 6.7%),其中脑卒中占 2.4%,短暂性脑缺血发作占 4.3%。15% 的患者进行了非手术侧 ICA 的超声监测。他们建议:狭窄在 50% ~69% 的患者,每 6 ~12 个月复查一次颈动脉超声,狭窄<50% 的患者,每 12 ~24 个月复查一次颈动脉超声。

Ballotta[55]随访了 599 例因严重颈动脉狭窄行颈动脉内膜剥脱术的患者的非手术侧无症状的 ICA。在术后 1 个月和随后的每 6 个月进行了颈动脉超声检查,平均随访 4.1 年。34% 的轻度狭窄(30% ~49%)的患者狭窄有进展,47.9% 的中度狭窄(50% ~69%)的患者狭窄有进展。轻度狭窄进展的平均时间是 29.8 个月,中度狭窄进展的平均时间是 18.5 个月。在此研究中与非手术侧 ICA 有关的近期神经病学事件总体发生率是 3.2%,狭窄>30% 的 ICA 狭窄的近期神经病学事件发生率是 4.8%。这项研究表明狭窄>50% 的患者应每 6 个月进行一次颈动脉超声检查。

无症状性颈动脉狭窄筛查的成本-效益分析

Lee 等[56]将成本效益分析方法应用到 ACAS 研究中,来确定颈动脉疾病筛查成本-效益。他们假定颈动脉内膜剥脱术提供给一个 65 岁的老人的生存优势持续 30 年,事实上这个假设根据保险公司生存曲线是不合理的。终生成本-效果分析显示,与不筛查相比较,筛查每年的花费是 120 000 美元,如果预期寿命是 15 年(这个更现实),这个花费将增加一倍。灵敏度分析表明,如果使用一个免费仪器对人群(此人群颈动脉下肢患病率为 40%)进行筛查,那么年成本效益将降低到 50 000 美元以下。因此,用来筛选颈动脉内膜剥脱术适应证患者的无症状性颈动脉疾病筛查项目年花费超出了人们通常所能接受的范围。

Derdeyn 等[57]建立了一个计算机模型来模拟对 1000 人进行 20 年筛查的成本-效益分析。从已经公开发表的临床试验中获得手术及内科治疗中脑卒中与死亡的概率。该研究表明,对颈动脉狭窄(狭窄>60%)高患病率(20%)人群进行一次筛查的成本是 35 130 美元,年度筛查成本是 457 773 美元。他们的结论是:对颈动脉狭窄高风险人群是否患有无症状性颈动脉狭窄进行一次性筛查是值得的,但每年常规筛查是不值得的。

Obuchowski 等[58]以文献数据为基础建立了一个颈动脉疾病病史的模型,该模型模拟了颈动脉狭窄的患病率和发病率及与之相关的致残率和死亡率。他们发现,只有在颈动脉狭窄年进展率超过 6% 时,颈动脉疾病筛查才是值得的。如果颈动脉狭窄进展率低于 6%,但是人口患病率超过 20% 时,筛查也是值得的;如果进展率低于 1%,只有在人口患病率超过 30% 时筛查才是值得的。

Yin 等[59]运用马尔可夫模型对 ACAS 和其他试验进行了成本效益分析。研究表明,对无症状性颈动脉狭窄(60% ~99%)患病率为 5% 的 60 岁的患者进行超声筛查可以增加 average quality-adjusted life years(QALY:11 485 和 11 473)和终身的医疗费用(5500 美元和 5012 美元)。符合下列条件时筛查是值得的:疾病患病率≥4.5%,超声特异性≥91%,

内科治疗脑卒中率≥3.3%,手术的相对危险降低率≥37%,与手术相关的脑卒中率低于北美症状性颈动脉内膜切除术试验或 ACAS 围手术期并发症发生率,超声筛查的成本≤300 美元。

根据 ACAS 的数据,无症状患者 5 年的脑卒中的绝对风险降低率为 5.8%。Hill 等[17]计算出为了预防 1 个脑卒中,要有 17 个患者接受颈动脉内膜切除手术(需要治疗的数字)。根据疾病在人群中的患病率,为了预防 1 个源于同侧无症状颈动脉狭窄(≥80%)的脑卒中所进行的筛查花费在 850 ~ 1700 美元(如果参照 ACAS 考虑到其中超声的阳性预测值,这个数字可能高达 8500 美元)。因此,成本效益分析表明筛查方法并不值得。

识别高危患者的评分系统

Qureshi 等[60]开发和验证了一个简单的基于常规的评分系统来识别无症状的颈动脉狭窄的高危人群,用于对纽约西部不同社区健康筛查项目中,进行数据收集。他们对 1331 名没有脑卒中病史、短暂性脑缺血发作病史或颈动脉手术史的志愿者进行研究。评估内容包括面谈和超声检查。主要结果是超声诊断颈动脉狭窄>60%。确定了四个与无症状的颈动脉狭窄>60%显著相关的变量:年龄>65 岁(OR:4.1)、吸烟(OR:2)、冠状动脉疾病(OR:2.4)和高胆固醇血症(OR:1.9)。他们在总的风险评分基础上分为三个风险组(低、中、高)。对分层方案进行了验证,高危组的验后概率posttest probability 是 35%,中危组是 20%,低危组是 7%。

结 论

尽管无症状性颈动脉狭窄的患者越来越受到关注,但是颈动脉疾病筛查的真正价值却难以得到证实。无症状性颈动脉狭窄在普通人群中的患病率不高,其继发脑卒中的风险更低。为了预防 1 个脑卒中的发生需要筛查大量患者,成本高昂。对有周围血管疾病、冠状动脉疾病、对侧颈动脉内膜剥脱术等病史的患者进行重点筛查可以提高颈动脉狭窄的检出率,然而,并没有数据显示这个方法可以减少脑卒中的发生。目前,没有数据支持个体进行无症状的颈动脉疾病筛查后,接受适当治疗可以降低心血管疾病的风险。因此,实施颈动脉疾病筛查似乎并不能改善患者的疗效,成本效益分析显示也是不值得的。

参考文献

1. Executive Committee for the Asymptomatic Carotid Atherosclerosis Study. Endarterectomy for asymptomatic carotid artery stenosis. JAMA. 1995;273(18):1421–8.
2. Barnett HJ, Gunton RW, Eliasziw M, Fleming L, Sharpe B, Gates P, et al. Causes and severity of ischemic stroke in patients with internal carotid artery stenosis. JAMA. 2000;283(11):1429–36.
3. Jahromi AS, Cina CS, Liu Y, Clase CM. Sensitivity and specificity of color duplex ultrasound measurement in the estimation of internal carotid artery stenosis: a systematic review and meta-analysis. J Vasc Surg. 2005;41(6):962–72.
4. American Heart Association. Heart disease and stroke statistics. 2011. Available at: http://www.heart.org/HEARTORG/General/Heart-and-Stroke-Association-Statistics_UCM_319064_SubHomePage.jsp. Accessed 13 June 2011.
5. Kelly-Hayes M, Beiser A, Kase CS, Scaramucci A, D'Agostino RB, Wolf PA. The influence of gender and age on disability following ischemic stroke: the Framingham study. J Stroke Cerebrovasc Dis. 2003;12(3):119–26.
6. Colgan MP, Strode GR, Sommer JD, Gibbs JL, Sumner DS. Prevalence of asymptomatic carotid disease: results of duplex scanning in 348 unselected volunteers. J Vasc Surg. 1988;8(6):674–8.
7. Ricci S, Flamini FO, Marini M, Antonini D, Bartolini S, Celani MG, et al. The prevalence of stenosis of the internal carotid in subjects over 49: a population study. Epidemiol Prev. 1991;13(48–49):173–6.
8. Warlow C. Endarterectomy for asymptomatic carotid stenosis? Lancet. 1995;345(8960):1254–5.
9. Bots ML, Breslau PJ, Briet E, de Bruyn AM, van Vliet HH, van den Ouweland FA, et al. Cardiovascular determinants of carotid artery disease. The Rotterdam Elderly study. Hypertension. 1992;19(6 Pt 2):717–20.
10. Fine-Edelstein JS, Wolf PA, O'Leary DH, Poehlman H, Belanger AJ, Kase CS, et al. Precursors of extracranial carotid atherosclerosis in the Framingham study. Neurology. 1994;44(6):1046–50.
11. Vecchio TJ. Predictive value of a single diagnostic test in unselected populations. N Engl J Med. 1966;274(21):1171–3.
12. Sackett DL, Haynes RB, Guyatt GH, Tugwell P. Clinical epidemiology: a basic science for clinical medicine. 2nd ed. Boston: Little, Brown and Co; 1991.
13. Faught WE, Mattos MA, Van Bemmelen PS, Hodgson KJ, Barkmeier LD, Ramsey DE, et al. Color-flow duplex scanning of carotid arteries: new velocity criteria based on receiver operator characteristic analysis for threshold stenoses used in the symptomatic and asymptomatic carotid trials. J Vasc Surg. 1994;19(5):818–27.
14. Norris JW, Zhu CZ, Bornstein NM, Chambers BR. Vascular risks of asymptomatic carotid stenosis. Stroke. 1991;22(12):1485–90.
15. European Carotid Surgery Trialists' Collaborative Group. Randomised trial of endarterectomy for recently symptomatic carotid stenosis: final results of the MRC European Carotid Surgery Trial (ECST). Lancet. 1998;351(9113):1379–87.
16. Hobson RW, Weiss DG, Fields WS, Goldstone J, Moore WS, Towne JB, et al. Efficacy of carotid endarterectomy for asymptomatic carotid stenosis. The Veterans Affairs Cooperative Study Group. N Engl J Med. 1993;328(4):221–7.
17. Hill AB. Should patients be screened for asymptomatic carotid artery stenosis? Can J Surg. 1998;41(3):208–13.
18. Sleight SP, Poloniecki J, Halliday AW. Asymptomatic carotid stenosis in patients on medical treatment alone. Eur J Vasc Endovasc Surg. 2002;23(6):519–23.
19. Nehler MR, Moneta GL, Lee RW, Edwards JM, Taylor Jr LM, Porter JM. Improving selection of patients with less than 60% asymptomatic internal carotid artery stenosis for follow-up carotid artery duplex scanning. J Vasc Surg. 1996;24(4):580–5.
20. Rockman CB, Riles TS, Lamparello PJ, Giangola G, Adelman MA, Stone D, et al. Natural history and management of the asymptomatic, moderately stenotic internal carotid artery. J Vasc Surg. 1997;25(3):423–31.

21. Mansour MA, Littooy FN, Watson WC, Blumofe KA, Heilizer TJ, Steffen GF, et al. Outcome of moderate carotid artery stenosis in patients who are asymptomatic. J Vasc Surg. 1999;29(2):217–25.

22. Muluk SC, Muluk VS, Sugimoto H, Rhee RY, Trachtenberg J, Steed DL, et al. Progression of asymptomatic carotid stenosis: a natural history study in 1004 patients. J Vasc Surg. 1999;29(2):208–14.

23. Garvey L, Makaroun MS, Muluk VS, Webster MW, Muluk SC. Etiologic factors in progression of carotid stenosis: a 10-year study in 905 patients. J Vasc Surg. 2000;31(1 Pt 1):31–8.

24. Shanik DG, Moore DJ, Leahy A, Grouden MC, Colgan M-P. Asymptomatic carotid stenosis: a benign lesion? Eur J Vasc Surg. 1992;6(1):10–5.

25. Ellis MR, Franks PJ, Cuming R, Powell JT, Greenhalgh RM. Prevalence, progression and natural history of asymptomatic carotid stenosis: is there a place for carotid endarterectomy? Eur J Vasc Surg. 1992;6(2):172–7.

26. Naylor AR. Delay may reduce procedural risk, but at what price to the patient? Eur J Vasc Endovasc Surg. 2008;35(4):383–91.

27. McPhee JT, Schanzer A, Messina LM, Eslami MH. Carotid artery stenting has increased rates of postprocedure stroke, death, and resource utilization than does carotid endarterectomy in the United States, 2005. J Vasc Surg. 2008;48(6):1442–50.

28. Bunch CT, Kresowik TF. Can randomized trial outcomes for carotid endarterectomy be achieved in community-wide practice? Semin Vasc Surg. 2004;17(3):209–13.

29. Colhoun HM, Betteridge DJ, Durrington PN, Hitman GA, Neil HA, Livingstone SJ, et al. Primary prevention of cardiovascular disease with atorvastatin in type 2 diabetes in the Collaborative Atorvastatin Diabetes Study (CARDS): multicentre randomised placebo-controlled trial. Lancet. 2004;364(9435):685–96.

30. Heart Protection Study Collaborative Group. MRC/BHF Heart Protection Study of cholesterol lowering with simvastatin in 20,536 high-risk individuals: a randomised placebo-controlled trial. Lancet. 2002;360(9326):7–22.

31. Amarenco P, Bogousslavsky J, Callahan III A, Goldstein LB, Hennerici M, Rudolph AE, et al. High-dose atorvastatin after stroke or transient ischemic attack. N Engl J Med. 2006;355(6):549–59.

32. Marquardt L, Geraghty OC, Mehta Z, Rothwell PM. Low risk of ipsilateral stroke in patients with asymptomatic carotid stenosis on best medical treatment: a prospective, population-based study. Stroke. 2010;41(1):e11–7.

33. Goessens BM, Visseren FL, Kappelle LJ, Algra A, van Der GY. Asymptomatic carotid artery stenosis and the risk of new vascular events in patients with manifest arterial disease: the SMART study. Stroke. 2007;38(5):1470–5.

34. Lavenson GS. Stroke prevention screening: rationale, method, and implementation. Vasc Ultrasound Today. 2003;8(1):1–24.

35. Johnston SC, Gress DR, Browner WS, Sidney S. Short-term prognosis after emergency department diagnosis of TIA. JAMA. 2000;284(22):2901–6.

36. Wolf PA, D'Agostino RB, Kannel WB, Bonita R, Belanger AJ. Cigarette smoking as a risk factor for stroke. The Framingham study. JAMA. 1988;259(7):1025–9.

37. Seshadri S, Beiser A, Kelly-Hayes M, Kase CS, Au R, Kannel WB, et al. The lifetime risk of stroke: estimates from the Framingham study. Stroke. 2006;37(2):345–50.

38. Lee IM, Hennekens CH, Berger K, Buring JE, Manson JE. Exercise and risk of stroke in male physicians. Stroke. 1999;30(1):1–6.

39. Lee IM, Paffenbarger Jr RS. Physical activity and stroke incidence: the Harvard Alumni Health Study. Stroke. 1998;29(10):2049–54.

40. Hu FB, Stampfer MJ, Colditz GA, Ascherio A, Rexrode KM, Willett WC, et al. Physical activity and risk of stroke in women. JAMA. 2000;283(22):2961–7.

41. Wassertheil-Smoller S, Hendrix SL, Limacher M, Heiss G, Kooperberg C, Baird A, et al. Effect of estrogen plus progestin on stroke in postmenopausal women: the Women's Health Initiative: a randomized trial. JAMA. 2003;289(20):2673–84.

42. D'Agostino RS, Svensson LG, Neumann DJ, Balkhy HH, Williamson WA, Shahian DM. Screening carotid ultrasonography and risk factors for stroke in coronary artery surgery patients. Ann Thorac Surg. 1996;62(6):1714–23.

43. Reed III GL, Singer DE, Picard EH, DeSanctis RW. Stroke following coronary-artery bypass surgery. A case-control estimate of the risk from carotid bruits. N Engl J Med. 1988;319(19):1246–50.

44. Li Y, Walicki D, Mathiesen C, Jenny D, Li Q, Isayev Y, et al. Strokes after cardiac surgery and relationship to carotid stenosis. Arch Neurol. 2009;66(9):1091–6.

45. Marek J, Mills JL, Harvich J, Cui H, Fujitani RM. Utility of routine carotid duplex screening in patients who have claudication. J Vasc Surg. 1996;24(4):572–7.

46. Turnipseed WD, Berkoff HA, Belzer FO. Postoperative stroke in cardiac and peripheral vascular disease. Ann Surg. 1980;192(3):365–8.

47. Barnes RW, Liebman PR, Marszalek PB, Kirk CL, Goldman MH. The natural history of asymptomatic carotid disease in patients undergoing cardiovascular surgery. Surgery. 1981;90(6):1075–83.

48. Ahn SS, Baker JD, Walden K, Moore WS. Which asymptomatic patients should undergo routine screening carotid duplex scan? Am J Surg. 1991;162(2):180–3.

49. Fowl RJ, Marsch JG, Love M, Patterson RB, Shukla R, Kempczinski RF. Prevalence of hemodynamically significant stenosis of the carotid artery in an asymptomatic veteran population. Surg Gynecol Obstet. 1991;172(1):13–6.

50. Gentile AT, Taylor Jr LM, Moneta GL, Porter JM. Prevalence of asymptomatic carotid stenosis in patients undergoing infrainguinal bypass surgery. Arch Surg. 1995;130(8):900–4.

51. de Virgiolio C, Toosie K, Arnell T, Lewis RJ, Donayre CE, Baker JD, et al. Asymptomatic carotid artery stenosis screening in patients with lower extremity atherosclerosis: a prospective study. Ann Vasc Surg. 1997;11(4):374–7.

52. Hennerici M, Aulich A, Sandmann W, Freund HJ. Incidence of asymptomatic extracranial arterial disease. Stroke. 1981;12(6):750–8.

53. Naylor AR, John T, Howlett J, Gillespie I, Allan P, Ruckley CV. Fate of the non-operated carotid artery after contralateral endarterectomy. Br J Surg. 1995;82(1):44–8.

54. AbuRahma AF, Cook CC, Metz MJ, Wulu Jr JT, Bartolucci A. Natural history of carotid artery stenosis contralateral to endarterectomy: results from two randomized prospective trials. J Vasc Surg. 2003;38(6):1154–61.

55. Ballotta E, Da GG, Meneghetti G, Barbon B, Militello C, Baracchini C. Progression of atherosclerosis in asymptomatic carotid arteries after contralateral endarterectomy: a 10-year prospective study. J Vasc Surg. 2007;45(3):516–22.

56. Lee TT, Solomon NA, Heidenreich PA, Oehlert J, Garber AM. Cost-effectiveness of screening for carotid stenosis in asymptomatic persons. Ann Intern Med. 1997;126(5):337–46.

57. Derdeyn CP, Powers WJ. Cost-effectiveness of screening for asymptomatic carotid atherosclerotic disease. Stroke. 1996;27(11):1944–50.

58. Obuchowski NA, Modic MT, Magdinec M, Masaryk TJ. Assessment of the efficacy of noninvasive screening for patients with asymptomatic neck bruits. Stroke. 1997;28(7):1330–9.

59. Yin D, Carpenter JP. Cost-effectiveness of screening for asymptomatic carotid stenosis. J Vasc Surg. 1998;27(2):245–55.

60. Qureshi AI, Janardhan V, Bennett SE, Luft AR, Hopkins LN, Guterman LR. Who should be screened for asymptomatic carotid artery stenosis? Experience from the Western New York Stroke Screening Program. J Neuroimaging. 2001;11(2):105–11.

第 13 章
颈动脉支架置入者超声血流速度诊断标准

Brajesh K. Lal

摘 要

近期出现的颈动脉支架置入术（CAS）开始替代颈动脉内膜剥脱术（CEA）。已经证实，对于高危患者，颈动脉支架置入术在技术上是可行的并且是安全的。当 CEA 治疗效果可能不佳时，支架被允许作为一个可接受的血管重建方法。虽然支架这种颈动脉重建技术的最终角色仍未确定，但显然越来越多的颈动脉狭窄患者将采用颈动脉支架置入术。因此，支架后再狭窄的患者数量将会相应的增加。ICA 支架术后再狭窄的临床意义和诊断标准都存在相当大的争议。颈动脉支架置入后改变其生物力学性能并使症状减轻。相应的，这可以导致血流速度增快，但不能说明这是狭窄。如果定义正常动脉的血流速度标准提高的话，超声将成为支架后监测的一种非常有效的方法。本章分析了关于这个重要临床问题的现有的信息，基于证据提出了诊断颈动脉支架置入术后再狭窄的建议。

关键词

再狭窄、血流速度标准、内膜增生、形态学、颈动脉支架置入术

引言

颈动脉重建术后颈动脉再狭窄的原因是由于早期血管内膜增生（在 24 个月）或术后再次出现的动脉粥样硬化[1-3]。血管内膜增生的确切机制还不十分清楚。晚期再狭窄与原发的动脉粥样硬化不易区分。

发病率

颈动脉内膜剥脱术

在美国，每年有超过 150 000 例患者行颈动脉内膜剥脱术治疗[4]。ACAS 的随访数据表明，颈动脉内膜剥脱术后 3 ~ 18 个月有 7.6% 的患者颈动脉狭窄≥60%[5]。这种早期的颈动脉再狭窄可能是继发于肌内膜增生。术后 18 ~ 60 个月的再狭窄的发病率为 1.9%，这可能与动脉粥样硬化疾病的进展有关。生存分析研究表明颈动脉内膜剥脱术后 7 年再狭窄（CR≥50%）的发病率为 32%[6,7]。

颈动脉支架

冠脉支架术比单独血管成形术再狭窄率低[8]，这可能是由于支架能够提供较大的动脉管腔。几乎每个放在冠状动脉、髂动脉、颈动脉系统的支架都存在血管内膜增生[8]。冠状动脉支架置入术后内膜再次增生率为 16% ~ 59%，髂动脉支架后为 13% ~

39%[9]。我们利用生存曲线分析了颈动脉支架术后支架内再狭窄（in-stent restenosis，ISR）的具体信息[10]（图13.1）。对122例患者进行了1～74（平均18.8±10）个月的随访，有22例患者ISR≥40%。22例再狭窄的患者均是无症状性的，均是在超声随访检查中被发现的。尽管再狭窄的程度在40%～99%之间，仅5例患者是重度狭窄（ISR≥80%），其余11例轻度狭窄（40%～59%），6例中度狭窄（60%～79%）。预计ISR≥80%的发生率为6.4%。

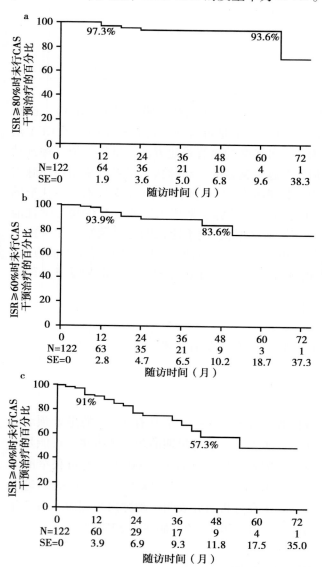

图13.1　颈动脉支架成形术后再狭窄的发生率。（a）颈动脉支架成形术后支架内再狭窄≥80%的Kaplan-Meier累积发生率（b）颈动脉支架成形术后支架内再狭窄≥60%的Kaplan-Meier累积发生率（c）颈动脉支架成形术后支架内再狭窄≥40%的Kaplan-Meier累积发生率。X轴的下方表示的是每个时间段开始时患者数目和标准误，N是患者数目，SE是标准误。（摘自Lal等[10]。获得Elsevier的允许）

全部4年ISR≥60%的发生率为16.4%，ISR≥40%的发生率为42.7%。其他的研究结果也证实了这一点[11]。尽管冠状动脉金属裸支架的ISR发生率似乎应该不高，但相当一部分患者进展到中度和重度的ISR。

自然病程

颈动脉内膜剥脱术

颈动脉内膜剥脱术术后再狭窄的临床意义仍然具有争议。症状性颈动脉再狭窄可以从再次血管重建中获益。无症状性颈动脉再狭窄的患者发展为脑卒中和血管完全闭塞的风险较低[2,7]。因此，一些临床医生推荐对无症状患者仅仅密切随访即可[12]。相反地，多数外科医师推荐对重度狭窄（≥70%）的无症状性颈动脉狭窄进行再次干预。这个观点的理由是很难预测哪根将要闭塞的血管将会一直保持无症状[13,14]。我们也赞同颈动脉内膜剥脱术术后重度再狭窄应该进行干预治疗的观点[15]。

颈动脉支架成形术

有关颈动脉支架成形术后支架内再狭窄（in-stent restenosis，ISR）形成原因的数据较少。因此，我们制定了一个新的标准来对颈动脉支架成形术后ISR的形态特征进行分类[16]：Ⅰ型：狭窄局限在10mm之内，在支架的末端；Ⅱ型：狭窄局限在10mm之内，在支架的内部；Ⅲ型：狭窄大于10mm，在支架的内部；Ⅳ型：狭窄大于10mm，并从支架内延长到支架外部；Ⅴ型：全部闭塞（图13.2）。255例支架术患者，85%出现了ISR。Ⅰ到Ⅴ型发生的百分率分别是40%、25.9%、12.9%、20%和1.2%。我们的超声分类标准已经由血管造影证实了其精确性（$r2 = 0.82$）。有13例患者直径狭窄率再次≥80%，进行支架内再次介入治疗。多因素方差分析表明，只有ISR的类型（OR，5.1）和糖尿病史（OR，9.7）是再发重度ISR和再次介入治疗的独立危险因素。此外，随着ISR严重程度的增加，进行再次介入治疗的数量也增多（Ⅰ到Ⅳ型的百分率分别是0%、0%、27.3%和58.8%；$\chi2 = 29.4$，$P = 0.001$）。颈动脉支架成形术的超声随访评价系统必须包括支架内再狭窄形态特征的评估。这些观点还需要更多的前瞻性的研究来证实,Ⅳ型患者可以从密切的超声监护中获益(可以是每6个月监测一次)。

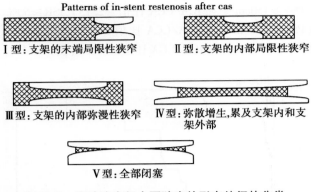

Patterns of in-stent restenosis after cas

Ⅰ型:支架的末端局限性狭窄　　Ⅱ型:支架的内部局限性狭窄

Ⅲ型:支架的内部弥漫性狭窄　　Ⅳ型:弥散增生,累及支架内和支架外部

Ⅴ型:全部闭塞

图 13.2　颈动脉支架内再狭窄的形态特征的分类。 根据支架内血管内膜增生性病变位置和长度来划分。阴影区域代表支架。(摘自 Lal 等[16]。获得 Elsevier 的允许)

超声血流速度标准

颈动脉内膜剥脱术

颈动脉狭窄患者行颈动脉内膜剥脱术后或者单纯药物治疗后,彩超是用来随访的主要技术。彩超对颈动脉重建患者进行随访有以下几个优势:无创、安全、没有并发症、全国各地的血管检查中心都容易做到、对颈动脉的狭窄和再狭窄有丰富的经验。彩超对颈动脉疾病的诊断有较多的文献报道,指标包括收缩期峰值速度(PSV)、舒张末期速度(EDV)、PSV/EDV 比值、ICA 和颈总动脉收缩期峰值速度比值(ICA/CCA 比值),单独或者结合起来判断颈动脉是正常还是狭窄。彩超血流速度与血管造影的狭窄百分率的关系,以及判断不同程度狭窄的血流速度标准已有深入分析和研究[17-19]。

颈动脉支架成形术

目前,颈动脉支架成形术患者的超声血流速度标准尚未建立。两项研究首先报道了颈动脉支架成形术后血流速度发生变化。作者提出,这些速度的变化对颈动脉支架成形术患者超声诊断的精确程度有不利影响。他们的结论是,对于颈动脉支架置入术患者,用超声血流速度作为判断狭窄的参数是不可靠的[20-21]。

颈动脉支架改变血管的顺应性

在 2004 年,我们报道了颈动脉支架改变了颈动脉供血区的血管生物力学特性,比如顺应性[22](图 13.3)。某种材料的顺应性是通过测量张力(部分管壁变形能力)和压力(单位面积管壁可以承受的压力)来得到的一种特性。在动脉血管,其顺应性是由心动周期的血压变化与单位体积血管的变化来描述的。假设血管为圆柱形,其体积计算公式是 $\pi r 2 l$(r=半径;l=长度)。既然长度通常是一个常数,单位压力的直径相对变化就作为血管顺应性的指标。我们还发现,支架动脉血管壁硬度的增加改变了颈动脉血流-压力关系,接近一个刚性管道[23],因此本来用于扩张血管的能量,现在只能来增快血流速度了。

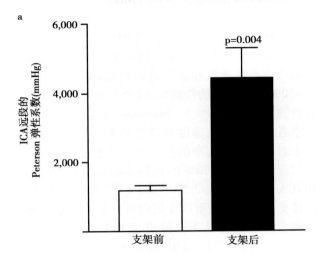

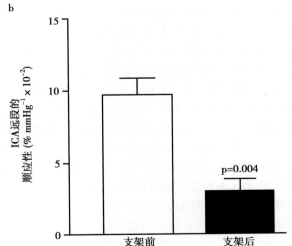

图 13.3　颈动脉支架改变了支架后动脉的生物力学特性。(a)测量支架前后 ICA 的弹性系数;(b)测量支架前后 ICA 的顺应性(摘自 Lal 等[22]。获得 Elsevier 的允许)

颈动脉支架后血流速度增快

在第一篇报道中,我们对 90 例颈动脉支架后患者的超声血流速度结果与血管造影显示的残余狭窄进行了比较。血管造影术显示的平均残余狭窄为 5.4%,颈部血管超声的 PSV 为 120.4cm/s,EDV 为 41.4cm/s,PSV/EDV 为 3.3,ICA/CCA 为 1.6。受试者 ROC 分析显示应用 PSV ≥150cm/s 和 ICA/CCA 比值>2.16 结合起来诊断残余狭窄≥20% 是最佳标准。基于这些观察,我们得出结论,颈部血管彩超用来判断颈动脉支架后狭窄性病变是有用而准确的。然而,在这种情况下要识别更高级别的支架内再狭窄,需要修正血流速度诊断标准。

再狭窄的血流速度诊断标准

继这些观察之后至少有四个研究证实了这一假设。Peterson 等[24]分析了 3 例重度支架内再狭窄患者的超声血流速度和血管造影测量的狭窄,对再狭窄>70% 提出了新的诊断标准(PSV>170,EDV>120,血流速度提高>50%)。Stanziale 等[25]对血管造影的患者进行了血流速度和造影结果分析,然后在随访中对可疑重度狭窄的患者进行了血管造影检查。他们提出了 ISR≥70% 的新的诊断标准(PSV≥350 和 ICA/CCA 比值≥2.5)。Chi 等[26]分析了 13 例颈动脉支架术后可疑重度支架内再狭窄患者的颈部血管和血管造影的结果。提出了 ISR 不同的诊断标准:ISR≥70%(PSV≥450,或 ICA/CCA 比值≥4.3)和 ISR≥50%(PSV≥240 或 ICA/CCA 比值≥2.45)。Chahwan 等[27]从 71 例重度 ISR 的常规血管造影术的随访中分析了 6 例患者,他们得出结论,颈动脉支架后常规超声检查对诊断正常血管是可靠的,但是需要更大的样本量来确定诊断标准。这些研究表明,运用常规颈动脉狭窄的诊断标准来衡量 ISR 会过高估狭窄程度。然而,血管造影术的风险使其不能成为颈动脉支架随访的手段,各种级别的再狭窄的对照也难以实现。这也解释了为什么不同研究者提出的支架后 ISR 血流速度诊断标准差别较大。

我们团队后来对 310 例颈动脉支架的患者进行了随访观察,并将颈动脉超声的血流速度与血管造影或 CT 血管成像(CTA)进行了对比。在随访的最初几年,对患者每年一次进行颈部血管超声和 CTA 检查。对于颈动脉超声怀疑有重度支架内再狭窄的患者进行诊断性的颈动脉血管造影术检查。颈动脉超声的监测参数包括颈总动脉、支架近端、支架内部、支架远端和 ICA

远段的 PSV 和 EDV。支架后的 PSV(r2=0.85)和 ICA/CCA 比值(r2=0.76)与再狭窄的程度相关性较高。ROC 曲线表明以下是最佳诊断标准:残余狭窄≥20%(PSV≥150cm/s 和 ICA/CCA 比值≥2.15),ISR≥50%(PSV≥220cm/s 和 ICA/CCA 比值≥2.7),ISR≥80%(PSV≥340cm/s 和 ICA/CCA 比值≥4.15)(图.13.4)。

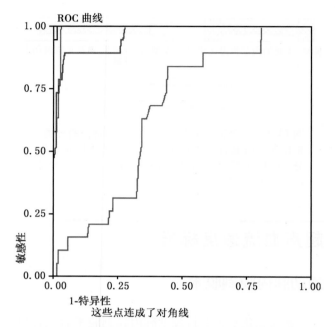

图 13.4   应用受试者工作特征曲线(ROC)分析诊断重度支架内再狭窄(ISR≥80%)血流速度的精确参数。每个狭窄诊断标准的 ROC 曲线(PSV、ICA/CCA 比值、EDV 和 PSV/EDV 比值)(摘自 Lal 等[28]。获得 Elsevier 的允许)

因此,我们提出了诊断颈动脉 ISR 校正的血流速度诊断标准(表 13.1)。虽然我们的结果可以作为指南,但是每个检查中心应当根据自己的条件制定自己的诊断标准。前面提出的这些标准可以为将来的进一步研究奠定基础。

表 13.1   我们的研究机构使用的支架内狭窄和颈动脉狭窄的血流速度诊断标准比较

支架后颈动脉	
0~19%	PSV<150cm/s 和 ICA/CCA 比值<2.15
20%~49%	PSV 150~219cm/s
50%~79%	PSV 220~339cm/s 和 ICA/CCA 比值>2.7
80%~99%	PSV≥340cm/s 和 ICA/CCA 比值≥4.15
无支架的颈动脉	
0%~19%	PSV<130cm/s
20%~49%	PSV 130~189cm/s
50%~79%	PSV 190~249cm/s 和 EDV<120cm/s
80%~99%	PSV≥250cm/s 和 EDV≥120cm/s,或 ICA/CCA 比值≥3.2

(摘自 Lal 等[28],获得 Elsevier 的允许)
PSV 收缩期峰值血流速度,EDV 舒张末期血流速度,ICA ICA,CCA 颈总动脉,支架患者的 PSV 和 EDV 是在支架内部测量获得的

定期随访监测时间周期

颈动脉内膜剥脱术

ACAS 关于再狭窄的研究数据[5]证实了颈动脉内膜剥脱术后(尤其在术后 2 年内)进行系统地非侵入性监测的重要性。然而,关于颈动脉内膜剥脱术后进行非侵入性监测的时间周期还是有争议的[7,29]。一般来说,我们推荐患者在术后前 3 年每 6~12 个月进行一次超声检查。以后的监测应该是进行颈动脉杂音的听诊和观察神经系统症状,而不是将常规的检查作为随访手段。重要的是,关于再狭窄和手术并发症的数据各不相同,这说明我们要想得到关于随访监测时间可靠的推荐,必须有更好的数据来支持。

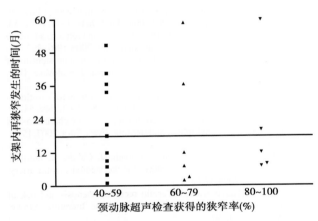

图 13.5　颈动脉支架术后支架内再狭窄的时间分布。值得注意的是大部分支架内再狭窄发生在 ICA 支架术后 18 个月内。横线是术后 18 个月的标志。ISR 是指支架内再狭窄(摘自 Lal 等[10]。获得 Elsevier 的允许)

颈动脉支架

我们推荐所有的颈动脉支架术后的患者均应进行常规的随访。在我们进行的随访中,大部分颈动脉支架后再狭窄率≥40% 发生在术后 18 个月以内(13/22,60%),大部分再狭窄率≥80% 发生在介入手术后 15 个月内[10](图 13.5)。因此,我们推荐在颈动脉支架术后早期应该更频繁地进行超声随访监测。我们是在术后前 2 年,每 6 个月进行一次超声检查,2 年后每年进行一次超声检查。我们也推荐支架术后进行早期的基线血流速度的测量登记,最

好是在同一时间收集,以便于以后的结果进行比较。B 型成像和频谱波形分析在诊断和证实管腔狭窄方面为血流速度诊断标准做了补充,提高了诊断准确性。当 PSV 和/或 ICA/CCA 比值升高说明支架内再狭窄正在形成,当它们达到诊断标准时必须行血管造影检查。

颈动脉支架术后的超声监测

颈动脉支架术后的超声检查技术与应用于诊断原始颈动脉闭塞疾病的超声技术是类似的,只是多了 B 型成像。应用高分辨率的线阵探头对颈总动脉的起始段、支架术后的颈总动脉/ICA、分叉处、ICA 远段进行横断面和纵断面扫描。原始颈总动脉的超声成像与目前的结果应该是类似的。支架可能穿过颈外动脉的起始部,但是通常来说,通过支架的缝隙进入颈外动脉的血流还是畅通的。支架通常放在从颈总动脉到 ICA 的近段之间。应该进行不同层面的扫描。还应注意到斑块沉积,管腔向外扩张,增生的内膜向管腔侵犯。任何形态学的病变应根据前面提到的分类方法进行分类。还应在不同的部位测量管腔。彩色血流和能量多普勒对测量管腔是很有帮助的。支架内最高收缩期峰值血流速度及其与原始颈总动脉的收缩期峰值血流速度的比值都应该测量。

小结

对于颈动脉支架术的患者我们推荐以下方法来进行术后监测:

1. 患者应该在术后即刻、术后 2 年内每 6 个月、2 年后每年进行一次常规的颈动脉超声监测。第一次超声检查应该尽早进行,最好能在住院期间完成。

2. 合并糖尿病的支架患者、重度的支架内再狭窄(Ⅳ型)患者、支架内再狭窄治疗前、颈部放疗前、重度钙化的患者应该每 6 个月进行一次颈部血管超声监测。

3. 超声检查至少应该包括以下评价内容:

(a) 应该测量原始颈总动脉、支架的近段、中段、远段、原始 ICA 的远段的收缩期峰值血流速度和舒张末期血流速度;应该运用校正的血流速度诊断标准来解释所测得的血流速度的意义。

(b) B 型成像和频谱波形分析在诊断和证实管腔狭窄方面为血流速度诊断标准做了补充和提高。

(c) B 型成像可以评价支架内再狭窄的形态学

特征,因此,Ⅳ型病变的患者应该进行更严密的监测。

（d）B 型成像可以用来评估支架与颈动脉血管壁的结合程度。结合不好的部位和管壁钙化的部位以后容易发生再狭窄,必须进行随访。

参考文献

1. Sterpetti AV, Schultz RD, et al. Natural history of recurrent carotid artery disease. Surg Gynecol Obstet. 1989;168(3):217–23.
2. Lattimer CR, Burnand KG. Recurrent carotid stenosis after carotid endarterectomy. Br J Surg. 1997;84(9):1206–19.
3. Bartlett FF, Rapp JH, et al. Recurrent carotid stenosis: operative strategy and late results. J Vasc Surg. 1987;5(3):452–6.
4. Cronenwett JL, Birkmeyer JD. Carotid artery disease. In: The Dartmouth atlas of vascular health care. Chicago: AHA Press, Div. of Health Forum Inc.; 2001. p. 41–64.
5. Moore WS, Kempczinski RF, et al. Recurrent carotid stenosis: results of the asymptomatic carotid atherosclerosis study. Stroke. 1998;29(10):2018–25.
6. DeGroote RD, Lynch TG, et al. Carotid restenosis: long-term non-invasive follow-up after carotid endarterectomy. Stroke. 1987;18(6):1031–6.
7. Healy DA, Zierler RE, et al. Long-term follow-up and clinical outcome of carotid restenosis. J Vasc Surg. 1989;10(6):662–8; discussion 668–9.
8. Tepe G, Schmehl J, et al. Drug coated stents for carotid intervention. J Cardiovasc Surg (Torino). 2005;46(3):249–59.
9. Chakhtoura EY, Hobson 2nd RW, et al. In-stent restenosis after carotid angioplasty-stenting: incidence and management. J Vasc Surg. 2001;33(2):220–5; discussion 225–6.
10. Lal BK, Hobson 2nd RW, et al. In-stent recurrent stenosis after carotid artery stenting: life table analysis and clinical relevance. J Vasc Surg. 2003;38(6):1162–8; discussion 1169.
11. Bosiers M, Peeters P, et al. Does carotid artery stenting work on the long run: 5-year results in high-volume centers (ELOCAS registry). J Cardiovasc Surg (Torino). 2005;46(3):241–7.
12. Beebe HG. Scientific evidence demonstrating the safety of carotid angioplasty and stenting: do we have enough to draw conclusions yet? J Vasc Surg. 1998;27(4):788–90.
13. O'Hara PJ, Hertzer NR, et al. Reoperation for recurrent carotid stenosis: early results and late outcome in 199 patients. J Vasc Surg. 2001;34(1):5–12.
14. Mansour MA, Kang SS, et al. Carotid endarterectomy for recurrent stenosis. J Vasc Surg. 1997;25(5):877–83.
15. Hobson 2nd RW, Goldstein JE, et al. Carotid restenosis: operative and endovascular management. J Vasc Surg. 1999;29(2):228–35; discussion 235–8.
16. Lal BK, Kaperonis EA, Cuadra S, Kapadia I, Hobson 2nd RW. Patterns of in-stent restenosis after carotid artery stenting: classification and implications for long-term outcome. J Vasc Surg. 2007;46:833–40.
17. Faught WE, Mattos MA, et al. Color-flow duplex scanning of carotid arteries: new velocity criteria based on receiver operator characteristic analysis for threshold stenoses used in the symptomatic and asymptomatic carotid trials. J Vasc Surg. 1994;19(5):818–27; discussion 827–8.
18. Lal BK, Hobson IR. Carotid artery occlusive disease. Curr Treat Options Cardiovasc Med. 2000;2(3):243–54.
19. Mintz BL, Hobson 2nd RW. Diagnosis and treatment of carotid artery stenosis. J Am Osteopath Assoc. 2000;100(11 Suppl):S22–6.
20. Ringer AJ, German JW, et al. Follow-up of stented carotid arteries by Doppler ultrasound. Neurosurgery. 2002;51(3):639–43; discussion 643.
21. Robbin ML, Lockhart ME, et al. Carotid artery stents: early and intermediate follow-up with Doppler US. Radiology. 1997;205(3):749–56.
22. Lal BK, Hobson 2nd RW, et al. Carotid artery stenting: is there a need to revise ultrasound velocity criteria? J Vasc Surg. 2004;39(1):58–66.
23. Green JF. Mechanical concepts in cardiovascular and pulmonary physiology. Philadelphia: Lea & Febiger Publishers; 1977. p. 47–53.
24. Peterson BG, Longo GM, et al. Duplex ultrasound remains a reliable test even after carotid stenting. Ann Vasc Surg. 2005;19(6):793–7.
25. Stanziale SF, Wholey MH, et al. Determining in-stent stenosis of carotid arteries by duplex ultrasound criteria. J Endovasc Ther. 2005;12(3):346–53.
26. Chi YW, White CJ, et al. Ultrasound velocity criteria for carotid in-stent restenosis. Catheter Cardiovasc Interv. 2007;69(3):349–54.
27. Chahwan S, Miller MT, et al. Carotid artery velocity characteristics after carotid artery angioplasty and stenting. J Vasc Surg. 2007;45(3):523–6.
28. Lal BK, Hobson RW, Tofighi B, Kapadia I, Cuadra S, Jamil Z. Duplex ultrasound velocity criteria for the stented carotid artery. J Vasc Surg. 2008;47:63–73.
29. Frericks H, Kievit J, et al. Carotid recurrent stenosis and risk of ipsilateral stroke: a systematic review of the literature. Stroke. 1998;29(1):244–50.

第 14 章
经颅多普勒在颈动脉支架成形术中的应用

Mark C. Bates

摘 要

在颈动脉支架成形术过程中,TCD 可以提供看得见听得到的实时反馈信息,另外,从颈动脉颅外段的病变释放出的无症状的小栓子通过 MCA 到达同侧大脑半球的过程中,TCD 可以监测到微栓子信号(MESs)。在颈动脉支架置入术兴起的几年,TCD 是前辈们用于鉴别高危患者的解剖和病变特点的重要工具。此外,TCD 可以帮助我们了解闭塞远端和近端的血流动力学特点。同时,不同阶段微栓子信号(MESs)可以指导远端过滤器保护系统在设计和技术程序的优化。TCD 栓子监测对颈动脉支架技术做的贡献是毫无争议的,这些栓子导致致死性或严重致残性脑卒中的不足 10% ,而无症状的较小的微栓子信号几乎每个患者都存在。虽然微栓子数据看起来主要有更多的学术价值,但是现行的颈动脉支架置入技术可以考虑利用 TCD 检查,在血流逆转或血流阻断后的支架置入术中尝试采用围手术期 MCA 血流监护模式。此外,TCD 为过灌注综合征的生理学提供了重要的见解,并且能监测到术后早期 MCA 的血流速度变化,对判断过灌注综合征的高危患者可能是有帮助的。本文的目的是向读者展示一些颈动脉支架成形术中经颅多普勒应用的经验,同时也提供 TCD 临床相关的用途。

关键词

颈动脉支架、经颅多普勒、TCD、微栓子信号、过灌注综合征

引言

20 年前,Aaslid 首次运用距离选通多普勒通过低频超声波探头在颧弓上方检测到 MCA[1]。从那时起,带有固定探头头架的声波技术使得获取实时成像更加简单,包括"能量多普勒"在内的多普勒技术的进步提高了信号清晰程度[2]。在前面的第 10 章 Alexandrov 博士对 TCD 的物理原理和运用进行了详细的阐述。本文的目的是向读者展示一些颈动脉支架成形术中经颅多普勒应用的经验,同时也提供 TCD 临床相关的用途。

背景

大型的临床试验已经证实 CEA 可以降低有症状和无症状颅外脑血管的脑卒中风险或神经病学事件[3,4]。CEA 技术已经成熟了,目前,经验丰富的神经外科医生做这个手术发生围手术期神经病学事件的可能性非常小[5,6]。手术过程中导管对易损斑块的破坏导致脑栓塞是公认的 CAS 的局限性[7-10]。在过去的 10 年中,随着保护装置

的发展,如球囊、保护伞和近端闭塞装置的发展,颈动脉支架成形术得到了发展,替代了部分CEA[11-20]。国立卫生研究院资助和大企业赞助的对 CEA 和 CAS 进行大型随机对照试验(CREST-颈动脉血管的动脉内膜剥脱术与支架置入试验)将发展推向了高潮。该项实验研究表明,颈动脉支架成形术的脑卒中风险较高,但是这种风险与传统手术中的心肌梗死风险抵消了[21]。本中心对最初的患者进行了持续的随访,发现 CAS 应该应用于高危的患者[22-27]。无论个别医生如何解释 CREST 结果,CAS 的数量增加了,随之而来的是必须更好地评估该手术的栓塞风险。TCD 给予研究者相当大的帮助,CAS 的前辈们根据术中不同阶段的 TCD 监测反馈结果来定义不同阶段的栓塞风险、优化保护系统、研究过灌注综合征的生理机制。

经颅多普勒超声和围手术期的准备

患者常规平卧于血管造影手术台上。TCD 头架(图 14.1a)放在一个可以使其侧面的多普勒探头固定在颧弓上方的颞窗位置。这样来自 MCA 区域的脉冲信号可以持续的发射出来,详见图 14.1b。幸运的是,除了侧面的支架和收紧装置,头架的其他部位都是射线可以通过的(如图 14.2a、b 所示)。因此,在进行颅内的 DSA 时不需要移动头架。患者做好术前准备并盖上无菌单,记录基线 TCD,如图 14.3 所示。原则上,我们在整个手术过程中对双侧 MCA 的血流频谱和声频进行监测。应该注意的是,9% ~ 16% 的患者找不到监测 MCA 的理想的骨窗[28,29]。在这些骨窗不理想的患者中,我们可以尝试用手持探头进行监测,而不是在手术的不同阶段在不同的位置不停地进行重新定位[28]。

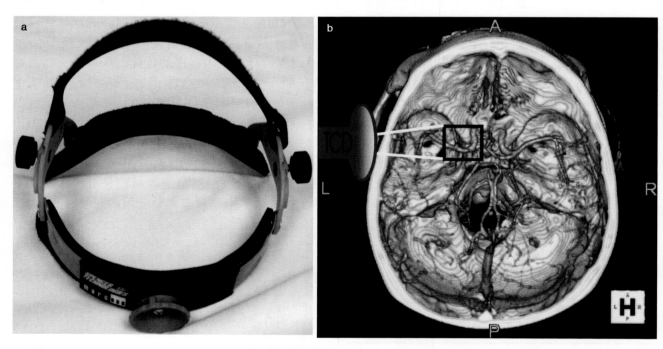

图 14.1 (a)这是一副 Spencer 头架,在监测围手术期血流频谱时用于固定经颅多普勒探头的装置。前面的扭矩装置是根据患者的头围用来绷紧头架的。侧面的装置是用来固定经颅多普勒探头在理想的位置接受 MCA 系统的血流频谱;(b)这是一副即将接受颈动脉支架的患者的颅脑 CTA 图像。"TCD"代表探头位置,方框代表声窗或者是颈动脉支架过程中所监测的区域

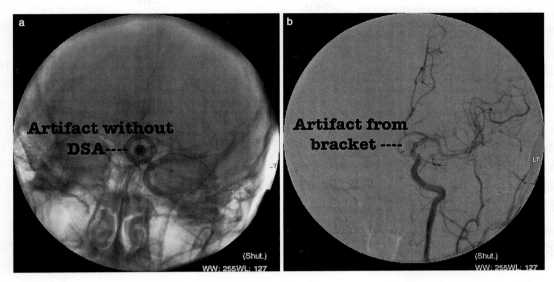

图 14.2　（a）经颅多普勒中线上的扭矩在不进行数字减影处理的图片中产生的伪影；（b）在 DSA 中伪影仍然存在，但是在前后位图像中不需要移动经颅多普勒头架就可以判断出 ICA 的解剖结构

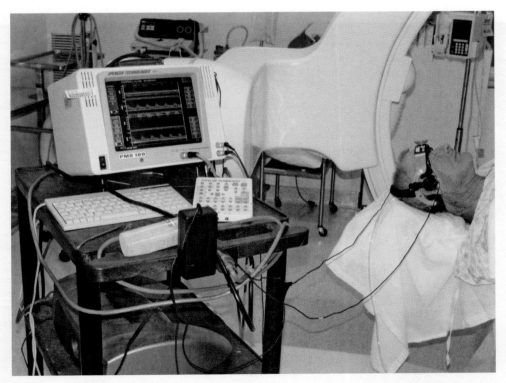

图 14.3　**在血管造影术中进行 TCD 监测的整套装置**。患者取平卧位，在进行造影术前需要带上头架

术前的"基线"TCD 检查

颅外严重病变患者的 TCD 收缩峰可能是钝的[29]。更重要的是，TCD 可以提供 Willis 环侧支开放的情况[32-33]。这些信息将帮助术者更进一步了解患者大脑对血流阻断和血流逆转的耐受能力。Niesen 等报道，双侧 MCA 的峰值血流速度比值可以作为侧支循环的参数[33]。另外，颅内血管基线血流特点对预测患者术后过灌注综合征甚至颅内出血的风险是很重要的。Mori 等建议颅内出血的患者在上手术台之前进行更进一步的血流动力学检测[34]。近期，希腊的一个团体研究表明，术前通过 TCD 检测，同侧脑血管反应性耗竭是预测过灌注综合征的重要指标[35]。

术中的 TCD 监测

在颈动脉支架过程中，我们利用 TCD 对 2 个重要指标进行持续监测。第一，确保 MCA 的血流速度和血流量。利用在近端或远端闭塞装置，阻断或逆转同侧 ICA 的血流[36]。在 ICA 阻断期间，对侧存在严重病变或 Willis 环不完整的患者在同侧大脑半球出现临床症状之前同侧 MCA 的血流速度会出现急剧的下降。为操作者提供更多的信息，比如，患者是否能耐受球囊阻断，手术是否需要分步进行。目前，应用最广泛的动脉远端球囊阻断保护系统是 GuardWire（以前称为 PercuSurge）。这个装置是由一个低压球囊和一个直径是 0.014"的金属丝组成的，在介入治疗时，它可以穿过病变，然后膨胀起来阻塞 ICA[20]。利用这种类型的远端气球闭塞系统已经被证实可以减少栓塞风险。然而，Nadim Al-Mubarak 等研究显示，在收回球囊时 TCD 监测到了栓子信号，这些栓子可能是球囊周围死角的小的栓子颗粒[37]。

Parodi 研究表明，经导管阻断同侧颈总动脉和颈外动脉时，导管的顶端产生了负压，用 TCD 可以监测到同侧 MCA 血流完全逆转如图 14.4 所示[38]。这可能对颈动脉支架术中优化脑保护有着重大影响，并最终能帮助急性脑卒中患者在接受介入治疗时取出栓子。

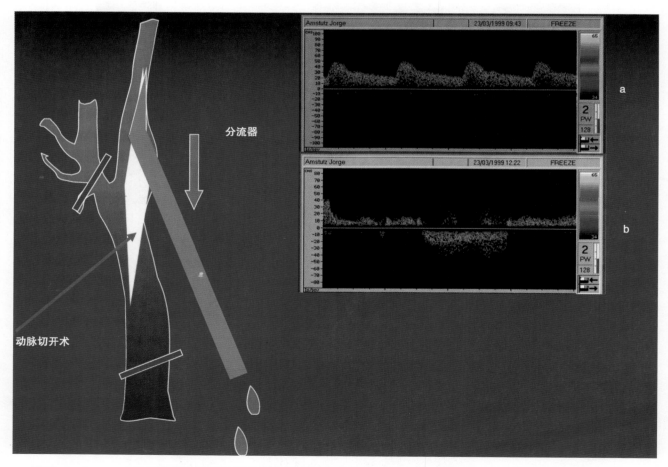

图 14.4　Juan parodi 博士在他的关于颈动脉内膜剥脱术术中 MCA 血流逆转的论文中提到的 TCD 的应用价值。
（a）动脉切开，分流器置入前的 TCD 表现；（b）动脉切开，分流器置入后的 TCD 表现（由 Juan Parodi 博士提供）

应该指出的是,TCD 显示,由于过滤器的阻力,当过滤器打开时,MCA 的血流减少 10% ~ 30%[39]。在进行有保护装置(如过滤器)的颈动脉支架过程中,Willis 环完整的患者的 MCA 的血流如果突然中断预示 ICA 出现大的栓塞或完全的痉挛。并且,过滤系统基于尺寸和设计对于过滤碎片有一个阈值[40]。如果栓子碎片的体积超过了这个阈值,就会发生栓塞,TCD 就可以记录到这些变化。如果与远端保护过滤器[27]相关的同侧 ICA 系统发生痉挛,也可以有相似的 TCD 表现。

在颈动脉支架术中监测的第二个重要指标是微栓子信号(MESs)。由于微栓子具有反射特性,当其通过 MCA 时在连续多普勒频谱上会出现短暂的高强度信号[41-43]。这些高强度信号说明有小的颗粒或微栓子碎片进入到同侧大脑半球[44]。小气泡产生的伪差和真正的微栓子碎片信号是很难鉴别的,这也是 TCD 技术的一个局限性[45-47]。Coggia 等和 Ohki 等利用体外实验进一步研究了在手术的不同阶段的栓子释放情况[48,49]。在体外模型的血管成形术中当球囊放气时栓塞风险最高[48]。在 TCD 连续监测的颈动脉支架成形术的体内试验中,在球囊放气时也有类似的发现[50,51]。根据我们的经验,在颈动脉支架过程中无论用或不用保护装置,甚至用直径为 .041″ 的导丝通过病变,在整个手术的任何阶段都会有微栓子出现(如图 14.5)。奇怪的是,在一项超过 500 例接受 TCD 监测下进行颈动脉支架成形术的患者中,使用过滤装置的患者的微栓子数目比不使用保护装置的患者微栓子数目多,而这些发现的临床意义尚不清楚[52]。

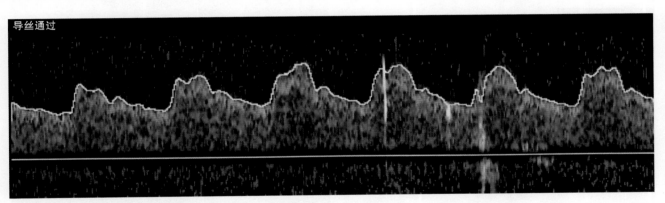

图 14.5　导丝通过病变处,监测到了微栓子信号(MESs)。这些微栓子显示为明亮的信号,第四个多普勒脉冲序列中最为明显

Grami 等在学术研究中发现了 TCD 一个新的使用方法,在颈动脉支架成形术中同时监测近端和远端的保护装置[53]。一个探头放置在常规的颞窗部位,另一个探头放置在下颌下窗监测 ICA。

术后 TCD 监测

有些学者对颈动脉支架术后 12 个月内的患者进行了系统的 TCD 随访[54,55]。本研究中心认为,颅内出血高危患者更需要 TCD 的随访。患者术后

可能发生过灌注综合征和/或颅内出血的术前危险因素包括:对侧颈动脉严重病变、原发病变为重度狭窄或"线样征"导致基础血流缓慢、颈动脉支架术中血压升高、基线血管反应性降低[56]。图 14.6 详细介绍了我们在 15 年前无保护装置下进行颈动脉支架置入术的经验,一个患者发展为典型的过灌注综合征合并发颅内出血的 TCD 血流频谱。颈动脉支架术后早期的持续 TCD 监测研究较少。然而,在颈动脉支架的恢复期微栓子也是很常见的[57]。

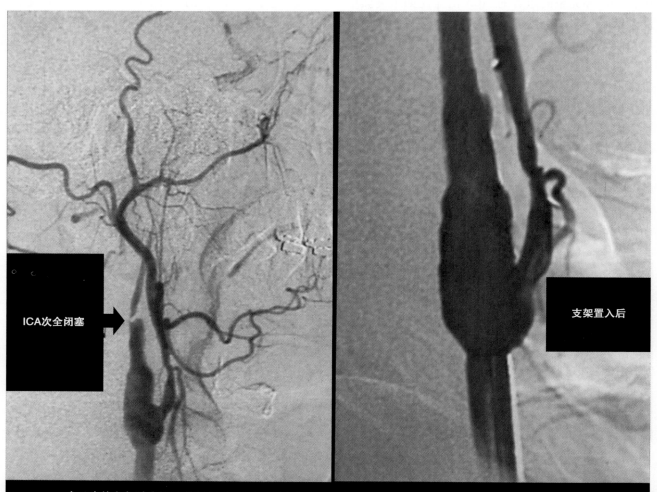

ICA次全闭塞

支架置入后

a   一个56岁的患者,狭窄侧呈"线样征",伴有对侧病变,表现为发作性失语,每周发作2~3次

在放置动脉导管的过程中基
线TCD监测到了微栓子信号

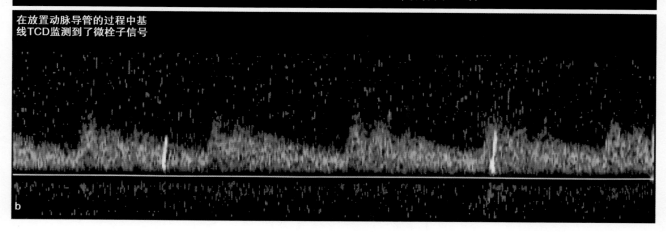

b

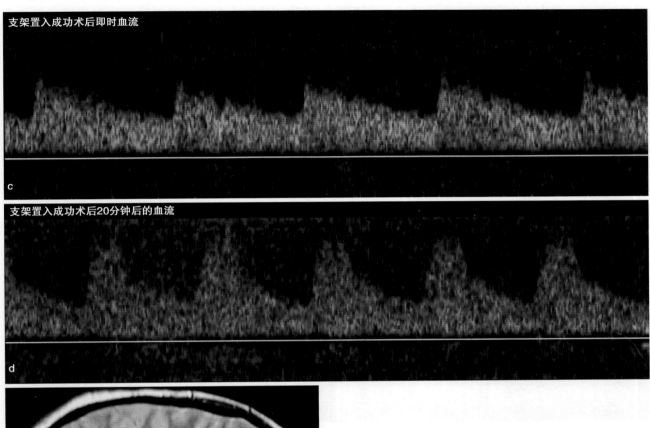

支架置入成功术后即时血流

c

支架置入成功术后20分钟后的血流

d

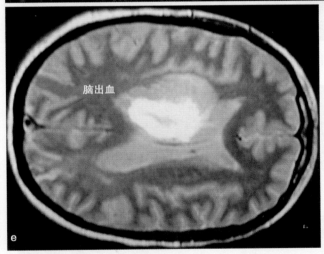

脑出血

e

图 14.6 （a）存在多个术后颅内出血危险因素患者的颈动脉支架术术前、术后血管造影；（b）此患者的 MCA 的基线 TCD 频谱呈低搏动改变；（c）此患者支架置入术后即时血流，血流速度大约增加了 30%；（d）此患者支架置入术术后 20 分钟后的血流，此时血流速度是基线血流速度的 3 倍；（e）支架术术后 12 小时复查 CT 证实颅内出血

颈动脉支架成形术微栓子的意义

　　颈动脉内膜剥脱术术中监测到微栓子信号的患者有认知功能下降[58]。同样，在颈动脉支架成形术的不同阶段产生所谓栓子雨的患者，在术后早期进行 MRI 弥散加权成像检查时会发现同侧病灶[59-63]。目前，关于受保护的颈动脉支架成形术后的认知功能的随访数据非常少，这是一个值得关注的问题。有趣的是，一个小组在分析颈动脉和 VA 腔间血管

成形术研究（CAVATAS）时发现，虽然颈动脉支架组微栓子数量多，但是该组患者的预后与颈动脉内膜剥脱术组无明显差异[64]。

　　对微栓子的阈值或"安全"大小尚无明确定义。早期研究显示，任何大于 $50\mu m$ 的颗粒都不能通过循环到达静脉系统，因此会堵塞在小动脉内，引起小动脉的栓塞[65]。学者们在冠状动脉搭桥手术后患者认知功能下降这个方面做了重要的工作。Moody 等基于尸检的研究显示，小于 $70\mu m$ 的栓子导致冠状动脉搭桥手术后患者的认知功能下降[66]。而大多数远端

保护过滤器孔隙大小为 100～120μm，这就不难理解冠状动脉搭桥手术后患者的认知功能下降的原因了。

微栓塞和气泡的鉴别

鉴别动脉硬化栓子和气泡一直以来都是一个难题。有几种技术可以进行鉴别，其中包括一个序列内超过 10 个信号[28]。这些年来，有不同的数学公式来定义；然而，目前仍然没有理想的方法来鉴别体内的动脉硬化栓子和气泡[46-49]。

在手术的某些阶段不太可能受到空气的干扰。

例如，图 14.5 提到导丝通过病变时应该与气栓无关，而应是真正的微栓子。还有，许多研究中心报道，在球囊扩张前后和球囊释放时一样会产生很多栓子，如图 14.7 提到的，受空气影响的可能性也不大。另一方面，在注射造影剂时产生的零散的微栓子可能与造影剂的微气泡有关（见图 14.8）。

目前，应用最多的颈动脉支架是有外部鞘的镍钛合金自膨式支架。在收回自膨式支架的鞘时总是会产生大量的微栓子，有的学者认为这与支架对斑块的剪切力有关[28]。然而，我们认为这与支架携带的空气有关，而不考虑是病理现象（见图 14.9）。

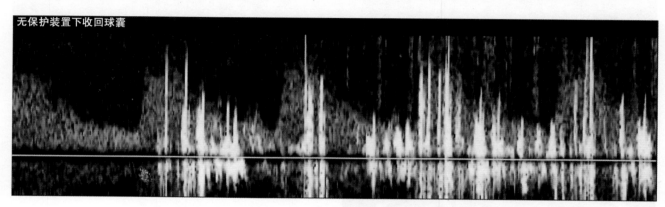

图 14.7　早期没有大脑保护装置时，收回球囊时 TCD 监测到大量的微栓子信号

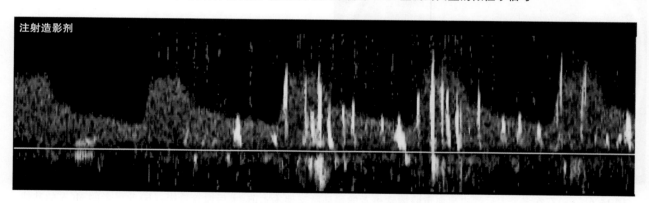

图 14.8　注射造影剂时气泡产生的微栓子信号

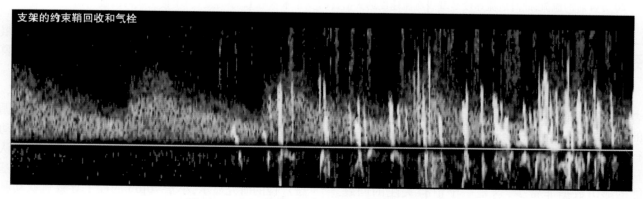

图 14.9　支架放置、回缩鞘期间产生的气泡栓子信号

小　结

目前,尚无文件宣布必须将 TCD 作为颈动脉支架术患者围手术期的辅助监测手段[67]。许多研究中心认为,TCD 是判断一个血流保护系统好坏的最好科研工具。具有过灌注综合征高危因素的手术患者,在围手术期进行 TCD 监测可能会受益,需要密切监测术后 MCA 的血流变化。然而,出现过灌注综合征的患者毕竟是少数,因此,可能永远也得不到能够证实 TCD 这一价值的一级数据。

运用微栓子来评估栓塞可以进一步了解脑血流储备降低和/或颈动脉支架后认知功能减退的远期预后,但是没有证据证明栓塞和预后呈线性关系。在本研究中心,TCD 帮助我们进一步了解颈动脉支架术,这种反馈使我们的技术进一步提高。

总之,有过灌注综合征风险的患者或手术过程中需要进行颈动脉阻断或血流逆转的患者在颈动脉支架术时应考虑进行 TCD 监测。只有前瞻性的研究才能帮助我们进一步了解微栓子对将来认知功能影响的重要性。从学术角度来讲,目前的研究表明,不同的支架和抗血小板方案将提高患者的疗效。

参考文献

1. Aaslid R, Markwalder TM, Nornes H. Noninvasive transcranial Doppler ultrasound recording of flow velocity in basal cerebral arteries. J Neurosurg. 1982;57(6):769–74.
2. Bogdahn U, Becker G, Winkler J, et al. Transcranial color-coded real-time sonography in adults. Stroke. 1990;21:1680–8.
3. North American Symptomatic Carotid Endarterectomy Trial Collaborators. Beneficial effect of carotid endarterectomy in symptomatic patients with high-grade carotid stenosis. N Engl J Med. 1991;325:445–53.
4. European Carotid Surgery Trialists' Group. MRC European carotid surgery trial: interim results for symptomatic patients with severe or with mild carotid stenosis. Lancet. 1991;337:1235–43.
5. AbuRahma AF, Hannay RS. A study of 510 carotid endarterectomies and a review of the recent carotid endarterectomy trials. W V Med J. 2001;97(4):197–200.
6. Bond R, Rerkasem K, AbuRahma AF, Naylor AR, Rothwell PM. Patch angioplasty versus primary closure for carotid endarterectomy. Cochrane Database Syst Rev. 2004;(2):CD000160.
7. Diethrich EB. Indications for carotid artery stenting: a preview of the potential derived from early clinical experience. J Endovasc Surg. 1996;3:132–9.
8. Naylor AR, Bolia A, Abbott RJ, Pye IF, Smith J, Lennard N, Lloyd AJ, London NJ, Bell PR. Randomized study of carotid angioplasty and stenting versus carotid endarterectomy: a stopped trial. J Vasc Surg. 1998;28(2):326.
9. Leisch F, Kerschner K, Hofman R, Bibl D, Engleder C, Bergmann H. Carotid stenting: acute results and complications. Z Kardiol. 1999;88:661–8.
10. Bettman MA, Katzen BT, Whisnant J, Brant-Zawadski MB, Broderick JP, Furlan AJ, Hershey LA, Howard V, Kuntz R, Loftus CM, Pearce W, Roberts A, Roubin G. Carotid stenting and angioplasty. A statement for healthcare professionals from the councils on cardiovascular radiology, stroke, cardio-thoracic and vascular surgery, epidemiology and prevention, and clinical cardiology, American Heart Association. Stroke. 1998;29:336–48.
11. Theron JG, Peyelle GG, Coskun O, et al. Carotid artery stenosis: treatment with protected balloon angioplasty and stent placement. Radiology. 1996;201:627–36.
12. Wholey MH, Al-Mubarak N, Wholey MH. Updated review of the global carotid artery stent registry. Catheter Cardiovasc Interv. 2003;60:259–66.
13. Ohki T, Veith FJ. Carotid artery stenting: utility of cerebral protection devices. J Invasive Cardiol. 2001;13:47–55.
14. Henry M, Amor M, Klonaris C, et al. Angioplasty and stenting of the extracranial carotid arteries. Tex Heart Inst J. 2000;27:150–8.
15. Reimers B, Corvaja N, Moshiri S, et al. Cerebral protection with filter devices during carotid artery stenting. Circulation. 2001;104:12–5.
16. Parodi JC, Mura RL, Ferreira LM, et al. Initial evaluation of carotid angioplasty and stenting with three different cerebral protection devices. J Vasc Surg. 2000;32:1127–36.
17. Al-Mubarak N, Colombo A, Gaines PA, et al. Multicenter evaluation of carotid artery stenting with a filter protection system. J Am Coll Cardiol. 2002;39:841–6.
18. Mathur A, Roubin GS, Iyer SS, et al. Predictors of stroke complicating carotid artery stenting. Circulation. 1998;97:1239–45.
19. Yadav JS, Roubin GS, Iyer S, et al. Elective stenting of the extracranial carotid arteries. Circulation. 1997;95:376–81.
20. Al-Moubarak N, Roubin GS, Vitek JJ, et al. Effect of the distal-balloon protection system on microembolization during carotid stenting. Circulation. 2001;104:199–2002.
21. Mantese VA, Timaran CH, Chiu D, Begg RJ, Brott TG, CREST Investigators. The carotid revascularization endarterectomy versus stenting trial (CREST): stenting versus carotid endarterectomy for carotid disease. Stroke. 2010;41(10 Suppl):S31–4.
22. Zarins CK. Carotid endarterectomy: the gold standard. J Endovasc Surg. 1996;3:10–5.
23. Yadav JS, Wholey MH, Kuntz RE, Fayed P, Katzen BT, Mishkel GJ, Bajwa TK, Whitlow P, Strickman NE, Jaff MR, Popma JJ, Snead DB, Cutlilp DE, Firth BG, Ouriel K. Stenting and angioplasty with protection in patients at high risk for Endarterectomy Investigators. N Engl J Med. 2004;351(15):1493–501.
24. Ireland JK, Chaloupka JC, Weigele JB, et al. Potential utility of carotid stent assisted percutaneous transluminal angioplasty in the treatment of symptomatic carotid occlusive disease in patients with high neurological risk. Stroke. 2003;34:308.
25. Qureshi AI, Boulos AS, Kim SH, et al. Carotid angioplasty and stent placement using the FilterWire for distal protection: an international multicenter study. Stroke. 2003;34:307.
26. Roubin GS, New G, Iyer SS, et al. Immediate and late clinical outcomes of carotid artery stenting in patients with symptomatic and asymptomatic carotid artery stenosis: a 5-year prospective analysis. Circulation. 2001;103:532–7.
27. MacDonald S, Venables GS, Cleveland TJ, et al. Protected carotid stenting: safety and efficacy of the MedNova NeuroShield filter. J Vasc Surg. 2002;35:966–72.
28. Benichou H, Bergeron P. Carotid angioplasty and stenting: will periprocedural transcranial Doppler monitoring be important? J Endovasc Surg. 1996;3:217–23.
29. Hartmann A, Mast H, Thompson JL, Sia RM, Mohr JP. Transcranial Doppler waveform blunting in severe extracranial carotid artery stenosis. Cerebrovasc Dis. 2000;10(1):33–8.
30. Gomez CR, Brass LM, Tegeler CH, et al. The transcranial Doppler standardization project. J Neuroimaging. 1993;3:190–2.
31. Visser GH, Wieneke GH, van Huffelen AC, Eikelboom BC. The use of preoperative transcranial Doppler variables to predict which patients do not need a shunt during carotid endarterectomy. Stroke. 2003;34:813–9.
32. Reinhard M, Muller T, Roth M, Guschlbauer B, Timmer J, Hetzel A. Bilateral severe carotid artery stenosis or occlusion – cerebral auto-regulation dynamics and collateral flow patterns. Acta Neurochir (Wien). 2003;145(12):1053–9.
33. Niesen WD, Rosenkranz M, Eckert B, Meissner M, Weiller C, Sliwka U. Hemodynamic changes of the cerebral circulation after

stent-protected carotid angioplasty. AJNR Am J Neuroradiol. 2004;25(7):1162–7.

34. Mori T, Fukuoka M, Kazita K, Mima T, Mori K. Intraventricular hemorrhage after carotid stenting. J Endovasc Surg. 1999;6(4):337–41.

35. Sfyroeras GS, Karkos CD, Arsos G, Liasidis C, Dimitriadis AS, Papazoglou KO, Gerassimidis TS. Cerebral hyperperfusion after carotid stenting: a transcranial Doppler and SPECT study. Vasc Endovascular Surg. 2009;43(2):150–6. Epub 2008 Sep 30.

36. Tan W, Bates MC, Wholey M. Cerebral protection systems for distal emboli during carotid artery interventions. J Interv Cardiol. 2001;14(4):465–74.

37. Al-Mubarak N, Roubin GS, Vitek JJ, Iyer SS. Microembolization during carotid artery stenting with the distal-balloon antiemboli system. Int Angiol. 2002;21(4):344–8.

38. Parodi JC, Bates MC. Angioplasty and stent with reversal of internal carotid flow as a cerebral protection device. In: Greenhalgh RM, editor. ATLAS: vascular and endovascular surgical techniques. 4th ed. London: W.B. Saunders; 2001. p. 198–213.

39. Gossetti B, Gattuso R, Irace L, Faccenna F, Venosi S, Bozzao L, Fiorelli M, Andreoli R, Gossetti C. Embolism to the brain during carotid stenting and surgery. Acta Chir Belg. 2007;107(2):151–4.

40. Kindel M, Spiller P. Transient occlusion of an angioguard protection system by massive embolization during angioplasty of a degenerated coronary saphenous vein graft. Catheter Cardiovasc Interv. 2002;55:2501–4.

41. Moehring MA, Ritcey JA. Microembolus sizing in a blood mimicking fluid using a novel dual-frequency pulsed Doppler. Echocardiography. 1996;13(5):567–71.

42. Moehring MA, Ritcey JA. Sizing emboli in blood using pulse Doppler ultrasound – II: effects of beam refraction. IEEE Trans Biomed Eng. 1996;43(6):581–8.

43. Moehring MA, Klepper JR. Pulse Doppler ultrasound detection, characterization and size estimation of emboli in flowing blood. IEEE Trans Biomed Eng. 1994;41(1):35–44.

44. Crawley F, et al. Comparison of hemodynamic cerebral ischemia and microembolic signals detected during carotid endarterectomy and carotid angioplasty. Stroke. 1997;28(12):2460–4.

45. Devuyst G, Darbellay GA, Vesin JM, Kemeny V, Ritter M, Droste DW, Molina C, Serena J, Sztajzel R, Ruchat P, Lucchesi C, Dietler G, Ringelstein EB, Despland PA, Bogousslavsky J. Automatic classification of HITS into artifacts or solid or gaseous emboli by a wavelet representation combined with dual-gate TCD. Stroke. 2001;32(12):2803–9.

46. Georgiadis D, Uhlmann F, Lindner A, Zierz S. Differentiation between true microembolic signals and artifacts using an arbitrary sample volume. Ultrasound Med Biol. 2000;26(3):493–6.

47. Rodriguez RA, Giachino A, Hosking M, Nathan HJ. Transcranial Doppler characteristics of different embolic materials during in vivo testing. J Neuroimaging. 2002;12(3):259–66.

48. Ohki T, Roubin GS, Veith FJm, et al. The efficacy of a filter in preventing embolic events during carotid artery stenting. An ex-vivo analysis. J Vasc Surg. 1999;30:1034–44.

49. Coggia M, Goeau-Brissonniere O, Duval JL, et al. Embolic risk of the different stages of carotid bifurcation balloon angioplasty: an experimental study. J Vasc Surg. 2000;31:550–7.

50. Antonius Carotid Endarterectomy, Angioplasty, and Stenting Study Group. Transcranial Doppler monitoring in angioplasty and stenting of the carotid bifurcation. J Endovasc Ther. 2003;10(4):702–10.

51. Orlandi G, Fanucci S, Fioretti C, Acerbi G, Puglioli M, Padolecchia R, Sartucci F, Murri L. Characteristics of cerebral microembolism during carotid stenting and angioplasty alone. Arch Neurol. 2001;58(9):1410–3.

52. Ackerstaff RG, Suttorp MJ, van den Berg JC, Overtoom TT, Vos JA, Bal ET, Zanen P, Antonius Carotid Endarterectomy, Angioplasty, and Stenting Study Group. Prediction of early cerebral outcome by transcranial Doppler monitoring in carotid bifurcation angioplasty and stenting. J Vasc Surg. 2005;41(4):618–24.

53. Garami ZF, Bismuth J, Charlton-Ouw KM, Davies MG, Peden EK, Lumsden AB. Feasibility of simultaneous pre- and postfilter transcranial Doppler monitoring during carotid artery stenting. J Vasc Surg. 2009;49(2):340–4, 345.e1–2; discussion 345.

54. Abou-Chebl A, Yadav JS, Reginelli JP, Bajzer C, Bhatt D, Krieger DW. Intracranial hemorrhage and hyperperfusion syndrome following carotid artery stenting: risk factors, prevention, and treatment. J Am Coll Cardiol. 2004;43(9):1596–601.

55. Dalman JE, Beenakkers IC, Moll FL, Leusink JA, Ackerstaff RG. Transcranial Doppler monitoring during carotid endarterectomy helps to identify patients at risk of postoperative hyperperfusion. Eur J Vasc Endovasc Surg. 1999;18(3):222–7.

56. Morrish W, Grahovac S, Douen A. Intracranial hemorrhage after stenting and angioplasty of extracranial carotid stenosis. AJNR Am J Neuroradiol. 2000;21:1911–6.

57. Censori B, Camerlingo M, Casto L, Partziguian T, Caverni L, Bonaldi G, Mamoli A. Carotid stents are not a source of microemboli late after deployment. Acta Neurol Scand. 2000;102(1):27–30.

58. Gaunt ME, Martin PJ, Smith JL, Bell PR, Naylor AR. Clinical relevance of intraoperative embolization detected by transcranial Doppler ultrasonography during carotid endarterectomy: a prospective study of 100 patients. Br J Surg. 1994;81:1435–9.

59. van Heesewijk HP, Vos JA, Louwerse ES, Van Den Berg JC, Overtoom TT, Ernst SM, Mauser HW, Moll FL, Ackerstaff RG, Carotid PTA and Stenting Collaborative Research Group. New brain lesions at MR imaging after carotid angioplasty and stent placement. Radiology. 2002;224(2):361–5.

60. Jaeger H, Mathias K, Drescher R, Hauth E, Bockisch G, Demirel E, Gissler HM. Clinical results of cerebral protection with a filter device during stent implantation of the carotid artery. Cardiovasc Intervent Radiol. 2001;24(4):249–56.

61. Wilkinson ID, Griffiths PD, Hoggard N, Cleveland TJ, Gaines PA, Macdonald S, McKevitt F, Venables GS. Short-term changes in cerebral microhemodynamics after carotid stenting. AJNR Am J Neuroradiol. 2003;24(8):1497–9.

62. Jaeger HJ, Mathias KD, Drescher R, Hauth E, Bockish G, Demirel E, Gissler HM. Diffusion-weighted MR imaging after angioplasty or angioplasty plus stenting of arteries supplying the brain. AJNR Am J Neuroradiol. 2001;22(7):1234–5.

63. Schluter M, Tubler T, Steffens JC, Mathey DG, Schofer J. Focal ischemia of the brain after neuroprotected carotid artery stenting. J Am Coll Cardiol. 2003;42(6):1014–6.

64. Crawley F, Stygall J, Lunn S, et al. Comparison of microembolism detected by transcranial Doppler and neuropsychological sequelae of carotid surgery and percutaneous transluminal angioplasty. Stroke. 2000;31:1329–34.

65. Sadoshima S, Heistad DD. Regional cerebral blood flow during hypotension in normotensive and stroke-prone spontaneously hypertensive rats: effect of sympathetic denervation. Stroke. 1983;14(4):575–9.

66. Moody DM, Brown WR, Challa VR, Stump DA, Reboussin DM, Legault C. Brain microemboli associated with cardiopulmonary bypass: a histologic and magnetic resonance imaging study. Ann Thorac Surg. 1995;59(5):1304–7.

67. Bettman MA, Katzen BT, Whisnant J, Brant-Zawadzki M, Broderick JP. Carotid stenting and angioplasty: a statement for healthcare professionals from the Councils on Cardiovascular Radiology, Stroke, Cardio-Thoracic and Vascular Surgery, Epidemiology, and Prevention, and Clinical Cardiology, American Heart Association. Circulation. 1998;97(1):121–3.

第 15 章
颈动脉计算机断层扫描血管成像
和磁共振血管成像

15

Ali F. AbuRahma and Hisham Bassiouny

摘 要

评估颈动脉狭窄最常用的成像技术是颈动脉多普勒超声、计算机断层扫描血管成像(CTA)、磁共振血管成像(MRA)和数字减影血管造影(DSA)。

对于大多数患者来说多普勒超声是一种准确、无创的用来检测颈动脉狭窄程度及斑块形态的工具。最初的研究是针对有颈动脉杂音或颈动脉症状的人群。这项研究对技术依赖性高。

与此同时,CTA近来被视为诊断颈动脉狭窄的一项有价值的工具。它可以获得颈动脉三维图像,但这需要具备专门的工作站和能进行数据处理的专业人员。CTA不能用来评估血流动力学,因此它不能用于诊断锁骨下动脉盗血或其他基于血流动力的病变。这项检测容易执行,风险较小。因为该项检查不要求动脉通路,所以没有中风相关的风险。当训练有素的人员使用高质量的螺旋扫描仪和三维图像重建后得出的CTA图像质量可同SDA媲美。CTA还可以提供关于斑块结构和组成的额外的信息。

CTA与MRA相比,不易出现过高评估颈动脉狭窄程度的情况。它非常快捷并提供了亚毫米空间分辨率,费用比对比增强MRA低,可同时显示软组织、骨和血管。CTA可以显示从主动脉弓到Willis动脉环的动脉树。MRA的优势在于无创,显影需要碘化对比或电离辐射,并一次性提供较多的颈动脉管腔图像。

对比增强MRA利用MR技术提供非流动的解剖信息。first-pass MRA这项技术在某些程度上类似于CTA。由于这些图片不依赖于血流,他们对狭窄和溃疡斑块提供更为准确的评估。

此外,MRA可同时获得脑循环的信息,包括ICA虹吸段和MCA的通畅情况。MRA还可以评估不适合彩超检测的胸腔内和颅内病变。MRA可以显示特定的斑块构成,例如,钙、脂质、纤维细胞成分,或斑块内血栓。由于MRA是否准确依赖当地的专家和对此项技术的熟练程度,因此MRA无法作为诊断颈动脉狭窄的工具。

这一章总结了在诊断颈动脉疾病中每个显影模式的角色。

关键词

CTA、MRA、颈动脉疾病、诊断

引言

颈动脉分叉处斑块的两个重要特点是管腔狭窄程度和斑块性质。除了颈动脉分叉处的信息,临床医生还需要了解颈动脉血管近端和远端的情况来制定临床方案。在选择不同的颈动脉成像研究中,这些因素应该被考虑进来。一些医生可能会使用多个模式来评估疑似颈动脉狭窄患者。

北美症状性内膜剥脱术试验(NASCET)[1,2]和欧洲颈动脉外科试验(ECST)[3]研究显示,症状性颈动脉血管狭窄患者伴有更高程度的狭窄时,则有更高的中风风险。在无症状颈动脉粥样硬化研究(ACAS)[4]中,颈动脉狭窄严重程度和中风发生率没有相关性。然而,这项研究中发生的中风例数太少,无法进行亚组分析,分析不同狭窄程度从颈动脉内膜剥脱手术获得的益处。ECST研究中血管造影数据显示[5],对侧无症状颈动脉狭窄患者中,狭窄率小于70%的无症状颈动脉狭窄患者每年中风风险<2%。无症状颈动脉狭窄,狭窄程度越严重患中风的风险越大:70%～79%狭窄的患者中风发生比率为9.8%,80%～99%的狭窄患者中风比率为14.4%。这些数据显示,不论在症状性还是无症状性狭窄,狭窄程度都是中风风险的一个标志。病理研究已经证明,狭窄程度严重处的颈动脉斑块更易于有溃疡、斑块内出血和管腔内血栓形成,所有这些都与脑栓塞和中风有关[6]。

在评估神经病学事件未来风险中斑块结构是一个重要的特征。将在单独一章进行讨论。

颈动脉评价成像模式的选择

最常用的评估患者颈动脉狭窄的成像技术是颈动脉超声、计算机断层扫描血管成像(CTA)、磁共振血管成像(MRA)和数字减影血管造影(DSA)。

颈动脉超声

多普勒超声检查技术为大多数患者提供了一种准确无创的工具来确定颈动脉狭窄的程度和斑块形态学。最初研究人群来自颈动脉血管杂音或有颈动脉症状的患者。这项研究是高度依赖于技术还应该由一个合格的血管检查中心来完成(如,Intersocietal Commission for the Accreditation of Vascular Laboratories[ICAVL]),而且图像还应该由一位经验丰富的医生进行审查。

狭窄程度的确定主要基于颈动脉收缩期血流速度(PSV)和/或舒张期末血流速度。2001年10月在加利福尼亚州的旧金山,在放射学会的赞助下,专家小组针对多普勒超声诊断颈动脉狭窄达成专家共识[7]。这个专家小组建议ICA PSV≥125cm/s及≥230cm/s,分别提示ICA存在>50%及>70%的狭窄。这些推荐的标准不是根据其他影像学检查对照研究得出的数值,而是基于几个发表过的研究和小组成员的经验。

AbuRahma等[8]最近在对他们研究机构的376条颈动脉进行颈动脉超声和血管造影结果分析。狭窄程度为50%～69%时,诊断敏感性为93%,特异性为68%,总准确率为85%。使用PSV≥230cm/s诊断狭窄(≥70%),敏感性为99%,特异性为86%,总准确度为95%。ROC(Receiver Operator Curves)表明,在检测≥70%狭窄和大于50%的狭窄时ICA PSV比EDV或ICA/CCA比率(p=0.036)更有意义。通过提高EDV值和/或ICA/CCA比率,准确度并没有提高。

基于血流速度值,评估颈动脉狭窄,在某些情况下可能需要调整。例如,对侧颈动脉闭塞时,可引起健康侧颈动脉代偿性流速增高,并且女性的血流速度增高的比男性更显著[9,10]。广泛的血管钙化、颈动脉分叉较高、严重的动脉迂曲及肥胖也可能使颈动脉超声的诊断准确度减低。颈动脉支架将降低血管壁的顺应性可能会使流速增加[11]。彩色超声可能无法区分接近闭塞和完全闭塞。静脉内注射超声造影剂可以提高诊断准确性[12,13],但这些药物的安全性存在质疑。

对比超声和能量多普勒成像可以用来区分接近闭塞和完全闭塞[14]。颈动脉彩超有两个主要的局限性,包括检测人员的技术水平对成像质量的影响和对颈动脉近端及颅内部分显示欠佳。尽管颅内脑动脉可以用经颅多普勒来评估,但这项技术并不像其他成像技术在大多数机构广泛使用。总的来说,每个血管检查中心应该建立自己的诊断标准,并设置一套程序验证这个标准。

计算机断层扫描血管成像

计算机断层扫描血管成像,CTA,最近一直被视为颈动脉狭窄的一个有价值的检测。虽然CTA用于颈动脉疾病并不普遍,但CTA是将被广泛应用的强大的工具。

大多数CTA通过同步推注对比剂完成。通过20号静脉导管推注大约120毫升的静脉对比剂。

口腔汞合金运动或干扰假迹是数据采集过程中主要误差的来源。让患者采用颚部仰角的体位,避免吞咽动作可以避免这种误差[15]。早期关于 CTA 的研究结果让人印象深刻,数据分析多少存在一些疑问。CTA 评估颈动脉狭窄的描述是颈动脉面积的减少。这是通过扫描整个动脉计算出来的。这有别于"金标准"-数字减影血管造影,CTA 对管径减少的评估是通过真腔大小计算得出[16]。鉴于 NASCET 和 ACAS 的数据系统是基于直径减少给出的标准,因此在这点上,很难解释 CTA 数据。

CTA 可以获得颈动脉的三维成像,这需要专门工作站和专业人员进行数据处理。重新格式化颈动脉分叉图像需要专门培训,由于检测方法困难,尚未被血管外科医生广泛采用。

CTA 的其他缺点包括不能同时显示大脑的血管结构。CTA 也不能用来评估血流动力学,因此不能用于诊断锁骨下动脉盗血或其他基于血流动力的病变。该技术其他的局限性包括价格贵(与彩超对比),接触造影剂及辐射。此外,大量的钙化将使后处理成像过程中,难以鉴别造影剂与钙化。

CTA 虽然有几个缺点但优势还是很多的。检测容易执行,风险较小。与 DSA 不同,CTA 不必建立动脉通路,并且没有相关的中风风险。高质量的螺旋形扫描仪上进行精细断层并且由训练有素的人员重新格式化的三维 CTA 图像(如图 15.1 和图 15.2),图像质量可与 DSA 媲美。更重要的是,CTA 可以提供斑块结构和成分的额外信息,这些信息可能在未来,能够将活跃的、危险的斑块与稳定的、无风险的斑块鉴别开。当然,CTA 可以"描绘斑块形态,钙化斑块容易区别于软斑或脂质沉积斑块"[15]。这些因素是否能预测斑块的活性以及被用来划分中风风险增加的患者还在进一步研究中。未来的研究应该更关注这个问题,并可能使手术疗法更精确。

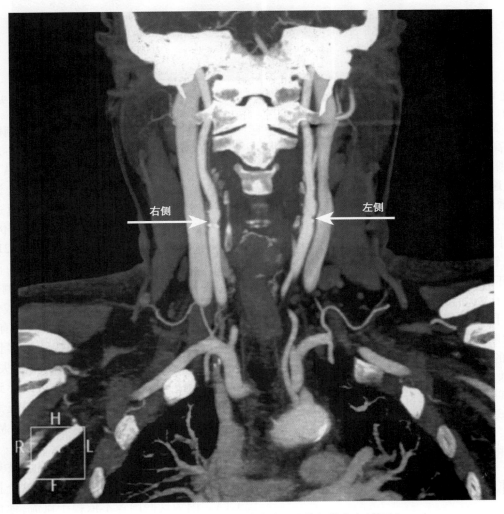

图 15.1 CTA 显示双侧颈动脉分叉处的轻微病变(箭头)

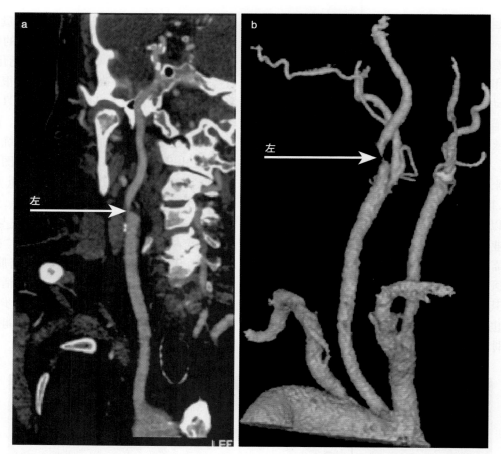

图 15.2　CTA 显示(a)左 ICA 起始处重度狭窄(箭头);(b)同一患者显示主动脉弓发出的血管(箭头)

CTA 与 MRA 相比,较少出现对颈动脉狭窄严重程度评价过高的情况。快速获得的螺旋 CT 图像提供极好的时限对比度和高质量的图像,可以多平面查看。CTA 速度非常快且提供了亚毫米空间分辨率(0.3,对比增强 MRA 分辨率为 0.8mm),比对比增强 MRA 费用低,处理时间也更快,并且可以同时显示软组织、骨骼和血管。CTA 也可以显示血管异常,还可以量化钙化的程度,可以显示从主动脉弓到 Willis 动脉环的动脉树。采用 NASCET 或 ECST 方法可以用电子测微计测量狭窄程度[17]。

一项对于 20 个研究的 Meta 分析,与 DSA 相比分析 CTA 诊断的准确性,结果显示 CTA 提示颈动脉 70%~99% 的狭窄,敏感性为 85%,特异性为 93%,对于颈动脉闭塞的敏感性和特异性为 97% 和 99%[18]。CTA 在鉴别钙化方面准确度也很高,但在描述颈动脉斑块形态,特别是脂质成分或溃疡方面准确度较低。在评估斑块形态的准确性上 CTA 不如颈动脉彩超或 MRA[19]。

磁共振成像(MRA/MRI)

MRA 的优势是无创,不需要碘化的对比剂或

电离辐射,并一次性获得大量的颈动脉管腔图像。使用了两种技术:时间飞跃法(TOF)-是一种血流依赖技术;和对比增强 MRA(CE MRA)-是充盈依赖技术,可以与 CTA 相媲美。TOF 是诊断颈动脉狭窄广泛应用的技术。"这种技术通过减少静态组织信号,增加血流的容积信号而优化图像质量[15]。TOF 有两种模式:2D 和 3D。2D 的时间飞跃法对较慢的血流更敏感,3D 适用的血流速度范围更广,比 2D 对 ICA 和颈外动脉检测更准确[15]。由于这种成像依赖血流,当重度狭窄或伴有湍流的狭窄时,对颈动脉解剖图像的评估会有一些失真。"TOF 旋转可能在成像体积持续足够长的时间来观察大量脉冲,造成在管腔内信号丢失,无法描绘接近闭塞的管腔"[15]。虽然这可以导致对狭窄程度的过高评估、较高的假阳性率,但反之假阴性率很低。诊断颈动脉分叉轻微的损害时 MRA 是一个高准确性的诊断[20]。

对比增强 MRA(CE MRA)使用磁共振技术来提供不依赖血流的解剖信息[15]。这个技术类似于 CTA。因为这些图像不依赖于血流,他们评估狭窄和显示溃疡斑块更准确。可能会有一些技术上的

困难如找准推注时机；然而，一经克服，更短的成像时间增加准确性，运动伪像风险也降低。

由于必须依赖当地的专家和对 MRA 这项技术熟练掌握，因此 MRA 作为诊断颈动脉狭窄的工具并不理想。在这项技术被广泛使用的中心，它可以通过颈动脉彩超获得有价值的附加数据。MRA 没有电离辐射或离子对比，因此对大多数患者是非常安全的。此外，可以获得关于脑循环的信息，同时包括颈动脉虹吸段和 MCA 的图像。

MRA 还可以评估彩超不能评估的胸腔内和颅内病变。MRA 不显示周围软组织结构、斑块的钙化，除非有附加的磁共振成像（MRI）。MRA 不能用于植入铁磁设备的患者（如植入型除颤器、心脏起搏器）以及不能配合的患者和具有幽闭恐惧症患者。肾脏有病变的患者使用钆化合物作为对比剂的MRA 可能与肾纤维化有关[21]。此外，如果颈动脉管腔细小或走行迂曲，可能被误判为严重狭窄或闭塞。最后，由于这项检测相当昂贵，并不是是一种理想的筛查检测手段。

MRA 可通过 3D 血管成像显示血管的解剖结构，对于非从事本专业人员来说，更易于理解（图 15.3）。严重的狭窄（≥70%）通常显示为血流中断（图 15.4）。

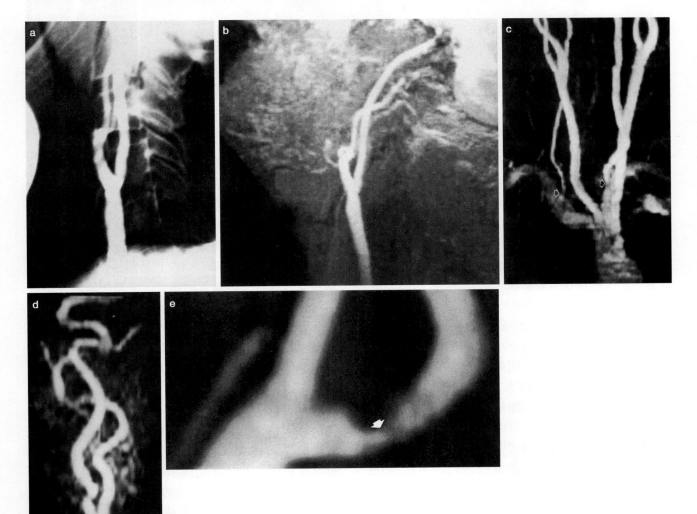

图 15.3　（a）常规颈动脉分叉造影图像；（b）同一患者的颈动脉分叉磁共振血管成像，MRA成像质量类似于常规的血管造影图像；（c）磁共振血管成像显示双侧 VA 的开口处（箭头指示处）；（d）磁共振血管成像显示 ICA 起始处轻-中度的狭窄；（e）磁共振血管成像显示 ICA 中-重度的狭窄（白色箭头处）

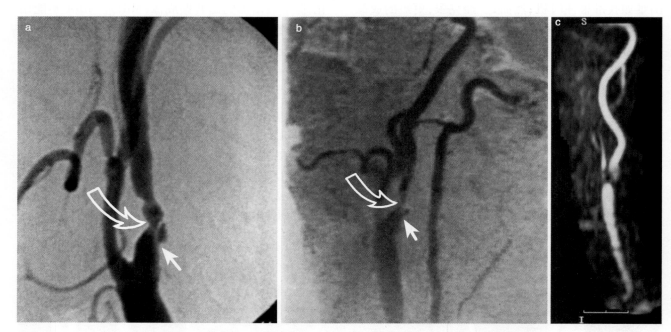

图15.4 （a）血管造影显示 ICA 近端严重的狭窄（弯白色箭头）和溃疡（黑色箭头）；（b）同一患者的三维 TOF 磁共振血管成像，显示相同的狭窄及溃疡（箭头）；（c）颈动脉磁共振血管成像显示 ICA 严重狭窄，未显示溃疡

更先进的技术正用于评估动脉粥样硬化斑块和血管壁。这些方法包括通过专业颈动脉表面电磁线圈以增加信噪比获得的标准的 CE MRA 和 TOF。另外还包括 3D 亮血 MRA 和 2D 自旋回波和快速旋转回波法。从这些技术获得的数据表明与体外斑块结构有良好的相关性。然而，检测费时技术含量高，到目前为止仅停留在实验阶段[22,23]。

用时间飞跃（TOF）MRA 诊断 70% ~99% 狭窄的敏感性和特异性与彩超（分别为 88% 和 84%）是一致的；然而，诊断 50% ~69% 的狭窄 MRA 则没有那么准确，但诊断颈动脉闭塞是非常准确的[21,24]。MRI 可以用来分析斑块形态，特别是动脉粥样硬化斑块的结构。它可以识别脂质丰富的坏死核心和纤维帽，具有高度的敏感性和特异性[25]，还可以鉴别纤维帽的厚薄或是否破裂[26]。使用专用设备程序，MR 也可以显示特定斑块的成分，例如，钙化、脂质纤维细胞成分或斑块内血栓。

基于导管的数字减影动脉造影

许多权威认为对于颅外段血管疾病，颈动脉常规血管造影与其他成像模式相比仍然是金标准。检测一次，即可对主动脉弓、颅外和颅内脑血管系统进行评估。此外，DSA 是唯一能够明确诊断血流动力学疾病的检测方法，例如，通过清晰的显示锁骨下动脉充盈延迟及侧支充盈诊断锁骨下动脉盗血。CTA 或者 MRA 不能显示依赖于血流动力学的病变。

测量颈动脉狭窄通常使用 NASCET 方法[1]。血管造影一般只应用于颈动脉内膜剥脱术前成像不一致的患者或考虑颈动脉支架置入术患者。DSA 提供了高质量的成像，准确、客观、容易理解。它可以确定从主动脉弓到颅内血管的病变。主要的局限性是血管造影费用高以及伴随的风险尤其是中风，而不适合作为筛查手段[27-29]。尽管在 NASCET 试验中中风风险已经高达 1%，在实践中，颈动脉造影的中风/TIA 风险接近 0.5%[30]。此外，股鞘血肿的风险，即使使用小于 5-French 鞘诊断造影，风险仍然是 0.1% ~0.5%[31]。两者相对比，MRA 不需要接触造影剂或电离辐射，DSA 有肾功能不全和电离辐射的风险。

最后，DSA 提供颈动脉管腔准确的信息，但未能提供斑块成分或周围颈部结构的任何信息。

总的来说，当患者采用的微创研究结果不一致时，DSA 是最有用的。当彩超诊断不明确时，CTA 或 MRA 技术不能胜任或存在困难时，DSA 在评估肾功能不全患者（通过使用最小量造影剂）、肥胖、或体内有铁磁材料时要优于 CT 和 MR。

比较彩超/MRA/CTA/DSA

英国健康技术评估（The UK Health Technology

Assessment, HTA)得出结论,尽管对比增强 MRA 是最准确的成像模式,但是因不普及和检查时间长的限制,彩超仍是 70%～99% 狭窄患者首选影像学检查手段[32]。彩超对于无症状的狭窄仍是首选影像学检查手段。

这个建议是基于多个因素得出的,包括费用低,与其他影像相比颈超易于复查,因此减少卒中的发病;检测重度狭窄有良好的敏感性。然而,HTA 强调了彩超诊断 50%～69% 狭窄的准确性,敏感性仅为 36%,特异性为 91%[32]。彩超的实用性取决于患者的临床表现。由于彩超特异性高,所以当患者出现神经系统症状时,彩超如果诊断为 50%～69% 之间的狭窄,就可以选择进行外科手术。然而,彩超敏感性较低,如果彩超是阴性的,则必须进行另一个成像检查。无神经系统症状的患者,彩超诊断中度狭窄(50%～69%),应该再进行另一种影像学检查证实此结论,之后再进行干预治疗。

关于选择颈动脉成像技术的建议

1. 彩超在被认证的血管检查中心是首选检测手段,对有症状和无症状的患者狭窄严重程度进行评价。在这些条件下,患者如果有神经系统症状而且诊断为 50%～99% 的狭窄及患者如果无神经系统症状但诊断为 70%～99% 狭窄,就完全可以根据这些信息给予干预治疗。

2. 在被认证的检查中心,彩超针对无症状的高危人群的筛查手段。

3. 当彩超不能确诊诊断或无症状的患者诊断为中度狭窄(50%～69%),则在给予干预治疗前,应该进一步给予 MRA、CTA 或 DSA 检查。

4. 当评估颈动脉近端或远端狭窄程度,以诊断或制定诊疗计划时,除了彩超,其他影像检查包括(CTA、MRA 或 DSA)。描述钙化时病变 CTA 比 MRI/MRA 是更好的选择。当两种微创成像结论不一致时(彩超、MRA、CTA),则应进行 DSA 检查。DSA 主要用于两种微创或无创检查仍无法明确狭窄程度或者计划做颈动脉支架时。

5. 术后 30 天内彩超检测、评估动脉内膜剥脱术后的状态。在这项研究中 50% 的狭窄或更严重狭窄的患者,远期随访评估进展或变化情况。动脉内膜剥脱术术后彩超检测正常的,推荐影像学随访,以鉴别再发狭窄。如果患者有多个动脉粥样硬化进展的危险因素,在动脉内膜剥脱术术后,也应进行影像学随访。

6. CAS 或 CEA 术后,如果患者对侧血管狭窄 ≥50%,也应影像学随访对侧疾病进展情况。有多种血管疾病危险因素的患者,需要彩超随访相对轻程度的狭窄。疾病进展的可能性与初始的狭窄严重性有关。

其他可选择的颈动脉成像推荐意见如下:

1. ICA 假性闭塞:彩超提示一个不连贯的多普勒血流信号,极小或没有舒张期血流,高度提示 ICA 颅外段远段或虹吸段接近闭塞或完全闭塞。考虑进行干预的患者应该应用磁共振血管成像进一步证实。在这种情况下,有必要进行另外一种成像检查来判断未闭塞的 ICA 所具有的前向血流,是一直到 ICA 颅外段远段还是到颅内段部分,以及虹吸段是否存在病变。血管狭窄处干预治疗成功的关键是 ICA 远端的通畅。

2. 不稳定颈动脉斑块:对于颈动脉严重狭窄是否实行干预治疗,虽然速度标准是可靠的基础,但有视网膜或半球事件的患者,斑块的结构形态是需重点考虑的。由彩超通过灰阶中位数分析的斑块回声强度,与斑块结构的不稳定性有关,患者易于出现缺血事件[33]。因此,一个中等非血流动力学相对高回声的 ICA 斑块,在没有其他来源的血栓栓塞(心脏、主动脉弓或颅内疾病)情况下,应该被视为一个危险病变。建议应用其他影像检查确定斑块表面的不规则或溃疡。选择性动脉造影多平面视图对于疑似病变可提供最佳图像。其他成像技术持续发展,以评估不稳定斑块的构成成分,包括螺旋 CT 和 MRI 来描绘钙化、坏死、斑块内出血及纤维帽的完整性。

3. 颈动脉分叉血栓:通过彩超观察到颈动脉分叉存在自由浮动的血栓,是急性缺血性事件非常重要的预警信号。典型的情况是,这种少见事件主要出现在相对年轻的患者,而且没有明显颈动脉分叉处动脉粥样硬化斑块形成的证据。应同时详细检查栓子来源,在进行干预之前,应该通过连续多普勒或动脉造影术进一步确定颈动脉血栓的存在,因为抗凝对溶解血栓是有效的。

4. V-BA 供血不足:患者有后颅窝缺血症状,通过彩超检查有明显的 VA 血流反向或 VA 狭窄及闭塞证据,应该对 V-BA 解剖和 Willis 环的完整性全面评估。

5. 复发性颈动脉狭窄:在大多数情况下,由于内膜增生反应是良性的自然过程,因此早期复发性颈动脉狭窄是无症状的。干预治疗后多年出现的再狭窄主要和动脉硬化有关。此外,随着颈动脉支架/血管成形术成为 ICA 狭窄的一级处理,通过彩超判断支架后再狭窄程度的准确分类尚未被充分验证。动脉造影可准确评价颈动脉分叉处再狭窄的性质及识别出那些具有高度再狭窄风险的患者。

6. 颅内病理学：有病史或症状的患者，显示颅内血管病变如动脉瘤和动静脉畸形，推荐用 CT、MR 或动脉造影检测。

7. 肌纤维发育异常和相关的动脉炎：涉及颈总动脉和 ICA 的非典型弥漫性或串珠样狭窄可能是非动脉粥样硬化的闭塞性病变。这些情况通常累及较长一段颈动脉和其他血管床，如肾动脉和主动脉弓分支。建议在考虑采取干预措施前通过其他成像技术精确地描绘病变情况。

8. 颈动脉体瘤：虽然颈动脉超声是检测颈动脉体瘤的一个非常好的手段（图 15.5），其他的诊断手段对于指导手术方案和术前干预也是有帮助的。CTA 与颈动脉彩超一样，能够明确颈动脉体瘤界限、术前的肿瘤 Shamblin 分级（是一种有用的危险分层工具）。MRA 虽然不如 DSA 那样精确[35]，但也可以检测瘤的血管，这对术前方案不是非常重要，但有助于准确地显示大的瘤体的供血动脉。此外，对于非常大的瘤体，一些外科医生可能更喜欢在造影时进行术前栓塞。尽管文献中临床获益还没有很明确。

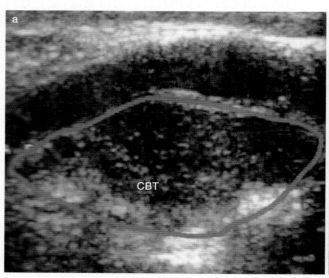
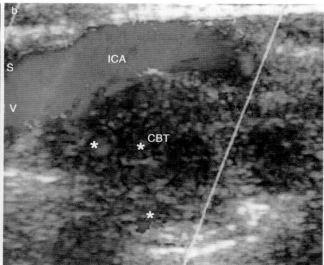

图 15.5　颈动脉体瘤的彩超影像。二维超声显示瘤体边界，红线内所示。（a）彩超显示彩色斑点，星号标明；（b）（ICA）ICA，（CBT）颈动脉体瘤（转载自 Schwarze 等[34]。经 Elsevier 许可）

在技术熟练的血管检查中心，颅外血管的彩超是非常好的诊断手段。其他成像技术在一些特定临床情况下提供了血流动力学信息和形态学信息，有利于制定最佳的外科决策。

参考文献

1. North American Symptomatic Carotid Endarterectomy Trial Collaborators (NASCET). Beneficial effect of carotid endarterectomy in symptomatic patients with high-grade carotid stenosis. N Engl J Med. 1991;325:445.

2. Barnett HJ, Taylor DW, et al. Benefit of carotid endarterectomy in patients with symptomatic moderate or severe stenosis. North American Symptomatic Carotid Endarterectomy Trial Collaborators. N Engl J Med. 1998;339(20):1415–25.

3. Randomized trial of endarterectomy for recently symptomatic carotid stenosis: final results of the MRC European Carotid Surgery Trial (ECST). Lancet. 1998;351(9113):1379–87.

4. Executive Committee for the Asymptomatic Carotid Atherosclerosis Study. Endarterectomy for asymptomatic carotid artery stenosis. JAMA. 1995;273:1421–8.

5. European Carotid Surgery Trialists' Collaborative Group. Risk of stroke in the distribution of an asymptomatic carotid artery. Lancet. 1995;345:209.

6. Ricotta JJ, Schenck EA, Hassett JM, Deweese JA. Lesion width as a discriminator of plaque characteristics. J Cardiovasc Surg. 1996;4(2):124–9.

7. Grant EG, Benson CB, Moneta GL, Alexandrov AV, Baker JD, Bluth EI, Carroll BA, Eliasziw M, Gocke J, Hertzberg BS, Katarick S, Needleman L, Pellerito J, Polak JF, Rholl KS, Wooster DL, Zierler E. Carotid artery stenosis: grayscale and Doppler ultrasound diagnosis – society of radiologists in ultrasound consensus conference. Ultrasound Q. 2003;19:190–8.

8. AbuRahma AF, Srivastava M, Stone PA, Mousa AY, Jain A, Dean LS, Keiffer T, Emmett M. Critical appraisal of the carotid duplex consensus criteria in the diagnosis of carotid artery stenosis. J Vasc Surg. 2011;53:53–60.

9. Busuttil SJ, Franklin DP, Youkey JR, Elmore JR. Carotid duplex overestimation of stenosis due to severe contralateral disease. Am J Surg. 1996;172:144–7.

10. Comerota AJ, Sales-Cunha SX, Daoud Y, Jones L, Beebe HG. Gender differences in blood velocities across carotid stenoses. J Vasc Surg. 2004;40:939–44.

11. Lal BK, Hobson RW, Tofghi B, Kapadia I, Cuadra S, Jamil Z. Duplex ultrasound velocity criteria for the stented carotid artery. J Vasc Surg. 2008;47:63–73.

12. Sitzer M, Rose G, Furst G, Siebler M, Steinmetz H. Characteristics

and clinical value of an intravenous echo-enhancement agent in evaluation of high-grade internal carotid stenosis. J Neuroimaging. 1997;7:S22–5.

13. Ferrer JM, Samso JJ, Serrando JR, Valenzuela VF, Montoya SB, Docampo MM. Use of ultrasound contrast in the diagnosis of carotid artery occlusion. J Vasc Surg. 2000;31:736–41.

14. Bude RO, Rubin JM, Adler RS. Power vs. conventional color Doppler sonography: comparison in the depiction of normal intra-renal vasculature. Radiology. 1994;192:777–80.

15. Phillips CD, Bubash LA. CT angiography and MR angiography in the evaluation of extracranial carotid vascular disease. Radiol Clin North Am. 2002;40:783–98.

16. Cinat M, Lane C, Pham H, Lee A, Wilson S, Gordon I. Helical CT angiography in the preoperative evaluation of carotid artery steno-sis. J Vasc Surg. 1998;28:290–300.

17. Bartlet ES, Walters TD, Symons SP. Quantification of carotid steno-sis on CT angiography. AJNR Am J Neuroradiol. 2006;27:13.

18. Koelemay MJ, Nederkoom PJ, Reitsma JB, Majoie CB. Systematic review of computed tomographic angiography for assessment of carotid artery disease. Stroke. 2004;35:2306–12.

19. Gronholdt ML. B-mode ultrasound and spiral CT for the assessment of carotid atherosclerosis. Neuroimaging Clin N Am. 2002;12:421–35.

20. Nederkoorn PJ, Elgersma OE, Mali WP, Eikelboom BC, Kappelle LJ, van der Graaf Y. Overestimation of carotid artery stenosis with magnetic resonance angiography compared with digital subtraction angiography. J Vasc Surg. 2002;36:806–13.

21. Nederkoorn PJ, van der Graaf Y, Hunink MG. Duplex ultrasound and magnetic resonance angiography compared with digital sub-traction angiography in carotid artery stenosis: a systematic review. Stroke. 2003;34:1324–32.

22. Yuan C, Lin E, Millard J, Hwang J. Closed contour edge detection of blood vessel lumen and outer wall boundaries in black-blood MR images. Magn Reson Imaging. 1999;17:257–66.

23. Zhang S, Hatsukami T, Polissar N, Han C, Yuan C. Comparison of carotid vessel wall area measurements using three different con-trast-weighted black blood MR imaging techniques. Magn Reson Imaging. 2001;19:795–802.

24. Remonda L, Senn P, Barth A, Arnold M, Lovblad KO, Schroth G. Contrast-enhanced 3D MR angiography of the carotid artery: com-parison with conventional digital subtraction angiography. AJNR Am J Neuroradiol. 2002;23:213–9.

25. Yuan C, Mitsumori LM, Ferguson MS, et al. In vivo accuracy of multispectral magnetic resonance imaging for identifying lipid-rick necrotic cores and intraplaque hemorrhage in advanced human carotid plaques. Circulation. 2001;104:2051–6.

26. Hatsukami TS, Ross R, Polissar NL, Yuan C. Visualization of fibrous cap thickness and rupture in human atherosclerotic carotid plaque in vivo with high-resolution magnetic resonance imaging. Circulation. 2000;102:959–64.

27. Hankey GJ, Warlow CP, Molyneux AJ. Complications of cerebral angiography for patients with mild carotid territory ischaemia being considered for carotid endarterectomy. J Neurol Neurosurg Psychiatry. 1990;53:542–8.

28. Davies KN, Humphrey PR. Complications of cerebral angiography in patients with symptomatic carotid territory ischaemia screened by carotid ultrasound. J Neurol Neurosurg Psychiatry. 1993;56:967–72.

29. Leonardi M, Cenni P, Simonetti L, Raffi L, Battaglia S. Retrospective study of complications arising during cerebral and spinal diagnostic angiography from 1998 to 2003. Interv Neuroradiol. 2005;11:213–21.

30. Johnston DC, Chapman KM, Goldstein LB. Low rate of complica-tions of cerebral angiography in routine clinical practice. Neurology. 2001;57(11):2012–4.

31. Lilly MP, Reichman W, Sarazen AA, Carney WI. Anatomic and clinical factors associated with complications of transfemoral arte-riography. Ann Vasc Surg. 1990;4:264–9.

32. Wardlaw JM, Chappell FM, Stevenson M, et al. Accurate, practical and cost-effective assessment of carotid stenosis in the UK. Health Technol Assess. 2006;10:iii–iv. ix-x, 1–182.

33. Sabeti M, Tegos T, Nicolaides A, El-Atrozy T, Dhanjil S, Griffin M, Belcaro G, Geroulakos G. Hemispheric symptoms and carotid plaque echomorphology. J Vasc Surg. 2000;31:39–49.

34. Schwarze G, Grogan JK, Bassiouny H. Alternative imaging tech-niques for extracranial carotid occlusive disease. In: Mansour MA, Labropoulos N, editors. Vascular diagnosis. Philadelphia: Saunders; 2005.

35. Van den Berg R, Wasser MN, van Gils AP, van der Mey AG, Hermans J, van Buchem MA. Vascularization of head and neck paragangliomas: comparison of three MR angiographic techniques with digital subtraction angiography. AJNR Am J Neuroradiol. 2000;21(1):162–70.

16

第16章
颈动脉内膜剥脱术和支架成形术的术中超声评估

Paul A. Armstrong, Alexis Powell, and Dennis F. Bandyk

摘 要

  颈动脉干预的结果依赖于修复动脉技术的精确性,而应用超声可以准确评估。如颈动脉内膜剥脱术,多普勒超声不但可以评估修复的解剖(实时的B超成像)和血流动力学(脉冲多普勒频谱分析),还可以检测残余狭窄、管腔内的碎片、斑块夹层及远段正常ICA内低搏动的血流。血管内超声适合于监测颈动脉支架血管成形术,通过导管,可以提供实时的高分辨率的颅外颈动脉成像,测量血管管径、选择支架的置入区,及明确是否应该对支架扩张不全进行干预(残余狭窄)或其他异常情况,例如腔内血栓或支架近端或远端的血管夹层。术中超声成像能够识别异常情况,其中大约5% ~ 10%的情况应该可以纠正。检测和即时修复被检测到的与临床结果相关的病变,包括围手术期神经事件和对于再狭窄的再次介入。

关键词

颈动脉内膜剥脱术、支架-血管成形术、术中评估、血管内超声、多普勒超声

引言

  通过动脉内膜剥脱术或支架-血管成形术进行颈动脉干预,而验证该干预技术的合适性是血管专家义不容辞的责任。尽管技术精细,但疾病的程度及斑块形态能够导致修复区残余缺陷,通过目测和脉搏触诊往往不能发现[1-4]。即使利用血管造影,轻微的解剖结构缺陷会被作为"无明显征象"而被忽视。栓塞或修复区血栓形成,修复区的缺陷可以导致围手术期中风,除此之外,由于产生促进初期增生的血流动力学状态,该缺陷还可以降低手术的持久性,即再狭窄[5-7]。因为颈动脉干预的疗效判断主要根据其较低的(<30%)神经事件发生率,所以评估颈动脉重建是否可作为一个安全的治疗措施是非常必要的[2,4-6]。

  血管造影是公认的评估颈动脉修复的技术,特别是支架-血管成形术。文献报道:<30%的残余狭窄和管腔无可视缺陷是公认的技术成功的标准。数字减影血管造影术能够对通畅的修复区和颅内动脉灌注在解剖学上进行精确地确认,但是该技术有创,需要注射造影剂,而且可能无法检测到细微的异常,例如可以导致中风和ICA血栓形成的修复区内的血小板聚集。应用多普勒超声评估颈动脉内膜剥脱术,及在颈动脉支架成形术中应用血管内超声(IVUS)监测可能优于血管造影,因为这些诊断技术可以提供更高分辨率的血管图像,并且多普勒超声还可以评估异常位置的血流动力学,这些有助于决定是应该及时修复还是应该继续观察[4-11]。术中多普勒扫描还能为发现颈动脉再狭窄的后续随访研究提供一个基线研究。术中文献报道:通过多普勒扫描的"标准的"颈动脉内膜剥脱术修复,与低

的（<1%）围手术期卒中率和低的（<5%）再狭窄率相关（表 16.1）[2-6,8]。血管内超声监测的应用已经被许多血管组所采用，包括我们，因为超声成像可以提供有用的信息，关于斑块形态、支架尺寸、

支架置入和球囊扩张后确认适当的支架扩张。一个基于血管内超声选择的支架-血管成形术的置入区，可预测到无残余狭窄，并且与 1 年的再狭窄率<10% 相关[2,4,6]。

表 16.1　临床研究推荐常规应用术中多普勒超声评估颈动脉内膜剥脱术修复情况，
是基于较低（< 1%）术中卒中率、较好的手术耐受性（ICA 闭塞、再狭窄）

研究者	做 CEAs 数目	% 再修改	ICA 闭塞数目	2～3 年再狭窄数
Baker et al. [3]	316	3	3(1%)	3%
Papanicolaou et al. [4]	86	11	2(2%)	0
Panneton et al. [5]	155	9	0	2%
Bandyk et al. [2]	390	8	1(0.3%)	2%
Ascher et al. [6]	650	3	0	2%
Schanzer et al. [10]	407	8	0	2%

　　虽然术中评估的目的是检测修复区病变，另一个优势是识别可能导致再狭窄的异常修复区的血流动力学。颈动脉内膜剥脱术术后结果分析表明，血流动力学特征例如收缩期峰值速度（PSV）呈中等增高（150～200cm/s）或者残余斑块导致<30% 管腔狭窄，说明内膜过度增生导致管腔不通畅。虽然与动脉硬化斑块相比，再狭窄的自然转归较为良性，但是进展性的内膜异常增生可以导致 ICA 闭塞。大多数的血管外科医生推荐：对于多普勒提示直径狭窄率（DR）>80% 的无症状的再狭窄[2-4]给予修复治疗。治疗通常是支架-血管成形术。同样，支架内的狭窄常常是由于内膜异常增生所致，如果进展到更重程度的狭窄，可以导致支架闭塞。随访研究显示，不管是内膜剥脱术还是支架-血管成形术，其再狭窄的可能性均与残余狭窄有关[1,2,4]。

颈动脉内膜剥脱术的超声检查操作指南解读

　　颈动脉修复术中，在 ICA 血流恢复之后，用外罩无菌塑料护套（图 16.1）的"曲棍球棍"样的 10～15MHZ 线阵超声探头进行术中多普勒检查。血管成像的声学耦合是通过护套中的超声凝胶，和切口中的盐水完成的。把探头置于血管上并且从 CCA 修复端开始延续到 ICA 修复的远端缓慢地移动探头获取图像。如果关闭血管时用补片（牛的、聚酯），

超声仍然可以获得清晰的管腔成像，但是如果用聚四氟乙烯（PTEE）补片，则会因为 PTEE 材质阻隔空气从而妨碍成像。通过调整探头角度，沿着未被修补的周围的血管，记录血管影像和血流速度频谱。在血管专家的帮助下，优化仪器的设置，得到较好的图像和脉冲多普勒频谱，该检查时间少于 10min，包括患者病例的图像归档。

　　多普勒扫描应该从内膜剥脱术近心端正常区的 CCA 端开始。应该扫查夹子近端夹闭区，因为创伤壁可能会发生夹层。然后从近端扫描至远端，用以确认管腔是否通畅和血流频谱是否正常（图 16.2）。探测内膜剥脱术远心点时，残余斑块厚度>2mm 时要特别注意，这是不正常的，需要修复。正常的内膜剥脱术区应该是管腔通畅，无缝合性狭窄，并且 PSV<150cm/s（图 16.3 和图 16.4）。多普勒扫描"不正常"的标准依赖于手术区（CCA，ICA）的成像、解剖缺陷的严重性及与狭窄相关的血流动力学改变。横断面成像显示，ICA 近端（球部）的直径应该为均质的彩色血流，并且这个直径能够被测量，应该<1cm，因为较大直径的补片区可能出现动脉瘤性扩张和附壁血栓形成（图 16.5）。自从通过应用外翻技术清除斑块完成动脉内膜剥脱术以来，颈外动脉（ECA）成像证实了通畅的管腔和远端斑块夹层的存在。如果确定为闭塞或是局限性重度狭窄，大多数外科医生会重新探查 ECA。尽可能扫描到 ICA 远端，特别是需要插入分流管时。当超声成像提示存在解剖学缺陷（斑块边缘、ICA 缝合狭窄、动脉扭曲）时，从头

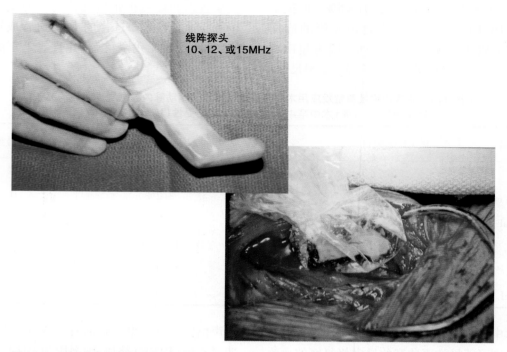

图 16.1　形如"曲棍球棍"样的线阵探头(10~15MHz),适用于术中颈动脉修复区的扫查。被密封在无菌塑料鞘内小横截面的探头,直接扫描动脉内膜剥脱术的切口区

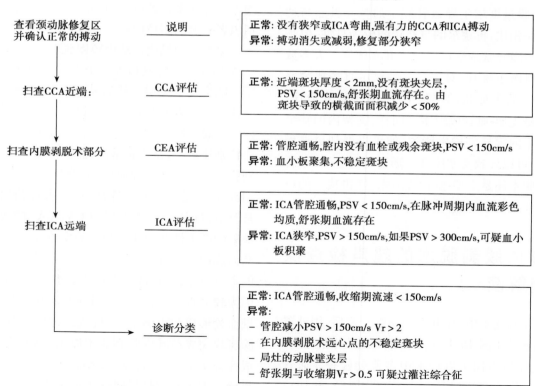

图 16.2　多普勒超声检查操作指南和颈动脉内膜剥脱术后评价标准

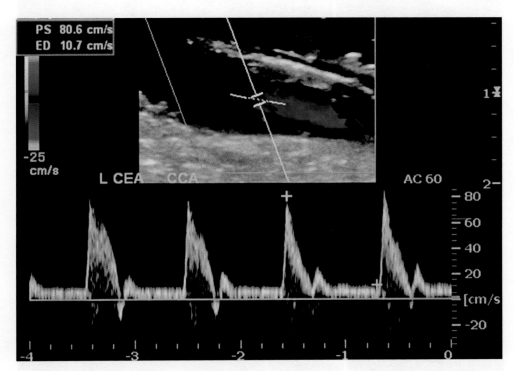

图 16.3　颈总动脉内膜剥脱术近点的多普勒超声显示残余斑块，但是流速在正常范围内（频带宽度较小，收缩期流速峰值<150cm/s）

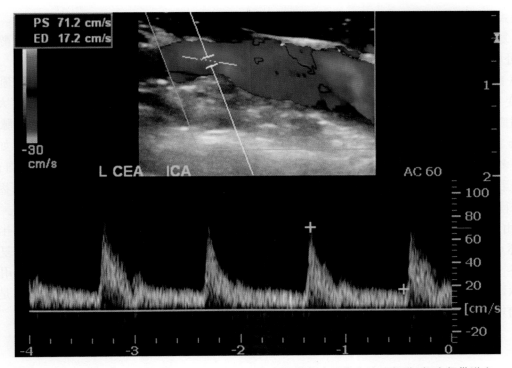

图 16.4　血管内膜剥脱术血管补片区的正常彩色多普勒超声图像和流速频谱（轻度频带增宽，收缩期流速<150cm/s）

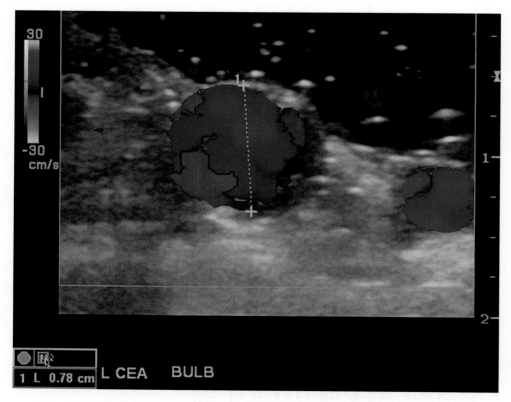

图16.5　多普勒扫描重建的颈动脉球部的横断面图像,显示血流均质,管腔通畅,测量直径0.78cm

到尾的移动式扫查可以发现收缩期峰值流速有所改变。是否修复取决于形态异常导致的血流动力学改变,当病变处收缩期流速>150cm/s时需要修复(图16.6)。ICA痉挛表现为彩色和能量多普勒显示的血管管腔变窄,收缩期流速中度升高,在150~200cm/s范围内。如果管腔内见血栓而且收缩期流速>300cm/s往往提示血小板聚集已经进展,必须重新探查。许多血管外科医生在多普勒成像异常时会先行血管造影来证实解剖学上的缺陷,然后在内膜剥脱术区进行探查。

有时,由于对侧ICA闭塞,血管痉挛或代偿性侧支循环可能导致同侧ICA收缩期峰值流速增快>125~150cm/s同时伴很小的频窗增宽和正常的动脉影像。如果ICA舒张期末流速较高,如超过收缩期流速的50%,可能提示颅内动脉自动调节机制受损的过度灌注综合征。对于这种情况治疗包括谨慎的血压调控、类固醇类和抗癫痫药物的运用。

多普勒检测的内膜剥脱术区因颈总动脉及ICA的缺陷而需要再修复的发生率大约为5%(表16.1),并且如果包括与颈外动脉狭窄或闭塞相关的修复,还需增加3%~5%。如果动脉内膜剥脱术区多普勒成像和速度频谱均正常,修复区血栓形成的可能性非常低(<1%),因为检测到直径>50%的狭窄需要3个月的过程。2011年新英格兰血管研究组报告显示,仅有一半的血管外科医生将多普勒超声作为颈动脉修复成像时常规应用的首选技术[7]。虽然常规应用多普勒超声成像与降低术后中风无相关性,但是再狭窄率明显降低。

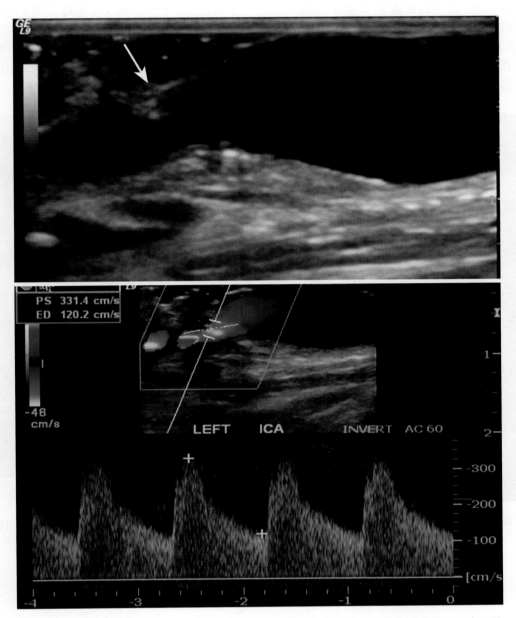

图 16.6　颈动脉内膜剥脱术（应用聚酯补片）术后多普勒扫描异常。 导致 ICA 狭窄的残余斑块（箭头）位于血管前壁，造成收缩期峰值流速增高>300cm/s，伴明显的频带增宽。符合立即重新探查的标准

颈动脉支架成形术血管内超声检查操作指南解读

通过 20MHz 血管内超声导管成像系统实现的高分辨率（0.1mm）血管内成像已经被证实可以改善临床预后，而该技术过去常用于评估经皮腔内血管成形术[12]。血管内超声成像和数字透视检查相结合用于监测颈动脉支架-血管成形术，特别是选择扩张的支架或球囊的直径，及检查支架-血管成形术区

的残余狭窄。血管内超声成像的目的是为了证实血管通畅、动脉硬化斑块区支架充分展开、无管腔内解剖学异常[11-13]。

在 ICA 远端放置脑保护装置后，通过 0.014″导丝平台使血管内超声到达颈动脉分叉部。血管内超声"鹰眼"铂金导管（Volcano Corporation，圣地亚哥，美国）提供了 B 型实时成像和 360°彩色成像。这些特性可以帮助我们确认管腔通畅、支架和动脉壁的解剖成像（图 16.7）。在颈动脉支架-血管成形术中，应用血管内超声成像帮助积极治疗

者,评估疾病程度(狭窄的长度)、在正常或者轻度病变血管内选择合适的近端或远端支架置入点,及准确地提供 ICA 及颈总动脉的血管直径以选择合适的支架(图 16.8)。接下来的支架-血管成形术中,血管内超声导管撤除后的再次插入成像提醒了

介入者支架扩张异常,如果确实是扩张不充分,应该立刻进行血管内处理。血管内超声成像的应用为支架-血管成形术中动脉修复提供了独特的解剖学信息,减少血管造影时对比剂的使用,并且不增加发病率。

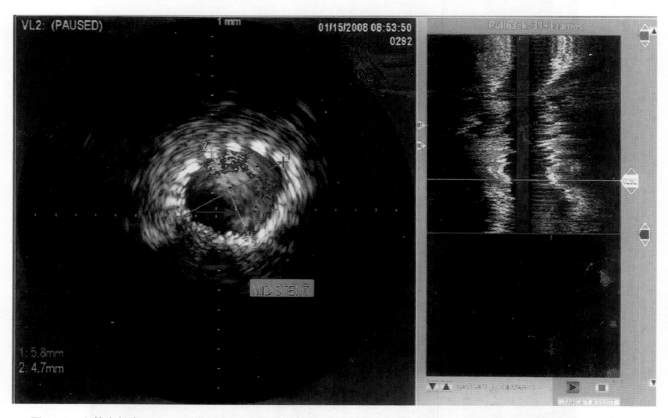

图 16.7　血管内超声(IVUS)显示 ICA 内扩张的支架影像。对比支架的远端和近端,回撤 IVUS 导管识别出轻度支架变形。彩色血流提示支架通畅,腔内无残留碎片

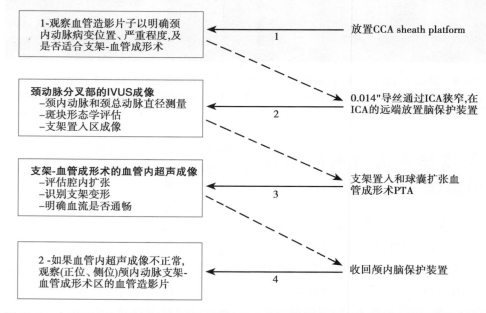

1-观察血管造影片子以明确颈内动脉病变位置、严重程度,及是否适合支架-血管成形术

放置CCA sheath platform

1

颈动脉分叉部的IVUS成像
–颈内动脉和颈总动脉直径测量
–斑块形态学评估
–支架置入区成像

0.014"导丝通过ICA狭窄,在ICA的远端放置脑保护装置

2

支架-血管成形术的血管内超声成像
–评估腔内扩张
–识别支架变形
–明确血流是否通畅

支架置入和球囊扩张血管成形术PTA

3

2-如果血管内超声成像不正常,观察(正位、侧位)颅内动脉支架-血管成形术区的血管造影片

收回颅内脑保护装置

4

图 16.8　南佛罗里达大学颈动脉支架-血管成形术的步骤,用血管造影术和血管内超声成像评估技术的成功

一致认为,颈动脉支架-血管成形术技术成功的标志是相对于正常 ICA 远段,数字减影血管造影术显示残余狭窄直径<30%。在治疗 ICA 粥样硬化闭塞性疾病中,我们血管组采用血管内超声作为一种质量控制评估"充分"支架扩张和球囊血管成形术,类似于在内膜剥脱术中应用术中多普勒超声检测[2,10]。接下来的支架-血管成形术中,实时 B 模式血管内超声成像的实现是通过将血管内超声导管远端定位至正常 ICA 支架处,且通过肉眼观察管腔内支架直径的变化缓慢地撤回导管。此操作能识别支架扩张不良区域,与横截面积减少相关(图 16.9)。通过血管造影观察支架变形的程度可能不是很明显。支架扩张不良的定义是支架为不规则形或椭圆形,且与支架远端相比残余横截面积缩小>30%,当血管内超声证实是支架扩张不全时,球囊血管成形术通常将球囊较之前的大小扩张 0.5～1.0mm,或者延长(10s)球囊扩张的时间以扩张颈动脉分叉部。在球囊血管成形术后,圆形的支架扩张不良通常是颈动脉分叉部钙化斑块所致。

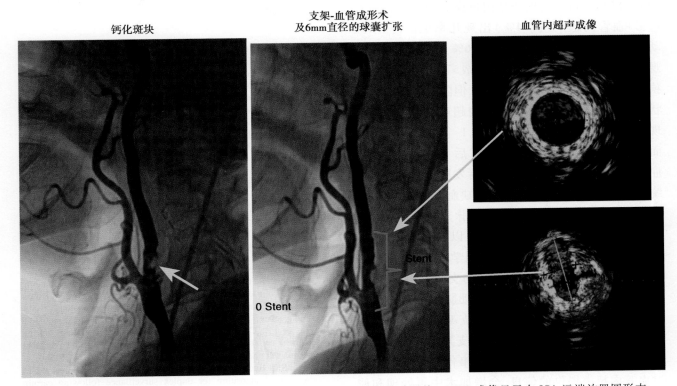

钙化斑块　　　　支架-血管成形术及6mm直径的球囊扩张　　　　血管内超声成像

图 16.9　在支架-血管成形术之前或之后,ICA 钙化斑(箭头)的血管造影片。IVUS 成像显示在 ICA 远端放置圆形支架,但是在斑块(箭头)处横截面面积减小,支架变成椭圆形。6mm 直径的球囊血管成形术使腔内直径得到改善

我们血管组分析有或无血管内超声监测的颈动脉支架-血管成形术的解剖和临床结果[11]。回顾性分析登记的颈动脉支架数据,入选 220 个连续颈动脉支架手术(215 例患者),单用数字 C 臂透视(110 个)或联合应用血管内超声系统(110 个)。所有的颈动脉介入治疗都是在脑保护装置的指导下实施。这两组是对比颈动脉支架的适应证、ICA 狭窄的严重程度、动脉粥样硬化的危险因素。所有患者均入组门诊监测计划中,其中包括临床神经系统的评估、抗血小板治疗的检查,及根据此前公布的颈动脉支架术中的速度频谱标准进行双侧颈动脉多普勒检查[14]。在麻醉苏醒室中、1 个月,及 2 年内每 6 个月检查一次多普勒超声,如果直径狭窄率<50%,则一年一次。支架内直径狭窄率 50%～75%,多普勒表现为狭窄的彩色血流成像,收缩期峰值流速(PSV)>150cm/s,并且支架内狭窄速度比>2。支架内直径狭窄率>75%(收缩期峰值流速>300cm/s,且 EDV>125cm/s),如果证实存在直径狭窄率>75%,则需要脑血管造影和再次干预治疗。

在支架-血管成形术之前或之后,应用血管内超声导管成像,未发生不良事件,且平均手术时间和只进行血管造影的颈动脉支架术的时间类似。血管内超声成像技术通过注射较少量($P<0.05$)的造影剂而改变手术程序,因为血管造影很少能明确支架尺

寸,验证支架是否充分扩张,并且血管造影术中应用较大直径的球囊(标准直径6mm),也很少能评估支架-血管成形术中支架内残余管径及动脉粥样硬化斑块导致的支架变形。与单用血管造影评估(n=2,1.8%)颈动脉支架置入术相比,血管内超声评估能发现更多的需要再进行血管内治疗的支架残余狭窄(n=12,11%)。颈动脉支架置入术后多普勒检查表明,血管内超声监测组残余狭窄>50%(收缩期峰值流速>150cm/s)的发病率低(7%比18%;P<0.01)。患者监测期间持续存在差异性,即与单用血管造影(78%)相比,36个月时支架内再狭窄>50%的,血管造影+血管内超声组(94%)出现几率更低,提示颈动脉介入治疗更持久。4个(3.6%)单用血管造影观察,颈动脉支架置入术区进展成>75%无症状性再狭窄,并接受了再次球囊成形术,但随后进展为无症状血栓形成。血管造影+血管内超声组,30天内出现两个神经系统事件(1个中风,1个再灌注损伤),而单用血管造影的治疗组,在术后30天后,2例有症状的ICA狭窄行颈动脉支架者发展成新的神经系统事件(1个中风,1个短暂性脑缺血发作)。

血管内超声能充分评估颈动脉支架置入术的经验表明颈动脉分叉处部的病变可以安全地成像,而且这项技术可以提供详细的解剖学信息,主要用于评价支架置入的位置、选择合适的支架大小、选择血管成形术的球囊,及使支架壁和动脉壁贴合的适合的动脉壁扩张程度,严重的残余支架畸形是不存在的。血管内超声成像对于颈动脉支架置入术并没有增加手术时间,或产生不良反应事件。我们相信通过血管内超声提供的信息,会增加术中再处理和使用较大直径的支架成形术球囊,在血管造影+血管内超声治疗组通过多普勒监测,降低了严重的支架内狭窄(基于最大的收缩期流速标准)和再次介入治疗,有助于改善长期的预后。这些经验支持我们先前的推荐,关于多普勒诠释颈动脉支架内再狭窄分级标准,收缩期峰值流速>150cm/s是一个异常的阈值,并且与功能性残余狭窄相关联,增加了支架内再狭窄进展的可能性[14,15]。

总结

术中超声的应用,可证实管腔是否通畅和血管内介入治疗技术是否妥善,它是一种适当的评估方法,有极好的耐受性和预后。虽然增加了常规评估需要的时间和费用,但由于提高颈动脉修复的技术精度和不增加手术的风险获得认可。虽然超声评估需要多普勒扫描技术和对超声图像的判断,但是血管外科医生治疗颈动脉闭塞性疾病时应具备必要的专业知识,需要进行术中多普勒扫描的实际操作培训,从而在检查精度上有信心。数据显示,完成了常规成像学习的血管外科医生,其手术发病率和再狭窄率低。

参考文献

1. Kinney EV, Seabrook GR, Kinney LY, Bandyk DF, Towne JB. The importance of intraoperative detection of residual flow abnormalities after carotid artery endarterectomy. J Vasc Surg. 1993;17:912–23.
2. Bandyk DF, Mills JL, Gahtan V, Esses GE. Intraoperative duplex scanning of arterial reconstructions: fate of repaired and unrepaired defects. J Vasc Surg. 1994;20:426–33.
3. Baker WH, Koustas G, Burke K, Littooy FN, Greisler HP. Intraoperative duplex scanning and late carotid artery stenosis. J Vasc Surg. 1994;19:829–33.
4. Papanicolaou G, Toms C, Yellin AE, Weaver FA. Relationship between intraoperative color-flow duplex findings and early restenosis after carotid endarterectomy: a preliminary report. J Vasc Surg. 1996;24:588–96.
5. Panneton JM, Berger MW, Lewis BD, Hallett Jr JW, Bower TC, Gloviczki P, et al. Intraoperative duplex ultrasound during carotid endarterectomy. Vasc Surg. 2001;35:1–9.
6. Ascher E, Marfkevich N, Kallakuri S, et al. Intraoperative carotid artery duplex scanning in a modern series of 650 consecutive primary endarterectomy procedure. J Vasc Surg. 2004;39:416–20.
7. Wallaert JB, Goodney PP, Vignati JJ, et al. Completion imaging after carotid endarterectomy in the Vascular Study Group of New England. J Vasc Surg. 2011;54(2):376–85.
8. Padayachee TS, Arnold JA, Thomas N, Aukett M, Colchester AC, Taylor PR. Correlation of intraoperative duplex findings during carotid endarterectomy with neurological events and recurrent stenosis at one year. Eur J Vasc Endovasc Surg. 2002;24:435–9.
9. Roth SM, Back MR, Bandyk DF, Avino AJ, Riley V, Johnson BL. A rational algorithm for duplex surveillance following carotid endarterectomy. J Vasc Surg. 1999;30:453–60.
10. Schanzer A, Hoel A, Owens CD, Wake N, Nguyen LL, Conte MS, et al. Restenosis after carotid endarterectomy performed with routine intraoperative duplex ultrasonography and arterial patch closure: a contemporary series. Vasc Endovascular Surg. 2007;41:200–5.
11. Bandyk DF, Armstrong PA. Use of intravascular ultrasound as a "quality control" technique during carotid stent angioplasty: are there risks to its use? J Cardiovasc Surg. 2009;50:727–33.
12. Timaran CH, Rosero EB, Martinez AE, et al. Atherosclerotic plaque composition assessed by virtual histology intravascular ultrasound and cerebral embolization after carotid stenting. J Vasc Surg. 2010;52:1188–95.
13. Joan MM, Moya BG, Austi FP, Vidal RG, Arjona YA, Alija MP, et al. Utility of intravascular ultrasound examination during carotid stenting. Ann Vasc Surg. 2009;23:606–11.
14. Armstrong PA, Bandyk DF, Johnson BL, Shames ML, Zwiebel BR, Back MR. Duplex scan surveillance after carotid angioplasty and stenting: a rational definition of stent stenosis. J Vasc Surg. 2007;46:460–6.
15. Aburahma AF, Abu-Halimah S, Bensenhaver J, Dean LS, Keiffer T, Emmett M, et al. Optimal carotid duplex velocity criteria for defining the severity of carotid in-stent restenosis. J Vasc Surg. 2008;48:589–94.

第 17 章
内中膜厚度测量、定义、对心血管事件预测价值

17

Pierre-Jean Touboul

摘 要

在医学上动脉粥样硬化的预防及其进展已成为一个重要的研究目标。动脉粥样硬化性疾病是一个长期的、隐匿的疾病,而且一旦临床事件发生,则几乎不可逆转。新的生物标志物是有用的,如果它们能针对中级风险人口的早期特征进行特异性描述,以检测出高血管病风险的人群,并提高对这部分人群的管理。颈动脉超声安全、价廉、易于操作,是检测早期动脉壁增厚或斑块形成的一个可靠和准确的方法。颈动脉内中膜厚度(CIMT)和斑块是公认的生物标志物,可以提高评估和预防心血管疾病领域的知识和实践。

从 1986 年到现在,成千上万的文献证明 CIMT 可以预测冠心病和中风疾病,并提示高血压、胆固醇、糖尿病和吸烟与心血管疾病危险因素有显著的相关性。

目前公布的一些建议是由美国和欧洲国家发布的,准备在临床实践中应用的标准化方法,所以我们需要更多关于不同国家参考值的数据,用于精确评估临床中的个体化心血管风险。Framingham 评分对于大量中级风险和一些低风险的患者可能存在不足。最近的研究证明,Framingham 分数与 IMT 和/或斑块评估相结合可能会提高对心肌梗死和中风的防治,但 Framingham 评分仅提供 10 年心血管疾病的风险,这个局限性使评分和生物标志物对比更加困难。

关键词

颈动脉、内中膜厚度、中风、心肌梗死、一级预防

介绍

早在临床事件发生 20~30 年前,动脉粥样硬化疾病就已经开始了。血管病是一个长期的、隐匿的疾病,当临床事件发生时几乎不可逆转。新的成像生物标志物非常有用,它可以针对中级风险人口的早期特征进行特异性描述,以检测出高血管病风险的人群,并提高对这部分人群的管理。x-射线、磁共振和超声方法中,首选形式之一是内中膜厚度(IMT),因为它符合伦理要求、安全、可靠、相对价廉。满足这些需求的高分辨 B 超成像,可以精确测量结构,采集的图像清晰,测量方法适当。IMT 由动脉壁的两层膜组成:内膜和中膜。组织学样本和超声样本的内中膜测量之间的验证于 1986 年首次由保罗匹德依利[1]命名及确认,且被后来的研究证实。

定义

关于 IMT 方法最早的主要进展之一由第一个国际共识提出,即德国曼海姆举行的第 13 和第 15 届

欧洲卒中会议期间的颈动脉内中膜共识(2004 ~ 2006 年)[2]，随后 2008 年的美国心脏超声协会共识声明[3]强化了对 IMT 的定义和测量的推荐。

颈动脉内中膜厚度被定义为"超声检查 CCA 纵断面成像上动脉两层壁直观显示为双线结构。"由两条平行线组成，包括两个解剖边界的上缘：动脉腔内膜和动脉中-外膜交界。斑块是突入动脉腔内的局限性结构，较周围 IMT 值至少高 0.5mm 或 50%，或中-外膜交界至内膜的厚度>1.5mm[2]。

IMT 测量最好在颈总动脉远场管壁，颈动脉分叉部以下 5 ~ 10mm 的无斑块区域（图 17.1）。也可以测量近场管壁，但是，准确性欠佳，因为前壁的干扰产生的假象使其准确性降低。

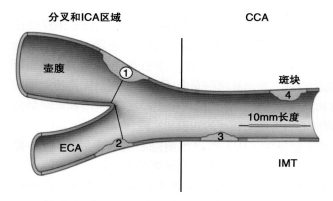

图 17.1　IMT 测量方法。CCA、ICA、ECA 分别为颈总动脉、颈内动脉和颈外动脉

新风险标记物的评估标准

AHA 公布了针对新的风险标记物的评价标准[4]。作为有效的风险预测，它应该：

- 与危险因素有独立的统计学相关性，是易得和价廉的风险标记物。这个相关性应该以研究为基础，包括大量的终点事件。
- 包括校正、识别，及重新分类指数的预测模型。校正指处理即将患病者的预测比例。通过风险预测模型的四分位数，显示被观察与被期望的事件率，模型包括和不包括新的风险标记物。

鉴别指能够辨别较高风险和较低风险的患者的能力。通过 C 指数计算参数，与 ROC 曲线下面积对比。

重新分类指数评价了受试者重新分类到其他包括新的风险标记物模型的风险类别的数量。

这些原则帮助更好地了解新生物标记物的作用，包括为临床评估进行诊断测试。

IMT 和动脉粥样硬化

IMT 与分叉部斑块形成有显著的相关性。在普通人群中进行了前瞻性研究[5]，根据 IMT 的基线水平评估斑块形成，研究显示当 IMT 的基线水平较高时，新斑块发生率较高[6]。不论性别，IMT 增厚确实均可能预测进展性的动脉粥样硬化。在冠状动脉造影研究中，IMT 与无症状性冠状动脉疾病的相关性也得到了证实。

心血管事件的预测价值

在心肌梗死和中风疾病中，所有评估 IMT 预测价值的研究均表明，对于心肌梗死和中风疾病的预测，IMT 都是一个独立和重要的因素。收集了 37 197 例受试者的荟萃分析中，洛伦茨等人[7]发现颈总动脉 IMT 差别的每个标准差评估心肌梗死的相对危险度为 1.26(95% CI,1.21 ~ 1.30)，每 0.10mm 颈总动脉 IMT 差异(CIMT)评估心肌梗死的相对危险度为 1.15(95% CI,1.12 ~ 1.17)。对于卒中，颈总动脉 IMT 差别的每个标准差评估相对危险度是 1.32(95% CI,1.27 ~ 1.38)，每 0.10mm 颈总动脉 IMT 差异(CIMT)评估心肌梗死的相对危险度为 1.18(95% CI,1.16 ~ 1.21)。然而，在这些研究中，年龄分布、位置、测量类型参差不齐。心血管健康研究已经显示，对 65 岁无症状群体平均随访 6.2 年，在内中膜基线测量的五分之一和第一个五分位数之间对比其心血管事件的发生率。结论是，颈动脉 IMT 是未来血管事件的强烈预测值。与心肌梗死的终点事件相比，中风的每个 IMT 差值的相对风险是轻度升高的。未来的 IMT 研究，超声测定标准应与发表的研究报告相匹配。该研究中，年轻者有限，且需要更多的数据。

IMT 和心血管风险评估

Framingham 风险评分(FRS)和 CIMT 的重要组成部分是年龄，但 CIMT 还会包括如下信息：遗传学；保护因子；长时间暴露的危险因素如血压、血脂、吸烟；和其他未知的危险因素。最终会提供个体的血管表型。

在 2010 年心血管风险评估指南提供 ACC/AHA 建议

冠状动脉钙化评分为中等风险（10% ~ 20%的10 年风险）的Ⅱa 类和低中等风险（6% ~ 20%的10 年风险）的Ⅱb 类。测量 IMT Ⅱa 类，中等风险（10% ~ 20%的10 年风险）（B 级），Ⅲ类是由血流导致的肱动脉扩张和动脉僵硬（无益处）[8]。

目前的风险评估是基于 NCEPATPⅢ中的风险因素[9]，包括高血压、低 HDL、年龄（男性>45 岁；女性>55 岁），和早发冠心病的家族史（1 级；<55 岁男性；<65 岁的女性）。少于两个危险因素被认为是低风险，超过两个危险因素是中至高风险。

隆科等人[10]发表了 87 869 例冠心病患者常见危险因素的患病率。他们发现了受试者无或有1 个危险因素时累积患病率为 62.4%，证实了无症状人群独立的心血管风险标记物或者取长补短可提高常用评分的价值。一些研究并未证明在 Framingham 或欧洲评分基础上附加 IMT 的价值；然而，由于大众人群中临床事件发生率低，他们得出的结论说服力也非常低，因此，"正常"人群和动脉粥样硬化研究需要长期设计这两点导致了这两项研究的结论说服力不足。

最近 Nambi 等[11]的研究报告，ARIC 研究人群中，包括13 145 例受试对象，大约随访15 年，分析较重的心血管事件和血运重建。为了预测随之而来的心血管事件，除了传统危险因素，还增加了包括 IMT 和颈动脉斑块的 CIMT 测量。尤其中等风险患者（10% ~ 20%，10 年风险评估组），附加的颈动脉 IMT 和斑块信息改善了 9.9%的临床重新分类。

另一项研究调查了一个以社区为基础，多民族的群体，源于超声心动图和颈动脉超声检查关于应用 FRS 冠心病常见的危险分层，对亚临床心血管病的影响[12]。北曼哈顿研究了行超声检查的1445 例受试者（年龄>39 岁，40% 男性，53% 西班牙裔美国人，20% 白人，24% 黑人）。亚临床心血管病定义：左心室肥厚的压力和/或颈动脉斑块大于左室质量指数性别的第75 百分位数和颈动脉斑块的最大厚度分布。亚临床心血管病的患病率在每个 FRS 类别（低，中和高风险）中都会被检查。在低或中等 FRS

的研究中，35% 是亚临床心血管病（低 FRS 29%，中等 FRS 42%）。在中等 FRS 分类中，亚临床心血管病女性显著多于男性（53% 对 32%，P<0.0001），而黑色和白色人种比西班牙裔多（分别为 59% 和 46% 对 33%，$P<0.0001$ 及 p = 0.040）。在那个研究中，超声评估亚临床心血管病可能有助于重新分类，使三分之一 FRS 研究低或中等的受试对象到较高风险群体。在 FRS 分类中，中度危险度时，FRS 似乎低估心血管病的危险，女性比男性多见，白人多见，尤其是黑人比西班牙裔多见。

动脉粥样硬化的明显阶段是斑块，所有的研究表明伴随着 IMT 和斑块，斑块的形成比单独的 IMT 更能预测心血管病。

出于这个原因，如果颈动脉上出现斑块，则没有必要测量 IMT。

CIMT 的测量方法不够完善，我们不能提供个体化的心血管风险预测。这需要参考值，依赖于年龄、种族、性别、国家。这些表格已经公布了一些国家的最新方法[13-16]，但缺乏大量发达国家的数据。这些数据需要提供没有任何危险因素的"正常"人群中的第75 个或第80 个百分位数。有些作者建议，在相同的人群中根据表中实际年龄推算血管年龄[17]，并且用血管年龄重新计算 Framingham 分数；然而，尽管这种想法似乎是一个有吸引力的过程，但是缺乏以证实临床结果价值为目的的前瞻性研究的数据。

结　论

我们正在进入一个新的时代，医生将传统的危险因素与生物或形态生物标记物相结合，以提高个体化心血管病的风险评估。更多的前瞻性研究需要改进方法，力争早期发现无症状动脉粥样硬化患者，为他们提供个体化的治疗。

参考文献

1. Pignoli P, Tremoli E, Poli A, et al. Intimal plus medial thickness of the arterial wall: a direct measurement with ultrasound imaging. Circulation. 1986;74:1399–406.
2. Touboul PJ, Hennerici MG, Meairs S, et al. Mannheim carotid intima-media thickness consensus (2004–2006): an update on behalf of the advisory board of the 3rd and 4th watching the risk symposium, 13th and 15th European stroke conferences, Mannheim, Germany, 2004, and Brussels, Belgium, 2006. Cerebrovasc Dis. 2007;23:75–80.
3. Stein JH, Korcarz CE, Hurst RT, Lonn E, Kendall CB, American

Society of Echocardiography Carotid Intima-Media Thickness Task Force, et al. Use of carotid ultrasound to identify subclinical vascular disease and evaluate cardiovascular disease risk: a consensus statement from the American society of echocardiography carotid intima-media thickness task force. Endorsed by the Society for Vascular Medicine. J Am Soc Echocardiogr. 2008;21(2):93–111.

4. Hlatky MA, Greenland P, Arnett DK, et al. Criteria for evaluation of novel markers of cardiovascular risk: a scientific statement from the American Heart Association. Circulation. 2009;119:2408–16.

5. Zureik M, Ducimetiere P, Touboul PJ, et al. Common carotid intima-media thickness predicts occurrence of carotid atherosclerotic plaques: longitudinal results from the aging vascular study (EVA) study. Arterioscler Thromb Vasc Biol. 2000;20:1622–9.

6. von Sarnowski B, Lüdemann J, Völzke H, et al. Common carotid intima-media thickness and Framingham risk score predict incident carotid atherosclerotic plaque formation longitudinal results from the study of health in Pomerania. Stroke. 2010;41:2375–7.

7. Lorenz MW, Markus HS, Bots ML, et al. Prediction of clinical cardiovascular events with carotid intima-media thickness: a systematic review and meta-analysis. Circulation. 2007;115:459–67.

8. Greenland P, American College of Cardiology Foundation, American Heart Association, et al. 2010 ACCF/AHA guideline for assessment of cardiovascular risk in asymptomatic adults. J Am Coll Cardiol. 2010;56(25):e50–103.

9. National Cholesterol Education Program (NCEP) Expert Panel on Detection, Evaluation and Treatment of High Blood Cholesterol in Adults (Adult Treatment Panel III). Third report of the national cholesterol education program (NCEP) expert panel on detection, evaluation, and treatment of high blood cholesterol in adults (adult treatment panel III) final report. Circulation. 2002;106:3143–421. 22, 2007.

10. Khot UN, Khot MB, Bajzer CT, et al. Prevalence of conventional risk factors in patients with coronary heart disease. JAMA. 2003;290(7):898–904.

11. Nambi V, Chambless L, Folsom A, et al. Carotid intima-media thickness and the presence or absence of plaque improves prediction of coronary heart disease risk in the atherosclerosis risk in communities (ARIC) study. J Am Coll Cardiol. 2010;55:1600–7.

12. Abe Y, Rundek T, Sciacca RR, Jin Z, Sacco RL, Homma S, Di Tullio MR. Ultrasound assessment of subclinical cardiovascular disease in a community-based multiethnic population and comparison to the Framingham score. Am J Cardiol. 2006;98(10):1374–8. Epub 2006 Oct 5.

13. Touboul PJ, Labreuche J, Vicaut E, Belliard JP, Cohen S, Kownator S, Pithois-Merli I, Amarenco P, PARC Study Investigators. Country-based reference values and impact of cardiovascular risk factors on carotid intima-media thickness in a French population: the 'Paroi Artérielle et Risque Cardio-Vasculaire' (PARC) study. Cerebrovasc Dis. 2009;27(4):361–7.

14. Tosetto A, Prati P, Baracchini C, Manara R, Rodeghiero F. Age-adjusted reference limits for carotid intima-media thickness as better indicator of vascular risk: population-based estimates from the VITA project. J Thromb Haemost. 2005;3(6):1224–30.

15. Touboul PJ, Vicaut E, Labreuche J, Acevedo M, Torres V, Ramirez-Martinez J, Vinueza R, Silva H, Champagne B, Hernandez-Hernandez R, Wilson E, Schargrodsky H, CARMELA Study Investigators. Common carotid artery intima-media thickness: the cardiovascular risk factor multiple evaluation in Latin America (CARMELA) study results. Cerebrovasc Dis. 2009;27(4):361–7.

16. Howard G, Sharrett AR, Heiss G, et al. Carotid artery intimal-medial thickness distribution in general populations as evaluated by B-mode ultrasound. ARIC Investigators. Stroke (North Carolina). 1993;24(9):1297–304.

17. Stein J, et al. Vascular age integrating carotid intima media thickness measurement with global coronary risk assessment. Clin Cardiol. 2004;27:388–92.

第 18 章
颈动脉超声评估的误差和假象

18

K. Wayne Johnston

摘　要

本章介绍颈动脉疾病超声评估中的误差及减少误差的建议。包括下列情况:技师之间的差异、狭窄率的定义或者诊断标准不一致、声学角度不正确、影响收缩期峰值流速(PSV)测量的临床情况、取样容积未放在最狭窄处测量 PSV、颈内动脉和颈外动脉的混淆、声影掩盖的颈动脉病变、患者因素和其他人为因素。

关键词

颈动脉、误差、多普勒超声

缩写

CI	可信区间
ECST	欧洲颈动脉外科试验
ECT	颈外动脉
EDV	舒张末期血流速度
ICA	颈内动脉
NASCET	北美症状颈动脉内膜剥脱术试验
PSV	收缩期峰值流速

本章讨论在颅外颈动脉多普勒超声研究中可能导致评估疾病严重程度的误差。大部分的误差似乎是技师造成的。但是,值得注意的是错误有可能是由于测量本身的变异性造成的;患者因素如活动、肥胖、动脉变异(例如,血管弯曲);操作因素例如技师或阅读报告的医生培训不充分;超声设备较差或检查时机器配置不适当。

技师测量的变异性和技师之间的差异性

颈动脉超声检查需要训练有素的血管技师进行判断,因此,可能会发生误差,并且在技师之间也会存在误差。运用流动模型,我们观察到多普勒角度的调整、取样容积的定位,及多普勒增益是测量 PSV 最重要的误差来源[1]。

图 18.1 所示为,三位训练有素的血管检查中心认证委员会(ICAVL)的技师在可控的情况下测量 PSV 的差异。测量值在平均值的 15% 上下波动。

在临床研究中,三位经验丰富的 ICAVL 检查中心技术人员测量 ICA 收缩期流速时差异也很大[2]。对于个别患者,PSV 测量变异范围从平均值的-25% 到 35%。比较三个技术人员,没有发现系统性的高估或低估 ICA 收缩期流速。虽然个别 PSV 的测量变化显著,然而,颈动脉狭窄的严重程度(即,<50%,50% ~ 70%,>70%)的判断是准确的。

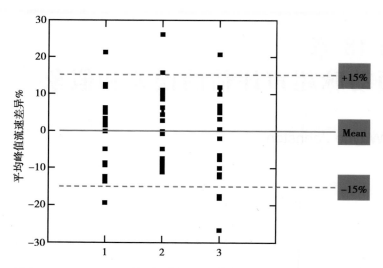

图18.1　三位训练有素的血管检查中心认证委员会（ICAVL）的技师，利用体外流动模型，测量的 PSV 的差异

诊断速度标准的变异

　　无数的研究已经评估了超声诊断 ICA 狭窄严重程度的标准。在与定义狭窄百分率的方法相关的科研检查中心之间，不同的机器和技术之间均存在差异。下面不是一个综述评论，而是总结了一些关键的文章，它们能够表明诊断标准的变异性。他们都应用 NASCET 标准定义血管造影直径狭窄率。

　　超声学者组成一个共识组织，对颈动脉疾病的超声诊断做出了如下推荐[3]。他们认为 PSV ≥ 125～230cm/s 诊断为 ≥50%～69% 的狭窄，PSV > 230cm/s 诊断为 ≥70%～99% 的狭窄。当 PSV 可能不准确时，其他参数被认为是有帮助的（如，对侧存在的严重狭窄或闭塞、颈动脉斑块和 ICA 收缩期流速的视觉评估误差、低心输出量，或高动力心脏状态）。EDV ≥40cm/s 和 ICA/CCA PSV 比值 ≥2 诊断为 50%～69% 的狭窄，EDV ≥100cm/s 和 ICA/CCA PSV 比值 ≥4 诊断为 70%～99% 狭窄。

　　首先：所有的 ICA 的检查应该包括灰阶，彩色多普勒和频谱多普勒超声。第二：用灰阶和多普勒将狭窄的程度分类为正常（无狭窄）、<50%、50%～69%、≥70% 的狭窄、接近闭塞，和完全闭塞。第三：ICA PSV 和灰阶显示的斑块和/或彩色多普勒图像主要用于诊断和 ICA 狭窄分级。当临床或技术因素提高，ICA PSV 不能代表疾病的程度时，两个额外的参数（ICA/CCA PSV 比值和 ICA EDV）也可被运用。

　　第四：当 ICA PSV < 125cm/s 且无斑块或内膜增厚，ICA 诊断正常。当 ICA PSV < 125cm/s，且可见斑块或内膜增厚，ICA 诊断 <50% 狭窄；当 ICA PSV 为 125～230cm/s，且可见斑块，ICA 诊断 50%～69% 狭窄；当 ICA PSV > 230cm/s，且可见斑块及管腔变窄，ICA 诊断 ≥70% 的狭窄；当彩色多普勒显示管腔明显变窄，ICA 诊断接近闭塞；当灰阶上没有检查到明显的管腔，且频谱、能量、彩色多普勒均显示无血流，ICA 诊断完全闭塞。第五：报告应显示速度测量和灰阶、彩色多普勒结果。应注意研究的局限性。结论应注明按照分类评估的 ICA 狭窄程度[3]。

　　AbuRahma 等[4] 评价了共识标准的准确性，与血管造影相对比，超声以 PSV 125～230cm/s 诊断 50%～69% 狭窄的敏感性 93%，特异性 68%，整体准确度为 85%。PSV > 230cm/s 诊断 ≥70% 的狭窄，敏感性为 99%，特异性为 86%，整体准确度 95%。对于检测任何级别的狭窄，ICA PSV 明显优于 EDV，或者 ICA/CCA 的比值。额外评估 EDV 值或 PSV 比值没有提高准确性。诊断 50%～69% 狭窄时应用 ICA PSV 140～230cm/s 比 125～230cm/s 更准确。

　　Braun 等还指出，当在他们的患者调查中运用共识标准，与共识小组报告准确率相似。230cm/s 的标准点非常准确，但是，在他们的检查中心中 PSV ≥ 240cm/s 显示略精确[5]。他们一致认为其他参数（EDV、ICA/CCAPSV 比值，和 ICA/CCA 的 EDV 比值）在难以评估狭窄的情况时才运用。

Shaalan 等得出的结论是>50% 的狭窄诊断最佳的标准是 PSV≥155cm/s 和 ICA/CCA 的比值≥2.0。≥80% 狭窄的诊断标准为 PSV≥370cm/s，EDV≥140cm/s，和 ICA/CCA 的比值≥6[5,6]。

在一项 meta 分析[7]，与血管造影相对比，用 PSV≥130cm/s 诊断狭窄≥50%，其敏感度为 98%（95% 可信区间［CI］为 97% ~ 100%），特异性为 88%（95% 可信区间［CI］，76% ~ 100%）。用 PSV≥200cm/s 诊断狭窄≥70%，敏感性为 90%（95% CI，84% ~ 94%），特异性为 94%（95% CI，88% ~ 97%）。

这些诊断标准为个别检查中心提供了很好的指南，但是，一般来说，最佳的方法是对您的患者人群通过不断的质量保证程序及应用机器和超声技术对速度诊断标准的准确性进行验证。

影响 PSV 测量的临床因素

对侧狭窄

因为对侧颈动脉狭窄，流速可以增加。因此，速度标准可能高估狭窄的严重程度。对侧动脉严重狭窄或闭塞是特别的情况。Heijenbrok-Kal 等人通常使用 PSV 230cm/s 作为诊断 70% ~ 99% 的阈值[8]。然而，他们发现使用同侧及对侧颈总动脉收缩期流速可以提高准确度。具体而言，诊断 70% ~ 99% 狭窄，同侧 PSV 的最佳阈值是 280cm/s，对侧动脉 PSV 阈值为 370cm/s。对侧颈动脉存在狭窄，是导致同侧颈动脉评估假阳性的一种常见的原因，也就是由于对侧颈动脉狭窄，导致同侧颈动脉血流速度增快，此时根据流速报告同侧 ICA 严重狭窄时，它其实狭窄得没有那么重。

动脉内膜切除术、补片，或支架导致的误差

曾经行颈动脉内膜剥脱术的患者有或无补片血管成形术或颈动脉支架可能导致再狭窄。使用现有的速度标准会高估运用补片的颈动脉内膜剥脱术[9]或颈动脉支架置入后[10,11]的狭窄程度。因此需要采用更高的流速标准比较合适。

非常严重的颈动脉狭窄与完全闭塞的对比

狭窄程度增加时，PSV 相应增加。然而，当狭窄程度非常严重时（95% ~ 99%），速度开始下降。闭塞前病变仅仅与表现为"细流"相关，速度<40cm/s[12]。

当在超声灰阶上没有明确的通畅管腔，能量多普勒、彩色多普勒及频谱上都没有血流时，可以诊断为完全闭塞[3]。需要注意的是，即便使用所有超声模式，可能还是很难确定动脉是闭塞还是伴有细小血流的极重度狭窄。由于该区别影响治疗，如果超声的结果是不确定的，报告最好写为极重度狭窄（细流）或完全闭塞。

性别

女性 PSV 平均比男性高 10%[13]，狭窄≥60% 时男性最佳 PSV 为 160cm/s，女性为 180cm/s；狭窄≥70% 时男性最佳 PSV 为 185cm/s，女性为 202cm/s。虽然颈动脉多普勒检查结果判断是通常不考虑性别因素，，但研究表明，对于患者的护理，性别具有潜在的重要意义。

心输出量

如果低心输出量或高排血量状态时 PSV 可能是较低的。

不能定义狭窄程度的百分比

狭窄程度定义上存在分歧。颈动脉狭窄的严重程度分级比较复杂是有几种原因的。虽然大多数人描述狭窄程度时用直径减少的百分比，但是一些人认为用面积狭窄百分比最为适当，因为事实上横截面面积变化决定了血流速度的增加。

定义狭窄的基础是直径减少，分子是颈动脉最狭窄部位的直径。两个主要的随机颈动脉手术研究中分别对分母进行了定义。北美有症状颈动脉内膜剥脱术试验（NASCET）的定义，使用 ICA 远端正常直径作为分母，而欧洲颈动脉外科试验（ECST）中，

使用球部直径作为分母。表 18.1 显示了 NASCET 和 ECST 直径狭窄百分比定义的对比。

表 18.1 比较 NASCET 与 ECST 测量的直径狭窄率

NASCET(%)	ECST(%)
30	65
40	70
50	75
60	80
70	85
80	91
90	97

数据来自于 Donnan 等[26]

在英国的血管检查中心,Walker 和 Naylor 指出,26% 使用 NASCET 测量方法,31% 使用 ECST 方法,和 43% 不明确[14]。为了克服两个分级系统导致混乱,建议运用 NASCET 定义。

声波校正角度

基于多普勒的血流速度测量一个缺点是:操作者必须手动确定多普勒超声束和动脉之间的夹角。运用多普勒超声,速度通过如下进行计算:(1)频移(即超声机器的发射频率与移动的红血细胞反射的接收频率之间的差值);(2)在组织中超声波的速度;(3)超声波光束与红血细胞路径之间的角度。

技师主观上调整取样容积线在动脉中央,并且平行于动脉壁,角度 60°,虽然 45°与 60°之间的角度都是令人满意的,但是 60°测量结果最一致——见下文。测量速度时,错误结果的最大来源是未准确校正取样容积线。

技师不正确调整取样线

调整取样线平行于动脉壁时很容易出现小错误,随之而来的是多普勒角度测量的错误。图 18.2 显示错误测量光束/动脉角度导致错误的流速。显然,即使角度测量的错误非常小也可能导致速度测量的错误非常大,使得评价狭窄程度过于严重。图 18.3 显示了取样线/血管角度错误时测量的 PSV。

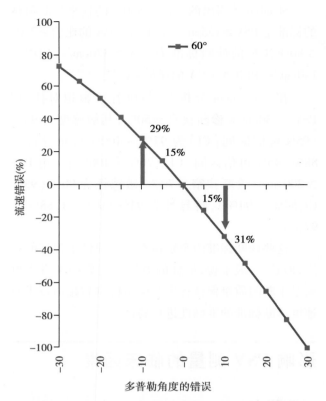

图 18.2 假设探头/血管角度 60°正确,该图显示了如果探头/血管角度放置错误时,PSV 测量百分比也是错的。如果角度是 29°,速度将比预计的小 29%

注意相对较小的角度错误会导致明显的 PSV 测量,并且这个错误会得出严重程度狭窄。

45%～60°的角度不同导致的错误

Beach 等人指出,当用较大的多普勒检查角度时,角度校正多普勒速度测量值较高[15]。Tola 和 Yurdakul 比较 60°和 45°声束角度时测量的速度[16]。即使将探头/血管角度测量进行校正,45°的速度仍会比 60°低约 24%。

探头是使用多种元素形成声束,并因此与声束轴心存在多角度,声束中间部分的角度被用来计算速度,然而,因为角度的多样性,速度也存在范围(比计算的速度低一些和高一些)。这种几何光谱增宽,可能会导致高估速度。

为了尽量减少这种错误,大多数建议应用声学效应一致的角度,通常 60°,虽然更小的角度,例如 45°,会导致速度估计误差较小,但是大多数用 60°。最关键的,在每个血管检查中心应用同样的角度且确认该结果很重要。

探头/动脉角度错误，技师认为是60°	如果角度是60°时,正确的血流速度(cm/s)是					
	100cm/s	125cm/s	150cm/s	175cm/s	200cm/s	250cm/s
+15°	52	65	78	91	104	129
+10°	68	86	103	120	137	171
+5°	85	106	127	148	169	211
正确的角度及正确的血流速度　0°	100	125	150	170	200	250
−5°	115	143	172	201	229	287
−10°	129	161	193	225	257	321
−15°	141	177	212	247	283	354
−20°	153	192	230	268	306	386

图 18.3　如果探头/血管角度不正确,收缩期峰值测量可能是错的。这个图显示了从+15°到−20°的错误分级角度和不同的速度测量。这些错误可能导致狭窄严重性的不同诊断

实际血流方向与管壁不平行

计算血流速度时,角度是超声束与血流轴的角度。然而,在临床表现中这不能被确定,因此取样容积被定位平行于血管壁,假设血流方向平行于血管壁。然而,要特别注意,某些情况下血流方向与血管壁是不平行的,例如,在一个弯曲的、扭曲的,或者盘绕的动脉或不均匀狭窄的远处。在这些情况下,它不可能精确测量 PSV。

将声束和取样容积放置在探头末端

将声速和取样容积放置在探头的中央而不是探头末端,可以获得稳定的 PSV 测量结果。探头是由多个元件组成来产生声束,超声的校正角度是根据声束轴心来计算的。当声速被放置在探头末端附近,与当声束被放置在成像的轴心时相比较,更少的元件被用于产生声束。随着更多的有效元件的激活,被用于计算 PSV 的一些元件的角度将比在探头边缘时较少原件激活的平均角度显著增大,因此测量速度将变高。沿着探头应用一致的声束位置能较少错误。

取样容积放置位置不正确

未在狭窄最窄处测量峰值流速

为了获得精确的、可重复的、能够量化狭窄严重程度的 PSV 值,多普勒取样容积应放置在狭窄最窄处。我们发现,在狭窄处及狭窄远端血流比较复杂[17]。峰值频率在狭窄最窄处最大,但到距离狭窄远端五个管径范围内则恢复至狭窄前的流速。因此,仅当多普勒取样容积位于或非常接近狭窄最窄处时,才能获得可重复测量的 PSV。如图 18.4 所示,PSV 在狭窄最窄处最高,且在狭窄远端迅速下降。图 18.5 中的临床病例证实了这些观点。

取样容积位于血管中心的可重复性最强,但是,如果狭窄是不均匀的,应将取样容积放置在流速最大处,而不是中心轴线处。

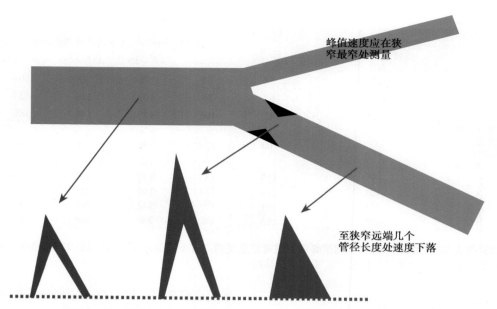

峰值速度应在狭窄最窄处测量

至狭窄远端几个管径长度处速度下落

图18.4　图说明PSV在狭窄最窄处最大,至狭窄远端-大约5个管径长度范围内,PSV恢复到正常

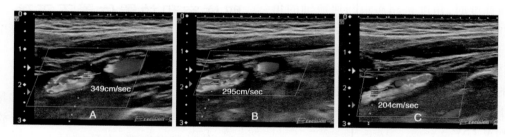

图18.5　临床病例说明PSV在狭窄处最大(A),在狭窄远端变低(B和C)

易混淆的颈内动脉和颈外动脉

颈内动脉(ICA)和颈外动脉(ECA)的区别基于以下因素。

解剖位置

颈总动脉通常在舌骨水平分叉,也可能分叉部更高或更低。ICA起始处稍微膨大(即颈动脉球或窦),位于颈外动脉的后外侧,除了非常罕见的情况,通常无分支。ECA位置更表浅且全程稍弯曲,向前上方走行,然后向后倾斜至颈部下颌骨的后方。

做超声检查时,如果探头指向居中,ICA在胸锁乳突肌、颈静脉和颈外动脉的深部。

分支

ECA有分支,而ICA无分支,除了非常罕见的情况(见下文)。

颞动脉叩击试验

这不是一个完全可靠的试验。如果在颧弓外耳前水平叩击颞浅动脉(ECA的分支之一),记录ICA和颈外动脉多普勒频谱,颈外动脉(图18.6)可出现与叩击对应的波动信号,而ICA不太明显或无改变[18]。当波动信号仅仅出现在一个血管上,那么很明确为颈外动脉。

多普勒记录

正常情况下,ICA多普勒可见明显的舒张期血流,与此相比,ECA阻力较高,舒张期血流速度低。当ICA狭窄或闭塞,ECA通过侧支提供血流到大脑,颈外动脉的频谱呈低阻力,此时很容易与ICA的频谱形态混淆。由于ECA舒张期血流速度低,舒张期的彩色多普勒为闪烁或无血流。

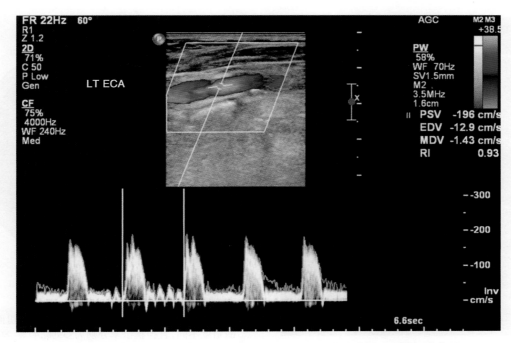

图 18.6　颞浅动脉叩击试验。叩击颞浅动脉时,在颈外动脉记录到震颤波信号

先天畸形

颈动脉超声研究对如下情况很难判断,如:异常 ICA 扭曲、打折、卷曲、发育不良、未发育、异常的位置,起源于 ICA 异常的分支,如咽升动脉或枕动脉[19-21]。极少数情况下,颈总动脉直接延续为 ICA 或颈外动脉,或颈总动脉缺如,ICA 和/或颈外动脉可能起自主动脉弓。

血管钙化和声影掩盖病变

声影影响诊断,因为它也许不能获得适当的多

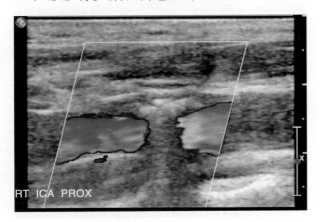

图 18.7　声影掩盖了重度狭窄,且最狭窄处 PSV 无法测量

普勒信号和记录狭窄处最大的 PSV(图 18.7)。此外,声影阻碍了 B 超扫描对狭窄形态评价的准确性。

镜面伪像

一直以来,B 超扫描评估狭窄和斑块形态时,伪像会导致诊断问题。B 超扫描时,镜面伪像是指组织结构被再现在不正确的位置。如图 18.8。

组织结构存在强烈的反射界面是该伪像的机制。当两个组织间声阻抗有差异时,超声信号通过组织界面被反射回传感器。在 B 超图像或彩色血流图像,都可能出现伪像,当强烈的反射面进一步由其他强烈反射面反射(例如,在皮肤/凝胶接触面或另一个强烈反射组织界面),则 B 超成像在一个不正确的位置,图像重现。伪像比真正的图像成像的位置更深,并且不如真正图像清晰。

颈动脉超声检查中,Arning 等注意到 2.5% 血管狭窄会出现镜面伪像,并可能导致对斑块形态的错误评估[22]。当强烈反射斑块位于远离探头的血管壁时,由于声波的倾斜作用,在狭窄的血管中可以发现镜面伪像。在 B 超扫描的低回声或无回声区也可见伪像。伪像可以出现在纵向和横向,也可以出现在能量多普勒和脉冲多普勒图像中。

镜面伪像可以形成类似溃疡斑的图像,在动脉实际已经闭塞时,还可以看似有血流的图像。但是,

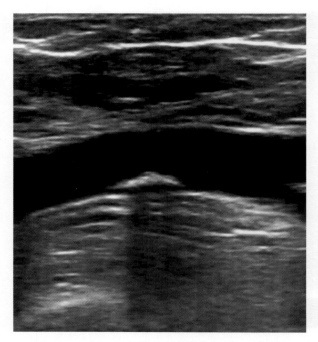

图 18.8　镜面伪像。 后壁有强反射层面,在原始层深处再现图像

有经验的技术人员,可以识别大多数的伪像,并不会影响诊断的准确性。

折射

超声波束通过两个组织,由于在不同组织中传播速度不同,所以在界面发生了折射。这可能会导致图像和多普勒取样容积重合不良。

由于自动测量所致的错误

通常为了方便,常自动测量 PSV 和其他速度。虽然手工测量可能会更耗时,但是,如果多普勒信号弱或背景噪声高(即弱的信号与噪声比),或者从其他血管多普勒信号重叠到颈动脉信号,为了防止错误,手工测量多普勒信号非常重要。

评估狭窄的两种视角

颈动脉狭窄往往是不均匀的。因此,为了评估狭窄的严重程度,B 超扫描图像通过纵断面、横断面两个视角评估狭窄非常必要。图 18.9 显示从狭窄的不同纵断面测量狭窄的直径。它强调 B 超扫描中运用图像横断面确认狭窄的严重程度非常重要。

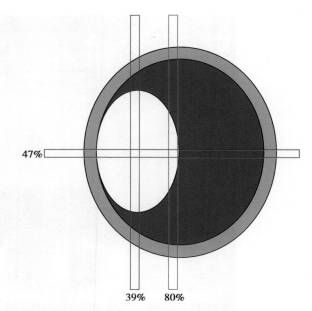

**图 18.9　** 同样是 75% 的面积狭窄率,因纵切面上三条线的角度不同,直径狭窄率分别为:39%,47%,80%

患者因素

对于某些患者,想得到满意的图像是极其困难的。如果患者不合作,检查过程中乱动,是不可能获得满意的图像的。颈动脉可能是弯曲的(图 18.10)、钙化,或先天异常。在肥胖患者,运用低频率探头可以提高分辨率。

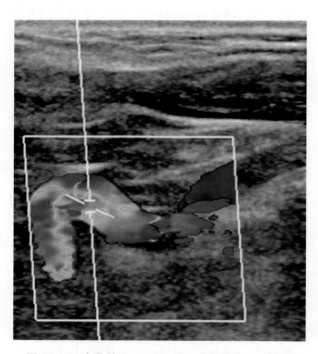

图 18.10　弯曲的 ICA。 校正探头/血管角度去测量可能有问题或不可能的完成

可能会与动脉粥样硬化相混淆的其他疾病

非动脉粥样硬化的颈动脉病变包括创伤、假性动脉瘤、栓塞、颈动脉体瘤、动脉瘤、纤维肌性发育不良、大动脉炎，及动静脉瘘。以下各节讨论这些疾病，可能与颈总动脉粥样硬化闭塞性疾病混淆。

夹层

近年，人们越来越多的认识到，ICA 夹层是脑血管事件的原因。诊断通常根据特征性的临床症状（如疼痛、局灶性脑症状，及 Horner 氏综合征）和血管造影结果。然而，伴脑缺血症状的患者，有经验的检查中心中，超声诊断相当准确[23]。超声可能表现为管腔弥漫的狭窄、动脉逐渐变细、管壁变厚，可能看到有血流注入夹层或活瓣运动，缺乏动脉粥样硬化证据。如果颈部未显示病变，且多普勒显示出低频交替的血流方向，提示 ICA 远段可能存在严重病变[24]。

肌纤维发育不良

典型的肌纤维发育不良影响中和大动脉，包括年轻和中年妇女的肾动脉和 ICA。患者可以表现为短暂性脑缺血发作或中风。肌纤维发育不良，可能是狭窄（包括串珠样改变）或夹层的基础，并可能导致动脉瘤样扩张。

多发性大动脉炎

大动脉炎是主动脉及其主要分支的炎症，可能导致动脉狭窄，很少导致动脉瘤形成。MR 血管造影或 CT 血管造影需要评估胸廓内动脉。超声检查可以发现颈动脉和锁骨下动脉动脉壁变厚，管腔狭窄或动脉瘤形成，并利于发现早期轻度动脉壁变厚（图 18.11），这有助于区别大动脉炎和动脉粥样硬化性疾病[25]。

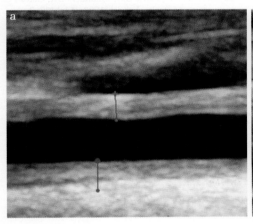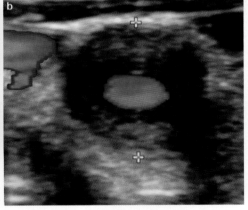

图 18.11 多发大动脉炎显示动脉壁增厚、管腔狭窄。（a）纵断面；（b）横断面

结 论

本章总结了超声评估颈动脉病严重程度时出现错误的原因。出错的原因可能是技术人员的技术因素、患者因素、设备的问题，和/或不遵循规范的操作流程。如果超声数据包括了所有的超声检查方式（如速度测量、彩色多普勒和 B-扫描），那么超声诊断的准确性将提高，所以想少出现错误，应全面检测。如果所有测量均包括上述的三种方式，那么正确诊断的可能性增加。如果上述的三种超声检查方式结果不一致，那么诊断的准确性低，此时报告应该描述这种不确定性。

参考文献

1. Lui EY, Steinman AH, Cobbold RS, Johnston KW. Human factors as a source of error in peak Doppler velocity measurement. J Vasc Surg. 2005;42:972–9.
2. Corriveau MM, Johnston KW. Interobserver variability of carotid Doppler peak velocity measurements among technologists in an ICAVL-accredited vascular laboratory. J Vasc Surg. 2004;39:735–41.
3. Grant EG, Benson CB, Moneta GL, et al. Carotid artery stenosis: grayscale and Doppler ultrasound diagnosis–society of radiologists in ultrasound consensus conference. Ultrasound Q. 2003;19: 190–8.
4. AbuRahma AF, Srivastava M, Stone PA, et al. Critical appraisal of the carotid duplex consensus criteria in the diagnosis of carotid artery stenosis. J Vasc Surg. 2011;53:53–9.
5. Braun RM, Bertino RE, Milbrandt J, Bray M. Ultrasound imaging

of carotid artery stenosis: application of the society of radiologists in ultrasound consensus criteria to a single institution clinical practice. Ultrasound Q. 2008;24:161–6.

6. Shaalan WE, Wahlgren CM, Desai T, Piano G, Skelly C, Bassiouny HS. Reappraisal of velocity criteria for carotid bulb/internal carotid artery stenosis utilizing high-resolution B-mode ultrasound validated with computed tomography angiography. J Vasc Surg. 2008;48:104–12.

7. Jahromi AS, Cina CS, Liu Y, Clase CM. Sensitivity and specificity of color duplex ultrasound measurement in the estimation of internal carotid artery stenosis: a systematic review and meta-analysis. J Vasc Surg. 2005;41:962–72.

8. Heijenbrok-Kal MH, Nederkoorn PJ, Buskens E, van der Graaf Y, Hunink MG. Diagnostic performance of duplex ultrasound in patients suspected of carotid artery disease: the ipsilateral versus contralateral artery. Stroke. 2005;36:2105–9.

9. AbuRahma AF, Stone P, Deem S, Dean LS, Keiffer T, Deem E. Proposed duplex velocity criteria for carotid restenosis following carotid endarterectomy with patch closure. J Vasc Surg. 2009;50:286–91.

10. AbuRahma AF, Abu-Halimah S, Bensenhaver J, et al. Optimal carotid duplex velocity criteria for defining the severity of carotid in-stent restenosis. J Vasc Surg. 2008;48:589–94.

11. Lal BK, Hobson RW, Tofighi B, Kapadia I, Cuadra S, Jamil Z. Duplex ultrasound velocity criteria for the stented carotid artery. J Vasc Surg. 2008;47:63–73.

12. Hood DB, Mattos MA, Mansour A, et al. Prospective evaluation of new duplex criteria to identify 70% internal carotid artery stenosis. J Vasc Surg. 1996;23:254–61.

13. Comerota AJ, Salles-Cunha SX, Daoud Y, Jones L, Beebe HG. Gender differences in blood velocities across carotid stenoses. J Vasc Surg. 2004;40:939–44.

14. Walker J, Naylor AR. Ultrasound based measurement of 'carotid stenosis >70 %': an audit of UK practice. Eur J Vasc Endovasc Surg. 2006;31:487–90.

15. Beach KW, Bergelin RO, Leotta DF, et al. Standardized ultrasound evaluation of carotid stenosis for clinical trials: university of Washington ultrasound reading center. Cardiovasc Ultrasound. 2010;8:39.

16. Tola M, Yurdakul M. Effect of Doppler angle in diagnosis of internal carotid artery stenosis. J Ultrasound Med. 2006;25:1187–92.

17. Bascom PA, Johnston KW, Cobbold RS, Ojha M. Defining the limitations of measurements from Doppler spectral recordings. J Vasc Surg. 1996;24:34–44.

18. Kliewer MA, Freed KS, Hertzberg BS, et al. Temporal artery tap: usefulness and limitations in carotid sonography. Radiology. 1996;201:481–4.

19. Luk YS, Man EM, Sy AN. Bilateral hypoplasia of the internal carotid arteries. Singapore Med J. 2010;51:e163–5.

20. Patel SB, Hashmi ZA, Smaroff GG, Cardone JC, Yoon PD. Congenital absence of the left internal carotid artery. Ann Vasc Surg. 2010;24:415.e9–11.

21. Pfeiffer J, Ridder GJ. A clinical classification system for aberrant internal carotid arteries. Laryngoscope. 2008;118:1931–6.

22. Arning C. Mirror image artifacts of color Doppler images causing misinterpretation in carotid artery stenoses. J Ultrasound Med. 1998;17:683–6.

23. Benninger DH, Georgiadis D, Gandjour J, Baumgartner RW. Accuracy of color duplex ultrasound diagnosis of spontaneous carotid dissection causing ischemia. Stroke. 2006;37:377–81.

24. Hennerici M, Steinke W, Rautenberg W. High-resistance Doppler flow pattern in extracranial carotid dissection. Arch Neurol. 1989;46:670–2.

25. Kissin EY, Merkel PA. Diagnostic imaging in takayasu arteritis. Curr Opin Rheumatol. 2004;16:31–7.

26. Donnan GA, Davis SM, Chambers BR, Gates PC. Surgery for prevention of stroke. Lancet. 1998;351:1372–3.

第 19 章
血管检查中心检查对脑血管功能
不全诊断的临床意义

19

Ali F. AbuRahma

摘　要

在前面的章节中已经描述了用来评估脑功能不全的各种无创性检查。大多数的无创检查比血管造影带给患者的压力更小、花费更低。虽然早期的无创检查只能查出严重的疾病,但是目前的技术,尤其是颈动脉成像恰恰相反,它能检测出血流动力学上没有显著变化的最小限度的病变;事实上,在这些情况下,对狭窄程度的过高估计一直是个问题。尽管如此,以筛选为目的的任何检查必须具有高度敏感性,恰当地应用于疾病的初次评估。所以,无创性评估具有低风险、低费用、高敏感性的优点。

尽管我们赞同评估患者应该通过细致地询问病史和体格检查,但是我们原则上倾向于依赖无创性血管检查作为诊断颈动脉疾病的初始步骤。无创检查结果也可能帮助获得最佳的血管造影片。例如,一个患者在进行无创检查时发现血管有严重狭窄,但是在造影检查的标准位上分叉处并没有发现明显的狭窄。无创检查结果提示我们造影时需要进行附加体位的检查,如果分叉处的确没有预期的病变,这就强烈提示我们一定要进行虹吸部的检查。本章将概述血管检查中心检查对脑功能不全诊断的临床意义,包括在无症状的颈动脉血管杂音、TIA 患者的处理、多普勒超声在颈动脉内膜剥脱术术中评估和颈动脉内膜剥脱术后卒中评估,单独或联合应用核磁共振血管成像、计算机断层扫描血管成像、彩超和数字减影血管造影。本章也将涵盖颈动脉内膜剥脱术后、颈动脉扩张术后、诊断颞动脉炎中彩超的价值。

关键词

脑功能不全、诊断、无创性血管检查

在前面的章节中已经描述了用来评估脑功能不全的各种无创性检查。大多数的无创检查比血管造影带给患者的压力更小、花费更低。虽然早期的无创检查只能查出严重的疾病,但是目前的技术,尤其是颈动脉成像恰恰相反,它能检测出血流动力学上没有显著变化的最小限度的病变;事实上,在这些情况下,对狭窄程度的过高估计一直是个问题。尽管如此,以筛选为目的的任何检查必须具有高度敏感性,恰当地应用于疾病的初次评估。所以,无创性评估具有低风险、低费用、高敏感性的优点。

尽管我们赞同评估患者应该通过细致地询问病史和体格检查,但是我们原则上倾向于依赖无创性血管检查作为诊断颈动脉疾病的初始步骤。无创检查结果也可能帮助获得最佳的血管造影片。例如,一个患者在进行无创检查时发现血管有严重狭窄,但是在造影检查的标准位上分叉处并没有发现明显的狭窄。无创检查结果提示我们造影时需要进行附加体位的检查,如果分叉处的确没有预期的病变,这就强烈提示我们一定要进行虹吸位的检查。

在数字技术出现之前，为了决定患者是否行血管重建手术，标准血管造影是应用于评估脑缺血发作患者血管情况的常规手段。由于标准血管造影费用过高、患者接受性差以及插入动脉导管存在风险等特点，其临床价值有限，尤其在作为无症状患者的一种筛查诊断方法时尤其突出。因此，建立无创血管检查作为无症状患者诊断筛查的首选方法，是安全且相对合算的方式，提供颈动脉疾病血流动力学重要信息。

最近的研究对动脉造影在评估颈动脉闭塞性疾病中"金标准"的地位提出质疑[1-5]。在无症状颈动脉粥样硬化研究（ACAS）中发现，对比造影术有 1%~4% 的神经系统并发症和大约 1% 卒中发生率[6]。报道的动脉造影的其他并发症包括动脉穿刺部位的并发症（5%）和 1%~5% 的造影剂诱发的肾功能不全。考虑到这一点，如果这些患者能够不用有创的动脉造影来进行血管安全评估将是有益且合算的。颈动脉彩超检查、计算机断层扫描血管成像和核磁共振血管成像是能够检测颈动脉狭窄和对狭窄程度分级的无创或微创的检查方式。各种检查方式在诊断颈动脉疾病中的作用在第 15 章中详细讨论。

无症状颈动脉血管杂音

颈动脉血管杂音对诊断颈动脉狭窄可能是有帮助的。颈动脉杂音必须区别于静脉杂音或者心脏杂音[7]。在 1/4 的年轻人中能听诊到静脉杂音，当颈部从听诊侧转到对侧会使静脉杂音增大，当做 valsalva 动作或使患者躺下，杂音通常会消失。同时，没有明确的方法将辐射至颈部的心脏杂音或者胸腔内血管来源的杂音与颈动脉血管杂音区分开来；但是，心脏杂音通常在胸腔两侧，且在下颈部比中或上颈部更容易听到[8,9]。透析患者也能听到由动静脉窦置管引起辐射至颈部的血管杂音[10]。

Fell 等[11]报道 100 名无症状患者的 165 根颈动脉伴有杂音。彩超显示 12 根为正常 ICA（7%），83 根 ICA<50% 狭窄（50%），61 根 ≥50% 狭窄（37%），9 根闭塞（6%）。所以，尽管大部分颈部杂音伴有一定程度的 ICA 狭窄，但是只有 43% 的血管 ≥50% 狭窄，这可以筛选患者做进一步检查。

一旦颈部杂音确定是颈部血管来源的，下一步就是确定这个杂音是症状性的还是无症状性的血管杂音。这个可以通过早期是否有 TIA 或卒中症状来判断。出现症状应当考虑对侧颈动脉，即使对侧没有杂音，也可能提示患者对侧症状性颈动脉狭窄。20%~35% 严重颈动脉狭窄的患者可能没有血管杂音[12]。需要注意，如果颈动脉狭窄进展至严重狭窄或闭塞，以前能听到的杂音也可能消失。颈动脉杂音也可能来源于颈外动脉或者由于 ICA 闭塞使颈外动脉血流量增加的患者。

一些研究分析了颈动脉杂音的重要性。NASCET 试验的亚组分析显示颈动脉杂音与动脉造影成像比较，同侧颈动脉局灶性杂音诊断颈动脉重度狭窄（70%~99%）的敏感性为 63%，特异性为 61%，这组患者中无颈动脉杂音的没有明显改变严重狭窄的可能性（前测 52%，后测 40%）[13]。Ratchford 等发现多组患者杂音听诊的敏感性低至 56% 而特异性为 98%，PPV 为 25%，NPV 为 99%[14]。他们的结论是在普通人群中颈动脉杂音的出现率低。如果在无症状患者听到杂音，则 25% 可能有 >60% 的动脉狭窄，但是超声预测斑块对狭窄的诊断达 89%。

颈动脉杂音的存在通常增加卒中的绝对风险。基于人口的研究中，有颈动脉杂音人群的卒中年风险率为 2.1%（95% 可信区间[CI]，0.6~8.5），而无杂音人群为 0.86%（95% CI，0.8~0.9）[15-17]。这代表卒中绝对风险每年增加 1.25%，相对风险增加 2.49。即使对各种危险因素包括高血压、年龄和性别调整后，颈动脉杂音的存在仍是一个相对风险 2.09 的独立重要变量[15]。

Meta 分析中显示颈动脉杂音是全身动脉粥样硬化的一个有用指标，也是心肌梗死和死亡的预测指标。颈动脉杂音患者心肌梗死和死亡的发生是无杂音患者的 2 倍[18]。

考虑到无症状颈动脉杂音患者卒中绝对风险小，和因严重颈动脉狭窄而行 CEA 获益相对小的患者，他们手术几率低的情况，大多数临床医生要求颈动脉狭窄和卒中风险高、CEA 手术风险低的患者进一步检查[19,20]。如果患者愿意行颈动脉介入，无论是 CEA 还是支架置入术，就应该进一步评估，否则不需要进一步评估。

如前所述，ACAS 研究的结论是，≥60% 狭窄的患者经内科治疗的 5 年卒中率高于 CEA 治疗的患者。图 19.1 总结了一个实用的处理无症状颈动脉杂音或无半球症状患者的方法。如果初次颈动脉彩超检查发现 <60% 狭窄，推荐患者 6~12 个月复查。

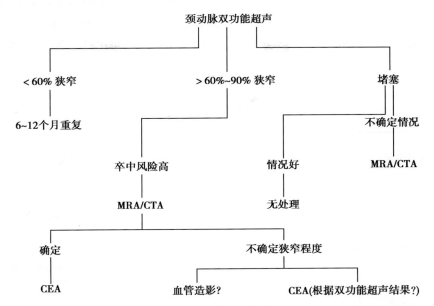

图 19.1　无症状颈动脉杂音或非半球症状患者的处理程序。MRA：核磁共振血管成像；CEA：颈动脉内膜剥脱术

如果狭窄≥60%～99%，该患者卒中风险高，行 MRA/CTA 检查补充超声检查的结果，如果经证实，推荐这些卒中高风险的患者行 CEA，如果 MRA/CTA 不能确定或与超声结果相反的，考虑在卒中风险率最低的血管造影中心行血管造影检查。但是，获得高质量颈动脉彩超的患者可以考虑仅根据超声结果行 CEA。一些机构不推荐无症状患者行 CEA，除非颈动脉狭窄超过 70%～80%。获得高质量颈动脉闭塞超声结果的患者不需要进一步随访。但是，如果超声质量欠佳，推荐行 MRA/CTA 证实颈动脉是否闭塞。

研究无症状患者的另一个指征是筛查冠状动脉疾病或外周血管疾病患者。由于动脉粥样硬化有弥漫分布的特点，这些患者中有许多存在隐匿性颈动脉分叉处病变，这些病变会增加卒中风险。这种筛查主要用于考虑心脏或外周大动脉手术的患者检测颈动脉狭窄，因为颈动脉狭窄可能显著增加术中和术后卒中风险。颈动脉筛查在第 12 章中深入讨论。

非典型或非半球症状患者

对于非典型或非半球症状患者通常没有血管造影的明确指征。一部分患者的症状包括头晕、一过性黑矇、双侧视觉障碍、双侧运动或感觉缺失。因为一些非血管原因，包括直立性低血压、心律失常和药物作用，也可能引起这些症状，所以在证实这些患者是否有血流动力学上严重改变的颈动脉狭窄上，无创性颈动脉检查是重要的。我们对这组患者的处理程序见图 19.1。

局灶性神经功能缺损患者（短暂性脑缺血发作或卒中）

大部分短暂性脑缺血发作（TIAs）或半球分布的永久性局灶神经功能缺损或暂时性黑矇是由于动脉粥样硬化斑块和溃疡所致栓塞引起。所以，有半球神经功能症状的患者行颈动脉筛查的目的是证实脑内栓子的来源或存在减少大脑半球血流量的颈动脉损害。北美症状性颈动脉内膜剥脱实验（NASCET）研究[21]发现，新发半球 TIAs 或伴同侧 ICA>70%～99% 和 50%～69% 狭窄的轻微卒中患者从颈动脉内膜剥脱术中大量获益。根据这些结果，有颈动脉严重狭窄症状的患者应该行 CEA，除非他们的医疗条件不允许。我们对这组患者的处理程序归纳在图 19.2 中。图 19.2 指出第一步是彩超检查，如果结果具诊断性且显示狭窄程度<50%，给予患者药物治疗（如：抗血小板治疗、他汀类药物，和风险纠正，且 12 个月内复查彩超）。如果狭窄≥50%，超声质量好，并且患者有典型的局灶性半球症状，可仅根据颈动脉彩超结果行 CEA；或行 MRA/CTA 检查补充超声结果，如果诊断被证实，不用血管造影就可考虑行手

术治疗。彩超或 MRA 质量欠佳或 MRA 与彩超结果相反的患者行血管造影。如果彩超显示完全闭塞且超声质量好,通常不需要进一步检查。对于彩超不

能诊断的患者,行 MRA/CTA,如果 MRA/CTA 能诊断且确定狭窄严重,可相应地行手术治疗。如果 MRA/CTA 不能诊断,推荐血管造影。

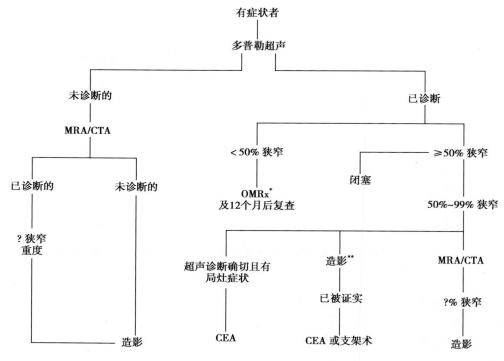

*OMRx-最佳的药物治疗
**优于支架

图 19.2   可疑半球症状(脑血管疾病)患者的处理程序。对于<50% 狭窄,12 个月复查超声。
MRA:核磁共振血管成像;CEA:颈动脉内膜剥脱术;OMRx 最佳药物处理

临床特殊情况的彩超诊断标准

关于是选择收缩期峰值流速还是舒张末期流速作为标准,我们选择的是能够提供最高总准确度的值。但是,使用哪个标准应该根据临床医生所需的"结果"而定。尽管一些外科医生主张仅根据彩超标准行 CEA[5,22,23],但是对大多数患者是根据彩超结果进行血管造影来决定的。但是,重要的是不同机构血管造影的死亡率和发病率不同[6,24]。我们建议为了使不必要的血管造影数量最小化,在血管造影死亡率和发病率高的机构内的血管检查中心应该使用 PPV 为 95% 或更高准确度的彩超诊断标准(表 19.1)。当行 CEA 而无术前造影时也能使用这些标准。在那些血管造影没有显著增加颈动脉疾病整个处理过程的死亡率和发病率的机构,我们建议使用表 19.2 中的诊断标准。这些标准有最高阴性预测值以确保只有最少数量的≥60% 或 70% 狭窄的患者漏诊。

我们提出一个彩超狭窄分类,包括<30% 狭窄,≥30% ~49% 狭窄,≥50% ~69% 狭窄,≥60% ~69% 狭窄和≥70% 狭窄。这个新的彩超狭窄分类适用于现在的实验[NASCET, ACAS 和 veteran 的管理合作研究(VA)],当新结论公布时,这个分类可能是获益的。根据使用这些标准的报告结果,临床医生将再结合患者存在的个体化风险和获益来更好的决定是否行 CEA 或动脉造影。由于动脉造影增加风险,单独根据彩超结果决定是否行手术更好些,90% ~97% PPVs 和 87% ~93% 准确性能减少许多不必要的动脉造影。对那些可能使用相同彩超标准的血管检查中心可以使用在第 7 章中提到的相应的特殊流速标准。

从单个血管检查中心得到的数据会由于仪器、能力、血管技术一致性和报告者理解的不同而不同[25]。所以,每个血管检查中心必须采用一种适合他们所使用仪器的方法,通过使用建议的新彩超标准来验证他们的方法。

表 19.1　选择最好 PPV（≥95%）和总准确度检测 ICA 狭窄≥60%～99% 和 70%～99% 的最佳标准

	PPV（%）	总准确度（%）	敏感性（%）	特异性（%）	NPV（%）
检测 ICA 狭窄≥60% 最好 PPV					
ICA PSV≥220cm/s	96	82	64	98	76
ICA EDV≥80cm/s	96	87	79	97	84
ICA/CCA PSV 比值≥4.25	96	71	41	99	65
ICA PSV 和 EDV 为 150 和 65 *	96	90	82	97	86
检测 ICA 狭窄≥70% 最好 PPV					
ICA PSV≥300cm/s	97	80	48	99	76
ICA EDV≥110cm/s *	100	91	75	100	87
ICA/CCA PSV≥无	–	–	–	–	–
ICA PSV 和 EDV 为 150 和 110 *	100	91	75	100	87

* 这些值具有最好 PPV 和总准确度

表 19.2　选择最好 NPV（≥95%）和总准确度检测 ICA 狭窄≥60%～99% 和 70%～99% 的最佳标准

	NPV（%）	总准确度（%）	敏感性（%）	特异性（%）	PPV（%）
检测 ICA 狭窄≥60% 最好 NPV					
ICA PSV≥135cm/s *	99	80	99	64	71
ICA EDV-无	–	–	–	–	–
ICA/CCA PSV 比值≥1.62	95	71	97	47	62
ICA PSV 和 EDV-无	–	–	–	–	–
检测 ICA 狭窄≥70% 最好 NPV					
ICA PSV≥150cm/s *	99	80	99	69	65
ICA EDV≥60cm/s	96	83	94	77	71
ICA/CCA PSV≥无	–	–	–	–	–
ICA PSV 和 EDV-无	–	–	–	–	–

* 这些值具有最好 NPV 和总准确度

颈动脉内膜剥脱术的术中彩超评价

Sigel 等[26]提倡 CEA 术中使用 B 模超声成像系统来补充评价。更小的扫描探头以及消毒技术的发展使这个应用成为可能。与动脉造影不同，超声检查能很快完成，没有成像处理延迟，也不需要注射造影剂。动脉造影还存在内膜下注射、血栓栓塞并发症和过敏反应的风险。

虽然有仔细的操作技术，但是发生在颈动脉修复过程中的一些血管病变可能会被漏诊，例如内膜脱垂、管腔血栓/血小板聚集和狭窄（图 19.3）。这些病变可能被视诊和触诊漏掉。如果这些病变没有被检测出来，他们能导致血栓形成、血小板聚集、动脉血栓形成继发的卒中，或可能导致术后颈动脉再狭窄。Blaisdell 等报道临床上常规做血管造影进行血管评价是不可靠的，仅揭示 25% 的病例存在确定的病变[27]。一些研究者后来通过单独血管造影或联合各种超声技术，如连续波多普勒检查、脉冲多普勒频谱分析，或彩超扫描，证实了 Blaisdell 等的观察。术中监测连贯地记录了 ICA（ICA）和颈总动脉（CCA）的严重病变，所有修复中大约 2%～10% 的给予立即修复[28-34]。如果剩余病变留下未得到处理

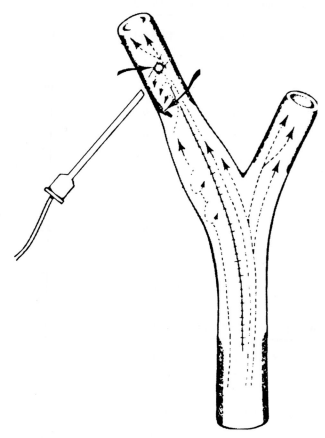

图 19.3　应用多普勒探头检测一个修复的 ICA 存在缺陷(内膜脱垂)

则可能发生术后卒中,尽管不知道这些患者的比例,但是谨慎的手术操作提示对这些缺陷的检查和修复应该在第一次手术中处理,因为 ICA 血栓的后遗症通常是灾难性的。

Baker 等[30]报道术中成像显示异常未修复的 CEAs 17% 患者出现再发狭窄(>75%),而正常修复的 CEAs 只有 4.3% 再发狭窄(P<0.001)。这显示如果术中彩超检查异常而没有纠正可能促成 CEA 后颈动脉再狭窄。Kinney 等[31]在对 461 例 CEAs 前瞻性研究显示了术中检查的重要性。他们结合了临床检查,超声的术中评估结果或以卒中为终点的动脉造影。268 例通过超声和动脉造影评估,142 例只行超声和多普勒频谱分析,只有仅 51 例进行临床检查。根据术中评估,26 例(6%)动脉内膜剥脱术在术中进行手术修复,围手术期发病率和正常、轻度异常或无超声检查的病例发病率相似。12 例(3%)暂时性神经功能缺损,6 例(1%)永久性神经功能缺损和 6 例死亡(4 例卒中和 2 例心脏事件)。根据生命表分析,残余流量异常或未研究的患者 ICA>50% 狭窄或闭塞的发生率增加(P<0.007)。但是,术中研究正常的患者同侧迟发卒中率显著低于其他患者(P=0.04)。在平均 30 个月随访中,ICA 再狭窄或闭塞的卒中发生率(3/35)比没有再发狭窄患者(3/426)增加。结论是长远看来常规术中彩超扫描可能预防 CEA 后再发狭窄和卒中。

大多数机构依赖成像或多普勒血流检查技术去排除技术缺陷。诊断信号分析有高度的敏感性和特异性(>90%),尤其是脉冲多普勒分析。这项技术是简单、广泛使用,且相对便宜的。尽管多普勒血流信号异常是容易听出来的,但是定量的频谱分析更好。当存在流量和压力降低病变时,增宽的频谱出现在整个搏动周期,且收缩期峰值流速(PSV)超过 150cm/s。目测流速频谱和计算 PSV 能通过高频脉冲多普勒探头或彩超扫描获得,这可以将血流模式分为 3 类:正常血流、轻-中度血流紊乱、重度血流紊乱[28]。当证实存在残余流量明显异常时,通常在再修复之前推荐血管造影检查。

最近,提倡使用术中彩超检查,因为它可以提供结构上和血流动力学的信息[32-35]。线性光扫描头设计和电子信号处理包括彩色编码流速显示的改进,使彩超在手术室操作切实可行,且成为 CEA 术中评估的一种理想形式。因为彩超扫描可以检测到与严重血流紊乱相关的结构病变,所以彩超比单独多普勒血流分析更有优势。B 模成像检测小的内膜脱垂是敏感的;但是,大多机构不修复这些小缺陷,对预后也没有不利影响[34]。

CEA 术中和术后早期双功能结果对比显示 CEA 后 3~6 个月经彩超扫描表明大部分异常是残留而不是再发狭窄[33]。

最近,Ascher 等[36]针对颈动脉内膜剥脱术术中颈动脉彩超扫描的价值,对近期 650 例颈动脉内膜剥脱初次手术患者进行了系列研究(2000 年 4 月 ~2003 年 4 月)。修复了术中彩超扫描发现的主要技术缺陷(ICA 管腔狭窄>30%、自由浮动的血凝块、动脉夹层、动脉破裂和假性动脉瘤)。在所有病例中,报道了 CCA 残余疾病包括血管壁增厚和一定程度的狭窄(16%~67%;均值 32%±8%)。分析了术后 30 天 TIA、卒中和死亡率。在这一系列报道中没有临床可检测的术后血栓栓塞事件。成功修复了经彩超扫描证实的所有 15 个主要缺陷(2.3%)。包括 7 例内膜脱垂、4 例自由浮动血凝块、2 例 ICA 狭窄、1

例 ICA 假性动脉瘤和 1 例逆行 CCA 夹层。直径减少在 40% ~ 90% 之间（均值 67±16%），收缩期峰值流速在 69 ~ 497cm/s（均值 250±121cm/s）。31 例（5%）CCA 最大残余管壁增厚（>3mm）的患者和 19 例（3%）CCA 最大残余直径减少（>50%）的患者没有发生术后卒中或 TIA。总的术后卒中和死亡率分别是 0.3% 和 0.5%；合并卒中和死亡率是 0.8%。1 例卒中是由于过度灌注引起，另 1 例是之前脑梗死的扩大。得出的结论是术中彩超扫描在这些证实了的结果中起主要作用，因为它能检测临床不能发现的重要损害。CCA 残余疾病看上去不是卒中或 TIA 的预兆。

使用 7.5 ~ 10MHz 线阵探头的彩超扫描已经在术中研究中使用。

探头套上涂有声学凝胶的一次性无菌塑料套进行这些研究（图 19.4），探头通常直接放置在暴露的颈动脉颈部切口上。将无菌液注入到切口位置作为

耦合剂。当外科医生扫描修复的动脉时，操作者调整仪器使多普勒角度、取样容积、彩色编码成像和记录的流速频谱达到最佳。血管壁在 90° 成像，但是血流速度应该调整多普勒角度<60° 时测量。

CEAs 缝合后应该用彩超对整个手术部位进行扫描。CCA 的病变部位也应该进行横切扫描。这个通常应该留下一层特殊的结构，可以在 B 模成像上观察到。这也很容易在横向和纵向视图上看到。纵向扫描时需要测量内膜切除位点、近端和远端的血流速度，内膜剥脱位置应该检测 PSVs。同样，在扫描 ICA 的球部和球部以远也应该测量血流速度，并且应该注意斑块交接点或斑块远端终点。颈外动脉也应该检查起始的几厘米，寻找残余斑块或血栓位置。CEAs 中使用补片闭合的患者，无论是聚四氟乙烯（PTFE）还是聚酯纤维，都不能透过补片扫描，因为补片壁中含有空气。但是，可以沿着动脉的侧边扫描，无论是补片的后面还是前面，是可能获得重要的信息的（图 19.5 和图 19.6）。

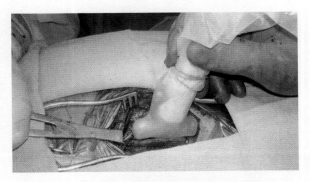

图 19.5　颈动脉内膜剥脱术以补片封闭时的探头扫描位置。超声不能透过 PTFE 补片，但是操作者能沿着动脉侧边，补片的后面或者前面扫描

这项技术最大的局限是缺乏经验、彩超血流速度的正确测量、异常血流频谱的识别和探头大小。术中彩超成像比血管造影有如下优点：相当或更高的准确率、安全、易于再探查术后重复使用、花费低。彩超扫描对结构变异和可能改变血液层流的小的血管缺陷也是敏感的。应该注意由颈动脉补片血管成形术产生的血流形态，并且不要认为是异常的。一些机构报道他们修复的 1/3 病例存在血管缺陷，但是这些缺陷血管只有 1/3 应该再探查。更多细节参见第 16 章。

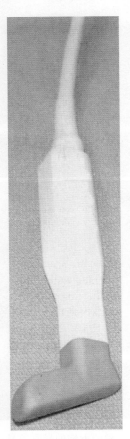

图 19.4　探头套上涂有声学凝胶的一次性无菌塑料套

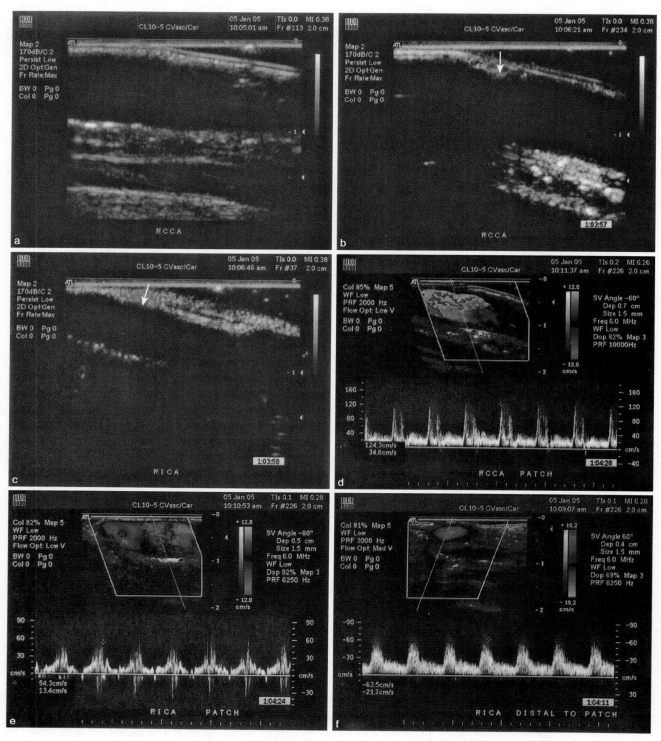

图 19.6   颈动脉内膜剥脱术术中彩超：（a）B 超显示颈总动脉。注意颈动脉内膜剥脱的近端的异常信号；（b）B 超显示颈总动脉分叉处；（c）B 超显示 ICA；（d）颈总动脉彩色血流；（e）含补片的 ICA 彩色血流，（f）ICA 远端的彩色血流

经颅多普勒超声成像在颈动脉内膜剥脱术的术中监测

经颅多普勒(TCD)超声成像在监测血流动力学和栓子事件中具有优势,主要监测 CEA 中 MCA。TCD 的一个常见作用是决定术中是否需要分流术,是否是无效分流[37]。如果检测到多个栓子,需要对颈动脉早期夹闭,此时 TCD 起到有用的指示作用[37]。TCD 对不使用分流的患者也是有帮助的,因为 TCD 将提供通过 MCA 的血流信号。5% ~ 15% 的患者的 MCA 检测不到,大多因为缺乏使多普勒信号穿透颅骨的声窗。如果 MCA 流速下降至基础流速的 15% 或更低,认为在颈动脉夹闭的第一分钟出现严重脑缺血,如果下降至基础流速的 15% ~ 40% 出现轻度缺血。如果流速大于基础流速的 40%,灌注是充分的[38]。插入分流器或去掉夹闭后,应该看到 MCA 流速快速恢复,通常 >80%。建议选择绝对平均流速 15cm/s 或 30cm/s。MCA 流速 30cm/s 大致相当于颈动脉残端压 50mmHg。一些机构报道即使在脑电图没有改变的情况下,TCD 也能检测到导致神经功能缺损的严重低血流。反过来也是如此:TCD 观察到平均流速显著下降,而 EEG 检查正常,也没有引起脑梗死,皮层是由其他脑组织和软脑膜血管来供血的。

最近的研究中,Ackerstaff 等[39]总结了在 CEA 中,分离和切口关闭过程中 TCD 监测到的微栓子与术中卒中有关,在横断夹闭时 MCA 流速下降 ≥90%,在夹子松开时搏动指数增加 ≥100%。结合术前出现大脑症状和同侧 ICA ≥70% 狭窄,这 4 个 TCD 监测变量能合理地区别有手术卒中和无手术卒中的患者。这支持使用 TCD 作为一种有潜力的术中监测模式,通过降低术中和术后短期卒中风险来改进手术技术。

TCD 也能在术后使用,用来检测颈动脉早期血栓形成、持续栓塞、或者过度灌注综合征。TCD 监测的另一个有用的指示是在术后早期,因为超过一半的患者在颈动脉内膜剥脱术后最初 3 小时发现栓子脱落[40],且其中大部分将停止不需要进一步处理;但是,如果 TCD 显示这些栓子数量增加,则可能需要处理(如右旋糖酐输注)。TCD 也可以用于在术后监测中测量 MCA 流速。如果流速下降,可能提示颈动脉内膜剥脱位点受损,而流速上升可能提示过度灌注综合征。目前没有 I 级证据支持 TCD 在颈动脉手术常规检查中的重要性。

有报道平均流速(基础流速的 150%)显著升高可能预示颅内出血。在 CEA 中使用 TCD 能使一些外科医生根据手术时监测到栓子信号的频率,改进他们的手术技术。TCD 的更多细节在第 10 章中讨论。

离开手术室后发生神经功能缺损的患者

如果 CEA 后患者很快清醒,然后发生神经功能缺损,表明要紧急再探查。如果缺损症状证实是 TIA,当返回手术室前症状已经缓解,首选彩超扫描后肝素抗凝。ICA 血栓形成可以手术或药物(抗凝)治疗,尤其是频繁出现缺损的患者。没有明显病理改变的颈动脉应立即行脑 CT/CTA 来证实颅内出血或其他病理改变并评估颅内血管系统。如果是阴性的,开始口服抗凝药。颅内血管系统无法探测的血栓栓塞可以选择性插入导管溶栓治疗来处理,尽管这个仍然处于研究中。内膜切除位点发现的血凝块可以通过急诊再探查来处理。

颈动脉内膜剥脱术术后的监测

再狭窄是一个已知存在于 CEA 后的情况,发生率可能在 12% ~36% 之间,但是再狭窄率根据使用的诊断方法和随访检查的频率而变化[41-52]。一些研究报道了术后颈动脉超声监测的价值,但是没有达成一致意见[41-51]。优点包括在神经功能事件发生前就可发现血管的狭窄,这帮助预防潜在的卒中,和对对侧颈动脉的随访来记录手术可纠正的狭窄的发展。反对术后常规颈动脉超声监测的人认为再狭窄的性质是良性的;所以,大多数卒中不可能通过监测来预防[44,45,47,48,51]。

虽然再狭窄率高,但是由再狭窄导致的症状少见;所以,一些机构建议 CEA 后对患者的常规监测是无效的[43,45,48]。

一些因素与再狭窄相关:持续抽烟、ICA 直径小、术中评估检出手术缺陷和 CEA 后颈动脉直接关闭。Moore 等[53]对行 CEA 的患者采用多普勒超声随访 5 年,前瞻性地研究再狭窄的发生率。所有时间间隔内颈动脉残留狭窄和再发狭窄的总发生率是 13%。这组患者早期再狭窄(<2 年)是 8%,晚期再

狭窄是 2%。136 个再狭窄患者中只有 8 个(5.9%)接受再次手术,其中只有一个是因为临床症状进行手术。晚发卒中和再发狭窄无相关性。同样,Cao 等[54]将 1353 个接受 CEA 的患者随机分为外翻技术(678 例)或标准 CEA(419 例 CEA 术后颈动脉直接关闭和 256 例 CEA 术后颈动脉补片关闭)。生命表估计 CEA 外翻组 4 年再狭窄累积风险是 4%,标准 CEA 组为 9%。几乎所有患者(98%)都是无症状的。

Mattos 等[45]描述了他们对术后颈动脉超声监测的经验,并发现有或无>50% 再狭窄的患者 5 年内无卒中存活率相当。此外,在他们的研究中 380 名患者中只有一人发生卒中,提示再发颈动脉狭窄临床上是良性的。Mackey 等认为临床严重再狭窄率低[44]。他们回顾 258 名患者(348 条动脉),晚发卒中发生率为 4%,但是这是包括所有症状性再狭窄而再次行 CEA 的患者。他们也表明大部分再狭窄(53%)仍然是无症状的且整个随访期间不会进展至闭塞。记录到的 10 个晚发闭塞患者中,8 个没有导致卒中。手术后再狭窄的 8 名患者出现 TIAs 并接受了再次手术。他们发现甚至是 75%~99% 再狭窄的患者大多仍是无症状的(37%)或有 TIAs(32%)。75%~99% 再狭窄的 19 名患者中只有 2 名(11%)发生无预兆的卒中。他们不认为术后颈动脉超声监测是有效的,因为症状性狭窄的发生率低。

虽然有了这些发现,但是研究者不建议放弃术后颈动脉超声监测,因为还没有正式研究它的成本效益关系。其他研究者报道无论是由 CEA 位点肌内膜增生还是对侧颈动脉进展性动脉粥样硬化引起的重度狭窄(>75%)和晚发卒中风险增加相关[31,51]。

Ouriel 等报道再狭窄大于 80% 的发生率是 11%。虽然症状性再狭窄的发生率低(12%),但是在闭塞时症状的发生是严重的[46]。42% 的患者闭塞时有症状,33% 的发生卒中。得出的结果是严重狭窄(即使是无症状的狭窄)是卒中的前兆,所以如果可以行手术干预,那么检出>80% 狭窄应该行卒中预防[46]。Mattos 等也描述了>80% 狭窄的结局。在他们研究小组中,>80% 狭窄的 3 例患者中有 1 例发生卒中,1 例发生 TIA,1 例仍然是无症状的。这提示一旦狭窄达到>80% 会有更严重的结果。

迄今为止,关于术后颈动脉超声监测的有效性、成本效益或间隔时间的文献还没有达成一致意见。

术后颈动脉超声监测的时间

一些作者推荐颈动脉系统手术后最初 6 月内[42,45-47,51]进行首次超声检查来检查手术过程残留狭窄或早期再狭窄[46]。例如,最近 Roth 等[51]推荐首次彩超来保证 CEA 技术上成功,只要再狭窄和对侧狭窄仍<50%,接下来 1~2 年行术后颈动脉超声监测。如果狭窄>50% 或开始出现症状,应保证更频繁的随访(每 6 个月)[51]。

一些研究报道大部分再狭窄在 CEA 后 1~2 年内发生。Mattos 等[42]报道 70% 的再狭窄在 CEA 后 1 年内检测到,96% 的在 15 个月内发生。Thomas 等[41]报道在他们的研究中 70% 的再狭窄在 CEA 后 1 年内发生。我们以前的研究也发现类似的结果[49]。

Ricco 等[55]报道人工修补和术中完成造影的患者 CEA 后 1 年需要行超声检查随访。对共 605 例术中人工修补和术中完成造影的 CEA 患者中的 540 名进行随访。所有患者在术后 4 天和术后每年进行彩超。术中完成动脉造影显示 114 例异常,包括 17 例 ICA 和 73 例颈外动脉。所有病例均进行修复并经再次动脉造影证实修复成功。术后 4 天双超声检查检出 3 例 ICA 异常(0.5%),包括无症状性闭塞 1 例和残余狭窄>50% 2 例。98% 的患者 1 年内无狭窄。3 年无急性卒中生存率 98.3%。起始干预时对侧颈动脉狭窄超过 50% 的患者中有 22.9% 的患者在 CEA 后 1 年内对侧颈动脉狭窄超过 70%。这项研究的结果显示 CEA 术中完成造影的患者不必要进行 1 年的超声检查随访,除非术后超声检查证实 ICA 有残余狭窄。但是,CEA 时发现对侧颈动脉直径减少>50% 的患者在术后 1 年进行超声检查是有益的。

Lovelace 等[56]进行了一项研究,探讨无症状 ICA 狭窄<60% 的患者优化超声随访模式。从 1995 年 1 月 1 日开始有任何指征的所有患者均行初始颈动脉彩超检查,满足至少一侧未闭、无症状性、以前未行手术的 ICA<60% 狭窄、6 个月或更长时间随访,且有 1 次或多次重复超声检查的患者纳入研究。根据初次超声检查,ICAs 分为两组:PSV<175cm/s 和 PSV≥175cm/s。不定时随访超声检查来检测狭窄从<60% 进展到 60%~99%。总共 407 名患者(640 根无症状 ICAs<60% 狭窄)连续超声检查(平均随访 22 个月)。3 根 ICAs(0.5%)成为症状性且

平均 21 个月进展至 60% ~99% ICA 狭窄,而在随访中其他 4 根 ICAs 发生无卒中性闭塞。检出 46 根 ICAs(7%)进展至 60% ~99% 狭窄而无症状(平均 18 个月)。633 根无症状性未闭动脉中,548 根 ICAs(87%)初始 PSVs<175cm/s,85 根 ICAs(13%)初始 PSVs≥175cm/s。初始 PSVs≥175cm/s 的 85 根 ICAs 中 22 根(26%)发生无症状性进展至 60% ~99% 狭窄,而初始 PSVs<175cm/s 548 条 ICAs 中 24 条(4%)发生进展(P<0.0001)。Kaplan-Meier 方法显示初始 PSVs≥175cm/s 的 ICAs 6 个月、12 个月和 24 个月的无进展率分别为 95%、83% 和 70%,初始 PSVs<175cm/s 的 ICAs 分别为 100%、99% 和 95% (P<0.0001)。

他们的结论是 ICA<60% 狭窄和初次超声检查 PSVs≥175cm/s 的患者很可能发生无症状性进展至 60% ~99% ICA 狭窄,并且进展是十分常见的,要保证在 6 个月内进行超声检查随访。ICA<60% 狭窄和初次超声检查 PSVs<175cm/s 的患者进行超声检查随访可以安全地延期至 2 年。

术后颈动脉超声监测的成本效益比

有报道术后颈动脉超声监测不是经济有效的,因为症状性狭窄的发生率低。Patel 等评价了术后颈动脉超声监测的成本效益比[50]。他们的结论是 CEA 术后颈动脉超声监测的成本效益比欠佳。在他们分析过程中发现一个亚组的患者术后颈动脉超声监测是经济有效的。包括>80% 狭窄进展率每年超过 6% 的患者。在分析中,他们认为某些组的患者可能在疾病进展率接近或超过一定水平时术后颈动脉超声监测才是经济有效的。这些患者包括多危险因素的,例如,抽烟、高血压、高脂血症、糖尿病、冠状动脉疾病、女性和青年患者。此外,他们认为使用术后颈动脉超声监测使颈动脉闭塞率每年能减少 5%。我们对术后颈动脉超声监测费用的评估赞同他们的结论。399 例 CEAs 随机分为 135 例颈动脉直接关闭,134 例 PTEE 补片修补关闭和 130 例静脉修补关闭,并随访平均 47 个月。术后颈动脉超声监测在术后 1、6 和 12 月进行及此后每年一次(平均 4 次研究/动脉)。使用 Kaplan-Meier 分析评估随时间推移再狭窄≥80% 的比例和狭窄从<50% 进展至 50% ~79% 以及≥80% 狭窄的时间框架。

24 例(21%)颈动脉直接关闭和 9 例(4%)补片修补关闭发生≥80% 再狭窄。Kaplan-Meier 估计颈动脉直接关闭未发生 50% ~79% 再狭窄的比例在 1,2,3,4 和 5 年分别为 92%,83%,72%,72% 和 63%,补片修补关闭未发生 50% ~79% 再狭窄的比例分别为 100%,99%,98%,98% 和 91%(P<0.01)。

56 根 20% ~50% 再狭窄的动脉中,2/28 的补片关闭和 10/28 的颈动脉直接关闭进展至 50% ~80% 再狭窄(P=0.02),0/28 补片关闭和 6/28 的颈动脉直接关闭进展至≥80% 再狭窄(P=0.03)。在颈动脉直接关闭患者中,狭窄从<50% 进展至 50% ~79%、<50% 进展至≥80% 和 50% ~79% 进展至≥80% 的中位时间分别是 42、46 和 7 个月。在颈动脉直接关闭≥80% 再狭窄的 24 根动脉中 10 根是症状性的。因此,假定症状性再狭窄都会进行超声检查,而 14 根无症状的动脉(12%)可能只有在术后颈动脉超声监测中检测出来(估计费用 $139,200)并被考虑再次行 CEA。再狭窄≥80% 的修补关闭的 9 根动脉(3 个 PTFE 补片修补和 6 个静脉修补)中,6 个无症状的动脉(4 个静脉修补和 2 个 PTFE 补片修补,3%)由术后颈动脉超声监测检测出来。在前 6 个月超声检查正常的患者,只有 4/222(2%)修补动脉发展成≥80% 再狭窄,而超声检查异常的患者 5/13(38%)发展成≥80% 再狭窄(P<0.001)。

假设在我们研究中,颈动脉直接关闭组无症状性再狭窄≥80% 的 14 例重复 CEAs 患者的卒中率为 5%[57],14 例重复 CEAs 可能发生 0.7 次卒中,闭塞之前的手术干预可以预防大约 4.7 次卒中(假设如 Mattos 等[45]描述的≥80% 再狭窄的结果类似)。颈动脉直接关闭的患者净减少 4 次卒中,大概预防一个卒中需要花费 $56 150。

假设如 Ouriel 等[46]描述的>80% 再狭窄的结果类似,如果>80% 再狭窄中一半的进展为完全闭塞(7 名患者),假设完全闭塞的患者三分之一的发生卒中,那么 14 例再次行 CEAs 可以预防大约 2.3 次卒中。因为 14 例重复 CEAs 发生 0.7 次卒中[57],预防 1.6 次卒中净花费为 $224 600,即预防每次卒中花费 $140 250。这个分析没有考虑对侧非手术血管的超声检查价值。

这笔费用的理由是不清楚的,因为对照顾这些卒中患者产生的经济负担没有一个明确的估计。考虑到修补关闭的患者再狭窄>80% 的发生率低,术后颈动脉超声监测的成本效益显得不合算,因此,应该选择单次彩超来检测残余狭窄。接下来的随访应该根据初次扫描的结果和神经功能症状的发生来决定。

我们的随机前瞻性研究证实颈动脉手术患者中会有一定比例的患者发生颈动脉再狭窄。过去，颈动脉再狭窄的临床意义使一些研究者提出术后颈动脉超声监测是不值得的。我们发现根据>80%再狭窄的发生率，术后颈动脉超声监测对颈动脉直接关闭者间隔6个月或间隔1~2年检查一次，并持续数年，患者可能是获益的。对于修补关闭的患者，如果结果正常，术后6个月进行一次超声检查就足够了。

颈动脉支架的彩超监测

Kupinski 等[58]指导一项研究来评估颈动脉支架的彩超特点，包括比较37名患者颈总动脉或ICA置入40个颈动脉支架的B模血流动力学和彩色血流成像数据。彩超检查包括支架之前，支架的近段、中段和远段，和支架之后的PSV和舒张期流速（EDV）。术后1天，3、6、12个月及此后每年对支架进行评估。平均随访间隔6±1月。在31例ICA支架中，支架近段PSV大约在92±6cm/s，EDV在24±2cm/s。支架中段PSV是86±5cm/s，EDV是24±2cm/s。支架远段PSV是90±4cm/s，EDV是26±2cm/s。支架之前的PSV是70±3cm/s，EDV是17±1cm/s。支架之后的PSV是77±4cm/s，EDV是25±2cm/s。在B模成像上没有观察到缺损，没有彩色血流紊乱。3例支架出现狭窄的PSVs分别为251、383和512cm/s。EDV分别为50、131和365cm/s。这些支架都出现狭窄后血流紊乱。32%的支架（9/28）检测到增高的PSV>125cm/s，但是在B模成像上没有发现狭窄后血流紊乱的证据。这些数据证明颈动脉支架内流速能增快高于已制定的正常范围。他们的结论是应用到颈动脉支架的流速标准可能需要调整。得到的提示是在最大狭窄点流速增快>150cm/s和狭窄之前（支架之前）与狭窄段PSV比值≥1:2提示明显的支架内再狭窄[59]。

颈动脉狭窄进展的判定

现在已经很清楚，超声检查可以测定血管狭窄的主要进展。狭窄从轻度（直径减少20%~50%）进展至较重程度（直径减少50%~99%）是能根据峰值流速的显著改变来准确测量的[60]。此外，在严重狭窄中可能通过收缩期峰值和舒张末期流速比值

的改变来证实狭窄（直径减少>80%）严重程度的进展。不用有创的动脉造影研究来识别疾病进展的能力将有助于我们了解疾病进展的自然规律。

为了检测对侧疾病进展，CEA后颈动脉扫描很有价值。一些研究报道了CEA后对侧颈动脉狭窄的进展[61-65]。在对这些研究的长期随访中发现，对侧颈动脉狭窄进展比同侧再发狭窄更常见。几个研究也证实了对侧颈动脉狭窄进展的风险依赖于初次CEA时就存在的疾病[63-65]。在初次检测时发现的中度狭窄进展到重度狭窄的风险高达5倍[64]。

颈动脉内膜剥脱术对侧颈动脉狭窄的自然规律

一些非随机研究报道了CEA对侧颈动脉狭窄的自然规律。我们从两项随机前瞻性试验中分析了CEA对侧颈动脉狭窄的自然规律[49,66]。

534名患者参与两项比较颈动脉直接关闭与修补关闭CEA的随机试验，他们的对侧颈动脉接受术后1月及每6个月一次的临床检查和彩超检查。颈动脉狭窄被分为<50%，≥50~<80%，≥80%~99%和闭塞。对于严重颈动脉狭窄的做对侧CEAs。颈动脉狭窄进展的定义为进展到更高程度的狭窄。

534名患者中，除外同侧CEA后30天内行对侧首次CEAs的患者61例，并除外对侧闭塞的患者53例。总计，109/420（26%）在平均随访41个月（范围：1~116个月）中进展。记录到5/162（3%）颈动脉基础水平正常的患者出现对侧颈动脉狭窄；56/157（36%）颈动脉狭窄<50%的患者与45/95（47%）颈动脉狭窄50~<80%的患者比较，对侧颈动脉狭窄发生进展（$P=0.003$）。颈动脉狭窄<50%进展的中位时间是24个月，颈动脉狭窄≥50~<80%进展的中位时间是12个月（$P=0.035$）。颈动脉狭窄<50%和≥50~<80%的患者1，2，3，4和5年未进展的比例分别为95%，78%，69%，61%和48%以及75%，61%，51%，43%和33%（$P=0.003$）。颈动脉基础水平正常的患者1，2，3，4和5年未进展的比例分别为99%，98%，96%，96%和94%。晚期与对侧颈动脉相关的神经功能事件在整个研究中不常见（28/420，6.7%），包括10例卒中（2.4%）和18例TIAs（4.3%）（28/258，占对侧颈动脉狭窄患者的10.9%）；但是，62人行后期对侧CEAs（62/420，占整个研究中15%，62/258，占对侧颈动脉狭窄患者的

24%)。1,2,3,4 和 5 年存活率分别为 96%,92%,90%,87% 和 82%。

我们的结论是应该注意大量对侧颈动脉狭窄的患者发生狭窄进展。颈动脉狭窄≥50% ~<80% 的患者适宜每 6 ~ 12 个月行颈动脉彩超检查、颈动脉狭窄≤50% 的患者适宜每 12 ~ 24 个月行颈动脉彩超检查。

根据颈动脉彩超检查而不是血管造影的颈动脉内膜剥脱术

为了减少在血管造影中发生神经功能事件的风险,许多中心即使是计划进行手术也不再常规做血管造影来评价颈动脉。血管造影导致的卒中风险在 1% 左右[6]。

尽管普遍认为标准常规血管造影是颈动脉狭窄的最终诊断方法,但是研究者对仅根据临床评估和超声检查来进行 CEA 的兴趣在增加[22,67-75]。据估计当前仅根据颈动脉彩超检查进行 CEA 的患者高达 95%[76],没有证据证明依靠这个策略会牺牲患者安全性并提高手术率。普遍这么做是使这些患者的花费最少,手术加快,因此优化了 CEA 带来的长远利益。但是,对于提倡或执行这项策略的临床医生,必须记住以下方面:必须在一个质量合格的血管检查中心行颈动脉超声检查,并且由此领域高资历的医师发报告;必须用已经确定的方法来评估颈动脉狭窄,例如,NASCET 的方法,且临床医生必须意识到彩超结果可能提示一种流入或流出的疾病,如果出现,必须在干预前补充其他影像。为了降低颈动脉血管造影的风险和使医疗保健的费用最小化,通过提高彩色颈动脉超声检查的准确性和可靠性,使这个临床评估结合超声检查的策略越来越多地被采用。CEAs 通常的适应证是存在严重狭窄的无症状患者和有半球神经功能事件的存在的中-重度狭窄的患者。通常超声检查可以准确地检测出这些狭窄。

Dawson 等[72]回顾了 83 例患者动脉造影片和超声检查图,并发现 87% 的患者根据临床表现和超声结果进行临床处理就足够了。他们的结论是动脉造影对 13% 的患者是必要的:(1)不常见或非典型图像的疾病;(2)超声检查在技术上不能胜任的;或(3)ICA 狭窄<50% 的。这个研究小组完成了接下来一项 94 例的前瞻性评估,显示只有一个病例

(1%)的动脉造影结果影响了临床处理[67]。Dawson 等[67]指出当有特殊指征而没有动脉造影时,行 CEA 仍然是有争议的,当超声检查显示无症状患者有 80% ~99% 狭窄或者有半球神经功能症状的患者同侧 50% ~99% 狭窄,动脉造影的结果很少改变临床处理计划[67]。

Moore 等和神经病学家、神经外科医师及血管外科医师组成的专门小组前瞻性地评估了 85 例患者超声检查和血管造影结果[3]。超声检查结果与动脉造影进行了前瞻性对比研究。170 根颈动脉中 159 根的特征被正确的检出(94%);血流动力学显著狭窄的特征 100% 被正确的检出。这些研究者对 29 个没有动脉造影的患者中的三分之二的人进行了 CEAs。所有超声检查诊断的病变都在手术中证实,并且没有发生手术期卒中。

如果没进行动脉造影,可能对作为 TIAs 病因的颈动脉虹吸段的严重狭窄或颅内动脉瘤或肿瘤漏诊。但是,颈动脉虹吸段狭窄通常不会产生严重症状[77,78],因此,不会影响行 CEA 的决定。颅内动脉瘤在动脉造影患者中的发生率大约是 1% ~2%[79],但是大多数动脉瘤小且不会被 CEA 影响[79]。由于成像技术的进步,对隐蔽的脑肿瘤的关注已经变得不那么重要。这些局限性可以通过行颈动脉 MRA/CTA 来克服。

此外,相关费用大,有些机构报道脑血管造影支付费用高达 $5000 ~ $6000。Strandness[80]建议广泛使用超声检查作为唯一的术前检查会大量节省费用。例如,如果每年行 150 000 例 CEAs,动脉造影平均费用 $3000,那么单独动脉造影的总费用就是 7.5 亿美元(不计算估计 7500 例 TIAs,1500 例卒中和 100 例死亡的费用)。如果同样这些患者只行超声检查,总费用大概是 3700 万美元;这代表仅在美国每年可节省 7 亿 1 千 2 百万美元[80]。我们已经开始看到术前诊断检测方法的转变。佛蒙特大学的一项报道说明他们最近的 130 例 CEAs 中 87% 的没有进行动脉造影,卒中和死亡率都是可以接受的[81]。

如果无法达到以下标准,CEA 术前应行 MRA/CTA,包括:[67]

- ICA 远端没有严重疾病(疾病局限在颈动脉分叉处)。
- CCA 没有严重疾病。
- 没有出现血管异常、弯折或环状。
- 超声技术准确。
- 了解合作的血管检查中心超声检查的准确度。

某些潜在的隐患包括非半球症状的患者,再发狭窄或 ICA 狭窄<50% 的患者[67,72,81]。

但是,随着经验的增长,指征可能放宽。

所以,对超过颈动脉分叉范围的非典型狭窄的患者和有典型的半球神经功能症状且狭窄<50% 的患者,当超声检查不能诊断时,MRA/CTA/常规动脉造影很可能有用。

超声颈动脉斑块形态学和颈动脉斑块出血:临床意义

许多严重颈动脉狭窄患者缺少临床症状使科学家们感到困惑。他们提出斑块的特征可能和产生神经功能事件的严重狭窄一样重要或更重要。

我们[82]检查了超声斑块形态的重要性及其与出现斑块内出血的关系以及它的临床意义。我们研究了 135 例行 CEAs 患者的 152 个与 ICA≥50% 狭窄有关的颈动脉斑块,以他们超声检查上的特点分为不规则/溃疡、平滑、不均质、均质、或不确定的。不均质斑块定义为高回声、等回声和低回声的混合斑块。相反,均质斑块定义为只由三种类型回声中的一种组成的斑块。等回声斑块定义为具有正常内中膜复合体回声性质的斑块。高回声斑块比等回声斑块更亮,低回声斑块不如等回声斑块亮。不规则斑块定义为表面不光滑的斑块伴有或不伴有内膜层。所有出现斑块内出血的斑块进行病理学检查。斑块超声形态包括 63 个表面不规则的(41%),48 个光滑的(32%),59 个不均质的(39%),52 个均质的(34%)和 41 个(27%)不明确的。63 个不规则斑块中 57 个(90%)、59 个不均质斑块中 53 个(90%)出现斑块内出血,而 48 个平滑斑块中 13 个(27%)、52 个均质斑块中 17 个(33%)出现斑块内出血($P<0.001$)。63 个不规则斑块中 53 个(84%)、59 个不均质斑块中 47 个(80%)发生 TIAs/卒中症状,而 48 个平滑斑块中 9 个(19%)、52 个均质斑块中 15 个(29%)发生 TIAs/卒中症状($P<0.001$)。54% 不规则斑块和 57% 不均质斑块有同侧脑梗死,而只有 12% 的光滑斑块($P<0.001$)和 14% 的均质斑块有同侧脑梗死($P<0.001$)。我们的结论是不规则和/或不均质颈动脉斑块与斑块内出血、神经功能事件和脑梗死更相关。所以,超声斑块形态学可能帮助选择患者行 CEA。

在另一项研究中,我们[83]根据超声斑块形态分析了 60%~<70% 无症状颈动脉狭窄的自然规律和它们对治疗的意义。

60%~<70% 无症状颈动脉狭窄的患者在 2 年内每 6 个月进行一次颈动脉超声检查/临床检查。他们的超声斑块形态分为不均质斑块(A 组,162)或均质斑块(B 组,229)。如果进展至≥70% 狭窄或出现症状则行 CEA。

382 例患者(391 根动脉)进行了平均 37 个月的随访。2 个组的临床/人口统计学特征相似。A 组未来同侧卒中率显著高于 B 组:13.6% 比 3.1%($P=0.0001$,比值比 5)。同样,A 组所有神经功能事件(卒中/TIAs)高于 B 组:27.8% 比 6.6%($P=0.0001$,比值比 5.5)。A 组进展至≥70% 狭窄也高于 B 组:25.3% 比 6.1%($P=0.0001$,比值比 5.2)。A 组 44 例(27.2%)行后期 CEAs(16 例卒中,21 例 TIAs,7 例≥70% 无症状颈动脉狭窄),B 组 13 例(5.7%)行后期 CEAs(5 例卒中,7 例 TIAs,1 例≥70% 无症状颈动脉狭窄,$P=0.0001$,比值比 6.2)。

我们的结论是 60%~<70% 无症状颈动脉狭窄伴不均质斑块的患者比均质斑块患者发生晚发卒中、TIAs 和进展到≥70% 狭窄的发生率更高。对于 60%~<70% 无症状颈动脉狭窄伴有不均质斑块的患者行预防性 CEA 可能是合理的。

在另一项超声颈动脉斑块形态和颈动脉狭窄程度相关性的研究中[84],1 年内 2460 根颈动脉接受彩超检查。颈动脉狭窄被分为<50%,50%~<60%,60%~<70% 和>70%~99%。

在 794 根<50% 狭窄动脉中检查出 138 个不均质斑块,564 根 50%~<60% 狭窄动脉中有 191 个不均质斑块,487 根 60%~<70% 狭窄动脉中有 301 个不均质斑块,615 根 70%~99% 狭窄动脉中有 496 个不均质斑块。狭窄程度越高与不均质斑块的关联越大。不均质斑块出现在 59% 的≥50% 狭窄中,17% 的<50% 狭窄中,72% 的≥60% 狭窄中和 24% 的<60% 狭窄中,80% 的≥70% 狭窄中和 34% <70% 狭窄中($P<0.0001$ 且 odds ratios 分别为 6.9,8.1 和 8.0)。在所有程度狭窄中,不均质斑块比均质斑块的症状发生率更高:<50% 狭窄为 68% 和 16%,50%~<60% 狭窄为 76% 和 21%,60%~<70% 狭窄为 79% 和 23%,≥70%~99% 狭窄为 86% 和 31%($P<0.0001$ 且 odds ratios 分别为 8.9,11.9,12.6 和 13.7)。不均质斑块比任何程度狭窄的症状相关性都高(不考虑斑块结构)。所有不均质斑块中的 80% 是症状性的,≥50% 狭窄的症状出现率 58%,≥60% 狭窄的是 68%,≥70% 狭窄的是 75%(分别是 $P<0.0001$,$P<0.0001$ 和 $P=0.02$)。

我们的结论是颈动脉狭窄程度越高,与超声显示不均质斑块相关性越高,与脑血管症状的相关性越高。斑块的不均质比任何程度的狭窄与症状的正相关更大。这些结果提示斑块的不均质性应该被考虑作为挑选患者行 CEA 的指征[84]。

这些成像结果的主观性解释阻碍了超声从稳定斑块中区分出不稳定斑块[85-88]。

Biasi 等[87]进行了一项研究来证实计算机分析评估的斑块回声能识别卒中发病率高的斑块,初步研究结果提示,计算机分析的斑块回声能够识别卒中发生率高的斑块。对颈动脉 50% ~99% 狭窄的一组 96 例患者进行回顾性研究(41 例 TIAs 和 55 例无症状的)。用计算机测量中位灰度值(GSM)来评估颈动脉斑块回声。所有的患者行 CT 脑扫描来确定颈动脉分布区梗死灶的出现。

对于症状性斑块,CT 扫描同侧脑梗死出现率是 32% ,无症状性斑块的脑梗死出现率是 16% (P = 0.076)。>70% 狭窄的同侧脑梗死出现率是 25% ,<70% 狭窄的同侧脑梗死出现率是 20% (P = 0.52)。对 GSM<50 的斑块同侧脑梗死出现率是 40% ,GSM >50 的斑块是 9% (P<0.001)且相对风险是 4.6 (95% CI,1.8 ~11.6)。

结论是在识别可导致 CT 上梗死发生率增加的斑块方面,斑块回声的计算机分析比狭窄分级更好,可用于评估个体是否为高卒中风险者。

Kern 等[86]观察了 ICA 动脉粥样硬化特征的实时复合超声成像值。对经高分辨率 B 模扫描证实的 ICA 斑块的 32 名患者(男性 22 例,女性 10 例;平均年龄 75 岁),应用超声设备上的 5 ~12MHz 动态线阵探头进行实时复合超声成像观察。2 名独立的观察者根据标准的方法对斑块形态分级。大部分斑块根据主要回声和斑块不规则表面来分类,而溃疡斑块很少见。观察者之间对斑块表面特征的一致性依赖于复合超声(kappa = 0.72)和传统 B 模超声(kappa = 0.65)。对于确定的斑块回声,复合超声的重复性[kappa(w) = 0.83]高于传统 B 模超声[kappa(w) = 0.74]。根据半定量分析,实时复合超声在斑块质地分辨率、斑块表面界定和血管壁显示方面更好。此外,它的声影和反射明显减少。

他们的结论是实时复合超声是适合描述粥样硬化斑块特征的一项技术,它与高分辨率 B 模成像的总体一致性好。这项先进的技术减少超声伪像,并能更好地进行超声质地和表面特征的评估,从而增加了颈动脉斑块形态评估的准确性。本卷中的其他地方(第 11 章),就此问题进行了深入的探讨。

颈动脉彩超对内-中膜厚度的评价

Pali 等[88]在超声测量高胆固醇血症患者的 CCA 管壁厚度的研究中发现,颈动脉厚度与心血管危险因素的出现是相关联的。测量包括动脉管腔壁内膜的管腔缘到动脉壁中膜的外膜缘的距离。这个区域的宽度定义为内中膜厚度(IMT)。他们发现患者 IMTs 大比 IMTs 小的患者存在更多的心血管危险因素。O'Leary 等[89]在心血管健康研究合作研究组上报道,颈动脉壁增厚是老年人动脉粥样硬化的一个标志。这个研究清楚地显示 ICA 和 CCA 管壁厚度同心血管危险因素之间有着极强的相关性。CCA 管壁增厚呈弥漫性,而超声显示 ICA 管壁增厚主要是斑块增厚和胆固醇沉积。因此,ICAIMT 的增加对应了颈动脉狭窄程度的增加,ICA 管壁厚度的测量与狭窄比例分级程度有关[90]。

O'Leary 等[91]研究表明 ICA 和 CCA 增厚则心脑血管患病风险增高。IMT 是预估未来发生心肌梗死和卒中的一个指标。对这一主题的更多细节和进展在第 17 章中讨论。

颈部创伤后的颈动脉彩超

彩超可用于颈部血管损伤情况的评估。尽管颈动脉创伤严格意义上来说不是一个颈动脉分叉处疾病,但该区域发生的创伤在外科上来看和动脉粥样硬化疾病一样。Fry 等[92]对颈部创伤患者行颈动脉彩超检查进行了一个前瞻性的评价研究。15 例患者均行颈动脉彩超和血管造影,其中 11 例损伤在颈 Ⅱ 区,4 例在颈 Ⅲ 区。该组中 1 例被颈动脉彩超诊断出,后经血管造影证实,余下的 14 例两种检查均显示正常。接着 Fry 等对另外 85 例患者仅行颈动脉彩超检查,如果发现结果异常再行血管造影。在这组中 62 例患者颈 Ⅱ 区可能存在损伤,余下的在颈 Ⅲ 区。颈动脉彩超诊断出 7 例颈动脉损伤,后经血管造影证实。余下的 76 例颈动脉彩超正常,出院后 3 周没有发现后遗症。可以看出颈动脉彩超在评估颈动脉损伤方面是一个很有价值的方法。

ICA 夹层的颈动脉彩超

相比较以前的可疑病例来说,ICA 夹层最近常有报道。这种疾病能自发出现或者继发于创伤,创伤伴有完全进展的局灶性缺血，颈、面部的疼痛和霍纳氏综合征(上睑下垂、瞳孔缩小和无汗)。它也可以出现极少的症状甚至完全没有症状。应用彩超对整个颈部仔细彻底地进行血流信号检测后可以做出一个诊断。在纵切面上，通常在紧挨着 ICA 近端可以看到以蓝/红色显示的朝向探头和背离探头的血流信号。一个位置血流信号的消失意味着夹层位于这处位置的近心端。相应的多普勒信号表现为收缩期血流既有朝向探头又有背离探头的血流，而舒张期前向血流保留[93-95]。在血管造影上，ICA 近心端有一个线样的闭塞或次全闭塞(图 19.7)。由于大部分病例可以自发再通，所以每月一次的随访评估极为重要。

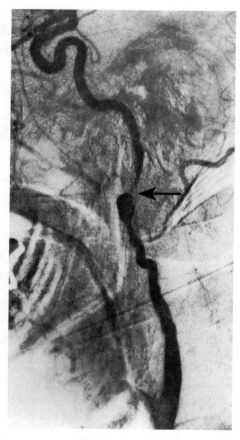

图 19.7 颈动脉造影显示颈部较高位置的 ICA 夹层，箭头所指处(黑色箭头)

彩超在椎基底动脉供血不足中的作用

在 20 世纪七八十年代，对于椎(VA)基底(BA)动脉供血不足的临床经验有限，这主要是由于在椎基底动脉上开展无创研究很困难。此外，VA 血流记录的变化基本不会影响临床定位。Keller 等用定向

多普勒超声对 90 例患者进行 VA 血流的研究，其中 40 例后续做了血管造影[96]。在适当地局部麻醉后，探头被置于背侧口咽，接下来检测 4 个方面：(1)每根 VA 血流的方向；(2)两个信号的相关振幅；(3)心动周期内任一 VA 出现的血流中断；(4)压迫同侧 CCA 时 VA 血流的反应。在正常情形下，VA 血流一直朝向头部，振幅相同，即使在舒张期也不会停止，压迫 CCA 没有反应。这些正常参数出现任何变化都可以被诊断为 VA 闭塞性疾病，其特异性达到 82%。Kaneda 等[97]简化了这项技术：将探头置于乳突下，指向对侧眼睛。他报道诊断准确率达到 92%。但另一些人发现乳突径路不可靠，认为探头和血管轴的空间关系很难定义，周围存在很多干扰的结构组织。

近期的研究显示，如果操作者有熟练的技术和足够的耐心，VA 的无名段、锁骨下段、颈段和 VA 前段能通过实时彩超来探测。彩超检查对于诊断颈部区域的 VA 粥样硬化病变是最成功和准确的技术。使用这项技术，VA 颈段无论血流是正向还是反向都能检测到，这对于锁骨下盗血的诊断也有帮助。据报告超过 80% 的病例可清晰显示 VA 前段和 VA 椎间隙段。一些研究[97-99]认为如果使用彩色血流图像，将更快识别且诊断成功率更高。对于检测主动脉弓上分支 ≥50% 的狭窄和位于 VA 起始处的狭窄，彩超检查有较高的敏感性、特异性和准确度。然而，这项技术仍旧有几个不足之处，包括不是所有的患者都能得到一个满意的 VA 起始处图像。此外，很明显，在那些成功完成检测的动脉上，只能识别与疾病有关的有限频谱。同时使用 B 模成像和彩色血流图像可以提高 VA 硬膜内段超声检查的准确性。这个主题的更多细节涵盖在第 9 章中。

彩超在颞动脉炎诊断中的意义

颞动脉炎有时可被临床诊断，但是通常需要做颞动脉穿刺活检来确诊[100]。美国风湿病学会制定的诊断标准需要在下面五个中至少满足三个：年龄 ≥50 岁，新发的局部头痛、颞动脉压痛或搏动减少，红细胞沉降率 ≥50mm/h 和组织学表现。Schmidt 等发现彩超检查可以帮助诊断可疑颞动脉炎的病例[100]。在这个前瞻性研究中，对所有在 1994 年 1 月到 1996 年 10 月期间就诊于风湿病科和眼科临床上怀疑患有活动性颞动脉炎或风湿性多肌痛的患者进行彩超检查。他们检查了两个常见的颞浅动脉和

额叶、顶叶支,以便尽可能全地在纵断面和横断面观察是否存在灌注,是否有光晕环绕管腔,再结合同步脉冲波多普勒超声观察是否存在狭窄。如果某段血管血流速度超过前一段血管的两倍,或者在通过该段血管后波形出现湍流而且速度减低,就可以考虑为狭窄。超声研究在活检之前进行。在基于前述的标准最后诊断为颞动脉炎的 30 例病例中,活检证实的有 21 例,风湿性多肌痛 37 例,阴性组织学结果和诊断为颞动脉炎和风湿性多肌痛以外疾病的 15 例。他们还对与这些颞动脉炎患者年龄和性别相匹配的 30 例对照患者进行了研究。

Schmidt 等[100]发现,在这 30 例颞动脉炎患者中有 22 例(73%)超声显示有一个暗晕围绕着颞动脉管腔。这个暗晕在糖皮质激素治疗平均 16 天(范围:7~56 天)后消失。24 例患者(80%)在颞动脉段出现狭窄或闭塞,28 例(93%)有狭窄、闭塞或光晕。82 例被确诊没有颞动脉炎的患者均没有出现光晕;其中 6 例(7%)观察到狭窄或闭塞。这三种异常中的每一种都被超声检查所证实,评估者之间的一致性≥95%。

他们的结论是,彩超可以观察颞动脉炎的特征标志。最特异的标志就是暗晕,这可能是因为动脉壁的水肿造成的。当患者具有典型的临床症状并且超声检查有光晕,这很可能使我们做出颞动脉炎的诊断,在没有进行颞动脉穿刺活检之前就开始治疗。这个主题将被更深入地涵盖在此卷的另一章节中。

无创性血管检查的总准确度

如上所述,各种无创性血管检查用于诊断颅外颈动脉疾病,但其总准确度却不尽相同。回顾这些有争议的结果发现了在研究设计和分析中存在的问题:例如,缺少前瞻性盲法,颈动脉狭窄诊断标准上的差异,颈动脉无创性检测和诊断标准之间无法进行比较,对颈动脉狭窄在血管造影上的比例的假设与病变引起的血流动力学变化相关联,被检查的特定人群中颈动脉狭窄发病率的差异,不完整的血管造影,以及缺乏异常检查结果的界定标准、技术人员的技能规范和检查的固有准确性。尽管血管造影被认为是评价大多数无创性血管检查结果的对照标准,但是对血流动力学的生理检查是不理想的。此外,颈动脉从主动脉的起始处到包括眼动脉在内的任何严重狭窄都可能因为间接的检测方法而导致异常的检查结果。另外,由于长期的侧支循环能有效代偿狭窄病变所导致血流动力学影响,因此它可能

让我们在间接颈动脉检测中得出一个正常结果。直接的方法不能检测到 ICA 以上分支发生的病变,间接检查这些地方的病变也可能产生一个异常的结果。在一个无分支动脉,血液流速取决于它通过区域的最小横截面积和压力梯度。因此,颈动脉分叉斑块所致的狭窄程度应该通过比较其病变处最窄的内腔直径与正常远端 ICA 直径来计算得出。虽然术语"严重狭窄"通常被用来比较无创检查的结果,它必定引起测量压力的下降或者动脉血流的变化,但其准确的价值仍存在争议。DeWeese 等[101]报道,管腔狭窄小于 47% 和残余管腔直径超过 3mm 的病变不会引起测量压力的下降,然而狭窄超过 63% 同时残腔直径小于 1mm 的病变却总会引起测量压力的下降。因此,如果检测动脉狭窄远端的收缩压,通常可以发现直径减少 50% 以上(从而减少横截面积 75% 以上)的病变。然而,如果测量血流的变化,直径减少超过 67%(超过横截面积的 90%)的病变必定出现异常的检查结果[102]。临床上,直径超过 75% 或横截面积超过 94% 的狭窄必然会引起症状性的脑血流减少[103]。由于各种报告使用直径减少从 40% 到 75% 作为他们对比的标准,所以报告结果的一些差异也可以基于此来解释。

除了在研究设计上的问题外,很多颈动脉无创性研究通过诊断准确度来报告他们的结果。由于诊断准确度可能随着人群发病率而变化,于是它不可能用于不同系列研究之间的比较。相反地,如果颈动脉无创性研究结果以敏感性(检查疾病存在的能力,真阳性率)和特异性(排除疾病的能力,真阴性率)来体现,这些应该与发病率无关,可以允许进行不同系列研究之间的比较。下面的术语通常用来比较不同无创性血管检查的准确度。(1)敏感性:无创性血管检查真阳性的人数除以血管造影真阳性的总人数。(2)特异性:无创性血管检查真阴性的人数除以血管造影真阴性的总人数。(3)假阳性率:无创性血管检查假阳性的人数除以无创性血管检查阳性的总人数。(4)假阴性率:无创性血管检查假阴性的人数除以无创性血管检查阴性的总人数。(5)阳性预测值:无创性血管检查结果准确预测异常的百分率,换句话说,就是无创性血管检查正确预测疾病的阳性病例通过"金标准"的血管造影所证实的百分率。用无创性血管检查真阳性的人数除以无创性血管研究所有阳性的人数(即真阳性加假阳性)。(6)阴性预测值:无创性血管检查准确预测正常的百分率,换句话说,就是无创性血管检查阴性正确排除疾病通过"金标准"血管造影所证实的百分率。用无创性血管检查真阴性的人数除以无创性

血管研究所有阴性的人数（即真阴性加假阴性）。(7)总准确度：真阳性和真阴性之和除以总的参检人数。图19.8，图19.9和图19.10是计算敏感性、特异性、假阳性率、假阴性率、阳性预测值、阴性预测值和总准确度的简化方法。尽管特异性和敏感性具有一定的优势，固定的阈值作为无创性颈动脉

筛查阳性的标准，但同时他们也受限于此。筛查的结果以受试者工作特征曲线的方式表达可以避免这种固定阈值标准的限制[103]。这种曲线体现了特异性和敏感性之间的动态关系，并允许检查者通过变换阈值标准来增减测试的敏感性，以得到某个特殊检查的阳性结果。

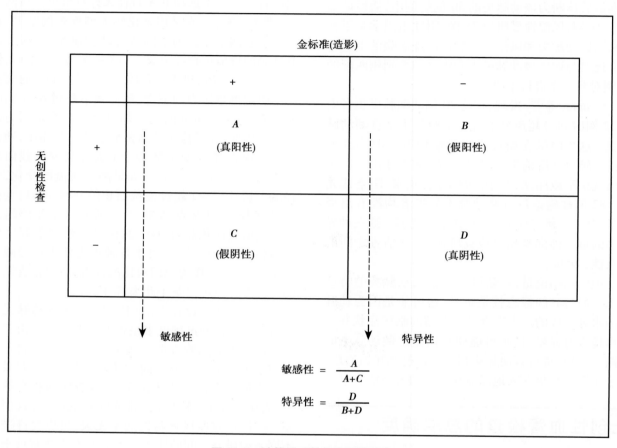

图 19.8　计算敏感性和特异性的方法

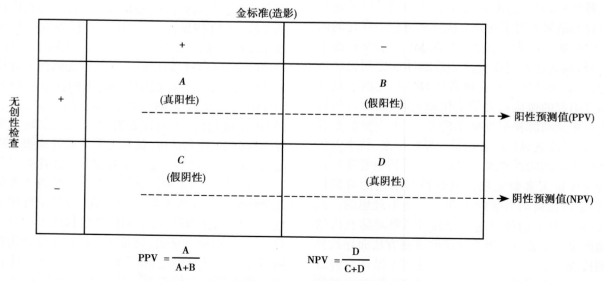

图 19.9　计算阳性预测值和阴性预测值的方法

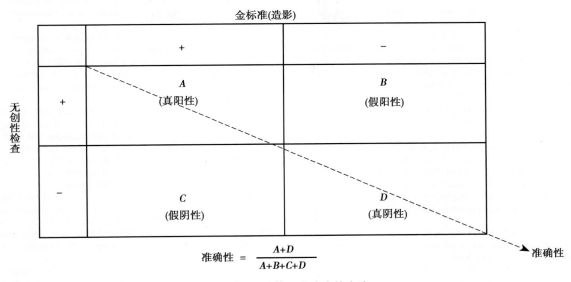

图 19.10　计算总准确度的方法

参考文献

1. Cartier R, Cartier P, Fontaine A. Carotid endarterectomy without angiography: the reliability of Doppler ultrasonography and duplex scanning in preoperative assessment. Can J Surg. 1993;36:411–21.
2. Polak JF. Noninvasive carotid evaluation: carpe diem. Radiology. 1993;186:329–31.
3. Moore WS, Ziomek S, Quinones-Baldrich WJ, et al. Can clinical evaluation and noninvasive testing substitute for arteriography in the evaluation of carotid artery disease? Ann Surg. 1988;208:91–4.
4. Norris JW, Halliday A. Is ultrasound sufficient for vascular imaging prior to carotid endarterectomy? Stroke. 2004;35:370–1.
5. Moore WS. For severe carotid stenosis found on ultrasound, further arterial evaluation is unnecessary. Stroke. 2003;34:1816–7.
6. Executive Committee for the Asymptomatic Carotid Atherosclerosis Study. Endarterectomy for asymptomatic carotid artery stenosis. JAMA. 1995;273:1421–8.
7. Jones FL. Frequency, characteristics and importance of the cervical venous hum in adults. N Engl J Med. 1962;267:658.
8. Sauve JS, Laupacis A, Ostbye T, et al. Does this patient have a clinically important carotid bruit? JAMA. 1993;270:2843.
9. Caplan LR. Carotid artery disease. N Engl J Med. 1986;315:886.
10. Messert B, Marra TR, Zerofsky RA. Supraclavicular and carotid bruits in hemodialysis patients. Ann Neurol. 1977;2:535.
11. Fell G, Breslau P, Know RA, et al. Importance of noninvasive ultrasonic Doppler testing in the evaluation of patients with asymptomatic carotid bruits. Am Heart J. 1981;102:221–6.
12. Davies KN, Humphrey PRD. Do carotid bruits predict disease of the internal carotid arteries? Postgrad Med J. 1994;70:433.
13. Sauve JS, Thorpe KE, Sackett DL, et al. Can bruits distinguish high-grade from moderate symptomatic carotid stenosis? The North American symptomatic carotid endarterectomy trial. Ann Intern Med. 1994;120:633.
14. Ratchford EV, Zhezhen J, Di Tullio MR, Salameh MJ, Homma S, Gan R, Boden-Albala B, Sacco RL, Rundek T. Carotid bruit for the detection of hemodynamically significant carotid stenosis: the Northern Manhattan study. Neurol Res. 2009;31:748–52.
15. Heyman A, Wilkinson WE, Heyden S, et al. Risk of stroke in asymptomatic person with cervical arterial bruits: a population study in Evans County, Georgia. N Engl J Med. 1980;302:383.
16. Wiebers DO, Whisnant JP, Sandok BA, O'Fallen WM. Prospective comparison of a cohort with asymptomatic carotid bruit and a population-based cohort without carotid bruit. Stroke. 1990;

21:984–8.
17. Shorr RI, Johnson KC, Wan JY, et al. The prognostic significance of asymptomatic carotid bruits in the elderly. J Gen Intern Med. 1998;13:86.
18. Pickett CI, Jackson JL, Hemann BA, Atwood E. Carotid bruits as a prognostic indicator of cardiovascular death and myocardial infarction: a meta-analysis. Lancet. 2008;371:1587–94.
19. Benavente OR, Moher D, Pham B. Carotid endarterectomy for asymptomatic carotid stenosis: a meta-analysis. BMJ. 1998;317:1477.
20. Chambers BR, You RX, Donnan GA. Carotid endarterectomy for asymptomatic carotid stenosis. Cochrane Databse Syst Rev 2000;(2):CD001923.
21. North American Symptomatic Carotid Endarterectomy Trial (NASCET) Investigators. Clinical alert: benefit of carotid endarterectomy for patients with high-grade stenosis of the internal carotid artery. National Institute of Neurological Disorders and Stroke, Stroke and Trauma Division. Stroke. 1991;22:816–7.
22. Marshall Jr WG, Kouchoukos NT, Murphy SF, et al. Carotid endarterectomy based on duplex scanning without preoperative arteriography. Circulation. 1988;78(Suppl I):I-1–5.
23. Jackson MR, Chang AS, Robles HA, et al. Determination of 60% or greater carotid stenosis: a prospective comparison of magnetic resonance angiography and duplex ultrasound with conventional angiography. Ann Vasc Surg. 1998;12:236–43.
24. AbuRahma AF, Robinson PA, Boland JP, et al. Complications of arteriography in a recent series of 707 cases: factors affecting outcome. Ann Vasc Surg. 1993;7:122–9.
25. AbuRahma AF, Robinson PA, Stickler DL, et al. Proposed new duplex classification for threshold stenoses used in various symptomatic and asymptomatic carotid endarterectomy trials. Ann Vasc Surg. 1998;12:349–58.
26. Sigel B, Coelho JC, Flanigan DP, et al. Detection of vascular defects during operation by imaging ultrasound. Ann Surg. 1982;196:473–80.
27. Blaisdell FW, Lin R, Hall AD. Technical result of carotid endarterectomy – arteriographic assessment. Am J Surg. 1967;114:239–46.
28. Bandyk DF, Govostis DM. Intraoperative color flow imaging of "difficult" arterial reconstructions. Video J Color Flow Imaging. 1991;1:13–20.
29. Hallett Jr JW, Berger MW, Lewis BD. Intraoperative color-flow duplex ultrasonography following carotid endarterectomy. Neurosurg Clin N Am. 1996;7:733–40.
30. Baker WH, Koustas G, Burke K, et al. Intraoperative duplex scanning and late carotid artery stenosis. J Vasc Surg. 1994;19:829–33.

31. Kinney EV, Seabrook GR, Kinney LY, et al. The importance of intraoperative detection of residual flow abnormalities after carotid artery endarterectomy. J Vasc Surg. 1993;17:912–22.

32. Coe DA, Towne JB, Seabrook GR, et al. Duplex morphologic features of the reconstructed carotid artery: changes occurring more than five year after endarterectomy. J Vasc Surg. 1997;25:850–7.

33. Cato R, Bandyk D, Karp D, et al. Duplex scanning after carotid reconstruction: a comparison of intraoperative and postoperative results. J Vasc Tech. 1991;15:61–5.

34. Lane RJ, Ackroyd N, Appleberg M, et al. The application of operative ultrasound immediately following carotid endarterectomy. World J Surg. 1987;11:593–7.

35. Sawchuk AP, Flanigan DP, Machi J, et al. The fate of unrepaired minor technical defects detected by intraoperative ultrasound during carotid endarterectomy. J Vasc Surg. 1989;9:671–6.

36. Ascher E, Markevich N, Kallakuri S, Schutzer RW, Hingorani AP. Intraoperative carotid artery duplex scanning in a modern series of 650 consecutive primary endarterectomy procedures. J Vasc Surg. 2004;39:416–20.

37. Lennard N, Smith JL, Gaunt ME, et al. A policy of quality control assessment reduces the risk of intraoperative stroke during carotid endarterectomy. Eur J Vasc Endovasc Surg. 1999;17:234–40.

38. Halsey Jr JH. Risks and benefits of shunting in carotid endarterectomy. Stroke. 1992;23:1583–7.

39. Ackerstaff RGA, Moons KGM, van de Vlasakker CJW, Moll FL, Vermeulen FEE, Algra A, Spencer MP. Association of intraoperative transcranial Doppler monitoring variables with stroke from carotid endarterectomy. Stroke. 2000;31:1817–23.

40. Gaunt ME, Ratliff DA, Martin PJ, Smith JL, Bell PR, Naylor AR. On-table diagnosis of incipient carotid artery thrombosis during carotid endarterectomy using transcranial Doppler sonography. J Vasc Surg. 1994;20:104–7.

41. Thomas M, Otis S, Rush M, et al. Recurrent carotid artery stenosis following endarterectomy. Ann Surg. 1984;200:74–9.

42. Mattos MA, Shamma AR, Rossi N, et al. Is duplex follow-up cost-effective in the first year after carotid endarterectomy? Am J Surg. 1988;156:91–5.

43. Cook JM, Thompson BW, Barnes RW. Is routine duplex examination after carotid endarterectomy justified? J Vasc Surg. 1990;12:334–40.

44. Mackey WC, Belkin M, Sindhi R, et al. Routine postendarterectomy duplex surveillance: does it prevent late stroke? J Vasc Surg. 1992;16:934–40.

45. Mattos MA, van Bemmelen PS, Barkmeier LD, et al. Routine surveillance after carotid endarterectomy: does it affect clinical management? J Vasc Surg. 1993;17:819–31.

46. Ouriel K, Green RM. Appropriate frequency of carotid duplex testing following carotid endarterectomy. Am J Surg. 1995;170:144–7.

47. Ricotta JJ, DeWeese JA. Is route carotid ultrasound surveillance after carotid endarterectomy worthwhile? Am J Surg. 1996;172:140–3.

48. Golledge J, Cuming R, Ellis M, et al. Clinical follow-up rather than duplex surveillance after carotid endarterectomy. J Vasc Surg. 1997;25:55–63.

49. AbuRahma AF, Robinson PA, Saiedy S, et al. Prospective randomized trial of carotid endarterectomy with primary closure and patch angioplasty with saphenous vein, jugular vein, and polytetrafluoroethylene: long-term follow-up. J Vasc Surg. 1998;27:222–34.

50. Patel ST, Kuntz KM, Kent KG. Is routine duplex ultrasound surveillance after carotid endarterectomy cost-effective? Surgery. 1998;124:343–53.

51. Roth SM, Back MR, Bandyk DF, et al. A rational algorithm for duplex scan surveillance after carotid endarterectomy. J Vasc Surg. 1999;30:453–60.

52. Qureshi AI, Alexandrov AV, Gegeler CH, Hobson II RW, Baker JD, Hopkins LN. Guidelines for screening of extracranial carotid artery disease: a statement for healthcare professionals from the multidisciplinary practice guidelines committee of the American Society of Neuroimaging: Co-sponsored by the Society of Vascular and Interventional Neurology. J Neuroimaging. 2007;17:19–47.

53. Moore WS, Kempczinski RF, Nelson JJ, Toole JF. Recurrent carotid stenosis: results of the asymptomatic carotid atherosclerosis study. Stroke. 1998;29:2018–25.

54. Cao P, Giordano G, DeRango P, Zannetti S, et al. Eversion versus conventional carotid endarterectomy: late results of a prospective multicenter randomized trial. J Vasc Surg. 2000;31:19–30.

55. Ricco JB, Camiade C, Roumy J, Neau JP. Modalities of surveillance after carotid endarterectomy: impact of surgical technique. Ann Vasc Surg. 2003;17:386–92.

56. Lovelace TD, Moneta GL, Abou-Zamzam AH, Edwards JM, Yeager RA, Landry GJ, Taylor LM, Porter JM. Optimizing duplex follow-up in patients with an asymptomatic internal carotid artery stenosis of less than 60%. J Vasc Surg. 2001;33:56–61.

57. AbuRahma AF, Snodgrass KR, Robinson PA, et al. Safety and durability of redo carotid endarterectomy for recurrent carotid artery stenosis. Am J Surg. 1994;168:175–8.

58. Kupinski AM, Khan AM, Stanton JE, Relyea W, Ford T, Mackey V, Khurana Y, Darling RC, Shah DM. Duplex ultrasound follow-up of carotid stents. J Vasc Ultrasound. 2004;28:71–5.

59. Robbin ML, Lockhart ME, Weber TM, et al. Carotid artery stent: early and intermediate follow-up with Doppler ultrasound. Radiology. 1997;205:749–56.

60. Roederer GO, Langlois YE, Jager KA, et al. The natural history of carotid artery disease in asymptomatic patients with cervical bruits. Stroke. 1984;15:605–13.

61. Sundt Jr TM, Whisnant JP, Houser OW, Fode NC. Prospective study of the effectiveness and durability of carotid endarterectomy. Mayo Clin Proc. 1990;65:625–35.

62. Ricotta JJ, Char DJ, Cuadra SA, et al. Modeling stroke risk after coronary artery bypass and combined coronary artery bypass and carotid endarterectomy. Stroke. 2003;34:1212–7.

63. Raman KG, Layne S, Makaroun MS, et al. Disease progression in contralateral carotid artery is common after endarterectomy. J Vasc Surg. 2004;39:52–7.

64. Martin-Conejero A, Reina-Gutierrez T, Serrano-Hernando FJ, et al. Disease progression in the contralateral carotid artery after endarterectomy. Ann Vasc Surg. 2005;19:662–8.

65. AbuRahma AF, Robinson PA, Mullins DA, Holt SM, Herzog TA, Mowery NT. Frequency of postoperative carotid duplex surveillance and type of closure: results from randomized trial. J Vasc Surg. 2000;32:1043–51.

66. AbuRahma AF, Hannay RS, Khan JH, et al. Prospective randomized study of carotid endarterectomy with polytetrafluoroethylene versus collagen impregnated Dacron (hemashield) patching: perioperative (30-day) results. J Vasc Surg. 2002;35:125–30.

67. Dawson DL, Zierler RE, Strandness Jr DE, et al. The role of duplex scanning and arteriography before carotid endarterectomy: a prospective study. J Vasc Surg. 1993;18:673–83.

68. Horn M, Michelini M, Greisler HP, et al. Carotid endarterectomy without arteriography: the preeminent role of the vascular laboratory. Ann Vasc Surg. 1994;8:221–4.

69. Chervu A, Moore WS. Carotid endarterectomy without arteriography. Ann Vasc Surg. 1994;8:296–302.

70. Mattos MA, Hodgson KJ, Faught WE, et al. Carotid endarterectomy without angiography: is color-flow duplex scanning sufficient? Surgery. 1994;116:776–83.

71. Walsh J, Markowitz I, Kerstein MD. Carotid endarterectomy for amaurosis fugax without angiography. Am J Surg. 1986;152:172–4.

72. Dawson DL, Zierler RE, Kohler TR. Role of arteriography in the preoperative evaluation of carotid artery disease. Am J Surg. 1991;161:619–24.

73. Kuntz KM, Skillman JJ, Whittemore AD, et al. Carotid endarterectomy in asymptomatic patients: is contrast angiography necessary? A morbidity analysis. J Vasc Surg. 1995;22:706–16.

74. Kent KC, Kuntz KM, Patel MR. Perioperative imaging strategies for carotid endarterectomy: an analysis of morbidity and cost-effectiveness in symptomatic patients. JAMA. 1995;274:888–93.

75. Campron H, Cartier R, Fontaine AR. Prophylactic carotid endarterectomy without arteriography in patients without hemispheric symptoms: surgical morbidity and mortality and long-term follow-up. Ann Vasc Surg. 1998;12:10–6.

76. Loftus IM, McCarthy MJ, Pau H, et al. Carotid endarterectomy without angiography does not compromise operative outcome. Eur J Vasc Endovasc Surg. 1998;16:489.

77. Roederer GO, Langlois YE, Chan ARW, et al. Is siphon disease important in predicting outcome of carotid endarterectomy? Arch Surg. 1983;118:1177–81.

78. Mattos MA, van Bemmelen PS, Hodgson KJ, et al. The influence of carotid siphon stenosis on short and long-term outcome after carotid endarterectomy. J Vasc Surg. 1993;17:902–11.

79. Lord RSA. Relevance of siphon stenosis and intracranial aneurysm to results of carotid endarterectomy. In: Ernst CB, Stanley JC, editors. Current therapy in vascular surgery. 2nd ed. Philadelphia: BC Decker; 1991. p. 94–101.

80. Strandness Jr DE. Extracranial arterial disease. In: Strandness Jr DR, editor. Duplex scanning in vascular disorders. 2nd ed. New York: Raven; 1993. p. 113–58.

81. Pilcher DB, Ricci MA. Vascular ultrasound. Surg Clin North Am. 1998;78:273–94.

82. AbuRahma AF, Kyer III PD, Robinson PA, et al. The correlation of ultrasonic carotid plaque morphology and carotid plaque hemorrhage: clinical implications. Surgery. 1998;124:721–8.

83. AbuRahma AF, Thiele SP, Wulu JT. Prospective controlled study of the natural history of asymptomatic 60% to 69% carotid stenosis according to ultrasonic plaque morphology. J Vasc Surg. 2002;36:437–42.

84. AbuRahma AF, Wulu JT, Crotty B. Carotid plaque ultrasonic heterogeneity and severity of stenosis. Stroke. 2002;33:1772–5.

85. Choo V. New imaging technology might help prevent stroke. Lancet. 1998;351:809.

86. Kern R, Szabo K, Hennerici M, Meairs S. Characterization of carotid artery plaques using real-time compound B-mode ultrasound. Stroke. 2004;35:870–5.

87. Biasi GM, Sampaolo A, Mingazzini P, De Amicis P, El-Barghouty N, Nicolaides AN. Computer analysis of ultrasonic plaque echolucency in identifying high-risk carotid bifurcation lesions. Eur J Vasc Endovasc Surg. 1999;17:476–9.

88. Poli A, Tremoli E, Colombo A, Sirtori M, Pignoli P, Paoletti R. Ultrasonographic measurement of the common carotid artery wall thickness in hypercholesterolemic patients. A new model for the quantitation and follow-up of preclinical atherosclerosis in living human subjects. Atherosclerosis. 1988;70:253–61.

89. O'Leary DH, Polak JF, Kronmal RA, et al. Thickening of the carotid wall. A marker for atherosclerosis in the elderly? Cardiovascular Health Study Collaborative research Group. Stroke. 1996;27:224–31.

90. Polak JF, O'Leary DH, Kronmal RA, et al. Sonographic evaluation of carotid artery atherosclerosis in the elderly: relationship of disease severity to stroke and transient ischemic attack. Radiology. 1993;188:363–70.

91. O'Leary DH, Polak JF, Kronmal RA, Manolio TA, Burke GL, Wolfson Jr SK. Carotid-artery intima and media thickness as a risk factor for myocardial infarction and stroke in older adults. Cardiovascular Health Study Collaborative Research Group. N Engl J Med. 1999;340:14–22.

92. Fry WR, Dort JA, Smith RS, et al. Duplex scanning replaces arteriography and operative exploration in the diagnosis of potential cervical vascular injury. Am J Surg. 1994;168:693–6.

93. Steinke W, Schwartz A, Hennerici M. Doppler color flow imaging of common carotid artery dissection. Neuroradiology. 1990; 32(6):502–5.

94. Sturzenegger M. Ultrasound findings in spontaneous carotid artery dissection. The value of duplex sonography. Arch Neurol. 1991;48(10):1057–63.

95. Cals N, Devuyst G, Jung DK, Afsar N, de Freitas G, Despland PA, Bogousslavsky J. Uncommon ultrasound findings in traumatic extracranial dissection. Eur J Ultrasound. 2001;12:227–31.

96. Keller HM, Meier WE, Kumpe DA. Noninvasive angiography for the diagnosis of vertebral artery disease using Doppler ultrasound (vertebral artery Doppler). Stroke. 1976;7:364–9.

97. Kaneda H, Irino T, Minami T, et al. Diagnostic reliability of the percutaneous ultrasonic Doppler technique for vertebral arterial occlusive diseases. Stroke. 1977;8:571–9.

98. Bartels E, Fuchs HH, Flugel KA. Color Doppler imaging of vertebral arteries: a comparative study with duplex ultrasonography. In: Oka M et al., editors. Recent advantages in neurosonology. Amsterdam: Elsevier Science Publishers; 1992.

99. De Bray JM. Le duplex des axes verebro-sous-claviers. J Echographie Med Ultrasonsound. 1991;12:141–51.

100. Schmidt WA, Kraft HE, Vorpahl K, et al. Color duplex ultrasonography in the diagnosis of temporal arteritis. N Engl J Med. 1997;337:1336–42.

101. DeWeese JA, May AG, Lipchik EO, et al. Anatomic and hemodynamic correlations in carotid artery stenosis. Stroke. 1970;1: 149–57.

102. Gee W. Discussion following: Archie JP, Feldtman RW. Critical stenosis of the internal carotid artery. Surgery. 1981;89:67–72.

103. O'Donnell TF, Pauker SG, Callow AD, et al. The relative value of carotid noninvasive testing as determined by receiver operator characteristic curves. Surgery. 1980;87:9–19.

第四部分
四肢动脉疾病的无创性诊断

Dennis F. Bandyk

第 20 章
下肢动脉疾病概述

20

Ali F. AbuRahma and John E. Campbell

摘 要

根据流行病学研究的客观数据,外周动脉疾病(peripheral arterial disease,PAD)的整体患病率为3%~10%,在70岁以上的人群升高至15%~20%。无症状PAD的患病率只能通过无创性血管检查对普通人群进行筛查,其中最常用的是踝/肱指数(ankle-brachial index,ABI)。

动脉粥样硬化的形成有许多危险因素,包括:高血压、高胆固醇血症、吸烟、肥胖、糖尿病、压力、久坐的生活方式及家族史。

外周血管疾病患者出现的间歇性跛行是由于动脉粥样硬化导致血管狭窄引起肢体供血不足所致。

由于疾病的分级和阶段特征不同,最终影响治疗方案的选择,因此一旦做出慢性下肢缺血性疾病的诊断,应对其严重程度进行精确的分级。

评估下肢血管系统有多种无创性检查方法。

对于临床医生最有价值的床旁无创性检查是测定ABI。常用于诊断疾病、评估严重程度、帮助定位的无创检查技术还有:节段性多普勒测压、脉冲量记录及超声检查。

决定治疗方案的其他重要的影像学方法包括MRA、CTA和经导管血管造影。

本章将回顾下肢动脉疾病的基础解剖、病理生理学、临床表现、多种无创检查技术,以及影像学检查方法。同时介绍一下治疗的概况。

关键词

疾病、外周动脉疾病、下肢

下肢血管解剖

腹主动脉远端分出成对的髂总动脉,并分别在腹膜后下行至骨盆缘分出成对的髂内动脉和髂外动脉。髂内动脉为盆腔组织供血,髂外动脉在腹股沟韧带中点的深面延续为股总动脉。

股总动脉近侧段发出股深动脉,供应大腿的肌肉组织,股总动脉在收肌腱裂孔处移行为腘动脉。

腘动脉至膝下分为胫前动脉和胫腓干,胫前动脉穿经骨间膜至小腿前部,分支主要分布于小腿肌前群。胫腓干动脉短暂下行后分为胫后动脉和腓动脉,胫后动脉穿经比目鱼肌腱弓的深面,于此处向前发出腓动脉。胫后动脉在内踝后方分成足底内、外侧动脉,供应足底的血运。

胫前动脉继续下行至足背,延续为足背动脉,与胫后动脉和腓动脉分支吻合成足背弓[1]。足背动脉分出第1跖背动脉和足底深动脉。足底深动脉入足底与足底外侧动脉(胫后动脉分支)吻合形成足底弓。

下肢血管解剖示意图见图 20.1。

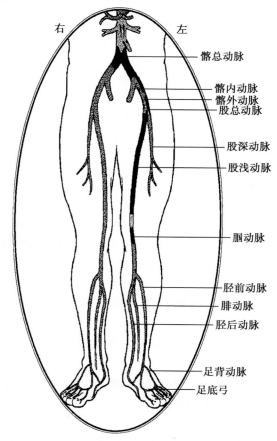

图 20.1 正常右下肢动脉分支(右侧髂总动脉闭塞)起始于髂总动脉下行至足部分支。左侧显示左髂总动脉闭塞、髂外动脉狭窄、股浅动脉和腘动脉闭塞,及腓胫干病变

下肢的侧支循环

当主要动脉管腔慢性闭塞时,会出现围绕该动脉的侧支循环,以提供充足的血流量,维持远端组织存活。侧支循环形成的程度决定了肢体功能受限的程度。

主动脉远端和髂总动脉闭塞时,大量侧支循环开放(图 20.2)。侧支通路可存在于腰动脉和旋髂动脉或髂内动脉之间,也可存在于髂内动脉的臀动脉分支和股总动脉或股深动脉的回旋支。内脏与腹壁之间的交通支在直肠水平通过肛门分支使肠系膜下动脉和髂内动脉相吻合。

股总动脉闭塞时,髋关节周围的侧支循环将腹壁下动脉和髂外动脉的旋髂深动脉与髂内动脉的闭孔支和耻骨支相交通(图 20.2a)。

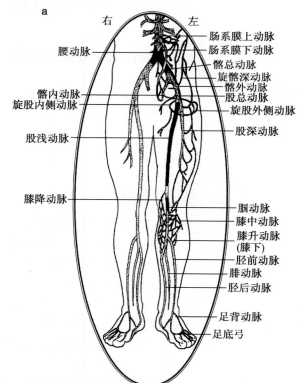

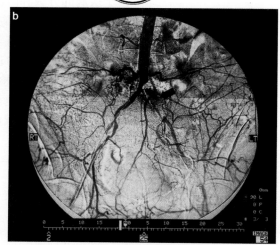

图 20.2 (a)继发于左下肢大动脉节段性闭塞的侧支循环,闭塞位置如图 20.1 所示;(b)血管造影显示左侧髂总动脉完全闭塞(箭头),注意周围的侧支循环。此图也显示了双侧髂外动脉的广泛病变

股浅动脉慢性闭塞,腘动脉通过膝动脉和旋股外侧动脉的降支与股深动脉相交通。腘动脉闭塞时,膝动脉也向远端胫动脉供血(图 20.2a)。闭塞部位更远时,腓动脉、胫前动脉和胫后动脉通过侧支循环供应足底弓的血流[1,2]。

动脉壁的正常结构

血管内膜位于血管最内层,由一层内皮细胞组成,覆盖于管壁,其外侧有一层或多层平滑肌,再外侧是致密结缔组织,称为内弹力层。

内弹力层外侧是中膜,中膜由成排的平滑肌细胞及细胞外基质组成,还包括胶质和弹力纤维。

血管外膜是动脉血管壁的最外层,保持血管壁具有相当的强度。由结缔组织、成纤维细胞、血管、神经纤维和极少数的白细胞组成。大血管的血管外膜存在微小血管结构即滋养血管,供应血管外膜和中膜的外层结构的营养[3]。

外周动脉疾病的发病率/患病率

由流行病学研究的客观数据评估,外周动脉病(peripheral arterial disease,PAD)的整体患病率为3% ~ 10%,在 70 岁以上的人群升高至 15% ~ 20%[4]。无症状 PAD 的患病率只能通过无创血管检查对普通人群进行筛查,其中最常用的是踝/肱指数(ankle-brachial index,ABI)。PAD 的血流动力学定义为:静息时 ABI≤0.9,通常代表血管存在引起显著血流动力学改变的狭窄。经血管造影证实,这一标准在有症状的患者中其敏感性达到 95%,对健康者的特异性可达 100%[4]。PARTNERS(PAD 认知、风险和治疗:New Resources for Survival)研究中,用 ABI≤0.9 或有下肢血管重建病史来筛选 6979 名患者,发现在人群中 PAD 的患病率为 29%[5]。在新诊断的 PAD 患者中,5.5% 的患者伴有血管性跛行;在既往诊断为 PAD 的患者中,12.6% 的患者伴有跛行。国家健康及营养检测调查在随机选择的 ≥40 岁的 2174 名患者中开展了一项调查研究[6],发现50 ~ 59 岁 PAD 的患病率为 2.5% ,>70 岁患者的患病率达 14.5%。

有 PAD 症状的人群,40 岁时 PAD 的患病率为3%,到 60 岁时会增加到 6%。经过大样本人群研究分析,间歇性跛行的患病率如图 20.3。在图中,30 ~ 34 岁之间患者的患病率不足 1%,在 70 ~74 岁患者中增加至 7% 左右。同时,在相对年轻组,跛行症状在男性中更常见,但是年长组中,这种男女差别不显著。黑色种族的 PAD 患病风险比其他种族增加 2 倍[4]。

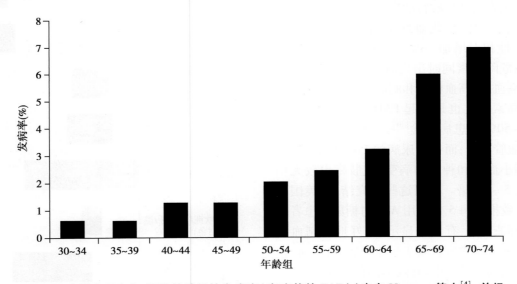

图 20.3 大样本研究中,间歇性跛行的发病率(有症状的 PAD)(来自 Norgren 等人[4],并经 Elsevier 许可)

危险因素

通过流行病学分析,已经明确了促进动脉粥样硬化发展的危险因素,包括高血压、高血脂、吸烟、肥胖、糖尿病、压力、久坐的生活方式和家族史。

年龄

如图 20.3,随着年龄的增长,PAD 的患病率和发病率明显增加[4]。

Merino 等对 700 名老年男性进行了一项前瞻性的研究,随访 5 年并分析 PAD 的发病率和危险因

素,结果表明:55～74 岁之间的男性中有 12% 发展
成 PAD。有心血管病史,70 岁以上和大量吸烟者是
PAD 的高发人群,是需要一级预防的目标人群[7]。

性别

男性比女性 PAD 的患病率略高,在年轻组表现
地更为明显。间歇性跛行的患者中,男女比例为
1:1到2:1之间。某些研究中,该比例在严重的 PAD
患者中增加到3:1以上[4]。

吸烟

吸烟者中间歇性跛行发生率是不吸烟者的 3 倍
以上。这也提示吸烟与 PAD 的关系可能较吸烟与
冠状动脉疾病的关系更密切。吸烟者患 PAD 的时
间比不吸烟者要早 20 年,在吸烟患者中,PAD 的严
重程度也趋于增高。Edinburgh 动脉研究表明,停止
吸烟可以降低间歇性跛行的发病率[8],吸烟期间出
现间歇性跛行的风险是 3.7,戒烟后是 3.0(戒烟少
于 5 年)。

糖尿病

糖尿病患者间歇性跛行的发生率是非糖尿病患
者的 2 倍。据估测,糖化血红蛋白每增加 1%,患
PAD 的危险性相对增加 26%[9]。胰岛素抵抗是许
多心脏疾病危险因素同时出现时的主要影响因素,
如高血压、高血脂、高血糖症和肥胖。对没有糖尿病
的患者,胰岛素抵抗也是引起 PAD 的危险因素,可
增加40%～50%的患病危险[10]。没有糖尿病的患
者,早期大血管受累;而有糖尿病的 PAD 患者,更易
合并有远端小血管和神经的病变,截肢率也较无糖
尿病患者高 5～10 倍。根据这些研究结果,美国糖
尿病协会一致推荐每 5 年采用 ABI 对糖尿病患者进
行 PAD 的筛查[11]。有证据显示,更好地控制血糖
水平可延迟视网膜微血管病变和神经病变;然而,在
控制大血管疾病的进展中,其效果仍存在争议[12]。

血脂异常

Framingham 研究表明,空腹胆固醇水平>270mg/dl,
间歇性跛行发病率增加一倍,而总胆固醇与高密度脂蛋
白的比例是预测 PAD 发生的最好指标。虽然一些研究
表明,总胆固醇是 PAD 强有力的独立危险因素,但在
另一些研究中未得到证实[4]。高甘油三酯血症和
PAD 之间的关联也是研究的热点,并已经证实其与
PAD 的进展及并发症相关。载脂蛋白(a)同样是

PAD 重要的独立危险因素之一。

高血压

高血压与所有心血管疾病相关,如 PAD。然而,
在导致 PAD 的相关危险因素中,高血压较糖尿病或
吸烟的相关性低(图 20.4)。由于 Framinghan 和
Finnish 的研究得出了相反的结论,高血压在外周血
管疾病发展中的作用仍然存在争议。高血压与外周
动脉疾病可以同时存在因果关系。新诊断的高血压
患者积极控制血压后,有时会导致灌注显著降低,从
而发现引起血流动力学显著改变的狭窄性病变。

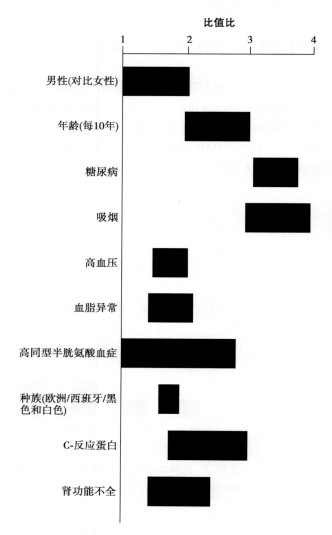

图 20.4 有症状外周血管疾病患者各种危险因素的比
值比分布(来自 Norgren 等人[4],经 Elsevier 许可)

高同型半胱氨酸血症

普通人群中高同型半胱氨酸血症的发病率为

1%,在 PAD 患者中发病率升高。患有 PAD 的年轻患者中,30% 有高同型半胱氨酸血症。高同型半胱氨酸血症也是动脉粥样硬化的独立危险因素,且相关性比 CAD 更强[4]。

炎性标志物/C-反应蛋白

最近研究已经表明,对无症状患者随访 5 年,发展成 PAD 患者的 C-反应蛋白(CRP)比无症状对照组高。CRP 高于上四分位数发展成 PAD 的风险是低于下四分位数的两倍以上[13]。

慢性肾功能不全

PAD 与慢性肾功能不全相关。在心脏和雌/孕激素替代研究(HERS)中,慢性肾功能不全是绝经后女性未来发生 PAD 的独立危险因素[14]。

高凝状态

PAD 可能是因为吸烟所致,患者多伴有高粘血症和红细胞压积增加。一些研究认为,血浆纤维蛋白原水平增加也与 PAD 相关[4]。

种族

美国国家健康和营养调查显示,以 ABI<0.9 为标准诊断 PAD,非西班牙裔黑人(7.8%)发病率高于白人(4.4%)。在 GENOA(动脉疾病遗传流行病学网络)研究[15]中也得出同样的结论。

最后,家族史是外周动脉疾病发病的一个重要独立危险因素,其相关性比冠状动脉疾病强。图 20.4 说明有症状 PAD 患者各种危险因素比值比的分布。

Alzamora 等报道了在普通人群中 PAD 的患病率及危险因素的研究(PERART/ARTPER)。他们在西班牙巴塞罗那 28 个初级保健中心随机选取了 3786 名年龄超过 49 岁的患者,进行了一项多中心横断面研究。以 ABI<0.9 为标准诊断 PAD,PAD 的患病率为 7.6%(男性 10.2% 和女性 5.3%)。多变量分析显示以下危险因素:男性[比值比(OR)1.62],年龄(每 10 年 OR 2.00),无活动能力(轻度受限 OR 1.77,活动后气短 OR 7.08),既往吸烟(OR 2.19)和当前吸烟(OR 3.83),高血压(OR 1.85),糖尿病(OR 2.01),有心血管疾病病史(OR 2.19),高胆固醇血症(OR 1.55),高甘油三酯血症(OR 1.55)。预防因素为体重指数≥25kg/m^2(OR 0.57)和每周行走>7 小时(OR 0.66)。研究结果为 PAD

整体患病率低,男性较高,随年龄增长男女发病率均增加。除了前面所提到的危险因素外,研究发现运动和减肥有预防作用[16]。

外周动脉疾病、冠状动脉疾病及脑血管疾病的关系

大量的研究(如 TransAtlantic Intersociety Consensus,TASC)表明:约 60% 的外周动脉疾病患者同时患有严重的冠状动脉疾病或脑血管疾病,或两者都有;约 40% 的冠状动脉病变或脑血管疾病患者会并发外周动脉疾病[17]。Murabito 等[18]报道 40% ~ 60% 的间歇性跛行患者可以根据临床病史、体格检查和心电图诊断为冠状动脉疾病。

动脉粥样硬化

病理生理学

外周动脉疾病导致的间歇性跛行是由于动脉狭窄引起血流量不足所致,几乎均继发于动脉粥样硬化。狭窄性病变是否会引起血流受限取决于血流速度和狭窄程度[19]。股动脉静息流速可低至 20cm/s。狭窄病变段直径减少>90% 才会引起血流动力学的明显改变。然而,在兴奋或活动时远端组织代谢需求增高,股动脉速度可能会增加至 150cm/s,在此速度水平,50% 的狭窄即可引起明显的压力和流量的阶差,导致供氧不足。通常,轻度间歇性跛行患者一般存在单一节段病变,侧支循环建立良好;而重度跛行或严重肢体缺血的患者常伴有多节段动脉病变。

踝肱指数(ABI)或腓肠肌血流量可以反映外周动脉阻塞性疾病的血流动力学变化程度,而行走耐力和跛行症状的严重程度与其相关性不强[20]。缺血再灌注损伤引起的生化改变和微循环改变也作为 PAD 的观察指标。由于远端轴索变性会导致骨骼肌损伤,继而引起肌肉萎缩,运动耐受力进一步受损。这种损伤在细胞水平上通过氧化应激和局部组织缺血再灌注期间发生的脂质过氧化反应介导增加氧自由基的产生。一些研究已经证明几个代谢中间体堆积超过正常水平,如酰基肉碱、损伤的磷酸激酶复合体、腺苷二磷酸[21]。严重的慢性外周动脉疾病患者体内有大量抗代谢复合物,提示患者已经罹患了代谢性肌病。有研究发现酰基肉碱积累增加与平板运

动能力下降的相关性较好[22]。

潜在基本疾病的进展影响动脉管壁的结构,临床上下肢动脉疾病的一个主要病因是动脉粥样硬化。简单地说,动脉粥样硬化导致中、大动脉管腔狭窄、血栓形成和管腔闭塞,最终导致受累器官缺血。动脉粥样硬化的发展过程极其复杂,是内、外科医生不断研究的热点。除了下肢血管疾病,动脉粥样硬化会产生许多其他器官缺血性疾病,其中包括心肌梗死、中风、肠系膜缺血和主动脉瘤的形成[23]。

动脉粥样硬化是以血管平滑肌细胞增生和类脂质沉积为特征,引起血管内膜变化的一种疾病。最早的病变表现为脂质条纹,这种病变脂质沉积在血管壁的细胞外或细胞内,巨噬细胞吞噬脂质后成为泡沫细胞。脂质沉积往往发生在疾病的早期,甚至可能出现在幼儿的动脉系统[24]。

纤维斑块是动脉粥样硬化的下一阶段,其组织学特点是斑块表面有一个由平滑肌细胞和结缔组织组成的厚的纤维帽,通常覆盖在坏死碎片和脂类物质(动脉粥样硬化)组成的核心上。持续的平滑肌细胞增殖和脂类物质积累导致管腔变窄,是本病的特征性表现[25]。

在某些病例中,斑块可以发展成管壁溃疡、钙化或出血,从而导致动脉粥样硬化一系列的并发症,但目前此机制尚不明确。不稳定性斑块是患者动脉血栓栓塞的主要原因[26]。

动脉粥样硬化的发病机制

动脉粥样硬化过程极其复杂,对本病发病机制,曾有多种学说从不同角度来阐述,因此互不冲突。总的来说,有三种理论最为合理:损伤假说、脂质假说和单克隆假说(诱导细胞转化)。

损伤反应假说

损伤反应假说是依据实验损伤模型模拟出动脉粥样硬化病变而提出的。假说认为某种形式的动脉损伤(之前所提到的高危因素)导致局部内皮中断,从而使血液成分和动脉管壁相互作用,白细胞和血小板与被破坏的管壁表面接触。血小板脱颗粒导致一系列反应,如巨噬细胞迁移到受损的内膜层。血小板合成分泌的细胞因子之一血小板源性生长因子(PDGF)诱导了平滑肌细胞增殖,是这一阶段的特征性改变[27,28]。这种假说解释了血液湍流的部位容易发生动脉粥样硬化性病变,如大动脉分叉处。

单克隆假说:平滑肌细胞增殖

单克隆假说认为斑块平滑肌增殖的特点类似良性肿瘤,原始细胞来源于单核细胞-巨噬细胞谱[29]。之前提到高危因素可作为理论上的诱变剂。

这个假说认为引起平滑肌细胞增殖的因素是动脉粥样硬化形成的关键。根据周围环境及巨噬细胞源性的细胞因子活性的影响,其他生长因子可以刺激或抑制细胞增殖,如在人类动脉粥样硬化患者中,发现的转化生长因子-β 受体[30]是获得性抗细胞凋亡的证据。抗凋亡可能导致平滑肌细胞增殖,引起狭窄性病变的进展。

这个理论再次强调了平滑肌细胞增殖的作用,但无法对病变的其他特征做出解释。总之,没有一个理论能对动脉粥样硬化所有病理变化做出充分的解释。这仍然是全球范围内研究的热点之一,希望能更好地了解动脉粥样硬化的过程,并开发更好的预防策略。

脂质假说

相对简单的脂质假说认为动脉粥样硬化病变中的脂质来自血液循环中的脂蛋白。动脉粥样硬化与LDL 水平升高的相关性研究支持这一理论[31]。然而此假说也无法解释其他病变的其他特征,如平滑肌细胞增殖和血栓事件的发生。

血管血流动力学/动脉粥样硬化

血流动力学在第 5 章已经进行详述。动脉粥样硬化闭塞性疾病因狭窄处血液能量损失使循环血流减少。血液流入狭窄区域,速度增大以保持恒定的流量,于是能量随流入、流出狭窄区域速度变化而丢失。狭窄的程度越重,速度变化就越大,从而能量损失越多。通常,流量研究表明,狭窄程度接近 50%时,流量和流速才会发生显著变化,这相当于面积减少约 75%,称为明显狭窄。

要记住的是,阻力在连续的病变中是叠加的,因此多个亚临界狭窄可以产生显著的血流动力学及远端流量的改变[32,33]。

PAD 的临床表现

下肢动脉粥样硬化阻塞性疾病的临床表现从间歇性跛行至可能导致截肢的营养障碍逐渐发展。

跛行的定义为肢体运动一段时间后,突然产生疼痛(或不适),休息后缓解。我们观察到,不适通常是狭窄区域远侧的部位。例如,股浅动脉疾病表现为小腿疼痛性跛行。在静息状态下血流量充足,当运动量增加时,运动的肌肉代谢需要的血流量超过了阻塞动脉的供血程度,从而产生疼痛[34]。在这个阶段,除了远端脉搏减弱,一般没有其他显著的体征。

间歇性跛行应与其他情况鉴别诊断,如神经源性或肌肉骨骼源性跛行。小腿跛行可由静脉疾病、慢性骨筋膜室综合征、腘窝囊肿和神经根压迫引起。骨筋膜室综合征引起很典型的剧烈紧张性疼痛,静脉引起的跛行可通过抬高腿部缓解,髋关节或臀部疼痛的间歇性跛行应与髋关节炎和脊髓压迫引起的疼痛进行鉴别,锻炼引起的持续性疼痛和其他关节相应症状引起的跛行应与关节炎相鉴别。脊髓压迫症患者表现为背部疼痛病史和直立位时严重,体位变化及休息时症状缓解。足部性跛行应与关节炎或炎症所致的跛行相鉴别。

当血液循环受损使血液供应不足以满足代谢需求,甚至肌肉静息状态下的需求时,出现缺血性静息痛。通常情况下,下肢抬高时(趴在床上)疼痛加剧,下垂时缓解。这个阶段体征通常表现为皮肤温度下降,毛细血管充盈延迟,以及 Buerger 征阳性(皮肤下垂时粉红,抬高时苍白)。

营养障碍是长期下肢循环受损最严重的表现形式。疾病发展到这个阶段,会出现肉眼可见的下肢缺血性变化,包括从早期轻微的征象(如皮肤发红),到皮肤和肌肉萎缩,汗毛或指甲脱落,最后出现明显的溃疡,发绀甚至坏疽。出现营养障碍提示可能需要截肢或必须采取紧急干预措施进行保肢[35]。

病史和分期

过去40年里的部分研究表明,约75%的跛行患者表现稳定或有所好转,而不需要任何干预[36,37]。尽管大多数患者经动脉造影证实疾病有所进展,但临床症状却有所改善或保持稳定。25%的跛行患者出现症状加重,约8%的患者在第一年内出现,随后每年有2%～3%的患者症状加重。据估计,约5%的患者在初次诊断后的5年内进行治疗。一些大样本研究估计,约2%～4%的患者需要较大范围的截肢[38,39]。糖尿病和吸烟是疾病进展、高治疗率和高截肢率的最显著危险因素。Dormandy 和 Murray[39]提出,初次诊断时 ABI 为0.5 是外周动脉疾病恶化

并需要干预最显著的预测指标。他们还发现,男性疾病进展的风险较女性高。其他研究已经证实,存在外周动脉疾病显著增加心肌梗死、中风、内脏器官缺血的发病率和心血管疾病的死亡率。Criqui 等[40]经10余年的研究发现,外周血管疾病男性患者的总死亡率相对危险度为3.3,并发冠状动脉疾病的死亡率相对危险度为5.8。他们还指出,有症状外周动脉疾病患者比无症状患者的总死亡率及冠心病、心血管疾病死亡率相对危险度高两倍。并估计间歇性跛行患者平均预期寿命减少约10年[36]。TASC 对20多项研究的回顾性分析表明间歇性跛行患者5、10 和 15 年的死亡率分别为30%,50%和70%[17]。

ABI 是一个实用的临床指标。ABI<0.5 与严重的冠状动脉疾病和死亡率增加有关[41]。研究表明,ABI<0.3 的患者比 ABI 在0.31～0.9 的患者存活率更低[41]。

Sheikh 等人用运动后 ABI 预测死亡率。他们在无创性血管检查中心进行了一项观察性研究,用测量 ABI 这一方法对患者连续观察10年。通过固定等级的平板运动试验前后 ABI 测值,将患者分为两组,第1组:运动前、后 ABI≥0.85 的患者,第2组:静息时 ABI 正常,运动后 ABI<0.85 的患者。总共对6292 例患者进行了分析。第1组和第2组的10年死亡率分别为33%和41%。运动后 ABI 异常是预测死亡率的独立指标(危险比为1.3,$P=0.008$)。死亡率的其他独立预测因子为年龄、男性、高血压、糖尿病。排除有心血管病史的患者,运动后 ABI 异常的预测价值仍有统计学意义(危险比为1.67,$P<0.0001$)。他们得出结论,运动后 ABI 是死亡率有力的独立预测因子,是除静息 ABI 外的另一风险预测因子[42]。

Aboyans 等根据病变部位对400 例 PAD 患者的预后进行了评估。主髂动脉段疾病(近端 PAD)和髂动脉远端疾病(远端 PAD)分别为211 例(53%)和344 例(86%)。男性和吸烟者多发生近端 PAD,而老年、高血压、糖尿病和肾衰竭者更多见于远端 PAD($P<0.05$)。平均随访32 个月,根据 PAD 部位的不同无事件生存曲线而变化($P<0.03$)。校正性别、年龄、心血管疾病史、心脑血管疾病的危险因素、明显下肢缺血状态和治疗因素后,近端 PAD 较远端 PAD 的预后差(结果危险度3.28;死亡危险比3.18,$P<0.002$)。这是第一个报道了近端主髂动脉疾病比远端动脉疾病预后差的研究[43]。

诊断为慢性下肢缺血性疾病后,对疾病严重程度进行准确的分级非常重要。疾病所处阶段和这一阶段的自然病史决定治疗方法的选择。

目前血管外科医生最常用的分期标准是由血管外科协会和国际心血管外科协会(SVS/ISCVS)制定的。Rutherford 等[44]将 0～3 级跛行分别定义为:无症状、轻度、中度和重度跛行(见表 20.1)。4～6 级为:缺血性静息痛和伴有轻度和严重组织缺损的重度肢体缺血。在描述临床评估和疾病进展时,目前推荐 Rutherford 的分类标准[17],其他分类包括 Fontaine 分级。在此分级中,疾病分为 I-IV 级(I 级对应 Rutherford 的 0 期,IV 级对应 Rutherford III 期)。

表 20.1　外周血管分级:Rutherford 分级

分期	等级	临床表现
0	0	无症状
I	1	轻度间歇性跛行
I	2	中度间歇性跛行
I	3	重度间歇性跛行
II	4	缺血性静息痛
III	5	轻微组织缺损
III	6	组织溃疡、坏疽

0 期(无症状期)

此期患者无症状,在 5 年内病情很少能进展到截肢的程度。因此,治疗方式仅仅是建议患者纠正危险因素,如停止吸烟,降低血脂,控制糖尿病。由于病情任何进展都需要改变治疗策略,因此密切观察病程也很重要。

I 期(跛行)

根据跛行距离将第 I 期进一步分为两组。I A 期定义为跛行距离超过一半街区,I B 期定义为跛行距离小于一半街区。

间歇性跛行病史的患者中,只有极少数会进展到需要截肢的程度。各文献报道的实际百分比有所不同,但 5 年截肢率平均约为 5%[34,45]。

由于 I 期病变自然发展预后较好(1 级),此期治疗的重心是采用药物治疗,防止疾病进展,特别是 I A 期的患者。I B 期(2 级和 3 级)如果药物治疗失败或患者无法忍受运动受限的程度,可考虑有创的介入治疗。一旦病情发展到下一阶段,则需要改变治疗方案。

II 期(缺血性静息痛)

II 期通常被视为下肢严重缺血的早期。这个阶段病情自然发展的预后较差。II 期患者病情更容易进展,最终发展到需要截肢的程度[46]。因此,在此阶段应给与有创性介入治疗。

III 期(营养障碍)

营养障碍的出现表明存在最严重的循环障碍,导致组织缺损或坏疽性改变。如果不治疗,多数患者将发展为坏疽并截肢。因此,需要积极的介入治疗以减少组织缺损,防止截肢[46]。

应该指出的是 PAD 患者的病程发展从无症状到跛行、静息痛、坏疽或截肢通常是无法预测的。已证明因缺血性疾病进行膝下截肢的患者,一半以上在术前 6 个月并没有下肢缺血的症状[47],根据大样本人群研究,每年截肢率为 0.12‰～0.5‰,膝上和膝下截肢比例为 1:1 左右。也有报道,膝下截肢的患者中,约 60% 首次即能愈合,15% 二次手术后能愈合,15% 需要膝上截肢,而 10% 在围手术期死亡。

诊断概述

病史和体格检查

任何情况下,在客观检查之前都应该全面了解病史并进行体格检查。

初始病史一般表现为下肢疼痛。如前定义,间歇性跛行典型表现为运动后肢体疼痛(如步行),休息几分钟后可缓解。疼痛的部位和特点及跛行距离较固定。还应询问患者是否有静息痛,静息痛在夜间下肢抬高时最明显。应询问检查患者是否存在溃疡、汗毛、指甲脱落、或皮肤、肌肉萎缩的病史。仔细记录是否存在主髂动脉疾病导致的阳痿。

由于动脉粥样硬化是一种全身性疾病,所有患者都应该考虑是否存在多血管病变。应仔细询问病史,明确患者是否有冠状动脉疾病(心绞痛或心肌梗死)、脑血管疾病(短暂性脑缺血发作或中风),及血管手术病史。

要从头到脚进行全面的体格检查。检查下肢时,应注意是否有营养障碍的表现。仔细检查足趾之间,避免漏诊微小的皮肤缺损。估测皮肤温度和毛细血管再充盈情况。在不同水平节段性检查脉搏强度,并记录如下:+2(正常),+1(减低),0(无脉)。其他文献将强度分级为 3+,2+,1+ 和 0。

如果未触及脉搏,可用多普勒探头检测血管内是否有血流以及血流特点(单相或双相)。

无创性检查

用于评估下肢血管的无创性检查方法有许多种。这些方法会在后面的章节详述。

临床医生最常用的床旁无创性检查方法是 ABI 测定。这种检查方法只需要血压计和多普勒探头即可完成。在踝水平测量多普勒收缩期压力(选择胫后或足背动脉较高的压力),与肱动脉压力相比,如下:

ABI = 踝部收缩压(mmHg)/上臂收缩压(mmHg)。

比值小于 0.9 ~ 1 为异常。有间歇性跛行患者比值通常为 0.5 ~ 0.8,而有静息痛患者比值为 0.5 或更低。当出现营养障碍时,ABI 通常小于 0.3[48]。

总之,在应用任何有创评估前应首先进行无创性检查。

PAD 无创性检查的概述

无创性血管检查能帮助医生评估患者是否存在显著的动脉阻塞性疾病,病变的严重程度、位置以及是否存在多节段的病变。

需进行外周动脉系统无创性评估的指征包括:动脉正常搏动消失,临床病史或体格检查发现潜在的外周动脉阻塞性疾病,和计划行血管治疗的患者。

多种无创性诊断技术已经用于外周动脉疾病的诊断,包括:连续多普勒超声(CW)、脉冲多普勒超声、彩超,以及各种体积描记技术,包括脉冲容量描记、红外热成像、电磁流量计、放射性核素血管造影术和放射性同位素显像。下肢血管疾病的诊断目前最常用的方法是应用连续多普勒、脉冲容量描记和彩超进行节段性多普勒测压(多普勒频波分析)[49-53]。这三种常用方法将在下面的章节中详细描述。

多普勒超声

自从 1959 年 Satomura 提出以来[54],频率范围为 1 ~ 10MHz 的超声已广泛用于医学诊断领域。现在的设备有的是利用多普勒效应来检测血流速度,有的依赖组织反射声波(二维)显示血管壁的结构或多普勒和二维的组合(彩超)。

虽然 Satomura 在 1959 年就开发了第一个多普勒血流检测仪,但其临床应用是在 1966 年由 Strandnes 等推广的[55]。从那时起,仪器得到了进一步的改进和完善。该装置的原理为奥地利物理学家 Christian Doppler(1803—1853)提出的多普勒现象,光源或声源和接收器之间的相对运动引起接受频率和发射频率之间的差别,在光源或声源朝向观察者运动时频率增高(波长缩短),远离观察者时频率减低(波长增长),例如,当火车开近时汽笛声变尖,火车开远时汽笛声变粗。多普勒效应可以表述为:

$$\bar{v} = C\Delta f/2f_0\cos\theta$$

其中 $\bar{v}$ = 平均流速,C = 声波在组织中的传播速度,Δf = 多普勒频移,f_0 = 声束发射频率,θ = 入射声束和血管的夹角。由于发射频率、入射角和组织内声速可以保持恒定,频移(Δf)和血流速度成正比。

多普勒超声检测仪有两种类型:连续多普勒超声和脉冲多普勒超声。这两种设备都应用了多普勒效应这一原理,在第 4 章将详细描述。

仪器:市面有许多类型的多普勒超声仪,大小不同,有便携式、袖珍式和更精致的仪器。连续多普勒探头连续地发射和接收脉冲波。这种装置无距离选择性,它们会在仪器到达的数厘米范围内的任何深度内检测血流速度,能检测的最高流速取决于仪器的频率。脉冲多普勒的探头间断地发射超声脉冲波,在一选择性的时间延迟后接收回声信号,可在取样深度范围内检测某一点的血流速度。图 20.5 为一种常用的便携式多普勒仪(Dopplex D900, Huntleigh, Diagnostics, Eatontown, NJ)。图 20.6 为一种常用的定向多普勒仪(VasoGuard, Viasys Healthcare, Madison, WI)。

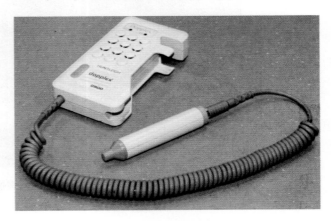

图 20.5　便携式多普勒超声仪

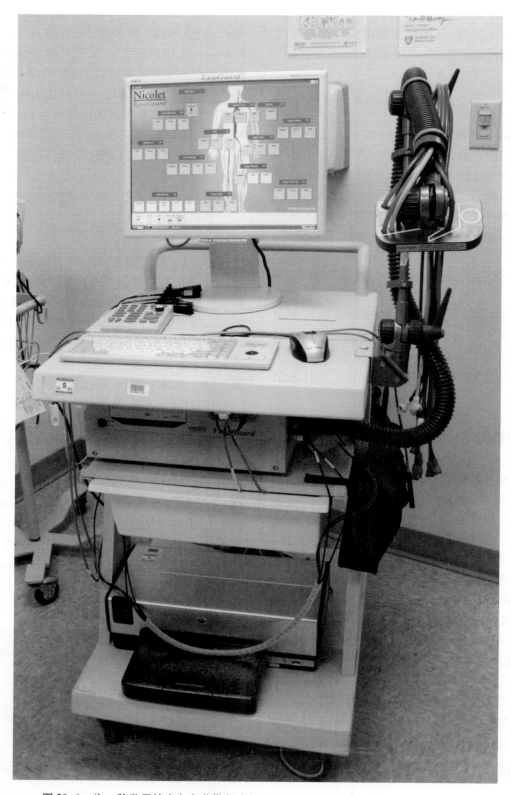

图 20. 6　为一种常用的定向多普勒超声仪（VasoGuard，Viasys Healthcare system）

多普勒超声及彩色血流成像

脉冲多普勒和二维超声相结合,不仅能同时显示所研究的血管结构,还能检测管腔内不同位置的血流速度。目前,彩超检查是现代血管检查中心最常用的技术。

彩色血流成像能够提供上述的双功信息,即实时二维成像(灰阶评价)和多普勒频谱分析。此外,它还可评估多普勒血流信息的时相(朝向或背离探头,并在此基础上区分颜色)及频率信息(所得颜色的色调或明暗)。

体积描记法

原理:体积描记法的原理是记录每次心跳或静脉系统临时闭塞(静脉闭塞体积描记法)时,身体一部分体积的变化曲线[56]。大部分体积描记器直接或间接记录指端、肢体或身体一部分的变化。光电容积脉搏波(PPG)与上述仪器不同,该技术是记录在从皮肤微循环中的红细胞的数目变化而产生的光反射的变化。

仪器:过去已经使用过多种体积描记仪,每种类型采用不同的转换原理记录身体尺寸的变化:

1. 光电或PPG[57]许多年前即开始用于脉冲传感器,其内的红外发光二极管[58]发射光进入皮肤,细胞产生的反射光被光电池或光电晶体管接收,可记录皮肤微循环的搏动。该技术用于筛查外周动脉疾病[59]、脑血管疾病[60]、静脉疾病[61]。最近,Bortolotto 等[62]在一项研究中,评估高血压患者血管老化和动脉粥样硬化时,通过将脉搏波形速度分析与光电血管容积图的二阶导数进行比较,发现容积图二阶导数的指数和年龄相关,对评价高血压患者血管老化很有价值[62]。

2. 应变计体积描记法(SGP)。最初由 Whitney 提出[63],使用灌满水银的胶管包绕在受检部位,小管的长度或电阻的改变与体积有关。这种技术简单灵活,可用于外周动静脉疾病的筛查。该仪器在肢体原位进行电子校正计算[64],并根据面板仪表针偏转自动计算肢体流量[65]。这种技术比标准体积描记法简便,并被用于肢体血流量的测量[66],并也可以获取脉搏容积波形,这点已证明在动脉阻塞性疾病中有重要的诊断价值。

3. 空气容积描记法已用于各种仪器,包括示波血压计、Winsord 体积描记仪[67]和脉搏容积描记(PVR)[68],以上这些均已被广泛应用于外周动脉阻

塞性疾病和静脉疾病的评估。这种技术将在第 22 章详细描述。描记法利用充气袖带放置在肢体的不同水平,通过注入标准体积的空气和设定标准的袖带压力,瞬时肢体体积变化会导致气囊内压力改变。压力变化可以通过节段性压力搏动曲线显示,并与此水平动脉内直接记录的压力变化接近。体积描记法通过在肢体近端放置一个充气袖带,然后充气增加静脉外压,至暂时阻断静脉流出而不减少动脉流入,可间接测量动脉血流量。此时,用体积描记法测得的远侧末端体积变化速率等于动脉流入速率。通常记录血流量的单位为 $cm^3/(100ml\ tissue \cdot min)$。由于只有重度缺血休息时的动脉流量才会减少[68],这种技术还没有广泛的应用于临床。

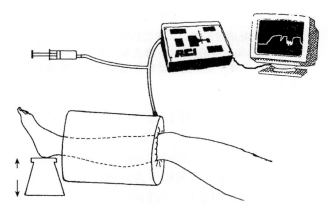

图 20.7 为空气体积描记仪的图示 (APG,[ACI Medical,San Marcos,California])

4. 定量的空气体积描记法是通过对压力变化校正后测量整个小腿的体积变化。如图 20.7 所示,小腿周围充气囊膨胀至 6mmHg,使袖带与肢体充分接触,又使静脉受压最小。通过向袖带内注入 $100cm^3$ 空气观察压力变化来进行校正,在静脉闭塞期间测量腿部动脉流量。将一个带压力计的气动闭塞止血带放到近膝处,平衡后,将止血带压力迅速降至 50mmHg 以阻断静脉回流,20 秒内小腿体积的增加代表该期间小腿动脉血流量。动脉血流量可通 20 秒容积/时间曲线计算($cm^3/100ml$)。据文献报道,该种技术可重复性好,但因其繁琐,目前没有被广泛使用[69]。

临床应用:体积描记技术通过以下三种技术之一评估周围血管疾病:脉搏波形分析、肢端或肢体血压测定以及动脉或静脉流量测定。脉搏波形分析对外周动脉和颈动脉闭塞性疾病的诊断帮助很大。肢端或肢体血压测定可半定量的评估外周动脉阻塞性疾病,肢体血流量测定可以定量的评估外周动脉和

静脉疾病。

脉搏波形分析:每一个心动周期体积描记的波形和幅度可定性的诊断外周动脉阻塞性疾病及其严重程度[70]。通常情况下,脉波上升支陡峭,波峰较窄,下降支有向基线凹陷的顿挫波。当存在动脉阻塞性疾病,上升支变缓,出现圆钝的波峰和下降支的顿挫波消失。脉搏波形的振幅随动脉阻塞性疾病的进展而逐渐减小(图20.8),交感神经刺激也会引起振幅降低,如深吸气时。

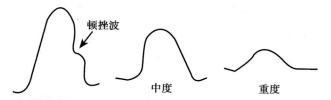

图 20.8　脉搏波形描记　正常脉搏波形有一个陡峭的上升支,相对窄的波峰,下降支有一向基线凹陷的顿挫波。注意中度和重度动脉阻塞时波形的轮廓和高度

最近,kuvin 等[71]提出动脉脉搏波形的振幅有助于评估外周血管内皮的功能。

体积描记法可以测得肢端和肢体节段性的收缩期血压,然而采用多普勒超声进行测量,方法更为简单。测量收缩压时通常把体积描记探头放在肢体末端[72]。采用电冲动、束臂带及空气探头可以测定放气后特定血管血流返回的搏动信号。这种末端压力测定对糖尿病、雷诺综合征和进展期的外周血管阻塞性疾病患者尤为实用。

经皮 PO_2

这种技术可以定量的评估皮下血氧运输能力,不受血管壁的机械特性(如钙质沉着症)影响[73]。该监测设备由 Clark 极谱氧电极结合加热线圈和热敏电阻控制系统修改而成。其工作原理是皮肤发热时血管舒张,当体表温度高于43℃时,经皮 PO_2(TC-PO_2)和动脉 PO_2 比值恒定,大约为1。因此,常用探头温度设定为43℃-45℃。尽管 $TCPO_2$ 和皮肤血流量直接相关,但关系复杂且受多种因素影响。研究者在 $TCPO_2$ 测量的基础上,为提高预测准确性做了很多努力,包括吸氧,反应性充血,运动和腿下垂等动作调节,这些方法都没能显著的提高总体准确性。影响准确性和实用性的因素包括体温变化、交感神经张力、年龄、水肿、角化过度和蜂窝织炎。因使用

$TCPO_2$ 对动脉疾病进行临床分级有广泛的重叠,而使其临床应用受限。轻到中度动脉血管阻塞时,测不到 $TCPO_2$ 减低。这些患者正常范围为 ≥ 40mmHg。在严重的组织低灌注时 $TCPO_2$ 测量最为敏感,因此,可以预测严重周围动脉阻塞性疾病肢体远端是否需要截肢或伤口愈合情况。总的来说,如果 $TCPO_2$ 大于 30mmHg 大多数外伤或截肢创口能愈合。$TCPO_2$ 在 20~30mmHg 之间,愈合情况难以确定,$TCPO_2$<20mmHg 时大部分截肢或伤口无法愈合[74]。这个方法将在随后的章节中详述。

激光多普勒测量

此方法使用窄谱单色入射光源(激光)检测真皮微循环中血细胞[红细胞(RBCs)]的运动。采集系统记录反射光及多普勒频移信号。测量可受几个因素的影响,包括入射和反射光束的散射,皮肤色素沉着、粗糙、表皮增厚等解剖变异,微循环的复杂性,及血容量中红细胞的数量。使用红细胞流量这一词来描述测量结果,它既不代表速度,也不代表血流量。该信号通过检测取样容积内移动的红细胞数量和平均速度(流量=红细胞体积分数×平均流速)所得。这种无创性技术可提供连续读数且操作方便,但由于不能被校正,常有重复性差的问题,且数据无法用常用单位表达(速度或流速)[75]。使用血压计袖带置于传感器上方,测量收缩期体表压力(SSP)。测量时向袖带内充气,直到红细胞流动停止。然后放气,SSP 为信号重新出现时的压力。激光多普勒流量仪能检测多种微血管病变,并能预测临床预后。临时动脉闭塞后反应性充血消失,及皮肤温度升高红细胞流量未增加是糖尿病患者伤口愈合不良的微血管征象。此外,脚低于心脏水平时,没有静动脉反射,即血管收缩的交感神经轴突反射,这种现象常发生在糖尿病晚期周围神经病变的患者中,并能预测伤口愈合困难。

Eicke 等[76]进行了一项研究,在交感神经刺激后比较桡动脉连续多普勒超声检测和指尖激光多普勒血流仪的测量情况,得出结论,这两种方法均适用于监测交感神经刺激引起的流量变化。

Kbli 等[77]在一研究中重复皮肤血流量激光多普勒成像评估血管内皮功能,得出的结论是评价内皮依赖性和非内皮依赖性反应时,用激光多普勒成像技术评估皮肤血流量的方法重复性好,在健康不吸烟年轻男性中尤为明显。这些发现可用于检测血管内皮功能的临床研究。

Correa 等对 44 名系统性硬化症患者和 40 名健康对照组进行了激光多普勒成像、手指冷水刺激试验和甲皱毛细血管显微镜检查。所有受试者先接受甲皱毛细管检查 (NFC)，后用激光多普勒成像 (LDI) 和手指冷水刺激试验测量。NFC 检查时，将十指远端放在显微镜下放大 10 ~ 20 倍。在标准状态下和冷刺激 30 分钟后使用 LDI 测量左手四指尖 (不包括大拇指) 背侧的血流量。四指的平均血流量可用任意灌注单位表达。在手指冷水刺激试验前和试验后 10 分钟测量左手四指的血流量。最后得出结论为：与健康对照组相比，系统性硬化症患者激光多普勒成像显示末梢血流量低，结果与手指冷水刺激试验相关性较好，在试验前和试验后均进行测量，可以客观地评估系统性硬化症患者血液灌注情况。使用 LDI 和 NFC 测量时，微血管的功能和形态异常缺乏相关性，建议在评估系统性硬化症患者的微血管病变方面互补使用[78]。

激光多普勒的其他应用还包括估测烧伤创面的愈合情况[79]。

电磁流量计

电磁流量计可用于测量血流速度，其不受血流方向影响，可以实时准确地测量。导电液体以适当的角度通过磁场，与流动方向和磁场方向垂直的方向上产生感应电势。电压的大小取决于平均流速，磁场的强度和血管的直径。标准的非管状电磁流量探头是由一个电磁铁和两个电极嵌在 C 形的塑料装置内组成，便于血管的检查。两电极的连线垂直于铁磁方向。电势出现在流体和管壁之间的界面。接着，电势经管壁传导，由两电极接收，经放大后传入到记录系统内。由特殊公式计算出血流量 (cm^3/s)。手术室内使用的校正探头可进行气体消毒。注意保持电极清洁，确保不残留血迹或其他蛋白成分，因为这些成分可以改变电极电阻，导致流量记录产生误差。管腔长度应为探头宽度的 3 倍左右，便于使用并防止探头成角。使用电磁流量计前应切断所有电子设备，尤其是电烙器，以防止电流通过流量计的接地电极，产生电烧伤或电击伤。探头放置于血管上，加压至远端血管瞬间闭塞，以进行调零。让搏动前反应性充血恢复几秒钟到几分钟后再进行测量，并记录平均流量。确保血管探头被组织液或生理盐水包绕是很重要的，这样才能复制血管内环境。对于有分支的血管，或端侧血管移植术后，血管有两条或更多的流出道，逐一压闭各流出道或分支有助于获得血流分布信息。

在静息时和动脉内注射血管扩张剂 (盐酸罂粟碱) 后记录流量值 (ml/min)。给予血管扩张剂后记录流量值，称为刺激或增加血流量。电磁流量计可有效检测技术错误，如内膜片，吻合错误或移植血管扭曲，血栓形成及移植血管长度不足。这些问题在术中即可检测并及时纠正，这样可避免再次手术[80]。

磁共振血管成像

磁共振血管成像 (MRA) 是利用磁共振成像技术研究血管的一种技术。该技术可有效评估外周血管系统，包括主动脉、上肢和下肢动脉和颈动脉系统。

它的优点是无需使用传统的造影剂，是一种无创性的检查。这些因素使 MRA 备受关注。但是，它有几个缺点。首先，患者需要在密闭空间内保持完全静止数分钟，这对某些人来说是无法忍受的。由于强大的磁场强度，颅内动脉瘤放置过血管夹或放置过起搏器的患者不能进行该检查。最后，出现湍流时，会导致信号缺失，可能会导致高估狭窄程度[81]。

Menke 和 Larsen[82] 报道了一篇用增强 MRA 评估 PAD 狭窄、闭塞准确度的 Meta 分析。其中包括 32 个对比 MRA 和 DSA 的前瞻性研究，诊断节段性狭窄或闭塞时，MRA 的整体敏感性为 95%，特异性为 96%。阳性和阴性比值比分别为 21.56 (可信区间为 [CI] 15.7 ~ 29.69) 和 0.056 (CI, 0.037 ~ 0.083)。MRA 对动脉节段分级正确的为 95.3%，低估 1.6% 和高估 3.1%。作者认为：基于这项 Meta 分析，对临床上有 PAD 症状的患者，用增强 MRA 诊断或排除相关动脉狭窄或闭塞时，具有较高的准确性[82]。

计算机断层扫描血管成像

到目前为止，无创性血管成像技术包括动脉彩超和 MRA[83]。尽管彩超已应用广泛，但其具有操作者依赖性，且对肥胖患者和有严重动脉斑块的节段应用明显受限[84,85]。磁共振血管成像诊断准确性较高，但是费用高，无法广泛使用[86,87]。而传统的数字减影血管造影术 (DSA) 是外周血管成像的金标准，但因其有创伤性和有发生血管并发症的风险而应用受限。

同时，CT 因费用低廉和创伤小使用越来越多，正逐步代替有创性血管造影[88]。以往的研究中发现,评价外周血管疾病时,4 排和 16 排计算机断层扫描(MDCT)与数字减影血管造影(DSA)相比诊断准确率相当[89-90]。Shareghi 等对 28 例有下肢间歇性跛行症状和异常 ABI 的患者进行了一项研究,每例患者同时进行 64 排 MDCT 和 DSA,评估 64 排 CTA 诊断 PAD 的准确率。将每侧肢体从主髂动脉到下肢动脉分成 15 个节段(每名患者共 30 个节段)。由有Ⅲ级 CT 认证的医生对所有 840 个节段进行盲法分析。病变节段分为四级:Ⅰ 级(狭窄率<10%),Ⅱ 级(10% ~ 49%),Ⅲ 级(50% ~ 99%)和Ⅳ 级(闭塞)。对所有评价的节段,CTA 诊断Ⅲ级和Ⅳ级病变的准确率为 98%,敏感性为 99%,特异性为 98%。对于主髂动脉段病变,诊断的准确率为 98%,敏感性为 100%,特异性为 99%。对股腘段病变,诊断的准确率为 98%,敏感性为 100%,特异性为 99%。对膝下段病变,诊断的准确率为 98%,敏感性为 97%,特异性为 99%。MDCT 无法显示的动脉节段有 1 个,而 DSA 有 49 个。这项研究表明,64 排 MDCT 在检测下肢血流动力学改变显著的疾病时,其准确性更突出。64 排 MDCT 比 DSA 能显示更多的动脉节段,可以看到更完整的血管分支。作者的结论是在诊断评估有症状的 PAD 患者时应考虑使用 CTA(图 20.9)。

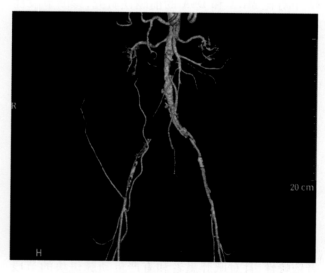

图 20.9　CTA 显示髂总动脉完全闭塞

同时,Brenner 和 Hall[91]在一综述中报道,广泛使用 CT 检查会增加辐射暴露剂量。CT 的成像过程较常用的传统 X-射线产生更多的辐射。随着 CT 扫描使用的越来越多,必须注意与辐射剂量相关的患癌症的风险,特别是对儿童患者。他们得出的结论

是,虽然对于单个人的风险不大,但在人群中辐射剂量暴露增多所产生的风险,在将来可能成为一个公共健康问题[91]。Zhou 也进行了类似的观察性研究[92],回顾了血管疾病患者因 CTA 和冠状动脉介入治疗相关的辐射暴露情况,得出的结论是血管外科医生必须严密监测行冠脉和血管成像患者的辐射暴露剂量,强调如果可能,应使用其他成像方式,尽可能维持合理地低剂量辐射(ALARA),这是血管外科医生和血管介入治疗医师的责任[92]。

血管造影(DSA)

长期以来,DSA 一直是评估主动脉和下肢血管分支的金标准。该过程包括动脉穿刺,随后将导管置入需要成像的目标区域,注入造影剂,拍摄多个平面的图像。

血管造影的分辨率可通过数字化减影技术增强。这种电子技术可对传统的视频信号进行数字处理。数字减影血管造影(DSA)采用时间剪影技术。在注射造影剂之前,首先进行第一次成像,并用计算机将图像转换成数字信号储存起来。注入造影剂后,再次成像并转换成数字信号。两次数字相减,消除相同的信号,得到一个只有造影剂的血管图像。该技术能用较少的造影剂得到比传统的血管造影分辨率更高的图像[93]。

血管造影的风险包括有动脉穿刺的风险和造影剂相关的风险,动脉穿刺可能诱导产生血栓、栓子或内膜剥离、假性动脉瘤形成而导致末端循环损伤;造影剂相关的风险包括:过敏反应、低血压、全身血管舒张、中风、抽搐等,造影剂还可能导致肾功能不全,可通过给予充足的水分和使用非离子型低渗透压造影剂减少其发生的概率[94]。总体而言,造影并发症发病率可高达 7%[95]。最近研究报道的外周动脉造影主要并发症的发病率较低(2.1%)[96]。

AbuRahma 等分析了近期由外科医生进行的558 例诊断性动脉造影的并发症情况[97]。他们报道总的并发症发生率为 3.8%(主要并发症 1.3%),和之前发表的结果相当(1.9% 和 2.9%),但优于他们之前研究中由放射线医生操作的结果(7%,$P<0.001$)。回归分析没有发现任何变量对于主要并发症的预测有重要意义。他们认为与之前的报道相比,由经验丰富的血管外科医生操作诊断性血管造影更安全,并发症发生率更低。

因此,通常认为只对那些认为需要进行有创性介入治疗的患者才做血管造影。图 20.10 和图 20.11,显示一些正常和异常的结果。

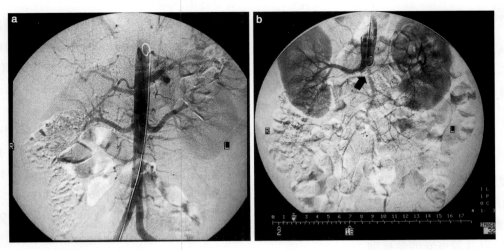

图 20.10　(a)血管造影显示主动脉和左、右髂总动脉正常;(b)血管造影显示在肾动脉水平,腹主动脉以下完全闭塞

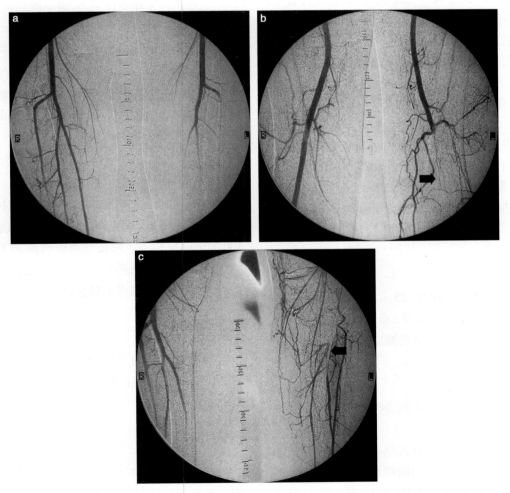

图 20.11　(a)血管造影显示右侧腘动脉远端及其三个分支血管(胫前,胫腓干:腓动脉和胫后动脉;(b)血管造影示左侧腘动脉闭塞(箭头);(c)图 b 中的同一患者,胫腓干远端血管重建术后,血管造影显示再通的胫后动脉、腓动脉(箭头)

治疗方案

下肢 PAD 的治疗不是本书重点。在这里简要介绍一下各种治疗策略。治疗方法可以分为三大类:(1)药物治疗;(2)手术治疗;(3)血管内治疗。

药物治疗

药物治疗是 SVS/ISCVS 0 期(无症状)和 1 期(跛行)初始阶段的治疗方法。首先应发现并积极纠正高危因素,包括控制高血压和糖尿病,降低血脂,调整饮食,以及最重要的是戒烟。

戒烟

根据 TASC Ⅱ建议[4],戒烟对治疗跛行症状的作用并不清楚,研究表明,戒烟能提高一些患者的步行距离,但不是所有患者都能达到这样的效果。戒烟主要可以减少他们患心血管疾病的风险,及发展至截肢和疾病加重的风险,因此,应鼓励患者戒烟,但是戒烟后症状不会马上改善。

TASC Ⅱ的建议如下:对吸烟患者应该鼓励其戒烟[B 建议];他们应该接受医生及治疗小组的建议,采用尼古丁替代治疗[A 建议];辅以抗抑郁(安非他酮)和尼古丁替代治疗能显著提高戒烟率[A 建议]。

减肥

超重(体重指数[BMI]25 ~ 30)或肥胖(BMI>30)的 PAD 患者应按照指导,通过减少热量、碳水化合物的摄入并增加运动帮助减肥[4]。

治疗高脂血症

以下是对 PAD 患者控制血脂的一般性建议[4]:

无论是否有症状,不伴有其他心血管疾病的 PAD 患者,低密度脂蛋白(LDL)胆固醇水平应<100mg/dl;有其他部位血管疾病史的 PAD 患者,如冠状动脉疾病,低密度脂蛋白胆固醇水平应<70mg/dl。控制血脂异常首先应调整饮食。他汀类药物是公认的降低低密度脂蛋白胆固醇的首选药物,这类药物可降低心血管事件的风险。

一些研究表明,降脂药物可以显著减少发生跛行或跛行恶化的风险[98,99]。这些药物的作用机制包括稳定斑块、防止斑块破裂、血管舒缩效果。低密度脂蛋白胆固醇含量<70 ~ 90mg/dl,可通过饮食控制,必要时可辅以降脂药物。

最近,Cochrane 进行了一项 Meta 分析,回顾了 18 项试验,包括 10 049 例 PAD 患者。所有符合条件的临床试验汇总结果表明,降脂治疗对死亡率(OR 为 0.86,95% 可信区间[CI]0.49 ~ 1.5)或心血管事件的发生(OR 为 0.8,[CI]0.59 ~ 1.09]无统计学意义。然而,亚组分析显示,降脂治疗能显著降低心血管事件的风险(OR 为 0.74)。这主要是由于降脂治疗对冠脉事件(OR 为 0.76)产生积极的影响。

一些小样本研究显示,不同的降脂药可改善步行距离和无痛步行距离,但对 ABI 的改善不明显。作者总结降脂治疗可以降低 PAD 患者心血管疾病的发病率和死亡率,同时可以改善局部症状。他们还认为,直到有进一步的研究证明不同的降脂药物有效,才建议 PAD 患者和血液中胆固醇水平≥3.5mmoL 的患者使用他汀类药物。

治疗高血压

所有高血压患者都应将血压控制在140/90mmHg以下,如果有糖尿病或肾功能不全的患者应控制在130/80mmHg 以下。噻嗪类利尿剂和 ACEI 类药物作为 PAD 患者的首选药物,以降低心血管事件的风险。PAD 不是 β-受体阻滞剂禁忌证[4]。

治疗糖尿病

患有糖尿病的 PAD 患者应该积极控制血糖水平,尽可能将血红蛋白 A1c 控制在<7% 或接近6%[4]。

运动疗法

药物治疗后的下一个重要方面是启动锻炼计划。虽然机制不是十分明确,但运动确实改善了大部分间歇性跛行患者的症状。曾经认为运动有助于侧支循环的形成,但现有的数据并不支持该观点。相反,更像是运动能诱导肌肉的适应性,使其能更有效的从血液中获取氧气[101]。

总之,运动通常可以提高跛行患者的步行距离,适应更高强度的运动,从而改善生活质量[102,103]。运动的其他好处包括提高血糖的利用,降低血脂及甘油三酯水平,提高戒烟的成功率[17]。

Sakamoto 等[104]对 118 名完成 12 周训练计划的 PAD 患者进行分析研究,结果显示有计划的运动训练能改善 PAD 患者心血管疾病的发病率和死亡率,这表明,有计划的运动训练应该作为这些患者的二级预防措施[104]。McDermott 等人对 156 例有和没有间歇性跛行症状的患者进行了一项随机对照研究,对患者进行平板运动训练和阻力训练,研究表明有指导的训练能提高 6 分钟步行能力,平板步行能力,肱动脉舒张功能和生活质量,但不能改善有或没有间歇性跛行 PAD 患者的简易体能量表评分。然而,下肢阻力训练可改善平板行走能力、生活质量和爬楼梯的能力等功能性表现[105]。

TASC Ⅱ 推荐有跛行症状的患者进行运动疗法,包括:提供指导性的锻炼作为 PAD 患者初始治疗的一部分。他们认为最有效的项目为平板运动和步行,每次运动 30～60 分钟后休息,每周 3 次,连续运动 3 个月[4]。

药物治疗

药物治疗可用于治疗跛行。己酮可可碱(能泰)经美国食品和药物管理局(FDA)批准,用于治疗周围血管疾病。这种药物是一种血液流变剂,可通过提高红细胞膜弹性来改善微循环血流,从而降低血液黏稠度。在最初的双盲试验,己酮可可碱治疗反应率为 45%,而安慰剂组为 23%[107]。虽然结果很好,但显然不是所有的患者会有反应[108],现在能泰已不常用了。

在过去的十年中,西洛他唑(Pletal)成为间歇性跛行患者治疗的一种新选择。它可轻度提高患者的行走能力,并有抑制血小板聚集和降低血脂的作用。在一项前瞻性随机双盲试验中,检查中至重度跛行患者的行走能力,发现西洛他唑优于安慰剂和己酮可可碱(能泰)[109]。

2008 年 Cochrane Review 分析了西洛他唑与安慰剂或与其他抗血小板药物对比的双盲、随机对照试验,研究对象为稳定的间歇性跛行患者或接受血管外科手术治疗的 PAD 患者。包括 7 个西洛他唑与安慰剂对比的随机对照试验。研究证明,服用西洛他唑(100mg,每天两次)治疗后初始跛行距离的加权均数差(WMD)得到改善。受试者接受西洛他唑(150mg,每天两次)治疗组与安慰剂组对比,初始性跛行距离增加。接受西洛他唑患者与安慰剂组相比,心血管事件等严重的不良反应或死亡率没有增加。他们的结论是间歇性跛行患者应接受心血管疾病的二级预防措施,西洛他唑有利于提高间歇性跛行患者的步行距离。没有研究证明此药能减少心血管不良事件的发生[110]。Haitt 等[111]回顾了 4 个西洛他唑治疗间歇性跛行的随机对照试验,研究发现西洛他唑对 PAD 患者有明确的好处。

TASC Ⅱ 推荐对间歇性跛行患者进行药物治疗,西洛他唑作为一线药物,服用 3～6 个月后可缓解跛行症状,研究表明药物治疗能提高患者的平板运动能力和生活质量[4]。

抗血小板药物治疗

阿司匹林是一种公认的抗血小板药物,对心血管病患者疾病的二级预防有显著益处。大量的抗血栓协同治疗研究显示,心血管疾病患者使用阿司匹林治疗后心血管事件发生的比值比减少 25%[112]。最近的 Meta 分析也清楚地表明,低剂量的阿司匹林(75～160mg)具有保护作用,比高剂量阿司匹林更安全。最近的一项 Meta 分析还显示了 PAD 患者使用阿司匹林、氯吡格雷、噻氯匹定、双嘧达莫和吡考他胺后的情况。在所有的 PAD 亚组中缺血事件显著减少了 23%[113]。虽然在 PAD 和心血管疾病同时存在时,阿司匹林的作用才表现出来,但 PAD 患者仍要给予抗血小板药物治疗。最近,关于 PAD 患者使用抗血小板治疗的 TASC Ⅱ 建议总结如下:无论是否有心血管病史,有症状的患者应长期给予抗血小板治疗,以减少心血管疾病的发病率和死亡率。阿司匹林对合并心血管疾病的 PAD 患者有效,但没有心血管疾病的 PAD 患者也建议使用阿司匹林。他们还认为,氯吡格雷在有或没有心血管疾病的 PAD 患者亚组中,可有效地减少心血管事件的发生[4]。

手术治疗

手术治疗一直是治疗肢体严重缺血的金标准，有时也可用于跛行的治疗。总之，外科治疗周围血管疾病的两种主要技术是：动脉内膜剥脱术和搭桥术。

动脉内膜剥脱术剥去病变的内膜和中膜的最内层，留下光滑的动脉表面，适合短节段或分叉处病变的治疗，如颈动脉或腹主动脉的分支处。

搭桥术，如名所示，使用导管在狭窄或闭塞段动脉周围构建血流通路，通常用自体静脉或人工血管［聚四氟乙烯（PTFE）或涤纶］。现在这种技术是治疗下肢动脉闭塞性疾病最常用的方法。

建议对较长和多节段的血管病变，尤其是完全闭塞的患者进行手术治疗。主髂动脉搭桥术的死亡率低（2%～3%），5年通畅率为80%～85%。治疗孤立的单侧髂动脉疾病，一般建议髂动脉重建术或股-股动脉交叉搭桥术。腹股沟以下的动脉重建5年通畅率为60%～80%，自体静脉导管比人工血管搭桥术预后更好[114]。

血管内治疗

随着血管内介入治疗的不断发展，通过开放或经皮入路，将导管直接放入血管腔内，应用以下技术对狭窄区域进行治疗：

1. 球囊扩张术：球囊在狭窄的区域内膨胀，压裂斑块，使动脉管腔扩大。

2. 斑块旋切术：用一个特别设计的导管从血管腔内部刮除一部分斑块。

3. 血管内支架置入术：这一技术在不断地发展，是将可膨胀式金属支架放置在狭窄区域。

经皮血管腔内技术治疗下肢动脉闭塞性疾病的应用不断增多。随着介入技术的不断进步，血管内介入治疗的长期效果会进一步提高。总体而言，开放式外科手术和经皮血管腔内治疗技术的早期成功率接近，但外科手术远期通畅率更高。

另一方面，血管成形术后并发症的发病率和死亡率较低，且经皮血管内治疗晚期失败可以通过再次经皮介入进行治疗[115]。

血管内治疗 Vs. 手术治疗

TASC Ⅱ建议[4]以下情况选择血管内治疗或手术疗法：

主髂动脉段病变的治疗：血管内介入治疗是A型病变的首选方法，手术疗法是D型病变的首选方法。同时，B型病变推荐使用血管内治疗，高风险的C型病变推荐手术治疗；然而，在血管内治疗和开放性手术治疗的短期、长期结果相当的情况下，应首先使用血管内治疗，治疗失败后再考虑手术治疗。B和C型病变选择治疗方法时，必须考虑患者的并发症，使患者充分知情，还要考虑当地操作者的经验。

股腘动脉段病变的治疗：建议同上，即血管内介入治疗是A型病变的首选方法，手术疗法是D型病变的首选方法。同时，B型病变推荐使用血管内治疗，高风险的C型病变推荐手术治疗。图20.12和图20.13，总结了主髂动脉段，股腘段病变的类型。

A型病变

- 单侧或双侧CIA狭窄
- 单侧或双侧EIA单一短的(<3cm)狭窄

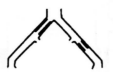

B型病变

- 肾动脉以下主动脉短的(<3cm)狭窄
- 单侧CIA闭塞
- EIA的单个或多个狭窄,总长度为3~10cm,包括EIA,未延续至CFA
- 单侧EIA闭塞,不涉及髂内动脉或CFA起始

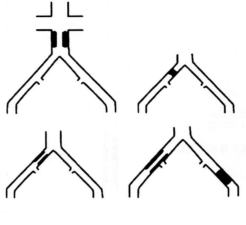

C型病变

- 双侧CIA闭塞
- 双侧EIA狭窄,长3~10cm,未延伸至CFA
- 单侧EIA狭窄延伸至CFA
- 单侧EIA闭塞,包括髂内和/或CFA的起始段
- 单侧EIA严重钙化并闭塞,包括或不包括髂内和/或CFA的起始段

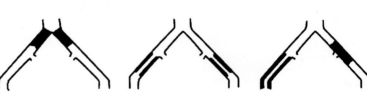

D型病变

- 肾动脉水平以下主髂段动脉闭塞
- 需要治疗的弥漫性病变,病变累及主动脉和双侧髂内动脉
- 单侧CIA、EIA、CFA的弥漫性多发狭窄
- 单侧CIA和EIA闭塞
- 双侧EIA闭塞
- 髂动脉狭窄患者,伴有需要治疗且不适合进行腔内介入治疗的AAA或其他需要主动脉或髂动脉开放式手术的病变

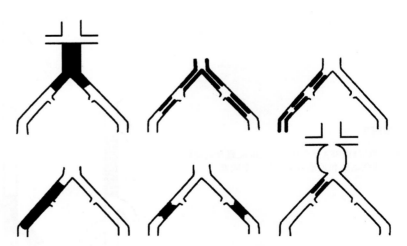

图 20.12　主髂动脉病变的 TASC 分类。CIA 髂总动脉,EIA 髂外动脉,CFA 股总动脉。AAA 腹主动脉瘤(来自 Norgren 等[4],经 Elsevier 许可)

A型病变

- 单一狭窄长度≤10cm
- 单一闭塞长度≤5cm

B型病变

- 多处病变(狭窄或闭塞)每段长度≤5cm
- 单一狭窄或闭塞长度≤15cm,未累及膝水平以下腘动脉
- 单一或多节段病变,使胫血管流入量减少无法为远端旁路供血
- 长度≤5cm的严重钙化闭塞
- 单侧腘动脉狭窄

C型病变

- 多处狭窄或闭塞的总长度>15cm,伴或不伴严重的钙化
- 两次血管内介入治疗术后复发的狭窄或闭塞,需再次治疗

D型病变

- 慢性CFA或SFA完全闭塞(≥20cm,累及腘动脉)
- 慢性腘动脉和近端分叉血管完全闭塞

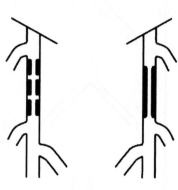
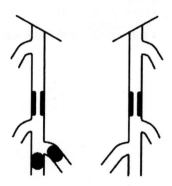
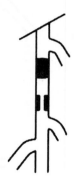
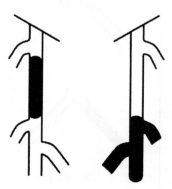

图20.13　股腘动脉段病变 TASC 分类。CFA 股总动脉,SFA 股浅动脉(来自 Norgren 等[4],经 Elsevier 的许可)

参考文献

1. Crafts RC. Lower limb. In: Crafts RC, editor. A textbook of human anatomy. New York: Wiley; 1985. p. 397–517.

2. Taylor LM, Porter JM, Winck T. Femoropopliteal occlusive disease. In: Greenfield LJ, editor. Surgery: scientific principles and practice. 2nd ed. Philadelphia: JB Lippincott; 1997. p. 1810–23.

3. Zarins CK, Glagov S. Artery wall pathology in atherosclerosis. In: Rutherford RB, editor. Vascular surgery. 4th ed. Philadelphia: WB Saunders; 1995. p. 203–21.

4. Norgren L, Hiatt WR, Dormandy JA, Nehler MR, Harris KA, Fowkes FGR, on behalf of the TASC II Working Group. Inter-society consensus for the management of peripheral arterial disease (TASC II). J Vasc Surg. 2007;45(Suppl S):S 5–67.

5. Hirsch A, Criqui M, Treat-Jacobson D, Regensteiner J, Creager M, Olin J, et al. Peripheral arterial disease detection, awareness, and treatment in primary care. JAMA. 2001;286(11):1317–24.

6. Selvin E, Erlinger TP. Prevalence of and risk factors for peripheral arterial disease in the United States: results from the National Health and Nutrition Examination Survey, 1999–2000. Circulation. 2004;110(6):738–43.

7. Merino J, Planas A, Elosua R, de Moner A, Gasol A, Contreras C, Vidal-Barraquer F, Clara A. Incidence and risk factors of peripheral arterial occlusive disease in a prospective cohort of 700 adult elderly men followed for 5 years. World J Surg. 2010;34:1975–9.

8. Fowkes FG, Housley E, Cawood EH, Macintyre CC, Ruckley CV, Prescott RJ. Edinburgh artery study: prevalence of asymptomatic and symptomatic peripheral arterial disease in the general population. Int J Epidemiol. 1991;20:384–92.

9. Selvin E, Marinopoulos S, Berkenblit G, Rami T, Brancati FI, Powe NR, et al. Meta-analysis: glycosylated hemoglobin and cardiovascular disease in diabetes mellitus. Ann Intern Med. 2004; 141(6):421–31.

10. Muntner P, Wildman RP, Reynolds K, Desalvo KB, Chen J, Fonseca V. Relationship between HbAlc level and peripheral arterial disease. Diabetes Care. 2005;28(8):1981–7.

11. ADA. Peripheral arterial disease in people with diabetes. Diabetes Care. 2003;26(12):3333–41.

12. Dormandy J, Heeck L, Vig S. Predictors of early disease in the lower limbs. Semin Vasc Surg. 1999;12:109–17.

13. Ridker PM, Stampfer MJ, Rifai N. Novel risk factors for systemic atherosclerosis: a comparison of C-reactive protein, fibrinogen, homocysteine, lipoprotein (a), and standard cholesterol screening as predictors of peripheral arterial disease. JAMA. 2001;285(19): 2481–5.

14. O'Hare AM, Vittinghoff E, Hsia J, Shlipak MG. Renal insufficiency and the risk of lower extremity peripheral arterial disease: results from the Heart and Estrogen/Progestin Replacement Study (HERS). J Am Soc Nephrol. 2004;15(4):1046–51.

15. Kullo IJ, Bailey KR, Kardia SL, Mosley Jr TH, Boerwinkle E, Turner ST. Ethnic differences in peripheral arterial disease in the NHLBI Genetic Epidemiology Network of Arteriopathy (GENOA) study. Vasc Med. 2003;8(4):237–42.

16. Alzamora MT, Fores R, Baena-Diez JM, Pera G, Torar P, Sorribes M, Bicheto M, Reina MD, Sancho A, Albaladejo C, Llussa J, the PERART/ARTPER study group. The peripheral arterial disease study (PERART/ARTPER) prevalence and risk factors in the general population. BMC Public Health. 2010;10:38.

17. TransAtlantic Inter-Society Consensus (TASC) Working Group. Management of peripheral arterial disease (PAD). J Vasc Surg. 2000;31:S5–44, S54–74.

18. Murabito JM, D'Agostino RG, Silbershatz H, Wilson WF. Intermittent claudication: a risk profile from the Framing-ham heart study. Circulation. 1997;96:44–9.

19. Young DF, Cholvin NR, Kirkeeide RL, Roth AC. Hemodynamics of arterial stenosis at elevated flow rates. Circ Res. 1977;41:99–107.

20. Arfvidsson B, Wennmalm A, Gelin J, Dahllof AG, Hallgren B, Lundholm K. Covariation between walking ability and circulatory alterations in patients with intermittent claudication. Eur J Vasc Surg. 1992;6:642–6.

21. Hiatt WR. Nonoperative, nonpharmacologic management of lower extremity occlusive disease. In: Ernst CB, Stanley JC, editors. Current therapy in vascular surgery. Philadelphia: Mosby; 2000. p. 530–3.

22. Hiatt WR, Wolfel EE, Regensteiner JG, Brass EP. Skeletal muscle carnitine metabolism in patients with unilateral peripheral arterial disease. J Appl Physiol. 1992;73:346–53.

23. Ross R, Glomset JA. The pathogenesis of atherosclerosis. N Engl J Med. 1976;295:369–77.

24. Taylor KE, Glagov S, Zarins CK. Preservation and structural adaptation of endothelium over experimental foam cell lesions. Arteriosclerosis. 1989;9:881–94.

25. Faggiotto A, Ross R. Studies of hypercholesterolemia in the nonhuman primate. II. Fatty streak conversion to fibrous plaque. Arteriosclerosis. 1984;4:341–56.

26. Glagov S, Zarins CK, Giddens DP, et al. Atherosclerosis: what is the nature of the plaque? In: Strandness Jr DE, Didishiem P, Clowes AW, et al., editors. Vascular diseases: current research and clinical application. Orlando: Grune & Stratton; 1987. p. 15–33.

27. A Coordination Group in China. A pathological survey of atherosclerotic lesions of coronary artery and aorta in China. Pathol Res Pract. 1985;180:457–62.

28. Stevens SL, Hilgarth K, Ryan VS, et al. The synergistic effect of hypercholesterolemia and mechanical injury on intimal hyperplasia. Ann Vasc Surg. 1992;6:55.

29. Benditt EP. Implications of the monoclonal character of human atherosclerotic plaques. Am J Pathol. 1977;86:693–702.

30. McCaffrey TA, Du B, Fu C, et al. The expressions of TGF-beta receptors in human atherosclerosis: evidence of acquired resistance to apoptosis due to receptor imbalance. J Mol Cell Cardiol. 1999;31:162T.

31. Steinberg D, Parthasarathy S, Carew T, et al. Modifications of low density lipoprotein that increase its atherogenicity. N Engl J Med. 1989;320:915–24.

32. Karayannacos PE, Talukder N, Nerem R, et al. The rule of multiple noncritical arterial stenoses in the pathogenesis of ischemia. J Thorac Cardiovasc Surg. 1977;73:458–69.

33. Cronenwett JL. Arterial hemodynamics. In: Greenfield LJ, editor. Surgery: scientific principles and practice. 2nd ed. Philadelphia: JB Lippincott; 1997. p. 1656–67.

34. Imparato AM, Kim GE, Davidson T, et al. Intermittent claudication: its natural course. Surgery. 1975;78:795–9.

35. Boyd AM. The natural course of arteriosclerosis of lower extremities. Proc R Soc Med. 1962;55:591–3.

36. Bloor K. Natural history of atherosclerosis of the lower extremities. Ann R Coll Surg Engl. 1961;28:36–51.

37. Dormandy JA, Heeck L, Vig S. The natural history of claudication: risk to life and limb. Semin Vasc Surg. 1999;12:123–37.

38. Weitz JI, Byrne J, Clagett GP, Farkouh ME, Porter JM, Sackett DL, Strandness Jr DE, Taylor LM. Diagnosis and treatment of chronic arterial insufficiency of the lower extremities: a critical review. Circulation. 1996;94:3026–49.

39. Dormandy JA, Murray GD. The fate of the claudicant: a prospective study of 1969 claudicants. Eur J Vasc Surg. 1991;5:131–3.

40. Criqui MH, Langer Rd, Fronek A, Feigelson HS, Klauber MR, McCann TJ, Browner D. Mortality over a period of ten years in patients with peripheral arterial disease. N Engl J Med. 1992;326: 381–6.

41. McDermott MM, Feinglass J, Slavensky R, Pierce WH. The ankle-brachial index as predictor of survival in patients with peripheral vascular disease. J Gen Intern Med. 1994;9:445–9.

42. Sheikh MA, Bhatt DL, Li J, Lin S, Bartholomew JR. Usefulness of postexercise ankle-brachial index to predict all-cause mortality. Am J Cardiol. 2011;107:778–82.

43. Aboyans V, Desormais I, Lacroix P, Salazar J, Criqui MH, Laskar M. The general prognosis of patients with peripheral arterial disease differs according to the disease localization. J Am Coll Cardiol. 2010;55:898–903.

44. Rutherford RB, Baker JD, Ernst C, Johnston KW, Porter JM, Ahn S, Jones DN. Recommended standards for reports dealing with lower extremity ischemia: revised version. J Vasc Surg. 1997;26: 517–38.

45. Peabody CN, Kannel WB, McNamara PM. Intermittent claudication: surgical significance. Arch Surg. 1974;109:693–7.

46. Veith FJ, Gupta SK, Wengerter KR, et al. Changing arteriosclerotic disease patterns and management strategies in lower-limb-threatening ischemia. Ann Surg. 1990;212:402–14.
47. Dormandy J, Belcher G, Broos P, Eikelboom B, Laszlo G, Konrad P, et al. Prospective study of 713 below-knee amputations for ischaemia and the effect of a prostacyclin analogue on healing. Hawaii Study Group. Br J Surg. 1994;81(1):33–7.
48. Yao JST. New techniques in objective arterial evaluation. Arch Surg. 1973;106:600–4.
49. AbuRahma AF, Khan S, Robinson PA. Selective use of segmental Doppler pressures and color duplex imaging in the localization of arterial occlusive disease of the lower extremity. Surgery. 1995;118:496–503.
50. Toursarkissian B, Mejia A, Smilanich RP, Schoolfield J, Shireman PK, Sykes MT. Noninvasive localization of infrainguinal arterial occlusive disease in diabetics. Ann Vasc Surg. 2001;15:73–8.
51. Holland T. Utilizing the ankle brachial index in clinical practice. Ostomy Wound Manage. 2002;48:38–40.
52. Adam DJ, Naik J, Hartshorne T, Bello M, London NJ. The diagnosis and management of 689 chronic leg ulcers in a single-visit assessment clinic. Eur J Vasc Endovasc Surg. 2003;25:462–8.
53. Carser DG. Do we need to reappraise our method of interpreting the ankle brachial pressure index? J Wound Care. 2001;10:59–62.
54. Satomura S, Kaneko Z. Ultrasonic blood rheograph. In: Proceedings of the third international conference on medical electronics. London; 1960. p. 254.
55. Strandness Jr DE, McCutcheon EP, Rushmer RF. Application of transcutaneous Doppler flow meter in evaluation of occlusive arterial disease. Surg Gynecol Obstet. 1966;122:1039–45.
56. Landowne M, Katz LN. A critique of the plethysmographic method of measuring blood flow in the extremities of man. Am Heart J. 1942;23:644–75.
57. Hertzman AP. The blood supply of various skin area as estimated by the photoelectric plethysmograph. Am J Physiol. 1938;124:328–40.
58. Barnes RW, Clayton JM, Bone GE, et al. Supraorbital photo-pulse plethysmography: simple accurate screening from carotid occlusive disease. J Surg Res. 1977;22:319–27.
59. Eldrup-Jorgensen SV, Schwartz SI, Wallace JD. A method of clinical evaluation of peripheral circulation: photoelectric hemodensitometry. Surgery. 1966;59:505–13.
60. Barnes RW, Garrett WV, Slaymaker EE, et al. Doppler ultrasound and supraorbital photoplethysmography for noninvasive screening of carotid occlusive disease. Am J Surg. 1977;134:183–6.
61. Barnes RW, Garrett WV, Hommel BA, et al. Photoplethysmography assessment of altered cutaneous circulation in the post-phlebitic syndrome. Proc Assoc Adv Med Instrum. 1978;13:25–9.
62. Bortolotto LA, Blacher J, Kondo T, Takazawa K, Safar ME. Assessment of vascular aging and atherosclerosis in hypertensive subjects: second derivative of photoplethysmogram versus pulse wave velocity. Am J Hypertens. 2000;13:165–71.
63. Whitney RJ. The measurement of changes in human limb volume by means of mercury-n-rubber strain gauge. J Physiol. 1949;109:5P.
64. Hokanson DE, Sumner DS, Strandness Jr DE. An electrically calibrated plethysmography for direct measurement of limb blood flow. IEEE Trans Biomed Eng. 1975;22:25–9.
65. Barnes RW, Hokanson DE, Wu KK, et al. Detection of deep vein thrombosis with an automatic electrically calibrated strain gauge plethysmograph. Surgery. 1977;82:219–23.
66. Yao JST, Needham TN, Gourmoos C, Irvine WT. A comparative study of strain-gauge plethysmography and Doppler ultrasound in the assessment of occlusive arterial disease of the lower extremities. Surgery. 1972;71:4–9.
67. Winsor T. The segmental plethysmograph: description of the instrument. Angiology. 1957;8:87–101.
68. Darling RC, Raines VK, Brenner V, et al. Quantitative segmental pulse volume recorder. A clinical tool. Surgery. 1972;72:873–7.
69. Nicholaides A. Quantitative air-plethysmography in management of arterial ischemia. In: Bernstein EF, editor. Vascular diagnosis. 4th ed. St. Louis: Mosby; 1993. p. 544–6.
70. Strandness Jr DE. Wave form analysis in the diagnosis of arteriosclerosis obliterans and peripheral arterial disease, a physiologic approach. Boston: Little Brown & Co; 1969. p. 92–113.

71. Kuvin JT, Patel AR, Sliney KA, Pandian NG, Sheffy J, Schnall RP, Karas RH, Udelson JE. Assessment of peripheral vascular endothelial function with finger arterial pulse wave amplitude. Am Heart J. 2003;146:168–74.
72. Gundersen J. Segmental measurement of systolic blood pressure in the extremities including the thumb and the great toe. Acta Chir Scand. 1972;426:1–90.
73. Rich K. Transcutaneous oxygen measurements: implications for nursing. J Vasc Nurs. 2001;19:55–9.
74. Kram HB, Appel PL, Shoemaker WC. Multisensor transcutaneous oximetric mapping to predict below-knee amputation wound healing: use of a critical PO2. J Vasc Surg. 1989;9:796–800.
75. Belcaro G, et al. Evaluation of skin blood flow and venoarteriolar response in patients with diabetes and peripheral vascular disease by laser Doppler flowmetry. Angiology. 1989;40:953–7.
76. Eicke BM, Milke K, Schlereth T, Birklein F. Comparison of continuous wave Doppler ultrasound of the radial artery and laser Doppler flowmetry of the fingertips with sympathetic stimulation. J Neurol. 2004;251:958–62.
77. Kubli S, Waeber B, Dalle-Ave A, Feihl F. Reproducibility of laser Doppler imaging of skin blood flow as a tool to assess endothelial function. J Cardiovasc Pharmacol. 2000;36:640–8.
78. Correa MJU, Andrade LEC, Kayser C. Comparison of laser Doppler imaging, fingertip lacticemy test, and nailfold capillaroscopy for assessment of digital microcirculation in systemic sclerosis. Arthritis Res Ther. 2010;12:R157.
79. Monstrey SM, Hoeksema H, Baker RD, Jeng J, Spence RS, Wilson D, Pape SA. Burn wound healing time assessed by laser Doppler imaging. Part 2: validation of a dedicated colour code for image interpretation. Burns. 2011;37:249–56.
80. Terry HJ. The electromagnetic measurement of blood flow during arterial surgery. Biomed Eng. 1972;7:466–74.
81. Masaryk TJ, Modic MT, Ruggieri PM, et al. Three dimensional (volume) gradient-echo imaging of the carotid bifurcation: preliminary clinical experience. Radiology. 1989;171:801–6.
82. Menke J, Larsen J. Meta-analysis: accuracy of contrast-enhanced magnetic resonance angiography for assessing steno-occlusions in peripheral arterial disease. Ann Intern Med. 2010;153:325–34.
83. Collins R, Cranny G, Burch J, et al. A systematic review of duplex ultrasound, magnetic resonance angiography and computed tomography angiography for the diagnosis and assessment of symptomatic, lower limb peripheral arterial disease. Health Technol Assess. 2007;11:iii–xiii, 1.
84. Sacks D. Peripheral arterial duplex ultrasonography. Semin Roentgenol. 1992;27:28–38.
85. London NJ, Sensier Y, Hartshorne T. Can lower limb ultrasonography replace arteriography? Vasc Med. 1996;1:115–9.
86. Borrello JA. MR angiography versus conventional x-ray angiography in the lower extremities: everyone wins. Radiology. 1993;187:615–7.
87. Goyen M, Ruehm SG, Debatin JF. MR angiography for assessment of peripheral vascular disease. Radiol Clin North Am. 2002;40:835–46.
88. Lee SI, Miller JC, Abbara S, et al. Coronary CT angiography. J Am Coll Radiol. 2006;3:560–4.
89. Willmann JK, Baumert B, Schertler T, et al. Aortoiliac and lower extremity arteries assessed with 16-detector row CT angiography: prospective comparison with digital subtraction angiography. Radiology. 2005;236:1083–93.
90. Catalano C, Fraioli F, Laghi A, et al. Infrarenal aortic and lower extremity arterial disease: diagnostic performance of multi-detector row CT angiography. Radiology. 2004;231:555–63.
91. Brenner DJ, Hall EJ. Computed tomography – an increasing source of radiation exposure. N Engl J Med. 2007;357:2277–84.
92. Zhou W. Radiation exposure of vascular surgery patients beyond endovascular procedures. J Vasc Surg. 2011;53:39S–43.
93. Turnipseed WD. Diagnosis of carotid artery disease by digital subtraction angiography. In: AbuRahma AF, Diet-rich EB, editors. Current noninvasive vascular diagnosis. Littleton: PSG Publishing; 1988. p. 337–55.

94. Katayama H, Yamaguchi K, Kozuka T, et al. Adverse reactions to ionic and nonionic contrast media: a report from the Japanese Committee on the safety of contrast media. Radiology. 1990;175: 621–8.

95. AbuRahma AF, Robinson PA, Boland JP, et al. Complications of arteriography in a recent series of 707 cases: factors affecting outcome. Ann Vasc Surg. 1993;7:122–9.

96. Balduf LM, Langsfeld M, Marek JM, et al. Complication rates of diagnostic angiography performed by vascular surgeons. Vasc Endovasc Surg. 2002;36:439–45.

97. AbuRahma AF, Elmore M, Deel J, Mullins B, Hayes J. Complications of diagnostic arteriography performed by a vascular surgeon in a recent series of 558 patients. Vascular. 2007;15:92–7.

98. Pedersen TR, Kjekshus J, Pyorala K, Olsson AG, Cook TJ, Musliner TA, Robert JA, Haghfelt T. Effect of simvastatin on ischemic signs and symptoms in the Scandinavian Simvastatin Survival Study (4S). Am J Cardiol. 1998;81:333–8.

99. Gould AL, Rossouw JE, Santanello NC, Heyse JF, Furberg CD. Cholesterol reduction yields clinical benefit: Impact of statin trials. Circulation. 1998;97:946–52.

100. Aung PP, Maxwell H, Jepson RG, Price J, Leng GC. Lipid-lowering for peripheral arterial disease of the lower limb (review). Cochrane Libr. 2009;1:1–61.

101. Bylund AC, Hammarsten J, Holm J, et al. Enzyme activities in skeletal muscles from patients with peripheral arterial insufficiency. Eur J Clin Invest. 1976;6:425–9.

102. Gardner AW, Poehlman ET. Exercise rehabilitation programs for the treatment of claudication pain: a meta-analysis. JAMA. 1995;274:975–80.

103. Regensteiner JG, Steiner JF, Hiatt WR. Exercise training improves functional status in patients with peripheral arterial disease. J Vasc Surg. 1996;23:104–15.

104. Sakamoto S, Yokoyama N, Tamori Y, Akutsu K, Hashimoto H, Takeshita S. Patients with peripheral artery disease who completed 12-week supervised exercise training program show reduced cardiovascular mortality and morbidity. Circ J. 2009;73: 167–73.

105. McDermott MM, Ades P, Guralnik JM, Dyer A, Ferrucci L, Liu K, Nelson M, Lloyd-Jones D, van Horn L, Garside D, Kibbe M, et al. Treadmill exercise and resistance training in patients with peripheral arterial disease with and without intermittent claudication: a randomized controlled trial. JAMA. 2009;301(2): 165–74.

106. Muller R. Hemorrheology and peripheral vascular disease. A new therapeutic approach. J Med. 1981;12:209–35.

107. Porter JM, Cutler BS, Lee BY, et al. Pentoxifylline efficacy in the treatment of intermittent claudication. Am Heart J. 1982;104: 66–72.

108. AbuRahma AF, Woodruff BA. Effects and limitations of pentoxifylline therapy in various stages of peripheral vascular disease of the lower extremity. Am J Surg. 1990;160:266–70.

109. Dawson DL. Comparative effects of cilostazol and other therapies for intermittent claudication. Am J Cardiol. 2001;87:19D–27.

110. Robless P, Mikhailidis DP, Stansby GP. Cilostazol for peripheral arterial disease (review). The Cochrane Libr. 2008;3:1–27.

111. Hiatt WR. Medical treatment of peripheral arterial disease and claudication. N Engl J Med. 2001;344:1608–21.

112. ATC. Collaborative meta-analysis of randomized trials of antiplatelet therapy for prevention of death, myocardial infarction, and stroke in high risk patients. Br Med J. 2002;324:71–86.

113. Clagett P, Sobel M, Jackson M, Lip G, Tangelder M, Verhaeghe R. Antithrombotic therapy in peripheral arterial disease: the seventh ACCP conference on antithrombotic and thrombolytic therapy. Chest. 2004;126:S609–26.

114. Comerota AJ. Endovascular and surgical revascularization for patients with intermittent claudication. Am J Cardiol. 2001;87: 34D–43.

115. Bates MC, AbuRahma AF. An update on endovascular therapy of the lower extremities. J Endovasc Ther. 2004;11:II-107–27.

21

第 21 章
下肢血管疾病的节段性多普勒
测压和波形分析

Stephen M. Hass 和 Ali F. AbuRahma

摘　要

多普勒节段性测压和波形分析是诊断下肢血管疾病的重要方法。下肢动脉完整的多普勒检查包括三个部分:(1)分析动脉波形模拟描记;(2)测量四肢节段性收缩压;(3)计算踝/肱指数(ABI)。

多普勒节段性测压和模拟波形描记具有相同的功能,如辅助诊断动脉闭塞性疾病及其严重程度,为下肢外周血管疾病及介入治疗术后疾病进展的随访提供客观标准,并在一定程度上评估治疗方案。

将 4 个 12cm×40cm 气动袖带放置在每条腿的不同水平:大腿近段、膝上、膝下和踝上,同时记录这些部位的压力。检查者监听胫后及足背动脉的搏动信号。在这些血管中,多普勒信号最强处所测得压力作为踝部的压力。

下肢动脉多普勒检查的另一项是计算 ABI。认为 ABI:0.9~1.0 为正常或有轻度动脉阻塞性疾病;ABI:0.5~0.9 患者可能存在跛行;ABI<0.5 患者可能存在缺血性静息痛或严重的动脉闭塞性疾病;ABI<0.3 患者可能合并下肢营养变化。

关键词

无创性血管检查、多普勒、外周血管疾病、下肢

Satomura 首先使用多普勒血流检测仪进行检查,并于 1959 年发表了一篇临床报告[1]。以往肢体缺血的诊断或评估依赖于临床检查、血管造影或体积描记法,直到 Strandness 等[2] 的研究,才开始推广使用经皮血流检查评估外周血管阻塞性疾病。连续或脉冲多普勒技术的发展开辟了诊断周围血管阻塞性疾病的新领域。

仪器及物理原理

连续多普勒(CW)速度检测仪通过超声探头接收并感应由红细胞运动引起的反射波频率变化,从而检测出血流速度。压电晶体(陶瓷)的振子以 5~10MHz 的频率振动。

超声波经耦合剂传入人体,在传播的过程中,遇到所经过的组织(包括运动的红细胞)发生反射,并被探头的接收装置接收。声源和接收器之间的相对运动产生多普勒效应。血液是运动的目标,探头是静止的声源。运动的红细胞使反射波的频率改变(多普勒频移)。多普勒频移和血流速度成正比根据血流与声束的方向,反射频率可以高于或低于入射频率(多普勒频移)。探头接收到频率叠加的反射波后,将其转变为电信号,经加工处理后,生成一个在听力范围内的频率并放大,通过扬声器或耳机输出。显示多普勒速度信号的另一个方法是将其转换成可见的模拟波形,即被放大的信号经电路转换后通过模拟波形,显示在类似 ECG 的通道记录仪(图 21.1)。

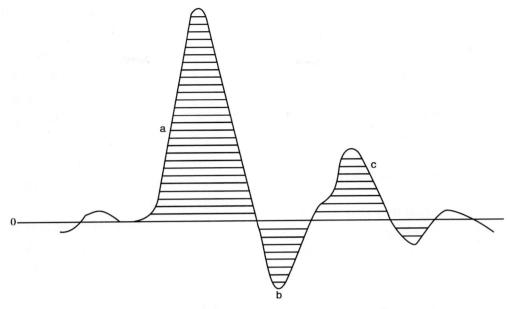

图 21.1　正常动脉速度曲线(多相)。(a)收缩期;(b)舒张早期;(c)舒张晚期

因此,多普勒速度测量法有:(1)声频:记录多普勒的音频信号。优点是滤波器滤掉极限频率后,记录所有的多普勒频率。训练有素的技师或医师可以很容易区分正常或狭窄已经闭塞近端、远端和狭窄处的信号。较高声调的音频表示探头和血流的夹角非常小,或者存在一个显著的动脉阻塞。(2)模拟波形描记:这种方法采用了零交叉频率计,在带状图记录仪上显示波形信号。其整体精确度较好,但敏感性不如频谱分析,并具有以下缺点:存在噪声和无法显示高于预设最高流速或低于预设最低流速的血流速度。(3)频谱分析:图像的纵轴表示频率,横轴表示时间,及任何频率和时间反射信号的振幅(图21.2)。它的优点是,能显示所有频率的振幅,并克服了模拟波形描记的缺点。

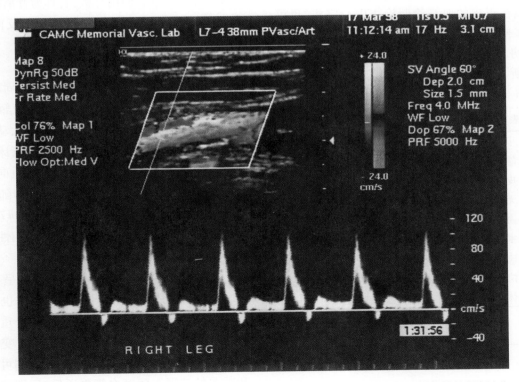

图 21.2　右侧股总动脉频谱。纵轴为频率,横轴为时间,在任何频率和时间反射信号的振幅(此图从彩超仪器采集)

检查适应证

下肢动脉多普勒检查是诊断外周血管疾病的实用工具。可明确动脉阻塞性疾病的诊断和病变严重程度,有助于区分真正的血管性间歇性跛行和神经或骨骼肌肉疾病引起的假性跛行。因此,该检查适用于有动脉阻塞性疾病症状和体征的患者,包括跛行、静息痛和因动脉供血不足所致的皮肤变化,如不愈合的溃疡[3-7]。

下肢动脉多普勒检查有助于决定截肢水平、评估腰交感神经切除术的效果[8-10]。此外,可以筛查雷诺氏疾病或雷诺氏综合征[11]及动静脉(AV)瘘[12],还可以迅速评估患者是否存在动脉损伤。

在医源性动脉损伤中,多普勒超声检查适用于评估股动脉或肱动脉心导管检查或外周动脉造影术后所致的动脉阻塞,监测动脉留置导管的并发症。对休克患者也有帮助。

主动脉-股动脉搭桥或主髂动脉内膜剥脱术中测量踝压力,可以预测术后的效果。术后早期节段性测压有助于定量评估主动脉-股动脉搭桥术的预后(表21.1)。踝/肱指数可监测术后下肢动脉疾病的进展,如原有动脉疾病恶化或移植血管病变。这些检查可以在正规的血管诊断检查中心完成,也可使用连续多普勒超声仪和手持式血压计在床旁或术后恢复病房进行快速检查。踝/肱指数下降超过0.15对诊断下肢动脉疾病进展的敏感性为41%,特异性为84%[13]。

表21.1　动脉多普勒超声检查指征

1	步行时腓肠肌疼痛(间歇性跛行)
2	静息时腿疼,提示缺血
3	皮肤改变,提示动脉供血不足
4	无法治愈的溃疡
5	血管重建术后的随访
6	术中应用
7	决定截肢水平,判断腰交感神经切除术的反应
8	协助诊断雷诺氏病或现象和动静脉瘘
9	休克状态或创伤中检测搏动

方法

完整的下肢动脉多普勒检查包括:(1)分析动脉模拟波形;(2)测量四肢收缩压;(3)计算踝/肱指数(ABI)。

病史采集后,嘱患者仰卧位休息10~15分钟,以确保在静息状态下测量。患者仰卧位时四肢与心脏同高。床头可以稍高。臀部和膝盖通常略微弯曲,以便下肢评估。其他检查体位包括左侧或右侧卧位及俯卧位以便检查胭动脉。

Gornik等最近验证了坐位检测踝/肱指数的方法[14]。使因肌肉骨骼或心肺疾病无法平卧的患者也可进行外周动脉检查。

多普勒探头必须平行于血管长轴。通常用约45°~60°的角度。通过触诊和多普勒音频信号评估血管搏动(股、胭、足背动脉和胫后动脉)。搏动分为Ⅱ、Ⅰ或0级,多普勒信号分为正常(双相)、异常(单相)或无。

多普勒波形定性分析

在以下位置记录双下肢动脉的多普勒速度波形:(1)腹股沟处股总动脉;(2)股浅动脉;(3)胭动脉;(4)胫后动脉(内踝水平);(5)足背动脉(足背);(6)偶尔测量腓动脉(在外踝水平)。听取音频信号。如果检查者使用耳机,右耳为背离探头的(同向)血流信号,而左耳为朝向探头的(反向)血流信号。观察分析音频信号和波形。

正常动脉速度频谱信号是多相的,一个收缩相和一个或多个舒张相(图21.1)。在外周动脉,收缩期为一个高大的正向波形,紧接的是短暂的反向波形。随后为舒张期的正向血流。外周大动脉具有短暂的血流反转这一特性是由于下肢血管床阻力高所致。通过血管扩张降低阻力可以消除负向血流。正常的动脉血流速度信号也有搏动性,即随心脏搏动而发生周期性改变。因此,正常的无搏动性、周期性、低缓的静脉信号容易和搏动性、多相性动脉信号区别。

动脉速度频谱异常包括频谱呈单相(图21.3)、无搏动性或无信号。双相频谱也可能是异常的(图21.3)。观察波形的变化十分重要,例如,相邻不同节段的多普勒信号从三相波变成两相波或三相波变成单相波,闭塞近端及远端可得到单相和减弱的波形。闭塞血管再通后,远端波形可以恢复正常。

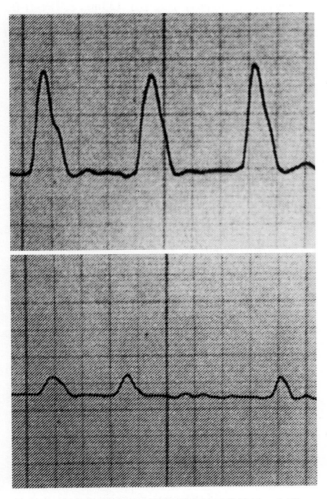

闭塞近端动脉波形特点是持续时间短,上升支陡峭的低振幅信号。动脉狭窄段的波形为收缩峰值异常增高,舒张期无血流信号。狭窄远端血流信号表现为收缩峰较狭窄处略减低,没有舒张波,距离狭窄部位越远收缩期振幅可能越低。主要的侧支动脉产生的信号较高,且大部分呈连续频谱。这些与异常的动脉信号相似,难以区分。因此,当难以解释这些信号时,要根据实际情况判断这些信号是正常或异常(图 21.3)。

股总动脉疾病的异常多普勒波形是峰值减低,波峰圆钝(图 21.3)。近端髂动脉闭塞时股总动脉可以得到类似的波形。同样,闭塞病变位于胫后动脉远端时,在踝水平检测到的多普勒信号呈连续低阻波形,是由于近端动脉闭塞引起远端动脉床扩张所致。

图 21.3　患者下肢股总动脉狭窄的异常波形。 上面的波形为梗阻远端的腘动脉;下面的波形为胫后动脉。这些波形都是单相的

定量分析多普勒波形标准

1. 搏动指数(PI):搏动指数 = (P1-P2)/平均频率[15],如图 21.4 所示,搏动指数和声束-血管的夹角无关。通常情况下,从中心动脉到外周动脉,PI 值逐渐增加。正常股总动脉 PI>5.5,腘动脉 PI 约为 8.0。近端血管闭塞时,PI 值降低,例如,股总动脉 PI<4 或 5,股浅动脉(SFA)正常,提示近端主髂动脉段可能存在闭塞性疾病;然而,如果 SFA 是闭塞的,那么不会出现同样的 PI 减低。

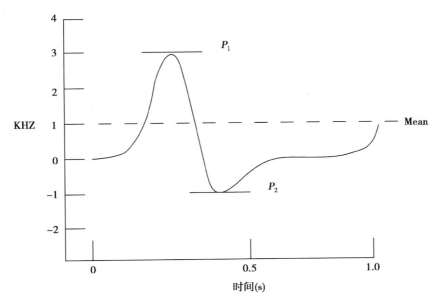

图 21.4　搏动指数计算方法

2. 逆阻尼因子:计算公式为远端动脉 PI/近端动脉 PI。它表示声波通过该动脉节段时,搏动减弱的程度[15],例如,当股-腘逆阻尼因子小于 0.9 时,SFA 通常存在重度狭窄或闭塞(正常值为 0.9 ~ 1.1)。

3. 瞬态时间(Transient time):双侧肢体之间同一水平的收缩期应该同时发生。例如一侧延迟表明近端可能存在阻塞性疾病。但双侧信号的比较必须在同一水平进行。

4. 加速时间或指数:可以鉴别检测部位位于阻塞性病变的近端或远端。它的原理是多普勒探头近端动脉阻塞延长了探头处收缩波的达峰时间(图21.5)。图 21.5a 显示了正常股总动脉波形。快速的收缩期上升支代表正常的加速时间,相反,图21.5b 显示了异常的股总动脉波形,收缩期开始至峰值的上升支缓慢。探头处远端病变不会引起加速时间延长。该指数可以最大限度地提高检查敏感性、减少伪像。

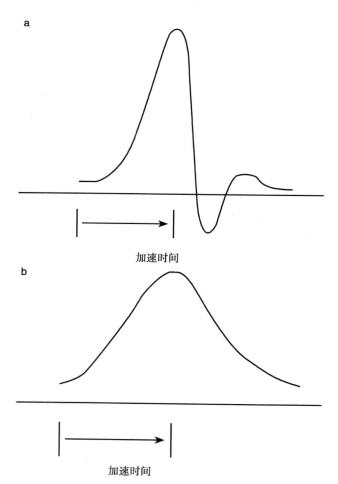

图 21.5 正常股总动脉波形和正常加速时间;(a)异常股总动脉波形和异常加速时间(b)

通常,加速时间等于或小于 133ms,表明不存在严重的主髂动脉段疾病。假阳性结果可能是由于技术上的错误,例如,多普勒角度 = 70° 可能会降低多普勒峰值;心输出量低时,峰值减低,表现为上升支缓慢,波峰圆钝,下降支缓慢。

5. 收缩期最大加速度:Van Tongeren 等最近用多普勒测量收缩期最大加速度判断糖尿病患者是否患有外周动脉阻塞性疾病[16]。这些患者因为血管内中膜钙化使踝/肱指数假性升高。他们发现,收缩期最大加速度>10m/s² 几乎可以排除外周动脉闭塞性疾病的可能(阴性预测值 95%),而收缩期最大加速度<6.5m/s² 高度怀疑外周动脉存在阻塞性疾病(阳性预测值为 99%)。

模拟波描记分析的局限性

多普勒波形受以下因素影响(1)环境温度;(2)失代偿性充血性心衰导致运动后波形减低;(3)无法区分闭塞和狭窄;(4)不能精确定位闭塞位置;(5)不能用于有模具或大面积绷带的患者。获取波形依赖于技师水平,多普勒角度也影响检查的结果。

节段性多普勒压力测定

检查和分析动脉频谱波形后,测量四肢节段性收缩压。多普勒压力测定和频谱波形描记具有相同功能,可以辅助判断是否存在动脉阻塞性疾病及其严重程度,为评估下肢血管疾病进展及术后的随访提供一个客观的标准,并在一定程度上评价治疗方案是否有效。检查结果通常与多普勒速度波形描记结合分析。患者的准备和体位与采集多普勒速度波形类似。

节段性多普勒压力测定的方法

于双侧上肢测量肱动脉多普勒收缩压。在每侧手臂上放置大小适当的袖带(气囊尺寸 12cm × 40cm)。于肘窝肱动脉搏动处,放置少量耦合剂。多普勒探头探及动脉信号后将袖带充气,直到信号消失(听到最后一个多普勒信号后再加压 20 ~ 30mmHg)。袖带慢慢地放气,直到又出现动脉信号,在此时记录压力。

与标准的听诊器不同,袖带进一步放气时多普勒信号不会消失。所以不能确定舒张压。

在每条腿的大腿近段、膝上、膝下、踝上放置 4 个 12cm×40cm 气动袖带（图 21.6a），同时检测这些部位的压力。分别检查内踝后方的胫后动脉和足背处足背动脉的信号（图 21.6b）。偶尔检查腓（跗外侧）动脉（外踝前）。在这些血管中，最强的多普勒信号作为 ABI 中踝部的压力。测得大腿、膝上、膝下和踝部的压力。如果超声探头无法找到以上血管，则在腘窝处监测腘动脉的血流信号。可用自动袖带充气以节省时间。另一种方法是只使用三个袖带，在大腿中部放置一个较宽的袖带。

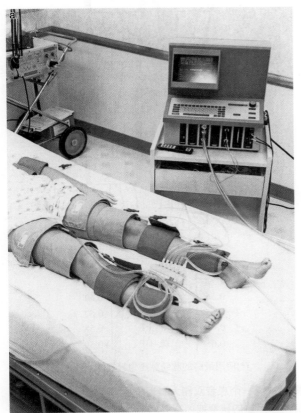

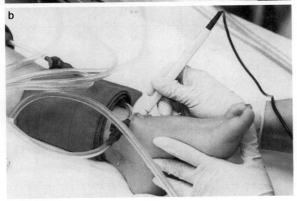

图 21.6　（a）四袖带法节段性多普勒压力测定；（b）足背动脉处多普勒探头的使用

应注意袖带的几个特点，最重要的是套囊的内胆应完全包绕肢体，且应放置在动脉上。当不能包绕肢体时，后一点尤其重要。内胆长度会影响血压测定，内胆长度也必须与肢体粗细相符。充气袖带的长度应大于肢体直径的 20% 才能获得最精确的血压测量结果[3]。这意味着实际操作中粗壮的上肢需选用较大的袖带。当袖带相对于肢体直径太小时，会高估实际压力（高 30 ~ 90mmHg）。

用 4 个宽度相同（12cm×40cm）的袖带进行压力测定，在大腿处测得的压力可能会高于正常压力。一些检查中心使用满足宽度/周长关系的（19cm× 40cm）大腿袖带，从而得到更准确的大腿压。然而，袖带太宽在大腿上只能放置一个。三袖套技术将一个宽大的袖带放在大腿近段。利用这种技术，可以得到更准确的大腿压力。

使用手动血压计或能自动显示压力的机械血压计在双侧下肢获得节段性压力，按以下顺序进行：踝关节的压力（胫后动脉和足背动脉）；膝下压力（小腿压力）选用胫后动脉或胫前动脉较强的信号作为此处的压力；膝上压力（同膝下压力，如果踝关节的多普勒信号很难获得，可以使用腘动脉）；和大腿压（同膝上压力）。如果需要重复压力测量，袖带充气前应完全放气约 1 分钟。

Barnes[4] 采用较窄的袖带（12cm×40cm）测量大腿近端和远端的压力，得到较高的人为测值。所得近端股总动脉（流入）压力和膝上的股浅动脉压力值近似。若大腿上只有一个大的袖带，所得压力不能区分主髂动脉和股浅动脉的阻塞性疾病。为方便起见，常使用无液气压计代替水银压力计。无液气压计的优点是便于携带，价格低廉，容易在袖带间更换，压力记录系统较精确。

结果判读

测得四肢的节段性收缩压，完成分析各节段的压力。正常情况下，大腿近段的收缩压应高于肱动脉 20 ~ 30mmHg，而大腿相邻的两个节段之间的测量压差应不大于 20 ~ 30mmHg。大腿近段压力改变提示存在主髂动脉段或股总动脉阻塞性疾病。大腿近段和膝上或膝下压差增大，提示存在股浅动脉或胭动脉阻塞性疾病。膝下和踝部之间的压差增大，提示存在胫腓动脉疾病。图 21.7 显示患者大腿近段和膝上压力读数差异（分别为 160mmHg 和 116mmHg），表示左股浅动脉闭塞。双侧肢体相同

水平压力差为 20～30mmHg 或更多，表明较低压力处或其近端肢体存在严重的病变。图 21.8 显示患者双侧大腿近段压力低，暗示主髂动脉段存在严重的狭窄或闭塞。

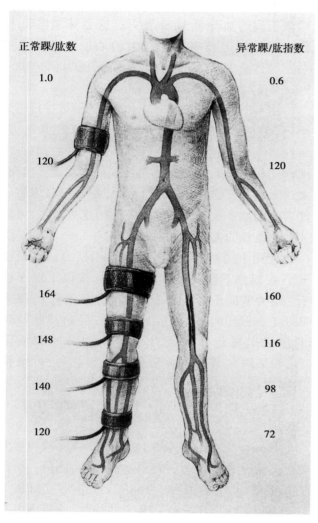

图 21.7　左股浅动脉重度狭窄的患者的四肢节段性收缩压

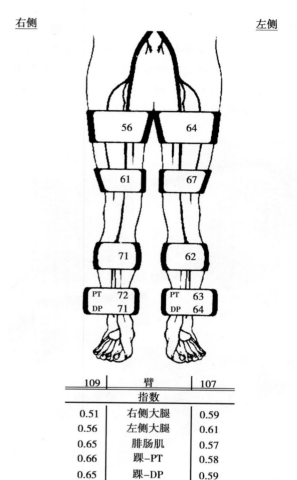

109	臂	107
	指数	
0.51	右侧大腿	0.59
0.56	左侧大腿	0.61
0.65	腓肠肌	0.57
0.66	踝–PT	0.58
0.65	踝–DP	0.59

(*)使用最高的肱动脉压力计算的指数

图 21.8　一个患者双侧大腿近段压力减低，提示主髂动脉水平严重的狭窄或闭塞

大腿压力指数

大腿压力/肱动脉近端压力正常大于 1.2，而 0.8～1.2 提示存在主髂动脉段阻塞性疾病，小于 0.8 表示很可能存在近端闭塞。当大腿近段压力较肱动脉压力低，阻塞水平可能是袖带以上的动脉[17]。因此，阻塞部位可能是主动脉、髂动脉、股总动脉或股浅动脉近段。用三袖带法，大的大腿袖带测得的压力通常和肱动脉相似。

踝/肱指数

下肢动脉多普勒检查的另一部分是计算踝/肱指数（ABI），ABI 为踝部与上臂收缩压的比值，有助于判断阻塞性疾病的存在及其严重程度。

正常踝部收缩压等于或大于同侧肱动脉的压力（在仰卧位进行检查），正常其比值等于或大于 1.0。然而，轻度至中度的动脉粥样硬化性疾病，在静息时不会影响踝部的收缩压，因此，采用平板运动试验有助于鉴别所有 ABI≥1.0 的患者是否存在血管病变，

后面有详细的叙述。

根据公式中分子的不同, ABI 有多种方法[18]。美国心脏学会/美国心脏协会推荐的方法使用两踝中较高的收缩压, 被称为高踝动脉压力(HAP), 作为 ABI 公式中分子[19]。第二个方法是使用两踝中较低的收缩压, 称为低踝部收缩压(LAP), 作为计算 ABI 公式中的分子[20]。另有一些研究者使用两个踝部收缩压平均值作为分子[21]。还有使用胫后动脉收缩压计算 ABI[22]。

普遍认为 ABI=0.9~1.0 为正常或有轻微动脉阻塞性疾病, ABI=0.5~0.9 代表时患者可能存在跛行, ABI<0.5 代表患者可能存在缺血性静息痛, 或严重的动脉阻塞性疾病, ABI<0.3 代表患者可能有下肢营养的变化。有些人认为, 踝部收缩压<50mmHg 比 ABI=0.5 能更好地预测静息状态时的症状。ABI≥0.5 提示病变累及单一节段, ABI<0.5 提示多节段狭窄病变[5]。

足趾多普勒压力测定技术

对足趾的研究经常与下肢动脉生理学检查相结合, 通常使用动脉节段性多普勒压力测定和/或多普勒波形分析。选用尺寸适当的袖带, 其宽度应该至少是所测足趾直径的 1.2 倍。通常手指用两个 2.5cm 袖带, 足趾用一个 2.5~3cm 袖带。手指压力可以使用普通的多普勒探头检查, 可以应用相似的技术测量足趾的压力。

正常的足趾压力是踝部压力的 60% 到 80%, 压力明显减少提示存在趾端动脉阻塞性疾病。当动脉硬化时, 踝部动脉压力假性增高, 趾动脉并无病变, 而足趾的压力远低于踝部动脉压力的 80%, 此时, 不能再用以上标准进行评估。一般认为有无糖尿病足趾压力无显著差异, 测量足趾压力可鉴别节段性多普勒压力测定中踝水平压力增高是否为动脉硬化所引起的假性增高[23]。

由于足趾压力和/或 TBIs 受血管内中膜钙化的影响较小, 假阳性结果较罕见[24,25]。严重足远端缺血的权威定义为：足趾绝对压力<30mmHg[26], 在寒冷的环境中, 由于血管收缩可能使测量不准确[27]。因此, 外周动脉疾病或血管收缩可使足趾压力减低。趾肱指数(TBI)>0.75 为正常, 而 TBI<0.25 提示严重的外周动脉疾病[28]。足趾压力>55mmHg 提示糖尿病患者足部溃疡有可能治愈[29]。

节段性多普勒压力测定的局限性和产生误差的原因

1. 血管内中膜硬化：血管壁钙化可能会导致多普勒压力测定假性升高, 例如, 糖尿病或终末期肾脏疾病患者。Toursarkissian 等[23]回顾性分析了 101 例无主髂动脉疾病的糖尿病患者, 分析各种无创性检查预测腹股沟以下动脉>50% 狭窄的能力。研究患者的 ABI、趾/肱指数(TBI)、节段性脉搏容积记录(脉搏容积记录)、节段性测压、节段性多普勒波形分析和动脉造影结果。研究结果表明：尽管多普勒波形分析和脉搏容积记录联合用于鉴别动脉多节段病变与单一病变优于其他方法, 但单独检查中, 多普勒波形分析与动脉造影结果的相关性最好。节段性多普勒压力测定对糖尿病患者的价值亦有限。

2. 高血压：高血压时全身动脉压力升高, 狭窄远段动脉的压力也不正常的升高。但由于全身动脉压力与外周动脉压力之间没有线性关系, 因此, 应在全身压力正常后, 重新进行测量。

3. 有多节段阻塞性疾病的患者, 节段性测压的结果复杂, 很难解释。

4. 运动后压力测量：运动结束后, 需要两名检查者立即同时对双侧肢体进行检查；否则, 由于测量两侧肢体间隔时间很长, 且病理状态下, 运动后的恢复时间更长, 应该先测量静息压力低的肢体。

5. 水肿：黏液性水肿, 尤其是脂肪水肿, 导致动脉不可压缩, 从而导致压力值假性的升高。

6. 失代偿性充血性心衰患者可能表现为运动后踝/肱指数下降。

7. 此检查不能区分狭窄和闭塞, 对闭塞的部位只能粗略的估计, 不能精确的定位。同样, 它不能区分股总动脉和髂外动脉近端的病变。

8. 静息期：测量前必须保证 10~20 分钟充足的休息。血流阻塞后代偿功能降低, 静息期要长一些, 以免测量的压力偏低。

9. 放气误差：袖带内压力减低的过快(超过 5mmHg/s), 会导致测得的压力值偏低。因此, 放气速度应保持在大约 2mmHg/s 不变。

10. 手臂-腿的测量间隔：多普勒压力测定各节段之间的间隔不应该太远。否则可能因全身压力波动, 而影响检查结果。

11. 锁骨下动脉狭窄或闭塞：病变部位收缩压减低, 可能会出现下肢循环正常的假象。

12. 血流流速：在所测动脉压力低于 30mmHg 时，由于流速太低(小于6cm/s)，多普勒信号无法接收到。

13. 肢体周长的影响：当肢体的周长超过袖带的宽度，袖带内压力无法完全传到肢体中央的血管，测得的压力可能会偏大。测量大腿水平时常会出现这种压力假性增高。

14. 血管舒缩变化的影响：血管舒缩张力的变化可以影响动脉压力。当运动、发热或反应性充血引起周围血管扩张时，血流量增加，血液流经狭窄处，小的远端血管及侧支循环，消耗了大部分的压力能量，因此，远端压力减低。相反，当患者寒冷或静息时，血流减少，压力往往会升高。这些因素可以解释四肢血管轻度狭窄性病变，静息时压力正常，当血管舒张时，踝部和足趾压力发生显著变化。四肢远端小血管平滑肌张力增加高时，可能会导致测得的收缩压假性减低[30,31]。

15. 平行血管的狭窄或闭塞：当袖带下几个平行血管的内径相当时，通常测量反映的是最高的压力，而检测不到其他血管的狭窄或闭塞性病变。因此，无法检测到髂内、股深、胫、腓、尺动脉，或单一指动脉，或掌弓或足底动脉弓中单一血管的病变。

临床研究和结果

一项分析性研究，研究对象为 150 例患者(300 侧肢体)，每例患者都行双下肢动脉的多普勒检查(节段性多普勒压力测定和模拟波分析)和动脉造影情况。每侧肢体动脉分四个节段进行研究：300 个髂股动脉段，300 个股动脉段，282 个腘动脉段和 275 个分叉段。因血管造影显示不佳，排除 18 个腘动脉段和 25 个分叉段。

共研究了 1157 个动脉段，793 段为正常的，其中 758 段经血管造影证实(真阴性率：96% 和假阴性率：4%)。其他 35 段下肢动脉多普勒检查正常，但造影发现有轻至中度动脉粥样硬化性病变。下肢动脉多普勒检查异常共 364 段，其中 328 段经血管造影证实(真阳性率：90% 和假阳性率：10%)。其他 36 段，血管造影为正常或轻度病变。因此，在总共 1157 段的研究中，1086 段由血管造影证实(相关性94%)[32,33]。

ABI 诊断外周动脉疾病的敏感性和特异性

ABI 同标准的血管造影相比，在诊断狭窄率为 50% 的下肢动脉狭窄，其敏感性>90%，特异性>95%[34-36]。Schroder 等发现踝部动脉压力高时，ABI 的敏感性为 68%，特异性为 99%；踝部动脉压力低时，ABI 的敏感性为 89%，特异性为 93%[37]。Niazi 等发现踝部动脉压力高时，ABI 的敏感性为 69%，特异性为 83%；踝部动脉压力低时，ABI 的敏感性和特异性分别为 84% 和 64%[38]。因此，可以认为踝部动脉压力低时，ABI 诊断周围动脉疾病更敏感，可提高高危患者的确诊率[39]。然而，Lange 等对近 7000 名患者使用五种不同方法计算 ABI，发现在一般人群中踝部压力高时，ABI 可更准确的估测外周动脉疾病[40]。

选择性使用节段性多普勒压力测定和彩超定位下肢动脉阻塞性疾病

无创性血管诊断技术的最新进展中，彩超因与血管造影的相关性好[41-44]，广泛应用于主髂动脉段和股腘动脉段阻塞性疾病的诊断和定位。然而，由于下肢彩超操作耗费的成本和时间较多，许多血管诊断检查中心仍然依靠节段性多普勒压力测定技术定位动脉阻塞性疾病，而其他检查中心同时使用两种方法。

在先前发表的研究中[45]，我们比较了节段性多普勒压力测定和彩超准确诊断疾病严重程度的能力。我们分析了 134 例患者(268 侧肢体)，都进行了以下三项检查：节段性多普勒压力测定，彩超和动脉造影。

用节段性多普勒压力测定和彩超在以下三个节段定位严重狭窄(>50%)的准确性：主髂动脉-股总动脉(Ⅰ段)，股浅动脉(Ⅱ段)，腘动脉(Ⅲ段)。

节段性多普勒测压和彩超的敏感性、特异性、阳性率、阴性率和整体精度分别为：Ⅰ 段：63%，88%，81%，75% 和 77%；93%，99%，98%，95% 和 96%(P <0.01)；Ⅱ 段：51%，99%，99%，57% 和 70%；94%，98%，99%，92% 和 96%(P < 0.01)；Ⅲ 段：55%，92%，60%，90% 和 85%；78%，100%，97%，95% 和 95%(P<0.01)。在 88% 的肢体(1170 段)中，彩超和血管造影对疾病严重程度的评估有较高的一致性。多普勒压力测定对于有 Ⅰ 段伴股浅动脉病变或 Ⅱ 段伴主髂动脉病变的定位能力没有显著差异。糖尿病显著影响节段性多普勒压力测定对股浅动脉和

腘动脉狭窄定位的准确性。经血管造影证实，多普勒压力测定检查任何节段异常的敏感性为 88%，特异性为 82%，阳性预测值为 96%，阴性预测值为 60%，整体准确率为 87%。我们认为，在定位所有动脉节段的狭窄时，彩超优于节段性多普勒压力测定。然而，由于节段性多普勒压力测定更便宜，如果没有计划行外科手术或血管内介入治疗时，可最先选用。

总结

多普勒超声具有价格低廉，无创且易操作等优点。此外，它对血管病变引起的功能障碍可以提供有价值的信息，这是有创性动脉造影所不及的。超声波技术是连续评估疾病进展和血管重建术后随访监测首选的检查方法。

Feigelson 等[46]用节段性多普勒测压比值和多普勒超声测量流速，诊断外周大血管动脉疾病。他们指出，胫后动脉整体的敏感性、特异性、阳性预测值、阴性预测值和整体准确率最高。此外，有 96% 的肢体存在单纯性胫后动脉病变，胫后动脉正向峰值血流消失或无法记录，或踝部比值 ≤0.8 时，敏感性为 89%，特异性为 99%，阳性预测值为 90%，阴性预测值为 99%，整体准确率为 98%。大多数的外周大动脉疾病通过手持式多普勒血流仪在踝部测量即可发现。

像大多数无创性血管检查一样，下肢动脉的多普勒检查也具有一定的局限性。其中包括：动脉壁钙化引起的压力假性升高；体积大或肥胖患者大腿近端压力假性升高；难以解释多处阻塞性疾病的节段压力测量结果；难以区分主髂动脉段和股总动脉段阻塞性疾病；大腿近端压力测定，难以鉴别血流动力学改变显著的股浅动脉孤立性病变及股深动脉闭塞性疾病；静息时节段性收缩压正常且患轻度血管阻塞性疾病的假阴性结果。

糖尿病或慢性肾衰竭患者，血管壁可能会有严重钙化，导致肢体节段性压力不规律升高。近端压力假性增高时，由于末端动脉几乎没有钙化，通常可以准确测量足趾压力。此外，模拟波形描记异常，也可对这些患者的诊断有所帮助。

由于近端病灶可能掩盖远端病情，节段性测压诊断多节段血管阻塞性疾病有局限性，例如，如果存在严重的主髂动脉阻塞性疾病伴股腘动脉狭窄，大腿近端压力减低，与膝上之间压差可能减少，因此可

能会掩盖这段病变。此外，大腿近端压力降低也可以是血流动力学改变显著的股浅动脉孤立病变伴股深动脉阻塞性病变。

以下方法可以解决有关大腿近端压力测定的问题。股动脉搏动正常，而没有髂血管杂音提示更远端的动脉疾病引起大腿近端压力减低。也可通过无创性腹股沟压迫装置测量股总动脉压，用此气动装置压迫耻骨支动脉，之后缓慢减压，直到腹股沟远端动脉出现多普勒信号为止。尽管髂动脉段正常，但股浅动脉闭塞和股深动脉严重狭窄并存时，股总动脉可能偶尔也会出现单相波形。

其他的方法是用搏动指数和抗阻尼因子，可能有助于区分主髂动脉阻塞性疾病和或股总动脉和/或股浅动脉、股深动脉疾病。多普勒波形的振幅依赖于声束和血流方向的角度。角度减小，振幅增高，但形状保持不变。只有精确测量声束与血管的夹角，才能计算出血流速度。而在人体通常不可能有如此的精确度。Gosling 和 King 的研究[47]认为，搏动指数消除了角度的影响，并能获得有用的数据。其他研究认为多普勒波形定量分析是有用的[48,49]。

正如前面所讨论的，单独使用肢体节段性收缩压测定对血管阻塞性疾病进行定位是比较困难的。结合肢体节段性测压和模拟波形描记或彩超有助于对血管阻塞性疾病进行定位。最近，Gale 等人[50]将动脉造影与踝肱指数（ABI）或节段压力结合多普勒超声的速度波形描记进行比较，以提高诊断的精确度。研究结果发现，多普勒波形描记与 ABI 结合可显著提高诊断的准确性。而与节段性测压结合，并不能提高诊断的准确性。

负荷实验诊断外周动脉疾病的价值

大部分下肢动脉疾病的检查都是用多普勒超声测量静息踝部压力，尽管它可提示是否存在外周动脉阻塞性疾病及其严重程度，但却不能与运动受限程度相关。

间歇性跛行是慢性动脉阻塞患者最常见的主诉，但患者之间的功能障碍的程度不同。静息时踝部压力为 90mmHg 的患者，可能行走两三个街区才出现跛行，而另一个压力相似的患者，可能只能步行一个或更少的街区。最好的测试方法是持续的运动负荷后测量踝部压力下降的幅度和持续时间。已有

各种产生持续负荷的方法用于评估有跛行患者的功能障碍,例如,跑步、反应性充血和单独的腿部练习[47-56]。最常用的两种方法是平板运动试验和反应性充血。

平板运动试验

踝部静息压力测量可充分评估严重的动脉缺血。然而,病变早期踝部静息压力降低的并不明显,用普通方法难以发现。例如,一个典型的间歇性跛行患者踝部静息压力可以正常或在临界值。为获得更准确的评估,可以通过锻炼增加血流量,加重狭窄引起的血流动力学改变。

当患者跛行和气短同时存在时,运动试验也可以区分患者活动受限的主要原因。如果症状是由于肺部疾病引起,行动脉重建后症状不会改善。而且,运动试验可以鉴别神经源性、肌源性或静脉功能不全引起的假性跛行与真性跛行。同样可以排除癔症的患者。

平板运动试验可以引起生理应激反应产生反应性充血,使患者产生缺血症状。以下患者应慎用平板运动试验:高血压,气短,心脏病,中风或行走困难。

负荷压力的适应证:

1. 静息时,下肢节段性动脉压力和脉冲量正常,有间歇性跛行症状

2. 静息时,下肢节段性压力和脉冲量(0.80<ABI<0.96)略减低,有间歇性跛行症状

操作技术

首先,患者仰卧位记录静息时手臂和踝部多普勒压力。测量胫后动脉和足背动脉的收缩压,取最高值作为踝部压力。然后计算 ABI。患者以 3200 米/小时的速度在平板上运动 5 分钟,如果患者不能耐受,时间可更短。测试结束应立即记录踝部和手臂的压力,之后,每分钟重复测量一次压力,持续至运动后的 20 分钟,压力恢复到运动前的水平。

观察者之间的校验在使用运动后 ABI 测量诊断间歇性跛行的可靠性和客观性中发挥重要的作用。Van Langen 等人发现,观察者之间静息时 ABI 测量的误差为 10%,运动后 ABI 测量的误差为 21%[57]。事实上,Espeland 等证明在每个部位进行两次测量比标准的单次测量,ABI 测量的标准差可减少

30%~40%[58]。

关于心电图负荷试验现在仍然存在一些争议。然而,大多数研究人员认为,有下列情况的患者应进行 ECG 检测:超过 50 岁的患者,或有心脏疾病症状,如心绞痛、心肌梗死、充血性心脏衰竭和心律不齐。Carroll 等发现,11% 的患者因为心电图变化停止跑步,其中 5% 由于心率过快,5% 由于室性早搏和 1% 由于 ST 段压低[54]。

通常情况下,健康人运动后外周血管压力增加,而有外周血管疾病的患者压力下降。

结果分析

根据恢复至正常水平所需时间、运动过程中产生的症状,及运动前后压力的变化对运动试验的结果进行分析。运动后踝部的多普勒测压即刻减低或无法记录,在 2~5 分钟后恢复至静息水平,提示单一节段的阻塞;当踝部压力持续降低或长达 12 分钟无法记录,通常提示存在多处阻塞。患者有严重或进展的周围血管疾病,如有缺血性静息痛,可能运动后 15~20 分钟仍无法记录到踝部的多普勒压力。

临床研究

在西弗吉尼亚大学医学中心查尔斯顿分院(the Charleston Division of West Virginia University Medical Center, Charleston, West Virgina)对 1000 例患者(2000 侧下肢)进行队列分析,在静息状态下,对其中 280 例患者(560 侧下肢)行下肢动脉多普勒超声(ALD)和造影检查。对 124 侧下肢行静息和运动负荷多普勒超声和造影检查,使用方法如前所述,测量静息和运动后踝部压力,并计算 ABI。

为了便于研究,对造影结果进行了分类,分为正常、轻度狭窄(狭窄率<30%)、中度狭窄(狭窄率为 30%~60%)、重度狭窄(狭窄率>60%)或闭塞。124 侧下肢的研究结果包括 46 例动脉闭塞,23 例重度狭窄,10 例中度狭窄,11 例轻度狭窄,34 例正常下肢。

大多数正常及轻度狭窄的血管,静息 ABI ≥ 0.90。然而,有严重狭窄中的一部分患者(23 例中的 11 例)或动脉闭塞的患者(46 例中的 8 例),其静息 ABI 也可以≥0.90。但在运动试验后,大部分有严重狭窄的患肢,ABI 显著下降。

所有正常肢体运动后 ABI 都≥0.90,患者的症

状和运动后 ABI 相关,有静息痛患者的 ABI 都<
0.59。101 例中 80 例有跛行的肢体,ABI>0.59。
91% 静息痛患者运动后 ABI<0.50(23 例中有 21
例),92% 间歇性跛行患者的运动后 ABI>0.50(101
例中有 93 例)。

功能测试

　　平板运动试验后测量踝部压力的下降幅度和持
续时间是评价动脉阻塞性疾病生理障碍最好的检查
方法。表 21.2 显示,一患者静息时右踝压力
180mmHg,左踝压力 130mmHg。运动 5 分钟后,右
踝压力仍为 180mmHg,而左踝压力下降到 50mmHg。
左侧压力恢复到 130mmHg 用了 20 分钟的时间,提
示有严重的动脉疾病。

**表 21.2　左腿患严重外周血管阻塞性疾病患者运动后
的节段性压力(mmHg)和踝/肱指数**

运动后(min)	右踝(正常)	左踝(异常)	上肢
1	186	50	180
2	186	58	180
4	180	60	176
6	180	70	170
10	166	78	160
15	170	90	162
20	170	130	162
踝/肱指数	(186/180)1.03	(50/180)0.27	

　　虽然踝部压力是反映外周动脉阻塞性疾病严重
程度的生理学信息,但它不能明确动脉阻塞的位置。
Strandness 和 Bell 指出,疾病的位置影响压力下降的
幅度和恢复所需的时间[52]。运动后压力下降提示
累及腓肠肌和比目鱼肌供血动脉的阻塞。这些肌肉
的血液供应有很大一部分是来自腘动脉发出的腓动
脉,因此运动后踝部压力下降,提示腘上或股浅动脉
或更近端的血管阻塞。当阻塞只局限于膝下的血
管,运动很少会导致跛行或显著踝部压力下降,事实
上,压力甚至可能升高。

　　通常,近端血管阻塞性疾病对运动后踝部压力
有更多的影响。例如,一个单纯的主髂动脉病变通
常比局限的股浅动脉病变有更多的功能变化。这是
因为近端动脉比远端动脉供应更多的肌肉。

　　主髂动脉阻塞合并远端动脉疾病时,经常要明

确主髂动脉疾病的严重程度。如果在休息时或运动
后股动脉搏动幅度都降低,主髂动脉病变可能是导
致腿部症状的主要原因,且需要治疗。而中度的主
髂动脉疾病可能不会显著影响股动脉搏动或大腿近
端的压力。这类患者可能需要做节段性反应性充血
试验。

　　如果运动前检查发现大腿近端压力低,可通过
运动后测量大腿近端和踝部压力评估主髂动脉疾病
对肢体缺血的影响程度。通常情况下,运动后大腿
近端压力增加,但主髂动脉疾病可能使这种变化消
失。大腿近端和踝部压力指数的相对减低可作为主
髂动脉和远端动脉阻塞评估的指标。

　　由于重复性差,行走能力本身并不是一个特别
重要的指标[53]。主观性、疼痛耐受度及伴随症状都
可能影响步行时间。估测步行能力和客观的血流动
力学测量相关性很差。更重要的是,身体其他症状
的出现可能早于间歇性跛行。如果患者在出现跛行
前因气短、心绞痛或髋关节疼痛而停止运动,此时的
踝部压力不能判断下肢动脉供血不足。

　　总之,平板运动试验评价血管阻塞性疾病严重
程度需要考虑的三个因素有:运动的持续时间、ABI
下降的程度和恢复时间(恢复到静息压力所需时
间)。

反应性充血试验

　　对于某些患者,不适用(截肢患者或有肌肉骨骼
疾病)或不能进行(心肺疾病的患者或有严重跛行)
平板运动试验,可以使用反应性充血试验增加四肢
血流量。

　　大腿袖带充气至收缩压以上(肱动脉血压的
20~30mmHg 以上),持续 3~7 分钟,使远端肢体缺
血、缺氧和局部血管扩张,以增加血流量。在放气后
以 15、20、或 30 秒的间隔测量踝部压力,测量 3~6
分钟或直到压力降回原水平。在正常的肢体,踝部
压力立即下降至充气前的 80% 左右,且很容易恢
复,30~60 秒恢复至 90%。需要指出,平板运动后
正常肢体的踝部收缩压不会下降,而反应性充血可
使压力瞬间减少 15%~35%。在动脉阻塞性疾病
的下肢,压力下降和运动试验非常吻合,但恢复到静
息水平的速度要快得多[55]。压力下降的幅度依赖
于疾病的范围和功能障碍的程度。虽然恢复时间也
与该疾病的严重程度(从少于 1 分钟到 3 分钟以上)
相关,但相关性不如运动试验强。单一疾病的患者

一般踝部压力下降小于 50% ,而多处动脉阻塞性病变压力下降大于 50% 。

反应性充血试验的优点在于测量较平板运动试验耗时短,可以在患者的房间内使用简单廉价的设备进行测量。可以规定小腿动脉闭塞的时间(运动试验有时不能),其压力比运动试验更集中,且不依赖于患者的意愿。检查的主要缺点是,无法模仿运动试验的最大运动负荷,最大运动负荷是检测小病变是最有效的方法。因为不能诱导出患者的症状,不能辨别是心肺功能障碍还是动脉供血不足引起的运动受限。此外,试验会令患者不舒服,大腿加压可能对腘动脉移植术后的患者有危险。最后,需要快速压力测量,以得到可重复的结果。

测量压力的其他方法在文献中已经详述了。因心脏、肺或整形手术原因不能完成平板试验的患者,可行单独的腿部运动。最简单的方法是,患者反复弯曲并伸展踝关节。还有一些研究者用固定的负荷,让患者反复抬高和降低足趾完成踝关节运动。

参考文献

1. Satomura S. Study of flow patterns in peripheral arteries by ultrasonics. J Acoust Soc Jpn. 1959;15:151–3.
2. Strandness Jr DE, McCutcheon EP, Rushmer RF. Application of transcutaneous Doppler flow meter in evaluation of occlusive arterial disease. Surg Gynecol Obstet. 1966;122:1039–45.
3. Kirkendall WM, Burton AC, Epstein FH, et al. Recommendation for human blood pressure determinations by sphygmomanometers: report of sub-committee of the postgraduate education committee, American Heart Association. Circulation. 1967;36:980–8.
4. Barnes RW. Noninvasive diagnostic techniques and peripheral vascular disease. Am Heart J. 1979;97:241–58.
5. Holland T. Utilizing the ankle brachial index in clinical practice. Ostomy Wound Manage. 2002;48:38–40.
6. Adam DJ, Naik J, Hartshorne T, Bello M, London NJ. The diagnosis and management of 689 chronic leg ulcers in a single-visit assessment clinic. Eur J Vasc Endovasc Surg. 2003;25:462–8.
7. Carser DG. Do we need to reappraise our method of interpreting the ankle brachial pressure index? J Wound Care. 2001;10:59–62.
8. Yao JST, Bergan JJ. Predictability of vascular reactivity to sympathetic ablation. Arch Surg. 1973;106:676–80.
9. AbuRahma AF, Robinson PA. Clinical parameters for predicting response to lumbar sympathectomy with severe lower limb ischemia. J Cardiovasc Surg. 1990;31:101–6.
10. Barnes RW, Shanik GD, Slaymaker EE. An index of healing of below knee amputation: leg blood pressure by Doppler ultrasound. Surgery. 1976;79:13–20.
11. Sumner DS, Strandness Jr DE. An abnormal finger pulse associated with cold sensitivity. Ann Surg. 1972;175:294–8.
12. Barnes RW. Noninvasive assessment of arteriovenous fistula. Angiology. 1978;29:691–704.
13. McLafferty RB, Moneta GL, Taylor Jr LM, Porter JM. Ability of ankle-brachial index to detect lower extremity atherosclerotic disease progression. Arch Surg. 1997;132:836–40.
14. Gornik HL, Garcia B, Wolski K, Jones DC, MacDonald KA, Fronek A. Validation of a method for determination of the ankle-brachial index in the seated position. J Vasc Surg. 2008;48(5):1204–10.
15. Johnson KW, Maruzzo BC, Kassam M, et al. Methods for obtaining processing and quantifying Doppler blood flow velocity waveforms. In: Yao JST, Nicolaides AN, editors. Basic investigation in vascular disease. London: Churchill Livingstone, Inc.; 1981.
16. Van Tongeren RB, Bastiaansen AJ, Van Wissen RC, Le Cessie S, Hamming JF, Van Bockel JH. A comparison of the Doppler-derived maximal systolic acceleration versus the ankle pressure index or detecting and quantifying peripheral arterial occlusive disease in diabetic patients. J Cardiovasc Surg (Torino). 2010;51(3):391–8.
17. Gerhard-Herman M, Gardin JM, Jaff M, Mohler E, Roman M, Naqvi TZ. Guidelines for noninvasive vascular laboratory testing: a report from the American Society of Echocardiography and the Society for Vascular Medicine and Biology. Vasc Med. 2006;11(3):183–200.
18. Khan TH, Farooqui FA, Niazik K. Critical review of the ankle brachial index. Curr Cardiol Rev. 2008;4(2):101–6.
19. Hirsch AT, Haskal ZT, Hertzer NR, et al. ACC/AHA 2005 guidelines for the management of patients with peripheral arterial disease (lower extremity, renal, mesenteric, and abdominal aortic): a collaborative report from the American Association for Vascular Surgery/Society for Vascular Surgery, Society for Cardiovascular Angiography and Interventions, Society for Vascular Medicine and Biology, Society of Interventional Radiology, and the ACC/AHA ask Force on Practice Guidelines (Writing Committee to Develop Guidelines for the Management of Patients with Peripheral Arterial Disease). J Am Coll Cardiol. 2006;47:e1–192.
20. Diehm C, Kareem S, Diehm N, Jansen T, Lawall H. Does calculation of ankle brachial pressure index need revision? Vasa. 2005; 34:123–6.
21. Murabito JM, Evans JC, Larson MG, Nieto K, Levy D, Wilson PW, Framingham Study. The ankle-brachial index in the elderly and risk of stroke, coronary disease and death. Arch Intern Med. 2003;63:1939–42.
22. Newmann AB, Shemanski L, Manolio TA, et al. Ankle-arm index as a predictor of cardiovascular disease and mortality in the cardiovascular health study. Arterioscler Thromb Vasc Biol. 1999;19: 538–45.
23. Toursarkissian B, Mejia A, Smilanich RP, Schoolfield J, Shireman PK, Sykes MT. Noninvasive localization of infrainguinal arterial occlusive disease in diabetics. Ann Vasc Surg. 2001;15:73–8.
24. Brooks B, Dean R, Patel S, Wu B, Molyneaux L, Yue DK. TBI or not TBI: that is the question. Is it better to measure toe pressure than ankle pressure in diabetic patients? Diabet Med. 2001; 18(12):528–32.
25. Orchard TJ, Strandness DE. Assessment of peripheral vascular disease in diabetes: report and recommendations of an international workshop sponsored by the American Diabetes Association. Circulation. 1992;88(2):819–28.
26. TASC. Management of peripheral arterial disease: transatlantic inter-society consensus. Eur J Vasc Endovasc Surg. 2000;19(SupplA): S1–250.
27. Bonham PA, Cappuccio M, Hulsey T, Michel Y, Kelechi T, Jenkins C, Robison J. Are ankle and toe brachial indices (ABI-TBI) obtained by a pocket Doppler interchangeable with those obtained by standard laboratory equipment? J Wound Ostomy Continence Nurs Soc. 2007;34(1):35–44.
28. Williams DT, Price P, Harding KG. The influence of diabetes and lower limb arterial disease on cutaneous foot perfusion. J Vasc Surg. 2006;44:770–5.
29. Cutajar CL, Marston A, Newcoumbe JF. Value of cuff occlusion pressures in assessment of peripheral vascular disease. BMJ. 1973; 2:392–5.
30. Sawka AM, Carter SA. The effect of temperature on digital systolic pressures in the lower limb in arterial disease. Circulation. 1992;85:1097–101.
31. Carter SA, Tate RB. The effect of body heating and cooling on the ankle and toe systolic pressures in arterial disease. J Vasc Surg. 1992;16:148–53.
32. AbuRahma AF, Diethrich EB, Reiling M. Doppler testing in peripheral vascular occlusive disease. Surg Gynecol Obstet. 1980;150:26–8.
33. AbuRahma AF, Diethrich EB. Doppler ultrasound in evaluating the localization and severity of peripheral vascular occlusive disease. South Med J. 1979;72:1425–8.
34. McDermott MM, Liu K, Criqui MH, et al. Ankle-brachial index and subclinical cardiac and carotid disease. The multi-ethnic study

of atherosclerosis. Am J Epidemiol. 2005;162:33–41.

35. Diehm C, Schuster A, Allenberg JR, et al. High prevalence of peripheral arterial disease and co-morbidity in 6880 primary care patients: cross-sectional study. Atherosclerosis. 2004;172:95–105.

36. Dormundy JA, Rutherford RB. Management of peripheral arterial disease (PAD). TASC working group. Trans Atlantic Inter Society Consensus (TASC). J Vasc Surg. 2000;31(1pt2):S1–296.

37. Schroder F, Diehm N, Kareem S, et al. A modified method of ankle-brachial pressure index is far more sensitive in the detection of peripheral arterial disease. J Vasc Surg. 2006;44(3):532–6.

38. Niazi K, Khan TH, Easley KA. Diagnostic utility of the two methods of ankle brachial index in the detection of the peripheral arterial disease of lower extremities. Catheter Cardiovasc Interv. 2006; 68(5):788–92.

39. Espinola-Klein C, Rupprecht HJ, Bickel C, Lackner K, Savvidis S, Messow CM, Munzel T, Blankenberg S. AtheroGene investigators. Circulation. 2008;118(9):961–7.

40. Lange SF, Trampisch HJ, Pittrow D, Darius H, Mahn M, Allenberg JR, Tepohl G, Haberl RL, Diehm C, getABI Study Group. Profound influence of different methods for determination of the ankle brachial index on the prevalence estimate of peripheral arterial disease. BMC Public Health. 2007;7:147.

41. Hatsukami TS, Primozich JF, Zierler RE. Color Doppler imaging of infrainguinal arterial occlusive disease. J Vasc Surg. 1992;16:527–33.

42. Moneta GL, Yeager RA, Lee RW. Noninvasive localization of arterial occlusive disease: a comparison of segmental Doppler pressures and arterial duplex mapping. J Vasc Surg. 1993;17:578–82.

43. Collier P, Wilcox G, Brooks D. Improved patient selection for angioplasty utilizing color Doppler imaging. Am J Surg. 1990; 160:171–3.

44. Cossman DV, Ellison JE, Wagner WH, et al. Comparison of contrast arteriography to arterial mapping with color-flow duplex imaging in the lower extremities. J Vasc Surg. 1989;10:522–9.

45. AbuRahma AF, Khan S, Robinson PA. Selective use of segmental Doppler pressures and color duplex imaging in the localization of arterial occlusive disease of the lower extremity. Surgery. 1995;118:496–503.

46. Feigelson HS, Criqui MH, Fronek A. Screening for peripheral arterial disease: the sensitivity, specificity, and predictive value of noninvasive tests in a defined population. Am J Epidemiol.

1994;140:526–34.

47. Gosling RG, King DH. Continuous wave ultrasound as an alternative and compliment to x-rays in vascular examination. In: Rebeman RS, editor. Cardiovascular applications of ultrasound. Amsterdam: North Holland Publishers; 1974.

48. Harris PL, Taylor LA, Cave FD, et al. The relationship between Doppler ultrasound assessment and angiography in occlusive arterial disease of the lower limbs. Surg Gynecol Obstet. 1974;138: 911–4.

49. Johnson KW, Cobbold RSC, Kassam M, et al. Real time frequency analysis of peripheral arterial Doppler signals. In: Diethrich EB, editor. Noninvasive cardiovascular diagnosis. Littleton: PSG Publishing; 1980.

50. Gale SS, Scissons RP, Salles-Cunha SX, et al. Lower extremity arterial evaluation: are segmental arterial blood pressures worthwhile? J Vasc Surg. 1998;27:831–9.

51. AbuRahma AF. Correlation of the resting and exercise Doppler ankle arm index to the symptomatology and to the angiographic findings. In: Diethrich EB, editor. Noninvasive assessment of the cardiovascular system. Littleton: John Wright-PSG, Inc.; 1982. p. 287–90.

52. Strandness Jr DE, Bell JW. An evaluation of the hemodynamic response of the claudicating extremity to exercise. Surg Gynecol Obstet. 1964;119:1237–42.

53. Quriel K, McDowell AE, Metz CE, et al. Critical evaluation of stress testing in the diagnosis of peripheral vascular disease. Surgery. 1982;91:686–93.

54. Carroll RM, Rose HB, Vyden J, et al. Cardiac arrhythmias associated with treadmill claudication testing. Surgery. 1978;83:284–7.

55. Baker JD, Daix D. Variability of Doppler ankle pressures with arterial occlusive disease: an evaluation of ankle index and brachial ankle gradient. Surgery. 1981;89:134–7.

56. Halperin JI. Evaluation of patients with peripheral vascular disease. Thromb Res. 2002;106:V303–11.

57. Van Langen H, Van Gurp J, Rubbens L. Interobserver variability of ankle-brachial index measurements at rest and post exercise in patients with intermittent claudication. Vasc Med. 2009;14(3):221–6.

58. Espeland MA, Regensteiner JG, Javamillo SA, Gregg E, Knowler WC, Wagenknecht LE, Bahnson J, Haffner S, Hill J, Hiatt WR, LookAHEAD Study Group. Measurement characteristics of the ankle-brachial index: results from the action for health in diabetes study. Vasc Med. 2008;13(3):225–33.

22

第 22 章
脉搏容积记录仪在外周血管疾病的应用

Jeffrey K. Raines 和 Jose I. Almeida

摘 要

早期的脉搏容积记录仪（PVR）放置在一个类似车模的盒子里。最初的机器包括内置的双频连续多普勒（9MHz 和 5MHz）。在其问世的 5 年内，PVR 便成为一个非常流行的设备，在整个世界范围内大规模使用。在血管诊断检查中心的使用频率仅次于连续多普勒。

本章阐述 PVR 的原理及在外周血管疾病中的临床应用。

关键词

脉搏容积描记、外周血管疾病、诊断

引言

近 40 年前 Raines 在美国麻省理工学院、哈佛大学医学院和马萨诸塞州总医院就读研究生期间，发表了关于脉搏容积记录仪（PVR）的论文[1]。该研究由美国国立卫生研究院资助，是基于早期学者如 Winsor[2] 和 Strandness[3] 的开拓性研究，利用了电子方面的最新进展，尤其是关于压力转化设计方面的技术而提出的。随着血管外科医生外周动脉重建水平的提高，增加了术前准确诊断和随访的需要，从而推动了此项研究的发展。

1972 年，Raines 和 R. Darling、B. Brener、W. Austen 在血管外科年会发表了第一篇关于 PVR 的临床文章，此后发表在《外科》杂志上[4]。同年 4 月，该组研究人员在美国马萨诸塞州总医院建立了第一个面向临床的血管检查中心。大约同一时间西北大学医学院的 Yao 和 Bergan 成立了类似的检查中心。这些检查中心均获得了医疗保险和其他第三方保险公司的资助。三年

后，该检查中心的早期研究结果在 1975 年血管外科年会上展出，并再次发表在《外科》杂志上[5]。血管检查中心的研究领域包括静脉异常和颅外动脉阻塞性疾病的功能评估。与此同时，很多研究机构开展了血管检查，并开始发表他们的研究成果。

早期的 PVR 放置在一个类似车模的盒子里。最初的机器包括内置双频（9MHz 和 5MHz）的连续多普勒。在其问世的 5 年内，PVR 便成为一个非常流行的设备，在整个世界范围内大规模使用。在血管检查中心的使用频率仅次于连续多普勒。

早期即发表了建立血管检查中心的指南及与血管造影和临床结果对比，无创性功能检查诊断外周动脉闭塞[6-8]、深静脉血栓形成[9-11]和颅外动脉阻塞性疾病[12-14]准确性的研究。

1978 年，W. Glenn 推出了 B 型超声。在 J. Raines 指导下迈阿密心脏研究所的血管检查中心最先使用这种技术进行临床研究，并提出了 PVR 技术[15]。在几年之内，外周动脉和静脉的二维超声成像，在临床上就发挥了重要作用，而且通过功能性研究可以获得更

多的信息。以 B 型超声为基础,超声工程师们开发了多普勒成像,彩色多普勒成像,能量多普勒成像,最近又改进内部计算机、存储和图像转化,提高了成像效果。

诊断周围血管疾病的无创性医学成像技术已经快速发展,并取得了显著的临床成效。尽管如此,对大多数周围血管疾病而言,功能性研究仍然是不可缺少的一部分,研究技术也随之发展。以下章节将阐述近 40 年来 PVR 的发展过程。之后将详述现代血管检查中心如何最有效地使用 PVR。

在简介结束之前,应注意两个重要的事项。首先,周围血管疾病是一种老年性疾病,老年人群是美国人口中增长最快的一部分。美国人口普查局估计这种趋势将持续到 2030 年[16]。而事实却是,过去 20 年,美国冠状动脉疾病的死亡率一直在下降。这意味着更多的有可能因冠状动脉疾病死亡的幸存者,因周围血管疾病就诊于血管检查中心而幸存。另一方面,因为周围血管疾病诊疗的压力越来越大,医疗机构也要求行成本低的超声检查。这意味着需要更准确的诊断、更廉价的门诊就诊和有效的治疗。这对周围血管疾病设备的制造商和医疗机构既是一个挑战,也是机遇。

脉搏容积记录仪:2011

如上所述美国麻省理工学院在 PVR 的最初研发工作中[1],为使袖带放置于肢体后维持正常的系统校正,系统和操作者必须使袖带充气膨胀到一个已知的压力(即大腿、小腿、脚踝 65mmHg),且知道袖带产生该压力所需注入的空气量。如果注入空气的体积不符合既定的标准(即小腿/脚踝 75ml ± 10ml,大腿 400ml±75ml),操作者必须重置袖带。然而,市场上很多制造的与 PVR 相似的设备并没有这个重要的校正功能。这些制造商向操作者建议,绑好袖带后,只需将袖带充气至推荐的压力即可。这是假设每个袖带可施加相同的张力,而忽略了肢体大小的变化;我们已经发现因操作者和技术不同得到的结果相差甚远。有些厂家提供了如前所述的良好的外部校正,系统提供重复的数据,从根本上消除因操作者和技术不同产生的误差。我们的检查中心与厂家合作,开发了一个计算机控制的内部校正系统,非常准确,可完全消除因在不同位置重置袖带产生的误差(图 22.1)。

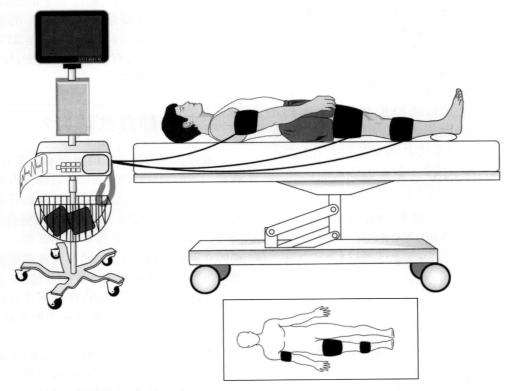

图 22.1　PVR 内部校正原型图,该系统由电脑控制。技师通过触屏操作机器。系统还有一个专用打印机和报告生成解调器

记录和存储数据的功能对赔偿和鉴定是最重要的。新的 PVR 系统装置包括患者界面（即 PVR 袖带和多普勒探头）、彩色显示器、触摸屏、彩色打印机。可以在专用的检查中心或在患者的床边进行检查。早期系统的传输是从非 PC 到 PC 单元，PC 机速度缓慢且不灵活，即使对经验丰富的操作者来说使用也很困难。随着时间的推移，输入方法和高速处理器逐渐发生了变化，现今的新系统既快速又灵活。

与早期的 PVR 系统相比，目前系统的主要优点是校正准确，存储和传输快速和数据输出清晰、快速。

血管检查的主要目的是为医生提供相关信息以提高患者的治疗效果。因此，需要检查者提供快速、准确、完整且合理的报告。新的 PVR 系统提供了一个类似协议的检查模板，数据按逻辑顺序编制，并提供诠释结果的指南。

我们比较了标准的 PVR 和 PC 为基础的 PVR 系统进行下肢动脉检查所花费的时间。时间分为三个部分进行评估：（1）采集和记录患者基本信息、病史、检查搏动和对杂音进行分级的时间；（2）完成 10 个 PVR 动脉描记和记录 6 个节段肢体压力所需的时间；（3）完成最终报告的时间，不包括诠释。最终报告包括技师获取标准 PVR 基础信息和在预印表格中记录的数据。PC 为基础的 PVR 系统，基础信息可通过触摸屏直接进入，每个系统中有标准的报告，其中包括大腿、小腿、踝部和跖骨（TM）的 PVR 曲线，多普勒测量双侧大腿、小腿、脚踝和第一个足趾水平的收缩压。使用标准 PVR，技师必须从 PVR 带状图中剪切 3 个心动周期，并将图粘贴到最终报告上。以 PC 为基础的系统中，技师应用电子方式选择周期，可直接打印出报告。后者正是以 PC 为基础的系统更快的原因（表 22.1）。

表 22.1　标准 PVR 和以 PC 为基础的 PVR 完成下肢动脉血管检查时间

组成	标准 PVR（min）	以 PC 为基础的 PVR（min）
基础信息	11	11
检查	18	20
报告	10	4
总计（n=10）	39	35

PVR 血管技师不熟悉以 PC 为基础的系统时，需要进行约 3 个小时的正规训练，才能完成检查，再用 10 小时训练检查技巧，才能达到经验技师的标准。

功能性下肢动脉检查的指征和指南

随着 PVR 的发展，外周血管疾病的诊疗方法发生了显著变化。然而，医生需要血管检查中心解决的问题依然存在，具体如下：

1. 是否存在静息性缺血？
2. 当前血液灌注对于病灶的愈合是否充分？
3. 截肢部位是否能正常愈合？
4. 是否存在血管性跛行？

对于上述问题，医生更加关注引起血流动力学显著变化病变的具体位置。这是 90% 以上下肢血管阻塞患者到血管检查中心检查需要解决的重要问题。这些问题仅通过解剖学知识是无法回答的。

这些是纯粹的功能问题。接下来我们讨论解剖为主的问题。

在检查之前，仔细检查患者的基本信息，如果需要，可与其他血管检查中心进行比较。在大多数情况下，这些数据非常相似。我们患者的平均年龄为 67 岁，其中 2/3 是男性，超过 75% 的患者有吸烟史，约 40% 的患者有高血压病史，25% 的患者有糖尿病，约 20% 的患者有高血脂，20% 至 25% 的患者有肥胖症，1/3 的患者有心肌梗死病史，1/10（9%）的患者曾患脑血管意外。

是否存在静息性缺血？

最初表现为静息痛的患者不一定有糖尿病，而在我们讨论的这组患者中，多数都没有糖尿病。除急性发作的患者，多数会有血管性跛行的病史。所述疼痛几乎完全局限于足远端。疼痛会发展为静息痛，通过晃动足部可使疼痛得到缓解。这是由于局部的外周阻力暂时下降，局部血流量增加所致。虽然缺血性疼痛可能存在于肢体近端，但如果不伴有足远端疼痛的近端静息痛，往往不是血管原因导致的。由于缺血是重建手术的一个明确指征，因此诊断必须准确。

为明确判断，PVR 必须在正确的气动增益设置下仔细测量以下四个特定的肢体参数：

脚踝水平 PVR 的振幅和波形

经跖骨水平 PVR 的振幅和波形

第一足趾或症状最严重足趾 PVR 的振幅和波形

踝部压力

无糖尿病患者踝部压力<40mmHg 或糖尿病患者脚踝压力<60mmHg，提示可能存在静息性缺血。两者采用不同标准是由于糖尿病患者血管中层常有钙质沉着，致使远端压力升高。还应该指出，10% 至 15% 的糖尿病患者中，由于血管中层钙质沉着，根本无法测量到血管远端的压力；在这种情况下，PVR 是唯一可用的测量方法。

根据 PVR 曲线的振幅进行诊断。如果趾端的 PVR 曲线平直，说明极有可能存在缺血。如果跖骨和踝部 PVR 曲线也是平直的或接近平直，则缺血的可能性更大。肢体近端曲线平直，远端不是平直的，这种情况在血流动力学上是不可能出现的。如果发生这种情况，操作者应寻找检查中的技术错误。在缺血情况下，所有曲线应该为明显圆钝的，舒张期折返波消失。

可能有趾端振幅高达 2mm 的短暂性临界缺血，但是非常罕见。

当前血液灌注对病灶愈合是否充足？

缺血性动脉病变几乎总是出现趾端或接近趾端。较为近端的足部病变（即，跖骨水平或脚跟）最常继发于一定程度的缺血和慢性创伤（压力性溃疡）。该组患者中的糖尿病患者数较静息痛组多。临床医生认为这是由于糖尿病患者感觉神经缺失及大、小血管受累，更容易发生创伤性损伤[5]。

与有静息痛的患者相同，为明确判断，PVR 必须在正确的气动增益设置下仔细测量以下四个特定的肢体参数：

脚踝水平 PVR 的振幅和波形

经跖骨水平 PVR 的振幅和波形

第一足趾或症状最严重足趾 PVR 的振幅和波形

踝部压力

血流动力学表明，局部灌注是由平均动脉压（MAP）、平均静脉压力（MVP）和灌注血管的大小及数量决定的。我们使用收缩压替代 MAP，平卧位 MVP 接近 0mmHg，PVR 的振幅可替代灌注血管的大小和数量。表 22.2 是对没有感染、慢性创伤或糖尿病微血管病变的患者，判断目前的灌注水平是否可以使病变愈合的一个实用的指南。这些指标很重要，但在某种程度上还需结合临床。

表 22.2　判断目前灌注对创口愈合是否充足的指南

	无糖尿病	糖尿病
踝部压力（mmHg）	≥60	≥70
特定足趾 PVR 振幅（mm）	≥1	≥2

截肢部位是否能正常愈合？

很多严重的外周血管硬化性疾病的患者无法行动脉重建，需要截肢。这些患者的发病率和死亡率很高，特别是远端截肢失败，需要再次截肢的患者。在血管诊断检查中心，通过 PVR 测量预测可以初次愈合的截肢平面，可以减少并发症的出现。

这些功能性无创性测量针对下肢主要的四个截肢平面。通过测量，评价各个部位截肢后潜在的愈合能力，从而选择合适的截肢平面。表 22.3 为截肢部位愈合指南，适用于糖尿病和非糖尿病患者。

表 22.3　截肢部位愈合指南（适用于糖尿病和非糖尿病患者）

部位	大腿	小腿	脚踝	TM	足趾
膝上（AK）	≥2mm ≥0mmHg	NA	NA	NA	NA
膝下（BK）	NA	≥1mm ≥50mmHg	NA	NA	NA
TM	NA	NA	≥0mmHg	≥1mm	NA
足趾	NA	NA	≥50mmHg	≥1mm	≥1mm

是否存在血管性跛行？

外周血管疾病和年龄相关,往往表现为下肢劳累性疼痛。这些重要症状可区分神经或矫形引起的跛行和血管功能不全引起的跛行。事实上,这两种疾病可以同时存在。除判断血管供血不足外,准确判断患者的残疾程度,并建立一个定量的标准是非常重要,以便与内科或外科治疗后的结果对比。

根据我们的经验,血管性间歇性跛行的存在和其相关的残疾程度不能通过病史、体格检查或静息血流动力学测量准确判断。因此,我们在各种负荷试验中对血管疾病患者进行评估,并设计了一个小型跑步机,坡度为 10%,速度为 1.5 英里(2.4km/h),或 2.25 英里(3.6km/h),该速度在大多数血管疾病患者的最大生理范围和最大耐受程度内,患者也可以根据自己的主观耐受能力选择速度。静息检查后,我们确定在跑步机上的最大步行时间(MWT)。MWT 是患者症状明显加重的时间,即在疼痛出现和无法继续试验之间的一个时间点,这一点应具有可重复性。我们发现在运动后立即测量 PVR 振幅及肢体压力,并不能提高诊断的准确性。

我们用运动后踝部压力<70mmHg 和踝部 PVR

振幅<5mm 作为诊断血管性跛行的标准。该标准表明存在显著的血流动力学改变,但可能由于存在明显的解剖学方面的异常而没有明显的症状,有的甚至运动后也没有症状。

需要指出的是许多研究者使用踝肱指数作为标准[17],踝/臂指数在确定从主动脉根部到踝部动脉的阻塞程度是很有帮助的,但其价值远不如诊断静息和运动性血管供血不足的绝对值标准。

下肢动脉的阻塞部位

血管检查中心需要解决的主要问题是功能方面的。然而,血流动力学的研究可以定位动脉阻塞的水平。以下指南有助于下肢动脉病变的解剖定位。

PVR 折返波

PVR 曲线与动脉压力密切相关。如果休息时折返波消失,这意味着检测点远端的外周阻力减少。外周阻力减少最常见的原因是近端动脉阻塞。

当然,运动后会出现外周阻力降低和 PVR 折返波消失(图 22.2)。

脉搏容积描记*

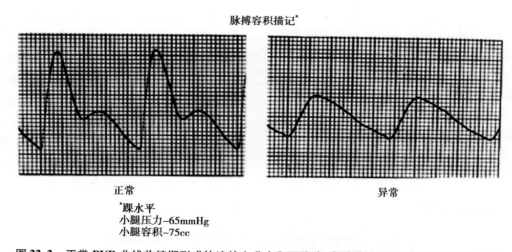

正常　　　　　　　　　　　　　　　　　异常

*踝水平
小腿压力-65mmHg
小腿容积-75cc

图 22.2 正常 PVR 曲线收缩期形成快速的上升支和下降支,舒张期早期有清晰的折返波。当近端动脉阻塞时,PVR 振幅(最低到最高点)减低,折返波消失

PVR 振幅

PVR 的振幅越大,搏动容量占总血流量的比例(Qp)越大。一般来说,Qp 反映整体血流量。而且,PVR 的振幅反映局部搏动压,动脉闭塞远端搏动压

力降低。因此,PVR 振幅越低,近端阻塞越严重,局部灌注越差。

PVR 振幅的关系

股浅动脉通畅时,校准的 PVR 曲线在小腿处的

振幅通常高于大腿和踝部。如果不是这种情况,可能存在股浅动脉阻塞。假如在大腿水平的 PVR 曲线正常,提示主髂动脉通畅,此时,如小腿 PVR 曲线的振幅不比大腿高,则应怀疑收肌管处股总动脉阻塞。

如果大腿、小腿和踝部的 PVR 曲线异常(即无折返波,振幅减低),但小腿较大腿振幅增高,这提示病变位于主动脉髂动脉段,而股腘动脉段血流通畅。

当进行 PVR 测量时,如果从近端到远端下一个节段振幅突然发生变化(如小腿至踝部、踝部至跖骨、跖骨至趾端),闭塞部位可能位于两者之间。

运动后测量

运动试验有助于确定动脉病变的位置和鉴别症状是否与运动相关,如跛行。在运动试验中,如果病变位于主髂动脉段,小腿和大腿会先出现症状,继续运动,最终臀部也会出现症状;股浅动脉阻塞时,只有小腿水平出现症状,而臀部不会出现症状。此外,严重的主髂动脉疾病常在运动后出现踝部 PVR 曲线平直。

股浅动脉阻塞时,运动后踝部 PVR 振幅减低,近端血管没有受累时,曲线平直很少见。

肢体节段性测压

肢体节段性测压应该在双侧的大腿、小腿和踝部进行测量,并和肱动脉的最高压力相比。在正常的动脉系统中,趾端收缩压应稍高于肱动脉压。当相邻节段之间压力差>20mmHg 时,应该怀疑在两节段之间存在动脉阻塞。

PVR 和四肢收缩压测定通常有助于诊断,但是由于它们是从不同的血流动力学原理衍生而来,代表的意义有所不同。经验认为,PVR 更能代表局部灌注情况,肢体压力测定更能代表自身血管阻塞的程度。

下肢动脉超声成像的作用

在过去的 40 年中,超声检查在准确显示下肢血管及测量局部血流速度方面的能力显著提高。但却依然无法解决功能性的问题,如:缺血、灌注、截肢平面以及血管性跛行的出现。基于此点,在成像技术不断进步的同时,功能性血流动力学的测量仍然非常重要。

影像改善解剖定位准确性

经验丰富的技师按照上述标准对多发病变定位的准确率为 90%,在对多发病变定位时,主髂动脉段和股腘动脉段阻塞性病变的直接成像可以提高定位的准确性。

移植监测

下肢血管移植术后可能会发生急性闭塞或慢性闭塞。众所周知,在完全闭塞前对移植血管病变进行治疗,其二期通畅率较高。

阻塞过程中移植血管直径(面积)的微小变化可能不会产生显著的血流动力学改变,直接成像可发现移植血管的异常,其最常见于吻合口处。

动脉瘤

功能性研究有助于鉴别股动脉瘤和腘动脉瘤,但无法测量动脉瘤的大小。而超声可以对股动脉瘤和腘动脉瘤进行诊断、测量和随访。

下肢静脉功能性研究的适应证和指南

之前提到因下肢动脉疾病就诊于血管检查中心的患者的平均年龄是 67 岁,75% 为男性。而静脉疾病患者的年龄比动脉疾病患者至少年轻 20 岁,且多数为女性。

目前,现代血管检查中心中首先用于动脉系统的下肢血流动力学检查已扩展到静脉系统。多年来,关于静脉疾病方面,血管检查中心需要解决的主要问题是:是否形成深静脉血栓(DVT)? 其次是:是否存在静脉瓣功能不全? 在大多数现代血管检查中心中,彩超已经取代其他血流动力学测量,成为诊断下肢深静脉血栓和浅静脉瓣功能不全的“金标准”。在这些检查设备中,PVR 的作用有限,只有当需要详细了解深静脉阻力时才使用,下面我们会进一步阐述。

是否形成深静脉血栓？

1975 年，Raines 出版了一本题为《脉搏容积描记在深静脉血栓无创性诊断中的应用》[18]的专著。该研究建议测量最大的静脉流出量（MVO）和节段性静脉容量（SVC）。此项研究在马萨诸塞州总医院进行，并通过在股、腘静脉水平使用 MVO、SVC、静脉呼吸波和多普勒超声并开发了深静脉血栓的评分系统，同时并将无创性测量与静脉造影进行了比较。这项研究的内容已经多次发表，在此不再赘述。许多研究者应用此项技术发表了大量文章[9-11]。有报道指出该技术的敏感性和特异性分别高达 90% 和 96%[11]。笔者研究中的深静脉血栓不包括小的、非延伸性的小腿血栓，与静脉造影相比，其敏感性为 95%，特异性为 85%[19]。

现代 PVR 完全自动测量 MVO 和 SVC。此外，还可以识别静脉呼吸波和测量静脉流速。这些数据被输入系统，生成一个彩色报告；该报告包括上述的评分系统。检查时，患者平卧于诊查床，不到 30 分钟就可获得这些信息。这种功能性的检测方法可以快速、安全、有效地评估深静脉血栓，亦有助于确定静脉阻塞导致血流动力学改变的程度，其改变程度与瓣膜损害的程度相关。

由于深静脉血栓可以导致急性死亡，所以诊断更需谨慎。现在，所有怀疑有深静脉血栓的患者都应进行包括静脉成像的血管检查中心检查。血管技师应在下肢静脉中寻找是否存在深静脉阻塞。在深静脉血栓早期阶段，超声表现往往为静脉管腔无法被压闭。

静脉瓣功能不全

静脉瓣功能不全的主要血流动力学改变是静脉压增高。在作者的检查中心里，容积描记发展之前，静脉压的测量是用针扎入患者的足部静脉，并连接到液柱。现在许多 PVR 系统包括一个易于使用的容积描记仪，可迅速确定是否有深、浅静脉瓣功能不全。有关详情已经发表，这里不再重复[19]。

上肢血管的功能研究

上肢动脉研究

上肢的动脉系统可通过 PVR 进行评估。在上臂、前臂和指端获得 PVR 和肢体压力。测量结果可明确上肢病变的位置和严重程度。上肢动脉粥样硬化较下肢少见。然而，导管损伤和创伤引起的血管阻塞很常见。此行研究中还有血管痉挛性疾病的患者。

其他研究

PVR 也是其他一些研究的简洁方法。在上肢包括胸廓出口综合征、雷诺氏病和硬皮病的血管痉挛性研究。在下肢，可用于腘动脉压迫综合征、动静脉畸形和静脉-静脉畸形的研究。PVR 和多普勒测量也用于男性阳痿的评估。

参考文献

1. Raines JK. Diagnosis and analysis of arteriosclerosis in the lower limbs from the arterial pressure pulse. PhD thesis, Massachusetts Institute of Technology, Cambridge, 1972.
2. Winsor T, Hyman C. A primer of peripheral vascular disease. Philadelphia: Lea and Febiger; 1965.
3. Strandness Jr DE. Peripheral arterial disease. Boston: Little Brown; 1969.
4. Darling RC, Raines JK, Brener BJ, Austen WG. Quantitative segmental pulse volume recorder: a clinical tool. Surgery. 1972;72:873–87.
5. Raines JR, Darling RC, Buth J, Brewster DC, Austen WG. Vascular laboratory criteria for the management of peripheral vascular disease of the lower extremities. Surgery. 1976;79:21–9.
6. Rutherford RB, Lowenstein DH, Klein MF. Combining segmental systolic pressures and plethysmography to diagnose arterial occlusive disease of the legs. Am J Surg. 1979;138:211–8.
7. Raines J, Larsen PB. Practical guidelines for establishing a clinical vascular laboratory. Cardiovasc Dis Bull Texas Heart Inst. 1979;6:93–123.
8. Barringer M, Poole GV, Shircliffe AC, Meredith JW, Hightower F, Plonk GW. The diagnosis of aortoiliac disease. Ann Surg. 1983;197:204–9.
9. Sufian S. Noninvasive vascular laboratory diagnosis of deep venous thrombosis. Am Surg. 1981;47:254–8.
10. van Rijn ABB, Heller I, Van Zijl J. Segmental air plethysmography in the diagnosis of deep vein thrombosis. Surgery. 1987;165:488–90.
11. Naidich JB, Feinberg AW, Karp-Harman H, Karmel MI, Tyma CG, Stein HL. Contrast venography: reassessment of its role. Radiology. 1988;168:97–100.
12. Raines J, Schlaen H, Brewster DC, Abbott WM, Darling RC. Experience with a non-invasive evaluation for cerebral vascular disease. Angiology. 1979;30:600–9.
13. Kempczinski RF. A combined approach to the non-invasive diagnosis of carotid artery occlusive disease. Surgery. 1979;85:689–94.
14. Berkowitz HD. Diagnostic accuracy of ocular pneumoplethysmography attachment for pulse volume recorder. Arch Surg. 1980;115:190–3.
15. Hashway T, Raines JK. Real-time ultrasonic imaging of the peripheral arteries: technique, normal anatomy and pathology. Cardiovasc Dis. 1980;7:257–64.
16. United States Population Projections. Bureau of the Census, 1993. p. 23–178.
17. Yao ST, Hobbs JT, Irvine WT. Ankle systolic pressure measurements in arterial disease affecting the extremities. Br J Surg. 1969;56:677.
18. Raines JK. Application of the pulse volume recorder for non-invasive diagnosis of deep venous thrombosis [monograph]. Life Sciences, 1975.
19. Abramowitz HB, Queral LA, Finn WR, et al. The use of photoplethysmography in the assessment of venous insufficiency: a comparison to venous pressure measurements. Surgery. 1979;86:434.

第 23 章
下肢动脉疾病的彩超检查

23

Paul A. Armstrong,Federico E. Parodi and Dennis F. Bandyk

摘　要

　　过去三十多年里,超声成像已经成为诊断、评价和管理动脉疾病的基本检查方法。现在彩超检查已是一项成熟的技术,它能够提供全面的解剖学及血流动力学信息,这些信息可以用来判定动脉是否正常或存在严重病变。通过结合高分辨率灰阶图像、实时脉冲多普勒频谱分析、彩色多普勒、能量多普勒或 B-flow 图像,超声检查能够提供关于血流特征、斑块形态及血管解剖的重要信息。

　　这项检查对住院和门诊患者均适用,还可用于术中及血管内的诊断和治疗。彩超技术同样适用于血管内介入治疗和外科开放性血管重建术,它不仅能诊断疾病,还能观察介入治疗的效果。动脉超声检查的可靠性依赖于技师的操作经验和医师对检查结果的解读。在血管检查室完成的周围血管检查,可以提供高品质图像信息,可与其他更昂贵的对比成像方式相媲美。在获得准入资质的检查中心内完成检查和结果分析,能提高诊断的准确度,并在疾病的治疗和监测中提供相关的进展或转归等信息。

关键词

彩超、外周动脉疾病的诊断、术中评价、多普勒监测

引言

　　虽然根据病史和体格检查就可以诊断外周动脉疾病(PAD),但将基本检查和血管检查中心的检查结果结合起来则能够更准确地判定 PAD 的严重程度。因此,无创性血管检查已成为处理 PAD 患者的重要组成部分。它可以确定病变的分布,优化治疗一些特殊的血管相关疾病,如缺血性静息痛、组织缺损、跛行或周围动脉瘤等。无创性血管检查已经成为血管临床医生一项重要的工具。通过这些检查,可达到延长移植血管的通畅时间,提高保肢率的目标。彩超成像能提供详尽的解剖学和血流动力学信息,如病变的部位、范围、形态及严重程度等[1-5]。超声扫查能够确定动脉粥样硬化性疾病的进展情况,狭窄程度或有无闭塞;还能判定病变的形态、长度及相关侧支的血流情况[6-8]。彩超检查能够提供有价值的血流动力学信息,这是其他无创性对比成像技术(如计算机断层扫描血管成像(CTA)或磁共振血管成像(MRA))所不具备的。根据超声检查室所获得的动脉相关信息,可以对体格检查及其他诊断性检查结果进行修正,进而完善 PAD 患者的个性化治疗方案。现在人们越来越多地应用微创外科和血管内介入方法治疗血管疾病,临床医生在疾病治疗的

各个阶段都在应用合适的彩超技术。彩超成像和多普勒的压力测定能精确地指导血管内介入治疗和外科治疗，而不再需要常规应用其他监测方法，如对比血管成像[9-13]。

随着血管内介入治疗的开展，血管检查室和彩超引导的监测和治疗得到了相应地持续发展，其具有较好的风险-效益率和可拓展的技术优势。利用高质量的无创性血管检查技术，大多数 PAD 患者可以依据其病变程度选择继续监测或血管内、外科治疗等治疗方式，而不再需要常规的对比血管成像（图23.1）。

血管检查室的资质准入使其承担了一定的义务，即开发出最高质量有价值的研究成果和提供可被重复验证的测量标准。血管检查室里应配备相应资质与经验的医生和技术人员，能完成所有平面的扫查并分析相应的结果。如今，采用彩超扫查对血管疾病进行检查和评价已成为 PAD 诊断和治疗过程中不可或缺的一部分，可以对 PAD 进行筛选、介入治疗和监测。机构资质认证能确保血管检查室在进行检查时得到相应的补偿和指导。

介入前的动脉检查

动脉检查应该根据患者当前的临床症状和体征（如皮肤发红、溃疡、坏疽）及近期是否进行了 PAD 监测检查而予以个性化考虑。对有症状的下肢阻塞性疾病患者应该在一个或多个平面进行压力测定，并进行多普勒或容积描记（脉搏容积）波形分析。测定踝-肱指数（ABI）和趾收缩压能明确 PAD 的严重程度（图23.1）。但糖尿病患者由于胫前血管钙化无法压缩而产生过高的 ABI（>1.3），因此对其进行趾收缩压的测定很有必要。不典型劳累性腿痛的患者，尤其是 ABI（<0.9）异常者，应该考虑进行平板运动试验来排除非血管源性的下肢跛行样疼痛。其他需要接受检查的指征包括无脉、跛行、溃疡、坏疽或静息痛。有上述任何一种表现都应该进行彩色彩超检查以确定病变的部位、范围、严重程度及形态改变（斑块、动脉瘤）。彩超同样能够确定其他相关的血管疾病，如肾动脉狭窄，动脉瘤或静脉血栓。

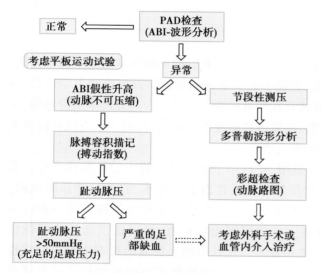

图 23.1　血管检查室通过踝肱指数（ABI）、多普勒波形分析、脉搏容积描记（PVR），趾动脉压、运动试验及彩超动脉路图来评价外周动脉疾病，以确定治疗计划

表 23.1　根据彩超检查结果选择经皮介入或开放式手术方法

多普勒诊断	血管内介入	手术
主动脉-髂动脉病变		
局部狭窄	支架	动脉内膜切除术/重建
弥散性病变	球囊血管成形术 支架	主动脉股动脉搭桥 股动脉搭桥
主动脉或髂动脉瘤	支架移植	外科重建
腹股沟以下病变		
股腘动脉段		
股总动脉	球囊血管成形术	动脉内膜切除术/重建
股深动脉	球囊血管成形术	动脉内膜切除术/重建

续表

多普勒诊断	血管内介入	手术
股浅动脉	球囊血管成形术 经皮腔内斑块旋切术 支架	侧支重建
腘胫动脉段	球囊血管成形术 经皮腔内斑块旋切术	搭桥重建
腘动脉瘤	支架移植	通过搭桥改善
假性动脉瘤		
医源性	USGTIa	外科修复
移植	支架移植	外科重建
动静脉瘘	栓塞	外科修复
移植静脉狭窄	球囊血管成形术	外科修补

a 超声引导下凝血酶注射

彩超对确定阻塞性疾病的病变节段(如主动脉-髂动脉段、股腘动脉段、腘胫动脉段,或多节段)很有帮助。彩超的其他临床应用包括:

- 评估血管内介入治疗(如经皮血管内成形术或支架术)或外科搭桥术后无症状,但 ABI(<0.9)异常的患者。
- 对于需要股动脉-肢体远端搭桥移植的患者,排除流入道(主动脉、髂动脉)的闭塞性疾病。
- 评估在诊断性血管造影中发现动脉节段特殊病变(流出道斑块或单处狭窄),而血流动力学改变不明确的患者。
- 为避免肾功能不全患者在造影时发生肾损伤而选择的影像检查。
- 确定动脉粥样硬化闭塞或急性动脉血栓形成(如蓝趾综合征)。
- 评估经皮导管穿刺部位是否形成假性动脉瘤或动静脉瘘。
- 评估钝挫伤或锐器伤所致的血管损伤。
- 监测由于肌内膜增生、纤维化、粥样硬化导致的外科搭桥移植或重建血管,血管内介入血管或透析通路的狭窄。

彩超所绘制的动脉路图的精确性与动脉造影相当。超声评价外周动脉病变严重程度的分级依据与评价脑血管、肾血管及肠系膜血管时的物理原理相同。与外周动脉成像的"金标准"动脉造影相比,彩超在检查直径狭窄率>50%或闭塞的动脉时,诊断准确率>80%(表23.2)[1,2,4,7-9]。但是,当存在多节段病变时,超声诊断的准确率下降。在无多节段病变时,诊断髂、股、腘或胫动脉节段的重度狭窄或闭塞的准确率超过90%。现在一些研究中心为比较彩超成像与动脉造影,对因阻塞性疾病计划行腹股沟以下血管重建的患者进行了小样本的前瞻性双盲试验。这些研究表明,在95%的可信区间内,彩超成像在预测肢端搭桥是否合适时与动脉造影同样可靠[10,11]。彩超检查就可确诊50%以上有症状的 PAD 患者,并经得起血管内治疗的验证[9,13]。在前瞻性研究中,因阻塞性疾病欲行腹股沟以下动脉搭桥患者的治疗结果(保肢率,移植血管通畅率)同样表明,彩超成像在选择合适的下肢动脉搭桥流入-流出吻合部位这方面,与动脉造影相比具有相同的临床准确性[10,11]。一般来说动脉病变部位是否适合血管内修复取决于其特异的解剖学特征。泛大西洋学会联盟(TASC)依据超声结果对血管病变进行了分级,A级或B级病变最适合血管内介入治疗(表23.3)。其技术成功率超过95%时,可达到与外科重建同样的临床效果。C类病变(长度>4cm 的伴钙化的狭窄、多节段疾病、长度 5～10cm 的慢性闭塞)同样可以根据血管手术的经验进行血管内修复。D类病变(弥漫性狭窄、长度>10cm 的闭塞)的血管内治疗结果与开放式手术修复或搭桥血管移植结果无法比较[11,12,14]。应用彩超检查评价患者的目的是确定阻塞性疾病的范围和严重程度,以明确治疗时是否可以考虑介入手术。

表 23.2　血流动力学改变明显的病变其彩超与诊断性对比成像检查的诊断准确率（敏感性和特异性）比较

作者	髂动脉	股总动脉	股深动脉	股浅动脉	腘动脉	胫前动脉
Crossman et al. [a]	81/98	70/97	71/95	97/92	78/97	50/8
Moneta et al. [a]	89/99	76/99	83/97	87/98	67/99	90/2
Allard et al. [a]	89/99	36/98	44/97	92/96	37/93	–
Kohler et al. [a]	89/90	67/98	67/81	84/93	73/97	–
	主动脉-髂动脉			股腘动脉		胫动脉
Hingorani et al. [b]	81/84			75/90		43/65

[a] 超声与数字减影血管造影比较（DSA）
[b] 超声与 DSA 和磁共振血管成像比较（MRA）

表 23.3　TASC（泛大西洋学会联盟）中适于经皮血管造影（PTA）的下肢动脉阻塞性病变分级

	动脉病变部位[a]	
分级	主动脉-髂动脉	股腘动脉
A	<3cm 局部狭窄	<3cm 局部狭窄或闭塞
B	3～10cm 单个狭窄 单侧 CIA 闭塞 两个 <5cm 狭窄	3～10cm 单个狭窄或闭塞 ≤3cm 严重钙化病灶 病变伴胫前动脉闭塞 多个 <3cm 病变
C	单侧不包括 CFA 的 EIA 闭塞 单侧延伸到 CFA 的 EIA 狭窄 双侧 5～10cm 狭窄 双侧 CIA 闭塞	>5cm 单个狭窄或闭塞 多个 3～5cm 病变 多个 >5cm 病变
D	髂动脉狭窄伴主动脉或髂动脉动脉瘤 >10cm 的 CIA、EIA、CFA 弥漫性狭窄 CIA 和 EIA 的单侧闭塞 双侧 EIA 闭塞	CFA 或 SFA 及腘动脉或 胫前动脉近段完全闭塞

引自[19,20]
a CIA-髂总动脉；EIA-髂外动脉；CFA-股总动脉；SFA-股浅动脉

技术的不断进步提高了彩色多普勒的图像质量，使其可与动脉造影相媲美。彩超评价阻塞性病变分级的基本原则与其他动脉系统（如脑动脉、肠系膜动脉、肾动脉）的原则一致。应用彩超检查评价有症状的下肢动脉粥样硬化性疾病时，发现约有 45% 的患者适于血管内介入治疗[9,13]。动脉病变部位是否适于应用血管内介入治疗取决于病变部位的特征。根据《心血管和介入放射协会指南》，彩超发现下肢动脉的 A 级或 B 级病变适于血管内介入治疗（表 23.3）[12]，超过 95% 的患者通过介入治疗可以取得与外科重建同样的临床效果。C 级病变（长度 >4cm 的钙化性狭窄、多节段病变、长度 5～10cm 的慢性闭塞）同样可考虑应用血管内介入治疗。早期血管通畅率与搭桥血管移植手术相当，但中、远期通畅率低于血管重建。

表 23.4　腹股沟以下血管内介入或外科手术后下肢发生动粥样硬化或狭窄的最常见部位

动脉节段	介入术后闭塞或再狭窄部位
主动脉-髂动脉	主动脉末端、髂总动脉近段及中段，髂外动脉近段
股腘动脉	股总动脉、股浅、股深动脉的起始段股浅动脉远段（收肌管）
胫前动脉	胫腓干、胫动脉起始
血管成形术部位	血管成形部位的狭窄
周围动脉支架	支架近端或远端内膜增生、大多数严重病变的再狭窄
静脉搭桥	倒置隐静脉：移植段近段、非倒置或原位隐静脉、移植段远段
人工血管搭桥	远端吻合口区

外周动脉的彩超检查

多数情况下,30～45 分钟即可完成检查。血管检查室应该保持温暖(75 ℉～77 ℉)以防血管收缩。检查主动脉-髂动脉段时,应要求患者检查前空腹 6 小时以避免肠腔气体干扰。腹部血管用 3～5MHz 探头扫查。扫查肾动脉水平以下腹部动脉时,探头自肾动脉水平开始扫查,并向足移至髂动脉。扫查到腹股沟水平股动脉时,探头频率应提高至 5～7MHz。肥胖(血管深度>15cm)、肠腔气体较多、肢体肥大、水肿、手术创伤、溃疡、关节挛缩变形、血管细小及血管钙化等会导致成像受限。为了获得完整的盆腔及腹股沟以下动脉图像可能需要用到多个扫查窗。自上而下扫查时依次测量髂动脉、股总动脉、股深动脉、股浅动脉、腘动脉及胫动脉中段及远段直径。通常在二维图像上测血管直径,观察斑块性质及狭窄情况。彩色多普勒能快速定位由于腔内狭窄、色彩混叠,血流喷射及偶尔的组织干扰导致的血流紊乱部位。确定有无血管分支、侧支循环、动脉瘤样改变、阻塞性病变及记录血流频谱形态都是彩超成像的检测重点。在某些特殊部位容易形成阻塞性病变,扫查时应重点

注意从近段到远段出现速度波形形态改变的部位(表 23.4)[6,7]。为了对狭窄进行恰当地分级,在血流束中央将多普勒角度校正至小于等于 60°,分析从近段到血流最紊乱的部位,再到狭窄远段的脉冲多普勒频谱波形。检查过程中注意速度波形(搏动性)的改变,测量收缩期峰值流速及舒张末期血流速度。如若出现以下这些情况都应予以描述(图 23.2):管腔狭窄、斑块性质、彩色血流色彩混叠(紊乱血流)、彩色喷射、组织干扰等。应该对胫动脉远段及足背动脉的多普勒速度波形进行评估,这有助于将搏动波形及收缩峰期值流速与 ABI 联系起来(图 23.3)。当血管存在严重钙化或不能压缩时,这种联系尤其重要。当 ABI>1.3 时,提示血管顺应性下降或存在钙化。还需评估所有下肢动脉,即股总动脉、股浅动脉、腘动脉及胫动脉的脉冲多普勒波形,比较各动脉节段的搏动指数和血流加速时间。

推荐应用彩超检查动脉血管周围的病变。超声提供的动脉周围的解剖学及血流动力学信息,可明确诊断假性动脉瘤和血肿(图 23.4)。在假性动脉瘤形成部位,超声图像提供的图像细节能够指导经皮凝血酶注射治疗。

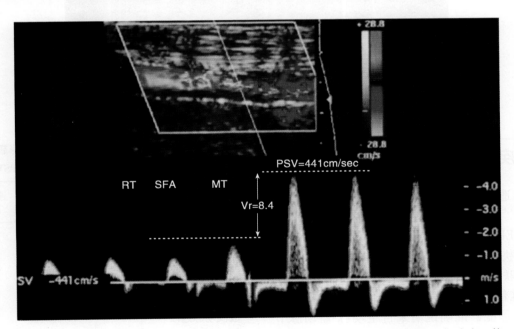

图 23.2 有跛行症状的患者彩超时发现大腿中部股浅动脉(SFA)TASC 分级的 A 级病变。静息时,ABI 为 0.78,在 SFA 近段检测到三相波形。速度 1.5mph 的 12% 级踏板运动试验 2min 后,踝部收缩压由静息时的 132mmHg 下降到运动时的 50mmHg。PTA 支架术后肢体血流动力学恢复正常(ABI>0.9)

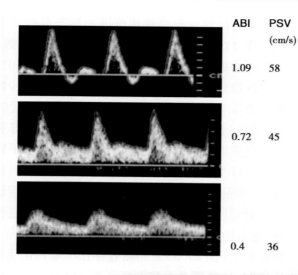

	ABI	PSV (cm/s)	PI
	1.09	58	8
	0.72	45	1.5
	0.4	36	1.0

图 23.3　踝部胫后动脉的脉冲多普勒速度频谱。可发现速度波形的变化(三相波形变为单相波形),收缩期峰值流速(PSV)及搏动指数(正常>4)下降。导致踝肱指数 ABI 的整体下降。正常 ABI>0.95,中度缺血(如跛行)时 ABI 0.5~0.9,肢体重度缺血时 ABI≤0.4

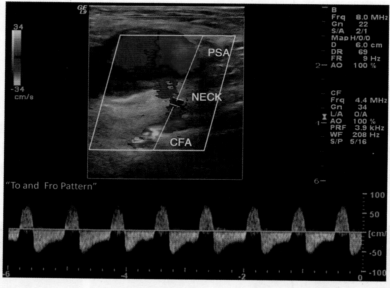

图 23.4　超声引导下凝血酶注射治疗时导致的医源性股总动脉假性动脉瘤。在动脉瘤瘤颈处记录到双向的速度频谱

阻塞性疾病的彩超诊断分级标准

与动脉造影对比,彩超的一些速度分级标准已得到公认[1-3,6]。利用收缩期峰值流速(PSV)、舒张末期流速(EDV)、狭窄段与狭窄近段的速率比值(Vr),结合狭窄远段速度波形,可以诊断第一处和第二处(串联)狭窄。正常人静息时下肢动脉直径和 PSV 标准值如表 23.5 所示[6,7]。彩超观察到的股总动脉波形能够准确说明来自主动脉-髂动脉节段的血流是否正常。股总动脉单相波与股浅动脉的阻塞相关,无导致压力减低的病变存在时,血流加速时间一般<130ms。有轻度跛行症状的患者(ABI>0.8)静息时胫前动脉呈三相波,在平板运动试验时,踝部动脉压下降,阻塞病变的下游出现单相慢波。

表 23.5　踝肱指数(ABI)正常的患者,彩超测量的动脉平均直径和收缩期峰值流速(PSV)

动脉	直径±SD[a] (cm)	速度±SD[a] (cm/s)
肾动脉水平以下腹主动脉	2.0±3	65±15
髂总动脉	1.6±2	95±20
髂外动脉	0.79±0.13	119±22
股总动脉	0.82±0.14	11.4±25
股浅动脉近段	0.60±0.12	91±14
股浅动脉远段	0.60±0.12	94±14
腘动脉	0.52±0.11	69±14
胫动脉	–	55±10

[a]SD 标准差

根据病变部位记录的 PSV 和 Vr 值对周围动脉狭窄的严重程度分级,分为轻度(<50%)、中度

（50%~75%）和重度（>75%或闭塞）（表 23.6，图 23.5）[6,7,13]。速度波形提示的>75%狭窄部位收缩压一般下降超过 20mmHg（图 23.6）。彩超标准可准确诊断血流动力学改变明显的狭窄，这种狭窄可导致静息时外周血管压力下降和流量减少，如：

- 狭窄处失去三相波形态
- 狭窄远段速度减低、搏动减缓
- PSV>250~300cm/s
- EDV>0
- 跨狭窄处 Vr>3

表 23.6　南佛罗里达大学下肢动脉阻塞性疾病的超声诊断标准

狭窄率（%）	收缩期峰值流速（cm/s）	舒张末期流速（cm/s）	速度比率（Vr）	远段动脉波形
正常（1%~19%）	>150	<40	<1.5	三相波
20%~49%	150~200	<40	1.5~2.0	三相波
50%~75%	200~300	<90	2.0~3.9	狭窄后湍流，远段单相波形
>75%	>300	<90	>4.0	远段小慢波及狭窄处低 PSV/EDV[a]
闭塞	彩色和脉冲多普勒信号消失；通过侧支流出及再注入处之间距离估测闭塞长度			

[a]PSV 收缩期峰值流速，EDV 舒张末期流速

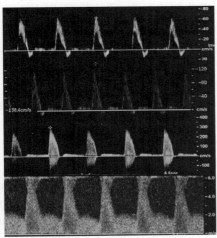

正常无狭窄

PSV<150cm/s

PSV200~300cm/s

PSV>300 cm/s

图 23.5　下肢动脉各级狭窄的典型多普勒频谱波形：（a）直径减少 1%~19%；（b）直径减少 20%~49%；（c）直径减少 50%~75%；（d）直径减少超过 75%

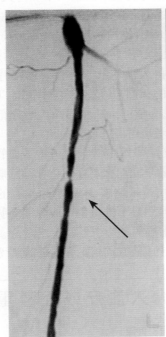

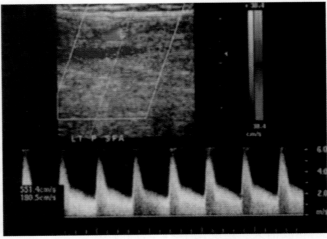

PSV 551cm/s,Vr12
EDV 180cm/s
ABI=0.65

图 23.6　彩超对比血管造影显示股浅动脉>75%的狭窄（箭头所示），峰值流速（PSV），速率比值（Vr）和舒张末期流速（EDV）增高。病变处呈湍流频谱，静息时踝肱指数（ABI）异常，为 0.68

应用校正后的 Bernoulli 方程,可以计算出跨狭窄处的收缩压力阶差。

收缩压力阶差(mmHg)=(4)×(PSV 狭窄处 - PSV 狭窄近段)^2

例如:股浅动脉狭窄:PSV 狭窄处 = 3.5m/s

PSV 狭窄近段 = 0.5m/s

$$\Delta P = 4 \times (3.5 \sim 0.5)^2$$

$$\Delta P = 36 \text{mmHg}$$

狭窄加重时,狭窄远段动脉搏动、速度及流量均下降。狭窄程度增加时,流入道 EDV 呈高阻力型,血流速度下降。表 23.7 显示彩超与双平面动脉造影相比,用于诊断直径狭窄率 >50% 及 >70% 的一组速度标准的准确率[8,9,12,13]。重度(>70%)狭窄表现为 EDV>40cm/s,跨狭窄段 Vr>5。

表 23.7   与动脉造影比较,彩超分级标准诊断主动脉-髂动脉段阻塞性疾病的准确性

彩超标准预测值[a]	阳性预测值(%)	阴性预测值
50% ~75% DR 狭窄		
Vr>2.8	86	84
PSV>200cm/s	68	91
>70% DR 狭窄		
Vr>5.0	65	91
EDV>40cm/s	64	92

[a]DR 直径减少,Vr 跨狭窄的收缩期峰值流速比,PSV 收缩期峰值流速,EDV 舒张末期流速

单独一段动脉的闭塞表现为管腔内彩色血流信号消失,闭塞近段叩击征(波形断续),远段出现明显的慢波及侧支血管。实时多普勒成像可以根据腔内血流情况及远段出入的侧支血管来估测(±4cm)血管闭塞的长度[1]。当存在多节段闭塞性病变,尤其是重度狭窄或闭塞病变的远段同时存在病变时,彩超检查的诊断准确率下降。邻近的重度(>75%)狭窄或闭塞使其下游狭窄病变的超声诊断准确率降低约 10%。第二处狭窄由高分辨率成像及校正的狭窄分级速度标准进行分级。多节段病变表现为血流速度减低及三相波消失。速度比率 >2.5,同时 B 型超声图像显示有明显的管腔狭窄,提示直径狭窄率 >50%[4]。在低灌注条件下彩色多普勒成像对直径狭窄率(>50%)的中度狭窄的分级敏感度下降。低灌注常见于多节段胫动脉阻塞性疾病导致的肢体严重缺血。这样的患者需要考虑加做动脉造影来确定多节段阻塞性疾病的范围。

彩超指导下的血管内治疗及外科治疗

过去的十多年里,超声分辨率的提高及新图像技术(如能量多普勒,B-flow)的出现已促使超声检查由简单的屏幕成像成为指导 PAD 诊断和治疗的基本手段。一直以来血管医生应用超声动脉路图来诊断单节段性或多节段阻塞性疾病。现在,血管专家能够胜任超声引导下经皮治疗性介入手术,如股动脉假性动脉瘤的治疗、隐静脉消融术、腔静脉滤器植入术及动脉粥样硬化斑块切除/支架/动脉成形术。总体来说,PAD 可以分类为单节段(如主动脉-髂动脉段、股腘动脉段或胫动脉段)或多节段病变。大多数情况下,单节段病变表现为短段(<5cm)的狭窄或闭塞,临床表现为跛行所致的不同程度的活动受限。这类患者的基本治疗包括消除危险因素,增加步行锻炼项目及应用药物治疗(如西洛他唑)。多次彩超检查可以监测治疗效果及病变进展情况,做彩超检查的同时可加做压力测定。对那些因症状轻微而行保守治疗的患者,彩超检查能评价其是否需要介入治疗。彩超检出的髂动脉及股浅动脉的粥样硬化性病变,通过经皮斑块切除术、动脉成形术或支架植入术可成功治疗。超声引导下血管内介入治疗的基本指征包括近期(<3个月)局部或短段(<5cm)的闭塞。根据 TASC 分级,在大多数患者中,A 和 B 级病变,与开放手术治疗相比,血管内介入治疗有较高的成功率和持久的临床效果。然而,长段(>5cm)的节段性慢性阻塞性病变、多节段病变或严重的钙化性狭窄 >4cm(TASC C 和 D 级病变)虽然也可以进行一些血管内介入治疗,但一期通畅率和中期持久性均低于外科手术治疗[14-17]。血管内介入治疗的初期,其技术成功率很高,TASC 中 C 和 D 级病变中,高危严重缺血而外科治疗靶点或通道条件受限的患者也可考虑血管内治疗。

超声动脉路图可帮助制定开放或血管内介入治疗的方案。随着早期动脉粥样硬化和动脉瘤性疾病中涂层支架的应用越来越多,术中彩超检查的应用也越来越广泛。超声引导下搭桥手术或周围动脉瘤修复术效果与数字减影血管造影引导效果相似[18]。超声动脉路图与其他对比成像方式相比更安全,治疗费用更少[19]。

血管内介入治疗或外科重建术后的彩超监测

早期(≤30 天)血管内介入治疗的失败与动脉

弹性减弱、斑块破裂、动脉痉挛、支架变形或支架碎裂等因素有关。即使血管内介入术后 ABI 提高了，超声检测出的异常血流动力学变化仍会对手术效果的持久性产生不良影响。其他研究通过动脉造影或血管腔内超声监测血管介入治疗过程也得到了相似的结果。彩超成像的多功能性和准确性，使其在血管介入术后确定技术上及血流动力学方面是否成功发挥着越来越重要的作用。围手术期彩超检查不仅可以评价治疗是否成功，还能明确治疗过程中的狭窄或闭塞是否得到改善或纠正。即使动脉造影已明确显示狭窄部位，甚至是介入术后 24 小时内的残余狭窄，彩超所提供的解剖学和血流动力学信息仍然非常重要，它可以预测搭桥的恶化和血管内治疗最终是否会失败[20,21]。Mewissen 和他的同事报道了一组搭桥移植血管，其彩超检查显示直径狭窄率小于 50%（PSV>180cm/s，Vr>2.5），经血管内治疗后狭窄再通率为 84%。与之相比，对超声速度波形所诊断的直径狭窄大于 50% 的血管经类似的血管内治疗后，1 年临床成功率只有 15%[20]。

彩超监测周围动脉血管介入的评估步骤如图 23.7 所示。介入治疗成功后，动脉造影显示治疗部位残余狭窄应<20%。之后，应用彩超观察治疗部位及周围的解剖学改变及治疗部位的血流动力学改变。临床上典型的重度阻塞性病变表现为 PSV>300cm/s，舒张末期流速>40cm/s，而血管内介入治疗的适宜条件为 PSV<180cm/s，跨治疗节段的 Vr<2。如超声检测到残余狭窄，可考虑再次介入手术，如经皮球囊动脉成形术、斑块切除术或支架植入术。如果某处病变与上述测量值不相符或超声发现某一区域持续出现异常（如 PSV>250cm/s），应该考虑实施外科重建或缩短超声监测间隔时间。在 353 例腹股沟以下搭桥术中，早期彩超发现有高达 40% 的搭桥移植血管异常（评价 PSV 和管腔减少程度），其中未予治疗的病例，3 年后的移植失败率约 70%。监测时若发现移植血管有中度狭窄（PSV：180~300cm/s，Vr2~3.5），表明其失败的风险性高（图 23.8）[22]。尽管彩超监测导致一期通畅率下降，早期接受再次介入的机会增高，但长期来看，移植血管通畅率和保肢率都有所提高。

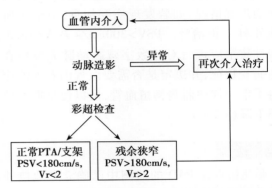

图 23.7　腹股沟以下血管内介入应用动脉造影和超声检查的评估步骤

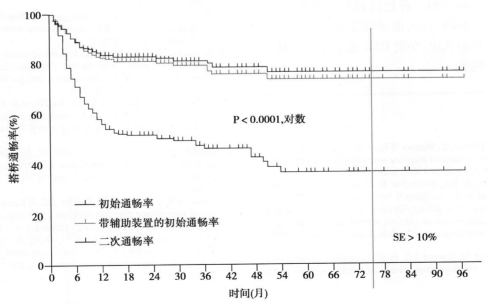

$P < 0.0001$，对数

SE > 10%

N(PP)　= 208　127　95　79　57　42　35　25　18　14　10　7　5
N(APP) = 249　169　136　110　81　69　52　40　28　21　15　9　6
N(SP)　= 249　169　137　111　82　70　54　42　29　22　16　10　7

图 23.8　Kaplan-Meier 应用南佛罗里达大学的经验采用以彩超为主导方法监测 353 例下肢搭桥患者来估测通畅率

　　肌内膜持续性增生是导致晚期（>30天）血管内介入治疗或外科手术失败的最常见原因，同时血管外科医生也应注意斑块可能持续生长。常规彩超监测可以明确是否存在新产生的远段阻塞性疾病或血管重建失败，故可以在血栓形成前在高危部位行介入治疗，从而提高通畅率。下肢血管介入或外科重建术后，推荐在1～3周内定期进行彩超监测及ABI测量。如果手术部位血流动力学的变化正常（如直径狭窄率<50%，ABI>0.2倍治疗前值），可在3～4个月后再次监测，如检查结果仍然没有问题，检查时间间隔可以延长至6个月。中度狭窄（直径狭窄率50%～75%）ABI正常时，每3～4周进行超声检查，以确定手术部位的血流动力学变化的进展情况，如若发现病变加重，应给予血管内或外科干预治疗。PSV>300cm/s及Vr>3.5的进展性狭窄应该行对比数字减影动脉成像检查来评估病变特征，并决定是否需要血管内介入治疗或外科手术。规律监测移植血管，可以使早期移植失败率下降（<3%）[23]。

结　论

　　彩超检查在PAD的监测中已确立其地位并起到越来越重要的作用。尽管超声检查不能完全替代动脉造影，但它成为一种基础检查方式。随着临床医生越来越重视PAD的血管内介入治疗，彩超也会得到越来越多的应用。彩超检查是一种安全、有效的诊断血管疾病的方法，能够确定血管内介入治疗或外科手术是否成功，发现PAD患者外周循环是否存在进展性病变。

参考文献

1. Crossman DV, Ellison JE, Wagner WH, et al. Comparison of contrast arteriography to arterial mapping with color-flow duplex imaging in the lower extremities. J Vasc Surg. 1989;10:522–9.
2. Moneta GL, Yeager RA, Antonovic R, et al. Accuracy of lower extremity arterial duplex mapping. J Vasc Surg. 1992;15:275–84.
3. Kerr TM, Bandyk DF. Color duplex imaging or peripheral arterial disease before angioplasty or surgical intervention. In: Bernstien EF, editor. Vascular diagnosis. 4th ed. St. Louis: CV Mosby; 1993. p. 527–33.
4. Allard L, Cloutier G, Durand LG, et al. Limitations of ultrasonic duplex scanning for diagnosing lower limb arterial stenosis in the presence of adjacent segment disease. J Vasc Surg. 1994;19:650–7.
5. de Smet AA, Ermers EJ, Kitslaar PJ. Duplex velocity characteristics of aortoiliac stenoses. J Vasc Surg. 1996;23:628–36.
6. Kohler TR, Zierler G, Strandness DE, et al. Can duplex scanning for diagnosis of aortoiliac and femoropopliteal disease: a prospective study. Circulation. 1987;76:1074–80.
7. Jager KA, Risketts HJ, Strandness Jr DE. Duplex scanning for the evaluation of lower limb arterial disease. In: Bernstien EF, editor. Noninvasive diagnostic techniques in vascular disease. St. Louis: CV Mosby; 1985. p. 619–31.
8. Whelan JF, et al. Color flow Doppler ultrasound comparison with peripheral arteriography for the investigation of peripheral arterial disease. J Clin Ultrasound. 1992;20:369–74.
9. van der Heijden FH, et al. Value of duplex scanning in the selection of patients for percutaneous transluminal angioplasty. Eur J Vasc Surg. 1993;7:71–6.
10. Ligush Jr J, Reavis SW, Preisser JS, et al. Duplex ultrasound scanning defines operative strategies for patients with limb threatening ischemia. J Vasc Surg. 1998;28:482–91.
11. Grassbaugh JA, Nelson PR, Ruicidlo EM, et al. Blinded comparison of preoperative duplex ultrasound scanning and contrast arteriography for planning revascularization at the level of the tibia. J Vasc Surg. 2003;37:1186–90.
12. Standards of Practice Committee of the Society of Cardiovascular and Interventional Radiology. Guidelines for percutaneous angioplasty. Radiology. 1990;177:619.
13. Edwards JM, Coldwell DM, Goldman ML, et al. The role of duplex scanning in the selection of patients for transluminal angioplasty. J Vasc Surg. 1991;13:69–74.
14. Langsfeld M, et al. The use of deep duplex scanning to predict significant aortoiliac stenosis. J Vasc Surg. 1988;7:395–9.
15. Hingorani A, Markevich N, Sreedhar K, et al. Magnetic resonance angiography versus duplex arteriography in which patients undergoing lower extremity revascularization: which is the best replacement for contrast arteriography? J Vasc Surg. 2004;39:717–22.
16. Surowiec SM, Davies MG, Shirley WE, et al. Percutaneous angioplasty and stenting of the superficial femoral artery. J Vasc Surg. 2005;41:269–78.
17. Timaran CH, Prault TL, Stevens SL, et al. Iliac artery stenting versus surgical reconstruction for TASC (Trans-Atlantic Inter-Society Consensus) type B and type C iliac lesions. J Vasc Surg. 2003;38:272–8.
18. Bodily K, Buttorff J, Nordesgaard A, Bodily K, Buttorff J, Nordesgaard A. Aortoiliac reconstruction without arteriography. Am J Surg. 1996;171:505–7.
19. Schwarcz TH, Gatz VL, Little S. Arterial duplex ultrasound is the most cost-effective, noninvasive diagnostic imaging modality before treatment of lower-extremity arterial occlusive disease. J Vasc Ultrasound. 2009;33:75–9.
20. Merwissen MW, Kenney EV, Bandyk DF, et al. The role of duplex scanning versus angioplasty in predicting outcome after balloon angioplasty in the femoropopliteal artery. J Vasc Surg. 1992;15:960–6.
21. Spijkrboer AM, Nass PC, de Valois JC. Evaluation of femoropopliteal arteries with duplex ultrasound after angioplasty. Can we predict results at one year? Eur J Vasc Endovasc Surg. 1996;12:418–23.
22. Tinder CN, Chavanpun JP, Bandyk DF. Efficacy of duplex ultrasound surveillance after infrainguinal vein bypass may be enhanced by identification of characteristics predictive of graft stenosis development. J Vasc Surg. 2008;48(3):613–8. Epub 2008 Jul 17.
23. Tinder CN, Bandyk DF. Detection of imminent vein graft occlusion: what is the optimal surveillance program. Semin Vasc Surg. 2009;22:252–60.

第 24 章
腹股沟搭桥移植血管的彩超监测

24

Patrick A. Stone, Dennis F. Bandyk, and Akhilesh K. Jain

摘 要

腹股沟以下大隐静脉搭桥术是治疗下肢严重缺血的比较成熟的方法。若不使用大隐静脉,也可以使用其他桥血管(如上肢静脉、拼接的静脉,人工血管)替代。围手术期,肌内膜增生导致桥血管内狭窄是移植失败最常见的原因。临床通过下肢缺血的症状或体征来评价移植血管狭窄的进展时缺乏敏感性。因此,腹股沟以下搭桥术后推荐应用彩超来检测移植血管管腔是否通畅,以及是否有血流特征的异常。腹股沟以下搭桥移植血管监测的目的是延长管腔通畅时间,避免血栓栓塞,手术成功的指标为"辅助一期通畅率"。在手术室或患者出院前就开始进行彩超监测会取得最佳效果。移植血管是否需要修复取决于静脉搭桥的类型,如果"出院前"或早期(<6周)超声检查发现移植血管有缺陷则需要修复的可能性增加。彩超检查结果也可作为对已确诊患者选择血管内介入或外科治疗方案的依据。彩超监测的效果可以通过技术的改进得到提高,对"高危"搭桥患者要进行严密的监测。

关键词

腹股沟以下搭桥、彩超监测、严重的肢体缺血、高危搭桥

引言

推荐应用超声在血管检查室对腹股沟以下搭桥移植血管进行监测,这种方法可提高移植血管通畅率[1,2]。理想情况下,彩超检查应始于手术室,以观察移植血管吻合口是否有狭窄,并明确流出动脉和足部的血流量是否增加。术中彩超成像在评价及检查移植血管的未知异常时比动脉造影更敏感。如发现异常可即时手术纠正[3]。血管重建中移植血管异常出现率约5%~10%。应用彩超对移植血管进行监测可以同时降低早期(<30 天)及晚期搭桥失败率[1,2,4]。腹股沟以下动脉搭桥,不论采用自体静脉还是人工血管,都容易形成腔内狭窄,当移植血管内

血流速度低于"血栓形成的临界流速"时,容易形成血栓[5-9]。肌内膜细胞增生导致管腔减小是移植血管狭窄最常见的原因,但发生的时间和部位因移植血管是自体静脉还是人工血管而不同。静脉移植血管狭窄在术后 6 个月内的发生率最高,之后逐渐下降。肌内膜细胞增生导致的狭窄最常出现在静脉瓣和吻合口,其表面光滑,有典型局限性狭窄的解剖特征。这种病变与其他由于技术错误、移植血管内部病变或高凝状态导致的移植失败一起,占静脉搭桥失败原因的近80%[1,2,6,10]。人工血管移植术后,移植血管内部的异常很少见(少于全部狭窄的10%),狭窄通常出现在远端吻合口和邻近的流出动脉。人工血管移植的失败率(10%~15%/年)比自体静脉移植(2%~5%/年)高,与"血栓形成的临界流速"、

肌内膜细胞增生和动脉粥样硬化有关[8,9]。

　　腹股沟以下血管移植失败可以应用一些影像学方法、彩超及血流动力学评估方法（肢体压力、速度波形分析）来进行有效监测。移植血管直径狭窄率（DR）>70%的患者中，有不到50%的患者有跛行的症状或有可见的肢体灌注改变。因此，临床上，依靠下肢缺血的症状或体征，即使结合踝肱指数（ABI）测定，对移植血管狭窄评估的诊断敏感性依然较低。超声监测可以检出移植血管内血流的变化，确定移植血管内病变部位或狭窄的进展情况，并对病变严重程度分级。多次复查可以及时纠正病变处的血流动力学改变，否则可能导致移植血管内血栓形成。对已确诊的即将失败的移植血管进行介入治疗的标准是彩超测量移植血管内的收缩期峰值流速和/或ABI较术后初期减低。前瞻性临床试验证实了监测的有效性，移植血管的长期（>5年）通畅率提高15%~30%，自体静脉移植的长期通畅率（>70%~80%）比人工血管移植（>50%~70%）更高[2,7,11-13]。多名学者研究发现搭桥移植血管的狭窄若不予干预，其移植失败率较高。Idu等报道了彩超检查发现移植血管>70%的狭窄，修复后闭塞率约10%，若不予治疗，移植失败率可达100%[13]。彩超监测同样可提高腹股沟以下人工血管搭桥的通畅率。Calligaro等证明在吻合口狭窄约50%时，彩超的诊断敏感性（81%）比ABI结合临床（24%）要高[9]。移植失败风险增高的移植血管处，收缩期峰值流速较低（<45cm/s）比超声检出移植血管狭窄更常见。

　　监测移植血管的目的是检出异常并选择性纠正（技术错误、移植血管内病变、肌内膜细胞增生及移植血管动脉瘤）以避免移植失败。监测应始于患者出院前，并经常复查。大多数患者一年后需要每6个月或1年复查一次。据估计，被调查的患者中若有2%能够避免截肢，那么彩超监测项目就是有价值的。

移植失败的机制及血流动力学变化

　　分析彩超监测的结果需要清楚移植失败的机制，动脉搭桥后的血流动力学改变及移植血管狭窄的生理学变化。移植失败的发生有三种机制：血栓栓塞、血流动力学失败或结构性失败（动脉瘤退化或感染）[1,6,13-16]。在围手术期（手术室内到出院时）移植血管内血栓形成最常见，发生率3%~8%。之后，第一年每月大约有1%的移植失败率，以后每年

的移植失败率降到5%以下。管腔通畅程度与移植血管监测情况、患者医从性及移植血管修复过程密切相关。

　　早期（<30天）移植失败是由于搭桥时的技术错误（吻合口狭窄、静脉瓣残留、未发现的移植血管内病变、连接错误、移植血管扭结）、血液高凝状态或移植血管内血流量不足以维持在"血栓形成的临界流速"以上所导致[12]。术中彩超能准确监测到技术错误和由于血流量不足引起的移植血管内的血流动力学异常[17]。其主要特征为移植血管内出现低流速高阻力血流频谱改变。术中彩超监测可能提示"正常"，但移植血管内出现了血栓，这表明血液存在高凝状态。

　　超过三十天的移植失败可能由感染、桥血管结构退化或静脉腔内疾病或肌内膜细胞增生导致移植血管内狭窄引起。

　　移植血管狭窄的发生率因移植血管类型不同而变化很大，原位隐静脉搭桥狭窄率为12%，而上臂静脉搭桥狭窄率则高达44%[1,10,18]。移植血管狭窄的发生遵循"钟形"曲线，在术后六个月内发病率最高。感染引起自体静脉移植失败比较少见（<1%），但在人工血管中可达3%~5%。

　　两年以后，流入/流出动脉的粥样硬化性疾病的发展和移植静脉血管瘤的形成是大多数晚期移植失败的原因[18]。动脉粥样硬化性疾病的进展情况与患者高危因素是否得到有效控制有关，如吸烟、糖尿病、高血压及高血脂。若彩超检查提示移植血管内血流速度减低但移植血管内没有异常情况时，则应高度怀疑流入道和流出道阻塞性疾病。既往彩超检查不存在狭窄性病变并且移植血管中血流量正常，若出现移植失败，则应考虑与血管瘤或血栓栓塞有关。血管瘤样变性很少见，常发生在上臂静脉桥血管及主动脉/腘动脉有动脉瘤样病变的患者。静脉或人工血管内发现附壁血栓是不正常的，其移植血管发生栓塞的风险增加。

动脉搭桥的血流动力学情况

　　超声测量移植血管内血流速度和频谱形态的影响因素包括桥血管直径、流入/流出动脉情况、术前缺血的严重程度及心脏的血流动力学状态。腹股沟以下静脉搭桥的收缩期峰值流速（PSV）变化很大，但移植血管内平均流速（GFV）范围约50~80cm/s，即计算搭桥内三到四处无狭窄的移植血管节段PSV

的平均值（表 24.1 和图 24.1）[19-21]。在直径<6mm
无狭窄的静脉桥血管内 PSV 应超过 40cm/s，表现为
低阻力血流频谱改变。例如在术中或术后早期，移
植血管远段在全心动周期可见前向血流。之后，如
果肢体压力正常（ABI>0.9），移植血管内血流阻力
会随时间增高，移植血管内速度波形逐渐呈多期相
改变，即三相动脉波形。移植血管内血流速度因桥
血管直径和搭桥类型不同而不同（图 24.2）。Belkin
等报道移植血管的 PSV 在跟骨下水平（足部）
（59cm/s±4cm/s）低于胫动脉水平（77cm/s±6cm/s）
及腘动脉水平（71cm/s±8cm/s）[21]。在直径较宽（>
6cm/s）的静脉内移植血管 PSV 较低，如贵要静脉，
在流出端为非优势供血时（足部搭桥，孤立的胫动
脉/胫动脉节段），移植血管内 PSV 也较低。当移植
血管管径<6mm，PSV<40cm/s 时，应仔细扫查流入
道或流出道动脉有无病变。PSV 较低同时舒张期无
血流，提示流出道阻力高及血栓形成的风险增高。
低 PSV 是不正常的，但不是在所有病例里都预示着
移植失败。术中发现低 PSV，是围手术期应用抗凝
药（肝素、华法林）的依据，或可依此改变手术计划，
采用增加其他搭桥构建另一条流出动脉或构建远端
动静脉瘘等提高移植血管内血流速度的手术方式。

**表 24.1　彩超测量股腘段和股胫段隐静脉及 PTFE[a] 搭桥
后，移植血管中段或远段的收缩期峰值流速**

移植血管类型	例数	收缩期峰值流速（cm/s）（平均±SD）
原位隐静脉		
股腘	65	76±12
股胫	95	72±16
股足	25	52±12
反向隐静脉		
股腘	20	80±16
股胫	12	69±14
头静脉/贵要静脉		
股腘/胫	68	63±12
PTFE，直径 6mm		
股腘	20	80±16
股胫	12	69±14
PTFE，直径 5mm		
股胫	5	77±11

引自参考文献[19-21]
[a]PTFE
聚四氟乙烯

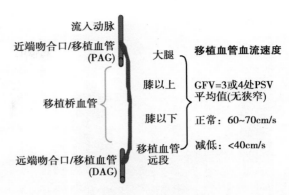

图 24.1　图解记录跛行患者移植血管平均流速的部位

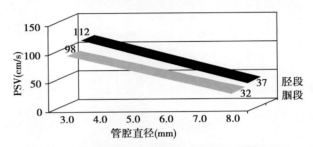

图 24.2　超声测量胫段和腘段移植血管的收缩期峰
值流速与管径的关系

移植血管内出现低阻力血流频谱预示搭桥移植
成功。严重缺血肢体搭桥后移植血管远段及流出动
脉内应表现为这种"充血"波形，而跛行患者搭桥后
应立即表现为三相波形。重建血管的充血状态在几
周内减轻，如果 ABI 恢复正常，移植血管远段的频谱
波形会转化为三相波（图 24.2）。由于大腿和足部
存在侧支，腓动脉搭桥常表现为单相波形。移植血
管内血流频谱若不能从双相波转变为三相波，则移
植血管的通畅程度下降。Taylor 等报道了 63 例患
者的移植血管超过三个月持续出现单相波形，其中
54 例发生了移植血管狭窄或继发闭塞[5]。依赖透
析治疗的终末期肾病患者，胫动脉有严重的钙化时，
移植血管因病变表现为低流速（PSV 在 30～45cm/s
范围内），舒张期有微若或没有血流信号。这种表现
与流出道高阻力及动脉壁顺应性下降相关。

移植血管内 PSV 的变化是检测移植血管是否失
败的重要诊断标准。与之前检查相比若 PSV 逐渐降
低（<40～50cm/s）或移植血管内平均 PSV 下降超过
30cm/s，表明移植血管内的血流情况发生了明显改
变，应该仔细寻找狭窄部位（图 24.3）。狭窄超过
70%伴压力下降的彩超表现为管腔减小，彩色多普勒
混叠，PSV 超过 300cm/s，波形增宽，PSV 比（狭窄处和
狭窄近段的比值）>3.5（如图 24.4 和图 24.5）。

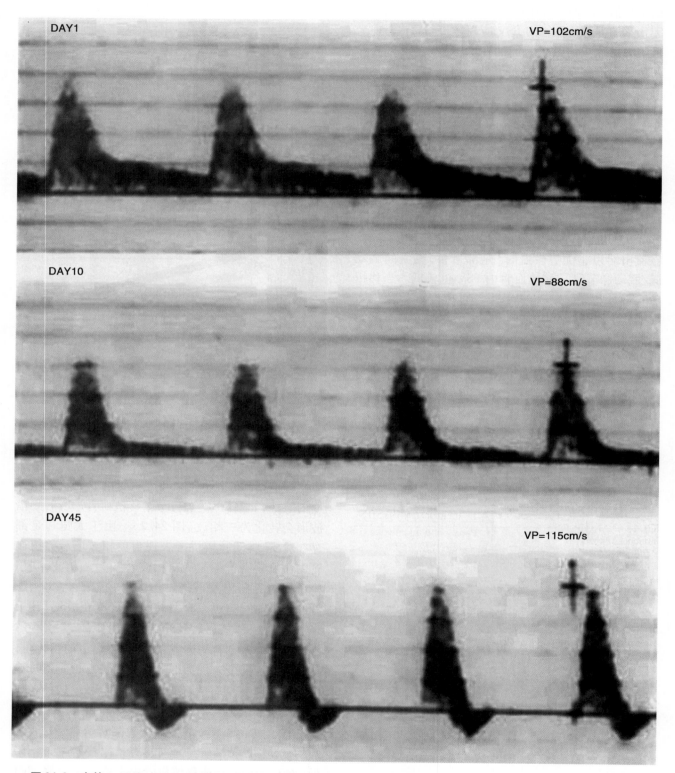

图 24.3   在第 1,10 和 45 天记录的股-胫段隐静脉原位搭桥远段的**速度波形**。在严重缺血肢体,搭桥移植后出现低阻力频谱波形(全心动周期)是正常的。舒张期血流速度下降,表明血流阻力随时间增高。没有发生明显的收缩期峰值流速改变(Vp)。第 45 天出现的三相波表明搭桥移植血管的血流动力学及远端肢体的灌注正常(ABI>0.9)

搭桥移植后4个月　　　　　　　　搭桥移植后7个月

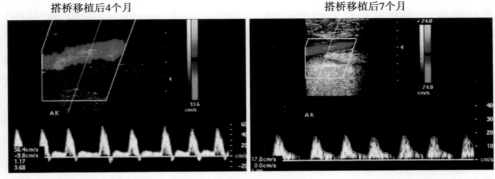

图 24.4　超声记录股腘段静脉搭桥膝以上节段的速度频谱。显示由远端吻合口移植血管狭窄引起的波形变化(三相波变为两相波)及收缩期峰值流速(PSV)由 56cm/s 下降为 18cm/s

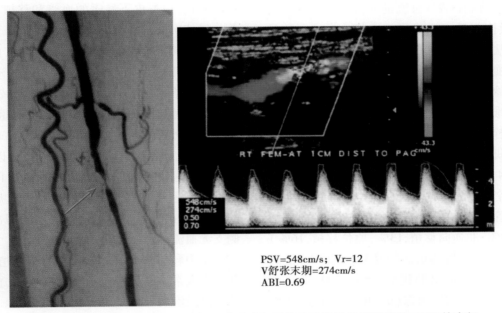

PSV=548cm/s；Vr=12
V舒张末期=274cm/s
ABI=0.69

图 24.5　动脉造影和彩超扫查显示股浅动脉和胫前动脉段静脉搭桥近段>75％的直径狭窄。收缩期峰值流速(PSV)548cm/s,速度比为 12,舒张末期流速 274cm/s,ABI 由术后最初的 0.95 下降为 0.69。严重的股动脉狭窄(箭头所示)

收缩期流量受到限制后,不能在整个搏动周期为肢体远端提供足够的血流量,舒张期血流速度就会提高。如果超声检查没有发现搭桥内狭窄,则需要做移植血管的动脉造影或计算机断层扫描(CT)动脉成像。移植血管内或吻合口 PSV 增快(>150cm/s)是不正常的,可能由移植血管口径较小或狭窄引起。小静脉(直径≤3mm)移植血管全程都可检出 PSV 在 120～160cm/s 范围内。"高"流速移植血管需要更频繁(4～6 周)的监测,因为这些移植血管更易发生较长节段的狭窄。当检查发现 PSV 逐渐升高至 300cm/s 以上时,应该在狭窄部位行静脉搭桥手术,因为此处动脉球囊成形术的修复效果并不持久。

　　根据移植血管频谱波形的变化可以发现移植血管的狭窄进展情况和急性闭塞。低流速双相波形是获得性移植血管狭窄的最常见表现(图 24.3)。50% 的移植血管狭窄可以记录到这类异常的波形(图 24.3);表现为 ABI 下降至 0.4～0.7,移植血管平均速度(MGV)下降 20～30cm/s。波形搏动幅度减低和舒张期血流重现表明存在压力减低性病变导致的反应性动脉扩张。其他移植血管异常波形包括三分之一的移植血管狭窄处出现低 PSV(<45cm/s)的单相波,ABI 在 0.7～0.9 之间;约占 6% 的移植血管狭窄处出现叩击波,常与流出道高度狭窄有关。这种叩击波表现为在顺应性较好的静脉桥血管内出现前向-折返血流,这说明管腔血流量极小并存在形成急性移植血管血栓的风险。有这种血流特征的移

植血管难以应用动脉造影评价,这种情况通常称为移植血管的"假性闭塞"。通过移植血管内 PSV 的测量,解剖学病变部位的彩超成像和 ABI 分析,能够全面了解的移植血管和肢体的血流动力学特征。彩超检查提供的客观数据能够明确移植血管是否存在狭窄、病变的进展情况和移植血管是否存在形成血栓的高风险。

术中彩超检查

术中评价腹股沟以下搭桥移植血管可以选用的技术有连续多普勒(CW)血流量分析、动脉造影、血管镜、血流量恢复后 CW 或彩超成像[22-24]。彩超是最常用的方法,它能提供评价移植血管和肢体灌注的解剖学和血流动力学信息。术中检查,约 15% 可发现之前未诊断的出现速度波形异常的狭窄。修复这些病变和维持移植血管正常的血流动力学可降低移植血管血栓发生率(<1%)。在 626 例腹股沟以下静脉搭桥研究中,超声扫查在 96 例搭桥移植血管中发现了 104 处需要修复的病变,其中包括 82 例静脉吻合口狭窄,17 例静脉节段性血小板血栓和 5 例搭桥移植血管低流速。与其他移植方法(逆向静脉搭桥移植,10%;非逆向移植,13%;原位移植,16%)相比,选择性静脉搭桥移植血管修复率(27%)最高(P<0.01)。对超声检出的狭窄(PSV>300cm/s)来说,常规术中扫查的初始图像(n=464 例扫查)或修复后图像(n=67 例扫查)与 30 天血栓发生率 0.2% 和修复率 0.8% 相关。通过比较,95 例搭桥移植血

管中(残余狭窄(n=29 例),未修复的狭窄(n=53 例)、低流速(n=13 例))、20 例(21%)出现的移植血管血栓(n=8)或狭窄(n=12)进行了正确处理,P<0.001。纠正移植血管残余缺陷及再次检查以确定残余狭窄是否消失,减少了术后彩超监测发现移植血管问题的概率[25]。

彩超对腹股沟以下静脉搭桥的术中评估方法包括重建图像和病变的 1~4 层分级(图 24.6 和表 24.2)。搭桥移植完成后,临床表现和脉搏都表明管腔是通畅的,这时再行超声检查[26]。采用 10~15MHz 的线阵探头,用涂有超声耦合剂的无菌材料将其套住,扫查皮下暴露的血管和移植血管。沿血管长轴依次扫查静脉移植血管、吻合口及相邻的动脉。先从移植血管远端吻合口段开始,向近心端扫查,扫查范围包括移植静脉全程和流入动脉-移植血管近端吻合口段。用 27G 针将罂粟碱 HCI(30~60mg)注射到搭桥静脉远端提高血流量,以提高诊断狭窄的敏感性。在近端和远端吻合口、移植血管范围内(大腿上部,HT;膝以上,AK;膝以下,BK;及移植血管远段)及流入和流出动脉测量 PSV(多普勒角度小于等于 60°)。原位隐静脉移植后扫查开放的侧支,若出现远端移植血管阻塞的叩击波则表明侧支无血流。

术中彩超检查最常见的异常是移植静脉狭窄。其他不太常见的异常包括吻合口狭窄、血小板血栓及流出道疾病导致的移植血管低流速。静脉瓣/吻合口处 PSV>180cm/s,速度比(Vr=病变处 PSV/近端 PSV)>2.5 时,需要立即修复(图 24.7)。图像中

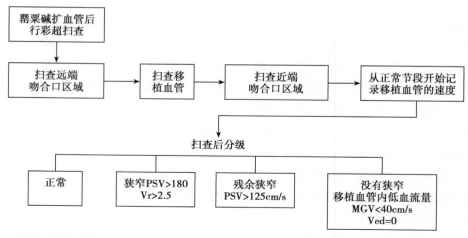

图 24.6　腹股沟以下静脉搭桥术中彩超扫查的流程。依据超声评估,结果分为四类:正常、狭窄、残余狭窄或无狭窄,但移植血管的血流动力学评估表明它们都存在低流速(PSV<40cm/s)高阻力(舒张期无血流,Ved=0)的血流频谱改变

表 24.2　腹股沟以下静脉搭桥术中彩超检查的描述及围手术期处理的建议

超声扫查结果分类	移植血管血流速度(cm/s)	周围血管阻力	描述和围手术期处理
正常	>40	低	无狭窄,移植血管 PSV 正常;给予右旋糖酐-40(25ml/h,500ml),口服阿司匹林(325mg/天)
狭窄 PSV>180cm/s Vr>2.5	<40	低	纠正病变,再次扫查移植血管,如果未发现残余狭窄且移植血管 PSV 较低时(<40cm/s),给予肝素抗凝(根据体重)或低分子肝素(1mg/kg,皮下日二次)、右旋糖酐-40(25ml/h)、口服阿司匹林(325mg/天)
残余狭窄 PSV>125cm/s PSV<180cm/s,Vr<2.5	>40	低	10 分钟后再次扫查,确定病变无进展;给予低分子肝素(1mg/kg,皮下日二次)、右旋糖酐-40(25ml/h)、口服阿司匹林
移植血管内低流速,没有狭窄	<40	高	考虑其他手术来提高移植血管内血流(远端动静脉瘘,另一条流出道动脉间断/连续移植血管);如果不能手术治疗且移植血管低流速时应采用抗血栓方案,应用肝素抗凝、右旋糖酐-40、阿司匹林(325mg/天)

吻合口速度波形异常PSV=220cm/s　　　　　　正常速度波形,修复后PSV=100cm/s

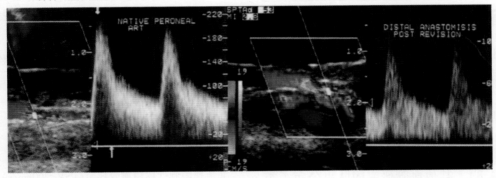

图 24.7　股-腓段隐静脉搭桥(左侧)远端吻合口残余狭窄的术中彩超检查。在静脉成形术修复后,再次扫查显示血流速度正常(PSV<150cm/s)

移植血管出现重度狭窄的速度频谱(PSV>300cm/s)的部位可能就是血小板血栓形成的部位。这一段移植血管应该被替代,顺血流方向注射溶栓剂以溶解位于移植血管远段及流出动脉的血栓。正常内径(3～5mm)的静脉移植血管,626 例移植血管中仅有 13 例检测到 PSV 较低,其中 6 例位于 PSV 检测盲区。这 13 例中的 5 例在 90 天内出现移植失败。Rzucidlo 等[24]也报道了当彩超发现舒张期移植血管远段没有血流或血流速度较低(<8cm/s)时,早期移植血管内血栓发生率较高。发现移植血管内低流速高阻力时,应该仔细检查是否有技术错误,如未发现,应考虑围手术期肝素化或采取相应措施以提高移植血管内血流量(再建搭桥,远端动静脉瘘)。

术后移植血管的监测

彩超可确定移植血管通畅情况,明确有无狭窄性病变,评价移植血管产生血栓的风险,发现狭窄未予修复时,还可监测其进展的情况。

检查应包括缺血肢体症状和体征的临床评价、测量 ABI、对包括吻合口及流入/流出动脉在内的整个搭桥移植血管进行彩超检查。建议出院前进行超声检查,以确定血管是否达到正常的畅通程度,明确是否存在技术问题及术中发现的残余狭窄是否有进展,并测出移植血管血流速度作为基线水平。出院时,医生应该告知患者移植血管监测的重要性和必要性。移植失败与术后三个月内缺乏监测检查有关[27]。移植血管监测过程中,应当询问患者是否吸烟或服用抗血小板药物。修正这两项与移植失败有关的因素可以提高移植血管长期通畅率。

检查间隔

　　搭桥的类型和出院前超声检查的结果决定了监测频率(表24.3)。高危移植血管包括存在残余狭窄、术中进行了修复及低流速的移植血管。如出院前检查结果正常,第一次门诊监测应在出院后的一个月。这次检查应对整个移植血管进行成像,如未发现异常,下次监测应该在三个月后,如仍未发现异常,可每六个月进行一次检查。搭桥存在低流速、残余移植血管病变或上臂静脉构建的搭桥在第一年内应该每三个月检查一次。

表 24.3　根据检测数据[a]进行的移植血管血栓形成危险度分级

级别[b]	高速度标准		低速度标准		ΔABI
Ⅰ(极高危)	PSV>300cm/s 或 Vr>3.5	和	GFV<45cm/s	或	>0.15
Ⅱ(高危)	PSV>300cm/s 或 Vr>3.5	和	GFV>45cm/s	和	<0.15
Ⅲ(中度)	PSV 180~300cm/s 或 Vr>2.0	和	GFV>45cm/s	和	<0.15
Ⅳ(低危)	PSV<180cm/s 和 Vr<2.0	和	GFV>45cm/s	和	<0.15

　　[a]PSV 在血流紊乱部位彩超检测到的收缩期峰值流速,GFV 移植血管血流速度(整体或远端),Vr 最狭窄部位的 PSV 与移植血管近段无疾病节段的 PSV 比值,ABI 多普勒测定的踝肱收缩期压力指数。
　　[b] Ⅰ级:推荐积极修复病变:在修复前患者需住院抗凝治疗。Ⅱ级:择期修复病变(2周内)。Ⅲ级:每隔 4~6 周做超声检查观察病变情况,如有进展予以修复。Ⅳ级:病变产生移植血管血栓的风险较低:每 6 个月随访一次,这组患者失败较少(<3%/年)

移植血管修复的速度标准

　　彩超检出移植血管狭窄处 PSV>300cm/s 及 Vr>3.5,尤其连续多次检查发现病变有进展,并且 MGV 降至45cm/s 以下时,推荐对移植血管狭窄进行修复[28]。彩超成像可以在能量多普勒上显示解剖学的狭窄,并显示狭窄长度、部位(移植血管或吻合口或自体动脉)、靠近病变处移植血管管径等病变的其他特征(图 24.8)。其他血管研究团队也公布了类似的临界速度标准:

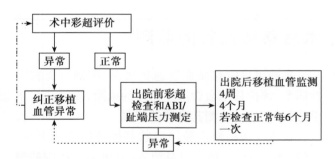

图 24.8　彩超监测方案。从术中开始,出院前再次扫查,出院后规律间隔检查

- PSV>300cm/s,Vr>4.0:Mills 等[29]
- PSV>300cm/s,Vr>3.0:Sladen 等[30]
- PSV>250cm/s,Vr>3.4:Papanicolaou 等[31]
- PEDV>20cm/s:Buth 等[32]
- Vr>3.0:Bells 等[33]

　　应用上述彩超高速和低速标准及 ABI 值可以预测移植血管内形成血栓的风险(表 24.3 和表 24.4)。

表 24.4　移植血管病变导致其内形成血栓的可能性

高度狭窄导致移植血管内血流速度减低	高
移植血管受压内陷	高
流速限制性移植血管狭窄	中
移植血管吻合处动脉瘤伴附壁血栓	中
非流速限制性移植血管狭窄(PSV<300cm/s)[a]	低
原位静脉搭桥后残余动静脉瘘	低

　　[a]PSV 收缩期峰值流速

　　在极高危险组(Ⅰ类)、压力减低性狭窄(PSV>300cm/s)的发展可在移植血管内产生低流速(GFV<45cm/s),如移植血管内血流速度低于"血栓形成的临界速度",会导致移植血管内形成血栓。推荐积极修复Ⅰ类病变。Ⅱ类病变(PSV>300cm/s,GFV>45cm/s)可在 1~2 周内进行选择性修复。Ⅲ类狭窄(PSV 在 150~300cm/s 间,Vr<3.5)静息时肢体没有压力或流速变化。推荐每 4~6 周扫查一次以明确这些病变部位是否有血流动力学(图 24.9 和图 24.10)进行性或退行性变化。术后三个月内检查出来的移植血管狭窄中,退行性病变占 30%~35%,其余 40%~45% 保持稳定。这些移植血管病变中的约 50% 进展为重度狭窄(PSV>300cm/s,Vr>3.5)。总体来说,多次连续

（间隔期 4～6 周）超声检查能在病变确诊后 4～6 个月内明确病变是否会发展及是否会成为"移植的威胁"[8,9]。Mills 等在研究中度狭窄的自然病程时发现，有 63% 病变进展，22% 病变消退，10% 病变没有变化，还有一例（2%）尽管频繁监测还是发生血栓。

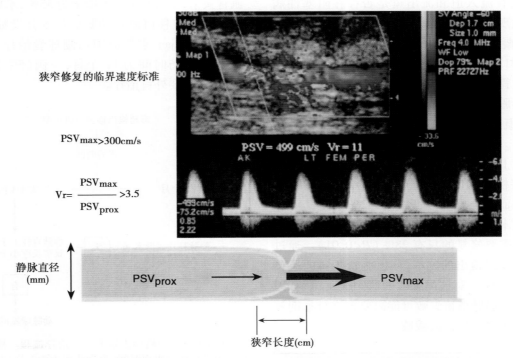

狭窄修复的临界速度标准

$PSV_{max} > 300 cm/s$

$$Vr = \frac{PSV_{max}}{PSV_{prox}} > 3.5$$

静脉直径 (mm)

PSV_{prox}　　　　PSV_{max}

狭窄长度(cm)

图 24.9 移植血管狭窄的彩超特征，包括狭窄修复的速度标准、静脉直径及狭窄长度

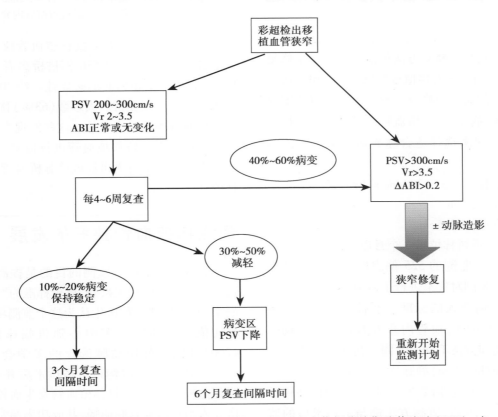

彩超检出移植血管狭窄

PSV 200~300cm/s
Vr 2~3.5
ABI正常或无变化

40%~60%病变

PSV>300cm/s
Vr>3.5
ΔABI>0.2

每4~6周复查

± 动脉造影

30%~50%减轻

10%~20%病变保持稳定

狭窄修复

病变区PSV下降

重新开始监测计划

3个月复查间隔时间

6个月复查间隔时间

图 24.10 彩超检出移植血管狭窄后的监测和处理流程。依据收缩期峰值流速（PSV），速度比率（Vr），和踝肱指数（ABI）

超声检查在大多数搭桥移植血管中未发现狭窄,即Ⅳ级病变。对这些患者一般推荐每六个月进行一次复查。GFV<45cm/s 的Ⅳ级移植血管病变,应该仔细扫查流入道和流出道是否存在阻塞性病变。如未发现阻塞性病变,患者应口服抗凝剂(华法林)以维持凝血酶原时间 INR 1.6~2.2,同时口服阿司匹林(81mg/天)。出院前超声检查发现股动脉远段人工血管中 GFV<60cm/s 时也应该给予这种抗凝方案。口服抗凝剂的依据是基于"血栓形成的临界速度"的概念,它在人工血管搭桥中要高于静脉搭桥。

对应用上臂静脉(贵要静脉、头静脉)构建的腹股沟以下搭桥要密切监测,通过观察,有42%的病例因为狭窄而需要修复。据报道,82%的拼接静脉移植血管在术后1年内需要修复,而贵要静脉移植血管1年内需要修复的只有28%(P<0.01)。通过彩超监测并修复检出的狭窄,移植血管3年的通畅率可以达到91%。对这类患者的监测极其重要,因为如果选择性静脉搭桥失败可能需要再进行远期效果很差的人工血管搭桥或截肢[31]。

移植血管狭窄血管内修复的彩超标准

移植血管狭窄的修复方法包括开放式手术修复(补片血管成形术、插入移植或跳跃移植)和应用球囊血管成形术的血管内修复。彩超检查可以依据狭窄的严重程度、病变长度、桥血管直径和搭桥移植后的狭窄出现时间来选择适合球囊血管成形术的病变:

狭窄严重程度:PSV>300cm/s,Vr>3.5

狭窄长度:≤2cm

桥血管直径:≥3.5cm

出现时间:搭桥移植后3个月以上

6 年内,超声监测的 525 例腹股沟以下静脉搭桥患者中有 118 例对狭窄进行了修复。一半以上的病变符合血管内介入的标准。术后两年狭窄通畅率,外科手术为 63%,血管内介入为 63%。通畅率随治疗的时间和方法不同而不同。初次搭桥术后超过 3 个月的局部(<2cm)静脉移植血管的狭窄,经血管内治疗后,1 年的通畅率为 89%[34]。无论外科手术还是血管内手术后,监测方法都与最初术后的监测方法相似,在术后 1 周内开始扫查以观察修复部

位是否有残留狭窄。移植血管狭窄动脉球囊成形术的结果在文献报道中差异较大(图 24.11)。Alexander 等[35]应用动脉球囊成形术治疗 101 例静脉移植血管狭窄,术后 6 个月失败率为 35%,术后 1 年失败率为 54%。移植血管动脉成形术并发症发生率为 8%。Kasirajan 等[36]应用切割球囊治疗了 19 例患者,平均随访时间为 11 个月,一例(5%)发展为狭窄,但不需要外科治疗。

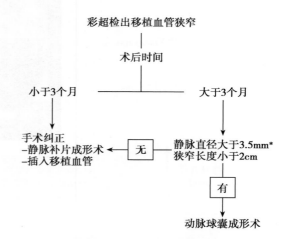

图 24.11　彩超检出狭窄后的治疗流程。检出依据为术后狭窄出现时间(少于或多于 3 个月)和吻合口特征(血管直径、狭窄长度)。*直径>2mm 的移植血管流出动脉的狭窄可以考虑进行血管内介入治疗

在术后第一年,大多数移植血管狭窄都会有所发展,Erickson 等[37]对 556 例搭桥患者术后随访了 13 年,强调了搭桥监测的必要性。约 20%移植血管在术后 2 年出现异常。大多数(63%)移植血管病变位于桥血管内或吻合口处。这些发现支持每年持续对腹股沟以下搭桥移植血管进行监测,以确定狭窄有无发展及病变有无进展或静脉桥血管有无动脉瘤样改变。

预测移植血管狭窄的发展

腹股沟以下搭桥监测的目的是提高管腔通畅,避免形成血栓的相关疾病,评价标准为"辅助一期通畅率"。但有些外科医生认为这个监测项目不值得。最初依据一项欧洲多中心随机临床试验[38],在《2007 年国际外周动脉诊疗的多学会专家共识》(TASC Ⅱ)中对腹股沟以下搭桥术后并未推荐进行彩超监测。然而,一旦移植血管发生血栓,再应用二次介入治疗恢复管腔通畅,其成功率通常较低,且疗效不持久。在肢体严重缺血的人群中,成功的移植

血管监测项目,能提高辅助一期通畅率,减少再次进行搭桥移植的需要,提高保肢率。

有研究报道,彩超发现,早期移植血管内的血流异常与发展为需要修复的移植血管狭窄,二者有相关性[11,39]。回顾 364 例腹股沟以下静脉搭桥,从术后第 6 周开始彩超监测,Mofidi 等[39] 报道 65% 的搭桥在第 6 周检查时没有发现明显的狭窄,这些病例在 40 个月后累计通畅率达 82%,保肢率达 93%。在 29 例移植血管严重狭窄的病例中,有 15 例(52%)进行了修复。有 11 例(38%)没有修复,这些移植血管在接下来的随访中闭塞。有 3 例(10%)严重狭窄的病例没有修复,但在之后的随访中没有变化。在第 6 周扫查证实存在轻度或中度血流异常的移植血管中也发现了相似的结果。在整个研究周期中,364 例移植血管中有 92 例(25%)发展为中度或重度狭窄。92 例患者中只有 11 例出现了一些症状,但有 26 例出现踝肱指数降低。移植血管狭窄是否进行了修复,其血管通畅率或截肢率($P=0.62$)的差别没有明显统计学意义。未经治疗的有中度或重度狭窄的移植血管,其通畅率($P<0.001$)明显减低,截肢率($P<0.001$)明显增高。作者总结,在术后 6 周发现血流异常能够预测静脉移植血管的预后,同时这些异常可以作为继续对移植血管进行彩超监测的参考。

在类似的研究中,Ferris 等[40] 发现在 224 例腹股沟以下静脉搭桥中,26% 的移植血管出现血流异常,其中 52% 需要进行修复。他们总结早期彩超监测能够检出需要进行修复的具有重大临床意义的移植血管亚群。

Tinder 等和南佛罗里达大学团队的近期研究发现了可以预测移植血管狭窄和再次介入可能性的特征[41]。在 329 例患者中进行的 353 例临床成功的腹股沟以下静脉搭桥中,有 126 例搭桥血管(36%)根据超声检查监测结果进行了 174 次二次介入手术,其中 3 年 Kaplan-Meier 一期通畅率为 46%,辅助一期通畅率为 80%,二期通畅率为 81%。对彩超检出狭窄进行介入的预测性特征包括首次超声检出"异常"($P<0.0001$),它能预测中度的(PSV:180 ~ 300cm/s,Vr:2 ~ 3.5)狭窄;非单节段隐静脉桥血管($P<0.01$);华法林药物治疗($P<0.01$);再次实施搭桥移植($P<0.001$)。术中、术后 ABI 水平、他汀类药物治疗及静脉桥血管方向都不是移植修复的预测因素。首次超声检查异常的搭桥血管的预后与正常的移植血管不同,异常的移植血管因严重狭窄需要更

频繁和更早期的血管内修复治疗,其 3 年的辅助一期通畅率较低。

结　论

推荐对下肢静脉及人工移植血管搭桥进行常规彩超监测。若从手术室或出院前就开始进行超声监测,其预后较乐观。因为确诊的大多数移植血管异常都是无症状的患者,介入的标准应该依据彩超测量的速度频谱来确定。重度狭窄病变导致移植血管内血流减少,极易形成移植血管内血栓,应该立即予以修复。彩超检查可以作为选择经皮动脉球囊成形术或开放式外科修复手术的依据。移植血管修复的可能性因静脉搭桥的类型而不同,在出院前或早期(<6 周)超声检出移植血管有病变时,需要修复的可能性增高。随时间推移,静脉移植血管狭窄的发病率下降;然而对动脉粥样硬化性疾病进展继发的自体动脉疾病和静脉桥血管处形成的血管瘤推荐进行终生监测(3 年后每年一次)。

参考文献

1. Bandyk DF, Schmitt DD, Seabrook GR, et al. Monitoring functional patency of in situ saphenous vein bypasses: the impact of a surveillance protocol and elective revision. J Vasc Surg. 1989;11:280–94.
2. Moody AP, Gould DA, Harris PL. Vein graft surveillance improves patency in femoropopliteal bypass. Eur J Vasc Surg. 1990;4:117–20.
3. Bandyk DF, Mills JL, Gahtan V, et al. Intraoperative duplex scanning of arterial reconstructions: fate of repaired and unrepaired defects. J Vasc Surg. 1994;20:426–33.
4. Bandyk DF, Johnson BL, Gupta AK, Esses GE. Nature and management of duplex abnormalities encountered during infrainguinal vein bypass grafting. J Vasc Surg. 1996;24:430–6.
5. Taylor PR, Wolfe HN, Yyrrell MR, et al. Graft stenosis: justification for 1-year surveillance. Br J Surg. 1990;77:1125–8.
6. Mills JL, Harris EJ, Taylor LM, et al. The importance of routine surveillance of distal bypass grafts with duplex scanning: a study of 379 reversed vein grafts. J Vasc Surg. 1990;12:379–89.
7. Lundell A, Linblad B, Bergqvist D, Hansen F. Femoropopliteal graft patency is improved by an intensive surveillance program: a prospective randomized study. J Vasc Surg. 1995;21:26–34.
8. Lawlike NJ, Hanel KC, Hunt J, et al. Duplex scan surveillance of infrainguinal prosthetic bypass grafts. J Vasc Surg. 1994;20:637–41.
9. Calligaro KD, Musser DJ, Chen AY, et al. Duplex ultrasonography to diagnose failing arterial prosthetic grafts. Surgery. 1996;120:455–9.
10. Gupta AK, Bandyk DF, Cheanvechai D, Johnson BL. Natural history of infrainguinal vein graft stenosis relative to bypass grafting technique. J Vasc Surg. 1997;25:211–25.
11. Mills JL, Bandyk DF, Gahtan V, Esses GE. The origin of infrainguinal vein graft stenosis: a prospective study based on duplex surveillance. J Vasc Surg. 1995;21:16–25.
12. Giannoukas AD, Adrouulakis AE, Labropoulos N, Wolfe JHN. The role of surveillance after infrainguinal bypass grafting. Eur J Vasc Endovasc Surg. 1996;11:279–89.
13. Idu MM, Blankenstein JD, de Gier P, Truyen E, Buth J. Impact of a color-flow duplex surveillance program on infrainguinal vein graft patency: a five-year experience. J Vasc Surg. 1993;17:42–53.

14. Bandyk DF, Bergamini TM, Towne JB, et al. Durability of vein graft revision: the outcome of secondary procedures. J Vasc Surg. 1991;13:200–10.

15. Donaldson MC, Mannick JA, Whittemore AD. Causes of primary graft failure after in situ saphenous vein bypass grafting. J Vasc Surg. 1991;13:137–49.

16. Bergamini TM, Towne JB, Bandyk DF, et al. Experience with in situ saphenous vein bypass during 1981 to 1989: determinant factors of long-term patency. J Vasc Surg. 1991;13:97–106.

17. Johnson BL, Bandyk DF, Back MR, Avino AJ, Roth SM. Intraoperative duplex monitoring of infrainguinal vein bypass procedures. J Vasc Surg. 2000;31:678–90.

18. Armstrong PA, Bandyk DF, Wilson JS, Shames ML, Johnson BL, Back MR. Optimizing infrainguinal arm vein bypass patency with duplex ultrasound surveillance and endovascular therapy. J Vasc Surg. 2004;40:724–31.

19. Bandyk DF, Kaebnick HW, Bergamini TM, et al. Hemodynamics of in situ saphenous vein arterial bypass. Arch Surg. 1988;123:477–82.

20. Bandyk DF, Seabrook GR, Moldenhauerr P, et al. Hemodynamics of vein graft stenosis. J Vasc Surg. 1988;8:688–95.

21. Belkin M, Mackey WC, Maclaughlin R, et al. The variation in vein graft flow velocity with luminal diameter and outflow level. J Vasc Surg. 1992;15:991–9.

22. Mills JL, Fujitani RM, Taylor SM. The contribution of routine intraoperative completion arteriography to early graft patency. Am J Surg. 1992;164:506–11.

23. Miller Maracaccio EJ, Tannerbaum GE, et al. Comparison of angioscopy and angiography for monitoring infrainguinal bypass grafts: result of a prospective randomized trial. J Vasc Surg. 1993;17:382–98.

24. Rzucidlo EM, Walsh DB, Powell RJ, Zwolak RM, Fillinger MF, Schermerhorn ML, Cronenwett JL. Prediction of early graft failure with intraoperative completion duplex ultrasound scan. J Vasc Surg. 2002;36:975–81.

25. Giswold ME, Landry GJ, Sexton GJ, Yeager RA, Edwards JM, Taylor LM, Moneta GL. Modifiable patient factors associated with reverse vein graft occlusion in the era of duplex scan surveillance. J Vasc Surg. 2003;37:47–53.

26. Gahtan V, Payne LP, Roper LD, et al. Duplex criteria for predicting progression of vein graft lesions. J Vasc Tech. 1995;19:211–5.

27. Westerband A, Mills JL, Kistler S, et al. Prospective validation of threshold criteria for intervention in infrainguinal vein grafts undergoing duplex surveillance. Ann Vasc Surg. 1997;11:44–8.

28. Caps T, Cantwell-Gab K, Bergelin RO, Strandness DE. Vein graft lesions: time of onset and rate of progression. J Vasc Surg. 1995;22:466–75.

29. Mills JL, Wixon CL, James DC, Devine J, Westerband A, Hughes JU. The natural history of intermediate and critical vein graft stenosis: recommendations for continued surveillance or repair. J Vasc Surg. 2001;33:273–80.

30. Sladen JG, Reid JDS, Cooperberg PL, et al. Color flow duplex screening of infrainguinal grafts combining low and high-velocity criteria. Am J Surg. 1989;158:107–12.

31. Papanicolaou G, Zierler RE, Beach RW, et al. Hemodynamic parameters of failing infrainguinal bypass grafts. Am J Surg. 1995;169:238–44.

32. Buth J, Disselhoff B, Sommeling C, et al. Color flow duplex criteria for grading stenosis in infrainguinal vein grafts. J Vasc Surg. 1991;14:729–38.

33. Bell P, et al. At what PSV ratio value should grafts be revised. Eur J Vasc Endovasc Surg. 1998;15:258–61.

34. Avino AJ, Bandyk DF, Gonsalves AJ, Johnson BL, Black TJ, Zwiebel BR, Rahaim MJ, Cantor A. Surgical and endovascular intervention for infrainguinal vein graft stenosis. J Vasc Surg. 1999;29:60–71.

35. Alexander JQ, Katz SG. The efficacy of percutaneous transluminal angioplasty in the treatment of infrainguinal vein bypass graft stenosis. Arch Surg. 2003;138:510–3.

36. Kasirajan K, Schneider PA. Early outcome of "cutting" balloon angioplasty for infrainguinal vein graft stenosis. J Vasc Surg. 2004;39:702–8.

37. Erickson CA, Towne JB, Seabrook GR, et al. Ongoing vascular laboratory surveillance is essential to maximize long term in situ saphenous vein bypass patency. J Vasc Surg. 1996;23:18–27.

38. Davies AJ, Hawdon MR, Thompson SG, VGST participants. Is duplex surveillance of value after leg vein bypass grafting? Principle results of the vein graft surveillance randomized trial (VGST). Circulation. 2005;112:1985–91.

39. Mofidi R, Kelman J, Bennett S, Murie JA, Dawson ARW. Significance of the early postoperative duplex result in infrainguinal vein bypass surveillance. Eur J Vasc Endovasc Surg. 2007;34:327–32.

40. Ferris BL, Mills JL, Hughes JD, Durrani T, Knox R. Is early postoperative duplex scan surveillance of leg bypass grafts clinically important? J Vasc Surg. 2003;37:495–500.

41. Tinder CN, Chavanpun JP, Bandyk DF, Armstrong PA, Back MR, Johnson BL, Shames ML. Efficacy of duplex ultrasound surveillance after infrainguinal vein bypass may be enhanced by identification of characteristics predictive of graft stenosis development. J Vasc Surg. 2008;48:613–8.

第 25 章
腹股沟人工血管搭桥术后监测的原理和价值

25

Keith D. Calligaro, Sandra C. McAffe-Benett, Kevin J. Doerr,
Kathryn Mueller, Stephen Kolakowski, and Matthew j.
Dougherty

摘 要

下肢严重缺血需要搭桥治疗时,用自体血管进行腹股沟以下血管重建是治疗的金标准。移植血管不能长期保持通畅的主要原因之一是移植血管或流入和流出动脉出现渐进性狭窄。在移植血管尚未阻塞时诊断这些病变非常重要,因为只需一些小处理就可以继续维持血管的通畅性,但形成血栓后再治疗就很困难了,并且成功率很低。很多研究结果都支持对腹股沟以下静脉移植血管进行术后彩超监测,但除了我们研究组外,很少有对人工血管移植术后进行彩超监测的研究。

治疗即将失败的移植血管要比治疗已经失败的移植血管更有意义。在一些研究中,即将失败的移植血管治疗后通畅率明显高于血栓形成后再修复的移植血管通畅率,在常规应用彩超之前,临床常用来评估移植是否失败的参数包括,再次出现缺血症状、踝肱指数及脉搏容积降低等。

这些方法对检测某些狭窄缺乏足够的敏感性,有些参数在移植血管发生闭塞后才出现异常。在我们的无创检查室里,我们在移植血管每 10cm 处、两端吻合口及吻合口近端及远端区域测量血流速度。研究表明,彩超监测对高危自体血管移植最有利。然而,对腹股沟以下人工血管的监测各学者观点不尽相同。

在低流速状态时人工血管比自体静脉移植血管更易形成血栓。回顾我们研究中心对 89 例腹股沟以下人工血管移植的彩超监测数据,发现彩超检查诊断股胫段搭桥移植失败的敏感性为 88%,而股腘段仅为 57%。阳性预测值(正确诊断的异常病例/全部异常病例)在股胫段搭桥为 95%,在股腘段搭桥为 65%。因此,我们总结彩超监测对股胫段人工血管移植有价值,但对股腘段人工血管的应用价值还有待证明。在 Pennsylvania 医院,我们诊断搭桥移植血管即将失败的标准包括:移植血管全程内单相血流信号、平均收缩期峰值流速<45cm/s、任何一处局部收缩期峰值流速>300cm/s 及两个相邻节段的收缩期峰值流速比值>3.5。

彩超是监测腹股沟以下搭桥移植血管的一种方法。每一个无创血管检查室都应该根据动脉造影及临床检查结果不断地对其报告进行修正。我们相信这个策略对人工血管同样适用。

关键词

即将失败的移植血管、彩超、人工动脉搭桥

引言

下肢严重缺血需要搭桥治疗时,用自体血管进行腹股沟以下血管重建是治疗的金标准。这些移植血管不能长期保持通畅的主要原因之一是移植血管或流入和流出动脉出现进展性狭窄。所有腹股沟以下搭桥移植血管中,20% ~ 40% 可能由于各种原因发展为狭窄[1]。当移植血管尚未阻塞时诊断这些病变非常重要,因为只要一些小处理就可以维持血管的通畅,但形成血栓后再治疗就很困难了,并且成功率很低。依据下肢缺血的症状和体征及测量脉搏容积和踝部动脉压,一般只能诊断非常严重的狭窄或闭塞。有广泛的研究支持术后对腹股沟以下静脉移植血管进行彩超监测[2]。但除了我们研究组外,很少有对人工血管移植术后进行彩超监测的研究[3]。

自然病程

移植血管的一期通畅定义为:不需要进行任何血管内治疗就能维持持续的通畅。对尚未阻塞的移植血管、吻合口、流入和流出血管进行任何外科或介入治疗后,这种情况就不能再称为一期通畅了,而称为"辅助一期通畅"。当移植血管发生血栓,经再通治疗后,称为二期通畅[4]。据报道,预防移植血管内血栓形成的效果比对已闭塞的移植血管实施再通的效果好[5]。

在一项前瞻性多中心的随机研究中,Veith 和他的同事对比了腹股沟以下自体静脉移植血管搭桥和人工 [聚丙烯(PTFE)] 血管搭桥的通畅率[6]。在腹股沟以下至膝以上腘动脉的搭桥中,48 个月时,自体静脉移植血管的一期通畅率为 76%,PTFE 移植血管的一期通畅率为 54%,二者差别没有统计学意义。在腘动脉以下的搭桥中,48 个月时,自体静脉移植血管和 PTFE 移植血管一期通畅率分别为 49% 和 12%。这项研究是在常规应用彩超监测之前进行的,为我们描述了血管重建后的自然病程。移植血管出现血栓或对血栓进行任何二次干预治疗,都被认为是移植血管失败。

应用彩超进行的前瞻性研究表明,20% ~ 30% 的腹股沟以下静脉搭桥在术后第一年出现不连续的狭窄[7]。这些病变通常是由肌内膜细胞增生所致。若不修复这些病变,可能导致首次手术后 3 ~ 5 年内 80% 的移植血管失败。

彩超发现搭桥移植血管存在异常但未予治疗的自然病史还未明确。在一系列研究中,共随访了约 100 例移植血管,这些血管的特点是彩超发现的异常但未予修复[8]。Idu 和他的同事报道一小组自体静脉和人工血管搭桥术后,造影发现直径狭窄率 50% 但未予修复的移植血管,其闭塞率很高。在随后的前瞻性随机研究中,发现在彩超检查出异常后予以修复的移植血管通畅率很高[8,9]。然而,在这组病例中,只有 18 例移植血管进行了治疗。Mattos 和他的同事发现了类似的结果,即将失败的移植血管,其未修复时的通畅率低于已修复后的通畅率[10]。我们随访了 46 例在 10 个月内因各种原因(解剖情况复杂、患者意愿等)未进行治疗的即将失败的动脉搭桥移植血管[11],其中 5 例(10.9%)病变有所进展,另有 3 例(6.5%)在随访期间闭塞。

治疗即将失败的移植血管比治疗已经失败的移植血管要有意义得多。在对 Mayo 诊所 213 例足部搭桥移植血管修复的患者的回顾性研究中发现,即将失败和已经失败的移植血管 2 年通畅率分别为 58% 和 36%[12]。Wixon 和他同事的研究也支持这些数据。他们研究发现,1 年内对彩超检出的狭窄进行修复的费用明显低于移植血管形成血栓后再进行修复的费用(分别为 $17 688 和 $45 252)[13]。

彩超

在常规应用彩超之前,移植是否失败主要依靠临床的一些参数来评估,如再次出现缺血症状、踝肱指数及脉搏容积降低。这些检查方法对一些狭窄缺乏足够的敏感性,有时在移植血管闭塞后才出现异常。欧洲有两组研究表明,依据临床症状诊断出直径狭窄率超过 50% 的移植血管狭窄,在应用超声检查后发现其漏诊了 62% ~ 89% 的病变[14,15]。即使增加踝肱指数的测量,也只能诊断 46% 的直径狭窄率超过 50% 的狭窄[16],而彩超能检出 100% 的有相同直径狭窄率的病变[15]。与之前的研究相比,踝肱指数在预测移植血管是否会失败的作用有限[16,17]。

1985 年,Bandyk 和他的同事报道了应用彩超测量的血流速度可诊断移植血管的狭窄程度并预测移植血管是否会失败[18],这是最早发表的相关报道之一。这个研究中两个最重要的预测因素是移植血管全程收缩期峰值流速降低(<45cm/s)和舒张期前向血流信号消失,这表明流出道存在高阻力。作者同时指出,在术后早期所有移植血管都会出现不同程度

的流出道阻力增高,但在之后的随访中收缩期峰值流速会整体下降。之后不久 Mills 和他的同事在一个更大样本的研究中也得到了类似的结果[19]。再一次认定移植血管全程收缩期峰值流速 45cm/s 为预测移植失败的临界值。在这个研究中,如果收缩期峰值流速高于 45cm/s,移植失败率为 2.1%,若收缩期峰值流速低于 45cm/s,移植失败率为 12.6%。彩超诊断的移植失败,其中 29% 出现踝肱指数减少超过 0.15,明确表明彩超监测的敏感性较高。

这些研究中,在三个位置进行了彩超测量:近端吻合口、移植血管中部和远端吻合口。这种方法可能会漏诊移植血管内或流入及流出血管内的局限性狭窄。目前在最权威的无创血管检查室里,检查过程包括在移植血管的全程分节段测量收缩期峰值流速。在我们血管检查室,沿移植血管扫查,每 10cm 测量速度,同时测量吻合口及其近端和远端血管的血流速度。研究表明,在高危自体移植血管的彩超监测效益最明显。

最近,Armstrong 和他的同事在一项回顾性研究中发现在观察腹股沟以下上臂静脉构建的移植血管的通畅情况时,彩超监测具有显著的统计学意义[20]。他们发现结合彩超和血管内治疗,3 年辅助一期通畅率可高达 97%,保肢率达 97%。同时,这些数据显示有一半的搭桥移植血管需要介入治疗,另有三分之一需要进行外科修复。

腹股沟以下静脉移植血管的监测得到了广泛的支持[21]。如果考虑到人工血管移植失败率更高,那就更应对其进行监测,彩超监测应更有价值。然而,对腹股沟以下人工血管的监测研究得到了不同的研究结果[8,22-27]。Lundell 和他的同事进行的一项前瞻性随机研究表明,经过彩超监测,腹股沟以下静脉搭桥 3 年通畅率提高了 25%(原来 53%,现在 78%),但 PTFE 或 PTFE-静脉组合移植血管通畅情况没有明显变化[2]。腘动脉水平以下人工血管移植的数量非常少,可能限制了分析的统计学价值。

我们和其他学者都发现对人工移植血管的监测非常有意义[3,5,28,29]。很多学者认为人工移植血管失败通常发生在无征兆的不断进展的单独的狭窄处。引起人工移植血管失败的病变性质与自体静脉移植相似。病变最初常发生在吻合口及与之相连的流入或流出动脉,移植血管内部的病变比较少见。

与静脉移植血管一样,已经发生血栓的人工移植血管进行修复后的通畅率低于即将失败的人工移植血管的辅助一期通畅率[5]。Sullivan 和他的同事证明,静脉移植血管要比人工血管闭塞后溶栓的通畅率高得多(30 个月时,静脉移植血管为 69.3%,人工血管为 28.6%),这些数据支持对人工移植血管进行密切监测[30]。

腹股沟以下人工移植血管搭桥术后监测的原理和价值

人工血管比自体静脉移植血管对低血流量状态更敏感,更易形成血栓。回顾我们研究所的 89 例腹股沟以下人工移植血管的彩超监测数据,我们发现彩超结果诊断即将失败的移植血管的敏感性,在股胫段搭桥为 88%,在股腘段仅为 57%[3]。对股胫段移植血管的检查的阳性预测值(正确诊断的异常病例例数/全部异常病例例数)为 95%,对股腘段为 65%。因此,我们总结对股胫段人工血管移植来说彩超监测值得推荐,但对股腘段人工血管移植来说,其作用还有待进一步证明。

一些研究表明依据彩超监测比单纯依据临床表现决定是否进行移植血管修复更有效益[13,31]。Wixon 和他的同事总结彩超监测 1 年和 5 年的费用(分别为 7742 美元和 12 194 美元)比依靠临床表现而进行移植血管修复的费用(分别为 10 842 美元和 16 352 美元)要低得多[13]。他们同时发现与闭塞后再修复的移植血管相比,彩超检测出狭窄后再修复的移植血管 1 年的通畅率提高(分别为 57% 和 93%),截肢率减低(分别为 33% 和 2%),移植血管的修复频率下降,修复后 1 年产生的费用减少。

在我们的研究中,我们在出院后早期对搭桥静脉和人工血管常规进行彩超检查[11]。之后,在搭桥术后第一年每三个月随访一次,术后第二年每六个月随访一次,如果没有发现问题之后每年随访一次。检查使用频率为 4.0 ~ 7.5MHz 的探头。检查者必须清楚移植血管的起始部位和走行。由于位置比较表浅,原位静脉移植血管比其他方法构建的桥血管更容易观察。整个移植血管都要扫查,从流入动脉开始,到近端吻合口,再沿着移植血管走行,一直扫查超过远端吻合口,在这些部位和每 10cm 的移植血管处都要测量收缩期峰值流速和舒张期流速。对彩色血流信号出现紊乱的部位,也要进行速度测量。

局部血流速度明显增快的部位更应仔细扫查,并测量其近端和远端的血流速度。远端吻合口处因移植血管角度相对较陡,应仔细调节多普勒的测量角度。如果在移植血管全程发现收缩期连续出现较低流速,则应仔细检查流入和流出血管情况。要注意移植血流量正常而血管管径较宽时也会出现这种情况。

异常发现

应用彩超诊断狭窄或狭窄达到什么程度需要修复,并没有严格的标准[10,32-34]。已发表的文献常关注收缩期低流速[17,18,21]以及邻近部位局部收缩期峰值流速增高[8,9,28,35-37]。同时也推荐将这两个参数结合使用[38]。现在大家对低流速标准应用的越来越少,更倾向应用 PSV 比值 3～4 这一标准。我们研究中心诊断即将失败的移植血管的标准如表 25.1 所示。

表 25.1 Pennsylvania 医院诊断即将失败的动脉搭桥移植血管的标准

整个移植血管内单相信号
收缩期峰值流速均<45cm/s
任何部位局部收缩期峰值流速>300cm/s
两个相连节段的收缩期峰值流速比>3.5

介入指征

对搭桥移植血管进行介入治疗的最适指征尚存在争议。大多数专家认为即将失败的移植血管有以下表现:

1. 整个移植血管内舒张期没有前向血流,Doppler 表现为单相血流频谱

2. 整个移植血管内收缩期峰值流速降低,流速小于 45cm/s

3. 局部收缩期峰值流速超过 250～350cm/s

4. 两个节段的收缩期峰值流速比值增高,异常增高的比值范围为 3.5～4.0[8,10,39-44]。

Gupta 和他的同事推荐应用收缩期峰值流速比值超过 3.4 和局部收缩期峰值流速超过 300cm/s 这两个指标[42]。Mills 等也有类似的建议。[19]。

Bandyk 制作了一个移植血管风险监测分级模型来预测移植血管血栓,如表 25.2 所示[31]。Ⅰ 级

病变的患者应住院,给予抗凝治疗,并应立即手术治疗。Ⅱ 级病变的患者可在两周内择期手术。Ⅲ 级病变应连续应用超声密切监测,如果病变有所进展,应予手术。Ⅳ 级病变风险最低,可予以观察。Westerband 和同事的一项前瞻性研究结果也支持这些标准,这项研究同时证明所有的移植血管都有形成血栓的风险[43]。

表 25.2 根据监测数据移植血管形成血栓的危险分级

分级	高速标准	低速标准	ABI 减少
Ⅰ（极高危）	PSV>300cm/s 或 Vr>3.5	GFV<45cm/s	>0.15
Ⅱ（高危）	PSV>300cm/s 或 Vr>3.5	GFV>45cm/s	<0.15
Ⅲ（中危）	PSV<180,>300cm/s 或 Vr>2.0	GFV>45cm/s	<0.15
Ⅳ（低危）	PSV<180cm/s 或 Vr<2.0	GFV>45cm/s	<0.15

PSV 超声测量的收缩期峰值流速,Vr 移植血管狭窄段血流速度与近端相同管径移植血管节段血流速度比值,ABI 超声测量的踝肱指数

Bandyk 在研究中发现一个有意思的现象,就是病变的退行性变。在术后三个月发现的 Ⅲ 级病变(移植血管中度狭窄,PSV 150～300cm/s,Vr<3.5)可能因发生退行性变而保持稳定(30%～35%),或进展为重度狭窄(40%～50%)[31]。考虑到 Ⅲ 级病变的生物学行为变化多样,我们应该每 4～6 周对其应用超声进行连续监测。这些病变通常会在 4～6 个月内保持稳定或有所发展[10,42]。

我们之前的研究表明,彩超发现的异常不一定需要进一步治疗[1,45]。在接近近端吻合口处出现 PSV 中度升高时尤其要注意这种情况。我们推测在血管分叉部位,由于移植血管与自体动脉管径不同,无法对它们的血流动力学改变直接进行比较,最典型的部位就是端侧吻合的近端吻合口。在近端吻合口,这种血流紊乱及其导致的收缩期峰值流速比值异常可能对移植血管血栓的预测性较低,而其他部位若出现同样的异常表现则对血栓的预测性较高。

推荐终生监测

显然,彩超对腹股沟以下搭桥移植血管的监测是有益的,但需要监测多长时间?大多数研究表明两年内 70%～80% 的移植血管异常会有所进展并需要修复,这说明在此期间的超声监测尤为重要。

Erickson 和他的同事认为对自体搭桥移植血管监测的持续时间并不确定[46]。他们报道在初始的 24 个月内，对 18% 彩超监测的病变进行了干预治疗。63% 的异常病变出现在吻合口。尽管静脉移植血管狭窄发生率随时间降低，但自体动脉血管的粥样硬化斑块仍会有所进展。在已移植较长时间的静脉移植血管内还要仔细观察有无静脉的瘤样退化。静脉扩张通常为局限性，常伴有附壁血栓，这种情况常提示我们要对移植血管进行节段性修复。我们支持对静脉移植血管进行终生监测这一理念，这样做也为血管外科医生提供了监测其他血管动脉粥样硬化进展的机会。

总结

彩超是监测腹股沟以下搭桥移植血管的一种切实可行的方法。每一个无创血管检查室都应该不断地根据动脉造影及临床检查结果对其报告进行修正。任何节段的收缩期峰值流速 >300cm/s 或两个相连节段的速度比值 >3.5 通常提示局部存在威胁血管通畅的狭窄。Doppler 检查发现移植血管全程正常的双相频谱消失，即移植血管全程收缩期峰值流速偏低（<45cm/s），同时舒张期前向血流信号消失，提示流入或流出道病变，需要进一步检查。为提高移植血管长期通畅率及保肢率，血管外科医生应该对即将失败的移植血管立即进行动脉造影及适当的血管内或外科手术。

参考文献

1. Ryan SV, Dougherty MJ, Chang M, Lombardi J, Raviola C, Calligaro K. Abnormal duplex findings at the proximal anastomosis of infrainguinal bypass grafts: does revision enhance patency? Ann Vasc Surg. 2001;15:98–103.
2. Lundell A, Lindblad B, Bergqvist D, Hansen F. Femoropopliteal-crural graft patency is improved by an intensive surveillance program: a prospective randomized study. J Vasc Surg. 1995;21: 26–33.
3. Calligaro KD, Doerr K, McAffee-Bennett S, Krug R, Raviola CA, Dougherty MJ. Should duplex ultrasonography be performed for surveillance of femoropopliteal and femorotibial arterial prosthetic bypasses? Ann Vasc Surg. 2001;15:520–4.
4. Rutherford RB, Baker JD, Ernst C, Johnston KW, Porter JM, Ahn S, Jones DN. Recommended standards for reports 23. Rationale and benefits of surveillance after prosthetic infrainguinal bypass grafts dealing with lower extremity ischemia: revised version. J Vasc Surg. 1997;26:517.
5. Sanchez LA, Suggs WD, Veith FJ, et al. Is surveillance to detect failing polytetrafluoroethylene bypasses worthwhile? Am J Surg. 1993;18:981–90.
6. Veith FJ, Gupta SK, Ascer E, et al. Six-year prospective multicenter randomized comparison of autologous saphenous vein and expanded polytetrafluoroethylene grafts in infrainguinal arterial reconstructions. J Vasc Surg. 1986;3:104–14.
7. Mills JL, Harris EJ, Taylor LM, Beckett WC. The origin of infrainguinal vein graft stenosis: a prospective study based duplex surveillance. J Vasc Surg. 1995;21:16–25.
8. Idu MM, Blankenstein JD, de Gier P, et al. Impact of color-flow duplex surveillance program on infrainguinal vein graft patency: a five-year experience. J Vasc Surg. 1993;17:42–53.
9. Lundell A, Linblad B, Bergqvist D, et al. Femoropoplite-alcrural graft patency is improved by an intensive surveillance program: a prospective randomized study. J Vasc Surg. 1995;21:26–34.
10. Mattos MA, van Bemmelen PS, Hodgson KJ, et al. Does correction of stenoses identified with color duplex scanning improve infrainguinal graft patency? J Vasc Surg. 1993;17:54–66.
11. Dougherty MJ, Calligaro KD, Delaurentis DA. The natural history of "failing" arterial bypass grafts in a duplex surveillance protocol. Ann Vasc Surg. 1998;12:255–9.
12. Rhodes JM, Gloviczki P, Bower TC, Panneton JM, Canton LG, Toomey BJ. The benefits of secondary interventions in patients with failing or failed pedal bypass grafts. Am J Surg. 1999;178: 151–5.
13. Wixon CL, Mills JL, Westerband A, Hughes JD, Ihnat DM. An economic appraisal of lower extremity bypass graft maintenance. J Vasc Surg. 2000;32:1–12.
14. Moody P, Gould DA, Harris PL. Vein graft surveillance improves patency in femoropopliteal bypass. Eur J Vasc Surg. 1990;4: 117–21.
15. Disselhoff B, Bluth J, Jakimowicz J. Early detection of stenosis of femoral-distal grafts: a surveillance study using color-duplex scanning. Eur J Vasc Surg. 1989;3:43–8.
16. Barnes RW, Thompson BW, MacDonald CM, et al. Serial noninvasive studies do not herald postoperative failure of femoropopliteal or femorotibial bypass grafts. Ann Surg. 1989;210:486–92.
17. Berkowitz J, Hobbs C, Roberts B, et al. Value of routine vascular laboratory studies to identify vein graft stenoses. Surgery. 1981; 90:971–9.
18. Bandyk DF, Cato RF, Towne JB. A low flow velocity predicts failure of femoropopliteal and femorotibial bypass grafts. Surgery. 1985;98:799–809.
19. Mills JL, Harris EJ, Taylor Jr LM, et al. The importance of routine surveillance of distal bypass grafts with duplex scanning: a study of 379 reversed vein grafts. J Vasc Surg. 1990;12:379–86; discussion 387–389.
20. Armstrong PA, Bandyk DF, Wilson JS, Shames ML, Johnson BL, Back MR. Optimizing infrainguinal arm vein bypass patency with duplex ultrasound surveillance and endovascular therapy. J Vasc Surg. 2004;40:724–30; discussion 730–1.
21. Bandyk DF, Schmitt DD, Seabrook GR, et al. Monitoring functional patency of in situ saphenous vein bypasses: the impact of a surveillance protocol and elective revision. J Vasc Surg. 1989;9: 284–96.
22. Strandness DE, Andros G, Bake D, et al. Vascular laboratory utilization and payment report of the Ad Hoc Committee of the Western Vascular Society. J Vasc Surg. 1992;16:163–8.
23. Lalak NJ, Hanel KC, Junt J, et al. Duplex scan surveillance of infrainguinal prosthetic bypass grafts. J Vasc Surg. 1994;20: 637–41.
24. Baker JD. The vascular laboratory: regulations and other challenges. J Vasc Surg. 1994;19:901–4.
25. TASC Working Group. Management of peripheral arterial disease. J Vasc Surg. 2000;31:S1–296.
26. Hobollah JJ, Nassal MM, Ryan SM, et al. Is color duplex surveillance of infrainguinal polytetrafluoroethylene grafts worthwhile? Am J Surg. 1997;174:131–5.
27. Fasih T, Rudol G, Ashour H, Mudawi A, Bhattacharya V. Surveillance versus nonsurveillance for femoro-popliteal bypass grafts. Angiology. 2004;55(3):251–6.
28. Calligaro KD, Musser DJ, Chen AY, et al. Duplex ultrasonography to diagnose arterial prosthetic grafts. Surgery. 1996;120:455–9.
29. Sanchez LA, Gupta SK, Veith FJ, et al. A ten-year experience with one hundred fifty failing or threatened vein polytetrafluoroethylene

arterial bypass grafts. J Vasc Surg. 1991;14:729–38.

30. Sullivan KL, Gardiner Jr GA, Kandarpa K, Bonn J, Shapiro MJ, Carabasi RA, Smullens S, Levin DC. Efficacy of thrombolysis in infrainguinal bypass grafts. Circulation. 1991;83(2 Suppl):I99–105.

31. Bandyk DF. Infrainguinal vein bypass graft surveillance: how to do it, when to intervene, and is it cost-effective? J Am Coll Surg. 2002;194(1 Suppl):S40–52.

32. Nyamekye I, Sommerville K, Raphael M, Adiseshiah M, Bishop C. Non-invasive assessment of arterial stenoses in angioplasty surveillance: a comparison with angiography. Eur J Vasc Endovasc Surg. 1996;12:471–81.

33. Buth J, Disselhoff B, Sommeling C, et al. Color-flow duplex criteria for grading stenosis in infrainguinal vein grafts. J Vasc Surg. 1991;14:716–28.

34. Grigg MJ, Nicolaides AN, Wolfe JHN. Detection and grading of femorodistal vein graft stenoses: duplex velocity measurements compared with angiography. J Vasc Surg. 1988;8:661–6.

35. Bergamini TM, George SM, Massey HT, et al. Intensive surveillance of femoropopliteal-tibial autogenous vein bypasses improves long-term graft patency and limb salvage. Ann Surg. 1995;221:507–16.

36. Gahtan V, Payne LP, Roper LD, et al. Duplex criteria for predicting progression of vein graft lesions: which stenoses can be followed? J Vasc Tech. 1995;19:211–5.

37. Belkin M, Schwartz LB, Donaldson MC, et al. Hemodynamic impact of vein graft stenoses and their prediction in the vascular laboratory. J Vasc Surg. 1997;25:1016–22.

38. Sladen JG, Reid JDS, Cooperberg PL, et al. Color-flow duplex screening of infrainguinal grafts combining low and high velocity criteria. Am J Surg. 1989;158:107–12.

39. Bandyk DF, Johnson BL, Gupta AK, et al. Nature and management of duplex abnormalities encountered during infrainguinal vein bypass grafting. J Vasc Surg. 1996;24:430–8.

40. Caps MT, Cantwell-Gab K, Bergelin RO, et al. Vein graft lesions: time of onset and rate of progression. J Vasc Surg. 1995;22:466–74.

41. Chalmers RT, Hoballah JJ, Kresowik TF, et al. The impact of color duplex surveillance on the outcome of lower limb bypass with segments of arm veins. J Vasc Surg. 1994;19:279–86.

42. Gupta AK, Bandyk DF, Cheanvechai D, et al. Natural history of infrainguinal vein graft stenosis relative to bypass grafting technique. J Vasc Surg. 1997;25:211–20.

43. Westerband A, Mills JL, Kistler S, et al. Prospective validation of threshold criteria for intervention in infrainguinal vein grafts undergoing duplex surveillance. Ann Vasc Surg. 1997;11:44–8.

44. Idu MM, Buth J, Hop WC, et al. Vein graft surveillance: is graft revision without angiography justified and what criteria should be used? J Vasc Surg. 1998;27:399–411.

45. Dougherty MJ, Calligaro KD, DeLaurentis DA. Revision of failing lower extremity bypass grafts. Am J Surg. 1998;178:126–30.

46. Erickson CA, Towne JB, Seabrook GR, Freischlag JA, Cambria RA. Ongoing vascular laboratory surveillance is essential to maximize long-term in situ saphenous vein bypass patency. J Vasc Surg. 1996;23:18–26.

第 26 章
髂动脉及股动脉经皮血管内支架成形术后监测

26

Donald T. Baril and Luke K. Marone

摘 要

　　下肢血管搭桥术、颈动脉内膜剥脱术及动脉瘤血管内修复术后进行监测已经成为外周血管疾病标准治疗方法的重要组成部分。但下肢血管内介入治疗的术后监测做的却很少,部分原因是由于彩超评价血管再狭窄的标准还不统一。彩超监测可以提供介入前后客观的解剖学和血流动力学数据。与传统的搭桥术一样,血管内介入治疗术后进行彩超监测可以鉴别病变复发,当需要再次介入治疗时,可以排除因手术失败导致的管腔闭塞。虽然没有详细的研究,但下肢血管内介入治疗术后应用常规监测可以防止手术失败。

关键词

血管内、血管内成形术、支架植入术、髂动脉、股动脉、彩超、监测

引言

　　腹股沟以下自体静脉搭桥术后进行彩超监测已经成为外周血管疾病(PAD)患者的主要治疗方法。尽管关于监测方法方面存在一些争议,但由于试验证明应用彩超监测可以防止发生移植失败,所以多数人支持该方法[1-4]。传统的血管重建术目前仍然是治疗 PAD 的重要方法之一;但在过去的 10 年中,PAD 患者的治疗方式已经转向了血管内介入技术。而且,目前 TASC II(Trans-Atlantic Inter-Society Consensus Document on Management of Peripheral Arterial Disease,TASC II)推荐血管成形术和/或支架植入术作为治疗主髂动脉和腘动脉闭塞性疾病的首选治疗方法[5]。并且,大量的研究报道了临床上采用血管内介入疗法治疗主髂动脉及股浅动脉(SFA)疾病的成功病例[6-15]。尽管取得了这些成果,但由于主髂动脉段进行性疾病的不断进展以及腘动脉段支架内

狭窄的发生,血管内介入治疗术后失败的病例并不少见。有报道称股浅动脉介入治疗术后,在 1 年内出现支架内再狭窄的患者高达 40%[12,13,16]。由于这些严重又常见的术后并发症以及血管内介入技术应用的增加,帮助检测介入术后血管通畅的无创性检查技术显得越来越重要。评价下肢搭桥术的标准已经很明确,而下肢血管内介入治疗术后的监测标准目前并不是很严格。

原理

　　动脉介入治疗术后监测的目的是提高远期通畅率,预测闭塞部位,减少二次介入的次数和程度,降低医疗成本。此外,监测的方法应该准确、方便、无创及经济。目前,下肢血管内介入治疗术后监测的方法并没有统一的标准。同搭桥术一样,介入治疗也存在手术失败的风险,其失败的决定因素是多方

面的,最常见的是由于血管内膜增生导致的支架内狭窄。血管内支架成形术后不同的血管床出现再狭窄的概率不同。此外,闭塞后成功再通的动脉段发生再狭窄的概率比单纯狭窄的病变部位高。导致再狭窄的其他因素还包括:临床症状(严重肢体缺血与跛行)、病变长度、病变的解剖位置、是否存在影响血液流入和流出疾病、是否存在钙化及其他并发症。

与传统的搭桥术一样,血管内介入治疗术后失败的时间各异,可以发生在介入术后的任何时间,因此术后需要长期监测,其失败的方式往往与外科手术术后失败的方式相似。早期(<30 天)常与残余狭窄或医源性血管内膜剥离有关,中期(30 天至 2 年)是由于血管内膜增生所致,晚期(>2 年)是由于动脉粥样硬化进展所致。

虽然体格检查和症状有助于下肢血管内介入治疗术后失败的诊断,但对于预测出现再狭窄病变的价值有限。根据我们的经验,发展到重度狭窄或完全闭塞之前,大多数患者仅有轻微的症状,甚至没有症状。虽然踝肱指数(ABI)的测量为临床提供重要的信息,但 ABI 与血管造影显示的狭窄的相关性较低,而且,我们的数据表明,直到存在>60% 的狭窄才会出现非常低的 ABI(>0.15)[17]。此外,ABI 受近端和远端疾病的影响,对于确定局部病变及是否由于介入治疗失败导致 ABI 下降的作用不大。此外,血管钙化严重的患者无法获得准确的 ABI,尤其是糖尿病患者和终末期肾脏疾病的患者。

彩超监测可以为血管内介入治疗术后提供有价值的解剖学和血流动力学资料,是一种可以鉴别再狭窄或远、近端病变进展的无创性检查(图 26.1)。

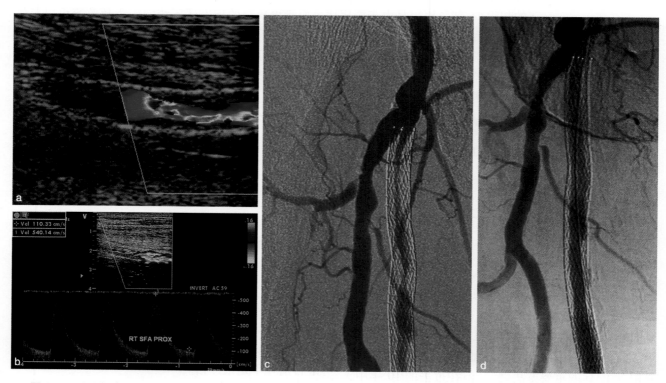

图 26.1　(a)超声显示股浅动脉(SFA)支架中部的中度狭窄,其收缩期峰值速度升高为 200cm/s;(b)超声显示 SFA 支架近端的重度狭窄,其收缩期峰值速度升高为 540cm/s;(c)血管造影显示 SFA 支架近端重度狭窄;(d)斑块旋切和血管再次成形术解除了支架内再狭窄的术后血管造影

下肢血管内介入治疗术后失败与搭桥术后失败的临床表现相同。间歇性跛行患者的行走耐力恢复到术前水平,而严重肢体缺血(CLI)和静息痛的患者可能会重新出现静息痛。间歇性跛行患者在血管严重狭窄但还没有闭塞之前常常以行走耐力下降为主诉,但并非总是如此。彩超监测可以检测到患者病情的进展,可以在血管完全闭塞之前发现疾病。此外,股浅动脉支架术后闭塞的再通,应用机械取栓技术治疗远端栓塞时,在技术上的成功率较低,且患者的风险也会增加[18,19]。相反,采用血管内介入疗法治疗支架内再狭窄及支架近端或远端新的狭窄性病变,其风险相对低且技术成功率很高。结合收缩

期峰值流速(PSV)和速度比值,已经制定出了评价标准,其可以具体的预测出股浅动脉支架内 50% 和 80% 的狭窄,且区分狭窄程度。因此,在随访期间通过应用这些标准,可以在血管闭塞之前发现大多数患者的支架内再狭窄。

然而,无论是在主髂动脉段或股腘动脉段,支架内再狭窄病变的发展过程并不明确。为避免出现间歇性跛行或严重的静息痛而影响日常生活,患者进行二次或三次血管内治疗似乎很合理,但还有其他的情况不太清楚。对于严重的下肢缺血及组织缺损的患者,成功的介入治疗后创面已经愈合,还有必要再次进行介入手术治疗支架内 >80% 的狭窄吗?答案是不确切的。据外科文献报道[20],应对患者治疗前病变的特点以及介入治疗的特点进行进一步的研究,可以提高彩超监测预测下肢血管内治疗失败的准确率。此外,需要进一步研究支架植入术后的超声特点,以确定是否存在介入治疗失败的预测因素,这些因素都可以通过监测进行评估。

结果测量

下肢血管内介入治疗术后采用彩超监测进行随访,并遵循标准化的定义及标准。搭桥术后病变血管被排除在血液循环之外,血管内介入治疗与其不同,病变血管仍然是血液流动的主要渠道。因此,与传统手术技术成功的定义不相同,血管内介入治疗初始技术成功的定义为:血管造影或其他成像显示的残余管腔与近端正常动脉相比,狭窄 <30%[21]。解剖学失败被定义为:残余管腔与近端正常动脉相比,出现 ≥50% 的狭窄。

通畅时间的定义也被标准化。一期通畅被定义为治疗血管不需要再进行任何血管内治疗就能维持或恢复通畅。辅助一期通畅是指:治疗血管需要进行二次血管内介入治疗(如二次血管成形术)来维持通畅。二次血管内介入治疗是指在血管初始治疗部位近端或远端进行的治疗。二期通畅被定义为治疗血管闭塞,行血管内介入治疗后恢复血流通畅。正如前面提到,血管内介入治疗术后辅助一期通畅率和二期通畅率高于一期通畅率[6-15],术后监测的一个主要目的是为了早期发现治疗失败,提高通畅率。

血管内介入治疗术后监测技术的注意事项

与搭桥术相比,血管内介入治疗术后监测有许多不同的重要方法。此外,下肢血管内介入治疗领域涉及大量不同的工艺和技术,这些都可能导致微妙的差异,彩超监测时需要考虑这些因素。

与搭桥手术不同,血管内介入治疗术后动脉血流经过原来的解剖结构。因此,没有近端和远端吻合口,无需关注此处内膜增生的发展。又与搭桥手术相同,血管内介入治疗术后监测治疗动脉的近端流入血管和远端流出血管是治疗的重要组成部分。因为介入治疗通常选择病变最严重的部位进行,而其近端和远端血管可能都有不同程度的病变,其监测可能比搭桥手术更困难,这些病变在介入治疗前没有引起显著的血流动力学改变,因此没有进行治疗。此外,血管内介入治疗,无论是血管成形术或其他方法,通常都引起靶病灶一定程度的损伤。以血管成形术为例,斑块撕裂、内中膜过度拉伸,以增加管腔容积,伴随而来的是发生栓塞的风险。此外,这些斑块碎片和撕裂的内膜向病变的近端和远端延伸,容易形成内膜增生。

明确外周动脉疾病常见的解剖部位,使用腔内技术进行治疗时,彩超监测时必须考虑以下两个具体因素。首先,近端血管不可能没有病变,通过这些段的血流速度可能会升高。因此,除了评估收缩期峰值速度(PSV),评价介入治疗点的 PSV 与其近端的比值及评价波形是非常重要的。其次,因为病变近端和远端都是潜在的发病部位,整个血管都必须进行监测,而不能只监测介入治疗的位置。

血管内介入治疗的主要方法仍是血管成形术或血管内支架成形术,治疗下肢动脉阻塞性疾病的血管腔内技术还包括新技术。有多种不同的旋切设备,它利用旋转刀片,激光产生的热或超声能量,通过机械力量压实斑块,在真腔内恢复动脉血流。传统的血管成形术也可以在真腔内保持血流通过。而内膜下血管成形术将斑块推离,创建一个新的管腔。对于外科医生、介入医生和血管技师了解这些技术的差异是非常有用的,介入治疗相关的特殊解剖因素可以导致较高的再狭窄率,要确保对特定的解剖部位进行谨慎的评估。

监测方案

我们的监测方案包括以下内容:在介入治疗术后的1、3和6个月,对患者进行随访。过了最初的6个月后,以6个月为时间间隔对患者进行长期随访。随访内容包括与主治医生之间的面对面随访和无创性研究,包括踝肱指数、脉搏容积描记和治疗肢体动脉完整的彩超检查。如果患者再次进行介入治疗,那么随访监测方案从最近的介入治疗时间重新进行设定。对于无症状的患者在术后不久或随访间期内发现有轻度狭窄,则随访间期调整为3个月。如果这些患者发展为重度狭窄或出现症状应进行再次介入治疗。随访1年后仍有轻度狭窄但没有症状的患者,随访间期调整为6个月。随访的重要性及监测的原理要在介入治疗之前对患者进行详细的解释,并在每次随访时重申。当然,可能存在不能严格遵守检测方案的问题,特别是对无症状的患者。

对血管内介入治疗的患者采用标准化的随访方案。所有超声检查均由注册的血管技师在血管诊断检查中心完成。这些血管检查中心均为跨学会委员会认证的检查中心,使用 LOGIQ 9(General Electric Healthcare,Piscataway,NJ)或 LOGIQ e(General Electric Healthcare,Piscataway,NJ)系统完成。通常使用频率为 7-MHz 的线阵探头,最常用的角度为小于60°,如果达不到时可以采用校正角度。评估腹部的深层结构时,使用低频率(2.5~4MHz)或凸阵探头。要对治疗血管从近端到远端进行完整的检查。在标准化的血管监测部位及可疑狭窄的部位测量收缩期峰值流速(PSV),峰值流速比值的计算方法是狭窄区域内的 PSV 比该血管支架近端至少 3 厘米处的 PSV。此外,还包括灰阶成像和任何留置支架的血管内频谱波形的评价。

主髂动脉血管内介入治疗术后,要从腹主动脉远端开始,沿髂动脉,通过股总动脉、股深动脉和股浅动脉进行彩色血流多普勒成像,测量治疗段的PSV 及与该血管近端的 PSV 比值。对于股腘动脉介入治疗术后,对股总动脉,股动脉分叉和长段的股浅动脉以及腘动脉和胫动脉近端进行显像。髂动脉介入治疗术后,要测量治疗股腘动脉段内的 PSV 和与其近端的 PSV 比值。

下肢血管内介入治疗的监测标准

此前,诊断支架内狭窄的监测标准是根据未经治疗的股腘动脉血管或静脉搭桥移植血管狭窄的检测数据所制定的。然而,已经有研究表明,动脉段内放置支架会引起血管顺应性的改变,可能会导致超声测量的血流速度的改变[22]。对于严重的复发性 ICA 狭窄的患者,颈动脉支架置入术改变了速度的阈值[23]。我们已经介绍了股浅动脉血管内支架成形术后支架内狭窄的诊断标准,并将这些标准,应用到下肢血管内介入治疗术后患者的随访中[17]。目前,还没有诊断髂动脉介入治疗术后支架内狭窄的具体标准,按照惯例,从未经治疗的血管及该血管的狭窄处研究获得。

为了确定股浅动脉血管内支架成形术后支架内狭窄的标准,我们回顾了 2003 年 5 月至 2008 年 5 月之间所有行血管内介入治疗的股腘动脉阻塞性疾病患者,在此期间,有 330 例下肢接受股腘动脉血管内支架成形术。在 30 日之内行彩超监测和血管造影测量狭窄,并进行数据的对比分析。血管造影在一期、二期或三期显像时获得正位及斜位图像。图像显示了狭窄的最大程度,以确定支架内狭窄的百分比。

运用线性回归分析及接收者操作特征(ROC)曲线,将彩超测量的股浅动脉支架内 PSV 及与其近端流速的比值与血管造影显示的狭窄率对比,以确定 ≥50% 和 ≥80% 狭窄的最佳标准。PSV 与血管造影狭窄程度的线性回归模型表现出强相关性($R^2 = 0.60, P < 0.001$)。此外,速度比与血管造影狭窄程度存在强相关性($R^2 = 0.55, P < 0.001$),但 ABI 与血管造影狭窄程度只存在中等相关性($R^2 = 0.31, P = 0.02$)(图 26.2)。

区分 <50% 与 ≥50% 的狭窄时,PSV 的 ROC 曲线截断点为 189cm/s,就近舍入至 190cm/s,其敏感性为 88%,特异性为 95%,阳性预测值(PPV)为 98%,阴性预测值(NPV)为 72%。区分 <50% 与 ≥50% 的狭窄时,PSV 比的 ROC 曲线截断点为 1.55,就近舍入至 1.50,其敏感性为 93%,特异性为 89%,PPV 为 96%,NPV 为 81%。结合 PSV ≥ 190cm/s 和 PSV 比≥1.50 确定 ≥50% 的狭窄时,其敏感性为 85%,特异性为 95%,PPV 为 98%,NPV 为 67%。此外,结合 PSV ≥ 190cm/s 和 PSV 比 ≥ 1.50 确定 ≥50% 的狭窄时,比值比(OR)为 99.99

（95% CI；11.82～845.55；P<0.001）。

　　区分<80%与≥80%的狭窄时，PSV 的 ROC 曲线的截断点为 265cm/s。就近舍入至 275cm/s 时，其敏感性为 97%，特异性为 68%，PPV 为 67%，NPV 为 97%。区分<80%与≥80%的狭窄时，PSV 比的 ROC 曲线的截断点为 3.50，其敏感性为 74%，特异性为 94%，PPV 为 77%，NPV 为 88%。结合 PSV≥275cm/s 及 PSV 比≥3.50 确定≥80%的狭窄时，其敏感性为 74%，特异性为 94%，PPV 为 88%，NPV 为 85%。此外，结合 PSV≥275cm/s 与速度比≥3.50 确定≥80%的狭窄时，比值比为 42.17（95% CI；10.20～174.36；P<0.001）（图 26.3）。

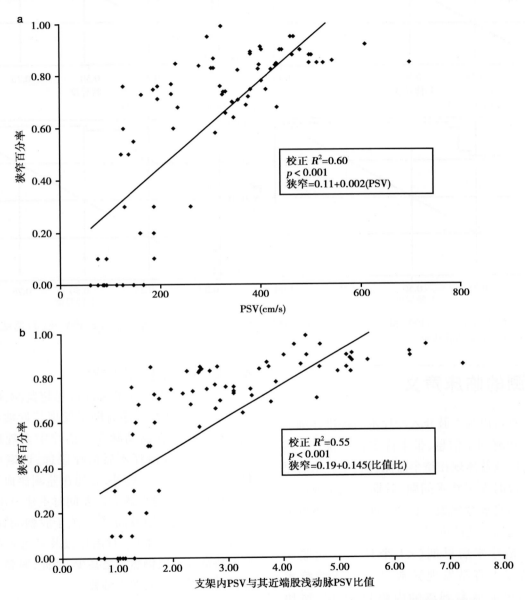

图 26.2　峰值流速（PSV）（a）及支架内 PSV 与其近端股浅动脉 PSV 比值的散点图（b）

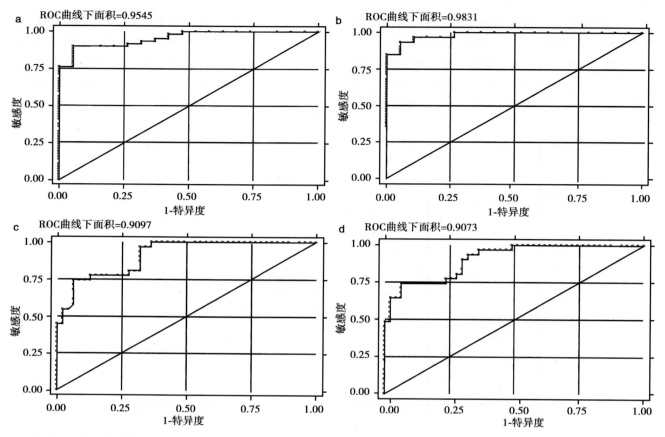

图 26.3 ROC 曲线通过(a)PSV 和(b)速度比区分≥50% 和<50% 的支架动脉狭窄,通过(c)PSV 及(d)速度比区分≥80% 和<80% 支架动脉狭窄

彩超监测的临床意义

彩超检查可以为下肢介入治疗术后提供详细的血流动力学和解剖学信息,带来许多临床益处。搭桥术后监测的效益体现在整个监测过程中。术后早期检测可以及时发现技术问题,后期可以发现治疗段血管疾病的进展及复发。此外,通过监测还可能发现近端和远端病变的进展。

在介入治疗术后早期(<1 个月),彩超监测相比血管造影更容易发现异常[24]。介入治疗术后血管造影可能遗漏剥离的内膜片、夹层、斑块裂隙、残余狭窄等并发症,尤其是多平面成像至今尚未广泛使用。鉴于此,有报道甚至主张在血管内介入治疗的过程中使用彩超监测,而不是血管造影[25]。此外,介入治疗术后彩超监测发现的异常与不良后果出现的频率密切相关。具体地说,介入治疗术后彩超监测发现异常的患者与没有发现异常的患者进行对比研究,前者早期通畅率较低,截肢率较高[24、26、27]。

血管内介入治疗术后进行彩超监测,除了可以监测治疗段血管外,还有助于发现其近端和远端的病变。特别是在髂动脉介入治疗中表现地尤为突出,髂动脉介入治疗术后治疗段远、近端可以达到44% 的再狭窄[28]。此外,彩超在监测髂血管病变中更具优势,因为这些患者需要同时重建流出道,其介入治疗失败的风险较高[26]。关于股腘动脉段病变,血管内介入治疗术后,对治疗段及其远近端血管病变的特征及进展仍然知之甚少,因此,对整条动脉和邻近动脉段的监测尤为必要。

未来发展方向

下肢血管内介入治疗术后远期通畅率的问题,一直阻碍着技术的进步。预测血管内介入治疗术后再狭窄及手术失败的因素,包括解剖因素和患者因素。解剖因素包括:闭塞、长段病变、多级病变;患者因素包括:高胆固醇血症、高血压、糖尿病、肾衰竭[15,29-31]。影响血管内介入治疗术后远期通畅的其他因素,包括:钙化程度、斑块溃疡以及其他形态学特征。这些形态因素还没有得到充分的研究,所以,并没有常规纳入术前、术后的评估,但是,介入治疗前后通过超声成像鉴别斑块的性质可能是我们进一步的研究方向[32]。

对于经过治疗的病变,其远期发展尚不清楚,虽然再狭窄是血管内介入治疗术后一个常见的并发症,但在主髂动脉及股腘动脉段存在不同的再狭窄形式,针对这一点,目前仍然没有解决的办法。尤其是支架中部再狭窄与支架边缘的病变具有不同的性质,因此,支架的解剖位置会影响监测结果吗?

虽然我们已经描述了股腘动脉段血管内支架成形术后再狭窄的标准,但此数据尚未经已知的参考标准进行充分验证。此外,主髂动脉段疾病血管内介入术后的监测标准尚未统一,目前使用自体血管搭桥的标准。显而易见,需要进行进一步的研究去开发和完善这些标准,这样,术后常规监测才能得到广泛地应用。

结 论

目前,主髂动脉和股腘动脉段血管内介入治疗术后没有公认的监测标准。对于传统的搭桥手术,监测可以确定复发病灶,排除手术失败和闭塞。血管内支架成形术后,可以使用 PSV 和 PSV 比预测支架内狭窄。虽然还没有进行详尽的研究,血管内介入治疗术后常规监测过程中应用这些标准将有助于防止术后失败,改善远期功能和提高保肢率。

参考文献

1. Idu MM, Blankenstein JD, de Gier P, Truyen E, Buth J. Impact of a color-flow duplex surveillance program on infrainguinal vein graft patency: a five-year experience. J Vasc Surg. 1993;17(1):42–52.

2. Bandyk DF. Infrainguinal vein bypass graft surveillance: how to do it, when to intervene, and is it cost-effective? J Am Coll Surg. 2002;194(1 Suppl):S40–52.

3. Lundell A, Lindblad B, Bergqvist D, Hansen F. Femoropopliteal-crural graft patency is improved by an intensive surveillance program: a prospective randomized study. J Vasc Surg. 1995;21(1):26–33; discussion 33–4.

4. Mills Sr JL, Wixon CL, James DC, Devine J, Westerband A, Hughes JD. The natural history of intermediate and critical vein graft stenosis: recommendations for continued surveillance or repair. J Vasc Surg. 2001;33(2):273–8; discussion 278–80.

5. Norgren L, Hiatt WR, Dormandy JA, Nehler MR, Harris KA, Fowkes FG, TASC II Working Group. Inter-society consensus for the management of peripheral arterial disease (TASC II). J Vasc Surg. 2007;45(Suppl S):S5–67.

6. Henry M, Amor M, Ethevenot G, Henry I, Mentre B, Tzvetanov K. Percutaneous endoluminal treatment of iliac occlusions: long-term follow-up in 105 patients. J Endovasc Surg. 1998;5(3):228–35.

7. Indes JE, Mandawat A, Tuggle CT, Muhs B, Sosa JA. Endovascular procedures for aortoiliac occlusive disease are associated with superior short-term clinical and economic outcomes compared with open surgery in the inpatient population. J Vasc Surg. 2010;52(5):1173–9.

8. Leville CD, Kashyap VS, Clair DG, Bena JF, Lyden SP, Greenberg RK, O'Hara PJ, Sarac TP, Ouriel K. Endovascular management of iliac artery occlusions: extending treatment to TransAtlantic Inter-Society Consensus class C and D patients. J Vasc Surg. 2006;43(1):32–9.

9. Ferreira M, Lanziotti L, Monteiro M, Abuhadba G, Capotorto LF, Nolte L, Fearnot N. Superficial femoral artery recanalization with self-expanding nitinol stents: long-term follow-up results. Eur J Vasc Endovasc Surg. 2007;34(6):702–8.

10. Krankenberg H, Schlüter M, Steinkamp HJ, Bürgelin K, Scheinert D, Schulte KL, Minar E, Peeters P, Bosiers M, Tepe G, Reimers B, Mahler F, Tübler T, Zeller T. Nitinol stent implantation versus percutaneous transluminal angioplasty in superficial femoral artery lesions up to 10 cm in length: the femoral artery stenting trial (FAST). Circulation. 2007;116(3):285–92.

11. Schillinger M, Sabeti S, Loewe C, Dick P, Amighi J, Mlekusch W, Schlager O, Cejna M, Lammer J, Minar E. Balloon angioplasty versus implantation of nitinol stents in the superficial femoral artery. N Engl J Med. 2006;354(18):1879–88.

12. Surowiec SM, Davies MG, Eberly SW, Rhodes JM, Illig KA, Shortell CK, Lee DE, Waldman DL, Green RM. Percutaneous angioplasty and stenting of the superficial femoral artery. J Vasc Surg. 2005;41(2):269–78.

13. Schillinger M, Sabeti S, Dick P, Amighi J, Mlekusch W, Schlager O, et al. Sustained benefit at 2 years of primary femoropopliteal stenting compared with balloon angioplasty with optional stenting. Circulation. 2007;115(21):2745–9. Epub 2007 May 14.

14. Conrad MF, Cambria RP, Stone DH, Brewster DC, Kwolek CJ, Watkins MT, Chung TK, LaMuraglia GM. Intermediate results of percutaneous endovascular therapy of femoropopliteal occlusive disease: a contemporary series. J Vasc Surg. 2006;44(4):762–9.

15. Baril DT, Marone LK, Kim J, Go MR, Chaer RA, Rhee RY. Outcomes of endovascular interventions for TASC II B and C femoropopliteal lesions. J Vasc Surg. 2008;48(3):627–33.

16. Duda SH, Hosiers M, Lammer J, Scheinert D, Zeller T, Tielbeek A. Sirolimus-eluting versus bare nitinol stent for obstructive superficial femoral artery disease: the SIROCCO II trial. J Vasc Interv Radiol. 2005;16:331–8.

17. Baril DT, Rhee RY, Kim J, Makaroun MS, Chaer RA, Marone LK. Duplex criteria for determination of in-stent stenosis after angioplasty and stenting of the superficial femoral artery. J Vasc Surg. 2009;49(1):133–8; discussion 139.

18. Kasirajan K, Gray B, Beavers FP, Clair DG, Greenberg R, Mascha E, et al. Rheolytic thrombectomy in the management of acute and subacute limb-threatening ischemia. J Vasc Interv Radiol. 2001;12(4):413–21.

19. Sarac TP, Hilleman D, Arko FR, Zarins CK, Ouriel K. Clinical and economic evaluation of the trellis thrombectomy device for arterial occlusions: preliminary analysis. J Vasc Surg. 2004;39(3):556–9.

20. Tinder CN, Chavanpun JP, Bandyk DF, Armstrong PA, Back MR, Johnson BL, Shames ML. Efficacy of duplex ultrasound surveillance after infrainguinal vein bypass may be enhanced by identification of characteristics predictive of graft stenosis development. J Vasc Surg. 2008;48(3):613–8.

21. Ahn SS, Rutherford RB, Becker GJ, Comerota AJ, Johnston KW, McClean GK, Seeger JM, String ST, White RA, Whittemore AD, et al. Reporting standards for lower extremity arterial endovascular procedures. Society for Vascular Surgery/International Society for Cardiovascular Surgery. J Vasc Surg. 1993;17(6):1103–7.

22. Ringer AJ, German JW, Guterman LR, Hopkins LN. Follow-up of

stented carotid arteries by Doppler ultrasound. Neurosurgery. 2002;51(3):639–43; discussion 643.

23. Stanziale SF, Wholey MH, Boules TN, Selzer F, Makaroun MS. Determining in-stent stenosis of carotid arteries by duplex ultrasound criteria. J Endovasc Ther. 2005;12(3):346–53.

24. Humphries MD, Pevec WC, Laird JR, Yeo KK, Hedayati N, Dawson DL. Early duplex scanning after infrainguinal endovascular therapy. J Vasc Surg. 2011;53(2):353–8.

25. Ascher E, Marks NA, Hingorani AP, Schutzer RW, Mutyala M. Duplex-guided endovascular treatment for occlusive and stenotic lesions of the femoral-popliteal arterial segment: a comparative study in the first 253 cases. J Vasc Surg. 2006;44(6):1230–7.

26. Back MR, Novotney M, Roth SM, Elkins D, Farber S, Cuthbertson D, Johnson BL, Bandyk DF. Utility of duplex surveillance following iliac artery angioplasty and primary stenting. J Endovasc Ther. 2001;8(6):629–37.

27. Kinney EV, Bandyk DF, Mewissen MW, Lanza D, Bergamini TM, Lipchik EO, Seabrook GR, Towne JB. Monitoring functional patency of percutaneous transluminal angioplasty. Arch Surg. 1991;126(6):743–7.

28. Myers KA, Wood SR, Lee V. Vascular ultrasound surveillance after endovascular intervention for occlusive iliac artery disease. Cardiovasc Surg. 2001;9(5):448–54.

29. Bakken AM, Palchik E, Hart JP, Rhodes JM, Saad WE, Davies MG. Impact of diabetes mellitus on outcomes of superficial femoral artery endoluminal interventions. J Vasc Surg. 2007;46(5):946–58; discussion 958.

30. DeRubertis BG, Pierce M, Ryer EJ, Trocciola S, Kent KC, Faries PL. Reduced primary patency rate in diabetic patients after percutaneous intervention results from more frequent presentation with limb-threatening ischemia. J Vasc Surg. 2008;47(1):101–8.

31. Jämsén TS, Manninen HI, Tulla HE, Jaakkola PA, Matsi PJ. Infrainguinal revascularization because of claudication: total long-term outcome of endovascular and surgical treatment. J Vasc Surg. 2003;37(4):808–15.

32. Ramaswami G, Tegos T, Nicolaides AN, Dhanjil S, Griffin M, Al-Kutoubi A, Belcaro G, Lewis J, Wilkins R, Davies MJ. Ultrasonic plaque character and outcome after lower limb angioplasty. J Vasc Surg. 1999;29(1):110–9. discussion 119–21.

第 27 章
彩超对置管术后股动脉假性动脉瘤的评价和治疗

27

Patrick A. Stone and James R. Campbell Ⅱ

摘 要

超声通过提供直接可视化的引导,在动脉置管术中起到了重要的作用。此外,超声检查是腹股沟通路并发症主要的诊断方法,并可以协助制定治疗策略,如:超声引导下压迫和超声引导下凝血酶注射。本章讲述了置管术后股动脉假性动脉瘤的评价和管理。

关键词

股动脉假性动脉瘤、超声引导下凝血酶注射、超声引导下压迫

在美国,每年进行经皮冠状动脉介入治疗的患者超过 500 000 例,并有继续增加的趋势[1]。相应的,置管术后假性动脉瘤的发病率持续上升。经皮介入治疗术中使用较大尺寸的套管及术后进行先进的抗凝治疗导致动脉穿刺部位止血功能下降。试图通过封闭装置和/或机械压迫装置解决这一问题,因其与标准的手动压迫相比并没有临床优势[1],都以失败告终。经皮心脏及外周血管介入治疗已成为大多数血管病变的首选方法,血管外科医生经常需要对腹股沟入路股动脉并发症进行评价和治疗。在腹股沟血肿患者中,超声成像技术可以鉴别股动脉穿刺部位相关的并发症。经验丰富的技术人员可以准确的鉴别血肿、动静脉瘘和假性动脉瘤。医源性假性动脉瘤(IPA)是经皮股动脉入路的主要并发症,在临床实践中需要进一步评估。在二十一世纪,IPA 的诊断和治疗几乎完全由超声技术完成。因此,本章的重点是针对置管术后股动脉假性动脉瘤的评估和治疗。

定义和发病率

当动脉壁出现一层或多层连续性中断时,会出现假性动脉瘤。动脉穿刺点由于无法由内源性止血机制封闭,导致动脉内的血液流入软组织内,从而形成血肿。有时,血肿会保持中间为液体,外面为坚固的假包膜。血液可以自由的经过损伤的血管进入软组织,但不会出现外渗。股动脉是心脏及周围血管介入治疗常用的血管,因此最易形成假性动脉瘤。发生假性动脉瘤的危险因素包括:动脉穿刺术中及介入术后抗凝剂的使用、年龄增长、女性、伴随静脉穿刺、套管/桥血管直径的增加[2](表 27.1)。动脉置管的位置也影响并发症发生的频率。股浅或股深动脉代替股总动脉进行穿刺,往往产生并发症。股总动脉位于股骨头前方,依赖于动脉后方坚固的结构进行成功的人工压迫,可以起到止血的作用。腹股沟韧带以上的髂外动脉插管,由于穿刺部位上方没有足够的压迫,因此经常出现腹膜后出血。

表 27.1 医源性假性动脉瘤的危险因素

套管直径的增加
非股总动脉的穿刺
动脉钙化
身体质量指数(BMI)的增加
抗凝剂的使用
伴行动、静脉的穿刺
术后没有有效的压迫

由于评价 IPA 的方法不同,导致报道中 IPA 发病率的范围很宽,为 0.05% 至 9%。在一项超过 500 名患者的前瞻性研究中,采用彩超进行常规评估,其发病率为 7.7%[3]。由于只对有症状的患者进行评估,所以该数据远远大于在临床实践中所看到的。根据心血管协会和介入放射学会,IPA 和/或动静脉瘘合理的发病率应该≤0.2%[4]。

诊断

临床怀疑的 IPA 应该是经皮介入治疗术后出现的腹股沟肿胀或软组织血肿。持续性出血的可靠征象包括穿刺点搏动性的出血或扩大的血肿。股动脉杂音或震颤也可能暗示 IPA 的存在,然而,即使没有以上征象也不能排除 IPA。IPA 通常表现为穿刺点疼痛,并伴有不同大小的血肿和瘀斑。但仅依靠体格检查无法准确的识别出 IPA。过去,血管造影是诊断 IPA 的金标准。直到 1987 年,Mitchell 等人报道了采用彩超成功的诊断 IPA[5]。从此,彩超成为诊断 IPA 的金标准及主要方法,其诊断的准确率近 100%。我们通常使用 5～7MHz 的探头,纵向扫查股动脉及其分支,并测量其血流速度。改变方向进行横向扫查,可以诊断假性动脉瘤并测量大小及评估其内是否存在血栓(图 27.1)。超声评估应该包括扫查髂外动脉远端、股总动脉、股深动脉和股浅动脉的近端。股总静脉的扫查尤其重要,可以排除动静脉瘘的存在。报告中 IPA 的解剖特征应包括瘤体的最大尺寸,有血流的囊腔的直径,瘤的形状,颈部的直径和长度。假性动脉瘤大小应在最大切面进行

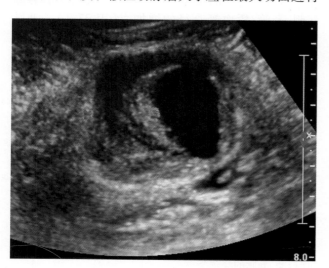

图 27.1 假性动脉瘤注射前的二维成像,其内部分血栓

测量,这是确定治疗方案最重要的参数。颈部的长度和宽度,也是重要的数据。颈部较宽时,其动脉往往存在较大的缺损,采用微创技术进行治疗比较困难。分叶状的 IPA 可能更难治。在我们以前的病例中,高达 20% 的 IPA 是分叶状的。超声成像上典型的特征包括:血管外血肿内的彩色湍流信号,彩色血流信号经过通道进入瘤内,经典的假性动脉瘤内可见折返的彩色血流信号(图 27.2)。

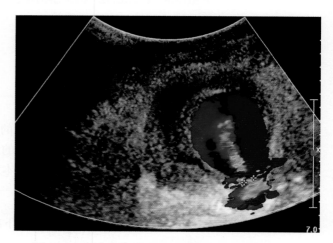

图 27.2 超声成像显示的折返血流信号。假性动脉瘤颈部标记

治疗方案

观察

一些小样本研究报道了超过 50% 的假性动脉瘤仅通过观察最终就可以成功闭塞,但是,这些研究无法准确地预测哪些 IPA 可以安全地进行观察。有一项用于评估心桥血管术后股动脉并发症的自然发展过程的前瞻性研究,在患者出院前进行体格检查,对穿刺点进行评估。该研究报道了 7 例最大直径≤3.5厘米的股动脉假性动脉瘤,观察 4 周后,无并发症出现并 100% 的自然栓塞[2]。在另一个研究中,同样大小的假性动脉瘤,16 例中有 9 例 IPA 观察后形成血栓。较大的及应用抗凝治疗的 IPA 采用观察法容易失败[6]。Toursarkissian 等人报道了一项关于股动脉假性动脉瘤患者采用保守治疗的大规模研究[7]。对 82 例股动脉 IPA 患者采用超声成像进行随访,随访时间为 2,4,8 和 12 周。在观察期间,患者无不良反应发生,自然栓塞率为 89%。自然栓塞的平均时间为 23 天,平均每名患者进行了 2.6 次

超声检查[7]。观察期间的排除标准包括：瘤体>3cm,同时抗凝治疗,疼痛剧烈,或不能遵守随访检查的 IPA 患者;直径为 1~3cm 的 IPA 患者采用观察方法时出现了一些问题,这些问题包括随访的依从性,患者对动脉瘤破裂的恐惧(特别是那些先前诊断过动脉瘤的患者),及最终医保的花费。这些问题使我们对在这个尺寸范围的假性动脉瘤患者的纳入标准做出了相应的修改。

超声引导下压迫

直到 20 世纪 90 年代初,对于那些保守治疗无效的 IPA 患者,股动脉断流缝合修复缺损成为标准的治疗方案。1991 年,Fellmeth 等人描述了一种栓塞 IPA 和动静脉瘘的无创技术。由于整体成功率达到 93%,这种无创的、手术替代治疗方法受到了欢迎[8]。在此报道之后,超声引导下压迫(UGC)成为血流动力学稳定、不伴有感染或皮肤坏死患者的首选治疗方法。此技术包括使用线阵或凸阵探头(5 或 7MHz)压迫 IPA 和阻断 IPA 的血流。识别假性动脉瘤的颈部后,由技师用探头手动压迫动脉瘤的颈部,允许血液流经原有动脉,同时防止流入假性动脉瘤内。在压迫的过程中,持续的评估是必不可少的,确保阻止血流流入假性动脉瘤内,及原有动脉的血流通畅。压迫持续 10 分钟,结束时缓慢减轻压力,血液重新流入假性动脉瘤中。重复进行以上操作,直到形成血栓、操作者疲劳或患者出现不适。这种治疗方法的成功率通常为 60% 到 90%[9-11]。尽管其成功率可以接受,但要求压迫时间超过 1 小时,并可能需要多周期的压迫治疗,才能诱导>10% IPA 的血栓形成。对压迫失败的相关因素在以前的文章中已经进行了描述。许多报导已证明持续的抗凝治疗会显著降低压迫治疗的成功率,如：Coley 等人[10]和 Eisenburg 等人[12]的报道。他们的报道中抗凝治疗患者的失败率分别为 38% 和 70%,而没有同时进行抗凝治疗患者的失败率分别为 5% 和 26%。在 Coley 的研究中,75% 的患者最终停止了抗凝治疗,进行反复的 UGC,最后成功栓塞。此外,Dean 等人的研究报道了 77 名不间断抗凝治疗的患者行 UGC 治疗,成功率为 73%,有 7 个患者需要多个周期的压迫(12.5%)才能维持血栓形成。动脉瘤的最大直径是 UGC 治疗成功的最好预测因素[13]。随着假性动脉瘤囊腔大小的增加,超声引导下压迫技术的成功

率下降。Coley 等人在<2cm 的假性动脉瘤中,UGC 治疗的成功率可达到 100%,但在 4-6cm 的假性动脉瘤中,其成功率只有 67%。短而宽的颈部,压迫治疗的成功率应该很低,但这还没有被广泛报道。证明 UGC 的成功率与颈部长与宽相关的数据很少。一个小样本研究报道了短的(<5mm)颈部不利于压迫治疗的结果,但是,该研究由于样本量小(只有 12 例)而受限[14]。

UGC 的并发症包括：动脉或静脉血栓形成,另外,有几例假性动脉瘤破裂的报道。UGC 的成功率目前是可以接受的,但该技术中仍存在一些不足,包括：在整个过程中,医生都需要一些设备进行治疗、治疗时间长、患者局部不适、往往需要镇静。

超声引导下凝血酶注射

1986 年,Cope 和 Zeit 描述了超声引导经皮假性动脉瘤内注射牛凝血酶成功栓塞的技术[15]。实际上,这种技术要早于超声引导下压迫。这项技术虽然是一种治疗 IPA 很有吸引力的方法,但经过十多年才被广泛认可,取代超声引导下压迫治疗。在那段时间内,几个权威机构曾经对超声引导下的压迫和超声引导下凝血酶注射(UGTI)的经验[16-22](表 27.2)。在所有的研究中,UGTI 比 UGC 具有更大的技术上的成功。然而,除了 Lonn 等人的一个小样本量的前瞻性的随机对照试验,每组有 15 名患者[22],其余的研究都是回顾性的研究。另外,除了早期技术上的成功,其远期复发率也低[23-36]。

表 27.2　超声引导下的压迫(UGC)和超声引导下凝血酶注射(UGTI)对比

试验	例数 (UGC/UGTI)	成功比例(%) (UGC/UGTI)
Weinmann et al.[16]	30/33	87/100
Gorge et al.[17] a	36/30	17/93
Taylor et al.[18]	40/29	63/93
Stone et al.[19]	47/27	57/96
Paulson et al.[20]	281/26	74/96
Khoury et al.[21]	189/131	75/96
Lonn et al.[22] b	15/15	40/100

a 前瞻性试验,所有患者最初进行 UGC,若压迫失败则进行 UGTI
b 前瞻性随机试验

UGTI 可以在床旁或在血管诊断检查中心进行。1-ml 注射器和脊椎针头（20～22G）用于吸取牛凝血酶（100～1000 单位/ml）。使用二维超声成像，可以看到针尖，超声引导下进到 IPA 的囊内（图 27.3）。介入治疗医生应确保针尖在囊内，并尽量从技术上远离 IPA 的颈部。这样可以减小血栓或凝血酶进入颈部及血液循环的机会。超声可视化引导下向囊内每次注射 0.1 毫升，直到成功闭塞动脉瘤（图 27.4）。凝血酶是凝血因子 II 的活性形式（凝血酶原）。它把无活性的纤维蛋白原转变为有活性的纤维蛋白。纤维蛋白有助于血栓的形成，其结果是限制了假性动脉瘤囊内的血流，凝血酶能够广泛形成血栓，但进入正常的血流中，往往会被清除。成功栓塞后，需要卧床休息 4～8 小时。

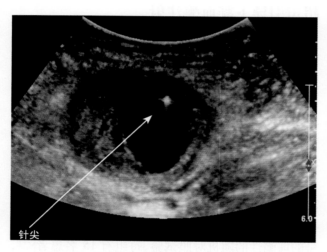

图 27.3　针尖位于远离假性动脉瘤颈部的位置

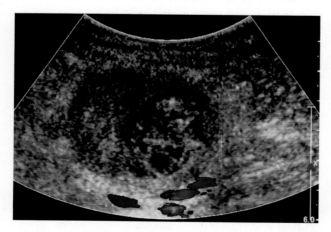

图 27.4　假性动脉瘤成功栓塞的超声成像，彩色血流消失

注射凝血酶后的并发症很少见，最严重的并发症是动脉血栓形成和远端栓塞。文献报道，远端栓塞发生的概率不到 1%，而且有一些可以自发的再通，其他的并发症，通过动脉内溶栓治疗或手术取栓也能成功治愈。有一些证据表明远端栓塞可能与假性动脉瘤短而宽的颈部有关。此外，据文献报道，远端栓塞大多发生在动脉瘤的最大囊直径<3cm 的患者。其他的并发症比较罕见，包括对凝血酶的过敏反应，其严重程度可以从全身性荨麻疹到过敏性休克。注射后感染也偶尔报道过，有一篇综述还报道过一例动脉瘤破裂。

本机构的经验

本中心是一个大型心脏及血管介入治疗中心，每年有超过 10 000 例股动脉通路的手术，拥有许多插管术后假性动脉瘤的患者。在 2003 年，我们首次报道了超声引导下注射凝血酶与超声引导下压迫治疗假性动脉瘤对比研究的早期结果[19]。超声引导下压迫的成功率为 57%，超声引导下注射凝血酶治疗的成功率为 97%，因此，压迫疗法在我们中心已不再使用了。另一个 82 例医源性假性动脉瘤的研究中，其中 12 例为复杂型，UGTI 治疗的成功率为 97%。我们还回顾了超声研究在患者的诊断，治疗和随访检查中的数量。由于我们发现动脉瘤成功栓塞术后，临床随访的超声结果中只有 5% 的阳性率，我们采用了一项关于随访的方案。我们还将本中心的复发率与现有文献中超过 600 例医源性假性动脉瘤的复发率做比较，发现超声引导下注射凝血酶成功栓塞后的复发率<3%（见表 27.3）。由于这些优秀技术的高成功率、低复发率及整体患者的接受程度和适用性，我们与大多数血管专家认为超声引导下注射凝血酶应该作为治疗假性动脉瘤的第一选择。本中心对动脉瘤患者还采用了快速的诊治途径，包括诊断的同时进行治疗，并只采用经济的超声进行诊治[38]。此外，考虑到这种治疗方案的成功率和安全性，我们对那些出院后需要治疗及观察治疗失败的患者在门诊进行 UGTI。

目前，我们正在回顾分析诊断为 IPA 并在 30 天之内行冠脉搭桥术（CABG）的患者。在此之前，由于考虑到手术时积极的抗凝治疗会导致 IPA 出血，我们建议这些患者在 CABG 的同时行常规手术修复 IPA。回顾中，我们发现超过 20 个这样的患者，其治疗方法与未做 CABG 的相似。包括：囊直径<3cm 的给予观察，超过 3cm 的行 UGTI。住院期间，我们没有发现任何患者需要急诊手术修复，那些 UGTI 成功治疗的患者无一例复发。

表 27.3　PSA 复发的文献回顾

作者	DGTI 早期成功的例数	随访中复发的例数
Liau et al[23]	5	0(24h)
Kang et al.[24]	20	0(1～4days)
Lennox et al.[25]	30	0(1day and 3weeks)
Brophy et al.[26]	15	0(1week)
Sackett et al.[27]	29	0(24h)
Pezzullo et al.[28]	23	1(24h)
Paulson et al.[20]	23	0(24h)
Tamim et al.[29]	10	0(1 and 3weeks)
La Perna et al.[30]	66	3(24h)
Calton et al.[31]	52	2(24h)
Sheiman et al.[32]	50	0(within 10 days)
Olson et al.[33]	17/15	1(24h)/1(weeks)
Friedman et al.[34]	40	0(24h)/1(weeks)
Khoury et al.[21]	126	9(1～30days)
Chattar-cora et al.[35]	39	0(24h)
Krueger et al.[36]	110	6(24h)/4(1weeks)
Paluson et al.[37]	103	0(24h)
Stone et al.[38]	103	2(1week)

PSA:假性动脉瘤,DGTI:超声引导下注射凝血酶

未来发展的趋势

最近,一系列研究采用检查中心检查和无创性成像的方法评估可疑假性动脉瘤[39]。分析血小板计数和 D-二聚体水平与股动脉假性动脉瘤的形成,以及动脉瘤的最大体积的关系。与无动脉瘤的患者相比,有假性动脉瘤的患者中 D-二聚体(微克/毫升)的水平显著升高($P<0.01$)。此外,其血清血小板计数显著降低 172×1000/ul,无 IPA 的患者为 274×1000/ul。这些发现有重要的临床意义。如果未来有更大规模的研究支持这些结果,那么 D-二聚体可能会用来确定哪些腹股沟血肿的患者应进行超声波检查,以排除 IPA。在腹股沟血肿的患者中,血清 D-二聚体降低可以减少超声检查阴性结果的数量,其具有较高的阴性预测值。

外科手术治疗

在某些情况下,手术修复仍是 IPA 最佳治疗方案。对于血流动力学不稳定和伴有软组织感染的患者,应行手术治疗。此外,微创治疗失败的患者,应考虑手术修复(图 27.5)。

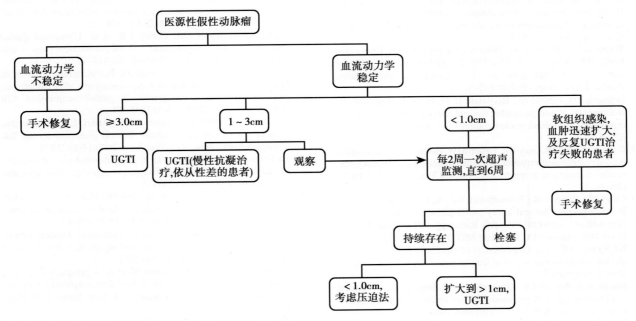

图 27.5　治疗流程

结　论

随着越来越多的心脏血管和外周血管疾病采用经皮介入治疗，以及更先进的抗凝治疗方案的推广，尽管我们尽了最大的努力，医源性假性动脉瘤还会继续发生。超声引导下诊断和治疗的准确率接近100%。在大多数情况下，与超声引导下压迫疗法及手术治疗相比，超声引导下注射治疗被认为是治疗IPA 的首选方法。血管专家应熟悉动脉插管并发症的评估和治疗。

参考文献

1. Koreny M, Riedmuller E, Nikfardjam M, Siostrzonek P, Mullner M. Arterial puncture closing devices compared with standard manual compression after cardiac catheterization: systemic review and meta-analysis. JAMA. 2004;291(3):3507.
2. Kresowik TF, Khoury MD, Miller BV, et al. A prospective study of the incidence and natural history of femoral vascular complications after percutaneous transluminal coronary angioplasty. J Vasc Surg. 1991;13:328–36.
3. Katzenschlager R, Ugurluoglu A, Ahmade A, et al. Incidence of pseudoaneurysm after diagnostic and therapeutic angiography. Radiology. 1995;195:463–6.
4. Standards of Practice Committee of the Society of Cardiovascular and Interventional Radiology. Standard for diagnostic arteriography in adults. J Vasc Interv Radiol. 1993; 4:385.
5. Mitchell DG, Needleman L, Bezzi M, Goldberg B, Kurtz AB, Penneli RG, Rifkin MD, Vialaro M, Balatrowich OH. Femoral artery pseudoaneurysm: diagnosis with conventional duplex and color Doppler US. Radiology. 1987;165:687–90.
6. Kent KC, McArdle CR, Kennedy B, Baim DS, Anninos E, Skillman JJ. A prospective study of the clinical outcome of femoral pseudoaneurysms and arteriovenous fistulas induced by arterial puncture. J Vasc Surg. 1993;17:125–33.
7. Toursarkissian B, Allen BT, Petrinec D, Thompson RW, Rubin BG, Reilly JM, Anderson CB, Flye MW, Sicard GA. Spontaneous closure of selected iatrogenic pseudoaneurysms and arteriovenous fistulae. J Vasc Surg. 1997;25:803–9.
8. Fellmeth BD, Roberts AC, Bookstein JJ, Freishlag JA, Forsythe JR, Buckner NK. Postangiographic femoral artery injuries: nonsurgical repair with ultrasound guided compression. Radiology. 1991;178: 671–5.
9. Cox GS, Young JR, Gray BR, Grubb MW, Hertzer NR. Ultrasound-guided compression repair of postcatheterization pseudoaneurysms: results of treatment in one hundred cases. J Vasc Surg. 1994;19(4): 683–6.
10. Coley BD, Roberts AC, Fellmeth BD, Valji K, Bookstein JJ, Hye RJ. Postangiographic femoral artery pseudoaneurysms: further experience with ultrasound guided repair. Radiology. 1995;194(2):307–11.
11. Hood DB, Mattos MA, Douglass MG, Barkmeirer LD, Hodgson KJ, Ramsey DE, et al. Determinants of success of color-flow duplex guided compression of repair of femoral pseudoaneurysms. Surgery. 1996;120(4):585–8.
12. Eisenburg L, Paulson EK, Kliewer MA, et al. Sonographically guided compression repair of pseudoaneurysms: further experience from a single institution. AJR Am J Roentgenol. 1999;173:1567–73.
13. Dean SM, Olin JW, Piedmonte M, Grubb M, Young JR. Ultrasound-guided compression closure of postcatheterization pseudoaneurysms during concurrent anticoagulation: a review of seventy-seven patients. J Vasc Surg. 1996;23:28–35.
14. Diprete DA, Cronan JJ. Compression ultrasonography: treatment for acute femoral artery pseudoaneurysms in selected cases. J Ultrasound Med. 1992;11:489–92.
15. Cope C, Zeit R. Coagulation of aneurysms by direct percutaneous thrombin injection. AJR Am J Roentgenol. 1986;147:383–7.
16. Weinmann EE, Chayen D, Kobzantzev ZV, Zaretsky M, Bass A. Treatment of postcatheterization false aneurysms: ultrasound-guided compression vs. Ultrasound-guided thrombin injection. Eur J Vasc Endovasc Surg. 2002;23:68–72.
17. Gorge G, Kunz T, Kirstein M. A prospective study on ultrasound-guided compression therapy of thrombin injection for treatment of iatrogenic false aneurysms in patients receiving full-dose anti-platelet therapy. Z Kardiol. 2003;92(7):564–70.
18. Taylor BS, Rhee RY, Muluk S, Trachtenberg J, Walters D, Steed DL, Makaroun MS. Thrombin injection versus compression of femoral artery pseudoaneurysms. J Vasc Surg. 1999;30:1052–9.
19. Stone P, Lohan J, Copeland SE, Hamrick Jr RE, Tiley EH, Flaherty SK. Iatrogenic pseudoaneurysms: comparison of treatment modalities, including duplex-guided thrombin injection. W V Med J. 2003;99(6):230–2.
20. Paulson EK, Sheafor DH, Kliewer MA, Nelson RC, Eisenberg LB, Sebastin MW, Sketch Jr MH. Treatment of iatrogenic femoral arterial pseudoaneurysms: comparison of US-guided thrombin injection with compression therapy. Radiology. 2000;215(2):403–8.
21. Khoury M, Rebecca A, Greene K, Rama K, Colaiuta E, Flynn L, Berg R. Duplex scanning-guided thrombin injection for the treatment of iatrogenic pseudoaneurysms. J Vasc Surg. 2002;35:517–21.
22. Lonn L, Olmarker A, Geterud K, Risberg B. Prospective randomized study comparing ultrasound-guided thrombin injection to compression in the treatment of femoral pseudoaneurysms. J Endovasc Ther. 2004;11(5):570–6.
23. Liau CS, Ho FM, Chen MF, Lee YT. Treatment of iatrogenic femoral artery pseudoaneurysm with percutaneous thrombin injection. J Vasc Surg. 1997;26(1):18.
24. Kang SS, Labropoulos N, Mansour MA, Baker WH. Percutaneous ultrasound guided thrombin injection: a new method for treating postcatheterization femoral pseudoaneurysms. J Vasc Surg. 1998;27(6):1032–8.
25. Lennox AF, Delis KT, Szendro G, et al. Duplex-guided thrombin injection for iatrogenic femoral artery pseudoaneurysm is effective even in anticoagulated patients. Br J Surg. 2000;87(6):796–801.
26. Brophy DP, Sheiman RG, Amatulle P, Akbari CM. Iatrogenic femoral pseudoaneurysms: thrombin injection after failed US-guided compression. Radiology. 2000;214(1):278–82.
27. Sackett WR, Taylor SM, Coffey CB, et al. Ultrasound guided thrombin injection of iatrogenic femoral pseudoaneurysms: a prospective analysis. Am Surg. 2000;66(10):937–42.
28. Pezzullo JA, Dupuy DE, Cronan JJ. Percutaneous injection of thrombin for the treatment of pseudoaneurysms after catheterization: an alternative to sonographically guided compression. AJR Am J Roentgenol. 2000;175(4):1035–40.
29. Tamim WZ, Arbid EJ, Andrews LS, Arous EJ. Percutaneous induced thrombosis of iatrogenic femoral pseudoaneurysms following catheterization. Ann Vasc Surg. 2000;14(3):254–9.
30. La Perna L, Olin JW, Goines D, et al. Ultrasound-guided thrombin injection for the treatment of postcatheterization pseudoaneurysms. Circulation. 2000;102(19):2391–5.
31. Calton Jr WC, Franklin DP, Elmore JR, Han DC. Ultrasound-guided thrombin injection is a safe and durable treatment for femoral pseudoaneurysms. Vasc Surg. 2001;35(5):379–83.
32. Sheiman RG, Brophy DP. Treatment of iatrogenic femoral pseudoaneurysms with percutaneous thrombin injection: experience in 54 patients. Radiology. 2001;219(1):123–7.
33. Olsen DM, Rodriguez JA, Vranic M, et al. A prospective study of ultrasound-guided thrombin injection of femoral pseudoaneurysm: a trend toward minimal medication. J Vasc Surg. 2002;36(4): 779–82.
34. Friedman SG, Pellerito JS, Scher L, et al. Ultrasound-guided thrombin injection is the treatment of choice for femoral pseudoaneurysms. Arch Surg. 2002;137(4):462–4.
35. Chattar-Cora D, Pucci E, Tulsyan N, et al. Ultrasound guided thrombin injection of iatrogenic pseudoaneurysm at a community hospital. Ann Vasc Surg. 2002;16(3):294–6.
36. Krueger K, Zaehringer M, Strohe D, Stuetzer H, Boecker J, Lackner

K. Postcatheterization pseudoaneurysm: result of US-guided percutaneous thrombin injection in 240 patients. Radiology. 2005;236:1104–10.

37. Paulson EK, Nelson RC, Mayes CE, Sheafor DH, Sketch Jr MH, Kliewer MA. Sonographically guided thrombin injection of iatrogenic femoral pseudoaneurysms. Further experience of a single institution. AJR Am J Roentgenol. 2001;177:309–16.

38. Stone PA, AbuRahma AF, Flaherty SK. Reducing duplex examinations in patients with iatrogenic pseudoaneurysms. J Vasc Surg. 2006;43:1211–5.

39. Hoke M, Koppensteiner R, Schillinger M, Haumer M, Minar E, Wiesbauer F, Huber CD. D-dimer testing in the diagnosis of transfemoral pseudoaneurysm after percutaneous transluminal procedures. J Vasc Surg. 2010;52:383–7.

第 28 章
下肢动脉路图:彩超可替代动脉造影用于股腘动脉重建的术前评估

Enrico Ascher, Anil P. Hingorani, Natalie Marks, and
Sergio X. Salles-Cunha

摘 要

本文中涉及的围手术期超声检查的临床经验是从 2000 余例下肢开放性和血管内动脉再通手术中获得的。讨论的主题包括:检查的目的,超声动脉路图(duplex ultrasound arterial mapping,DUAM)详细的检查方案,术前 DUAM 决定血运重建方案的原理,DUAM 与其他成像方法的比较,如对比血管造影(contrast arterography,XRA),磁共振血管成像(MRA)和计算机断层扫描血管成像(CTA)。探讨 DRAM 代替其他成像方式的局限性,以及该诊断技术的学习曲线。

关键词

术前动脉超声、动脉路图、多普勒动脉成像、下肢血运重建

引言

本章的目的是讨论以下问题:(1)特殊动脉血管诊断检查中心检查的目的;(2)多普勒超声动脉路图(DUAM)的详细检查方案;(3)实施术前动脉超声图谱的原理;(4)DUAM 与对比血管造影(XRA)、磁共振血管成像(MRA)、计算机断层扫描血管成像(CTA)相比的优势。本研究是在分析比较超过 2000 例下肢动脉血管重建术的术前和围手术期超声成像[1-13],在此基础上所取得的经验的总结。

特殊动脉检查的目的包括:(1)筛选;(2)明确诊断;(3)术前或围手术期动脉路图;(4)开放式或血管内手术的术中评估;(5)术后随访。动脉成像的各种方案应该具有详细、省时及有针对性的特点。超声医师和外科医生之间的沟通可以使成像更快捷、省时,这对于每一个患者都是非常必要的。

实施周围动脉路图方案的步骤包括:(1)确定每一个特定评估的主要目的;(2)通过比较超声成像及血管造影以发现外周动脉分支的特殊节段;(3)评价根据超声检查作出的决定;(4)评估实际的决定;(5)应用术前和围手术期超声成像评估手术。

DUAM 的优点主要是可以获得动脉壁的图像和血流动力学数据,而且价格低廉,具有便携性、无创性、无导致恶变的风险,并可获得伴行静脉路图,可以用于动脉搭桥的术前评估。

动脉检查

本节根据检查目的总结了特殊动脉检查的详细信息[1-16]。

筛选

外周动脉筛选通常包括踝部动脉压的测量,踝关节处的收缩压与肱动脉的压力进行比较,并计算踝-肱动脉收缩压比值,即踝肱指数(ABI)。ABI<1 为异常,提示需要对周围血管系统进行进一步的检

查。ABI<0.5 表明存在严重的外周动脉疾病，提示需要由血管外科医生或介入医生做进一步评价。与普遍的观念相反，我们认为应该制定出 ABI 的最低值，作为一个筛选的标准[17]。小腿动脉灌注率与最低 ABI 的关系强于与最高 ABI 的关系。胫前、胫后动脉在踝关节处的波形分析可以替代 ABI，作为另一种筛选方法，特别是动脉不可压缩的糖尿病和肾功能不全的患者尤为适用。动脉壁钙化所致的不可压缩性可导致 ABI 无法测量或假性升高[18]。对于胫动脉钙化的患者，趾肱指数也可以作为一种筛查方法[19-21]，正常的波形是三相波形，单相波形提示存在严重的周围动脉闭塞性疾病。

明确诊断

虽然过去在血管检查中使用脉搏容积描记（PVR）和节段性动脉压力测定，但是现在我们建议从动脉路图的角度出发，采用分析 ABI 和股总动脉、股浅动脉中段、腘动脉和胫动脉远端的血流波形的方案。使用这个方案，专家可以预测动脉闭塞的部位，其准确度比 X 线血管造影高 80%[22,23]。但分析 ABI 和波形，不会为小腿上段和大腿的压力测定提供更多的信息。从动脉路图学习的角度来看，早期的经验可以从多普勒连续波形分析中获得。超声医师越早开始使用超声测量波形越好。接下来的训练步骤是扫查股腘动脉段，分析各个点的波形。通过这种方法，超声医师可以熟悉踝部和膝下到腹股沟的动脉路图。内收肌管的正确成像，需要特殊的培训。小腿上段和主髂动脉段的动脉路图扫查则需要更多的经验。

术前路图

下肢 DUAM 扫查需要结合手术信息，这些信息是根据临床表现和明确的诊断制定的。如果治疗仅限于主髂动脉段或股腘动脉段，或者如果考虑要行远端搭桥手术时，其可以对超声扫查起到指导作用。主髂动脉或股腘动脉段的治疗可以选择搭桥手术或血管内介入治疗。动脉路图被细分为以下三个部分：（1）主髂动脉段；（2）股腘动脉段；（3）膝下段。如果考虑行自体静脉移植，则需补充静脉路图。

主髂动脉段

长方案需要一个完整的主髂动脉路图，起始于肾动脉，下至腹股沟水平。以下情况主髂动脉段成像可以不必扫查：（1）主要目的是腹股沟以下血运重建；（2）股总动脉波形是明显的三相波；（3）腹股沟以下介入治疗，术中压力测量值均正常。

患者按要求做好准备，接受腹部超声扫查。通常安排在早晨检查，检查前 10 小时内禁食，禁止嚼口香糖或吸烟。对于没有禁忌证的患者，建议使用消气的药物。

使用低频腹部探头扫查主动脉及其分叉，通常采用横向、纵向和斜向扫查主动脉，并在肾动脉水平远、近端及主动脉分叉近端测得主动脉血流波形。采用二维、彩色血流、或能量多普勒成像评估闭塞、动脉瘤、动脉壁的病变和阻塞程度。局部血流速度的增加可能提示重度狭窄。如果考虑存在狭窄近端血管的扩张，可以在运动试验后重复检查。

髂动脉通常也用低频腹部探头进行扫查。根据患者体型，也可以选择线阵探头，尤其是髂外动脉成像。分别在横向、纵向和几个斜位获得图像，不断改变探头位置，以获得适当的图像。通常采用探头加压，使其更接近髂动脉段，进行更细致的扫查。在髂总动脉远、近端和髂外动脉的不同节段测量血流波形。采用二维、彩色血流，或能量多普勒成像评估闭塞、动脉瘤、动脉壁的病变和阻塞的程度。狭窄部位血流颜色混杂和血流速度增加。通常，收缩期峰值流速变为两倍，代表存在直径减少大于 50% 的显著狭窄。局部收缩期峰值流速变为三倍，代表存在直径减小大于 75% 的重度狭窄（图 28.1）。重度狭窄可导致狭窄远端出现单相波形。然而，在髂动脉内，斑块可能不会改变髂总动脉三相波形的特征，建议

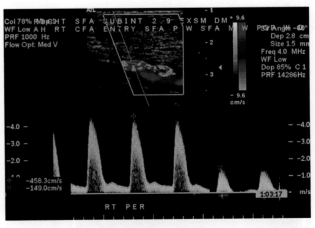

图 28.1 局部血流速度显著增加，由颜色混杂和 PSV 比证实。PSV 比大于 3（458.3/149＝3.07）提示腓动脉重度狭窄

运动试验后进行检查评估[24]。

髂动脉和主动脉的通畅或阻塞在治疗过程的重新评估。从腹股沟开始测量动脉内压力,并和手臂动脉压力比较,减少大于 20mmHg 提示存在引起血流动力学改变的显著狭窄。腹股沟以下介入治疗后髂动脉血流量增加,从而采用压力测定发现狭窄可能更敏感,经过狭窄部位的压力降低率与血流量减少率成正比。

总之,长方案要求进行从肾动脉以下主动脉到髂动脉腹股沟水平双侧肢体的动脉成像。短方案不包括主髂动脉路图,如果股动脉波形是明确的三相波,介入治疗过程中需进行动脉内的压力测量。

股腘动脉段

DUAM 成像通常使用高频线阵探头,在大腿收肌管处扫查时,可以使用低频扇形探头。腘动脉出现单相波提示股腘动脉段存在严重狭窄或节段性闭塞。扫查采用横向和/或纵向方式,获得二维、彩色血流,和/或能量多普勒图像。许多需要治疗的患者存在股腘动脉节段性闭塞,采用较低的速度标尺可以提高检测阻塞动脉低速血流的可能性。

这一节段的血管内治疗需要完整的动脉路图,其可以显示一系列显著的狭窄或闭塞。如果患者需要进行远端搭桥术或股腘动脉段搭桥术,则需要完成短方案。动脉路图起始于股总动脉止于闭塞或严重狭窄部位的近端,这个患者的近端吻合口就选择在此段内。接下来,开始重新扫查腘动脉,对腘动脉进行完整的扫查,以确定远端吻合口的位置(图28.2)

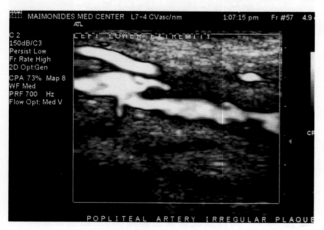

图 28.2 腘动脉纵向图像显示不规则斑块。 必须继续向远端扫查,便于选择远端吻合口的位置

彩超显示彩色血流消失或采用高灵敏度的速度标尺只检测出非常低的多普勒波形可以诊断闭塞。第一狭窄处可以根据测量速度不同进行分级,狭窄局部血流速度增加一倍或两倍表明血流动力学显著或严重的狭窄,通常等同于直径减小50%或75%。血流动力学能量在第一狭窄处损失,因此远端其他、连续的狭窄无法根据速度变化进行分级,但由于狭窄处会出现明显的混杂信号,采用低速高敏感速度标尺,根据混杂的血流信号有可能找到这样的狭窄。此外,根据彩色血流宽度的减小也可以发现狭窄(图28.3)。由于侧支血管起自重度狭窄的近端,止于其远端,重新注入回血管,通过对侧支循环的分析,可以帮助寻找重度狭窄或闭塞。

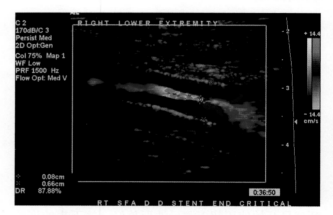

图 28.3 股浅动脉支架术后严重的再狭窄 (87.88%)

总之,血管内介入治疗术前需要股动脉成像的长方案。短方案为从股总动脉到第一处闭塞或重度狭窄的部位,可用于选择搭桥术近端吻合口的位置。以上两种情况都建议行整个腘动脉的成像。成像必须连续向远端扫查,以便寻找远端吻合口的位置。彩色血流流经狭窄的或非圆形的管腔时,需要多个切面扫查便于进行完整的评估。

膝下动脉

病变膝下动脉的扫查需要患者进行适当的准备。房间和患者必须保持温暖,创建使外周动脉扩张的条件有助于病变段的检出。在炎症或感染的条件下,由于血管已经扩张,其动脉路图更容易完成。肢体有严重的静息痛或脚冷的患者,发现小节段的病变是最困难的。在明显闭塞的节段手动压缩动作可能引起血液流动。腿部扫查依赖于流体静压的作用可能帮助发现扩张的小动脉。截肢术前建议进行对比超声路图,观察是否有搭桥术的远端靶吻合口。

小腿的 DUAM 采用高频线阵探头扫查。胫后动脉在踝部开始扫查更容易,连续扫查至胫腓干或侧支注入闭塞远端处,观察管腔是否通畅。肥胖或肢体肿胀及闭塞都会影响超声扫查。闭塞的动脉可根据胫后静脉的成像进行识别(图 28.4)。对于肥胖或肢体肿胀的患者可以选择低频探头进行扫查。

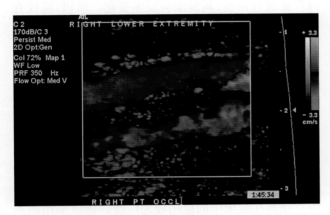

图 28.4　胫后静脉成像识别闭塞的动脉是胫后动脉

有时,彩色血流显像显示远端通畅的胫后动脉经腓动脉的终末后分支注入腓动脉。胫后动脉近端扫查结束后,继续向远端扫查足底支及其分支,远端扫查的目的之一是发现足底潜在的远端靶吻合口,之二是若远端吻合口选择在小腿或踝水平时,评估足底动脉是否通畅。短方案扫查可以从踝部开始,止于需要搭桥血管的最远端的狭窄或闭塞位置。

胫前动脉路图在小腿前面进行扫查,其方法相似。首先,在踝部进行评估。小腿横断面的解剖对扫查是非常有价值的,另外,必须熟悉胫骨和腓骨的关系,便于识别胫前动脉。频谱呈单相波形提示近端严重的狭窄或闭塞。对腘动脉可以采用横向和纵向进行扫查。虽然二维扫查可以提供大量的诊断信息,但彩色血流或能量多普勒成像更有价值。通畅的胫前动脉远端可以通过腓动脉的终末前分支向腓动脉供血。胫前静脉比胫后静脉细。因此,发现潜在的梗阻需要根据继发信息。例如,在血流通过短的侧支离开血管的位置,管腔会变得不规则;长的侧支也可以代替向远端提供血运。扫查胫前动脉近端时,有可能需要扇形探头。从后方扫查,胫前动脉分支位置比腓动脉要深。初学者常犯的错误是把腓动脉表浅的后分支当成胫前动脉而不是为腓肠肌供血的弯曲分支动脉。

足背动脉扫查需要注意足背动脉的解剖学变异,包括:跗动脉或腓动脉终末前分支的不正常止

点。足背动脉分为与后循环相交通的深的足底支和供应足趾的浅的经跖骨动脉。远端扫查的目的是发现足背动脉潜在的远端靶吻合口,和若远端吻合口选择在小腿或踝水平,评估胫前动脉是否通畅。短方案可以从踝部开始,止于需要搭桥血管最远端的狭窄或闭塞位置(图 28.5)。

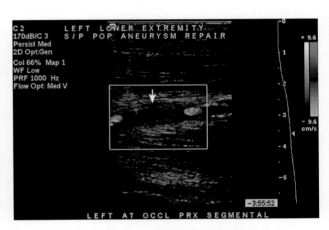

图 28.5　胫前动脉近端短段的局部阻塞

腓动脉的扫查采用高频探头在小腿后侧进行。建议学习横断面解剖识别腓动脉与腓骨的关系。扫查中彩色血流或能量多普勒比二维更有价值;血管纵切面比横切面更常用。但是,横向扫查可以提供更多的关于周围动、静脉的解剖学信息。由于声波需经过肥大、粗壮的小腿,腓动脉的扫查不同于胫前、胫后动脉。近端腓动脉和胫腓主干的扫查很困难,可能需要采用低频探头。分支和侧支网可能给识别腓动脉带来干扰。搭桥术曾经扩展至腓动脉的分支,起初在血管造影上被认为是腓动脉。超声的优点是可以通过识别腓动脉旁的腓静脉来确定腓动脉。腓动脉的胫前、胫后终末分支可以供应胫前、胫后动脉远端的血运。短方案可以从踝部开始,止于需要搭桥血管最远端的狭窄或阻塞位置。

吻合部位

二维扫查可以提供血管壁的详细信息。选择内膜薄、弹性好、可压缩的血管节段,不要选择管壁增厚、钙化的节段。尽管钙化会妨碍超声对狭窄的评价,但超声具有很大的优点就是可以发现所有钙化的节段,并选出适合吻合的没有钙化的动脉节段。外科医生可以采用局部动脉内膜剥脱术,修补阻塞部位,使血液不仅能向远端流,还能向近端流。搭桥术可以提供足够的压力,充盈供应肌肉血运的小动脉和侧支。起初,血管外科医生尽量避免选择管壁

增厚的血管作为远端吻合口,如果发现动脉管壁增厚,就要重新进行选择。然而,近期的检查发现在管壁增厚的血管上行动脉吻合术,术后动脉造影检查显示非常正常。事实上,如果需要,甚至可以在钙化的节段行血管吻合术[25]。超声成像能将血管壁分为软、增厚和钙化三种类型,从而帮助外科医生选择最佳的吻合位置。

静脉路图

需要远端搭桥的患者,在作动脉路图的同时,应该加作静脉路图[13]。吻合口的位置可以根据搭桥可用静脉的长度进行选择。隐静脉或手臂静脉路图采用高频探头进行扫查,主要观察静脉管腔是否通畅及管壁情况,测量可使用静脉的直径和长度。静脉的位置可以标记于皮肤以便于手术。如果行原位搭桥术,还应标记出静脉的属支。直径为 2mm 的头部静脉常常可以扩张至4mm 成为搭桥移植血管[26]。手臂静脉通过上臂放置止血带进行扩张。隐静脉尽量不要扩张,只有当隐静脉的直径小于 4mm 时,才建议采用扩张的方法。另外,移植静脉管壁必须是薄而光滑的。增厚的管壁提示近期出现过静脉血栓,应该尽量避免使用类似的静脉节段。除此之外,应该切除静脉瓣及静脉窦,因为它们是引起移植血管狭窄或闭塞的潜在原因。静脉瓣的超声图像是漂浮在静脉窦的纤细带状回声。

总之,静脉路图与动脉路图的结合为动脉血运重建提供了依据。扫查时需要记录静脉壁的情况、静脉直径以及可获得的静脉长度。

术后随访

建议以下患者行超声检查或体格检查:(1)有轻度周围血管疾病的患者;(2)药物治疗的患者;(3)血管内介入治疗的患者;(4)开放性手术,尤其是搭桥术后的患者。

随访的程序

搭桥术后随访的推荐时间为术后的第3、6、9、12、18、24 个月,之后每年一次。长方案包括评估移植血管及其近端、远端动脉,尤其是流出的动脉。狭窄可以根据二维/彩色血流成像或血流速度的增快程度进行分级。当发现一处病变后应继续扫查,因

为移植血管或动脉可以存在其他的狭窄。短方案可以根据测量的血流速率进行评估,以毫升/分为单位。如果第一次超声检查是正常的,血流速率可以作为提示是否需要完整扫查的根据。如果在复查中血流速率降低 20% ~ 30%,建议行完整扫查。然而,在测量血流速率中需要注意许多细节,第一必须考虑血流搏动;第二,为了适应许多情况,血管会通过扩张进行调整,其血流会发生变化。所以,建议在相同的环境下进行测量,通常以趾尖温度作为参考,建议趾尖温度为 28℃(26℃ ~ 30℃)。另一个评价方法是,血流速率低于最低阈值,则提示血液循环差,腘动脉、胫动脉及踝水平搭桥术后的最低阈值分别为 50ml/min,40ml/min,30ml/min。但是,血流状态差不仅仅是由搭桥血管或周围动脉阻塞所致,心衰也是引起循环状态差的常见原因。血液循环状态差但不伴有周围血管阻塞提示着心功能差,这样的患者在 1 年之内的死亡率较高。血管内介入治疗的特点使其在临床中的应用较为广泛。建议采用超声进行评估。记录管壁增厚、内膜增生及阻塞的位置并测量血流速度。由于支架与血管的顺应性不同,导致血流速度明显增加,所以用于评价动脉正常或狭窄的标准用于评价支架应进行修改。总之,外周动脉介入治疗术后,至少在术后的第一年内应该常规且持续的进行随访。对搭桥血管狭窄的检查和治疗比闭塞后行血栓切除或二次血运重建的远期通畅率好[27]。

患者随访

患者随访包括对侧肢体的检查和开放性手术或血管内介入治疗术后肢体的评估,因为,对侧肢体最终也将需要类似的治疗。药物治疗的患者每年需要进行一次血管检查。具有发展为严重周围动脉阻塞性疾病危险因素的患者也应进行常规检查。这些患者将从医生制定的血管康复计划中受益,计划包括教育患者了解危险因素、周围动脉疾病的相关知识,建立良好的饮食和运动习惯。事实上,患者调节要优于手术治疗,并可以降低手术死亡率。

实施

本节的主要目的是讨论构建 DUAM 检查小组的步骤。DUAM 可以作为腿部缺血性疾病开放性或血管内手术术前唯一的影像学检查。

主要目的

许多人对此有误解，认为 DUAM 的主要目的是为了取代 X 线动脉造影。如此理解是非常错误的。瓣膜的关闭或开放只是一个间接变量。我们需要注意的是在瓣膜处有无血流通过。瓣膜可能是关闭的或功能不全的，而后者却允许血流中不需要的物质进入桥血管。

DUAM 的主要目的是确保安全、有效的治疗。例如，对于搭桥手术，假如 DUAM 已经选择了合适的远近端吻合口的位置，那么其与动脉造影的结果是否一致就不重要了。

需要考虑的另一重要问题是许多治疗方案并存。一个患者可以找不同的医生，会得到不同的治疗方案。事实上，一项研究表明，在大约 1/3 的病例中，同一医生接受相同的临床和影像学信息，也可能会选择不同的治疗方案[28]。更具体地说，一个中心可能选择腓动脉搭桥术，而另一个中心则选择胫前动脉作为治疗的靶血管。如果外科医生或团队的目标是治愈患者，那么 DUAM 是非常有效的。超声医生和外科医生之间的密切交流是术前动脉路图成功的重要前提。这一原则同样适用于动脉造影。如果临床选择主髂动脉段进行治疗，那么就不需要进行腹股沟管远端的动脉成像了。相反，如果外科医生需要小腿和足部动脉的详细评估，那么就不需要进行近端动脉的成像了[29]。

总之，DUAM 的主要目的是为治疗提供有效的信息，满足治疗团队的需要，而不是替代动脉造影，血管检查中心和外科团队之间的密切交流是达到这一目的的重要基础。

学习阶段

学习阶段包括从多普勒检测血流波形到完成并制定成像方案以确定手术方式的逐步转变过程。这一阶段包括采用超声检查测定股总动脉、股浅动脉及膝下动脉的波形，完成血管节段性成像及血流评估。由于节段性评估时已经完成了波形的测定，下一个步骤是实现整个股腘动脉段的成像。接下来主髂动脉段和膝下动脉的成像是最难的步骤。在训练中，医师的技能和自信心也会逐渐得到提高，接下来的步骤是书写合格报告。

对比动脉造影

早期的训练包括 DUAM 与动脉造影或 MRA 之间的对比[6,9,10,13,15]。许多研究采用与动脉造影对比，评价超声路图的准确度、灵敏度、特异性与预测值。将动脉造影或 MRA 作为参考标准是错误的，因为这些检查无法显示闭塞动脉远端的血管，而且血管显影对于必要的定位没有足够的解剖学标记。超声检查具有局限性，对于肥胖、肢体水肿、管壁钙化会影响扫查效果。另外，有人认为超声过度依赖速度测量，用速度增快的程度来评价远端狭窄是不确切的，应该考虑所有的彩色多普勒血流信息。显然，任何能够证明管腔通畅的方法都可以成为标准。然而，对比动脉造影或 MRA 可以帮助训练超声医生，提高其确定超声优于其他检查技术一致与否的自信心。

作虚拟决策

有人将依赖超声路图作出的手术决策与依赖动脉造影作出的手术决策进行对比研究[13,30,31]。通常，这些决策需要考虑许多参数，但是却没有考虑到许多患者可以选择多种治疗方案。此外，手术方案的定制还应考虑到个体差异。Maumounides 医疗中心最终做出的决定是由一个血管外科医生亲自进行超声扫查分析完成的。经验丰富的血管外科医生会根据动脉造影的结果选择接受或拒绝通过超声检查所做出的手术决定。超声医生在学习阶段至少需要通过对 15 例患者的学习才能了解血管外科医生的意向。学习阶段的另一内容是了解何种情况无法完成超声检查，多是由于解剖学或病理学的限制，或者由于患者无法配合。例如，患者蜷缩的姿势对于完成超声路图都是不理想的。

作实际决策

实际决策的制定有许多种类：

1. 计划在术中、治疗前或搭桥前行动脉造影的患者，可以根据超声路图决定手术方式。

2. 可以根据术前超声路图决定治疗计划或搭桥，在术后进行 X 线动脉造影。

3. 根据超声作出治疗计划，在术后完成超声动脉路图。

即使整个治疗计划是根据超声路图作出的，动脉造影及测量动脉内压也是非常有必要的。这种技术在腹股沟远端血运重建后髂动脉的治疗中十分重要。

超声检查的缺点

下面会提到超声的许多局限性。一些人经常称为缺点，可能有些武断，而另一些人却解释为潜在的优点：

1. 超声检查需要接触皮肤。某些患者有深的伤口，导致无处放置超声探头，无法高质量地完成检查。

2. 超声检查需要患者协作。尽管超声检查过程中可以给患者镇静，但术前检查的患者通常是清醒的。对于挛缩的患者，无法完成高质量的超声扫查。

3. 超声检查具有"操作者依赖性"。这是一种普遍的说法，但又是非常不确切的。超声检查确实是依赖操作者，难道其他的检查就不依赖操作者吗！例如，不仅仅做动脉造影需要技术，选择动脉造影、MR、CT 的序列也需要更详尽的知识，三维重建同样需要特殊的训练和知识。总之，所有的周围动脉的检查都具有"操作者依赖性"。

4. 超声检查不适用于肥胖及水肿的患者，不能进行超声检查的情况可能相当少，甚至少于动脉造影、MR 及 CT。

5. 当管壁出现钙化或斑块时，超声无法区分狭窄（图 28.6）。超声的这一缺点有利于 DUAM 的完成。诊断严重的狭窄甚至闭塞不可以在钙化的动脉

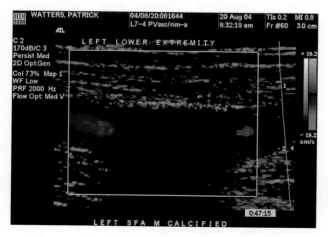

图 28.6　由于声影遮挡彩色血流信号，不能采用超声对股浅动脉钙化节段的管腔进行评估

节段。然而，这一信息在选择吻合口方面是非常有价值的，这是 DUAM 的主要目的。

6. 超声检查的视野小。其他技术呈现出的图像容易理解和进行比较。宽景成像或全景成像在一定程度上解决了这一问题。使用小图像的剪裁、旋转和拼接进行大量图像的计算机重建，这并不比二维 MR 图像的三维重建难。

超声路图的优点

DUAM 与动脉造影、MRA 和 CTA 相比具有许多优点：

1. DUAM 是一种无创的技术。MRA 的无创程度也不及超声。MRA 需要通过静脉系统注入造影剂。磁场区域可以移动身体内的植入物，影响心脏起搏器的工作。事实上，在 Maimonides 医疗中心 MRA 的禁忌证达两位数之多。X 线动脉造影相关的死亡率是众所周知的。穿刺点和桥血管植入会导致血肿，假性动脉瘤，甚至瘘管形成。对造影剂的过敏反应和肾功能不全是动脉造影严重的禁忌证，尤其是糖尿病肾衰竭的患者。关于 X 线技术的最新声明是其具有致癌性。尤其，必须限制 CT 的使用。

2. DUAM 的可携带性。动脉路图可以在血管检查中心、急诊室、病房、手术室、恢复室，甚至任何地方进行。而其他检查技术在此方面是受限制的。

3. DUAM 可以显示管壁及阻塞的斑块。动脉造影是严格的发光图，只能显示血流。理论上，MRI 和 CT 可以显示动脉壁和梗阻的情况。然而，目前其分辨率却不及超声。

4. DUAM 可以提供血流动力学数据。目前除了 MRA 理论上可以，还没有其他技术可以提供速度和血流量数据。超声血流动力学数据的检测提高了对心血管及周围血管功能的评估。

5. DUAM 可以检测任何方向的低速血流。动脉造影通常不能显示梗阻远端的血流[31,32]。MRA 通常无法检测血流方向。CTA 通常不能显示小动脉的血流。相反，超声不仅可以显示低速血流，还可以显示动脉内没有明显流动性的血液运动。

6. DUAM 可以提供所有的三维信息。X 线动脉造影不能显示没有血流的闭塞血管。在许多方面，一个方向的成像是不够的。两个，甚至三个方向

或者旋转动脉造影又导致造影剂及射线负担过重。通过 CTA 获得膝下的小血管的图像，摄入造影剂和射线的剂量是很大的，而且通常无法显示足够需要的信息。超声可以在任何方向进行扫查，横向、纵向及斜向。

7. DUAM 可以提供解剖学信息。超声可以通过伴行静脉和其他相邻的解剖学结构鉴别腿部甚至是足部的主要动脉。如果技术发展到既可以显示动脉又可以显示静脉，CT 和 MRI 可以完成同样的任务。MRA 和 X 线动脉造影也可能提供实际血管显影的误导信息。例如，可能误认显影的侧支循环。

8. DUAM 是"快速的"。依赖于测量的时间，1 个小时的 DUAM 检查与其他的技术相比可能是快速的。例如，CTA 甚至 MR 需要专业的重建，直到数据分析完成才能获得信息。如果 X 线动脉造影术后恢复的时间也算在内的话，这项技术的时间要比超声慢。

9. DUAM 价格低廉。

结　论

多普勒超声动脉路图可以提供对下肢治疗有用的信息。个体训练、开阔思路以及报销比例增大可以使 DUAM 在围手术期和随访中成为大多数患者很好的选择，使服务转向患者和个人的安全，以及诊断的简单化。

参考文献

1. Ascher E, Mazzariol F, Hingorani A, Salles-Cunha SX, Gade P. The use of duplex ultrasound arterial mapping as an alternative to conventional arteriography for primary and secondary infrapopliteal bypasses. Am J Surg. 1999;178:162–5.
2. Mazzarriol F, Ascher E, Salles-Cunha SX, Gade P, Hingorani A. Values and limitations of duplex ultrasonography as the sole imaging method of preoperative evaluation for popliteal and infrapopliteal bypasses. Ann Vasc Surg. 1999;13:1–10.
3. Mazzariol F, Ascher E, Hingorani A, Gunduz Y, Yorkovich W, Salles-Cunha SX. Lower-extremity revascularization without preoperative contrast arteriography in 185 cases: lessons learned with duplex ultrasound arterial mapping. Eur J Vasc Endovasc Surg. 2000;19:509–15.
4. Ascher E, Hingorani A, Markevich N, Costa T, Kallakuri S, Khanimoy Y. Lower extremity revascularization without preoperative contrast arteriography: experience with duplex ultrasound arterial mapping in 485 cases. Ann Vasc Surg. 2002;16:108–14.
5. Hingorani A, Ascher E. Dyeless vascular surgery. Cardiovasc Surg. 2003;11:12–8.
6. Soule N, Hingorani A, Ascher E, Kallakuri S, Yorkovich W, Markevich N, et al. Comparison of magnetic resonance angiography (MRA) and duplex ultrasound arterial mapping (DUAM) prior to infrainguinal arterial reconstruction. Eur J Vasc Endovasc Surg. 2003;25:139–46.
7. Ascher E, Markevich N, Schutzer RW, Kallakuri S, Jacob T, Hingorani A. Small popliteal artery aneurysms: are they clinically significant? J Vasc Surg. 2003;37:755–60.
8. Ascher E, Hingorani A, Markevich N, Schutzer RW, Kallakuri S. Acute lower limb ischemia: the value of duplex ultrasound arterial mapping (DUAM) as the sole preoperative imaging technique. Ann Vasc Surg. 2003;17:284–9.
9. Hingorani A, Ascher E, Markevich N, Kallakuri S, Hou A, Schutzer RW, Yorkovich W. Magnetic resonance angiography versus duplex arteriography in patients undergoing lower extremity revascularization: which is the best replacement for contrast arteriography? J Vasc Surg. 2004;39:717–22.
10. Hingorani A, Ascher E, Markevich N, Kallakuri S, Schutzer RW, Yorkovich W, Jacob T. A comparison of magnetic resonance angiography, contrast arteriography and duplex arteriography for patients undergoing lower extremity revascularization. Ann Vasc Surg. 2004;18:294–301.
11. Ascher E, Hingorani A, Markevich N, Yorkovich W, Schutzer RW, How A, et al. Role of duplex arteriography as the sole preoperative imaging modality prior to lower extremity revascularization surgery in diabetic and renal patients. Ann Vasc Surg. 2004;18:433–9.
12. Ascher E, Markevich N, Schutzer RW, Kallakuri S, How A, Nahata S, et al. Duplex arteriography prior to femoral-popliteal reconstruction in claudicants: a proposal for a new shortened protocol. Ann Vasc Surg. 2004;18:544–51.
13. Ascher E, Salles-Cunha SX, Hingorani A, Markevich N. Duplex ultrasound arterial mapping before infrainguinal revascularization. In: Mansour MA, Labropoulos N, editors. Vascular diagnosis. Philadelphia: Elsevier Saunders; 2005.
14. Beebe HG, Salles-Cunha SX. Rational use of the vascular diagnostic laboratory. In: Zelenock GB, editor. Problems in general surgery. Philadelphia: J.B. Lippincott Company; 1994. p. 527–41.
15. Beebe HG, Salles-Cunha SX. Vascular laboratory testing for arterial disease. In: Greenfield LJ, Mulholland MW, Oldham KT, Zelenock GB, Lillimoe KD, editors. Surgery: scientific principles and practice. 3rd ed. Philadelphia: Lippincott Williams & Wilkins; 2001. p. 1604–13.
16. Salles-Cunha SX, Wakefield TW. Vascular diagnostics with special emphasis on ultrasound. In: Mulholland MW, Lillemoe KD, Doherty G, et al., editors. Greenfield's surgery: scientific principles and practice. 4th ed. Philadelphia: Lippincott Williams & Wilkins; 2006.
17. Salles-Cunha S, Andros G, Harris R, Dulawa L, Oblath R, Schneider P. Poster. Infrapopliteal hemodynamics in patients with different anterior and posterior tibial artery pressures. In: Program of the 6th San Diego symposium on vascular diagnosis, San Diego; 15–21 Feb 1992. p. 31.
18. Salles-Cunha SX, Vincent DG, Towne JB, Bernhard VM. Noninvasive ankle blood pressure measurements by oscillometry. Tex Heart Inst J. 1982;9:349–57.
19. Vincent DG, Salles-Cunha SX, Bernhard VM, Towne JB. Noninvasive assessment of toe systolic pressures with special reference to diabetes mellitus. J Cardiovasc Surg. 1983;24:22–8.
20. Vollrath KD, Salles-Cunha SX, Vincent DG, Towne JB, Bernhard VM. Noninvasive measurement of toe systolic pressures. Bruit. 1980;4:27–30.
21. Sondgeroth TR, Salles-Cunha SX, Vollrath KD, Towne JB. Variability of toe pressure measurements. Bruit. 1982;6:14–6.
22. Gale SS, Scissons RP, Salles-Cunha SX, Dosick SM, Whalen RC, Pigott JP, Beebe HG. Lower extremity arterial evaluation: are segmental arterial blood pressures worthwhile? J Vasc Surg. 1998;27:831–9.
23. AbuRahma AF, Khan S, Robinson PA. Selective use of segmental Doppler pressures and color duplex imaging in the localization of arterial occlusive disease of the lower extremity. Surgery. 1995;118:496–503.
24. Coffi SB, Ubbink DT, Zwiers I, van Gurp JA, Legemate DA. Improved assessment of the hemodynamic significance of borderline iliac stenosis with use of hyperemic duplex scanning. J Vasc Surg. 2002;36:575–80.
25. Ascer E, Veith FJ, Flores SA. Infrapopliteal bypasses to heavily calcified rock-like arteries. Management and results. Am J Surg. 1986;152:220–3.

26. Salles-Cunha SX, Andros G, Harris RW, Dulawa LB, Oblath RW. Preoperative, noninvasive assessment of arm veins to be used as bypass grafts in the lower extremities. J Vasc Surg. 1986;3: 813–6.

27. Bandyk D, Bergamini TM, Towne JB, Schmitt DD, Seabrook GR. Durability of vein graft revision: the outcome of secondary procedures. J Vasc Surg. 1991;13:200–8.

28. Kohler TR, Andros G, Porter JM, Clowes A, Goldstone J, Johansen K, et al. Can duplex scanning replace arteriography of lower extremity arterial disease? Ann Vasc Surg. 1990;4:280–7.

29. Schneider PA, Ogawa DY. Is routine preoperative aorto-iliac arteriography necessary in the treatment of lower extremity ischemia? J Vasc Surg. 1998;28:28–34.

30. Wain RA, Berdejo GL, Delvalle WN. Can duplex scan arterial mapping replace contrast arteriography as the test of choice before infrainguinal revascularization? J Vasc Surg. 1999;29:100–7.

31. Lowery AJ, Hynes N, Manning BJ, Mahendran M, Tawfik S, Sultan S. A prospective feasibility of duplex ultrasound arterial mapping, digital-subtraction angiography, and magnetic resonance angiography in management of critical lower limb ischemia by endovascular examination. Ann Vasc Surg. 2007;21(4): 443–51.

32. Salles-Cunha SX, Engelhorn C, Miranda Jr F, Burihan E, Lourenco MA, Engelhorn AL, Cassou MF. Distal revascularization: comparison of incomplete images of infrapopliteal arteries in severely ischemic lower extremities. J Vasc Bras. 2003;2 Suppl 1:S34.

第 29 章
上肢动脉疾病的无创性检查

29

Gregory L. Moneta

摘 要

　　上肢动脉疾病的诊断比较复杂,因为上肢缺血可以由全身性疾病导致,也可能是局部动脉粥样硬化的表现。雷诺氏综合征通常是慢性上肢缺血性疾病的最初表现。上肢动脉疾病的无创性检查包括指动脉压检测、节段性测压、应用容积描记仪和/或连续多普勒测定动脉波形、冷激发试验,以及应用彩超检测动脉狭窄及动脉瘤。无创性检查还有助于诊断血管痉挛,即静息时血管正常,但寒冷和情绪刺激导致微循环异常。全身疾病引起的循环异常表现为,静息时末梢循环异常,近腕关节处正常。更多周围血管的病变,例如动脉瘤或动脉狭窄,可以通过节段性测压或超声检查来诊断。适当的应用肩颈部放射线平片、血液检查、无创性和有创性的上肢动脉检查技术,掌握导致上肢缺血的相关因素,结合病史和体格检查,可以确定大多数上肢动脉缺血病例的病因并指导治疗。

关键词

上肢动脉缺血、雷诺氏综合征、血管痉挛、指动脉、节段性测压、彩超、容积描计法、冷激发试验、结缔组织疾病、栓塞

引言

　　有症状的上肢动脉疾病占肢体缺血病例的 5% 左右。动脉粥样硬化是目前引起下肢动脉疾病的最常见原因。而上肢动脉缺血可以由动脉粥样硬化引起,也可以由各种全身性疾病导致。因此上肢动脉疾病的诊断很复杂。病史和体格检查、血液检查、肩颈部放射线平片,以及无创性和有创性的上肢动脉检查技术,可能都会应用于诊断。

　　只应用无创性检查技术往往就能对上肢缺血进行诊断,再结合病史和体格检查,便能够进一步指导治疗。

　　上肢动脉疾病的无创性检查技术包括节段性测压、指动脉压检测、应用容积描记仪记录动脉波形以及冷激发试验。彩超的应用也很重要,但与评估下肢动脉疾病相比,对上肢的评估往往较为有限。

雷诺氏综合征

　　大多数临床疾病所导致的上肢缺血会有雷诺氏综合征的表现。典型的雷诺氏综合征表现为手指因寒冷或情绪刺激变得非常苍白,在复温后出现发绀和潮红(图 29.1)。完全复原需要刺激消除后 15~45 分钟。并非所有的患者都会出现典型的三色表现,一些患者在发病时只表现为苍白和发绀;一些患者甚至主诉为手部发凉而没有颜色的变化,但是在进行无创性检查时会出现典型雷诺氏综合征的表现。

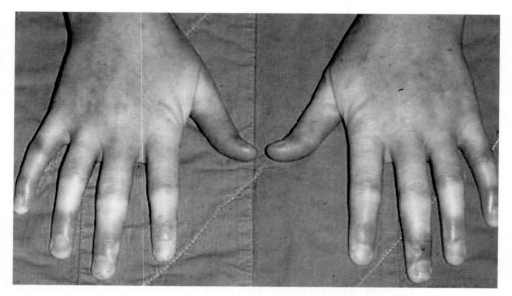

图 29.1 一位 46 岁女性雷诺氏现象发作

可以将雷诺氏综合征患者分为两种类型。雷诺氏病是一个术语，用于描述一种特发性良性的间歇性肢端缺血；雷诺氏现象是一种症状，描述了与潜在疾病相关的类似的症候群。只有 5% 的雷诺氏综合征能够发现相关的潜在疾病[1]。但是，当患者雷诺氏病发作时，没有被诊断的相关疾病可能被确诊[2]。因此人为地将雷诺氏综合征划分为雷诺氏病和雷诺氏现象。我们应该认识到，雷诺氏现象只是一种症状，需要进行进一步诊断，而不仅仅是诊断这种现象本身。大多数病例的诊断应该是特发性发作性血管痉挛。据报道在寒冷、潮湿的季节，有 6% ~20% 的人，尤其是年轻女性，会发生雷诺氏现象[3]。血管痉挛除非由血管活性药物或麦角引起，否则很少导致溃疡和坏疽（图 29.2）。应

该对与雷诺氏现象相关的肢端溃疡或坏疽进行全面检查，评估肢端动脉闭塞以及潜在的可引起肢端动脉闭塞的疾病。

病理生理学

依据血管诊断检查中心检查和物理检查结果，将上肢缺血患者分为大动脉疾病和小动脉疾病，这是一个实用的分类方法。血清学检查更有助于评估预后[3]。

大部分上肢溃疡和坏疽的患者是由于小动脉闭塞（表 29.1）。大动脉疾病会导致肢端动脉栓塞从而引起严重的上肢症状（表 29.2）。锁骨下动脉近端闭塞很少引起危及肢体的缺血，除非并发前臂或肢端的动脉栓塞。

血管痉挛性雷诺氏综合征的患者在室温下指动脉压正常，他们没有任何部位的动脉阻塞，是寒冷诱发了这类患者的动脉痉挛。阻塞性雷诺氏综合征的患者在心脏和外周血管之间存在阻塞，由于严重的动脉阻塞引起静息时指动脉压显著减低，发生了雷诺氏现象，其发病的基本条件是同一手指的两条动脉都有阻塞。正常情况下，寒冷引起的血管收缩与管腔内压力相平衡，不会导致管腔闭合，发生类似血管痉挛性雷诺氏现象。图 29.3 显示了正常人和血管痉挛性或阻塞性雷诺氏综合征患者手指压力和温度之间的关系。

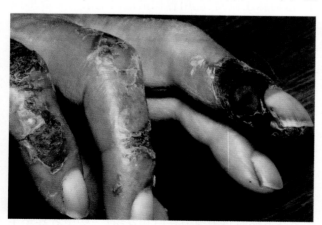

图 29.2 一位长期罹患糖尿病和肾衰竭的患者出现手指坏疽。手指坏疽大多和指动脉闭塞有关

表 29.1　与肢端固有动脉闭塞相关的疾病	
疾病类型	举　例
结缔组织病	硬皮病，CREST 综合征，系统性红斑狼疮，类风湿性关节炎，干燥综合征，混合性结缔组织病，皮肌炎，中小型血管炎
动脉粥样硬化和动脉闭塞性疾病	动脉粥样硬化闭塞性脉管炎，动脉粥样硬化栓塞，糖尿病末梢动脉疾病，血栓闭塞性脉管炎（Buerger 氏病）
血栓	心脏栓塞，动脉栓塞，反常栓塞
大动脉炎	多发性大动脉炎，颅外颞动脉炎
卡压性疾病	动脉胸廓出口综合征
职业性动脉创伤	小鱼际捶打综合征，振动引起的雷诺氏综合征
药物导致的血管痉挛	β 受体阻滞剂，升压药，肾上腺素，麦角，可卡因，苯丙胺，长春碱/平阳霉素
感染	细小病毒病，乙型及丙型肝炎，抗原血症，脓血症/弥散性血管内凝血
恶性肿瘤	多发性骨髓瘤，白血病，腺癌，星形细胞瘤
血液病	真性红细胞增多症，血小板增多症，冷凝集素，冷球蛋白血症

表 29.2　上肢肢端动脉栓塞的病因	
病源	举　例
心脏	房颤，心房血栓，心脏瓣膜病，黏液瘤
外伤	钝性伤和穿透伤，职业所致/小鱼际捶打综合征
动脉瘤	锁骨下动脉或外周动脉瘤（尺动脉瘤）
纤维肌性疾病	

无创性诊断技术

　　雷诺氏综合征患者的体格检查通常是正常的，但是在进行无创性血管检查前仍需先进行体格检查。显然，进行脉冲检查时，应注意脉冲的强度和质量以及是否存在动脉瘤或杂音。除此之外，应该仔细检查手指是否有溃疡。过度角化的区域可能提示有已经愈合的溃疡。应该检查手部及手指是否有毛细血管扩张，皮肤变薄、紧缩或者指端硬化及提示患自身免疫性疾病的其他表现。此外，还应该注意神经受压的症状和体征。大约 15% 的雷诺氏综合征患者会伴发腕管综合征。

上肢节段性测压

　　上肢节段性测压是将袖带分别置于肘关节上方，肘关节下方以及腕关节上方测量血压，同时应用多普勒在腕部检测桡动脉或尺动脉。在不同平面记录多普勒或容积描记仪的波形，异常的波形或血压可以提示检测平面近端的动脉存在病变。

　　测量上臂（肱动脉）和腕部（桡动脉和尺动脉）收缩压的方法如下：用 12 厘米的袖带测量肱动脉血压，在腕上应用 10 厘米的袖带测量桡、尺动脉收缩压。正常情况下，在肱动脉和桡、尺动脉之间没有显著的血压梯度，因此正常的腕/肱指数是 1.0。两侧上肢的血压差超过 15mmHg 表明血压较低的一侧上肢存在狭窄或闭塞。在肘上出现血压降低和/或波形异常表明在肘部或其近端存在动脉阻塞。肘上血压正常而腕上血压异常表明有肱动脉和/或尺动脉/桡动脉阻塞性疾病（图 29.4）。不同平面之间或桡、尺动脉间血压差超过 15mmHg 也提示存在阻塞性疾病。

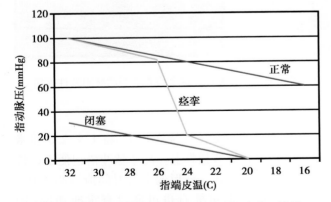

图 29.3　正常人对寒冷的刺激表现为指动脉压的线性降低。血管痉挛性雷诺氏综合征患者的指动脉压降低较迅速，在达到一个阈值温度后管腔几乎瞬间闭塞。阻塞性雷诺氏综合征的患者在常温下指动脉压较低，冷诱发的血管痉挛表现类似正常人

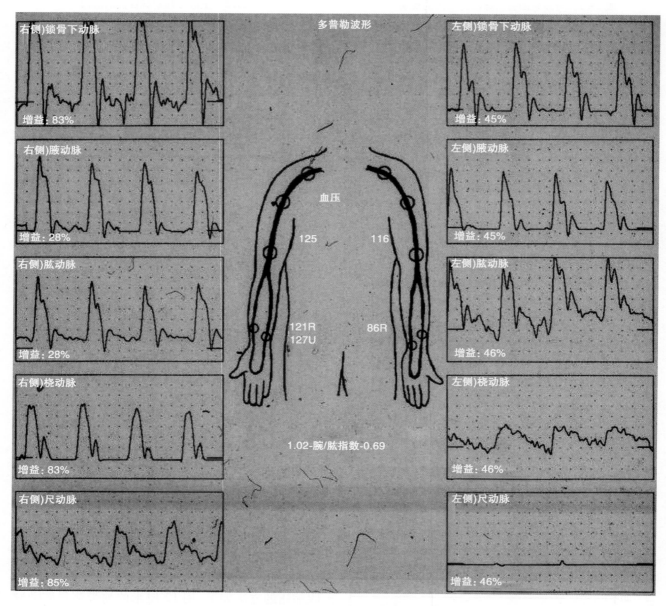

图 29.4 上肢节段性测压以及波形显示左侧上肢桡动脉和尺动脉间异常血压和波形。这个检查表明动脉阻塞性疾病位于左侧肱动脉远端

指动脉压测量和容积描记法

　　指动脉压测量和容积描记法在评价上肢缺血时尤为重要[6]。光电容积描记（PPG）或者应变容积描记都可以用来测量指动脉压和获得脉冲波形。大多数血管检查中心更愿意使用 PPG，因为仪器使用起来方便且耐用。PPG 也可以记录指端的容积脉冲，这有利于发现指端动脉本身的阻塞。

　　测量指动脉压时，将 PPG 的电极用双面胶粘在指端或用小的应变计环绕在指尖，将 1 个 2.5 厘米的袖带环绕在近节指骨上。高速脉冲描记便于评价所记录波形的形状。波形的上行时间应该小于 0.2 秒。正常的波形可能有也可能没有重搏切迹（图 29.5a）。阻塞性的波形峰比较圆钝，且上升支时间延长（图 29.5b）。手指的 PPG 波形是非量化的，因此波形的振幅并不重要，因为振幅与增益设置有关，而与血流量无关。

　　血管痉挛患者的波形往往形态异常，称为"尖脉冲"。这代表掌动脉和指动脉的异常弹性和复原（图 29.5c）。

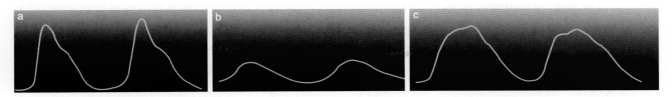

图 29.5　（a）正常 PPG 波形示意图：快速上升支，典型重搏切迹；（b）阻塞性 PPG 波形示意图：上升支延长，峰较圆钝；（c）尖脉冲 PPG 波形：在波形上重搏切迹上移

测量指动脉压时将袖带环绕在指根部，当袖带充气时，在减速的图表记录仪上记录搏动，当搏动消失后，缓慢放气直到动脉恢复搏动。这时的压力就是指动脉压。

在进行指端容积描记和/或测量指动脉压前应该测量指端皮温。指端皮温低的患者首先应该使手

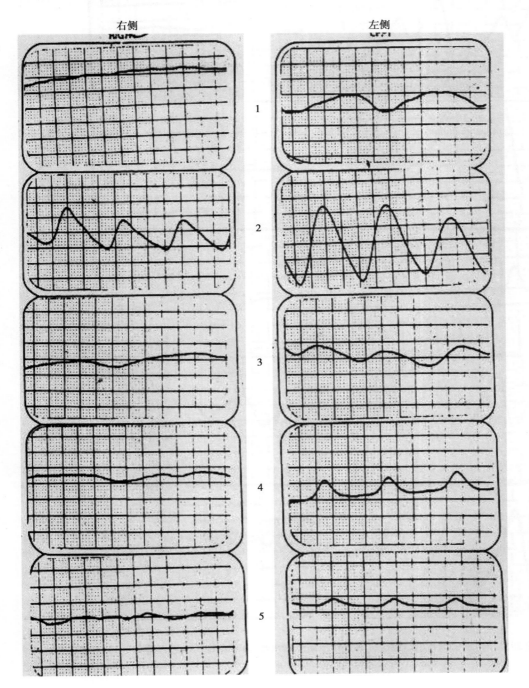

图 29.6　一位硬皮病患者，其双侧指动脉波形异常

部和/或身体变暖,如果温度低于28℃～30℃,冷诱发的血管痉挛可能引起假阳性。测量指端皮温是非常必要的,这样当结果异常时医生才不会将潜在的血管痉挛归因于阻塞。

指动脉压一般较肱动脉压低20～30mmHg,指动脉和肱动脉收缩压的正常比值应该>0.80。但是,正常参考值并不一定能排除微动脉阻塞性疾病。极

远端的微动脉阻塞的患者指动脉压可能正常,因为袖带是放置在近节指骨上的。同一手指上一支指动脉阻塞而另一支指动脉正常的病例可能被漏诊。双侧指动脉PPG异常的患者通常有全身性的小血管疾病,如硬皮病或混合性结缔组织病(图29.6)。单侧指动脉异常的患者高度提示源自同侧动脉的栓塞,例如锁骨下动脉或尺动脉瘤(图29.7)。

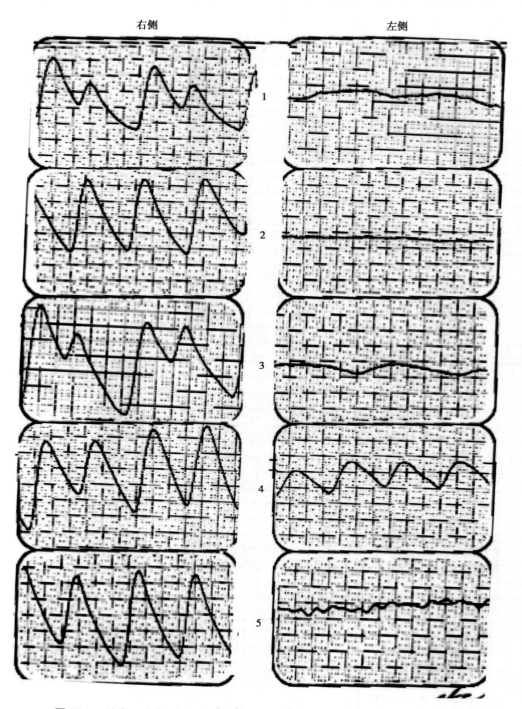

图29.7   继发于胸廓出口综合征的锁骨下动脉瘤患者,其单侧指动脉波形异常

冷激发试验

将手浸没在冰水中一段时间,然后测量指端复温时间,这是最简单的冷激发试验。在试验之前需要让手和身体变暖,手指温度必须在 30℃ 以上,然后令患者的手在盛着冰水的容器里浸泡 30 ~ 60 秒。在进行试验之前需要告知患者可能会发生典型的雷诺氏现象。手干燥以后,在 45 分钟以内每 5 分钟记录一次指端皮温,或者直到皮温恢复到试验之前的水平。正常人指端皮温恢复时间小于 10 分钟。冷激发试验实施起来很不方便,对于有严重的雷诺氏综合征的患者来说也很难忍受,而且在这样的患者中往往指动脉压

降低到无法记录的水平。这个试验对于发现冷诱发的血管痉挛非常敏感但不特异。一半患者试验结果呈阳性,但是没有对寒冷敏感的临床表现[7]。

能够更准确的检测寒冷敏感性的试验是指端低温耐受试验,这是由 Nielsen 和 Lassen 提出的[8]。在进行 Nielsen 试验时,将一个特殊设计的手指袖带环绕在测试手指的近节指骨上,然后逐渐向袖带内灌注冰冷的液体。将被检测手指的压力和没有降温的"参照"手指的压力进行比较(图 29.8)。如果较参照手指的压力下降 17% 以上,冷诱发的血管痉挛试验呈阳性[8]。

冷诱发的血管痉挛的其他检查方法还包括热夹带、冷感应手指激光多普勒、热成像、静脉阻塞容积描记法以及指动脉内径测量。但是没有任何一种检查方法得到了广泛认可或采用[9-11]。

上肢动脉的超声检查

超声能够评估和诊断上肢动脉的动脉瘤和阻塞性疾病。上肢动脉的多普勒波形类似于下肢动脉静息时的高阻力波形,正常的波形是三相波,在一个尖的收缩峰后有一个短暂的舒张期反向血流,然后在舒张末期出现一个小的正向血流(图 29.9)。

锁骨下动脉峰值流速正常值为 80 ~ 120cm/s,前臂动脉峰值流速正常值为 40 ~ 60cm/s,桡动脉和尺动脉流速相当。重度狭窄的典型表现是:收缩期峰值流速增快(射流)、狭窄后湍流、狭窄远端血流速度减低以及收缩末期反向血流消失(图 29.10)。对上肢动脉狭窄的分级还没有统一的流速标准。表 29.3 列出了一般的分级原则。

研究人员对 57 名患者 66 侧上肢的 578 个动脉段进行了评估。目的是通过经血管造影已经确定的 >50% 的狭窄来验证流速标准。结论是诊断狭窄 >50% 的标准为收缩期峰值流速(PSV)比>2,PSV 比是狭窄段 PSV 和狭窄近端正常管腔 PSV 的比值。以 PSV 比>2 作为诊断狭窄>50% 的标准,应用多普勒可以在 19 例上肢动脉重度狭窄的病例中正确诊断出 15 例(敏感性 79%,特异性 100%)[12]。

在检查近端头臂干时,如果取样线的角度不合适,会导致收缩期峰值流速假性增快。但是,可以通过远端的波形推断是否存在真正的狭窄。远端波形呈三相波并且峰值流速较高,可以提示近端的峰值流速增快是假性的。比较双侧肱动脉压也有益于判断近端峰值流速增快的血流动力学意义。

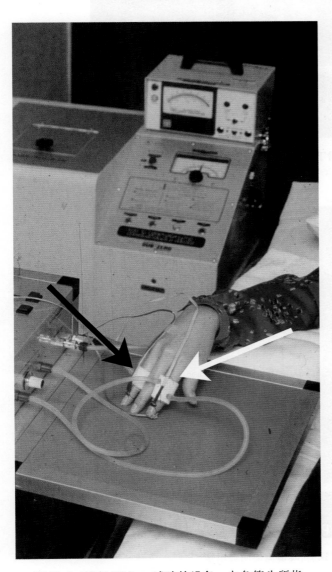

图 29.8　进行 Nielsen 试验的设备。白色箭头所指的是用来冷却手指的特制袖带,它可以控制诱发血管痉挛反应的寒冷的程度。黑色箭头所指的是参照手指。指端的应变计是用来测量指动脉压的

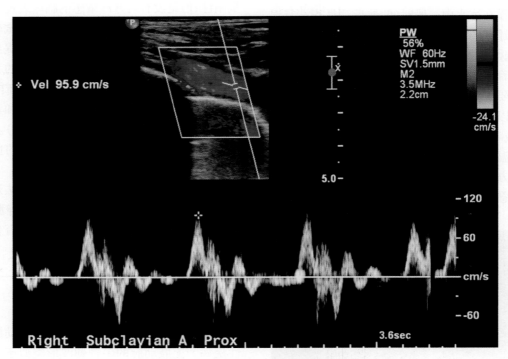

图 29.9　多普勒检测锁骨下动脉的正常三相波形

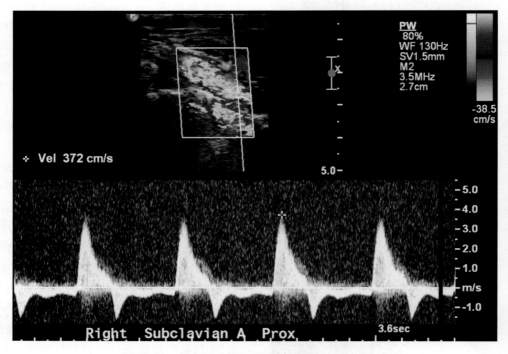

图 29.10　锁骨下动脉近端狭窄,峰值流速明显增快

表 29.3 超声评价上肢动脉狭窄的标准

狭窄程度	特 征
正常	波形均匀,双相或三相波,收缩峰频窗清晰
直径狭窄率<50%	狭窄处流速增快,频带增宽,可能为三相波或双相波
直径狭窄率>50%	狭窄处流速增快,三相波或双相波消失,狭窄后湍流(彩色血流混杂)
闭塞	检测不到血流

超声诊断上肢动脉闭塞的依据是管腔内没有血流流动(图 29.11)。前臂的很多组织(肌腱、神经以及肌束)可能被误认为是闭塞的动脉。所幸,前臂动脉的解剖大多是恒定的,而且肘以下的动脉位置表浅,有助于超声医师进行检查。必要时,为了利于检查,可以在运动或使肢体升温后进行检查。

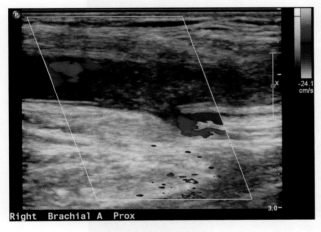

图 29.11 肱动脉闭塞的彩色血流图

超声可以用来评估监测上肢动脉搭桥术(图 29.12a,b)及罕见的上肢动脉瘤。检测动脉瘤时,应该在近端,中段及远端的横断面上从前/后及横向进行测量。此外,还要仔细观察管腔内的血栓。重要的是要清晰显示血管的纵断面,以免高估了动脉瘤的直径。动脉粥样硬化和外伤是引起上肢动脉瘤的危险因素。当发生动脉瘤时,腋动脉、肱动脉、桡动脉、尺动脉和指动脉可能出现搏动性肿块、血栓或栓塞。超声在评价锁骨下动脉瘤时比较困难,因为这个部位的动脉瘤往往是体积较小的梭形结构,并且邻近胸廓出口的骨组织。

在手部,尺动脉经深方达钩骨的钩部。当手的小鱼际部位经常捶打或紧握硬物时,碰撞腕骨钩骨上的钩部,使该部位的尺动脉容易发生变性产生动脉瘤,这就是小鱼际捶打综合征。患者一般表现为因指动脉和掌动脉栓塞从而引起手指缺血症状。

检测方法

超声检测上肢动脉的干扰因素包括伤口或者敷料,静脉通路和骨科固定器械。检查时,患者取仰卧位,头部抬高。记录肱动脉血压,依次检查两侧肢体,并记录锁骨下动脉、腋动脉、肱动脉、桡动脉和尺动脉峰值流速。在纵切面上,取样容积的角度在 45~60 度是最佳的,狭窄处的"狭窄记录"包括狭窄前峰值流速,狭窄处峰值流速,以后狭窄后的血流频谱。

检测锁骨下动脉一般应用 5MHz 的探头,肥胖的患者可能需要频率更低的探头。检查起始部的声窗包括胸骨上窝(图 29.13)、锁骨上窝以及锁骨下。应用体积小巧的 3~5MHz 探头在胸骨上窝进行检查,首先在横切面上识别动脉,然后将探头旋转 90° 获得长轴切面,之后记录波形。最近的一项研究指出,经胸骨上窝对 50 名受检者进行锁骨下动脉起始部的检查,检测到右侧锁骨下动脉起始 48 例,左侧锁骨下动脉起始 25 例[12]。

锁骨下动脉穿过锁骨深方然后越过第一肋,在第一肋外缘移行为腋动脉,移行处通常管径没有变化。经肩部前方可以在胸肌的深方辨别出腋动脉近端,检测更远端时,需要上肢外旋并且外展 45°。

在上臂中段肱二头肌和肱三头肌之间肱动脉位置较浅。多普勒能够检测肱动脉近、中、远段以及桡动脉和尺动脉的波形。这些部位的狭窄、闭塞或者动脉瘤扩张可以按之前介绍的方法进行检测。

目前普遍应用的诱发胸廓出口综合征产生的方法是,令患者变换上肢体位试图引起锁骨下动脉受压,由此来提示臂丛神经的受压情况,不过这个理论是没有经过明确证实的(图 29.14)。但是,目前却在普遍应用这种手法检查。在手法检查中可能还会应用其他无创性血管检查方法,包括应用脉搏容积描记仪和/或手指容积描记仪来进行节段性测压。检查时,先让患者上臂内收,然后变换上肢体位来引起锁骨下动脉受压,并记录波形。为避免漏掉闭塞或检查呈假阴性,可以用 PPG 波形来引导袖带的放置。超声医师通过锁骨下动脉流速和波形的显著改变来评估阻塞性病变。

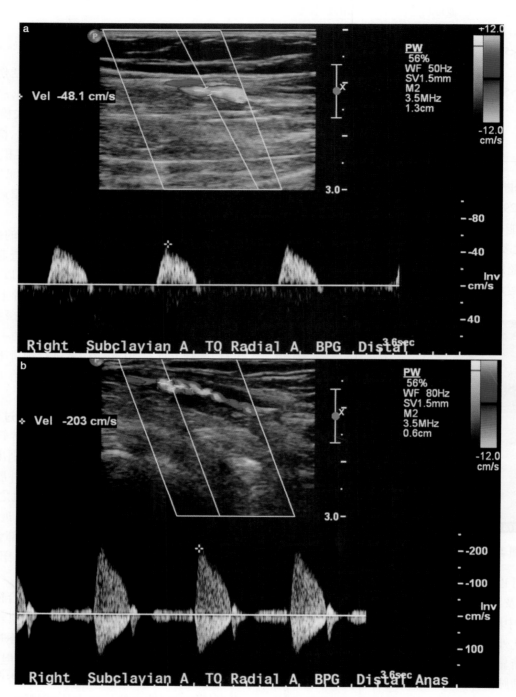

图 29.12   (a,b)一名 10 岁患儿锁骨下动脉—桡动脉搭桥术后,这是搭桥远端的多普勒波形。a 图的波形是单相的,远端吻合口有重度狭窄;b 图是在紧邻吻合口之前测得的频谱

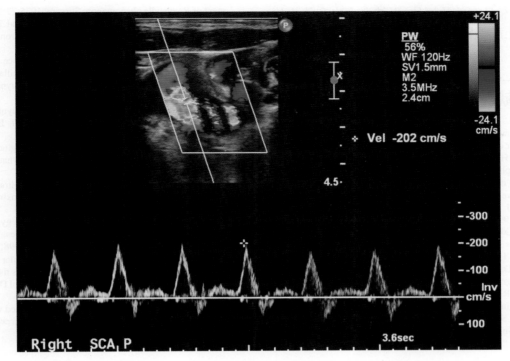

图 29.13　利用体积小巧的探头自胸骨上窝获得锁骨下动脉近端的血流图及多普勒波形

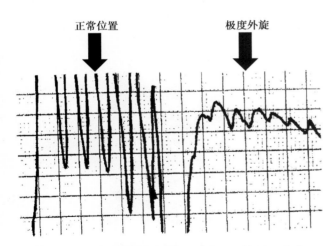

图 29.14　指端光电容积描记结果提示锁骨下动脉体位性受压。在一个关于无症状胸廓出口综合征的课题中进行了这项研究

血液透析的评估

超声检查越来越多的应用于血液透析造瘘术前及术后的评估。应用超声来检查上肢动脉及静脉，评价血管的功能，进而预测建立自体动静脉瘘成功的可能性。造瘘术前进行全面的超声评估可以使动静脉瘘的成功率从 14% 提高到 63%，一年累计通畅率自 48% 提高到 83%[13]。造瘘时，选择上肢动脉的一般标准是动脉没有显著的斑块，管径>2mm，流

速>40cm/s[14]。早期的报道指出，动脉管径<1.5mm时，造瘘全部失败了[15]。

多普勒可以评估动静脉瘘的成熟度、成熟瘘口的狭窄或其他相关病变，还可以评估所有动脉化血管的管径和管壁厚度（图 29.15），同时也可以发现潜在的严重狭窄。目前有种假设，早期矫正狭窄可以提高动静脉瘘的成熟率、使用率和辅助通畅率，不过这个理论还没有得到证实。

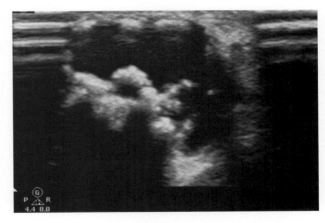

图 29.15　一名 10 岁患儿桡动脉头静脉瘘术后，这是其慢性血栓钙化的灰阶图像

结　论

血管无创性检查技术能够对上肢动脉的一系列

疾病进行可靠且有效的评估,再结合病史和体格检查,能够在上肢动脉疾病的诊断和治疗中发挥重要作用。

参考文献

1. Allen E, Brown G. Raynaud's disease: a critical review of minimal requisites for diagnosis. Am J Med Sci. 1932;83:187–200.
2. Hirschl M, Hirschl K, Lenz M, et al. Transition from primary Raynaud's phenomenon to secondary Raynaud's phenomenon identified by diagnosis of an associated disease: results of ten years of prospective surveillance. Arthritis Rheum. 2006;54:1974–81.
3. Edwards JM. Basic data concerning Raynaud's syndrome. Ann Vasc Surg. 1994;8:509–13.
4. Landry GJ, Edwards JM, McLafferty RB, et al. Long-term outcome of Raynaud's syndrome in a prospectively analyzed patient cohort. J Vasc Surg. 1996;23:76–85.
5. Waller DG, Dathan JR. Raynaud's syndrome and carpal tunnel syndrome. Postgrad Med. 1985;61:161–9.
6. McLafferty RB, Edwards JM, Taylor Jr LM, et al. Diagnosis and long-term clinical outcome in patients presenting with hand ischemia. J Vasc Surg. 1995;22:361–9.
7. Porter JM, Snider RL, Bardana EJ, et al. The diagnosis and treatment of Raynaud's phenomenon. Surgery. 1975;77:11–23.
8. Nielsen SL, Lassen NA. Measurement of digital blood pressure after local cooling. J App Phys Resp Environ Exerc Phys. 1977;43:907–10.
9. Lutolf O, Chen D, Zehnder T, Mahler F. Influence of local finger cooling on laser Doppler flux and nailfold capillary blood flow velocity in normal subjects and in patients with Raynaud's phenomenon. Microvasc Res. 1993;46:374–82.
10. Lafferty K, de Trafford JC, Roberts VC, et al. Raynaud's phenomenon and thermal entrainment: an objective test. BMJ Clin Res. 1983;286:90–2.
11. Singh S, de Trafford JC, Baskerville PA, et al. Digital artery caliber measurement: a new technique of assessing Raynaud's phenomenon. Eur J Vasc Surg. 1991;5:199–205.
12. Yurdakul M, Tola M, Uslu OS. Color Doppler ultrasonography in occlusive diseases of the brachiocephalic and proximal subclavian arteries. J Ultrasound Med. 2008;27:1065–70.
13. Silva M, Hobson II RW, Pappas PJ, et al. A strategy for increasing use of autogenous hemodialysis access procedures: impact of preoperative noninvasive evaluation. J Vasc Surg. 1998;27:302–8.
14. Ferring M, Henderson J, Wilmink A, et al. Vascular ultrasound for the pre-operative evaluation prior to arteriovenous fistula formation for haemodialysis: review of the evidence. Nephrol Dial Transplant. 2008;23:1809–15.
15. Wong V, Ward R, Taylor J, et al. Factors associated with early failure of arteriovenous fistulae for haemodialysis access. Eur J Vasc Endovasc Surg. 1996;12:207–13.

第 30 章
桡动脉彩超成像的应用

Leon Salem. Jorge Rey. Sean P. Roddy. 和 R. Clement Darling Ⅲ

摘 要

桡动脉彩超应用于不同的临床情况。它常常用于证明在一些系统疾病中桡动脉的改变,例如高血压、晚期肾病和冠心病。桡动脉彩超用于在冠状动脉搭桥术使用桡动脉作桥血管之前和桡动脉与前臂肌皮瓣结合之前。可以评估桡动脉作为桥血管是否适合,也可以明确在取得桥血管后手部缺血的风险,这样做是重要的。桡动脉彩超也用于评价经桡动脉冠状动脉介入治疗是否适合,并评估桡动脉管的影响。为了识别与失败相关的因素,在构建桡骨头动静脉瘘之前就应用动脉检查。这里描述桡动脉彩超的操作程序。

关键词

桡动脉、冠状动脉搭桥术、经桡动脉冠状动脉介入、动静脉瘘

引言

在这一章,我们将综述桡动脉彩超检查的应用和操作程序。彩超应用于不同的临床情况。包括使用彩超作为桡动脉穿刺的引导和评价桡动脉作为冠状动脉搭桥术(CABG)或构建动静脉瘘的桥血管的适合性。

桡动脉解剖

在前臂近端的肘窝内,肱动脉分出桡动脉和尺动脉(图 30.1)。桡动脉通过前臂的桡侧至腕部。然后向后绕到手部的侧方,至拇长展肌和拇长伸肌肌腱下方和拇指和食指掌骨之间的上方。最后,桡动脉向前通过第一骨间背侧肌两头之间,到手部掌侧,此处它穿过掌骨,在手部尺侧联合尺动脉的掌深支形成掌深弓。在每 8 个人中有一个桡动脉起源更靠近端,或者是从腋动脉,或者是最上部的肱动脉而不是在后面的肘部血管。在前臂,桡动脉比尺动脉位置变异较少见。在某些情况下,桡动脉位于深筋膜上而不是在它下面。或者,桡动脉在肱桡肌表面,而不是在在其内侧缘下面。同样在腕部,桡动脉位于拇指伸肌腱表面而不是其下面[1]。

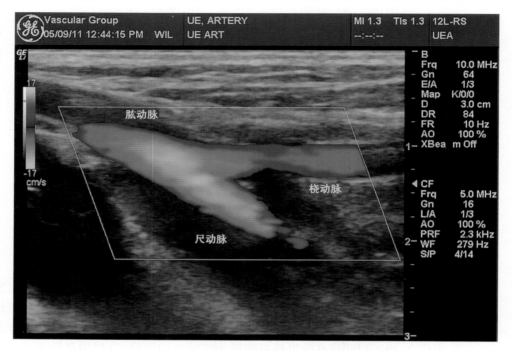

图 30.1   脑动脉分支

操作程序

通常患者仰卧位，手臂沿着身体侧边放置，在此位置桡动脉容易被评估。用 5～10MHz 范围的线阵探头检查，这个探头是与检查肱动脉的探头相同。另外，更高频率大于 10MHz 的探头能增加桡动脉的分辨率和显像，它比肱动脉更小更表浅。沿着桡动脉逐渐全程检查。这需要训练，如果动脉不健全或行程不规则则可能花费一定时间。

一些检查应该在较差的条件下进行。例如，如果桡动脉将被切除，剩下的侧支血流必须在严重血管收缩的情况下也足够供给手部，使手部舒适。患者应该在一个寒冷的环境中接受检查，使身体温度低于平常时体温。这一理念可以扩展到其他情况，例如为透析构建动静脉瘘或移植。可以证实成功或失败的可能性。在较差条件下的检查，不能替代正常情况下的检查。

此外，一些检查应该在最好条件下完成。如果对生理和技术参数进行优化，则动脉成像质量能提高。加热使动脉扩张和血流速度增加。患者在温暖的环境下进行检测，并在动作后促进血管扩张例如运动或将手浸泡在温水中。

一些技术因素改善小动脉或患病动脉成像：

- 高频探头增加分辨率。
- 低量程应用于彩色血流和多普勒增加敏感性。

- 一些仪器对检测低流速或低容积有特殊的方法。
- 适当的转向（steering）改善彩色血流和多普勒信号。
- 增加余辉（persistence）提高彩色血流的显示。

系统性疾病中桡动脉的超声改变

彩超已经广泛应用于检测系统性疾病中桡动脉的解剖改变。颈动脉内中膜层厚度已经被认为是动脉粥样硬化的标志物，并是冠状动脉疾病患者发生死亡和心血管事件的预测因素[2]。尽管有临床相关性，但是上肢动脉粥样硬化并不常见；上肢动脉内膜增生被认为可以反映全身动脉粥样硬化（图 30.2 和图 30.3）[3,4]。超高分辨率超声使用 55-MHZ 探头，也被称为超声生物显微镜，是一种新的技术，它能使操作员确定小动脉各个层的改变，例如桡动脉[5]。一项研究比较了高血压前期和高血压患者与健康志愿者，显示前者桡动脉内膜层厚度增加 12%～14%，而中膜厚度没有显著差异[6]。冠状动脉心脏疾病患者的桡动脉也证实了相似的改变，与健康志愿者相比内膜厚度增加 19%，中膜厚度没有显著变化[7]。另一项研究评估了终末期肾脏疾病（ESRD）患者桡动脉的改变[8]。与健康志愿者相比，ESRD不伴高血压患者桡动脉内膜厚度增加 39%，中膜厚度增加 18%。

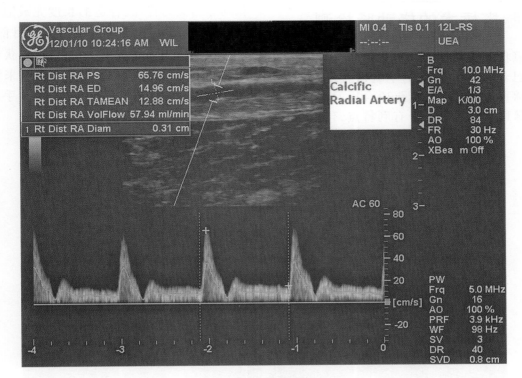

图 30.2　钙化的桡动脉

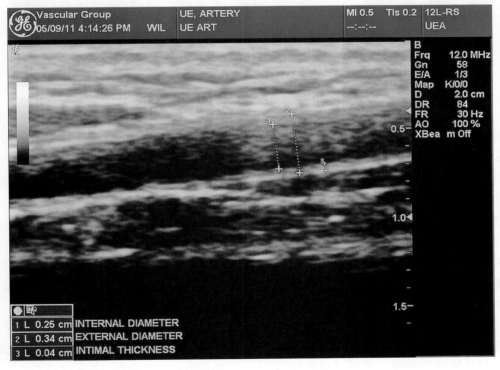

图 30.3　桡动脉直径和内膜厚度

针对铁超载对桡动脉结构的影响也进行了研究。发现血压正常的遗传性血色病患者桡动脉壁厚度增加,扩张性减小。排铁治疗后,血管壁厚度减小,扩张性增加,与健康志愿者桡动脉相似[9]。

这些评定结果的临床意义仍需要进一步评估,但是内膜厚度可能作为动脉粥样硬化早期检测的一个无创性工具。

冠状动脉搭桥术的桡动脉检测

在为冠状动脉搭桥术获得桡动脉之前，进行动脉检测已经被越来越多的学者所接受。能够评估桡动脉直径和反应性（图 30.4）。桡动脉作为冠状动脉移植供体有几个有利特点，包括与冠状动脉相似的管径、合适的长度完成冠状动脉血运重建、适当的管壁厚度和阻力。目前，一些心血管外科医生需要血管检查中心在获得桡动脉前完成手术前的前臂血管无创检测来评估桡动脉作为移植替代物的适应性，并避免手部缺血并发症。

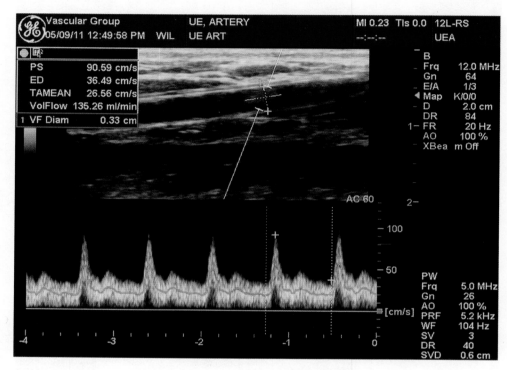

图 30.4　桡动脉直径和血流

桡动脉的切除可能偶尔会导致手部缺血并发症（尤其是拇指和食指），可能会减少解剖变异患者的血流，没有足够的侧支血流通过手掌。这个并发症的发生率通常很低[10,11]。使用桡动脉作为移植血管也有一些禁忌证，包括上肢的缺血症状、动脉创伤病史和雷诺氏综合征。避免使用惯用手的桡动脉，但是当足够的无创评估提示风险最小时，这个禁忌证似乎也不重要了。这个评估有两个主要的目的：（1）保证桡动脉是无病状态，并且大小合适；（2）消除切除动脉后手部缺血的可能性。

桡动脉切除后尺动脉血流增加，这种代偿作用可用数字压力和其他增加的侧支循环信号来评估。在桡动脉压缩过程中，尺动脉流速增加的意义仍然是一个有争论的话题[12]。

保持桡动脉切除后不出现缺血并发症的解剖学基础是：桡动脉和尺动脉在手掌的血管弓侧支吻合。最重要的侧支途径是掌浅弓，它通常来源于尺动脉，并提供大部分血供给手指。背弓和掌深弓通常来源于桡动脉，一般比掌浅弓和其分支要小（图 30.5）。总体而言，如果掌浅弓是完整的，桡动脉切除后，供应手部桡侧部分的侧支血流应该是充足的。但是，几个解剖变异可能导致桡动脉切除后出现手部缺血，例如：不完整的掌浅弓、桡动脉优势的掌浅弓和尺动脉缺失或畸形。已经被报道这些变异的发生率在 6%～34%[13]。有几个方法用来评估在桡动脉切除后尺动脉提供手部足够灌注的能力。这些包括临床改良的 Allen 试验，数字血压测量[14]、段压力测量[15]、激光多普勒流量测定[14]、脉搏血氧仪[16]和多普勒超声检测改良的 Allen 试验[10,13,17]。临床改良的 Allen 试验中，通过抓紧的拳头和压迫尺动脉和桡动脉直至手无血色来剥夺手部灌注，然后观察松开尺动脉后手部颜色的恢复。这个试验是主观且不可靠的，假阴性和假阳性结果较高[18]。数字收缩期血液测量是客观的，压力下降超过 40mmHg 已经作为

手部缺血的指针,但是这个值的选择有一点随意是需要验证的。桡动脉压缩时手指氧饱和度的测量也

是客观的,但是灌注的变化并非总是导致氧饱和度的变化[11,16]。

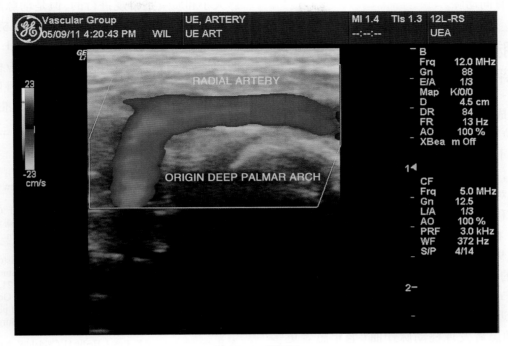

图 30.5 掌深弓

临床 Allen 试验的多普勒超声方法已经应用于几个研究中,大多使用连续波多普勒超声,有些使用彩超[10,13,17]。这个检查涉及桡动脉压缩前后掌浅弓的桡侧部分的多普勒观察,并评估血流出现和/或逆转作为完整血管弓提供充足侧支血流的指征[10,13,17]。在以前报道过的三个研究中[10,13,17]采用连续波多普勒检测改良的超声 Allen 试验,对桡动脉切除的 113 例超声试验结果阴性(例如完整的掌弓)的患者进行了随访,无一人有手部缺血症状。Zimmerman 等[19]检查了 358 例冠状动脉搭桥术的患者,对他们使用改良的超声 Allen 试验来评估,并报道 53 例桡动脉切除后没有一例出现手部缺血。如果这个试验提示血管弓不完整,检查就结束。如果证实有尺动脉侧支血流通过,他们进行评估存在尺动脉和桡动脉阻塞性疾病或动脉粥样硬化的任何证据。

超声 Allen 试验利用 7～10MHz 线阵探头置于拇指基底部手掌近端的折痕处。桡动脉的掌浅弓经过这个位置的前部。通过沿着食指中心的纵向轴线到拇指基底部或鱼际折痕的交叉点画一条线,这个血管的大致位置通常能被找到。这个动脉的血流正常情况是朝向探头,进入掌浅弓。使用彩超能够容易检测到这个动脉的血流方向。彩超通常用来定位

动脉,频谱成像来评估和证实血流方向的改变。当掌浅弓接受超声检查时,在腕部压迫桡动脉,超声检查操作者观察到血流的逆转,提示血管弓是完整的,如果血流缺乏,提示血管弓不完整。血流逆转提示桡动脉可以被安全切除。这个动脉受压后血流完全缺乏就基本明确不能切除同侧桡动脉。

虽然没有特殊的流速标准来判断上肢动脉狭窄程度,但是可以参考其他血管流速标准。这些包括收缩期峰值流速的局部增加、狭窄后血流紊乱、病变远端衰减的波形。

桡侧前臂皮瓣

选择桡侧皮瓣做整形手术时,推荐应用上肢动脉超声检测以帮助医生做决定[20]。超声检查可明确供体血管是否存在血管疾病,减少手部缺血的风险,并降低游离皮瓣的失败。一项研究对 121 例准备行桡侧前臂游离皮瓣的患者应用彩超和 Allen 试验进行评估[21]。121 例中的 5 例患者多普勒超声评估的结果是可作为皮瓣选择。只有 1 例皮瓣失败了,并且没有手部缺血并发症。

在前臂皮瓣获取过程中切除桡动脉显著改变了上肢远端的血流模式[22]。在前部和后部骨间动脉

和尺动脉有代偿性增高的流速。所以，如果要获取桡动脉，单独检测尺动脉来评估是不够充分的。必须同时检测骨间动脉。

经桡动脉冠状动脉介入术时对桡动脉的评估

桡动脉成为冠状动脉介入术一个常用的穿刺位点，因为它位置表浅、容易操作、利于止血，并且患者术后可立即下床、缩短住院日、增加患者满意度。引入了新系统，可以使用4Fr鞘冠状动脉介入治疗。

在一项对1191例患者的研究中评估了桡动脉的解剖变异和他们对经桡动脉冠状动脉桥血管插入的影响[23]。桡动脉平均直径为2.6mm±0.41mm（范围1.15～3.95mm）。82.7%患者的桡动脉直径比5Fr鞘检查的外径大。桡动脉闭塞与冠状动脉介入时使用比5Fr大的鞘有关。9例（0.8%）发生桡动脉穿刺点附近血栓形成，但是没有一例出现手部缺血。4.2%的患者发现桡动脉迂曲（老年患者更多见），与手术时间长有关，但是与桡动脉血栓形成无关。桡动脉解剖变异与手术时间延长或桡动脉血栓形成均无关。

另有一项研究发现桡动脉直径较小和桡动脉闭塞有关，并且桡动脉直径和鞘之间的小差别与桡动脉狭窄的进展相关[24]。据报道经桡动脉冠状动脉桥血管术的患者发生桡动脉并发症的，桡动脉进展性闭塞高达9%，进展性狭窄达22%[24]。因此，桡动脉超声评估可能对确定经桡动脉冠状动脉造影和介入术患者的适应性以及确定使用鞘的大小有用。

重复的经桡动脉介入术在技术上是可行的，操作次数上并没有统计学差异，但是长期的超声随访发现与血栓形成发生率增加相关（2.6%），与桡动脉狭窄相关[25]。一项研究使用血管内超声证实重复经桡动脉介入术后桡动脉管腔狭窄继发于内中膜增厚[26]。生理学研究显示经桡动脉介入术后几个月，桡动脉的血管舒张性质保留，但是管腔仍然很小[27,28]。这些结果引起人们对于使用以前操作过的桡动脉作为冠状动脉搭桥术的桥血管的关注。

为血液透析构建动静脉瘘（AVF）之前评估桡动脉

桡骨头AVF已经被推荐作为65岁以下非糖尿病患者的第一选择，但是因为不成熟、低流速，或早期血栓形成导致失败率更高。尽管静脉检测评估静脉大小和质量是常规进行的，但是动脉超声的作用还不太清楚。术前评估桡动脉大小与桡骨头AVFs的开放有关[29-34]。AVF使用测量值在1.5～2mm之间的桡动脉很可能失败，这可能提示应构建一个更接近心端的操作位点。需要一项前瞻性随机对照研究来更好的明确AVF将成功的超声标准。

参考文献

1. Gray H. Anatomy of the human body. 20th ed. New York: Bartelby. com; 2000.
2. Zielinski T, Dzielinska Z, Januszewicz A, et al. Carotid intima-media thickness as a marker of cardiovascular risk in hypertensive patients with coronary artery disease. Am J Hypertens. 2007;20(10):1058–64.
3. Chowdhury UK, Airan B, Mishra PK, et al. Histopathology and morphometry of radial artery conduits: basic study and clinical application. Ann Thorac Surg. 2004;78(5):1614–21.
4. Ruengsakulrach P, Brooks M, Sinclair R, Hare D, Gordon I, Buxton B. Prevalence and prediction of calcification and plaques in radial artery grafts by ultrasound. J Thorac Cardiovasc Surg. 2001;122(2):398–9.
5. Razuvaev A, Lund K, Roy J, Hedin U, Caidahl K. Noninvasive real-time imaging of intima thickness after rat carotid artery balloon injury using ultrasound biomicroscopy. Atherosclerosis. 2008;199(2):310–6.
6. Myredal A, Gan LM, Osika W, Friberg P, Johansson M. Increased intima thickness of the radial artery in individuals with prehypertension and hypertension. Atherosclerosis. 2010;209(1):147–51.
7. Myredal A, Osika W, Li Ming G, Friberg P, Johansson M. Increased intima thickness of the radial artery in patients with coronary heart disease. Vasc Med. 2010;15(1):33–7.
8. Johansson M, Myredal A, Friberg P, Gan LM. High-resolution ultrasound showing increased intima and media thickness of the radial artery in patients with end-stage renal disease. Atherosclerosis. 2010;211(1):159–63.
9. Failla M, Giannattasio C, Piperno A, et al. Radial artery wall alterations in genetic hemochromatosis before and after iron depletion therapy. Hepatology. 2000;32(3):569–73.
10. Serricchio M, Gaudino M, Tondi P. Hemodynamic and functional consequences of radial artery removal for coronary artery bypass grafting. Am J Cardiol. 1999;84(11):1353–6, A1358.
11. Nunoo-Mensah J. An unexpected complication after harvesting of the radial artery for coronary artery bypass grafting. Ann Thorac Surg. 1998;66(3):929–31.
12. Sullivan VV, Higgenbotham C, Shanley CJ, et al. Can ulnar artery velocity changes be used as a preoperative screening tool for radial artery grafting in coronary artery bypass? Ann Vasc Surg. 2003;17(3):253–9.
13. Starnes SL, Wolk SW, Lampman RM, et al. Noninvasive evaluation of hand circulation before radial artery harvest for coronary artery bypass grafting. J Thorac Cardiovasc Surg. 1999;117(2):261–6.
14. Levinsohn DG, Gordon L, Sessler DI. The Allen's test: analysis of four methods. J Hand Surg Am. 1991;16(2):279–82.
15. Winkler J, Lohr J, Rizwan H. Evaluation of the radial artery for use in coronary artery bypass grafting. J Vasc Technol. 1998;22(1):23–9.
16. Fuhrman TM, Pippin WD, Talmage LA, Reilley TE. Evaluation of collateral circulation of the hand. J Clin Monit. 1992;8(1):28–32.
17. Pola P, Serricchio M, Flore R, Manasse E, Favuzzi A, Possati GF. Safe removal of the radial artery for myocardial revascularization: a Doppler study to prevent ischemic complications to the hand. J Thorac Cardiovasc Surg. 1996;112(3):737–44.

18. Greenhow DE. Incorrect performance of Allen's test – ulnar-artery flow erroneously presumed inadequate. Anesthesiology. 1972;37(3): 356–7.

19. Zimmerman P, Chin E, Laifer-Narin S, Ragavendra N, Grant EG. Radial artery mapping for coronary artery bypass graft placement. Radiology. 2001;220(2):299–302.

20. Thomson PJ, Musgrove BT. Preoperative vascular assessment: an aid to radial forearm surgery. Br J Oral Maxillofac Surg. 1997;35(6): 419–23.

21. Ganesan K, Stead L, Smith AB, Ong TK, Mitchell DA, Kanatas AN. Duplex in the assessment of the free radial forearm flaps: is it time to change practice? Br J Oral Maxillofac Surg. 2010;48(6): 423–6.

22. Ciria-Llorens G, Gomez-Cia T, Talegon-Melendez A. Analysis of flow changes in forearm arteries after raising the radial forearm flap: a prospective study using colour duplex imaging. Br J Plast Surg. 1999;52(6):440–4.

23. Yoo BS, Yoon J, Ko JY, et al. Anatomical consideration of the radial artery for transradial coronary procedures: arterial diameter, branching anomaly and vessel tortuosity. Int J Cardiol. 2005;101(3): 421–7.

24. Nagai S, Abe S, Sato T, et al. Ultrasonic assessment of vascular complications in coronary angiography and angioplasty after transradial approach. Am J Cardiol. 1999;83(2):180–6.

25. Yoo BS, Lee SH, Ko JY, et al. Procedural outcomes of repeated transradial coronary procedure. Catheter Cardiovasc Interv. 2003;58(3):301–4.

26. Wakeyama T, Ogawa H, Iida H, et al. Intima-media thickening of the radial artery after transradial intervention. An intravascular ultrasound study. J Am Coll Cardiol. 2003;41(7):1109–14.

27. Sanmartin M, Goicolea J, Ocaranza R, Cuevas D, Calvo F. Vasoreactivity of the radial artery after transradial catheterization. J Invasive Cardiol. 2004;16(11):635–8.

28. Madssen E, Haere P, Wiseth R. Radial artery diameter and vasodilatory properties after transradial coronary angiography. Ann Thorac Surg. 2006;82(5):1698–702.

29. Lemson MS, Leunissen KM, Tordoir JH. Does pre-operative duplex examination improve patency rates of Brescia-Cimino fistulas? Nephrol Dial Transplant. 1998;13(6):1360–1.

30. Parmar J, Aslam M, Standfield N. Pre-operative radial arterial diameter predicts early failure of arteriovenous fistula (AVF) for haemodialysis. Eur J Vasc Endovasc Surg. 2007;33(1):113–5.

31. Hamish M, Geddoa E, Reda A, et al. Relationship between vessel size and vascular access patency based on preoperatively ultrasound Doppler. Int Surg. 2008;93(1):6–14.

32. Brimble KS, Rabbat CG, Schiff D, Ingram AJ. The clinical utility of Doppler ultrasound prior to arteriovenous fistula creation. Semin Dial. 2001;14(5):314–7.

33. Malovrh M. Non-invasive evaluation of vessels by duplex sonography prior to construction of arteriovenous fistulas for haemodialysis. Nephrol Dial Transplant. 1998;13(1):125–9.

34. Wong V, Ward R, Taylor J, Selvakumar S, How TV, Bakran A. Factors associated with early failure of arteriovenous fistulae for haemodialysis access. Eur J Vasc Endovasc Surg. 1996;12(2): 207–13.

31

第 31 章
影像学检查技术在血液透析前的应用

Jennifer A. Sexton，Robyn A. Macsata，and Anton N. Sidawy

摘　要

对于慢性肾病和终末期肾病患者来说，建立有效的血液透析通路是非常重要的，在术前进行评估和规划对手术成功与否尤为重要。术前评估包括医生对患者进行病史采集、体格检查以及无创性检查。在这章，我们将会讨论血液透析术前应该做的一系列检查，包括上肢深静脉和浅静脉的超声检查以及节段性测压，脉搏容积描计和动脉超声检查，目的是为了提高血液透析通路的质量。

关键词

上肢、静脉影像学检查、节段性测压、脉搏容积描计、动脉彩超检查

引言

在美国，每年都会有数以千计的慢性肾病（CKD）和终末期肾病（ESRD）患者，这是非常严重的医疗现状。依据疾控中心的数据，在 2007 年，死于肾脏疾病的人数为 46 448 人，列在死亡原因第 9 位，占总死亡人数的 1.9%。截止到 2008 年，ESRD 患病率达547 982人，仅 2008 年就新增患者 112 476 人[1]。

2008 年 ESRD 的医疗保险费用增长了 13.2%，达 2.68 亿美元，占医疗保险预算的 5.9%[2]。同年，用于血液透析的总费用为 90 110 美元，建立人工动静脉通路的总费用为 79 337 美元，而用于建立通畅且有效的自体动静脉通路的总费用为 64 701 美元，较之前两项分别低 28% 和 18%[2]。平均每年建立自体动静脉通路的费用较血液透析或人工动静脉通路的费用低 60%[2]。因此，在治疗早期建立通畅且有效的动静脉通路是非常必要的，这能够最大限度地提高患者的长期健康水平，并且同时能够减少支出[3]。

在美国，建立血液透析通路是血管手术中最常做的式之一。超过 354 000 例 ESRD 患者需要依赖血液透析进行治疗[4]，因此，建立通畅的血液透析通路尤为重要。完整且充分的术前准备是建立有效自体动静脉通路的基础。

病史采集和体格检查

计划建立有效的动静脉通路并不是从手术室开始的，而是应该从术前几个月即开始评估，初级保健医师诊断患者为 CKD，需要开始进行血液透析治疗，在这时就要进行及时仔细的评估。患者的肌酐清除率小于 25ml/min 时应该考虑进行永久动静脉通路手术。一旦患者计划手术，那么就应该进行详细的术前病史采集和体格检查。

完整的病史采集包括明确患者优势上肢，之前所有血液透析通路的位置，近期外周留置静脉桥血管史，经外周中心静脉插管（PICC）以及之前中心静脉通路的位置（包括心脏起搏器和转复除颤器）。除此之外，完整的评估还应该包括详细了解患者的

并发症,尤其是糖尿病、外周血管疾病以及充血性心力衰竭,有报道指出,以上因素以及高龄和女性这些因素,可能会增加建立通畅的动静脉通路的难度[5-7]。还要重点询问有无上肢的血栓史和外伤史,对这样的病例分别进行高凝障碍和 X 线成像检查是非常必要的。

每个患者都要进行系统的完整的体格检查,明确动脉以及静脉的解剖。体格检查虽然侧重于上肢,但是也要进行简要的系统检查,尤其是心脏和肺部。

动脉检查

首先进行动脉检查,建立有效动静脉通路需要注意两个重要因素:要有足够的血流量经过动静脉通路来支持透析;远端血管的血流量能够维持肢体远端的循环[8]。检查双侧上肢的肱动脉、桡动脉和尺动脉,评估它们的可压缩性、脉冲波形和血压。一个有经验的医师能够分辨正常和异常的脉冲波形。Allen 试验可以检测掌动脉弓是否通畅。测量并记录双侧上肢动脉血压,正常情况下,双侧血压应该相近,明显的差异提示存在动脉狭窄或闭塞。如果动脉检查出现任何异常结果,包括脉冲波形减低或双侧对比差异过大,或者血压异常,都要进行进一步检查。检查方法包括节段性测压,脉搏容积描记(PVR)和彩超(彩超)检查,本章后有详述。

静脉检查

接下来,要进行静脉血流的评估,在这项检查中,可以应用止血带,也可以不用。正常的静脉血流是连续且充盈的。很多 ESRD 患者到需要进行动静脉通路手术的时候,许多外周静脉已经放置了桥血管或者曾试图放置桥血管,这可能损坏了适合进行手术的血管[8]。体格检查不明显并且应用止血带也不充盈的静脉可能是发生了硬化,这需要进一步行彩超检查,本章有详细的讨论。

然后应该检查中心静脉是否存在血栓。所有进行过锁骨下静脉穿刺、中心静脉穿刺或者 PICC 的患者都有发生中心静脉血栓的风险。Gonsalves 等人报道,有中心静脉穿刺史的患者,7% 发生了血栓或阻塞[9],但也有人报道其发病率为 3% ~ 38%[10-12]。水肿或者在肢体近端和胸部发现隆起的静脉都提示可能存在中心静脉血栓(图 31.1)。如果体格检查中发现静脉异常,或者要在做过中心静脉穿刺的肢

体上建立动静脉通路,就应该进一步应用彩超对中心静脉系统进行评估[13],如果无创性检查提示有血栓或者阻塞,还应进一步行静脉造影检查,在之后的章节我们会做详细的讨论。

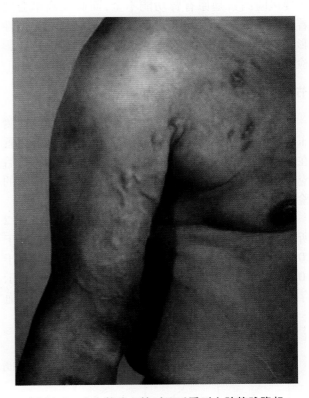

图 31.1　中心静脉血栓时可以看到上肢静脉隆起

其他检查

上肢的进一步检查包括神经系统检查,其目的是为了发现神经病变或感觉运动障碍,还应该记录穿刺、其他手术和外伤所遗留的皮肤瘢痕,并且注意胸部是否有做中心静脉穿刺的瘢痕。此外,还要注意是否有颈静脉怒张等充血性心力衰竭的表现,必要时请心内科会诊,使心功能在术前达到理想的水平[14]。

影像学诊断

无创性动脉影像学检查

如果在体格检查中发现动脉异常,就应进一步行无创性影像学检查,首先进行节段性测压或者脉搏容积描记或者彩超检查。动脉造影是诊断动脉狭窄的金标准,但是需要考虑到它的一些局限性,尤其是对于 CKD 患者,其风险会更大。动脉造影对于所

有的患者来说都是有创的,穿刺部位的并发症包括血肿、假性动脉瘤、夹层或者血栓。而对于 CKD 患者来说,又增加了造影剂肾病的风险,这可能导致患者需要提前进行血液透析治疗。发生造影剂肾病的重要风险因素是原有肾功能不全,而其发病率会随着肾功能不全的程度增加而增加[15]。因此,无创性影像检查能够诊断的患者没有必要再进行动脉造影检查。

节段性动脉压力测定

　　上肢动脉检查发现异常后,需要进行节段性测压,测量方法和下肢节段性测压类似。将袖带放置在上臂、前臂和手指,判断疾病位于哪一水平,然后应用彩超检查肱动脉、桡动脉和尺动脉,而指动脉的检查需要应用光电容积描记(PPG)。

　　双侧上肢压力应该相当,没有梯度,如图 31.2 所示。如果双侧上肢同一水平的压力差大于 20mmHg 或者同一上肢相邻水平压力差大于 10mmHg[16],如图 31.3 中所示的右侧上肢,则提示存在严重的狭窄。节段性测压的局限性在于如果血

管发生钙化,常常见于糖尿病患者,会出现异常高值。对于这类患者,要测量指/肱指数,其正常情况下应该大于 0.7,如果小于 0.7,则提示存在阻塞性疾病,需要进一步应用 PVR 和/或彩超对上肢动脉系统进行检查[17]。

脉搏容积描记

　　PVR 和节段性测压一样,也是应用容积描记仪,在不同节段使用袖带检测动脉搏动从而得到某一节段的血流量[18]。正常的 PVR 波为三相形,如图 31.2 所示,表现为快速的上升支,重搏切迹以及陡峭的下降支。波形减低意味着在相应的袖带周围存在狭窄[19]。重度狭窄的波形首先表现为典型的重搏切迹消失,然后上行支变缓,最终表现为整体振幅下降(见图 31.3)。这项检查不需要压缩血管,所以不受管壁钙化的影响。PVR 异常的患者需要进一步行动脉造影检查。

多普勒超声

　　节段性测压或者 PVR 检测异常的患者需要应用彩超的彩色血流来检测动脉。应用彩超可以完整

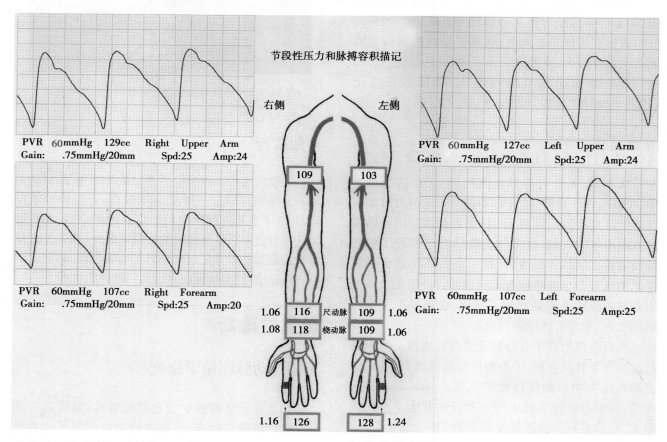

图 31.2　正常上肢节段性压力和 PVR。双侧上肢压力相近,PVR 波形表现为三相形,快速的上升支,重搏切迹以及陡峭的下降支

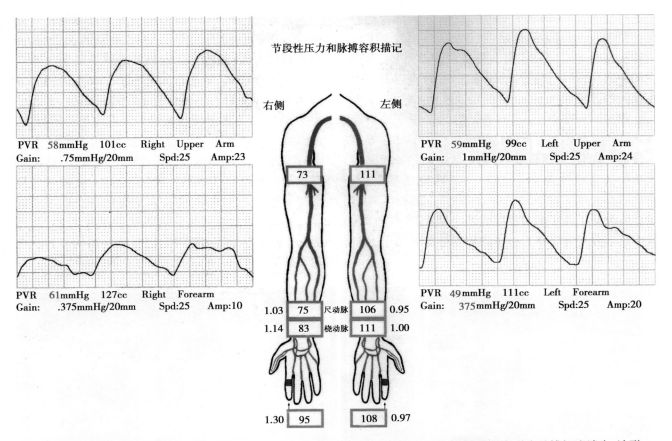

节段性压力和脉搏容积描记

右侧　左侧

	右侧	左侧	
PVR	58mmHg	101cc	Right Upper Arm
Gain:	.75mmHg/20mm	Spd:25	Amp:23

	左侧	
PVR	59mmHg	99cc	Left Upper Arm
Gain:	1mmHg/20mm	Spd:25	Amp:24

PVR	61mmHg	127cc	Right Forearm
Gain:	.375mmHg/20mm	Spd:25	Amp:10

PVR	49mmHg	111cc	Left Forearm
Gain:	375mmHg/20mm	Spd:25	Amp:20

73　111

1.03　75　尺动脉　106　0.95
1.14　83　桡动脉　111　1.00

1.30　95　　108　0.97

图 31.3　上肢异常节段性压力及 PVR。右侧上肢的压力明显低于左侧。右侧的 PVR 波形表现为重搏切迹消失,波形减低

显示整个上肢动脉(包括锁骨下动脉)的走行,并且可以测量动脉管径,还能够显示动脉狭窄或钙化以及异常的管壁增厚[19](图 31.4)。

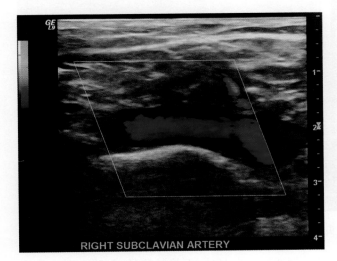

图 31.4　超声显示正常的右锁骨下动脉,Lemson 等人曾报道前臂造瘘失败的患者,术前平均桡动脉管径明显小于瘘口成熟的患者(1.9mm vs. 2.8mm)[22]

许多研究已经评估了建立有效动静脉通路的最

小管径,得出的结论有 1.5mm 和 2.0mm,但是,更常用 2.0mm 的通畅动脉作为手术成功的先决条件[20,21]。

除了诊断,彩超的另一优点是它可以应用于治疗,例如超声引导下血管成形术。这可以用来治疗下肢动脉阻塞性疾病、颈动脉疾病,对于瘘口还不成熟的患者应用这种方法来替代血管造影,可以避免辐射和造影剂造成的损伤,尤其是对于肾功能不全的患者[23]。

无创性静脉影像学检查

浅静脉系统

彩超对于评价静脉系统非常重要。静脉检查结果异常或者在体格检查中不能充分显示浅静脉的患者在行动静脉通路手术之前都应进行静脉彩超检查。即使应用止血带,大多数静脉因为位置太深而无法看到或触诊到。有研究指出,在一组患者中,体格检查中显示不清或不显示的静脉为 53.5%,而在

彩超辅助下,静脉的显示率达到77%[24]。前臂的静脉比较表浅,彩超容易显示(见图31.5a～d)。术前彩超检查要完整的显示出头静脉和贵要静脉,测量它们的内径,并观察静脉的连续性、充盈度以及是否存在大的分支。

很多研究都指出,术前进行静脉影像学检查能够提高建立自体动静脉通路的成功率。Robbin 等人曾报道,术前行彩超检查后,建立自体动静脉通路的成功率从32%提高到了58%[25]。研究还显示,术前只进行了体格检查的患者,有31%在进行了彩超检查后改变了原定的动静脉通路类型和/或位置,这其中包括有8名患者进行了自体动静脉通路手术而不是人工通路手术[25]。

许多研究表明,术前彩超检查可以预测建立动静脉通路成功的可能性[26]。Silva 等人指出,术前进行彩超检查,能够使自体动静脉通路手术的比率从14%上升至63%,早期自体通路的失败率从38%下降至8.3%,并且当静脉管径≥2.5mm 时,一年通畅率为83%[21]。Ascher 也报道了术前应用彩超检查,使自体动静脉通路手术的比率增加,并且整体的一年一期通畅率从45%增加至72%[27]。虽然这些研究成果令人高兴,但是另一些研究却表明随着自体动静脉通路手术的增加,一期的失败率也随之增加了。Miller 等人曾报道一期通畅率仅有47%,一年通畅率为81%[5],这也许是因为所应用的静脉管径较小的原因。

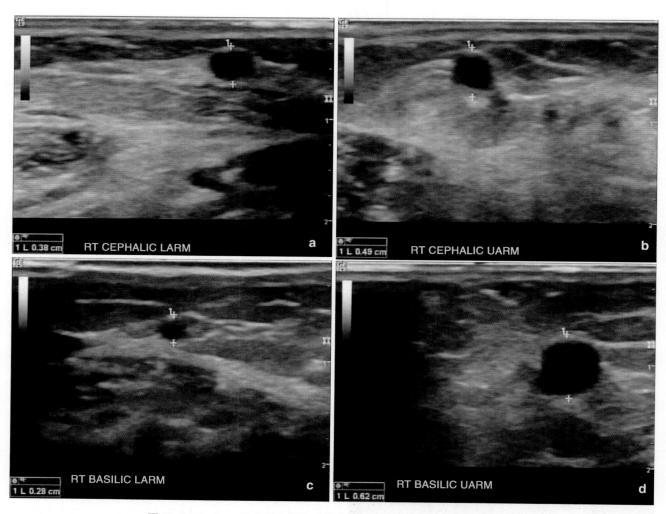

图31.5　(a. b. c. d)右侧上臂和前臂头静脉和贵要静脉的术前超声图像

针对可行手术的最小静脉管径这个问题已经进行了许多研究。Mendes 等人指出,静脉管径≤2.0mm 的患者在腕部行动静脉通路的成功率要小于静脉管径>2.0mm 的患者。在 3 个月时,静脉管径≤2.0mm

的一期通畅率为16%,而静脉管径>2.0mm 的一期通畅率为76%。测量这些管径时不用止血带,患者侧卧,测量支撑侧手臂[28]。Silva 等人指出,建立自体通路静脉管径要>2.5mm,建立人工通路静脉管径要

>4.0mm[21]，而 Ascher 等人将 2.0mm 作为在腕部建立通路的标准，在上臂管径则要>3.0mm[27]。这两项研究与 Mendes 研究的不同之处在于此研究中静脉内径是在应用止血带的情况下测量的。

中心静脉系统

如果在病史和体格检查中发现任何异常，包括进行过中心静脉桥血管，外周导入中心静脉插管，或者在同一肢体上进行过多次动静脉通路手术，都需要应用彩超进行深静脉检查。上肢静脉造影仍然是诊断静脉血栓的金标准，但是，对于 CKD 患者来说造影剂的使用会有一定的风险。彩超诊断中心静脉血栓的特异性为 97%，敏感性为 81%[29]；因此，彩超对于 CKD 患者是极其适用的。在这项研究中，彩色多普勒血流检测锁骨下静脉流出道梗阻最精确（敏感性达94%），腋静脉准确性最低（敏感性为 67%）[29]。

彩超诊断外周静脉血栓的标准包括静脉的自发期相性血流消失，管腔不能被压闭，或者挤压肢体远端时血流不增加[29]。锁骨下静脉血栓可以直观地显示出来（见图 31.6），而上腔静脉与无名静脉血栓的有无可以通过观察锁骨下静脉和颈静脉受呼吸影响的所谓期相性是否下降以及是否能传播心脏搏动而间接判断[25]。

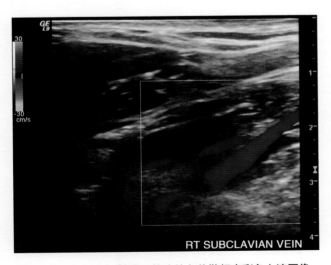

图 31.6　正常右侧锁骨下静脉的多普勒超声彩色血流图像

与超声引导下治疗动脉方法类似，彩超在治疗静脉血栓中起引导作用。这样能避免应用造影剂，从而降低了在高危患者中并发造影剂肾病的风险。一些研究表明，这种方法在治疗静脉血栓和未成熟的自体动静脉中通路取得了卓越的疗效[27,30,31]。如果彩超不能确诊，那么就应该进行静脉造影。

结　论

总之，建立自体动静脉通路进行术前评估是非常必要的。美国肾脏基金会透析临床实践（NKF-DOQI）指南和血管外科协会临床实践指南中对于手术建立和维持透析动静脉通路，明确推荐应用自体动静脉通路[14,32]，尤其是应用无创性影像学检查手段辅助放置自体动静脉通路。依据指南的推荐通过使用无创性检查方法，增加功能性自体动静脉通路数量这一目标是可以实现的。

参考文献

1. Incidence & prevalence of ESRD. In: U.S. renal data system, USRDS 2010 annual report: atlas of chronic kidney disease and end-stage renal disease in the United States. National Institutes of Health, National Institute of Diabetes and Digestive and Kidney Diseases, Bethesda; 2010. http://www.usrds.org/2010/pdf/v2_02.pdf. Accessed 15 Feb 2011.
2. Costs of ESRD. In: U.S. renal data system, USRDS 2010 annual report: atlas of chronic kidney disease and end-stage renal disease in the United States. National Institutes of Health, National Institute of Diabetes and Digestive and Kidney Diseases, Bethesda; 2010. http://www.usrds.org/2010/pdf/v2?11.pdf. Accessed 15 Feb 2011.
3. Schon D, Blume SW, Niebauer K, et al. Increasing the use of arteriovenous fistula in hemodialysis: economic benefits and economic barriers. CJASN. 2007;2:268–76.
4. Treatment modalities. In: U.S. renal data system, USRDS 2010 annual data report: atlas of chronic kidney disease and end-stage renal disease in the United States. National Institutes of Health, National Institute of Diabetes and Digestive and Kidney Diseases, Bethesda; 2010. http://www.usrds.org/referencef.htm. Accessed 19 Feb 2011.
5. Miller PE, Tolwani A, Luscy CP, et al. Predictors of adequacy of arteriovenous fistulas in hemodialysis patients. Kidney Int. 1999;56:275–80.
6. Astor BC, Coresh J, Powe NR. Relation between gender and vascular access complications in hemodialysis patients. Am J Kidney Dis. 2000;36:1126–34.
7. Hakaim AG, Nalhandian M, Scott T. Superior maturation and patency of primary brachiocephalic and transposed basilica vein arteriovenous fistulae in patients with diabetes. J Vasc Surg. 1998;27:154–7.
8. Beathard GA. Physical examination of the dialysis vascular access. Semin Dialysis. 1998;11:231–6.
9. Gonsalves CF, Eschelman DJ, Sullivan KL, et al. Incidence of central vein stenosis and occlusion following upper extremity PICC and port placement. Cardiovasc Interv Radiol. 2003;26:123–7.
10. Foley MJ. Radiologic placement of long-term central venous peripheral access system ports (PAS port): results in 150 patients. JVIR. 1995;6:255–62.
11. Cardella JF, Cardella K, Bacci N, et al. Cumulative experience with 1273 peripherally inserted central catheters at a single institution. JVIR. 1996;7:5–13.
12. Allen AW, Megargell JL, Brown DB, et al. Venous thrombosis associated with the placement of peripherally inserted central catheters. JVIR. 2000;10:1309–14.
13. Currier CB, Widder S, Ali A, Kuusisto E, Sidaway AN. Surgical management of subclavian and axillary vein thrombosis in patients with a functioning arteriovenous fistula. Surgery. 1986;100:25.
14. Sidawy AN, Spergel LM, Desarab A, et al. Society for Vascular Surgery. The Society for Vascular Surgery: clinical practice guidelines for the surgical placement and maintenance of arteriovenous

hemodialysis access. J Vasc Surg. 2008;48(5 Suppl):S20–5.

15. Parfrey PS, Griffiths SM, Barrett BJ. Contrast material-induced renal failure in patients with diabetes mellitus, renal insufficiency, or both. A prospective controlled study. N Engl J Med. 1989;320:143–9.

16. Hennerici MG, Neuerburg-Heusler D. Vascular diagnosis with ultrasound. 2nd ed. New York: Thieme; 2005. p. 150–80.

17. Vascular medicine, evidence based vascular medicine reviews. http://www.angiologist.com/2010/11/28/upper-extremity-artery-disease. Accessed 16 Mar 2011.

18. Vascular medicine, evidence based vascular medicine reviews. http://www.angiologist.com/2010/09/24/pulse-volume-recording. Accessed 03 Jan 2011.

19. Brown PW. Preoperative radiological assessment for vascular access. Eur J Vasc Endovasc Surg. 2006;31:64–9.

20. Malovrh M. The role of sonography in the planning or arterio-venous fistulas for hemodialysis. Semin Dialysis. 2003;16:299–303.

21. Silva MB, Hobson RW, Pappas PJ, et al. A strategy for increasing use of autogenous hemodialysis access procedures: impact of preoperative noninvasive evaluation. J Vasc Surg. 1998;27:302–8.

22. Lemson MS, Leunissen KM, Tordoir JH. Does preoperative duplex examination improve patency rates of Brescio-Cimino fistulas? Nephrol Dial Transplant. 1998;13:1360–1.

23. Ascher E, Hingorani A, Marks N. Duplex-guided balloon angioplasty of failing or nonmaturing arterio-venous fistulae for hemodialysis: a new office-based procedure. J Vasc Surg. 2009;50:594–9.

24. Malovrh M. Native arteriovenous fistula: preoperative evaluation. Am J Kidney Dis. 2002;39:1218–25.

25. Robbin ML, Gallichio ML, Deierhoi MH, et al. US vascular mapping before hemodialysis access placement. Radiology. 2000;217:83–8.

26. Koskoy C, Kuzu A, Erden I. Predictive value of color Doppler ultrasonography in detecting failure of vascular access grafts. Br J Surg. 1995;82:50–2.

27. Ascher E, Gade P, Hingorani A, et al. Changes in the practice of angioaccess surgery: impact of the dialysis outcome and quality initiative recommendations. J Vasc Surg. 2000;31:84–92.

28. Mendes RR, Farber MA, Marston WA, et al. Prediction of wrist arteriovenous fistula maturation with preoperative vein mapping with ultrasonography. J Vasc Surg. 2002;36:460–3.

29. Passman MA, Criado E, Farber MA, et al. Efficacy of color flow duplex imagining for proximal upper extremity venous outflow obstruction in hemodialysis patients. J Vasc Surg. 1998;28:869–75.

30. Bacchini G, Cappello A, La Milia V, et al. Color Doppler ultrasonography imaging to guide transluminal angioplasty of venous stenosis. Kidney Int. 2000;58:1810–3.

31. Marks N, Acher E, Hingorani Ap. Duplex-guided repair of failing or nonmaturing arterio-venous access for hemodialysis. Perspect Vasc Surg Endovasc Ther. 2007;19:50–5.

32. National Kidney Foundation. KDOQI clinical practice guidelines and clinical practice recommendations for 2006 updates: hemodialysis adequacy, peritoneal dialysis adequacy and vascular access. Am J Kidney Dis. 2006;48 suppl 1:S1–322.

第32章
超声在透析通路监测中的作用

32

Martin R. Back and Dennis F. Bandyk

摘　要

在终末期肾病需要透析的患者中,透析通路失功或失败是很常见的。存在的问题包括通路成熟障碍、插管过程中管路损伤、血栓形成、血流量不足以及动脉瘤样变性。超声是一种能够准确有效地评估透析通路功能的诊断技术,它可以检测管路和吻合口处的狭窄、测量血流量以及评估盗血综合征时手部的灌注。超声检查可以提供必要的解剖学和血流动力学信息,用以发现临床重要的异常情况,还可以为血管内修复或是"开放式"手术干预治疗提供方案。测量通路血流量能够明确透析是否有效、通路是否通畅、是否成熟,以及明确何时对超声已确定的通路狭窄进行干预。超声检测血流量>800ml/min预示着一个临床成功的透析通路。对于依赖血液透析生存的肾衰患者来说,在自体通路或人工移植血管搭桥通路建立后应用超声检查,可以监测通路的通畅性和功能。

关键词

超声监测、透析通路功能障碍、动静脉瘘、人工移植血管搭桥造瘘、通路血流量、通路狭窄

对于终末期肾病(ESRD)接受血液透析的患者,维持一个有功能的透析通路需要监测手段。无论是自体动静脉瘘(AVF)还是人工移植血管搭桥瘘都会伴有解剖学和血流动力学异常,从而影响透析血管通路功能。透析通路手术的失败率,即基于"意向治疗"报告标准的一期通畅率,无论是自体通路还是人工通路[1,2],曾报道在术后一年高达40%。最常见的问题是自体通路成熟障碍、血栓形成、假性动脉瘤形成、静脉高压导致肢体水肿以及动脉盗血综合征引起手部缺血。在大多数患者,透析通路是可以修复再利用的,一年时自体动静脉瘘和聚四氟乙烯(PTFE)人造移植血管的一期通畅率和二期通畅率分别为60%~80%和50%~70%[1,2]。监测透析通

路的理论基础基于以下原理,和已经形成血栓的通路相比,对通畅但"无功能"的通路进行手术或者血管内介入治疗在维持或改善其功能方面更容易成功。超声是诊断通路狭窄的理想方法,通路狭窄引起血流量减少,会导致透析无效或困难。对透析通路功能的监控依照"质量保证"指南,但是应用超声监测通路通畅性及功能的效果尚未得到证实,这主要是因为还没有进行前瞻性、随机的临床试验。

对透析通路功能进行监控需要应用准确的诊断技术和有效的修复介入方法,以确保通路在解剖学和血流动力学方面都适合管路穿刺和透析。为了维持高血流量,皮下管路需满足两点穿刺以便于血液顺畅进出透析过滤器循环通路。一般来说,每周三

次透析需要至少 10cm 长的皮下管路(深度<1cm),以保证血液流量>600 ～ 800ml/min[3,4]。美国肾脏基金会(www.kidney.org)在透析临床实践(DOQI)指南 9 ～ 11 中建议,"应用前瞻性透析通路监测,可以发现血流动力学显著狭窄"[3]。有可靠数据表明,有效的监测结合病变的修复可以"改善血管通路的通畅性并且减少血栓的发生"。监测应该包括每周在透析中心的体格检查,应用解剖学和生理学技术检测通路是否存在狭窄或流量减少[5-8]。对临床医师来讲,可行的诊断方法包括通路再循环计算、静脉端压力测定、超声稀释(dilution)技术、超声检测狭窄和测量血流量以及瘘腔造影。对患者来说最好的监测方法应该是准确、安全、实用的,并且能够从医疗服务中心(CMS)或其他提供医疗服务的机构得到理想的资助。尽管超声适合透析血管通路的监测,但目前的 CMS 支付指南中规定,对于 CPT93900(透析通路超声检查)CMS 不会支付血管通路常规监测费用。只有在有症状和体征表明血管通路失功的情况下,CMS 才会支付监测费用,例如瘘口处触诊震颤减弱、穿刺困难、透析过程中形成血凝块、在透析血液流量 200ml/min 的情况下静脉端压力升高(>200mmHg)、通路再循环率≥12% 或者不明原因的尿素清除率<60%。如果为评估透析通路是否存在功能障碍而进行了超声检查和诊断性瘘腔造影,在进行 CMS 报销时则需要一些必要的医疗文件。

血液透析通路失去功能的常见情形是:自体动静脉内瘘静脉端与人工移植搭桥血管静脉流出端形成进行性局部狭窄,同时还包括新建血管通路成熟障碍。狭窄可以发生在自体静脉或人工血管动脉吻合口,以及胸部中心静脉。通路发生血栓的患者中,80% ～ 90% 都有显著的狭窄,即直径狭窄率(DR)>50%[6,7]。在一些病例中,虽然血管内修复或外科手术取栓法能够解决通路血管的再通,但无法明确致病的解剖学原因,预示存在另外一种血栓致病因素,例如一过性低血压、低血容量、高凝状态、穿刺后长期压迫通路或者穿刺不当。超声既可以发现通路狭窄,又可以监测血流量,这是确保血液透析成功极为重要的手段。这些数据对于患者的治疗非常重要,它们能够确定新建的通路何时可以开始使用,是否存在影响通路成熟的异常因素以及通路的低血流量是否可逆。依据相应的标准,临床医生通过超声检查可以明确,被检测出狭窄的通路血流是否能满足血液透析的需要。超声检查还可以发现其他可能影响通路功能或寿命的解剖因素,例如假性动脉瘤、

管路内的附壁血栓、穿刺部位血肿或者人工血管血清性水肿。超声或瘘腔造影发现的狭窄可以通过开放手术或经皮腔内血管成形术(PTA)进行修复,达到恢复通路通畅,延长通路寿命的目的[2,8-12]。一项前瞻性临床研究将开放手术与血管内介入治疗的疗效进行了对比,结果表明在治疗血栓或通路狭窄中两者疗效没有差异。介入治疗通常要依据病变形态和部位,通路建立的时间以及通路类型,还要依赖操作者的经验或喜好。因为大多数通路问题出现在术后第一年,所以在通路建立后及一年内进行超声检查最有价值。因为通路监测在人工移植通路和自体通路的功效可能不同,因此通路成熟的标准,血流量的要求都应该依据通路类型和患者个体进行确定。

透析通路的诊断

过去的透析通路监测主要依赖对比数字减影血管造影来发现导致功能障碍或者血栓的可逆性病变。"临床显著性"狭窄是指管腔直径减少>50%,在横截面上面积减少>75%,这与静息压梯度相关,并导致了血流量减少。目前 DOQI 支持应用生理学检查方法包括超声进行监测,评估再循环、静脉压以及流量测定。这些直接和间接诊断方法可以鉴别透析通路低血流量或者透析通路失败,它们的阈值可预测通路血栓形成或透析困难。据报道,满足血液透析的血液流量最小阈值为 500ml/min;但是进行有效透析 2 ～ 3 小时,回路血流量在 300 ～ 450ml/min,则要求更高的通路血流量,理想的水平应该是800 ～ 1200ml/min。透析通路建立后,由于静脉流出端和动脉流入端扩张的缘故,血液流量在随后的几周到几个月的时间里会增加。这个"通路成熟"的过程在第一个月会更迅速,这使得人工移植血管通路比自体通路能更早应用。总的来说,前臂自体动静脉内瘘和人工移植通路的血液流量较上臂动静脉内瘘或人工移植通路要低,这是因为血流出入的桡动脉/尺动脉和静脉管径要小于上臂的血管。因为血流量是反应透析通路成熟的重要标准,因此超声检查是血管穿刺前推荐的重要评估手段。当瘘腔造影或超声检查提示存在直径狭窄(DR)>50% 时,应当在测量通路流量的基础上进行介入手术。临床上有功能的透析通路,其中有 1/4 存在狭窄。监测的目标是通过应用连续的检查方法来监测通路的功能,在通路发生血栓之前发现血流动力学变化,通常典型的血栓发生在血液流量降至 500 ～ 600ml/min

以下。

瘘腔造影

经桥血管注入碘造影剂获得通路影像是评估动脉流入端、吻合口位置、静脉/人工血管以及胸部中心静脉的金标准。应用数字减影技术和多平面成像,可以显示整个上肢动脉以及静脉解剖结构,同时准确地分级了狭窄严重程度,包括了多个平面阻塞性病变的评估。瘘腔造影还可以发现动脉瘤(真性和假性)和通路附壁血栓,这些因素增加了血栓形成的风险,需要进行治疗。瘘腔造影是有创性检查,且费用较高,有发生并发症的风险,不应作为评估通路解剖病变的首选方法,但适用于评估失去功能的血管通路或者在对已知血管异常的通路进行血管内治疗时应用。对于已经新建通路但是尚未成熟,还没有进行透析的终末期肾病(ESRD)患者应避免使用碘造影剂进行造影检查,以免加速肾脏衰竭。对于这样的病例,可以应用超声检查来发现狭窄的部位。而造影常应用于有计划或预知的血管内操作程序。超声对透析通路血管成形术的监测可以确切的改善血流以及消除残余狭窄。桥血管介导的静脉造影是一种优良的技术,用于评估中心静脉系统(腋静脉、锁骨下静脉、头臂静脉、上腔静脉)梗阻或狭窄性病变,确定这些病变是由先前的静脉透析桥血管引起的还是心脏起搏器导线导致的。

通路再循环

血液透析通路再循环是指经静脉端回流的透析过的血液经过动脉端重新进入体外循环。如果计算精确,血管通路再循环只有在通路血流量小于透析器血泵所要求(抽拉)的流量水平时才会发生[13]。再循环率≥12%则提示低血流量,是血液透析不充分的指标。通路再循环的计算是通过测量血液中尿素氮(BUN)的浓度,其计算是根据下列这个公式

$$Us\text{-}Ua/Us\text{-}Uv \times 100\%$$

Us 是全身的[BUN], Ua 是动脉端[BUN], Uv 是静脉端[BUN]。目前测量全身[BUN]的方法(外周静脉三针法)容易出错且易高估再循环率,这是由于动脉-静脉间以及静脉-静脉间的平衡所导致的。取而代之的两针缓流/停流法测量尿素氮再循环率能够减少这类错误的发生[14]。再循环的测量可以

在透析同时进行,并且可以连续重复测量,但是它不能预测通路血栓形成。在透析器血流量为 400ml/min 时,尿素再循环≥15% 可以准确提示通路存在狭窄,但是在前瞻性研究中未发现其对预测血栓形成有作用[15-18]。测量通路再循环率并不是发现通路失去功能的可取方法,也不适用于监测。如果测定再循环异常,则应该用超声检查来测量血流量。

静脉端压力测定

当静脉流出端梗阻时,透析泵下端的静脉壶压力就会增高。由于静脉狭窄是通路失败的常见原因,所以应连续监测静脉端压力。压力测量的准确性高度依赖于管路—传感器系统的动态反应,传感系统归零与系统高度差异,以及消除气泡或血块有关。静态(没有透析器血流量的情况下)和动态(有透析器血流量的情况下)的静脉端压力都可以测量。当透析血液流量稳定在 200～250ml/min 数分钟时才能对静脉端压力进行测量。在透析血流量为 300～400ml/min 的情况下,静脉端压力<150mmHg 应视为正常。

静脉端压力测量的精确足以发现直径狭窄率>50%的狭窄。在三次连续的透析中,动态静脉端压力均>150mmHg,提示静脉端存在>50%的狭窄(经瘘腔造影证实),其敏感性达到86%,特异性达到93%[10]。平均动态静脉端压力在血管造影证实直径狭窄率>50%的患者(126mmHg±35mmHg)要明显高于通路没有狭窄的患者(95mmHg±22mmHg)[19]。仅凭静脉端压力测量尚不能推测通路是否存在血栓[5,18,19]。压力测量对于静脉吻合口和流出端的狭窄最为敏感,因为静脉穿刺点近端的病变不易被发现。一系列的静脉端压力测量可以发现功能障碍的通路,当压力达到 150～200mmHg 时提示应当进一步检查,比如超声检查。

血流量测量

对通畅的透析通路进行一系列血流量测定是监测通路最准确的方法。已经明确证实低血流量和血栓风险的相关性。有对比研究指出,狭窄和通路血流量之间的关系仍然需要进一步证实。超声检测残余管腔<2mm,收缩期峰值流速>400cm/s,并且收缩期峰值流速比值>2,提示直径狭窄率>50%,但是这不完全和通路低血流量(<500ml/min)相关。多普

勒血流量计算和多普勒超声技术可以应用于估算时间平均血流量。管腔内径和时间平均速度可以由超声测得,然后应用下列公式来计算血流量:

$$Q = vA = v(\pi d^2)/4$$

v 是通过横截面的时间和空间平均速度,d 是管腔直径,A 是测量流速处的管腔横截面面积。在这个公式中,假定在测量处的血流是平稳、轴向对称的,且横截面是圆形。不要在透析时或透析后马上进行测量,因为低血容量会导致血压降低,这会误认为是低血流量。超声测量血流量应该选择在非透析日,对血压控制正常的患者进行。在现代超声设备上都装配有测量软件包。对于上肢自体通路,静脉管径和分支变化较多,因此应该选择用动脉来测量血流量。要仔细选择测量的部位,不要在狭窄处进行测量,或者狭窄处经过影像学检查,脉冲多普勒流速频谱仅表现为轻到中度的增宽(图 32.1)。测量管腔直径(前后径)时,要使声束在纵切面/横切面上垂直于管腔的长轴。多普勒取样容积的大小要能够完全置于管腔内,测量流速时多普勒角度调至 60°。时间平均流速要在 2~3 个以上脉冲周期进行测量。在动脉进行测量时,选取通路上的 2~3 个点,在动脉吻合口的下游、移植血管的中段以及接近任一静脉吻合口的位置测量数个(3~4)管径(图 32.2)。多普勒测量血流量已经通过狒狒进行实验验证,其平均误差为 13%,且在血流量为 300ml/min

的范围内,与规定时间收集血量具有良好的相关性($r = 0.9$)[20]。在通路高血流量和血流紊乱的情况下得不到类似的数据,但是可以估计可重复性误差约为 20%~25%。

通路血流量也可以在透析时应用时差法以及超声稀释法进行测量。分别在透析管的动脉端和静脉端放置超声传感器,并且两端要反向,使动脉端位于静脉端的下游。将透析血液流量设定为 200~300ml/min,关闭超滤。向静脉端快速注入 5~10ml 生理盐水,稀释通路血流中的红细胞,多普勒动脉端传感器检测的速度波形会发生改变。根据静脉端(S_v)和动脉端(S_a)速度时间曲线下方的测量面积以及已知的透析器流量(Q_b)可以计算通路血流量:

$$Q = Q_b(S_v/S_a - 1)$$

透析器血流量在 177~350ml/min 范围内,均不影响通路血流量计算的准确性,但是需要注意放置动脉针的位置,确保它位于通路血流的中心[21]。为了保证测量的可重复性,应该测量 2~3 次,因为连续测量的平均误差为 5%[20]。将超声稀释法和多普勒测量血流量方法进行对比研究,结果显示在通路血流量较大的情况下两者的结果一致(相关系数 0.79~0.83)[17,22,23]。超声稀释技术不会高估或低估血液流量,除非在通路存在狭窄的情况下,稀释法测得的血流量值会低于多普勒所测得的血流量值[22]。

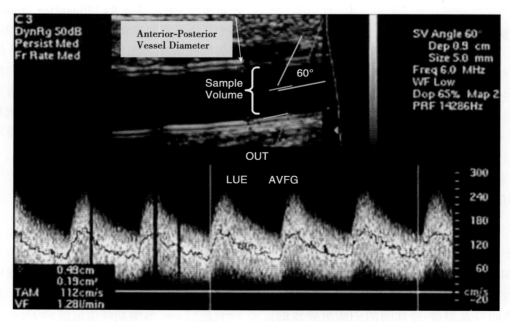

图 32.1　超声测量透析人工移植血管直径 6mm,并计算血流量为 1280mL/min。 测量流速时多普勒角度设定为 60°,脉冲多普勒取样容积可以包含整个管腔,并且以平均时间为基准,平均流速测量三个以上脉冲周期

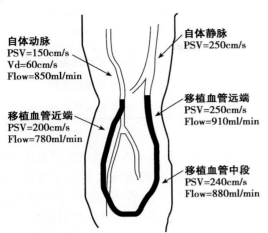

自体动脉
PSV=150cm/s
Vd=60cm/s
Flow=850ml/min

自体静脉
PSV=250cm/s

移植血管远端
PSV=250cm/s
Flow=910ml/min

移植血管近端
PSV=200cm/s
Flow=780ml/min

移植血管中段
PSV=240cm/s
Flow=880ml/min

通路平均血流量=(850+780+880+910)/4=855ml/min

图 32.2　前臂人工移植血管搭桥通路示意图,图中标示出了多普勒测量收缩期峰值流速(PSV,cm/s)和血流量(ml/min)的位置。移植血管平均血流量是通过连接移植血管的肱动脉段血流和移植血管近端、中段、远端三个部位的血流取均值来计算的

对于 PTFE 人工移植搭桥通路来讲,低血流量(< 300 ～ 500ml/min) 则预示通路失败(表32.1)[5,17-19,24-28]。无论是应用多普勒技术或者超声稀释法测量血流量,结论都是低血流量会增加血栓形成的风险。自体动静脉内瘘和低血流量之间的关系并不像人工移植通路,这可能是因为自体静脉管路不易形成血栓。通路狭窄且伴有低血流量预示通路失功[5,19]。在有狭窄的通路中,血流量要明显少于没有狭窄的有功能的通路。事实上,在形成血栓的通路和将要发生血栓事件的通路中,血流量的数值是相似的[5]。这些发现证实了通路狭窄伴有低血流量或血流量减低增加了血栓形成的风险。值得注意的是,在一些低血流量的通路可能不会发现狭窄。对这些病例,需要仔细进行检查动脉流入端或中心静脉确定其是否存在阻塞性疾病。在低血流量但没有狭窄的通路中,形成血栓的情形包括,间歇性心力衰竭、低血容量、低血压、高凝状态或对移植血管的外力压迫作用(例如,在拔针时)。

表 32.1　经动脉造影测量的透析通路血流量与人工通路功能障碍的相关性

作者	通路类型	测量方法	测值(ml/min)	造影验证	结果
Rittgers 等[24]	PTFE	多普勒	<450	无	2 周100% 失败
Shackleton 等[25]	PTFE	多普勒	<450	无	敏感性83% ,特异性75% 2 ~6 周失败
Sands 等[23]	PTFE	多普勒	<800	无	6 个月93% 失败*
Johnson 等[28]	PTFE	多普勒	<400	无	3 个月64% 失败*
	AVF	多普勒	<320	无	一期及二期通畅率减低*
May 等[17]	PTFE	超声稀释法	1,150 750 300	无	3 个月功能障碍相对危险度=1
Bay 等[18]	PTFE	多普勒	700 ~ 1000 300 ~ 500 <300	无	6 个月介入治疗/失败相对危险度=1 1.4* 2.0*
Bosman 等[19]	血管移植	超声稀释法	1061 664	有	无狭窄 >50% 狭窄*
Besarab 等[22]	PTFE	超声稀释法	1121 605 540	有	无异常 狭窄/介入治疗* 失败*
	AVF	超声稀释法	1057 313 475	有	无异常 狭窄/介入治疗* 失败*
Back 等[27]	AVF	多普勒	<800	无	77% 精确性失败(血栓/6 个月需要再次介入治疗)*

续表

作者	通路类型	测量方法	测值(ml/min)	造影验证	结果
	PTFE		<800	无	63%精确性失败
	AVF		<500	无	67%精确性失败
	PTFE		<500	无	63%精确性失败

* $P<0.05$,统计学上不同的组别

关于通路血流量阈值达到多少,需要介入或者其他的影像检查,例如瘘腔造影,还存在争议。基于目前回顾性和无对照的前瞻性研究数据,PTFE人工移植通路的血流量低于 700～800ml/min,在肱动脉或桡动脉流速减低<90cm/s,提示应该进行超声检查。Strauch 等人[7]应用低血流量临界值(350ml/min)证实了人工通路在没有干预的情况下更容易发生功能障碍。同样如果自体动静脉内瘘的血流量少于 400ml/min,则需要用造影来进行进一步评估。

Back 等人[27]发现,相较于 500ml/min(精确度67%),将 800ml/min(精确度77%)作为临界值更能区别 AVF 和人工通路有无功能。无论选用哪个标准,都应该对显示有狭窄的人工通路进行监测,因为其血流量会同时减少。监测通路血流量还没有确定合适的时间间隔,这与通路类型和移植血管的直径都有关系。由于在术后第一年最容易发生通路功能障碍,因此每隔 3 个月监测是比较合适的。

多普勒超声

与瘘腔造影相似,超声检查可以为透析通路的动脉流入端、管路和静脉流出端进行精确的影像学显示和血流动力学评估。透析通路位于皮下,应用高频线阵探头(7.5～10MHz)能够获取非常清晰的血管图像。可以在横切面、纵切面/矢状面应用二维、彩色多普勒以及能量多普勒显示瘘口,动脉吻合口区域以及包括中心静脉在内的静脉流出端。多普勒技术可以对外周动脉进行检查,彩色/能量多普勒可以诊断狭窄,而根据脉冲多普勒检测得到的收缩期峰值流速(PSV)和舒张末期流速(EDV)可以诊断狭窄是直径狭窄率<50%还是>50%。透析通路的血流动力学特征表现为高流速低阻力,PSV>150cm/s(图32.1),阻力指数≤0.7。动脉吻合口区域的频谱会增宽,这是由于 PSV>200cm/s 而且血管迂曲,导致了血流较紊乱。选择合适的标尺能够尽量减少

彩色多普勒产生的伪像。人工通路狭窄表现为在彩色血流图上管腔狭窄,峰值流速至少是邻近管腔流速的 2 倍(图 32.3)。血管周围的彩色伪像可能是由紊乱的血流和血管壁/组织振动所引起的。

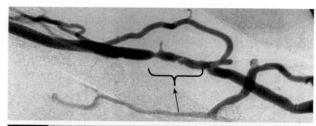
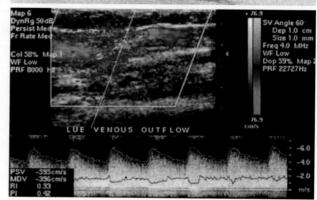

图 32.3　静脉段直径狭窄率>50%狭窄的瘘腔造影和超声检查图像。PSV600cm/s,EDV400cm/s,且流速比值为4,提示狭窄>50%。血流量(VF)为 700ml/min,VF/PSV stenosis<1.5。在超声图像中可以看到红/蓝血流外溢,这是由组织振动导致的

超声诊断通路狭窄严重性的标准是依据狭窄部位的 PSV 以及非狭窄区域的血流量制定的(表32.2)。一般来说,直径狭窄率>50% 的狭窄,其血流量会减少,PSV>400cm/s,管路和动脉流入端的 PSV<150cm/s。当通路形成血栓,动脉流入端将表现为多相、高阻的频谱,在闭塞的区域将记录不到多普勒信号。通常,引起血流动力学改变的显著狭窄(直径狭窄率>50%)血流量会减低,当多普勒检测 PSV>400cm/s,EDV>250cm/s,局部 PSV 比>2,并且残余管腔直径 2～3mm 时应该进行修复手术。

表 32. 2　通路狭窄的多普勒诊断标准

狭窄程度	多普勒频谱	多普勒彩色图像
正常	动脉吻合口>200cm/s 移植血管中段 PSV > 150cm/s	移植血管无狭窄,静脉流出端通畅
直径狭窄率<50%	动脉吻合口 PSV200 ~ 400cm/s 狭窄处 PSV<400cm/s PSV 比值<2 移植血管中段 PSV100 ~ 150cm/s	管腔变细
直径狭窄率>50%	动脉吻合口 PSV>400cm/s 狭窄处 PSV>400cm/s 局部 PSV 比值>2 移植血管中段 PSV<100cm/s 如果 VF/PSVstenosis<2; 修复病灶	局部管腔变细,直径<2 ~ 3mm
闭塞	病变处无多普勒信号	管腔闭塞

　　超声检查在诊断直径狭窄率>50% 时,和瘘腔造影相比其准确性(敏感性,特异性,阳性预测率)达到 80%(表 32. 3)[17,29-34]。有一些报道显示,可以在二维和彩色图像上直接测量直径狭窄率诊断>50% 的狭窄。Tordoir 等[33] 应用多普勒测量人工通路,AVF 和静脉流出端流速,依据诊断标准来诊断直径狭窄率>50% 的狭窄。Older 等[34] 指出,83% 经瘘腔造影证实存在直径狭窄率>50% 狭窄的患者收缩期

峰值流速>400cm/s,或者收缩期峰值流速比值>3。诊断错误主要是由于超声诊断中心静脉的阻塞或狭窄比较有限,据报道,对于腋静脉、锁骨下静脉直径狭窄率>50% 狭窄或者头臂静脉的阻塞或狭窄,其诊断的敏感性为 81%[31-35]。

　　透析通路的常规监测已经表明,在大约 30% ~ 48% 的通路中存在直径狭窄率>50% 的狭窄(基于 PSV、PSV 比值、瘘腔造影证实)[18,31-33]。这就提示超声检查常常能够发现通路狭窄,尤其是 PTFE 人工通路,尽管它具有足够的通畅性,但是透析和持续穿刺仍然要慎重选用这种方式。在人工移植血管通路或者静脉流出端中狭窄的平均数量为 1. 4 ~ 1. 8。有关超声检测狭窄与随后血栓形成的相关性研究,结果不尽相同。与正常影像相比,尽管超声检测的通路狭窄和一期通畅率下降相关,但是对于人工通路来说,前瞻性的临床试验和预防性的血管内治疗并没有显示出能够有助于提高一期通畅率[17,18,32]。这些结论表明,仅有通路狭窄存在并不是进行介入治疗的唯一标准。既然通路功能障碍与血流量相关,超声监测应该包括显示狭窄处的图像以及测量与低血流量(500 ~ 800ml/min)相关的病变处的血流量。血流量(VF)与 PSV 的比值在诊断狭窄时(PSVstenosis)是一个有用的参数,且有助于决定重新建立通路或者预测通路的通畅性。VF/PSVstenosis<2 表明存在 PSV 为 400cm/s 的狭窄,这需要修复手术;但是如果比值>2,通路的血流量是足够的,即>800ml/min,那么通路就可以用来透析。为了观察狭窄的进展,应该每隔 1 ~ 2 个月对狭窄部位进行超声监测。

表 32. 3　多普勒监测发现人工通路狭窄的研究结果

作者	通路类型	测值	造影证实	诊断准确度
Middleton 等[29]	PTFE+AVF	DR>50%	有	敏感性87%
Dousset 等[30]	血管移植	DR>50%	有	敏感性86%,特异性60%
MacDonald 等[31]	PTFE	DR>50%	有	敏感性84%
Lumsden 等[32]	PTFE	DR>50%	有	敏感性76%
Tordoir 等[33]	血管移植	DR>50% PSV>300cm/s PSV 比值>3	有	敏感性92%,特异性84% 敏感性75%,特异性96%
	AVF	PSV>375cm/s	有	敏感性79%,特异性84%
	静脉流出端	PSV>250cm/s	有	敏感性95%,特异性97%
Older 等[34]	PTFE+AVF	PSV>400cm/s PSV 比值>3	有	阳性预测值83%

　　DR:直径狭窄率,PTFE:聚四氟乙烯;AVF:自体动静脉瘘

超声检查还可以发现影响透析或通路通畅性的其他异常。通过彩色血流图能够诊断动脉瘤或假性动脉瘤，并且依据是否有血流信号很容易与血肿相区别。反复穿刺引起的小的假性动脉瘤（直径 5mm）比较稳定，而大的假性动脉瘤（直径>1cm）很容易扩张，应该修复。超声还可以发现管腔内的血栓，这预示通路功能障碍，与最终通路血栓形成相关。

超声监测的应用

在我们血管组，超声是进行透析通路监测的首选（表32.4）。术后早期是否进行检测，部分依赖于肾脏科医师是否有参加监测的意愿。透析通路建立后，要在开始透析之前进行超声检查。随后，在有医学指征时应该进行检查。因为血液透析要求通路最小血流量，所以应该在开始穿刺前进行检查，确认穿刺针穿刺管路长度是否合适（>10cm），通路是否达到成熟的血流量，以及是否存在狭窄或者其他解剖学异常（通畅静脉的侧支）。随后根据狭窄的程度和通路血流量，需要对进行性狭窄部分进行检测和处理。临床研究表明在 PTFE 人工移植血管通路中，血流量是预测通路血栓形成唯一可信的指标[17,18]。每周测量动态静脉端压力在发现静脉流出端梗阻中有较高的敏感性，当记录到高动态压力（>200mmHg）时，需要进行超声检查并测量血流量[5,15,16,19,22]。

表 32.4 超声检查透析通路操作指南

显示透析通路图像，扫查按纵切面/矢状面和横切面进行

记录移植血管周围积液和包块的位置和范围

从动脉流入端开始进行扫查，然后是动脉吻合口，显示整个透析血管通路，如果有静脉吻合口也要进行扫查，之后是中心静脉流出端

显示接近动脉吻合口处的自体动脉并测量血流量

在通路的几个位置计算血流量，选取内径正常且血流最平稳的位置进行测量

在透析通路示意图上标注管腔异常（狭窄、血栓、动脉瘤）的位置，非转位 AVF 的大的分支

依据狭窄近端、狭窄处和狭窄远端的流速频谱对管腔狭窄进行分度

测量及记录

自体动脉流入端（桡动脉，肱动脉）PSV

透析移植血管或自体静脉 PSV

动脉和静脉吻合口的 PSV

狭窄处的收缩期峰值流速和舒张末期流速，并计算 PSV 比值

在通路上 3~4 处测量并计算血流量，得出平均血流量

所有病理（血栓、血肿、水肿、脓肿）图像，测量动脉瘤或假性动脉瘤的大小并记录有无血栓形成

续表

诊断标准

正常动脉流速：PSV100~400cm/s，EDV 0~200cm/s

正常静脉流速：PSV50~200cm/s，中心静脉 PSV 更低且频谱呈期相性

桥血管或吻合口血栓：PSV>400cm/s，PSV 比值>2，管径<2~3mm

高阻力指数提示低血流量且移植血管即将闭塞

动脉吻合口外自体动脉血流逆行提示动脉盗血

重度动脉盗血和手/指端缺血：指动脉压<60mmHg

移植血管周围积液提示失去修复机会，如果整个移植血管周围都存在积液，则提示感染

一般在人工通路术后 2 周，自体通路术后 3~4 周，于穿刺前行超声检查并进行监测记录（图32.4）。监测包括二维图像显示和进行血流动力学评估，确保皮下人工血管周围没有异常，没有残余的血肿或血清性水肿影响穿刺针穿刺，并且保证通路有足够的血流量进行透析。有手部缺血症状（麻木、握力减弱、疼痛）的患者，可以在按压或者不按压通路的情况下检查并记录前臂远端尺、桡动脉的流速频谱以及测量指动脉压。指动脉压<60mmHg 提示手部严重缺血。沿着肢体进行扫查，依据动脉波形的异常变化，能够发现导致缺血和盗血的阻塞部位，进而决定是行介入疗法（锁骨下动脉/腋动脉血管内介入疗法，远端血运重建/间断结扎法（DRIL））或是将通路动脉吻合口重新建立在动脉的更远端，或者行超声引导下的桥血管折叠术。通路建立术后上肢水肿严重的患者，应该对静脉流出端和中心静脉系统进行详细的检查，查找引起静脉压力增高的阻塞位置，这有助于进行血管内治疗。通路建立术后没有远端动脉缺血或者静脉压力增高的症状，如果通路有狭窄，血流量较预计的要低（<800ml/min），或者 AVF 有长段（>2cm）管腔较细（<4mm）的静脉，为了保证透析有效，应该进行修复。在血管内或开放手术介入治疗后重复进行超声检查，以确认通路的血流动力学得到改善（血流量>800ml/min，修复区域的流速正常；图32.5）。如果通路建立后震颤较弱且血流量极低<500ml/min，但是超声没有发现狭窄，就需要行瘘腔造影，显示动脉流入端以及中心静脉流出端图像，找出导致血流量减低的病变区进行修复。如果通路震颤正常，但是血流量是临界值（500~800ml/min），又没有明确的狭窄，应该禁止通路穿刺，1 个月后再行超声检查测量血流量并寻找进展中的狭窄，这种狭窄通常是由于早期内膜增生

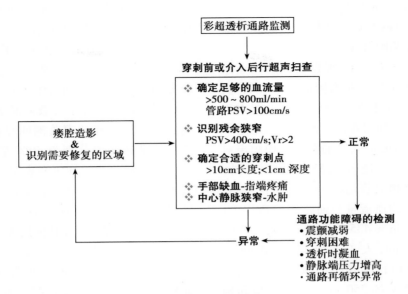

图 32.4　推荐应用超声监测通路

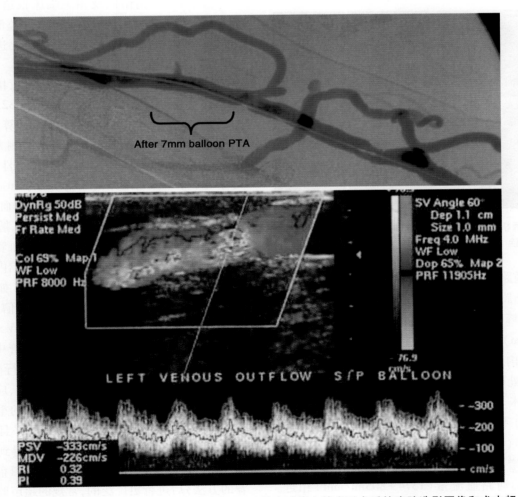

图 32.5　图 32.3 中所显示的静脉段在直径 **7mm** 腔内球囊血管成形术后的瘘腔造影图像和术中超声检查图像。血流量增加到 1400mL/min（VF/PSVstenosis = 6），PSV 降至（330cm/s），EDV 降至（226cm/s）及 PSV 比值（1.8）减低,这都提示 DR<50% 狭窄,与造影相符合

导致的。之后,有临床指征时应选择性的进行透析通路监测,这些指征包括有症状或体征的通路功能障碍,透析不充分,穿刺困难或者通路假性动脉瘤形成(图 32.6)。如表 32.1 所示,根据血液透析通路类型所"预期"的血流量数据是有限的。已经明确,前臂 AVF 的初始血流量要少于前臂或者上臂人工通路。贵要静脉连接的通路在血管流量和其他超声特征上类似 6mm 或 7mm 的人工通路。应用超声对108 位患者的 125 处连续透析通路(前臂瘘 34 处,上臂瘘 53 处,人工移植血管通路 38 处)进行监测,结果显示穿刺前的平均血流量与通路的构造相关:头桡 AVF:771ml/min ± 435ml/min;头肱 AVF:1616ml/min ± 790ml/min;人工通路:1270ml/min ±604ml/min。动脉吻合口处的收缩期峰值流速大约400cm/s,通路中段 PSV 约 250cm/s,不同类型和构造的通路 PSV 是相似的[27]。

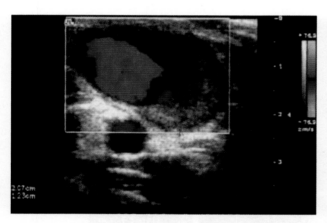

图 32.6　透析通路假性动脉瘤的彩色血流图像,管腔通畅,伴有血栓

依据通路建立后 2 ~ 4 周进行的超声检查结果,可以判断通路是否可以进行透析,或者存在重度狭窄(收缩期峰值流速>400cm/s,流速比值>2,最小管径<2 ~ 3mm)而"未成熟",这需要进行介入治疗来修复(血管内或者开放手术)。有 10 处(26%)人工通路和 18 处(21%)未成熟的瘘口由于阻塞需要进行修复手术。在未成熟通路中的血流量(606 ±769ml/min)不同于成熟通路中的血流量(1140 ±857ml/min)(P=0.01)。经过修复术后的未成熟通路,血流量增加到 1159±502ml/min,与不需要进行修复手术的通路血流量(1374±805ml/min)相近。在随后 2 ~ 3 年对患者的分析研究表明,相较于500ml/min(准确度 67%),800ml/min 更能区别功能障碍的通路和有功能的瘘口或人工通路(准确度

77%)。总的来说,初始血流量<800ml/min 的通路中有 42% 需要行修复手术,而初始血流量>800ml/min 的通路中仅有 12% 需要行修复手术(P<0.05)。平均一期通畅间期在需要修复(11.5 个月)和无需修复(12.9 个月)的通路中类似。

对于随后进行了下肢静脉旁路移植术的患者,通路建立后常规超声监测明显提高辅助一期通畅率。辅助通畅率分别为 50% 左右和 80% ~ 90%。一些无对照的前瞻性研究表明,在超声或者造影发现通路狭窄后行择期手术或血管内介入手术,可以明显减少血栓形成,提高通畅率[8-10]。由经验丰富的医生来进行监测,并且依据解剖和生理学标准,真正的"血流动力学"治疗病变,是非常有益的。因为通路狭窄在影像学检查中很常见,但不能独立预测血栓形成,因此超声检查配合血流量测量才能够提高监测的效率。

依据 DOQI 指南以及相关临床报道,推荐对透析通路进行选择性的超声监测。具体监测包括检查的间隔时间,检测的标准以及筛选需要进行持续评估和进一步检查的高风险通路的患者。目前,推荐在估计通路已经成熟时进行超声评估,接下来的评估要看通路功能障碍的进展如何(图 32.7)。通路的影像学检查联合多普勒获得技术计算血流量,对于自体通路和人工通路都是首选的监测方法。低血流量(<800ml/min)的通路通常有狭窄性病变,应该行修复手术来改善通路的血流动力学和通畅性。无论是 PTFE 人工通路或者是 AVF,当血流量少于500 ~ 800ml/min 都应该进行造影检查,除非超声检查能够清晰显示需要修复手术的移植血管或者动脉吻合口的狭窄。通路血流量在这个范围内与血栓风险增加有关,需要进行进一步的检查。如果不能测量血流量,或者认为测量的血流量不可信,对于多普勒频谱符合重度狭窄标准的患者(PSV>400cm/s,EDV>250cm/s,流速比值>2,移植血管中段流速<150cm/s,残余管径<2 ~ 3mm)需要进行介入治疗。对于造影证实的直径狭窄率>50% 狭窄,应该推行择期外科手术或血管内治疗。超声监测的重要性在于它可以判断通路血流量的改善情况,并且在介入术后,能够确定通路狭窄的血流动力学得到纠正。通路建立(除了本文详细描述的方法和目前 DOQI 推荐的方法)后进行更广泛的,常规的超声监测需要精心设计、大样本、前瞻性、随机的临床试验。鉴于超声检查多变的专业知识,以及肾衰患者群体随访依从性差,这可能是一个艰巨的任务。

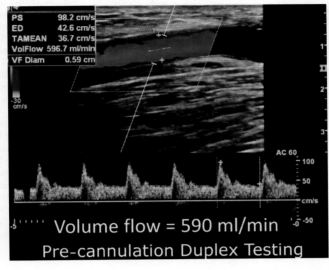

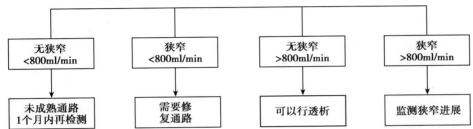

图 32. 7　穿刺前超声检查显示血流量<800ml/min。是否进行处理依赖于有无超声能够检出的狭窄。对于未成熟的自体通路，可以行瘘腔造影和小口径静脉球囊血管成形术

参考文献

1. Hodges TC, Fillinger MF, Zwolak RM, Walsh DB, Bech F, Cronenwett JL. Longitudinal comparisons of dialysis access methods: risk factors for failure. J Vasc Surg. 1997;26:1009–19.
2. Cinat ME, Hopkins J, Wilson SE. A prospective evaluation of PTFE graft patency and surveillance techniques in hemodialysis access. Ann Vasc Surg. 1999;13:191–8.
3. NKF-KDOQI. Clinical practice guidelines. www.kidney.org/professionals/kdoqi/guidelines. accessed 2006.
4. Bowser A, Bandyk D. Surveillance program for hemodialysis access. In: Yao JST, Pearce WH, editors. Trends in vascular surgery. Chicago: Precept Press; 2002.
5. Besarab A, Lubkowski T, Frinak S, Ramanathan S, Escobar F. Detecting vascular access dysfunction. ASAIO J. 1997;43:M539–43.
6. Palder SB, Kirkman RL, Wittemore AD, et al. Vascular access for hemodialysis: patency rates and results of revision. Ann Surg. 1985;202:235–9.
7. Strauch BS, O'Connell RS, Geoly KL, et al. Forecasting thrombosis of vascular access with Doppler color flow imaging. Am J Kidney Dis. 1992;19:554–7.
8. Sands JJ, Miranda CL. Prolongation of hemodialysis access survival with elective revision. Clin Nephrol. 1995;44:329–33.
9. Beathard GA. Percutaneous transvenous angioplasty in the treatment of vascular access stenosis. Kidney Int. 1992;42:1390–7.
10. Schwab SJ, Raymond JR, Saeed M, Newman GE, Dennis PA, Bollinger RR. Prevention of hemodialysis fistula thrombosis: early detection of venous stenoses. Kidney Int. 1989;36:707–11.
11. Brooks JL, Sigley RD, May Jr RJ, Mack MR. Transluminal angio-
plasty versus surgical repair for stenosis of hemodialysis grafts: a randomized study. Am J Surg. 1987;153:530–1.
12. Dapunt O, Feurstein M, Rendl KH, Prenner K. Transluminal angioplasty versus conventional operation in the treatment of hemodialysis fistula stenosis: results from a 5 year study. Br J Surg. 1987;74:1004–5.
13. Besarab A, Sherman R. The relationship of recirculation to access blood flow. Am J Kidney Dis. 1997;29:223–9.
14. National Kidney Foundation. Dialysis outcome quality initiative clinical practice guidelines for vascular access. Am J Kidney Dis. 1997;30(Suppl J):SIS0–91.
15. Windus DW, Audrain J, Vanderson R, et al. Optimization of high-efficiency hemodialysis by detection and correction of fistula dysfunction. Kidney Int. 1990;38:337–41.
16. Daniels ID, Berlyne OM, Barth RH. Blood flow rates and accesses recirculation in hemodialysis. Int J Artif Organs. 1992;15:470–4.
17. May RE, Himmelfarb J, Yenicesu M, et al. Predictive measures of vascular access thrombosis: a prospective study. Kidney Int. 1997;52:1656–62.
18. Bay WH, Henry ML, Lazarus JM, et al. Predicting hemodialysis access failures with color flow Doppler ultrasound. Am J Nephrol. 1998;18:296–304.
19. Bosman PJ, Boereboom FTJ, Smits HFM, et al. Pressure or flow recordings for the surveillance of hemodialysis grafts. Kidney Int. 1997;52:1084–8.
20. Zierler BK, Kirkman TR, Kraiss LW, et al. Accuracy of duplex scanning for measurement of arterial volume flow. J Vasc Surg. 1992;16:520–6.
21. Depner TA, Krivitski NM. Clinical measurement of blood flow in hemodialysis access fistulae and graft by ultrasound dilution. ASAIO J. 1995;41:M745–9.
22. Besarab A, Lubkowski T, Frinak S, Ramanathan S, Escobar F. Detection of access strictures and outlet stenoses in vascular

accesses: which test is best? ASAIO J. 1997;43:M543–7.

23. Sands J, Glidden D, Miranda C. Hemodialysis access flow measurement: comparison of ultrasound dilution and duplex ultrasonography. ASAIO J. 1996;42:M899–901.

24. Rittgers SE, Garcia-Valdez C, McCormick JT, Posner MP. Noninvasive blood flow measurement in expanded PTFE grafts for hemodialysis access. J Vasc Surg. 1986;3:635–42.

25. Shackleton CR, Taylor DC, Buckley AR, et al. Predicting failure in PTFE vascular access grafts for hemodialysis: a pilot study. Can J Surg. 1987;30:442–4.

26. Sands J, Young S, Miranda C. The effect of Doppler flow screening studies and elective revisions on dialysis access failure. ASAIO J. 1992;38:M524–7.

27. Back MR, Maynard M, Winkler A, Bandyk DF. Expected flow parameters within hemodialysis access and selection for remedial intervention of nonmaturing conduits. Vasc Endovascular Surg. 2008;42(2):150–8.

28. Johnson CP, Zhu Y, Matt C, et al. Prognostic value of intraoperative blood flow measurements in vascular access surgery. Surgery. 1998;124:729–38.

29. Middleton WD, Picus DD, Marx MV, Melson GL. Color Doppler sonography of hemodialysis vascular access: comparison with angiography. AJR. 1989;152:633–9.

30. Dousset V, Grenier N, Douws C, et al. Hemodialysis grafts: color Doppler flow imaging correlated with digital subtraction angiography and functional status. Radiology. 1991;181:89–94.

31. MacDonald MJ, Martin LG, Hughes JD, et al. Distribution and severity of stenoses in functioning arteriovenous grafts: a duplex and angiographic study. J Vasc Technol. 1996;20:131–6.

32. Lumsden AB, MacDonald MJ, Kikeri D, et al. Prophylactic balloon angioplasty fails to prolong the patency of PTFE arteriovenous grafts: results of a prospective randomized study. J Vasc Surg. 1997;24:382–92.

33. Tordoir JHM, deBruin HG, Hoeneveld H, Eikelboom BC, Kitslaar PJ. Duplex ultrasound scanning in the assessment of arteriovenous fistulas created for hemodialysis access: comparison with digital subtraction angiography. J Vasc Surg. 1989;10:122–8.

34. Older RA, Gizienski TA, Wilkowski MJ, Angle JF, Cote DA. Hemodialysis access stenosis: early detection with color Doppler ultrasound. Radiology. 1998;207:161–4.

35. Passman MA, Criado E, Farber MA, et al. Efficiency of color flow duplex imaging for proximal upper extremity venous outflow obstruction in hemodialysis patients. J Vasc Surg. 1998;28:869–75.

第 33 章
无创性血管诊断技术在先天性动静脉瘘和动静脉畸形中的应用价值

33

Robert B. Rutherford

摘 要

本文主要介绍的是目前在大多数血管诊断检查中心中所采用的诊断方法。诊断外周动脉闭塞性疾病的无创性方法和仪器,同样可以用来诊断形成动静脉瘘的血管畸形。这些无创性的诊断方法大多数是定性而非定量的,可以测量动静脉瘘的压力、血管容积以及血流速度的改变,却不能显示动静脉瘘本身,这就是与磁共振显像的不同之处。后者的应用本文也进行了介绍。这些检查方法在本书中已经进行了多次介绍,在这里不再赘述。本文将就其实用性进行讨论,包括以下几个方面:检查所应用的仪器,检查结果的解读或分析,临床应用的可行性以及诊断方法所存在的局限性。对于诊断先天性周围血管异常中的动静脉瘘,血管诊断检查中心能够提供非常有用的临床诊断信息。对动静脉瘘的不同诊断方法都是关于血流动力学的改变,这也是应用这些方法以及解读检查结果的依据。大多数诊断方法主要的局限性在于它们只能应用于诊断外周或肢端血管的动静脉瘘或动静脉畸形。但是如果诊断的目的只是单纯的确诊在先天性血管畸形中是否存在动静脉瘘,并且评估其血流动力学改变的相对程度,那么这些方法是很有效的。

关键词

先天性血管畸形、无创性诊断、节段性动脉压测定、节段性血管容积描记法、速度波形分析、磁共振成像

引言

本文将对无创性血管诊断技术在形成动静脉瘘的血管异常中的应用进行介绍,以及对其他影像学检查技术进行讨论。应用这些诊断方法,能检测到血管异常时的血流动力学或者生理学上的特征性改变(注:通常所用的"先天性血管畸形"一词不再使用,改称为"血管异常")。本文主要介绍形成动静脉瘘的血管异常。血管异常有几种类型:范围从微小的动静脉瘘到累及大动脉的巨大动静脉瘘,以及通常只累及单一动脉的血管成熟缺陷。根据"Hamburg 分类",按照解剖组织学可分为以下两种类型[1]:(1)动静脉瘘为主型(动静脉瘘大约占血管异常的 1/3 以上);(2)动静脉瘘中包含更复杂的混合畸形,例如:以静脉畸形占优势的血管畸形[2]。后者在无创性检查及影像检查中是最难诊断的。尽管如此,目前所采用的无创性诊断方法还是能够为动静脉瘘等血管畸形提供有用的临床诊断信息,但是需要符合一个重要的条件:就是这些畸形必须位于四肢。实际上,大多数的血管疾病也都是符合这一条件的。

临床医生在应用本章所介绍的诊断技术时应该掌握一定的诊断知识，包括无创性血管检查检查中心的相关技术，以及对患者的病史采集和体格检查。通常认为，血管检查是对临床发现和 MRI 或 CT 显示解剖结构的辅助。临床表现明显的动静脉畸形通常在儿时因身体上的"胎记"而被发现，表现为所在处皮肤颜色改变，过度静脉曲张，或者一些突出的血管，偶尔会是一个确切的血管团或肿块，再或者是足以引起父母及孩子注意的四肢肥大（长度或周长的增加）。没有明显的动静脉瘘时，婴幼儿肢体大小的改变较少见，早期微小的异常容易被忽视。肢体大小的变化是由成长过程中持续存在动静脉瘘所致，但是也应该注意，没有动静脉瘘的单纯的静脉血管异常中也可能出现肢体周长或长度上的变化，比如 Klipple-Trenaunay 综合征。在早期未采用无创性检查方法时，在静脉为主的血管异常中，报告是否提示没有动静脉瘘是有争议的，因为在过去通常应用的血管造影[3]确实会常常漏诊小的动静脉瘘。

这里还要提一下需要鉴别的情况。大多数的"胎记"，对父母而言，暗示着孩子在某些方面是不正常的，实际上可能是血管异常的表现，幼儿时出现的某些"胎记"可能是病变的标记。然而，幼儿时出现的胎记也可能是真性血管瘤，或是其他表浅的血管异常，如皮肤毛细血管或浅静脉畸形，通常被称为"海绵状畸形"。在幼儿时期鉴别这两种病变是至关重要的，通常根据它们的临床表现是能够确诊的，如出现时间的早晚和生长速度，或者未出现生长情况等。重要的是，幼年性血管瘤是真正的肿瘤，其内皮细胞更新迅速，它的特点是出生后短期内出现，生长迅速，在 2~8 岁之间自发消退。然而真正的血管畸形，包括海绵状畸形和动静脉畸形，通常出生时就存在，而且并不随着年龄的增长而生长。幼年性血管瘤在消退后会留下坚硬的瘢痕，但是瘢痕一般是可以处理的。对幼年性血管瘤而言，很多治疗方法是有效的（干冰疗法或外用药膏），但介入手术是没有必要的。在超声检查中，幼年性血管瘤以高流量为特征性表现。

本文所提及的诊断方法都是为了诊断血管异常中的动静脉瘘，尽管有些不同，但是也可以用来诊断获得性动静脉瘘，例如肢体医源性或贯穿伤所致的动静脉瘘。

与外周动脉阻塞性疾病的诊断方法基本相同，

包括：节段性动脉压测定，血管容积描记法，速度波形分析，以及超声检查[4]。相对于影像学方法，如放射线血管检查，前三者称为"生理学检查"，它们是根据血流动力学或生理学的改变来诊断动静脉瘘的，这些方法在此都将逐一介绍。

这些方法用于诊断动静脉瘘时需要考虑的因素。第一，进行检查和分析检查结果需要了解动静脉瘘的血流动力学特点（这一点前文已讨论过）。第二，使用不同的检查方法时应了解它的优势以及局限性。"生理学"的检查方法，只能用于检查四肢动静脉瘘的压力、容积或速度的改变，不能够像超声检查那样直接观察到动静脉瘘的图像。第三，这些检查方法都有其局限性：（a）它们都是定性的检查，而非定量的；（b）它们只能应用于外周或四肢动静脉瘘或动静脉畸形的检查。第四，先天性与后天获得性的动静脉瘘二者在解剖学位置上有区别。先天性动静脉瘘很少是局部的病灶，常累及大动脉，呈簇状分布，也可以分布的更加广泛，累及整个肢体。所以，这些生理学检查方法只能将动静脉瘘定位于肢体的某一节段上，而多普勒超声检查虽然通常不能显示动静脉瘘的全貌，但可以显示病变的图像及特征。最后，临床上不同检查设备的诊断目的不同，也会影响不同检查方法的应用。对婴幼儿进行检查时，需要选择适合的小号袖带。

最简单的诊断目的是明确有无动静脉瘘，对于临床表现明显的动静脉瘘，更重要的是要检测动静脉瘘周围血管血流动力学改变的程度，和病变对外周循环的整体影响。例如，是否存在远端"盗血"，其程度如何，换言之，应该明确肢体远端的缺血情况。

在文章的开始还要提到需要注意的问题。实习医师在遇到这类患者时，总是应用血管造影，我们应该抵制这种做法。动静脉瘘很少是真正的急诊，有些患者无法拒绝推荐的栓塞或是硬化疗法等介入治疗，需要进行血管造影。对于年幼的患者来说这是轻率的，也为时尚早。对儿童来说，不要急于进行任何介入疗法，最好等患儿成长到一定年龄，能够配合手术时再进行。

本文主要介绍的是目前在大多数血管诊断检查中心中所采用的诊断方法。基本的诊断方法和仪器本书曾多次提到，在这里不再赘述。除了这些诊断方法的实用性，本文将就以下几个方面进行讨论：检查所应用的仪器，检查结果的解读或分析，临床应用的可行性以及诊断方法所存在的局限性。

临床评价

局部皮温升高和皮肤颜色改变（胎记），凸出的静脉，可压缩的血管肿块，出现震颤，肢体体积不对称（从髂前上脊测量）都是需要注意的体征。胎记、静脉曲张和肢体肥大就是大家所熟知和注意的三联征。但是，肢体出现三联征也可能没有动静脉瘘。事实上，有无动静脉瘘，是 Parkes Weber 综合征和 Klippel-Trenaunay 综合征的传统的鉴别基础，前者有动静脉瘘而后者没有（这可能反映了目前诊断的局限性，现在的观点认为后者与微小的动静脉瘘相关）。重点是这些并不具有临床意义。肢体存在这些血管异常看起来非常相似，例如，不管是否存在动静脉瘘，他们外在的体征都很相似。另外，并不是所有的先天性动静脉畸形中都存在三联征。在 Szizy-lagyi 所做的经典研究中，82 例经血管造影诊断的先天性动静脉瘘的患者中，存在这种三联征的病例仅为 57%[3]。

先天性动静脉瘘或动静脉畸形的诊断性研究

对临床表现不典型（位置、发病年龄）的患者，有静脉曲张和/或胎记，伴有或不伴有肢体肥大[5]，应用下面介绍的血管疾病诊断技术，能有效的鉴别是否存在动静脉瘘。根据动静脉瘘的位置和组成的主要成分，用于诊断周围动脉阻塞性疾病的"生理学"检查方法，同样可以用来诊断动静脉瘘或动静脉畸形，这些检查方法价格相对低廉，避免了进行血管造影，对于幼年患者尤为重要。虽然这些检查方法只是定性的诊断，对先天性动静脉瘘的异常程度只能给临床医生一些大概的印象，但是对于临床诊断和患儿父母亲的咨询已经足够了。目前，血管诊断检查中心中，彩超对动静脉瘘的诊断起到非常重要的作用，因此，这里也将对其应用进行介绍。

动静脉瘘的血流动力学特点：诊断依据

动静脉瘘可以看做是高压力的动脉系统和低压力的静脉系统之间的"短路"。如果动静脉瘘的血流动力学改变足够明显，他们常常导致：（1）远端动脉压力降低（即"盗血"），原因在于血液通过瘘口分流进入静脉系统而不进入外周微循环，（2）血管搏动增强（通过容积改变进行测量），（3）血流速度增快，常常伴有湍流（应用彩超探头检测效果最好）。

动静脉瘘远端的平均动脉压常常有一定程度的降低，即便是微小的改变这些检查方法也能够精确的检测到。血液从远端的动脉分流入邻近的低阻力的动静脉通道中，导致了远端动脉压力降低。当瘘口较大而动脉侧支较小或发育不良时，平均动脉压降低的最明显。反之，当瘘口较小而动脉侧支发育较好时，动静脉瘘远端可能没有或察觉不到压力的改变。多发动静脉畸形，常常包含多个动静脉瘘，与单个大动静脉瘘的血流动力学改变相同。因此，流经多发动静脉畸形或存在动静脉瘘的肢体节段后，依据血压下降的程度能够客观的评价血流动力学改变的程度。如果压力降低和血液分流足够严重，远端缺血的程度可以通过血管诊断检查中心的检查方法来测量。如果所有的瘘口分流足够大，可能导致静脉高压。后者无法通过无创性方法测得，但是与对侧正常肢体进行比较，还是能够发觉患侧肢体大静脉血流速度增快的，这也会成为诊断条件之一。较大的动静脉瘘或动静脉畸形能够导致局部血压波动，局部可以感受到搏动增强，这反映了所累及的肢体局部血流容积的改变，可以通过容积描记法进行检测。最后，动静脉瘘与血流速度的改变相关性最强。为了评估流速以及更好的检测，我们首先应该知道肢体静息状态下正常血流频谱的特点是低流速高阻力。这与运动后的高流速低阻力形成对比。位于外周的动静脉瘘的血流速度频谱形态与运动后的频谱相似，通过血管诊断检查中心的检测方法测量流速，很容易与正常静息状态下的肢体进行区别。因此，了解了动静脉瘘的血流动力学特征，就知道了我们应该检测些什么，就能够发现先天性病变是否包含动静脉瘘，通过血管诊断检查中心的检查方法测量动脉压力、容积和血流速度这些血流动力学参数，能够评估动静脉瘘的严重程度。

诊断方法的种类及应用

本文主要介绍的是目前在大多数血管疾病诊室中所采用的诊断方法，这些方法可以用于诊断外周动静脉瘘，无论他们是单一的，还是多发的，都具有动静脉畸形的特征。用于诊断外周动脉阻塞性疾病的无创性的"生理学"检查方法和仪器，同样可以用来诊断动静脉瘘。近年来，彩超检查进一步发展了这些无创性检查技术。基本的诊断方法和仪器本书中之前的章节已有介绍(第21章,第22章),在这里不再赘述。但是,本文将就这些诊断方法的实用性进行讨论,包括以下几个方面:检查结果的分析,临床应用的可行性,以及诊断方法的局限性。首先要强调的是,位于肢体的动静脉瘘的压力、容积和血流速度的改变能够比较容易通过血管疾病检查中心的检查方法检测到,特别是无创性生理学检查方法,可以将患侧肢体与健侧进行对比。

节段性动脉压测定是一种标准的检查方法,在21章有详细的介绍。应用无创性方法检测肢体节段性收缩压,其结果是比较准确的,可重复性强,而且无痛便于使用。简单地说,将一个充气袖带放置于肢体所选择的平面,然后充气至高于收缩压,随着袖带放气,血液回流入袖带远端的血管,收缩压由远端放置的血流探测器所记录(如多普勒探头,血压计,血管容积描记仪,脉冲容积记录仪,或者其他能够记录到袖带远端血流的仪器)。这种方法和用血压计测量患者上肢血压是相似的。在上肢,可以将袖带放置于上臂、前臂、腕关节或者手指上来测量压力;在下肢,通常在大腿的上端或下端,以及小腿中段、踝关节、足部或者脚趾进行节段性压力测量。踝关节处的血压测量首先应用于血管阻塞性疾病(例如踝肱指数[ABI]),多个节段性压力测量可用于检查和定位动静脉瘘,尤其是多发动静脉畸形。重要的是,应该患侧和健侧同时进行对比测量。

检查结果的解读及分析

血流动力学改变明显的动静脉瘘瘘口近端及远端的平均动脉压都会降低。多个袖带测量收缩压,即使平均动脉压会降低,但是接近动静脉畸形的袖带检测的压力在收缩压和舒张压间的摆动(即脉压)会增强。所以当袖带接近或位于一个动静脉瘘或多个瘘口(如动静脉畸形)位置时,测量收缩压会升高。另外,只有与对侧肢体相同水平比较,才能确定收缩压升高[5]。与对侧肢体相比,袖带放置于血流动力学改变明显的动静脉瘘或动静脉瘘群(即动静脉畸形)的正上方或近端时,收缩压常常更高,而放置于瘘口远端时收缩压一般是正常的或者较低,因为大多数瘘与远端盗血或压力减低有关。双侧肢体同一节段或水平存在压力差,且这种差异超过测量误差,就提示存在动静脉畸形或多发动静脉瘘。

节段性血管容积描记法

节段性血管容积描记法也是一种标准的检查方法,在22章也有介绍,通过在肢体不同水平或位置放置尺寸精确的袖带进行检查,类似于肢体节段性压力测定。容积描记报告对诊断非常有帮助。检查通常应用的是充气袖带,在一些检查中心也常使用硅胶水银袖带。采用振幅和形状对描记结果进行分析。当脉冲感应袖带放置于瘘口处或动静脉畸形附近时,可以观察到脉冲容积增加,这反映了搏动增强[5,6]。容积描记法观察到搏动增强就能够诊断肢体有显著的先天性动静脉瘘(图33.1)。虽然在动静脉瘘或动静脉畸形的远端描记曲线可能是正常的(或者接近正常),但是振幅常常是降低的,尤其是存在"盗血"时(动静脉瘘远端的压力降低)[7](图33.2)。与节段性动脉压力测定相同,远端脉冲容积降低与瘘口大小和其侧支发育是否充足有关。因此,与之前所介绍的肢体节段性动脉压力测定一样,在动静脉瘘或动静脉畸形的位置或其近端记录到的曲线会增强,这取决于瘘口流量和远端"盗血"的严重程度,在瘘口远端记录到的曲线会衰减,振幅可能

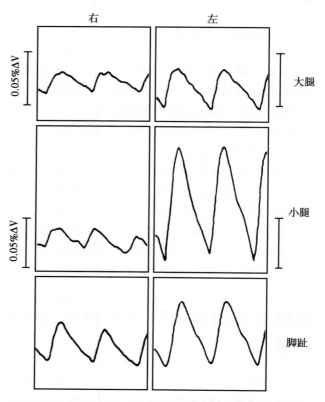

图33.1 4岁女孩,多发性先天性动静脉瘘累及整条左腿,图为其双侧大腿、小腿、脚趾的血管容积描记曲线(转载自 Rutherford[5])

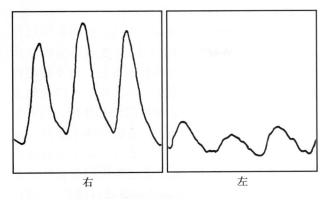

图 33.2　先天性动静脉畸形的患者,畸形位于其左侧小腿。图为其双侧脚趾血管容积描记曲线,描记曲线低平说明存在盗血,曲线上仍能观察到搏动,说明没有引起严重的缺血。左侧脚踝处的压力是 55mmHg(转载自 Ruth-erford[5])

是正常的。一项关于双侧肢体的对比描记研究显示,不但能够发现动静脉瘘,而且能够确定其位置或所在平面。这些描记曲线改变的程度反映了病变的血流动力学意义,对预后和介入治疗的时机有指导意义。

速度波形分析

速度描记在任何肢体动脉上都可以记录到,可以将多普勒探头与 DC 记录器相连记录到带状图,或者通过现在较常使用的彩超进行速度测量。后一种技术的使用日益增多,不仅是因为双功仪已成为大多数血管诊断检查中心的主要设备,也是由于它提供了其他有价值的诊断信息(见下文)。通过多普勒探头检测的速度波形带状图目前并不作为一种单独的检查。波形的特征表现与其他仪器记录到的相同,我们会在这里进行介绍。在检查动静脉瘘时,通常在主要的近端流入动脉上记录流速,如股动脉或腋动脉。选择流入道而不是在可疑动静脉瘘的位置,其原因是动静脉瘘在接下来的超声检查中能够直观明确的观察到。在通向可疑动静脉瘘处的动脉记录到高速的血流,说明该动脉是动静脉瘘的流入动脉[7,8]。定性分析流速和由多普勒血流检测仪或双功仪所记录的流速曲线或波形能提供足够的诊断信息,同时振幅改变的程度也提示了瘘口血流的多少。

为了识别诊断动静脉瘘的波形特征,医师必须掌握正常肢体静息状态下的波形特点,其表现为在收缩期峰值后,于收缩末期出现反向波形,舒张早期

流速较低,舒张晚期几乎没有血流。这种低流速高阻力的波形在下肢比较明显。在上肢,很少出现收缩末期的反向血流。高流速低阻力的动脉波形常见于一些高流量的内脏动脉(如肾动脉、颈动脉、腹腔动脉),在肢体上,这种高流速的波形常在运动后和交感神经阻滞后出现,但是更重要的是它与动静脉瘘有关。在这些检测中收缩期峰值流速可能会相当高,但是更有诊断意义的是,整个舒张期有连续的血流,在收缩期和舒张期之间有一个"小切迹",它并没有贴近零基线,而对侧正常肢体表现为典型的收缩末期反向血流。动静脉瘘的动脉波形特征如图 33.3 所示,包括(1)收缩末期反向血流消失,(2)舒张期流速增快,表现为整个描记曲线位于零基线以上。舒张末期流速增快的程度和动静脉瘘引起的血流增加相关[5,6]。根据这些多普勒血流速度特征,医生能够发现和定位那些可能漏诊的先天性动静脉异常通道[9,10]。外周的动静脉瘘血流达到下肢血流的 5% 或更多时单独用该方法就能够诊断。这种方法比肢体节段性动脉压力测定和容积描记法更敏感,而且可用彩超进行检查。

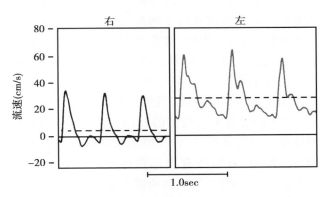

图 33.3　4 岁女孩,左侧大腿巨大的动静脉畸形,图为其双侧大腿股动脉的血流速度描记。与正常右侧股动脉的血流速度描记相比较,左侧股动脉峰值流速和平均收缩期流速(虚线)更高,没有收缩末期反向血流。因此,整个舒张期都有较高的血流量,在舒张末期描记曲线都没有回落到零基线,而是位于零基线以上(转载自 Ruther-ford[15])

虽然以上这些改变足以进行诊断,与对侧肢体的对比显得似乎没那么必要,但是这些对比还是有一定的意义,其可以排除充血和相似波形的干扰。高动力的血流与脚气病或甲状腺功能亢进相关,在这些情况下,血流影响较为广泛,会涉及所有的肢体血管,因此,更要强调和对侧正常肢体对比分析的意义。在其他充血的情况下也可以出现假阳性,如表浅的血栓性静脉炎、淋巴管炎、细菌感染、高热或机

械损伤等引起的炎症。其他引起单一管腔或肢体充血（如运动或缺血后的反应性充血）的因素多是一过性的。发热、局部感染（如蜂窝织炎或脓肿）、交感神经阻滞（永久或暂时的，像硬膜外麻醉一样）都能够引起血流速度增快和这种波形，而且其中一些（如甲状腺功能亢进、脚气病、高热）会导致双侧肢体相同的改变，但是在血管疾病诊断检查中心中它们都不应该与先天性动静脉瘘的诊断混淆。

三种生理学检查方法在诊断先天性动静脉瘘中的联合应用

最好将这三种检查方法的结果结合起来，这样能够增强彼此的诊断能力，这些方法具有相同的优势，价格低廉、便于操作，只需要基本的操作人员和分析结果的能力。使用的仪器也比较简单，是大多数血管疾病诊断检查中心每天都在使用的。但是，以上这些方法的局限性还是必须要注意的：（1）这些方法是定性的而不是定量的。（2）这些方法只能检查位于肢体合适位置的动静脉瘘（即位于袖带能放置的最高位置或其以下的部位，或多普勒探头能检查到的位置）。因此，盆腔的动静脉畸形是不能用这些方法检查的。（3）需要再次强调的是儿童需要合适的更小的袖带。（4）这些方法检查不出分散的微小的先天性动静脉瘘，当瘘口血流少于肢体总流量的5%时也是无法确诊的。（5）没有与对侧正常肢体进行对比分析，仅进行单侧肢体检查是不能诊断的。但是，对肢体有提示性体征（如，血管性的"胎记"，非典型的（发病初期或不常见的位置）静脉曲张，或肢体肥大）的患者，这些检查方法的联合应用提供了非常有用的信息，而且可以确诊先天性动静脉瘘，粗略定位和估测其相对大小。对于解剖学上的局部病变，这些检查方法，不管是否做彩超检查（见下文），都能满足绝大多数临床诊断的需要。

多普勒检查

彩超检查在血管疾病诊断检查中心中发挥着越来越重要的作用。彩超的基本构成包括一台超声显像机和一个聚焦定向多普勒探头。在现代的仪器中，速度信号是由彩色编码的，所以红色代表朝向探头的血流，蓝色代表背离探头的血流。在特殊的应用（如搭桥术的监控，颈动脉检查）中，如果需要的

话，血流速度也能够在屏幕上显示。

彩超检查能够提供血流速度信息，因此可以作为分析速度波形较实用的方法，速度波形分析是诊断动静脉瘘简便且敏感性较好的方法。由于彩超检查能够提供额外的诊断信息，使其几乎可以代替多普勒探头连接 DC 记录器和带状图的作用。与对侧正常肢体相同位置进行对比，受累肢体主要流入动脉的平均峰值流速增快，常常能够确诊动静脉瘘的存在。需要指出的是，速度描记曲线的形态特点是舒张末期血流量增多，在流入动脉处持续扩大，应该能够与动脉或旁路搭桥后狭窄所致的高流速相鉴别。

现代彩超配置的软件也能够粗略的估测血流量，通过测量直径得到横切面的面积，再根据速度以及声束的角度，应用下列公式计算流量（流量＝速度（频移）×余弦值（超声声速发射的角度）×横截面积/c（声波在组织中的流速，是定值））。但是，应用双功技术在动静脉瘘上方测量流速或流量存在一个问题，就是这个位置的血流是紊乱的。另外，黄色的血流信号代表瘘口处紊乱的血流，此处的流速要高于其近端正常动脉的流速，高流速本身就提示了存在动静脉分流。因此通过血流信号很容易就能诊断动静脉瘘，但是在瘘口处进行定量分析是不可能的。先天性动静脉瘘更加复杂，尤其是存在于动静脉畸形中时，但是高流量的这种特征性表现很容易发现。通过移动探头，能够确定更多表浅病变的性质和范围，这尤其有助于肿块性病变的诊断，这种病变常常在紧邻皮肤表面的位置出现静脉曲张网。这些静脉的流量高于正常也会提示其深方存在动静脉畸形。诊断的难点在于这些静脉曲张可能是静脉畸形的一部分，或者是与深方的动静脉畸形相关，但是这能够根据它们的血流量特点进行鉴别。

不能直接测量瘘口血流量的问题可以通过将患侧肢体主要流入动脉近端的血流速度和对侧相同位置的流速进行对比分析的方法解决。当需要定量测量瘘口血流量以制定治疗决策时，该方法是值得推荐的。只要选择相同的检查部位，应用相同的检查手法对患侧、健侧同时进行检查，用患侧肢体的血流量减去健侧肢体的，就能够相对准确的估测动静脉瘘的血流量。

彩超检查的优势在于当今的血管诊断检查中心每天都在应用这些技术进行其他的检查，所以仪器设备和操作人员的技术都是成熟的。彩超检查的用途还有很多，比如检查贯通伤、桥血管术后的腹股沟

血肿,或者可疑存在先天性动静脉瘘的患儿肢体。它可以直接显示动静脉瘘,也可以通过测量流速来提示存在动静脉瘘,如:在流向可疑动静脉瘘处的动脉测量到高流速,提示了动静脉瘘的存在。另外,在一些先天性异常中,当多发动静脉瘘累及范围较广时,超声检查也是很有用的,即使它不能够直接显示所有的病变,也不能显示较大的动静脉畸形的全貌。类似前面提到的"生理学"的检查,它只能用于检查肢体的病变,而不能检查中心动脉病变,如主动脉或者盆腔动脉。多数的检查即便是能够粗略估测血流量,但都是定性的而非定量的。所以,彩超检查能够发现动静脉畸形并对其定位,可以对位置较表浅的先天性病变的栓塞治疗进行引导和监测。

其他诊断方法

血管造影

在无创性检查和影像检查普遍应用之前,血管造影是诊断的金标准。但是,如果没有大多数初级保健医生介绍,人们不知道无创性检查和影像学检查的诊断价值,仍旧只信任血管造影。血管造影处于一种过应用的状态,因为只有先天性动静脉瘘需要进行介入治疗时才需进行这种检查,如栓塞治疗。在多数的病例中,应用无创性检查方法能够诊断是否存在先天性动静脉瘘以及判断病情的严重程度(这决定了预后),在诊断时会应用彩超,与健侧肢体对比进行检查。不采用血管造影,仅通过以上这些检查也能进行诊断,并且可以给患儿父母合理的建议。而且,当动静脉瘘太小或血流速度过快时,血管造影可能会漏诊。再者,血管造影是有创性的检查,具有一定的风险(比如过敏,特异质反应,肾毒性),而且费用较高,容易引起不适,对于婴幼儿,考虑到对细小动脉损伤的风险,因此需要在医生允许,并且进行全身麻醉或大剂量镇静、镇痛的条件下进行检查。

但是,当血管造影的过度应用遭到反对时,很多无创性或微创性影像方法在近年来发展起来,与之前介绍的"生理学"诊断方法相比,它们有一些新的重要观点,尤其在诊断先天性动静脉瘘时。这些诊断方法包括:(1)动静脉分流的放射线核素定量检查;(2)CT 成像;(3)MRI 成像技术。在这里讨论这些方法的目的是使读者了解他们的优势和临床应

用,在诊断动静脉瘘时必须考虑到还有这些诊断方法。另外,需要考虑到的是这些方法比血管诊断检查中心检查方法的价格昂贵,也需要更长的检查时间,而且需要患者的配合(儿童或幽闭恐惧症的患者较困难),所以为了诊断立即应用这些方法可能是不合适的,或者至少可以延后使用,尤其是对于年幼的患者。

动静脉分流的放射性核素定量检查

放射性核素标记的白蛋白微球可以用来诊断动静脉分流,而且可以对分流进行粗略的定量分析。不过,在很多现代化医院的核医学科已经很少使用这种方法了。这种方法的原理很简单:放射线核素标记的白蛋白微球因为太大而无法通过毛细血管网,当它们被注入可疑动静脉畸形的流入动脉近端时,那些通过动静脉通道的白蛋白微球滞留在邻近的血管床或肺组织。应用 γ 相机检测肺组织增加的放射活性,或者是通过放置的线性闪烁扫描仪在划定的肺组织区域内测量离散样本,这样便能够定量分析动静脉分流[6,11]。到达肺部的白蛋白微球分数等于这些微球数与肺计数的比值,肺计数是指另外从外周静脉注入的微球数,它能完全滞留在肺部。(后一次注射通常为动脉注射量的 1/4 或更少,这样计数的效率才相当。)注射液通常由 35-μm 的人体白蛋白微球悬液组成,白蛋白由 99mTe 标记(类似肺部扫描使用的)。

基本的公式是:动静脉分流率% =(肺计数 A/注射液量 A):(肺计数 V/注射液量 V)。肺计数 A 为动脉注射药物后肺内的微球计数;注射液量 A 为动脉注射药物后有放射性活性的微球计数;肺计数 V 为静脉注射药物后局部肺内的微球计数;注射液量 V 为静脉注射药物后有放射性活性的微球计数。注:注射液量的计算要根据注射器注射前后的数值计算。

这种方法是微创的,操作简便,很少引起不适和副作用。它能粗略的估测动静脉分流量,这是其他检查无法做到的。定量评估分流量,对预后有一定的价值[5,6]。这种方法能够较好的估测动静脉瘘或畸形的血流动力学情况,也能够预测介入治疗的时机。定期检查能够评估动静脉畸形治疗的成功与否。这种检查所应用的通常是用于肺部检查的放射性核素标记的白蛋白微球,所以对怀疑存在先天性动静脉瘘的患者应用这种方法是可行且有效的[2,6]。

广泛的先天性动静脉畸形患者,当存在血管"胎记",静脉曲张和肢体肥大时,在临床上可能很难和多发动静脉瘘(所谓的 Parkes Weber 综合征)直接进行鉴别,有些动静脉瘘太小以至于血管造影也无法显示,或者伴有三联征的患者同时有静脉为主的血管畸形(如 Klippel-Trenaunay 综合征)。核素标记的微球解决了这个难题。而且,外科手术或血管内介入治疗在控制动静脉畸形上是否成功,可以通过治疗前与治疗后的检查结果进行充分的评估。最后,连续的检查能够发现瘘口是稳定的还是渐进性发展的,以及之前休眠的动静脉通道是否已经开放或"生长"。简言之,这种方法具有很多优势,但遗憾的是常常被忽略。

虽然正常人中也存在"生理性"的动静脉分流,但只占全部血流量的3%(通常更少),因此这些分流并不会引起血流动力学的改变[11]。但是,在麻醉过程中进行的测量是不准确的,因为无论是全身麻醉还是局部麻醉,通过这些动静脉通道的分流都会增加。检查者必须注意通过动静脉通道的血液分流百分比,对于交感神经麻醉后、血管硬化或者肺性肥厚性骨病的患者,分流率的范围为20% ~40%[12]。最后,这种方法与之前介绍的生理学检查方法具有相同的局限性,就是不易定位病变。但是,在血管造影时可以在动脉的关键部位进行多点注射,通过 γ 照相机,和之后的静脉注射进行量化对比,从而进行定位。

MRI 和 CT

前面所介绍的血管诊断检查中心所做的研究不能对大血管或位置较深的血管畸形进行准确的解剖学评估,即便是血管造影也可能低估它们整体的解剖范围。CT 扫描能够明确病变的位置和程度,以及累及的具体肌群和骨骼[13,14]。它的缺点是需要使用造影剂,以及必须使用多个横断面的影像对病变进行解剖学重建。CTA 的三维重建技术能够弥补一些不足之处,但是不能显示肌肉、皮肤和骨骼,像大多数的血管造影一样,不能够对动静脉畸形的解剖学范围进行准确的评估。

MRI 在诊断血管畸形上比 CT 具有更多优势。它不需要应用造影剂(造影剂钆 Gd,并不常规使用),解剖学范围定位更清晰准确,可以清晰的获得矢状位与横向位的图像,也能够对先天性畸形的血流情况进行评估,如图 33.4a ~ c 中的病例。因此,MRI 已经成为多数肿块型血管畸形的主要诊断方法。

诊断策略和临床相关性总结

虽然静脉为主的血管畸形较动静脉畸形常见(在血管异常中的比例约为 1/2 : 1/3),但是确定血管异常或畸形中是否存在动静脉瘘是检查的重点,

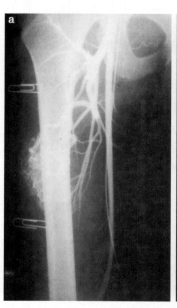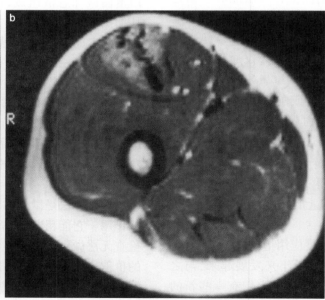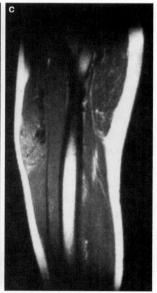

图 33.4　(a)男性患者,23 岁,转诊前的血管造影显示"局限性的"动静脉畸形,提示"适合外科手术切除";(b)动静脉畸形的 MRI 成像(横断位),显示整个大腿前群肌肉受累;(c)同一个动静脉畸形的 MRI 成像(矢状位),显示手术需切除受累神经,会导致患者以后无法抬腿。因此他适合血管栓塞治疗(转载自 Pearce[14])

尤其是可疑 Klippel-Trenaunay 综合征时。血管诊断检查中心中的诊断方法能够提供非常有用的信息，通过肢体节段性压力测定、容积描记法、速度波形分析及彩超这些方法，临床能够对大多数存在动静脉瘘的血管畸形做出明确诊断。放射核素的微分流检查能够量化动静脉的分流，而 MRI 成像技术可以明确诊断肿块病变的解剖学范围，尤其是累及邻近的肌肉、骨骼和神经时。它还能够显示病变的血流特点（如鉴别静脉畸形和动静脉畸形）。

应用以上的诊断方法，不用进行血管造影，医生就可以鉴别出是以下哪一种病变：局部单发的动静脉瘘，存在较大动静脉瘘的广泛性血管畸形（即动静脉畸形），广泛分布的微小动静脉瘘（可能与静脉畸形相关），静脉血管瘤（一种静脉畸形，由大静脉旁的较多的静脉湖组成），先天性深静脉缺陷或者是动脉发育异常。在多数的病例中，当"生理学"检查方法不能确定时，彩超检查能够将这些疾病分类。早期不应该行血管造影，如果需要进行介入治疗时，再应用血管进行引导。很多局限性动静脉畸形是可以切除的，需要行外科介入治疗的很有限（少于10%）。较大的动静脉畸形常由大的动静脉瘘组成，通过栓塞畸形能够被"控制"，但很少能够治愈，栓塞的方法对静脉或淋巴管的肿块更有效。广泛分布的微小动静脉瘘和广泛的静脉畸形通常不需要治疗，可通过控制相关的静脉高压（如应用弹力袜或间歇的抬高肢体）进行保守治疗。因此，以上所介绍的目前血管诊断检查中心使用的无创检查方法，在诊断动静脉畸形上起着举足轻重的作用，而且能够明确先天性血管发育异常中是否存在动静脉瘘。

参考文献

1. Belov S. Anatomopathological classification of congenital vascular defects. Semin Vasc Surg. 1993;6:219–24.
2. Tasnadi G. Epidemiology and etiology of congenital vascular malformations. Semin Vasc Surg. 1993;6:200–3.
3. Szilagyi DE, Smith RF, Elliott JP, et al. Congenital arteriovenous anomalies of the limbs. Arch Surg. 1976;111:423.
4. Rutherford RB, Fleming PW, Mcleod FD. Vascular diagnostic methods for evaluating patients with arteriovenous fistulas. In: Diethrich EB, editor. Noninvasive cardiovascular diagnosis: current concepts. Baltimore: University Park Press; 1978. p. 189–203.
5. Rutherford RB. Congenital vascular malformations of the extremities. In: Moore WS, editor. Vascular surgery: a comprehensive review. 5th ed. Philadelphia: WB Saunders; 2000.
6. Rutherford RB. Noninvasive testing in the diagnosis and assessment of arteriovenous fistula. In: Bernstein EF, editor. Noninvasive diagnostic techniques in vascular disease. St. Louis: CV Mosby; 1982. p. 430–42.
7. Brener BJ, Brief DK, Alpert J, et al. The effect of vascular access procedures on digital hemodynamics. In: Diethrich EB, editor. Noninvasive cardiovascular diagnosis: current concepts. Baltimore: University Park Press; 1978. p. 189–203.
8. Barnes RW. Noninvasive assessment of arteriovenous fistula. Angiology. 1978;29:691.
9. Bingham HG, Lichti EL. The Doppler as an aid in predicting the behavior of congenital cutaneous hemangioma. Plast Reconstr Surg. 1971;47:580.
10. Pisko-Dubienski ZA, Baird RJ, Bayliss CE, et al. Identification and successful treatment of congenital microfistulas with the aid of directional Doppler. Surgery. 1975;78:564.
11. Rhodes BA, Rutherford RB, Lopez-Majano V, et al. Arteriovenous shunt measurement in extremities. J Nucl Med. 1972;13:357.
12. Rutherford RB. Clinical applications of a method of quantitating arteriovenous shunting in extremities. In: Vascular surgery. 1st ed. Philadelphia: WB Saunders; 1977. p. 781–3.
13. Rauch RF, Silverman PM, Korobkin M, et al. Computed tomography of benign angiomatous lesions of the extremities. J Comput Assist Tomogr. 1984;8:1143.
14. Pearce WH, Rutherford RB, Whitehill TA, Davis K. Nuclear magnetic resonance imaging: its diagnostic value in patients with congenital vascular malformations of the limbs. J Vasc Surg. 1988;8:64.

34

第 34 章
创伤患者的无创性血管检查

Vincent L. Rowe，John Moos，and Fred A. Weaver

摘　要

　　近几十年来，对外科医生来说处理四肢的创伤性血管损伤仍是一个挑战。然而，在美国战争的黑暗时期，有大量受伤的军人和平民，外科医生治疗了许多受伤错位的四肢，手术技术得到了提高。随着手术技术的提高，血管损伤的诊断方法也随之发展，从原来有创的、低检出率的手术方法，发展为可选择性的、无创性的检查方法。除了血管损伤的特征表现（如，搏动性出血）以外，完全依赖体格检查进行诊断缺乏敏感性，应该采用微创的诊断方法。临床医生可以根据踝肱指数（ABI）评估受伤患者是需要进一步的诊断学检查或是继续观察。彩超检查作为一种无创性检查方法，能够用来诊断患者四肢血管损伤。但是，由于操作人员的专业水平不同检查结果会不一致，工作时间以外无法进行检查以及技术发展停滞等原因，导致了彩超检查的作用还很有限。反而，CT 成为血管损伤的诊断方法之一。目前，多层螺旋 CT 检查能够在短短几分钟内完成全身检查。由于 CT 血管造影技术的快速发展应用，数字减影血管造影（DSA）已经从血管检查的"金标准"降级为一种治疗方法。本章将讨论创伤性血管损伤的诊断方法的发展过程。

关键词

创伤、下肢、动脉损伤、诊断学、无创、血管

引言

　　在 20 世纪，对创伤性四肢血管损伤的手术治疗方法经历了戏剧性的变化。在第一次和第二次世界大战时期，结扎损伤的血管是标准的处理方法，很少对血管进行修复。不幸的是，这种结扎的方法导致截肢率高达 70% 以上，这一结果让人难以接受[1]。动脉结扎术的可悲结果，促使外科医生 Hughes 和 Spencer 寻找更适合的治疗损伤血管的方法[2,3]。在朝鲜战争期间，血管外科技术得到了较快的发展，对外周动脉损伤有了规范化的治疗。在越南战争中，手术方法进一步细化，同时修复损伤的动脉和静脉

成为大多数医疗机构的治疗标准[4,5]。在随后的三十几年中，随着动脉手术技术的进一步细化提高，在受伤患者中，截肢率降至 10% ～ 15% 以下[6-8]；但是，对 20% ～ 50% 的患者而言，存在由相关骨骼和神经损伤所导致的长期功能障碍[9]。时至今日，接近 90% 的外周动脉损伤发生在四肢。有临床研究报道指出，多数的动脉损伤发生在上肢，但是，在过去的战争中下肢动脉的损伤更常见[3]。

损伤机制

　　多数情况下，血管损伤的早期和最终的治疗结

果取决于致伤原因和损伤机制。无论是闭合伤还是贯通伤，外科医生所选择的诊断和治疗方法是否合适，是决定治疗效果的重要因素。在城市，外周血管损伤通常是由刀或子弹导致的贯通伤。导致动脉损伤的贯通伤中，64% 是枪弹伤，24% 是刀割伤，12% 是散弹猎枪伤[12]。

通常，高速的火器伤常发生在战争中，然而普通民众因此受伤的比例不断增加，血管损伤的比例也在增加。不止血管损伤，广泛的肌肉骨骼损伤也较常见。在这种情况下，血管的损伤的原因是能量向周围组织的传递，发射物或骨骼的断裂，或者是冲击效应的传递[11]。实验研究已经表明，血管壁损伤的范围和长度与发射口速度存在正向相关性[12]。在很多情况下，模拟低速散弹猎枪导致的组织损伤中同时存在贯通伤和钝挫伤[13]。

由于社会流动性的不断增强，坠落伤和交通事故成为致伤的主要原因[12,14]。相关肌肉或神经的断裂、错位和挤压，进一步提高了血管损伤的发病率。

诊断的价值

重要的大血管损伤会有一些临床症状，如肢体末端脉搏消失、失血或休克，诊断通常并不困难。但是，在一些情况下，早期的血管损伤可能不易诊断，直至失血危及生命或器官时，临床表现才明显。

病史

血管损伤的早期诊断首要的一点是采集完整的病史。在受伤时首先应该关注的以下这些情况：是否存在休克、出血量和特点（动脉血颜色明亮，呈脉冲式，而静脉血颜色暗淡），以及止血带的使用。在到达医院时，出血可能已经减少，这反而会误导医生，降低对重要血管损伤的考虑。但是，临床医生应该注意观察二次出血的潜在可能性。确定受伤原因在病史中是非常重要的。另外还要注意相关的疾病，如：长期的糖尿病、外周动脉疾病或者明确的周围神经疾病等，这些可能混淆血管系统的损伤。

体格检查

所有的外伤患者，都需要尽早进行体格检查。在贯通伤中，应该明确受伤入口和出口的位置以及

相关的解剖结构。外伤患者完成第一次和第二次检查后，应该注意是否存在血管损伤。广泛的血管脉搏检查仍然是最重要的检查方法之一，所有可疑存在血管损伤的患者都应该进行脉搏检查。双侧下肢从腹股沟至双足背都应该触及到有力的脉搏。对患有外周动脉疾病的患者，临床医生应特别注意，由于其双侧下肢长期存在病变，对双侧下肢的对比检查显得尤为重要。

临床怀疑存在血管损伤时，不应该只检查受伤区域的远端是否存在正常脉搏。多达 50% 存在潜在血管损伤的患者在脉搏检查时，表现为"正常"。除了全面的脉搏检查，还应该观察体温和毛细血管灌注情况。由于重要的神经都是紧邻血管的，完整的神经系统检查对评估四肢功能状态是非常重要的。据报道，下肢神经损伤的发病率仅为上肢的 1/3[15-17]。在小腿，主要神经的解剖学位置关系远近的不同，使得相关神经损伤的发病率不同，范围在 8% ~58% 之间[15,16,18,19]。报道称，20% 的患者因神经损伤出现永久性功能障碍，这也是决定是否截肢的关键因素，因此完整的神经系统检查非常重要[20,21]。

据报道，约 35% 的下肢贯通伤或钝挫伤的患者存在骨损伤[15,22]。存在明显畸形的患者，较易诊断为骨损伤。但是，肢体受伤并不严重时，大多数也可能存在隐蔽的骨损伤。Christian 等报道，在严重的胫骨骨折患者中，约 50% 没有出现动脉的损伤[23]。因此，对下肢损伤的患者进行 X 线平片检查是很有必要的，它能够明确是否存在骨折。

四肢动脉损伤的临床表现多样。少数患者临床表现比较明显，或者称为动脉破裂的"显性征象"，如脉冲式的外部出血，逐渐扩大的血肿，远端脉搏消失或者肢体局部缺血（表 34.1）。这些征象能够帮助临床医生区别患者是否存在严重的缺血。对存在明显动脉损伤的患者，最适合的治疗方法是立即进

表 34.1　创伤性血管损伤

显性征象	隐性征象
搏动性出血	有明显的出血的病史
触诊有动脉震颤	神经功能不全
动脉损伤区域近端或附近听诊有杂音	与对侧肢体相比脉搏减弱
损伤远端脉搏消失血肿逐渐扩大	近端骨损伤或贯通伤

行手术治疗,而无需进一步的检查。对大多数这样的患者,如果需要动脉造影的话,那么术中的造影足以明确损伤的位置和范围,同时能够指导手术修复。

完整的血管检查应该包括测量踝肱指数(ABI)。踝肱指数是指双足动脉压力与双上肢动脉血压的比值。在 20 世纪 70 年代,首先采用多普勒动脉压力测量和计算压力指数的方法,来诊断慢性外周动脉疾病。到了 90 年代初期,ABI 成为诊断血管损伤的有效方法。Lynch 和 Johanason 对 100 例四肢受伤但未离断的患者进行检查,发现动脉损伤且需要治疗的患者有 14 例,当 ABI<0.90 时,其诊断动脉损伤的敏感性达 87%,特异性达 97%[24]。由于两例血管造影为假阳性,在以临床结果作为参考标准时,以 ABI<0.90 诊断动脉损伤的敏感度和特异度会更高,分别达到 95% 和 97%。所以,ABI 成为可疑血管损伤时的常规检查。

影像学研究

踝肱指数和选择性动脉造影

在过去的几十年里,四肢血管损伤的诊断方法发生了巨大的改变。最初,对战争中四肢贯通伤的士兵及民众,采取强制性的探查术,使诊断方法取得了突破性的进展。这种强制性的探查术,在四肢贯通伤的普通民众中,其阴性率高达 84%[25],而且手术会导致一定的致残率。

随着血管造影技术在大多数创伤中心的应用,如果没有其他的可疑临床体征,对患者进行强制的或常规的血管造影,会发现 90% 的血管造影结果都是正常的,这是巨大的医疗浪费[1]。另外,血管造影检查并不是完全准确的,它也存在较低比例的假阳性和假阴性。由于血管造影是一种有创性的检查,而且造影剂存在潜在的肾毒性,有时会导致严重的并发症,反而加重了患者的病情和经济负担。

目前,许多外伤患者接受了不必要的血管造影检查。通过评估损伤部位邻近结构从而预测血管损伤情况,使得四肢贯通伤患者的诊治发生了重大的改变。Weaver 等进行了一项研究,当创口周围结构作为进行血管造影的唯一指标时,评估血管损伤的检出率[26]。在超过 18 个月的研究中,对 337 例上肢胸大肌三角肌间沟以远和下肢腹股沟韧带以远的贯通伤患者进行了评估。当确定贯穿物体的路径邻近大血管时,无论是否存在"显性或隐性征象",或者没有任何体征(表 34.1),患者都接受了动脉血管造影检查。结果发现,其中在 216 例存一种或多种体格检查异常的患者中,动脉造影确诊为动脉损伤的患者有 65 人(30%),而其他在体格检查正常的患者中(157 人),只有 17 人(11%)确诊存在微小的损伤。只有脉搏消失,神经功能障碍或散弹猎枪伤与动脉造影证实的大动脉损伤有一定的相关性(P<0.05)。

在下文中,作者将在相同的情况下,验证 ABI 在诊断四肢贯通伤患者血管损伤的实用性。一项随访研究表明,多普勒检查能够发现隐匿的动脉损伤,这项研究是在 514 例仅有单侧肢体贯通伤的连续队列中进行的[27]。对脉搏减弱、神经功能障碍、散弹猎枪伤或者有一个或若干隐性征象的患者,又或者多普勒 ABI<1.00 的患者,血管造影检查存在局限性。所有血管造影检查发现大动脉损伤的患者都存在脉搏减弱或 ABI<1.00。

Conrad 研究发现,对四肢贯通伤的患者应该选择性的进行血管造影检查[28]。他对 538 例患者进行了回访,发现对脉搏异常或 ABI<1.0 的患者,血管造影检查的诊断价值有限,这和之前的研究结果相似。体格检查正常或 ABI≥1.0 的患者出院回家后不再进行随访研究。伤处无症状或体格检查正常而出院的 300 例患者,对其中 51% 的患者进行了平均约 9.8 个月的随访。这些患者中没有出现漏诊或迟发的并发症。

对四肢闭合伤的患者,血管造影检查的结果和贯通伤患者一致。一项前瞻性研究分析了 53 例单侧下肢闭合伤患者的血管造影结果[29],有 1/3 的患者有动脉损伤的体征,其中的 15 例患者存在动脉损伤。脉搏或毛细血管灌注消失和血管造影的相关性显著(P<0.05)。在 15 例动脉损伤的患者中,有 12 例存在一种或两种体征,有 4 例需要进行手术修补。在两种体征均未出现的 22 例患者中,3 例存在微小的血管损伤,但都不需要手术治疗。

在另外一项对闭合性损伤的研究中,研究对象为 115 例膝关节脱位的患者[30]。在这些患者中,有 27 例(23%)通过动脉造影确诊为腘动脉损伤。采用足背动脉搏动异常诊断腘动脉损伤,其敏感性为 85%,特异性为 93%。所有存在脉搏减弱的患者,都需要对损伤动脉进行治疗。Dennis 对 37 例膝关节脱位患者的检查结果进行研究,得到了相似的结论[31]。在所有需要行腘动脉修补的患者中,均发现足背动脉搏动消失。最近,Abou-Sayed 和 Berger 通过对 52 例闭合性腘动脉损伤的患者进行研究,肯定了体格检查的敏感性[32]。其中 23 例脉搏检查正常的患者,未进行血管造影检查,也不需要血管介入治疗。13 例脉搏正常的患者进行了血管造影检查(在外科医生的建议下),均未发现需要治疗的临床病变。这项研究又一次证明,对需要进行血管造影和可能行修补手术的高危患者,体格检查能够做出明确诊断。

综上研究,可以得出一个结论:无论是四肢贯通伤还是闭合伤,动脉血管造影只适用于存在脉搏异常或臂踝指数<1.0 的患者。细致的体格检查和压力测定可以筛选出大多数有严重动脉损伤且需要进行血管造影检查的患者(95%)。

X 线平片检查

X 线平片检查也是外伤患者的常规检查方法之一。对闭合伤的患者,重要解剖位置的骨折或错位能够提示临床医生可能存在血管损伤(如膝关节后脱位)。在贯通伤的入口和出口放置不透 X 线标志物,有助于确定贯穿物体的运动轨迹。医生应该注意所有的异物。对于多次外伤的患者,临床医生需要特别注意前次外伤是否残留异物。

彩超检查

彩超是脉冲多普勒和高分辨率二维超声的融合。伴随着无创性血管成像技术的不断发展,彩超已经成为血管造影技术的替代或补充[33]。彩超具有以下明显的优势:无创、无痛、便利,可推到患者身边、急诊室或手术室进行检查;检查的重复性和连续性较好,几乎没有任何风险且检查费用低廉。彩超也能够确诊非主要血管的损伤,如股深动脉的损伤,其 ABI 是正常的。

Bynoe 和其同事的报道称,采用彩超诊断颈部或四肢动脉的损伤,其敏感性为 95%,特异性为 99%,准确率为 98%;而 Fry 和其同事[34,35]发现在相似的情况下,其敏感性为 100%,特异性为 97.3%。但是,在这两项研究中,只对小部分患者进行了与血管造影成像对比研究。Bergstein 等在对 67 例患者的研究中,共有 75 处贯通伤,所有患者都同时进行了彩超和动脉造影检查[36]。以动脉造影作为金标准,彩超检查有 2 例假阴性和 1 例假阳性(敏感性

50%,特异性 99%)。Gagne 和其同事报道了一项研究,研究对象为 37 例患者,共有 43 处四肢外伤[37],血管造影确诊了彩超未发现的股深动脉、股浅动脉、胫后动脉的三处损伤。但是,彩超诊断了一例血管造影未发现的股浅动脉夹层。

尽管无法保证彩超能够检出所有的动脉损伤,但是研究报道也指出,几乎所有需要进行治疗的损伤都能够经彩超确诊,而且与动脉造影相比,其价格低廉,这也是选择诊断方法需要考虑的因素[33]。Ordog 已经进行了估算,为排除肢体动脉损伤,应用彩超对门诊患者进行随访要比患者住院进行动脉造影节省数百万的费用[38]。

相对于这些报道中优势,彩超在创伤患者中的应用也有一定的局限性。它存在操作者依赖性,检查时间受限,无法显示肺部动脉的损伤,在一些病例中,对腹部血管的检查,因气体的干扰而受限。虽然彩超具有操作者依赖性,但其在诊断四肢血管损伤方面具有明显优势,为了更加有效的应用彩超,相关机构应加强对血管检查操作技师和读片医师的培训和投资[39]。目前,如果努力培训外科医生学习使用超声来诊断四肢以及内脏血管的损伤,投资费用可能会有所降低。

计算机断层扫描血管成像检查

近年来,计算机断层扫描血管成像(CTA)开始应用于可疑存在血管损伤的外伤患者中,代替数字血管造影成像(DSA)技术。64 排螺旋 CT 在扫描技术方面的优势,使 DSA 也逐渐成为 CTA 技术的补充[40-43]。最新的多层螺旋 CT 及其三维重建技术能够在几秒内就能完成较长血管的扫描,获得各切面的信息。而且,CT 扫描可以在常规胸腹检查时同时显示肢体影像,又不会明显增加检查的时间。与 DSA 相比,在诊断外伤性血管损伤方面,CTA 具有准确率高、检查时间短、创伤小、价格相对低廉等优势。目前,CT 检查使用非常方便,并且在一次扫描中,能够同时显示病变周围结构和毗邻的解剖位置。应用远程计算机技术,可以预设注药程序,很少出现动脉注射并发症,而且放射科医生也能够在检查区外进行阅片诊断。

CT 扫描如果发现以下影像,则证明存在血管损伤,包括:造影剂外溢,溢出的造影剂聚集(图 34.1),动脉节段性的血流淤滞或闭塞(图 34.2),血管突然狭窄(提示血管痉挛,解剖缺陷或者外部压

迫），早期静脉血流淤滞（提示存在动静脉瘘），以及管腔结构或走行异常[43]。

Soto 和其同事进行了一项研究,对肢体创伤后可疑存在血管损伤患者的 CTA 和 DSA 结果进行对比研究[44]。研究中,所有四肢受伤的患者都同时接受了数字血管造影检查和 CTA 检查。结果发现,两项独立的检查对血管损伤诊断的敏感性和特异性均高于90%,一致性达到0.9(kappa 统计法)。随着 CT 技术的进步,很多研究都表明其有较高的实用性和准确性[41,42]。Inaba 和他的同事应用多层螺旋 CT 为59名下肢血管损伤的患者进行血管扫描成像,对临床症状显著的血管损伤,其诊断的敏感性和特异性高达100%[45]。研究中有一位漏诊的患者,其血管损伤是继发于残留的子弹碎片。近年,Inaba 和同事们继续他们早期的研究,得到了相似的结果[46]。对临床症状明显,可疑存在下肢血管损伤的患者,CT 检查结果的敏感性和特异性都达到了100%。CT 扫描的缺点是残留的子弹碎片会形成伪影。其他的缺点还包括由于运动或钙化斑块以及使用高速的碘化造影剂的而产生的伪影。如果考虑行血管内治疗,必须注意静脉内连续注入造影剂所产生的副作用。

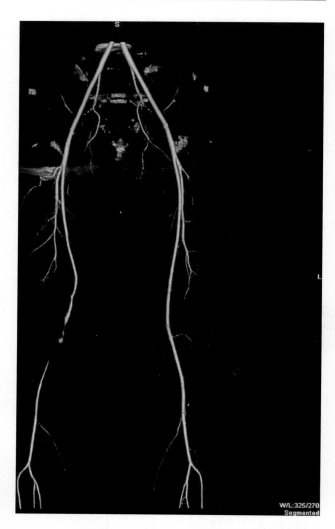

图 34.2　右侧腘动脉损伤。腘动脉近端的假性动脉瘤位于收肌管中,假性动脉瘤的远端有一小段动脉闭塞,为腘动脉远端的重构

磁共振血管成像检查

在血管异常的诊断中,磁共振血管成像(MRA)的应用也逐渐增多;但是,它并没有广泛应用于外伤患者。与其他方法相比较,MRA 具有很多优势:多解剖区域同步检查成像、无创性以及不使用造影剂等。遗憾的是,在大多数的医院进行 MRA 检查并不容易,金属整形器械也限制了它在外伤患者的广泛应用[47]。

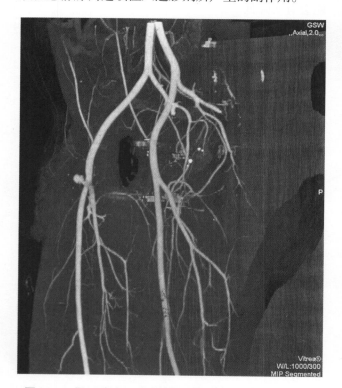

图 34.1　股总动脉损伤和假性动脉瘤形成。右侧股总动脉损伤,邻近分叉处发现假性动脉瘤。在分叉处的股深动脉和股浅动脉发现小的充盈缺损,这可能是血管损伤形成的凝血块

参考文献

1. Patel K, Rowe VL. Vascular trauma to the extremities, chapter 155. In: Rutherford R, editor. Vascular surgery, vol. 2. 7th ed. Philadelphia: W.B. Saunders Publishers; 2010. p. 2361–73.

2. Hughes CH. Arterial repair during the Korean war. Ann Surg. 1958;147:555.

3. Rich NM. Surgeon's response to battlefield vascular trauma. Am J Surg. 1993;166:91.
4. Rich NA, Baugh JH, Hughes CW. Acute arterial injuries in Vietnam: 1,000 cases. J Trauma. 1970;10:359.
5. Martin LC, McKenney MG, Sosa JL, et al. Management of lower extremity arterial trauma. J Trauma. 1994;37(4):591–9.
6. Melton SM, Croce MA, Patton JH, et al. Popliteal artery trauma. Ann Surg. 1997;225:518.
7. Wagner WH, Caulkins E, Weaver FA, et al. Blunt popliteal artery trauma: 100 consecutive cases. J Vasc Surg. 1988;7:736.
8. Wagner WH, Yellin AE, Weaver FA, et al. Acute treatment of popliteal artery trauma: the importance of soft tissue injury. Ann Vasc Surg. 1994;8:557.
9. Weaver FA, Papanicolaou G, Yellin AE. Difficult peripheral vascular injuries. Surg Clin North Am. 1996;76:843.
10. Pasch AR, Bishara RA, Lim LT, et al. Optimal limb salvage in penetrating civilian vascular trauma. J Vasc Surg. 1986;3:189.
11. Fackler ML. Wound ballistics: a review of common misconceptions. JAMA. 1988;259:2730.
12. Amato JJ, Billy LJ, Gruber RP, et al. Vascular injuries: an experimental study of high and low velocity missile wounds. Arch Surg. 1970;101:167.
13. Mayer JP, Lim LT, Schuler JJ, et al. Peripheral vascular trauma from close-range shotgun injuries. Arch Surg. 1985;120:1126.
14. White RA, Scher LA, Samson RH, et al. Peripheral vascular injuries associated with falls from heights. J Trauma. 1987;27:411.
15. Ballard JL, Bunt TJ, Malone JM. Management of small artery vascular trauma. Am J Surg. 1992;164:316–9.
16. Rich NM, Spencer FC. Concomitant fractures and nerve trauma. In: Rich NM, Spencer FL, editors. Vascular trauma. Philadelphia: WB Saunders Co; 1978. p. 125–56, 380–1.
17. Rowe VL, Salim A, Lipham J, Asensio J. Shank arterial injuries. Vascular trauma: complex and challenging injuries, part II. Surg Clin N Am. 2002;82(1):91–104.
18. Bole PV, Purdy RT, Munda RT, Moallem S, DeVanesan J, Clauss RH. Civilian arterial injuries. Ann Surg. 1976;183:13–23.
19. Smith RF, Elliott JP, Hageman JH, Szilagyi DE, Xavier AO. Acute penetrating arterial injuries of the neck and limbs. Arch Surg. 1974;109:198–205.
20. Sitzmann JV, Ernst CB. Management of arm arterial injuries. Surgery. 1984;96:895–901.
21. Weaver FA, Rosenthal RE, Waterhouse G, et al. Combined skeletal and vascular injuries of the lower extremities. Am Surg. 1984;50(4):189–97.
22. Grossman MD, Reilly P, McMahan D, et al. Gunshot wounds below the popliteal fossa: a contemporary review. Am Surg. 1999;65(4):360–5.
23. Christian EP, Bosse MJ, Robb G. Reconstruction of large diaphyseal defects without free fibular transfer, in grade III-B tibial fractures. J Bone Joint Surg Am. 1989;71A:994–1004.
24. Lynch K, Johansen K. Can Doppler pressure measurement replace "exclusion" arteriography in the diagnosis of occult extremity arterial trauma? Ann Surg. 1991;214:737.
25. Guede JW, Hobson RW, Padberg FT, et al. The role of contrast arteriography in suspected arterial injuries of the extremities. Am Surg. 1985;51:89.
26. Weaver FA, Yellin AE, Bauer M, et al. Is arterial proximity a valid indication for arteriography in penetrating extremity trauma? A prospective analysis. Arch Surg. 1990;125:1256.
27. Schwartz MR, Weaver FA, Yellin AE, et al. Refining the indications for arteriography in penetrating extremity trauma: a prospective analysis. J Vasc Surg. 1993;17:166.
28. Conrad MF, Patton Jr JH, Parikshak M, et al. Evaluation of vascular injury in penetrating extremity trauma: angiographers stay home. Am Surg. 2002;68:269.
29. Applebaum R, Yellin AE, Weaver FA, et al. The role of routine arteriography in blunt lower extremity trauma. Am J Surg. 1990;160:221.
30. Fayiga YJ, Valentine RJ, Myers SI, et al. Blunt pediatric vascular trauma: analysis of forty-one consecutive patients undergoing operative intervention. J Vasc Surg. 1994;20:419.
31. Dennis JW, Frykberg ER, Veldenz HC, et al. Validation of nonoperative management of occult vascular injuries and accuracy of physical examination alone in penetrating extremity trauma: 5- to 10-year follow up. J Trauma. 1998;44:24.
32. Abou-Sayed H, Berger DL. Blunt lower-extremity trauma and popliteal artery injuries. Revisiting the case for selective arteriography. Arch Surg. 2002;137:585.
33. Meissner M, Paun M, Johansen K. Duplex scanning for arterial trauma. Am J Surg. 1991;161:552.
34. Fry WR, Smith RS, Sayers DV, et al. The success of duplex ultrasonographic scanning in diagnosis of extremity vascular proximity trauma. Arch Surg. 1993;128:1368.
35. Bynoe RP, Miles WS, Bell RM, et al. Noninvasive diagnosis of vascular trauma by duplex ultrasonography. J Vasc Surg. 1991;14:346.
36. Bergstein JM, Blair JF, Edwards J, Towne JB, Wittmann DH, Aprahamian C, Quebbeman EJ. Pitfalls in the use of color-flow duplex ultrasound for screening of suspected arterial injuries in penetrated extremities. J Trauma. 1992;33:395–402.
37. Gagne PJ, Cone JB, McFarland D, et al. Proximity penetrating extremity trauma: the role of duplex ultrasound in the detection of occult venous injuries. J Trauma. 1995;39:1157.
38. Ordog GJ, Balasubramanium S, Wasserber J, et al. Extremity gunshot wounds: I. Identification and treatment of patients at high risk of vascular injury. J Trauma. 1994;36:358.
39. Schwartz M, Weaver F, Yellin A, Ralls P. The utility of color flow Doppler examination in penetrating extremity arterial trauma. Am Surg. 1993;59:375.
40. Fleiter TR, Mervis S. The role of 3D-CTA in the assessment of peripheral vascular lesions in trauma patients. Eur J Radiol. 2007;64:92.
41. Busquéts AR, Acosta JA, Colón E, et al. Helical computed tomographic angiography for the diagnosis of traumatic arterial injuries of the extremities. J Trauma. 2004;56:625.
42. Peng PD, Spain DA, Tataria M, et al. CT angiography effectively evaluates extremity vascular trauma. Am Surg. 2008;74:103.
43. Gakhal MS, Sartip KA. CT Angiography signs of lower extremity vascular trauma. Am J Roentgenol. 2009;193:W49.
44. Soto JA, Múnera F, Cardoso N, et al. Diagnostic performance of helical CT angiography in trauma to large arteries of the extremities. J Comput Assist Tomogr. 1999;23(2):188.
45. Inaba K, Potzman J, Munera F, et al. Multi-slice CT angiography for arterial evaluation in the injured lower extremity. J Trauma. 2006;60:502.
46. Inaba K, Branco BC, Reddy S, et al. Prospective evaluation of multidetector computed tomography for extremity vascular trauma. J Trauma. 2011;70:808.
47. Rubel IF, Potter H, Barie P, et al. Magnetic resonance venography to evaluate deep venous thrombosis in patients with pelvic and acetabular trauma. J Trauma. 2001;51:622.

35

第 35 章
血管检查技术在外周动脉疾病
诊断中的应用

Ali F. AbuRahma

摘 要

　　我们在了解外周血管疾病的病理生理、临床表现以及病史的同时,还要不断学习当前的诊断技术、了解治疗手段的进展(无创性血管检查技术、CTA、MRA、血管造影和血管成形术/支架术)。本节内容将为解决临床问题提供一些思路,如选择检查部位,在介入治疗前、后进行评估,对血管进行监测(通常是指介入后的长期监测),以及外周动脉系统一些特殊的问题(具体包括:动脉重建术的选择、治疗效果、截肢部位、压迫综合征、阴茎的血液循环、上肢缺血、动静脉畸形、人工移植血管搭桥通路血液透析和动脉瘤)。

关键词

无创性血管检查、血管、诊断学、动脉疾病

　　我们在了解外周血管疾病的病理生理、临床表现以及病史的同时,还要不断学习当前的诊断技术、了解治疗进展(无创性血管检查技术、CTA、MRA、血管造影和血管成形术/支架术)。本节内容将为解决临床问题提供一些思路,包括选择检查部位,在介入治疗前、后进行评估,对血管进行监测(通常是指介入后的长期监测),以及外周动脉系统一些特殊的问题。

筛查"患有外周动脉疾病吗?"

　　测量静息状态下的踝肱指数(ABI)[3]是最实用、最易掌握的检测方法。一般来说,ABI 在 0.85 ~ 0.90 之间为阳性。要注意对实施检查的医师进行培训,这样可提高检测结果的可靠性[4]。检查结果阳性的个体,其心血管疾病(心脏病,脑血管疾病或者四肢血管疾病)的患病风险会增加。

　　Kravos 和 Bubnic-Sotosek[5]对一组 50 ~ 70 岁的无症状患者进行了研究,应用 ABI 判断这些患者是否患有外周动脉疾病(PAD)。研究对象为 107 名患者,对他们的性别、年龄、危险因素和血管检查结果进行统计,并测量 ABI。结果发现其中 20 人(19%)患有 PAD。吸烟、高胆固醇、高血脂和糖尿病与 ABI 减低及 PAD 存在相关性。吸烟,糖尿病和年龄是 PAD 最重要的影响因素,也是 ABI 降低的高危险因子。他们认为 50 ~ 70 岁的患者如果没有糖尿病且不吸烟,若只有一个危险因子时,不必检测 ABI,若有多个危险因子时应该检测 ABI。

　　Mourad 等[6]进行了一项 ELLIPSE(前瞻性观察性实际生活状况)的流行病学调查,通过测量研究对象的 ABI 来筛选这一人群患有 PAD 的患者。研究对象皆存在心血管疾病的高危因素但是无 PAD 症状。共研究了 2146 名患者,这些患者年龄均≥55 岁,具有心血管疾病的高危险因子,曾在法国当地医院的心脏病科、糖尿病科、老人病科、内科或者神经内科住院治疗,该研究通过分析计算得出 PAD 的患病率(ABI<0.9)。其中 41% 的患者 ABI<0.9。通过计算特征曲线的曲线下面积(the area under the curve,AUC)来评估的该模型诊断疾病的能力。在多变量分析中,以下这些因素与 PAD 的相关性较高:听诊动脉有杂音(相对危险度(odds ratio,[OR]1.92,P<0.0004),脉搏消失超过 1 次(OR 2.18),吸烟(OR 1.49,P<0.0001),无 Q 波的心肌梗死(OR 1.50,P=0.02),肌酐清除率<60ml/min(OR 0.33,P=0.008),以及进行高血压治疗(OR 1.28,P=0.03)。虽然随着变量增多,风险增加,但是基于临床症状和病史等参数建立的模型并没有提高诊断能力(AUC=0.66)。结论表明,在这一人群中,隐匿性 PAD 的高患病率提示,应该对高危住院患者进行 ABI 检测,以确保能够采取适当的二级预防措施。

McDermott 等[7] 对 156 名有 PAD 但不一定有间歇性跛行症状的患者进行的研究发现,ABI 较低与步行耐受程度的相关性较高。

评估外周血管疾病的位置及严重程度

对患有下肢血管疾病的患者最初进行的无创性血管检查,其目的在于获得客观的、定量的判断,以代替主观的、基于体格检查的诊断。多普勒超声(连续多普勒)和脉搏容积描记(PVR)这两种检查方法早已经被证实能够诊断动脉阻塞的位置和严重程度[8-12]。然而 25 年后,彩超的广泛应用对判断外周动脉疾病的位置和严重程度更有帮助[13]。

患者运动时出现下肢疼痛,需要鉴别疼痛是由于神经系统或骨骼系统疾病导致的,还是由血管功能不全引起的。实际上,各种情况可能同时存在。如果确实存在间歇性跛行,那么准确判断患者血管功能障碍的严重程度非常重要,同时建立一个量化的标准也非常重要,只有这样才能将药物治疗或外科手术治疗的效果进行比较。

早期判断间歇性跛行的原因,要对下肢动脉进行多普勒检查,最好是在平板运动后进行检查,应用节段性测压、波形描记分析或者 PVR 来诊断。诊断下肢血管阻塞性疾病最简单可靠的方法是测量踝部动脉压和 ABI。如 21 章所介绍的,ABI 的正常值应该在 1.0 左右。如果患者静息时 ABI 为临界值,那

就应在跑步运动或反应性充血后再进行测量。正常人的踝部动脉压可能会暂时降低 15~20mmHg,而那些有轻微阻塞性疾病患者的踝部动脉压通常会持续降低 50mmHg。那些跑步运动后出现阳性症状,而踝部动脉压正常的患者,他们的疼痛可能不是由血管性因素导致的。虽然运动后的异常反应可能与引起血流动力学改变的严重的动脉疾病有关,但这并不能排除神经脊髓压迫的存在。血压降低的程度与患者出现症状的位置和严重程度相平行。在前面的章节中也介绍过,ABI 有助于评估血管阻塞疾病的严重程度。Raines 等[9] 把 PVR 分成 5 个级别,再结合踝部动脉压力测量的结果,能够帮助判断缺血的各种临床表现程度,例如间歇性跛行、静息痛或足部坏死。

对血流动力学改变明显的外周血管疾病,应用无创性检查技术判断病变位置,是患者管理的另一个重要的方面。血管检查和体格检查的结果必须结合起来才能准确定位病变。只进行体格检查通常是不够的。目前,多条血管病变的病例(髂总动脉和股-腘-胫动脉)的诊断最有挑战性。有 5%~10% 的患者存在多条血管病变。无创性检查能够检测到血流动力学的改变,但不能准确定位主要病变的位置。在这些病例中,有些可能需要进行有创的股动脉压测量。确定病因非常重要:例如,大腿和臀部疼痛可能继发于神经脊髓压迫或代偿较好的无症状的股浅动脉阻塞,这两种情况下静息和运动后的 ABI 可能都会有一定的异常。如果运动后大腿血压和 PVR 都是正常的,患者的症状可能就是由非血管因素引起的。而且,众所周知,应用动脉造影诊断严重髂动脉功能性狭窄并不准确,在构建远端搭桥之前,对动脉流入端进行一些生理学检查是非常必要的。

如前所述,结合节段性测压和波形描记分析能够确定外周血管阻塞性病变的位置。但是,对多发血管阻塞的患者来说,节段性测压有一定的局限性。这些患者的近端血管病变可能掩盖远端血管的问题;例如,同时存在严重的髂总动脉阻塞和股-腘动脉狭窄时,大腿根部的血压很低,大腿根部和膝关节上方之间的血压梯度很小,这就可能掩盖这两个平面之间的血管疾病。当股浅动脉和股深动脉同时存在血流动力学改变显著的阻塞性疾病时,大腿根部的血压也会很低。这些问题存在几种情况。股动脉搏动正常且髂内动脉没有杂音,当大腿根部血压较低时,提示更近端的动脉存在病变。正常的股动脉血压可以通过腹股沟血压仪测得。这是种无创的检

查方法。血压仪放置在耻骨支表面压迫动脉,在压力缓慢降低时进行测量。当在腹股沟远端的血管的多普勒仪检测到血流信号恢复时,测量到的压力就是股动脉压。当髂动脉正常,而存在股浅动脉阻塞和严重的股深动脉狭窄时,股动脉有时也会出现单相波形。

另外还有一些生理学方法能够鉴别髂动脉阻塞与常见的股动脉疾病(合并或不合并股浅动脉和股深动脉病变),这些方法有搏动指数(pulsatility index,PI)和逆阻尼因子。这两个参数已在 21 章进行了介绍。如果静息时股动脉的 PI 高于 6.0,存在有血流动力学明显改变的髂总动脉狭窄的可能性很小,然而当搏动指数低于 5.0 时应考虑存在严重的血管疾病。当 PI 介于 5.0~6.0 时,髂动脉可能是正常的,也可能是不正常的,这时应该进一步检查,即在运动或反应性充血后应用多普勒或者直接测量压力。当股动脉、腘动脉的逆阻尼因子低于 0.9 时,提示股浅动脉阻闭塞或严重狭窄,当逆阻尼因子介于 0.9~1.1 之间时,股浅动脉可能是正常的,也可能是不正常的。当胫动脉的逆阻尼因子低于 1.0 时,提示存在严重阻塞。

另一种诊断外周血管阻塞性疾病的血流动力学方法是小腿的 PVR。应用一个大号的股动脉袖带记录下肢 PVR,当股浅动脉通畅时,小腿的 PVR 振幅会持续升高。但是这种检查方法可能存在误差,因为大腿和小腿的袖带容积是有差异的。每个心动周期节段性脉搏容积都会发生变化,但大腿袖带内的气体是小腿袖带内的 5~7 倍,这导致了大腿袖带内的压力变化相对较小,因此,大腿的 PVR 变化也相对较小。虽然这种检查方法本身就可能导致误差,但是小腿的 PVR 振幅增高仍然是股浅动脉通畅的一个可靠指标。如果小腿的 PVR 振幅近似于或仅仅略高于股动脉(少于 25%),或者曲线的波形有明显的减低,这提示股浅动脉存在狭窄或者代偿较好的小范围的闭塞。振幅增高时,股浅动脉至腓动脉起始段一定是通畅的。但是当大腿与小腿的压差≥20mmHg 时,通常存在腘动脉远段或胫动脉近段的阻塞[14]。

在过去的二十多年中,彩超越来越多的应用于外周血管疾病的定位与分级中,准确率高达 90% 以上[13,15]。血管介入治疗前的第一步就是节段性测压,通常需要双功图像对所选血管进行定位。

如果推迟治疗,病情可能发生变化,需要进行相应检查。如果选择外科手术治疗,进行 CTA 检查或术中动脉造影是比较经济的,MRI 检查可以做也可以不做,而常规的术前动脉造影检查就可以不做了。如果选择介入血管成形术,那么可在术中做诊断性动脉造影。判定病变部位和充分评估病变的严重程度,不仅能够帮助确定具体的治疗方法,还能加强手术室对放射线图像参数的应用。

Koelemay 等[15]在患有严重下肢动脉疾病患者中评估了超声的应用价值,诊断过程中会选择性的应用血管造影检查。诊断主要是依靠彩超,必要时采用动脉内数字减影血管成像。研究对象为 114 名患者的 125 侧肢体(74% 的患者存在静息痛或组织缺损)。其中 97 侧肢体(78%)只做了彩超检查。治疗方法如下:保守疗法(33 侧,进行血管内数字减影血管造影(DSA)检查的为 0%),PTA(25 侧,做 DSA 的占 16%),股-腘动脉分流搭桥术(29 侧,做 DSA 的占 17%),股-胫动脉分流搭桥术(29 侧,做 DSA 的占 62%),其他外科疗法(8 侧,做 DSA 的占 4%)。总体来说,30 天内的死亡率为 4%,2 年内的存活率为 83%。股-腘动脉分流搭桥术后 2 年的一期、二期通畅率和保肢率分别为 75%,93% 和 93%,术后 1 年的一期、二期通畅率和保肢率分别为 35%,73% 和 74%。进行个体化治疗后患者的临床表现没有差异,研究对象和参照人群的近期及中期疗效也没有差异。他们得出了以下结论:彩超能够诊断绝大多数患者的严重下肢缺血,无论是在早期或是 2 年随访,都没有发现其对临床疗效产生不利影响。

预后和治疗意义

一些无创性的血管检查方法,特别是多普勒踝部动脉压测量,已用于周围血管阻塞性疾病的诊断[16-20]。

Wilson 等对有间歇性跛行症状的非糖尿病患者进行了 5 年的随访,研究发现,未进行外科治疗的情况下,若 ABI 高于 0.60,症状很容易得到改善,若 ABI 低于 0.50,症状则很难改善[17],Paaske 和 Tonnesen 发现存在严重缺血的患者,其中 82% 趾肱指数(趾动脉压/肱动脉压)低于 0.07,他们在 2 年内进行了高位截肢术,并且有 27% 的患者死亡[18]。这个结果说明趾动脉压也能为临床诊断提供有用的信息,为更合理的治疗患者提供参考依据。

患者的单侧肢体血管阻塞性疾病,常常会发展至其他肢体[16]。美国心脏病协会发现多普勒压力测量是诊断动脉阻塞性疾病较敏感的方法,而且重复性较好[20]。肱-踝动脉压力差异与动脉粥样硬化的各种危险因素紧密相关,例如吸烟,高脂血症和高血压[21]。一些研究者注意到,应用这些方法可对动脉粥样硬化的严重程度进行分级,也能评估危险因素对疾病发展过程的影响。可以用踝部动脉压来估计周围动脉粥样硬化的发病率,以及研究糖尿病患者动脉粥样硬化的发病率[22-24]。

McLafferty 等[25]报道,在评估下肢动脉阻塞性疾病的进展时,与影像学方法相比,ABI 的敏感性较差。研究对象为腹股沟以上或腹股沟以下下肢血管重建术的患者。对比其术前的造影与术后随访时的造影或超声结果来评估下肢自体动脉阻塞性疾病的进展。ABI 表现为减低,可降到 0.15 或更低,影像学检查表现为狭窄程度加重。他们得出这样的结论:研究动脉粥样硬化的病史或治疗情况、评估下肢动脉阻塞性疾病的进展时,影像学检查更准确,要优于 ABI[25]。

多普勒压力测量也可用于药物治疗的指导与评估。血管扩张药物能够降低阻塞部位远端的血压,但可能不引起临床表现的变化,尤其是存在严重缺血时[26]。同时,对于间歇性跛行和高血浆纤维蛋白的患者,氯贝丁酯能够明显改善踝部动脉压对运动的反应[27]。Quick 和 Cotton[28]在对间歇性跛行的患者的研究中发现,戒烟能够明显增加步行距离,改善静息时以及运动后的踝部动脉压,而继续吸烟的患者则没有任何改善。节段性测压有助于诊断继发于麦角中毒的动脉闭塞,这种闭塞有自愈性[29]。通过监测远端收缩压,对于药物引起的高血压所导致的严重缺血,节段性测压有助于指导其治疗[26]。

ABI 和全身动脉粥样硬化的相关性

一些研究已经就 ABI、全身动脉粥样硬化、心血管疾病以及死亡率之间的相关性进行了分析。Reich 等[30]对炎症水平和凝血因子(血管假性血友病因子 von willebrand factor(vWF),纤维蛋白原,D-二聚体,凝血因子Ⅶ,凝血因子Ⅷ,纤溶酶原激活物抑制物 1(PAI-1),组织纤维蛋白溶酶原激活剂(Tissue-type plasminogen activator, t-PA),β-血小板球蛋白(β-TG),C 反应蛋白,白细胞计数)水平升高与 PAD 患病率增加的相关性进行了研究,因为这些因子的水平升高时,ABI 较低。他们从动脉粥样硬化

风险的社区研究(ARIC)中选择了 13 778 名参与者,进行了一项横向分析,在该研究中对主要心血管疾病风险因子进行了调整。PAD 与纤维蛋白原,vWF,凝血因子Ⅷ,白细胞计数,D-二聚体,β-TG 和 C 反应蛋白呈正相关($P<0.05$),而与其他因子无关。他们认为 PAD 患者血浆中的炎症水平和凝血因子升高,提示了 PAD 的病理生理学进程。

Li 等[31]对中国住院患者进行了 3 年的随访,分析 ABI 与整体死亡率和心血管病死亡率的关系。该研究共对 3210 名患者进行了随访,平均随访时间为 38 个月。ABI≤0.4 的患者组年龄明显高于其他各组($P<0.001$)。在 3 年的随访中,ABI≤0.4 这组的心血管疾病和其他疾病的死亡率也是最高的(分别是 27.5% 和 37.7%)。随着 ABI 的减低,死亡率呈现明显的增长趋势($P<0.001$)。K aplan-Meier 生存曲线表现为,随着 ABI 减低,生存率随之下降,不止是其他病因致死组,也包括心血管疾病致死组($P<0.001$)。在对其他风险因子进行分析后,ABI≤0.4 组患者的死亡率是 ABI 介于 1.00～1.4 组的 3.1 倍;死于心血管疾病的概率是 ABI 介于 1.00～1.4 组的 5 倍。即便患者的 ABI 介于 0.41～0.90 之间,患者死亡率或者死于心血管疾病(相对危险度 = 2.1)的概率也是 ABI 介于 1.00～1.4 组的 1.5 倍。因此,与 ABI 正常组相比,ABI 较低与心血管疾病和其他疾病的死亡率升高是相关的。ABI 作为监测心血管疾病风险因素—动脉粥样硬化的指标,应该对其常规测量。

ABI 较低与动脉粥样硬化、心脑血管事件风险增加相关。ABI 较低,提示可能需要对无症状的高风险组进行预防性治疗。Fowkes 等[32]对低 ABI 人群中预防性使用阿司匹林的有效性进行了研究。无症状动脉粥样硬化的阿司匹林试验,是征得患者同意的双盲随机对照试验,研究时间为 1998 年 4 月至 2008 年 10 月,研究对象为居住在苏格兰市中心的 28 980 名 50～75 岁的居民,他们没有心血管疾病病史,均在社区健康登记处登记,并进行了 ABI 检查。其中,有 3350 人的 ABI 偏低(≤0.95),被选入试验组,预期试验能够降低 25% 的心血管疾病的发病风险。每日给予研究对象一次 100mg 的阿司匹林或安慰剂。试验结束的主要研究终点为是发生非致死或致死性的脑卒中、冠心病或血管成形术。还有两个次要研究终点:(1)界定为主要研究终点事件的所有最初的血管事件或心绞痛,间歇性跛行或一过性缺血性发作;(2)总死亡率。在平均随访 8.2 年后,

357 名研究对象发生了主要研究终点事件（每年每 1000 人中有 13.5 人）。对照组与正常组结果没有显著性差异（阿司匹林组每年每 1000 人中有 13.5 人，而安慰剂组每年每 1000 人中有 13.3 人；风险比[hazard ratio，HR]为 1.03）。次要研究终点为血管事件的有 578 人（每年每 1000 人中有 22.8 人），两组间也没有显著性差异（阿司匹林组每年每 1000 人中有 22.8 人，而安慰剂组每年每 1000 人中有 22.9 人；风险比为 1.00）。两组间的死亡率也没有显著性差异（176 人：186 人，风险比为 0.95）。综上得出以下结论，依据 ABI 对无心血管疾病病史的研究对象进行分组后，与安慰剂组相比，阿司匹林组并没有显著减低血管事件的发生。

Meves 等[33] 在初级保健中进行了一项公开的、前瞻性的队列研究。研究对象为随机选择的 6880 名年龄大于 65 岁的患者，根据是否患有 PAD 进行分组，在发生血管事件或死亡前进行了 5 年以上的随访。ABI<0.9，或者有外周血管成形术病史，和/或截肢术，和/或间歇性跛行的患者进入 PAD 组。在 5 年的随访中（共 29 915 患者年），有 183 人脑卒中发作（发病率为每年每 1000 人中有 6.1 人）。在 PAD 组（n=1429）中，每 1000 患者年中各种形式的脑卒中（不包括出血性脑卒中）的发病率大约是非 PAD 组（n=5392）的两倍（致死性脑卒中是其 3 倍）。相应的风险比，所有的脑卒中为 1.6，缺血性脑卒中为 1.7，出血性脑卒中为 0.7，致死性脑卒中为 2.5，非致命性脑卒中为 1.4。研究发现较低的 ABI 与脑卒中的高发病率相关。除了高龄，脑卒中史和糖尿病以外，PAD 是缺血性脑卒中重要的独立的预测因子。他们认为 PAD 患者的脑卒中发病风险升高，PAD 是脑卒中的强预测因子。

El-Manyar 等[34] 也对中东部地区患者的 ABI 与动脉粥样硬化程度的相关性（the AGATHA-ME 研究）进行了横向多中心的研究。研究称 ABI 与动脉粥样硬化的位置，程度和形态等风险因子相关。性别和糖尿病是两个最弱的相关参数。

术前评估

多普勒探测仪或彩超成像可直接进行术前评估，判断肢体远端是否有血流，以确定小腿远端的分流术式。

之前 Ascher 等报道了在处理慢性和急性下肢缺血的患者时，只应用彩超作为唯一的影像技术（不应用血管造影）进行诊断的有效性[35,36]。彩超即便在流速非常低的情况下也能够获得可靠的流入道动脉与流出道动脉的信息[36]。彩超在术前能够诊断腘动脉瘤内是否有血栓形成，并且能够选择可用于急诊血管成形术的流出道血管。彩超能够诊断流入道血管，远端侧支血管是否通畅，以及是否存在适用于血管成形术的大隐静脉。

Canciglia 和 Mandolfino[37] 报道了彩超检查在筛选患者进行腹股沟以下血管内治疗中的作用。他们研究了 120 处有血流动力学改变的病变，其中 47 处位于髂动脉段，55 处位于股-腘动脉段，18 处位于腘动脉上段，这些病变均进行了血管内治疗。有 107 处病变（89%）成功地进行了治疗，其中 105 处（88%）术前由超声检查确诊，在手术同时由动脉造影证实。术中造影又发现了另外的 15 处病变（12%）。彩超诊断的准确率和敏感性，在髂动脉段达到 86%，在股-腘动脉段达到 91%，在腘动脉上段达到 78%。因此，他们认为，对患有慢性肢体缺血性疾病的患者来说，超声是一种安全的检查方法，可以替代动脉造影。但是，应用这项技术准确诊断需要行腹股沟以下介入治疗的疾病需要充足的培训和经验。

Hingorani 等[38] 对 906 名患者的 1020 处动脉彩超检查进行了研究。其中，207 处动脉检查是术中进行的，其余是术前进行的。根据彩超动脉检查结果所采取的治疗方法有：血管内疗法（363），腘动脉上段分流术（325），腘动脉分流术（262），非介入治疗（75），股动脉分流术（46），血栓切除术（11），栓子清除术（9），截肢术（8），清创术（4）。显像欠佳的区域包括：膝下（221），髂动脉（73），股动脉（26），以及腘动脉（17）。有 102 个病例在超声检查后仍需做其他的影像学检查来确定下肢动脉的血管重建式。他们认为，回顾性分析所有患者，有 90% 仅做彩超检查就能够获得足够的信息来确定下肢动脉的血管重建式。胫动脉严重钙化常使彩超检查不全面，这时就需要做其他的影像学检查。

尽管常规的术中超声可能发现术中的意外情况或者有些血管重建不充分，但是由于超声仪器比较笨重，且只能显示单平面图像，偶尔会出现误诊的情况。非创伤性的术中生理学指标监测可以即时、定量的评估手术成功与否。可以应用多普勒在术中或者术后即刻测量踝部动脉压。根据已重建动脉的特点,以及远端未进行治疗的动脉的范围,术后 ABI 的变化有所不同。但是,如果 ABI 在血流恢复 1 小时后没有上升到术前 50% 的水平,应该系统的检查搭桥血管以排除是否存在技术问题,而且应该考虑在术中或术后即刻做动脉造影[39]。

术中监测时,节段性容积描记法或者彩超成像比多普勒超声更实用,因为它们避免了多普勒超声探头在术中移动造成的影响。另外,一些多平面病变的患者,在成功完成髂-股动脉搭桥术后到达苏醒室时,因为血管收缩可能检测不到多普勒信号。在苏醒室内,对 ABI 或 PVR 进行连续监测可以为评价搭桥血管的功能提供客观的参数。因为仅有 25% 的患者能触摸到明显的搏动,故多数患者的双脚常常在术后几个小时仍然是冰冷苍白的[40],这些客观的数据是护理人员监测重建血管功能的有价值的参数。

Rzucidlo 等[41]发现术中彩超检查还能提示早期搭桥术失败。他们回顾分析了 45 例高危胫静脉/足静脉搭桥术患者的术中超声监测结果。在搭桥术后应用 10MHz 探头扫查整个搭桥血管,扫查要全面(是否有保留瓣膜的缺失,动静脉瘘,或者局部的血流速度增快,以及只依赖搭桥血管供血的远端是否可以触及到搏动)。在每一个吻合口,动脉流出端,以及每个搭桥血管的近段和远段都要测量其收缩期峰值流和舒张末期血流速度。在每一个测量点计算阻力指数((收缩期峰值流速-舒张末期流速)/收缩期峰值流速)。20 例膝下静脉搭桥移植血管(44%)在 12 个月内形成了血栓。通畅和形成血栓的搭桥血管术中的血流动力学参数显著不同。12 个月内形成血栓的血管,其近段的舒张末期流速更低(5cm/s±1cm/s:13cm/s±3cm/s,$P=0.02$)同时阻力指数更高(0.90:0.81,$P<0.01$)。远段的舒张末期血流速度也减低(6cm/s±1cm/s:15cm/s±2cm/s,$P<0.01$),而阻力指数升高(0.89:0.78,$P<0.01$)。一个多变量分析显示只有搭桥血管远段舒张末期血流速度减低这个参数提示了搭桥术的早期失败($P<0.05$)。搭桥血管远端的舒张末期血流速度<8cm/s 提示血栓形成,其敏感性为 76%,特异性为 75%。舒张期血流消失提示搭桥早期失败,其特异性 100%,阳性预测率 100%。综上,术中彩超检测到舒张末期血流速度减低与胫水平静脉搭桥血管的早期血栓形成相关。明确了这些检测的意义,就应该为改善搭桥血管的血流动力学进行相关的测量。

动脉重建术的选择

依据彩超检查结果选择治疗方法

彩超检查发现患者髂总动脉或股浅动脉近期(3 个月内)出现局部狭窄或短段闭塞(<5cm)时,应考虑行 PTA(球囊血管成形术/支架术,同时可进行桥血管引导溶栓)。这种治疗方法的成功率较高(>95%),疗效与外科介入治疗相当。当超声提示病变范围较大时,也可以选择 PTA 治疗,但是目前,血管内治疗的远期通畅性率低于搭桥术,动脉阻塞段较长时尤其如此。所以当病变范围较大时,有以下情况的患者才考虑行 PTA:严重的缺血,手术风险很大;病变的解剖关系不利于行搭桥术;没有作为搭桥血管的大隐静脉。

大多数肢体严重缺血的患者,其血管有多节段的阻塞,除了彩超检查,还应该做其他的影像学检查(动脉造影,MRA)。彩超可以判断合并髂总动脉和腹股沟以下动脉疾病的患者是否适合行髂动脉血管成形术[42,43]。之后外科医生能够决定,是否在髂动脉分期 PTA 后行远端搭桥术或一期流入道/流出道血管重建术。对单侧或双侧股动脉搏动消失以及长段动脉闭塞的患者,采取主动脉-股动脉,股动脉-股动脉,或者腋动脉-股动脉的分流搭桥术比较合适,应用彩超进行诊断即可,无需造影检查。对于腹股沟以下动脉疾病,应用外科手术(动脉内膜剥脱术,分流搭桥术)治疗单一节段动脉闭塞或动脉瘤时,不需要做造影。股动脉内膜剥脱术,或同时行股深动脉成形术,股-腘动脉分流搭桥术,以及修复股动脉或腘动脉的动脉瘤,这些手术依据超声检查结果就可以进行。如果远端血管的显像不理想,可以做术中超声来排除下游病变。伴有动脉壁增厚和广泛动脉粥样硬化累及胫后动脉的患者,需要在分流搭桥术前做 CTA 检查或造影检查。

股总动脉-腘动脉重建术

Garrett 等建议在股总动脉分流术后立即测量 ABI,如果 ABI 升高小于 0.1,就应该考虑同时行远端搭桥术[44]。但是,其他学者发现在一些多平面血管疾病的患者中术后即刻的 ABI 小于或等于术前的测值,而在术后 4~6 小时升高明显[45]。这对之前的研究结果是个重大的挑战。Dean 等研究发现,有 90% 的 ABI 低于 0.20 的股-腘动脉搭桥术在术后早期就失败了[46]。这表明搭桥血管高阻力有副作用。但是，极少数 ABI 小于 0.20 的患者治疗效果很满意。当术前 ABI 高于 0.50 时手术成功率较高[47]。

其他的报道也表明压力测量很重要，具体体现在，可在外科手术或血管成形术前，以及在术后即刻和长期的随访中，对患者进行评估，并且能够客观地评估治疗效果[48,49]。

股深动脉成形术

节段性测压也有助于判断股深动脉成形术是否成功。若手术的目的是为了保存肢体，那么单独采用股深动脉成形术的有效率为 33% ~ 86%[50]。股深动脉成形术成功的前提必须是股深动脉严重狭窄的同时，股深动脉-腘动脉侧支循环建立的比较好。如果侧支循环的阻力太高，股深动脉成形术会因为供血不足而降低整个肢体的阻力，致使肢体的远端仍然缺血。为了预测术后的结果，Boren 等开发了一个指数，即跨腘窝的侧支血管的阻力指数[50]。这个指数的计算方法是关节两侧的压力差（即膝关节上方的压力减去下方的压力）除以膝关节上方的压力。当指数小于 0.25 时，手术成功率为 67%；当时指数高于 0.50 时，几乎没有成功的可能。

腰部交感神经节切除术

随着血管内治疗的发展，在严重四肢缺血的患者中已经很少采用腰部交感神经节切除术了。腰部交感神经节切除术并不能缓解跛行，它只能改善缺血区域皮肤的血供情况。虽然压力测量不能直接提示局部血运改善的情况，但是压力与周围动脉的扩张能力是相关的。缺血组织的小动脉往往处于最大程度的扩张状态。当灌注压力特别低时，只有血管扩张才能维持组织足够的血供。对于交感神经节切除术是否适合糖尿病患者存在争议；因此，末梢血管床交感神经活动的客观依据非常重要。

深吸气时，交感神经活动正常的人其肢端脉搏容积会迅速下降[51]，这可以通过水银硅胶应变计或 PVR 记录。另外重要的一点是，患侧肢体阻力较大的小血管是否有进一步扩张的能力。这可以通过放大一倍的静息肢端脉搏容积来评估，即在反应性充血（将近端的袖带充气至高于收缩压，引起 5 分钟的缺血）或使肢体升温后进行测量。在正常的肢体中，诱发性反应性充血后的脉搏容积是静息状态下的数倍，这反映了小动脉进一步扩张的能力。这种方法还能够判断近端动脉是否存在阻塞性疾病。

Yao 和 Bergan[52]进行了一项研究，研究对象为有缺血性静息痛和足部坏疽的患者，这些患者没有进行外科血管重建手术，而是接受了腰部交感神经节切除术。研究结果发现肢体 ABI 低于 0.21 的患者，有 96% 手术失败而需要截肢。而 ABI 高于 0.35 的患者手术取得了满意的效果。Walker 和 Johnston[53]研究发现伴有神经病变的肢体缺血性疾病，无论踝部动脉压水平如何，其交感神经节切除术的效果都并不令人满意。不伴有神经病变的患者，当踝部动脉压超过 30mmHg 时，其手术疗效比较令人满意。而且，他们分析认为，当踝部动脉压超过 60mmHg 时，约 50% 严重缺血（前脚掌或足跟的坏疽）肢体的手术效果令人满意。根据这个标准，它们预测手术失败的准确率为 78%，而预测手术成功的准确率为 93%。

在一项前瞻性研究中，研究对象为 85 位因无法进行血管手术而接受了交感神经节切除术的外周血管疾病患者。这项研究分析交感神经节切除术，ABI，腘-肱指数和临床表现之间的相关性。同时研究这些诊断依据，单独应用或者联合应用，是否能够筛选出更适于行交感神经节切除术的患者。如果在术后 6 个月静息痛消失，缺血性溃疡愈合，未做高位截肢术，那么手术的结果就是比较理想的。在这些研究中，术前 ABI ≥ 0.3 的患肢，有 77% 手术较成功，而 ABI 低于 0.3 的患肢，有 94% 手术失败（P < 0.001）。腘-肱指数 ≥ 0.7 的患肢，有 69% 手术较成功，而腘-肱指数低于 0.7 的患肢，有 52% 手术结果不理想（P = 0.199）。有静息痛，下肢溃疡和脚趾坏疽的患者，如果 ABI ≥ 0.3 并且术后升高 0.1 以上，那么手术会比较成功。腘-肱指数和糖尿病对预后没有预测价值[54]。

Tiutiunnik[55]应用激光多普勒血流仪对 37 位交感神经节切除术的患者的术前及术后下肢血管微循环情况进行研究，研究中充分校正动脉粥样硬化这个因素。研究发现激光多普勒血流仪也许能够用来评估微循环功能，并对交感神经节切除术的预后情况进行预测[55]。

通常，ABI 高于 0.25 的患者采用腰部交感神经节切除术的预后较理想。然而，虽然一些患者的 ABI 更高，但手术还是失败了，最终导致截肢，这也许提示了其他的一些因素，比如感染、神经病变、足底血管不通畅，会对结果产生不利的影响。

术后随访

血管检查有助于及早发现搭桥失败[56,57]。股动脉-胭动脉或者股动脉-胫后动脉搭桥的血管可能出现隐匿性狭窄,而此时搭桥血管的搏动以及周围组织可能没有任何变化。如果在术后几个月到几年内连续随访踝部动脉压,这些常发展为闭塞的隐匿性狭窄也是能够被检测到的。在术后第一年进行密切随访至关重要,大约75%的狭窄等病变发生在这一期间。之前稳定的ABI突然降低0.20或更多时,需要进行检查以评估血管情况[39]。通常,早期进行手术纠正比较容易,踝部动脉压常能恢复到正常水平。

在过去的十年中,彩超已经常规应用于搭桥术后血管的监测,这在第24章和第25章有详细的介绍。如果ABI或节段压力已有明显的变化时,可能已经错过了进行纠正手术的时机。形成血栓后再进行二期手术,会降低手术的远期成功率。

彩超还能够引导腹股沟以下血管搭桥术失败后的PTA。Marks等[58]分享了他们做超声引导下球囊血管成形术的一些经验,共25个病例,均是腹股沟以下血管搭桥术失败的患者。重度狭窄位于桥血管内的有18例,位于血管流出端的有11例,位于血管流入端的有4例。所有的动脉(20)或搭桥血管(13)的插管都是在超声引导下进行的。用超声来引导导丝和定向桥血管从同侧正常的股动脉一直到越过最远端狭窄的位置。超声也能够引导球囊和支架放置的位置。在11个病例中(33%),选择同侧的股动脉作为进入点和标准路径(荧光透视和对比剂)。所有的病例都接受了全面的超声检查。操作成功率为97%(32/33例)。只有1个病例,狭窄位于足底动脉,由于动脉过于迂曲导致导丝无法通过。在所有病例中,有局部并发症的为6%(2例),30天的保肢率为100%。60天的保肢率和一期通畅率分别为100%和69%。所以,对于那些搭桥术失败的患者,超声引导下的血管内治疗是一个有效的治疗方法。

愈合反应

缺血性皮肤损伤

下肢皮肤溃疡可能是由动脉、静脉的血流淤滞,或者神经病变(如糖尿病)引起,极少数情况下也可由其他系统疾病导致的。Raines等[9]报道,踝部动脉压高于65mmHg的非糖尿病患者和踝部动脉压高于90mmHg的糖尿病患者,其缺血性溃疡比较容易愈合。反之,踝部动脉压低于55mmHg的非糖尿病患者和踝部动脉压低于80mmHg的糖尿病患者,其

缺血性溃疡不容易愈合。他们也强调了前脚掌或肢端容积描记的重要性,如果跖背动脉的PVR存在搏动性,愈合的可能性为90%。Carter报道称所有踝部动脉压低于55mmHg的缺血性溃疡的患肢都需要截肢[59],大于55mmHg的非糖尿病患者的损伤有92%愈合。在糖尿病患者中,踝部动脉压介于55~70mmHg的患者中有33%愈合。他同时发现当非糖尿病患者趾动脉压大于30mmHg或者糖尿病患者趾动脉压大于55mmHg时,足部的溃疡通常能够愈合。Ramsey等[60]报道趾动脉压比踝部动脉压对判断预后更有价值。踝部动脉压低于80mmHg的患肢有92%没有愈合,但是踝部动脉压更高时也有45%的患肢没有愈合。当趾动脉压低于30mmHg时,愈合率为5%;但是当其高于30mmHg时,愈合率高达86%。

这些数据能够帮助血管外科医生决定溃疡的治疗方法,如血管重建术,截肢或者保守治疗。例如,一个糖尿病患者,有足底溃疡,趾动脉压为20mmHg或踝部动脉压为45mmHg,反复的包扎和换药是无效的;但是如果趾动脉压大于30mmHg,同样的治疗方法可能是有效的。这些数据说明踝部动脉压微小的升高也是有意义的,它与皮肤溃疡的预后相关。例如,髂动脉血管重建术或股深动脉成形术使踝部动脉压仅升高20mmHg,从50mmHg上升至70mmHg,或者趾动脉压从20mmHg上升至35mmHg,尽管严重的股-胭动脉或膝关节以下动脉的病变持续存在,但缺血性损伤愈合的几率也能够大幅度的提高。

经皮氧分压可以预测损伤是否能够愈合。Ruangsetakit等[61]进行了一项前瞻性研究,他们研究经皮氧分压(transcutaneous oxygen tension,TcPO(2))在预测严重缺血肢体的溃疡愈合中的应用价值。研究对象为50位严重肢体缺血伴有慢性缺血性溃疡或脚趾坏疽的患者。测量溃疡应用的是标准创伤测量系统(Visitrak,Smith & Nephew)。测量TcPO(2)时,患者静息状态下取仰卧位,下肢抬高30°。去除感染和缺血性溃疡创面,对坏疽的脚趾行截术。溃疡的预后有以下两种情况:(1)愈合的溃疡表现为形成良好的表皮,或者在底部和边缘形成有颗粒的粗糙表面;(2)未愈合的溃疡表现为形成单薄的颗粒状的表面或者底部发白、边缘坏死,或者缺血性溃疡继续恶化。这些患者ABI的均值为0.75±0.39。有13名患者(26%)的TcPO(2)低于20mmHg,他们的溃疡都没有愈合($P<0.001$);15名患者(30%)的TcPO(2)高于40mmHg,他们的溃疡几乎都愈合了($P<0.001$);22名患者(44%)的TcPO(2)介于20~40mmHg之间,其中10名(45%)

患者当下肢抬高 30°时，TcPO（2）下降<10mmHg，这其中有 8 名患者的溃疡愈合了（$P<0.001$）；另外 12 名（55%）患者当下肢抬高 30°时，TcPO（2）下降超过 10mmHg，这其中有 11 名患者的溃疡没有愈合（$P<0.001$）。他们总结，对于 TcPO（2）低于 20mmHg 或高于 40mmHg 的患者而言，TcPO（2）是一种无创且准确的缺血性溃疡愈合的预测因子。另外，TcPO（2）为临界值的患者，抬高下肢测量也是一种重要的检查手段。

对于合并动脉及静脉功能不全的开放性静脉性溃疡，治疗是比较困难的。充分的压迫疗法对 ABI 小于 0.7 的患者并不合适，而对于 ABI 介于 0.5 ~ 0.8 的患者这种方法也很少奏效。Lantis 等[62]认为这类患者需要采取有创性的经皮血管重建术。研究对象共 27 名患者，临床和彩超确诊其有慢性静脉功能不全、活动性下肢溃疡以及动脉灌注受损（ABI<0.7）。在采用压迫疗法前，这些患者需要行经皮血管重建术。患者在术前和术后的随访要间隔 2 周。记录创面的大小和愈合的时间。与之前研究公布的动静脉灌注受损的患者创面愈合率相比，有 25% 在 10 周时愈合，有 50% 在 19 周愈合。根据记录，平均 ABI 和创面大小分别为 0.56 和 12cm^2。创面平均开放时间为 17 周。介入治疗后，ABI 的平均值为 0.97，创面完全愈合的平均时间是 10 周，10 周内的愈合率为 75%，完全愈合率为 100%。他们得出结论，虽然之前的研究表明动静脉混合性的溃疡不进行动脉介入治疗也能够愈合，但是如果 ABI 接近正常的话，创面能够更快的愈合。所以，他们提倡在这类患者中采用有创的经皮血管重建术。

截肢部位的选择

合适的截肢部位决定了患者以后是在床或轮椅上生活还是通过安装假肢得到康复。一个成功的截肢术必须去除所有的坏死或感染组织，保证截肢平面良好的血供，达到一期愈合，使残端适合安装功能良好且应用方便的假肢。这一点至关重要，尤其是大腿中部或者膝关节以下的截肢，即使膝关节以上的截肢的愈合情况良好，大多数情况下也剥夺了患者在以后行走的机会。另外，如果选择的截肢位置较低，例如膝关节以下，血供常常不好，导致二次手术，致残率和死亡率均较高。与截肢平面位于膝关节以上相比，膝关节以下平面的截肢有几个优点，包括容易安装假肢等，这对高龄患者是非常重要的。在大多数情况下，单侧膝关节下方截肢的高龄患者，使用假肢的康复成功率高于 90%，而膝关节以上截肢的康复成功率仅为 30%。

触摸肢体残端是否有动脉搏动，或者判断皮温，或者仅仅依靠临床经验，这些都无法客观评估残端是否已经痊愈，是否可以进行下一步治疗。Robbs 和 Ray[63]回顾性的分析了根据这些客观标准决定截肢平面的 214 例下肢截肢的病例。他们报道截肢平面位于膝关节上方的失败率为 9%，而膝关节下方的为 25%。他们认为不能通过缺血的范围来预测皮瓣是否成活。缺血范围由踝部动脉压、腘动脉搏动或者血管检查的结果确定。Van Den Broek 等[64]在最近的一项研究中对这些结果提出质疑，研究对象为 53 个接受了下肢截肢的病例，对他们从临床诊断标准、PVR、多普勒测压、光电容积描记皮肤灌注压和血管检查等多个角度进行评估和分析。他们报道血管检查结果虽然不像光电容积描记皮肤灌注压那样可靠，但和愈合情况还是密切相关的。

多种无创性的检查方法都可以用于评估截肢的位置。这些方法包括应用多普勒测量踝部动脉压和小腿动脉压，可同时应用 PVR[65-67]，133Xe 的皮肤血运研究[68,69]，手指或跗趾的光电容积描记皮肤灌注压测量[70]，经皮氧分压测量[71-73]，皮肤荧光法[74-76]，激光多普勒皮肤血流量测量[77]，皮肤温度的评估[78]，高锝酸盐皮肤血压研究[79,80]，以及光电评估皮肤颜色变化[81]。经皮氧分压的测量会在以后的章节中详细介绍。

皮肤荧光法

皮肤荧光法是创伤最小的一种检查方法，具有重要的意义。最初的研究是经静脉注射荧光物质后用伍德紫外线灯测量皮肤荧光量。这种方法相较于多普勒测量踝部动脉压或者 PVR 是有创的，但是，比 133Xe 皮肤血流量测量或者高锝酸盐皮肤血压测量法的创伤性小，而且操作也相对容易。新型荧光计能够快速的测量出数值，与伍德灯相比大幅提高了这项技术的应用价值。Silverman 等[82]报道用光纤荧光测定法来决定手指、跗骨、膝关节以下和膝关节上部的截肢部位。截肢部位发生蜂窝织炎的 86 例病例中，术前应用荧光计能够明确鉴别已愈合和未愈合部位。除了一例荧光计指数>42 的病例，其余所有残端都愈合了。即使对糖尿病患者，这个检查方法也有较高的准确性。同时需要指出的是荧光剂指数在 38 到 42 这一过渡区间时，该方法的精确度尚不清楚。在评估同一肢体多处截肢时，荧光法比其他方法（例如激光多普勒灌注和经皮氧分压测量）更具有优势。

截肢部位的压力测量

Raines 等[9] 报道称如果小腿动脉压高于 65mmHg 或踝部动脉压高于 30mmHg,膝关节以下的截肢一期愈合的可能性比较大。反之,若小腿动脉压低于 65mmHg 或踝部动脉压低于 30mmHg 时,愈合的可能性相对较小。如果在跖骨水平可检测到动脉搏动存在的话,经跖骨的截肢通常能够一期愈合。如果在趾端能够检测到搏动的话,脚趾的截肢通常预后较好。有其他报道称,当患者的小腿动脉压介于 50 ~ 75mmHg 之间时,膝关节以下截肢的一期愈合率为 88% ~ 100%[83]。但是,Barnes 等的另一项研究表明忽略压力测量的位置,截肢愈合组与失败组之间平均动脉压没有显著性差异。同时他们观察到在膝关节以下或踝关节水平测量不到压力时,膝关节以下截肢的愈合率也达到了 90%[66]。

Verta 等[84] 报道当踝部动脉压低于 35mmHg 时,脚趾的截肢基本不能愈合。Nicholas 等[67] 报道当踝部动脉压低于 75mmHg 时前脚掌截肢的失败率为 60%。因此,较低的踝部动脉压似乎是一个提示预后不良的参数。另一方面,踝部动脉压高也不能预示预后良好,因为高压力可能是动脉硬化导致的结果,并不能反映脚或足趾的动脉正常。所以即使踝部动脉压超过 100mmHg,脚趾截肢或经跖骨的截肢失败仍然很常见[66,85]。

通常,当小腿动脉压高于 40mmHg 或踝部动脉压高于 30mmHg 时,膝关节以下的截肢较易愈合,但是如果其他指标良好而压力略低时,外科医生仍然会选择在这一平面截肢。

Apelquist 等[65] 报道了踝部动脉压和趾动脉压测量在预测糖尿病足溃疡愈合情况中的应用价值,对截肢和未截肢的患者进行了统计。趾动脉压高于 44mmHg 的患者,一期愈合率达到了 85%,而趾动脉压低于 45mmHg 的患者有 63% 未截肢就愈合了。相比较而言,踝部动脉压高于 80mmHg 时,膝关节以下的截肢与愈合情况相关,21 位进行了截肢术的患者中有 20 位的趾动脉压超过 50mmHg。所以比较糖尿病溃疡与低位截肢术的愈合情况,应该采用多普勒进行多平面的压力测量来预测一期愈合的可能性。

压迫综合征

血管检查中心检查能够帮助诊断胸廓出口综合征[86-88] 和腘动脉压迫综合征[89,90]。

胸廓出口综合征

胸廓出口综合征是指肩部结构,包括颈肋、肋锁间隙或斜角肌压迫血管神经束所引起的综合征。症状通常表现为手臂的麻木或刺痛和肩部、前臂的钝痛。运动或抬高手臂时症状加重[86]。人群中有 25% 的个体存在压迫状态但没有临床症状。

多数人认为胸廓出口综合征所引起的疼痛是神经源性的,是由于臂丛神经下干被第一肋骨或颈肋压迫引起。锁骨下动、静脉有时受压迫,这可能导致上肢动脉缺血或腋-锁骨下静脉血栓,引起相应的症状和体征。

多种无创性检查方法可用来诊断胸廓出口综合征,如用于诊断血管变化的容积描记法和/或多普勒波形分析。光电容积描记器(photoplethysmograph,PPG)与示指连接,用连续多普勒频谱监测桡动脉,或用袖带来监测容积描记的脉搏容积波形。首先测量静息状态下的波形,然后将患者的手臂置于不同的位置,在不同体位测量脉搏。胸廓出口综合征患者的 PVR 测量操作如下:

患者直立坐在检查床的一侧。将 PVR 袖带置于上臂并且充气到 65mmHg。在以下体位记录结果:(1)直立位,将手放在膝上;(2)直立位,将手臂举高到与躯干呈 90° 的平面;(3)直立位,将手臂举高到与躯干呈 120° 的平面;(4)直立位,将手臂举高到与躯干呈 90° 的平面,同时肩部放在展开的支撑架上;(5)和(4)同样的位置,但是将头最大限度的转向检查的手臂侧;(6)和(4)同样的位置,但是将头最大限度的转向检查的手臂的对侧。

通常,手臂抬高时 PVR 的振幅升高。如果在以上各个位置 PVR 的振幅都趋于平坦说明存在动脉压迫。但是,许多无症状患者(约 25%)的一些体位检查结果呈阳性。该综合征常双侧同时发病,故另一侧手臂也应该进行检查。

彩超或加彩色血流信号显示都可用于胸廓出口综合征的辅助诊断,能够显示腋-锁骨下动、静脉在静息状态和以上各种体位下的情况。

Wadhwani 等[88] 对 5 个可疑胸廓出口综合征的患者进行了彩超检查。在不同程度的外展体位下对锁骨下动、静脉进行检查来评价该病的严重程度。5 名患者中,有 4 名患者的锁骨下动脉出现了明显的变化,包括流速增快,不完全阻塞和闭塞。腋动脉流速减慢(4 名患者),束臂放松后 3 名患者出现血流速度反弹上升。这些改变说明动脉存在严重的狭窄。与数字减影血管造影(digital subtraction angiography，DSA）相比，彩超是诊断胸廓出口综合征的一种无创、有效的方法。

　　Gillard 等[87]评价了激发试验、多普勒超声成像、电生理检查以及螺旋 CT 动脉造影成像对胸廓出口综合征的诊断意义。他们前瞻性地评估了 48 例临床怀疑胸廓出口综合征的患者。每个患者都在标准的激发试验不同体位时做了以下检查，包括：肌电图和体感诱发试验，多普勒超声成像以及螺旋 CT 动脉和/或静脉血管成像。最终，根据所有数据，排除其他疾病后做出诊断。对每个检查结果和最终诊断的一致性进行评估。激发试验的平均敏感性和特异性分别为 72% 和 53%，Adson 试验（阳性预测值 PPV 为 85%）、过度外展试验（PPV 为 92%）和 Wright 试验的结果较好。多个试验结合能提高检查结果的敏感性。多普勒超声能够发现血管壁的异常，对至少 5 个激发试验阳性的病例能做出肯定的诊断。电生理检查主要用于有相关异常表现的鉴别诊断。虽然螺旋 CT 能够为血管压迫的位置和机制提供准确的信息，但是对胸廓出口综合征的诊断及获得治疗前相关信息的作用都不明确。

腘动脉压迫综合征

　　运动（跑步，而非走路）后的缺血性疼痛可能是由于腓肠肌内侧头对腘动脉的间歇性压迫导致的[89]。腓肠肌正常起点为股骨内侧髁的后方，而腘动脉越过或穿过腓肠肌内侧头的肌纤维。在腘动脉压迫综合征的病例中，腓肠肌异常起源于股骨正常起点的头侧或侧方，导致在做足底弯曲的活动时，引起腘动脉短暂的功能性阻塞。该综合征的临床特点是青年男性，以单侧下肢间歇性跛行为病史。检查中心检查发现：足底持续弯曲和/或被动的背屈时，踝部 PVRs 减低，或 Doppler 检测踝部动脉压减低[89]。动脉造影显示腘动脉内侧偏斜而确诊。腘动脉压迫综合征在股-腘动脉搭桥时也能出现，可以通过测量 PVR 来诊断。彩超也可用于腘动脉压迫综合征的诊断[90]。

阴茎的血液循环

　　阳痿可能由心理性、神经性、激素性、血管性或者药物因素引起。糖尿病是神经源性和血管源性阳痿的病因之一。多普勒超声在诊断勃起功能障碍的病因中有重要的价值。阴茎多普勒超声和药物性彩超检查的优势有：可以客观、无创地评价阴茎的血流

动力学，并且费用低廉。诊断动脉源性的勃起功能障碍时，推荐使用以下参数，如海绵体动脉直径，收缩期峰值流速，动脉扩张程度和血流加速时间，其中收缩期峰值流速是诊断动脉疾病最准确的参数[91]。多普勒阴茎压力研究有助于诊断动脉性病因[92]。容积描记法同样可以有效地测量阴茎的血流[93]。

　　应用宽度为 2.5cm 的袖带（2.5cm×12.5cm 或 2.5cm×9cm）在阴茎根部进行检查。当袖带放气时，充盈的血流能够被置于阴茎前侧的水银容积描记器、光电容积描记器或多普勒超声探头检测到（图 35.1）。有研究人员将探头放置在阴茎背动脉的上方，另一些学者却强调应该检测海绵体动脉。阴茎的血液供应是成对的，而阻塞通常局限于一侧，因此建议测量双侧阴茎动脉的压力[94]。在年龄小于 40 岁的正常人中，阴茎肱动脉压力指数（PBI，阴茎动脉收缩压/肱动脉收缩压）的值为 0.99±1.15[92]。

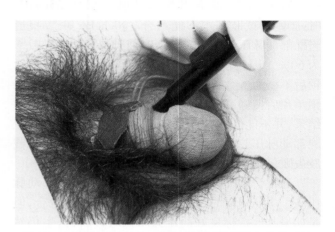

图 35.1　图片显示应用多普勒流量探头测量阴茎背动脉血压的方法

　　年龄大于 40 岁的患者，即便没有阳痿症状，指数一般也偏低。勃起功能正常，阴茎-肱动脉压力指数一般 >0.75～0.8；而血管源性阳痿，指数一般 <0.60[92,95]。

　　主髂动脉段动脉瘤或阻塞性疾病时，了解阴茎动脉压力情况，可以指导外科医生选择手术入路。维持髂内动脉血流量，能够使阴茎动脉压力升高和维持勃起功能。

　　然而，Mahe 等[96]发现在动脉性跛行患者中，阴茎动脉压力正常并不能排除下腹部循环供血动脉存在病变。他们在 88 例男性 Fontaine Ⅱ 期患者中，评估 PBI<0.60 对诊断下腹部循环中供血动脉病变的准确性。采用 ROC 曲线评估 PBI 的诊断意义，并在这一患者群中确定阈值。这一方法诊断至少一侧动

脉狭窄或闭塞的准确率为 69%。PBI≤0.45 这一指标在 85 例患者中,诊断出 19 例双侧动脉阻塞患者,敏感度为 74%,特异度为 68%。研究认为,除了那些供应下腹部循环的双侧动脉同时阻塞的跛行患者,用 PBI 诊断近段血流异常并不敏感。

　　Inuzuke 等[97]进行了一项研究,在血管内腹主动脉瘤修复(endovascular abdominal aortic aneurysm repair,EVAR)术中,采用一种新的监测系统测量阴茎和臀部的血流量,评估骨盆的血液循环。EVAR 术中采用脉搏容积描记法测量 PBI。同时用近红外的光谱学法测量双侧臀肌组织的氧代谢,得到臀肌的氧合指数。研究对象为 22 名男性患者,均行主动脉-单侧髂动脉支架植入术及交叉转流术以治疗腹主动脉瘤。12 名患者进行了主动脉-单侧髂总动脉支架植入术,10 名患者做了主动脉-单侧髂外动脉支架植入术。研究中所有患者在 EVAR 术中,PBI 立刻降低。在主动脉-单侧髂外动脉支架植入组,血管重建后,同侧 PBI 恢复的不明显。交叉转流术后,PBI 恢复到标准水平。两组中髂内动脉严重缺血时,双侧臀肌的氧合指数下降。在主动脉-单侧髂总动脉支架植入组,血管重建后同侧的肢体的氧合指数恢复到正常水平,而主动脉-单侧髂外动脉支架植入组,氧合指数不能完全恢复。相比而言,支架植入后,两组患者对侧组织的氧合指数减低。交叉转流术后,两组患者对侧组织的氧合指数才恢复到正常水平。研究表明,对骨盆的血流动力学来说臀部组织的氧合指数和 PBI 是很敏感的。阴茎和双侧臀肌的血运经不同的循环途径供应,因此评价骨盆的血液循环时,对这两者都应进行监测。

彩超成像技术在阴茎血液循环中的应用

　　彩超成像技术可以通过如下方法评估阴茎的血液循环。在纵向和横向(A/P)上检测双侧海绵体动脉。彩超是检查海绵体动脉血流较敏感的方法,能够快速的识别血管[98](图 35.2 和图 35.3)。需测量双侧阴茎背动脉和海绵体动脉的 PSVs(图 35.4 和图 35.5)。检查前,由泌尿科医生在阴茎近端侧面注射特殊药物,如罂粟碱和/或前列腺素(图 35.6)。注射后多次测量血流速度。可以在注射后的 1 或 2min 时进行测量;注射 6min 后可进行多次测量以得到增长变化的数值。在完全勃起前测量海绵体动脉近端的 PSV 和舒张末期流速。需要多次测量以获得最高流速。位置较深的阴茎背静脉流速可以选择在背侧进行测量,需避免探头压力过大。在 A/P 测量海绵体动脉收缩期的内径。检查者应该记录药物注射后测量流速的时间。

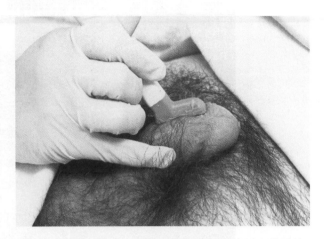

图 35.2　检查海绵体动脉时探头(多普勒超声)放置的位置。注意探头放置在阴茎的腹侧

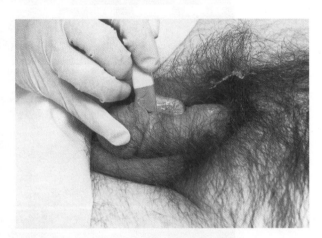

图 35.3　超声检查阴茎背动脉时探头的位置。注意探头放置在阴茎的背侧

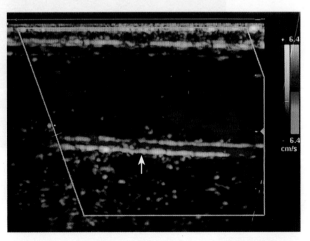

图 35.4　彩超图像显示的海绵体动脉。注意箭头指示的彩色血流

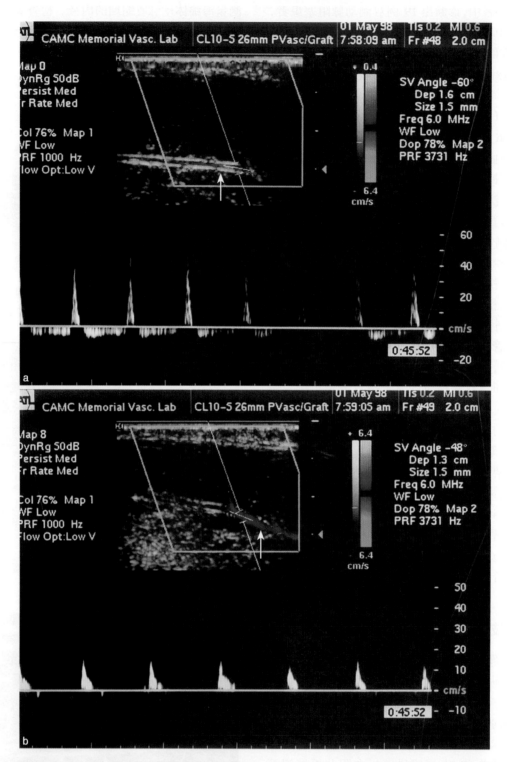

图 35.5 （a）彩超显示的海绵体动脉（箭头所示）。图片下部显示的是多普勒血流速度频谱,其收缩期流速大约40cm/s;（b）彩超显示的海绵体动脉（箭头所示）。图片下部显示的是多普勒血流速度频谱,其收缩期峰值流速接近15cm/s

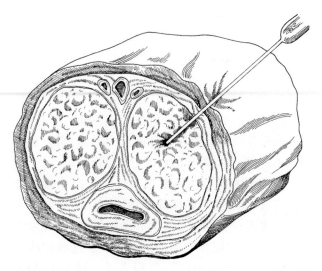

图 35.6　阴茎的解剖结构图解,图中显示注射血管舒张药物的进针位置

注射药物后 PSV 普遍升高:正常流速应 ≥ 30cm/s,25 ~ 29cm/s 为中间值,<25cm/s 为异常。从注射药物到 PSV 达到最高值的时间因人而异,因此需要进行多次测量。注射后 5,10,15 或 20min 时测量的流速几乎相同。药物注射后,阴茎背静脉的流速应该不升高,参照以下标准:<3cm/s 为正常;10 ~ 20cm/s 为中度升高;>20cm/s 为明显升高。静脉峰值流速>4cm/s,提示勃起功能障碍。药物注射后海绵体动脉的直径通常会增加(扩张)。

目前,在海绵体内注射药物后测量海绵体动脉的 PSV 是评价动脉性阳痿最有效的方法[98-100]。

近期也有一些关于彩色彩超在诊断动脉性勃起功能障碍中的应用价值的研究[101-105]。

Roy 等[103] 研究了彩超评估松弛阴茎和阳痿的重要价值。研究目的是在松弛的阴茎中评价应用 PSV 诊断动脉性阳痿的潜在价值。44 名男性患者,在海绵体内注射前列腺素 E1(prostaglandin,PGE1)前后,分别用多普勒超声测量 PSV。根据海绵体内药物注射后的超声检查结果和临床反应,有 13 名患者出现动脉功能不全。分别用 PSV5cm/s,10cm/s 和 15cm/s 作为阈值,其诊断动脉性阳痿的敏感性分别为 29%,96% 和 100%;特异性分别为 100%,92% 和 23%;阴性预测值分别为 80%,92% 和 100%;阳性预测值分别为 100%,81% 和 41%;准确度分别为 79%,93% 和 44%。在松弛状态下,"正常"组平均 PSV(12.6cm/s±0.9cm/s)与动脉性阳痿组(7.7cm/s±1.1cm/s)相比,有显著性差异。29 名患者双侧的 PSV 为 10cm/s 或比海绵体内药物注射前更低,其临床反应正常。研究表明:PSV 为 10cm/s 的阈值,在松弛状态下预测动脉功能不全的准确率最高。在评估阴茎动脉血供情况和判断患者是否适合海绵体内药物注射疗法时,推荐应用超声作为首选检查方法。

Gontero 等[106] 研究发现多普勒超声测量阴茎动脉峰值流速时,交感神经张力增高与注射 PGE1 产生的效果相同。阴茎超声检查前,注射 PGE1 的同时注射酚妥拉明,评估多普勒超声测量参数和勃起反应,并观察酚妥拉明是否能够消除不良反应。研究对象为 32 名患者,部分患者临床上可疑为静脉性阳痿,部分患者以前超声诊断过静脉漏。注射 20µgPGE1 后进行超声检查,记录收缩期峰值流速(PSV),舒张末期流速(EDV)和勃起程度。如果勃起反应不佳,可以忽略 EDV 的测量,在海绵体内注射 2mg 的酚妥拉明后重复测量。6 名患者勃起反应正常,其余 26 名患者注射了酚妥拉明。所有患者注射 20µgPGE1 后 PSV 明显的升高(P<0.001)。注射酚妥拉明后,勃起程度明显增强(P=0.001),EDV 明显下降(P=0.001)。16 名患者的 EDV 降至 0.0cm/s(−1)。注射酚妥拉明后勃起增强,4 名患者的 EDV<5.0cm/s(−1)且 EDV>0.0cm/s(−1),6 名患者的 EDV>5.0cm/s(−1)。没有发现阴茎持续勃起症。他们认为在应用多普勒超声诊断静脉漏前,注射酚妥拉明以确保海绵体松弛是非常必要的。这种两步检查法可以提高检查效率,同时避免阴茎持续勃起。

上肢缺血和血管痉挛性疾病

上肢缺血相对罕见,其原因有动脉粥样硬化、血管痉挛、栓子形成以及创伤,后者可由诊断性动脉插管引起。在上臂、前臂和腕关节及一个或多个手指测量各节段的压力和多普勒血流或 PVR,有助于阻塞性疾病的诊断和定位。对所有怀疑手掌固有动脉疾病或者之前桡或尺动脉进行过插管的患者都应采用多普勒超声准确的评估掌动脉弓的通畅性。动脉插管术后,压力测量能够判定是否有血管事件的发生。血管痉挛时,血压仅中度减低并且很快恢复。

Sumner 和 Strandness[107] 描述了继发于胶原血管病或指固有动脉其他疾病的冷敏感患者手指 PVR 曲线的脉冲峰值特征。单纯血管痉挛的患者,曲线形态正常,但振幅减低。图 35.7 显示水银-硅胶容积描记仪描记的三种典型的手指脉冲曲线。正常脉冲曲线的收缩期上升支尖锐,达峰迅速,之后快速下降。其下降支呈弓形,在峰值和基线之间常有一个重搏切迹。动脉阻塞远端的脉冲曲线多呈圆弧形,

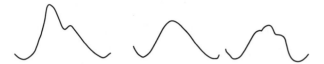

图35.7   手指搏动曲线。从左至右:正常曲线、阻塞性曲线、峰型的曲线

如阻塞性动脉曲线所示。上升支较缓,而下降支呈弓形偏离基线,没有重搏切迹。在几个动脉阻塞的病例中,未能检测到脉搏。峰型脉冲与正常脉冲相比,其上升支延迟,达到峰值前有一个上升的切迹。下降支有一个突出的重搏切迹,位置比正常曲线更接近峰值。

在室温下,早期血管痉挛性疾病的手指血流灌注可能是正常的。对这些患者进行检查,得到所有手指的 PVRs 基线。然后立即把手放入冰水中3min,若患者可以忍耐,可以放置更长时间。在手指温度恢复过程中,多次测量手指的 PVR。如5min 内没有恢复到基线水平,可能为病理性血管痉挛。测量手指或脚趾的压力可以帮助鉴别诊断原发性血管痉挛性雷诺氏病和阻塞性疾病或者雷诺氏综合征。雷诺氏病的指动脉压几乎正常,但是阻塞性疾病的指动脉压显著下降。需要注意的是,在年轻人中,趾动脉压通常比肱动脉压力略低几毫米汞柱,而指动脉压比肱动脉压略高几毫米汞柱,但是在老年人中,指动脉压却几乎和肱动脉压力相等。手放入冰水中后,正常人的指动脉压有轻微的降低,能够快速地恢复到正常。有原发性血管痉挛疾病的患者,指动脉压明显降低,会持续几分钟或更久才能恢复。器质上阻塞疾病患者的指动脉压降低的更显著(由60mmHg 降至 0mmHg),恢复需要更长的时间。上肢血管检查的更多内容在另外的章节中有介绍。

动静脉畸形

动静脉畸形(arterriovenous malformations,AVM)或动静脉瘘可以是先天性的也可是获得性的(如:外伤性的)。它由高压的动脉系统和低压的静脉系统之间的异常连接构成,可引起显著的血流动力学和解剖学改变。动静脉畸形可以发生在近端或远端动、静脉及其伴随动、静脉。其直径和长度决定了它的阻力大小。如果瘘口位于近端(靠近心脏),那么发生心脏并发症、原发性心力衰竭的潜在危险性增加。周围动静脉瘘则很少引起充血性心力衰竭,但容易引起肢体缺血。通常,瘘口近端动脉的血流量

明显增加,尤其在舒张期,这是因为瘘口处的血管阻力较正常动脉明显降低。瘘口近端静脉的血流量也有所增加,变得具有搏动性。瘘口远端的血压常降低。此外,如果瘘口的阻力高于远端动脉床的阻力,血流的方向通常是正常的。如果瘘口形成时间较长、直径较大,那么远端动脉床血流方向可能反向。长期的慢性动静脉瘘使静脉的压力升高,当静脉瓣功能不全时,远端静脉的血流方向会反向。

AVM 体格检查的诊断依据包括:(1)出现特征性杂音;(2)继发于慢性静脉功能不全的静脉曲张和皮肤改变;(3)除颤导致的心动过缓(4)与先天性AVM 相关的胎记和肢体的过度生长。这些症状很少同时出现。Szilagyi 等[108]报道了一项关于 AVM 的大样本研究,发现典型胎记,静脉曲张和肢体肥大三联征的发生率仅为30%,伴有其他并发症的为38%,仅有单一表现的为32%。各种无创性的检查方法可用于四肢动静脉瘘的诊断,包括:(1)多普勒节段性测压;(2)节段性肢体容积描记法或者 PVR,(3)动脉流速波形分析。

AVM 导致外周血管阻力减低,近端平均动脉压降低,但却提高了脉压[109]。与对侧正常肢体比较,AVM 近端的节段性收缩压通常是升高的。在 AVM处,节段性收缩压是正常的,但远端动脉盗血时会下降。AVM 周围的动脉阻力降低,反向血流消失,血流量增加,舒张期明显,其多普勒波形曲线与正常动脉相似。通常,舒张末期流速波形随周围阻力的减低直接上升到零基线的上方。但是,这种情况也可见于反应性充血、应用血管扩张药物、四肢变暖、炎症以及交感神经切除术后。排除了以上情况,可以诊断 AVM。

PVR 对诊断 AVM 也有帮助。AVM 增加了肢体节段的容积,这种变化是由搏动性的动脉血流导致的,能够被 PVR 检测到。瘘口近端的 PVR 升高,上升支和波峰高尖,而重搏波消失。瘘口远端的 PVR通常正常。同样的原理可用于评估以下患者:肾衰竭患者的流入动脉、潜在的不典型曲张的静脉,肢体不对称生长的患者或四肢血管瘤的患者。

微球标记法可用来估测一个肢体动静脉瘘的血流量。在周围静脉注射放射性标记的人白蛋白微球后,比较肺部动脉放射灌注的水平与周围静脉放射灌注的水平,能够得到通过 AVM 的血流量的占总血流量的比例[109]。无创性血管检查结果不能确诊时,这种方法可以用来确诊或排除 AVM。该方法同时能够定量评估动静脉通道的血流量,有助于评估预后及决定是否需要进行介入治疗。先天性 AVM 患

者也可能主要表现为静脉的病理性改变,如静脉曲张。一些病变可能掩盖 AVM,出现继发性静脉功能不全,而另一些患者可能有静脉畸形,但不是由 AVM 所致(如 Klippel-Trenaunay 或 Parks-Weber 综合征)。可以通过各种静脉无创性检查方法来进行鉴别诊断,这将在后面介绍。多普勒超声或静脉彩超成像或 PPG 可用于诊断包括深静脉瓣功能不全在内的各种静脉异常。

尽管前面介绍的各种无创性血管检查方法很重要,但许多肢体 AVM 患者还需要其他检查,以获得足够的临床信息,来制定治疗方法。与增强 CT 相比,核磁共振成像在诊断先天性血管畸形中是很必要要做的一项检查[110]。核磁共振成像与 CT 相比,能够提供更精确好的解剖范围及确定外科手术可行性的信息,而且可以获得多个切面的信息(图 35.8)。该内容在第 33 章有更详细的介绍。

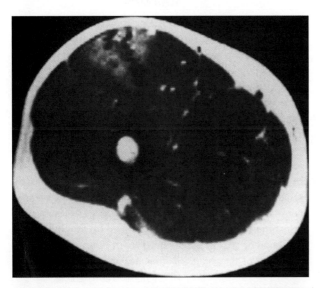

图 35.8　MRI 显示的下肢高血流量变化的血管性肿块,肿块位于大腿前侧正中(累及股内侧肌),如图示在横切面图像的上部

血液透析通路的移植血管成像

彩超检查血液透析通路的移植血管,能够发现移植血管的异常情况,并测量与之相关的异常的流速或血流量。发现以下情况时要注意搭桥血管的改变:静脉压升高、穿刺困难、移植血管震颤消失、移植血管周围肿胀、移植血管周围的肿块、血液的再循环、异常的检查中心检查结果和发育不良的 Cimino 瘘。

检查技术

检查前不需要特殊的准备。患者取坐位或仰卧位,去除衣物,暴露检查部位。检查四肢,评估隆起或平坦的水肿面积,观察手掌或手指颜色变化。透析通路不应该触及搏动,而应出现震颤。测量上臂的血压,双侧应该是相等的。采用 5 ~ 10MHz 的线性探头,对移植血管进行横向和纵向的扫查。检查动脉流入端、移植血管的全长及静脉流出端。在吻合口,移植血管的中部,穿刺点以及管腔明显变窄的部位测量血流速度或血流量。如果选用彩超检查,则要注意观察有无色彩变亮、湍流、血流束的改变。这种方法有一些局限性,如过度肿胀、感染、解剖变异、患者不配合以及术后 48 小时内的移植血管可能显示困难。检查者应该非常熟悉血液透析血管移植的类型以便完成检查。图 35.9 是各种血管移植的例子。

评注

如前所述,应该确定并标注以下这些情况的位置、范围和类型:动脉瘤的变化(包括假性动脉瘤),穿刺位置的血肿或渗漏、血栓以及移植血管周围的积液。

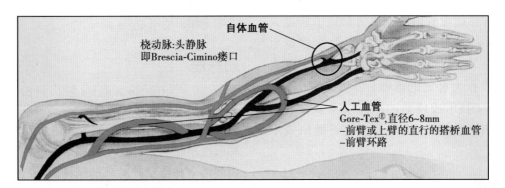

图 35.9 各种动静脉搭桥的图解。如图所示,这些搭桥血管可以是自体血管(桡动脉至头静脉)也可以是人工血管(Gore-Tex 移植血管位于肱动脉至肘前静脉之间,或者肱动脉至腋静脉的远端或肱静脉的近端)

PSV 因搭桥血管类型的不同而变化,通常会有大幅的升高。目前还没有用于评估血液透析通路移植血管的血流速度标准。通常推荐进行随访,与之前的检查进行比较。移植血管 PSV 较低提示动脉流入端功能不全。通常认为静脉吻合口和静脉流出端是移植血管中最容易出现狭窄的部位,这可能是由动脉压力导致静脉压增高或内膜增生所致。有时,会出现盗血综合征,即远端动脉的血流反向流入下级静脉循环。受累肢体运动时会出现疼痛,以及瘘口远端皮肤苍白、发凉。

表 35.1 总结了《高级实验技术手册》中的常见参考标准。

表 35.1　搭桥血管成像的分析参考标准

分类	流速(cm/s)*		影像特征
正常	搭桥血管中段>150cm/s	吻合口的部位>300cm/s	没有可见的狭窄 静脉流出端扩张 可能有动脉瘤,穿刺部位或移植物周围积液
中度狭窄	搭桥血管中段 100~150cm/s	吻合口的部位 狭窄处>300cm/s	内径的减小 狭窄处回声增强 管壁的异常
重度狭窄	搭桥血管中段<100cm/s		管腔内回声增强 内径<2mm 狭窄率>50% 流速显著增快 彩超显示内径明显减小
血管流入端狭窄	流入端吻合口>300cm/s 伴有湍流 按压搭桥血管时为单相的频谱	搭桥血管中段<100cm/s 血管流出端的流速没有增快	管腔内回声增强 内径<2mm 伴有流速增快
血管流出端狭窄	流入端吻合口<300cm/s(狭窄远段流速减低) 搭桥血管中段<100cm/s	病灶处血流速度增快(流出血管或远端静脉可能轻度增快)>300cm/s	管腔内回声增强 内径<2mm 伴有流速增快 流出血管周围附属的静脉增宽
闭塞	没有多普勒信号		管腔内回声增强 搭桥血管管壁出现塌陷 闭塞的静脉可能不能显像

* 表示流速的单位为 cm/s

血流量标准

血液透析移植血管内的低血流量提示移植失败。血流量<450ml/min 时提示可能存在移植血管狭窄或功能不全,以及即将失败,一些研究人员将这个参数作为补充的诊断标准。但是,需要指出的是,由于技术或仪器的原因以及多普勒检查的局限性,移植血管血流量的测定可能出现不同结果。

分析异常结果

异常结果可由以下几个方面引起:系统血压低、多普勒角度、中心静脉狭窄或阻塞、侧支血管的闭塞、内腔未狭窄时流速增快。狭窄程度不能完全预测移植失败[111,112]。这部分内容在后面的章节中会详细介绍。

动脉瘤

动脉瘤通常被定义为动脉的异常扩张,达到或超过临近正常动脉节段的 1.5 倍。分为真性动脉瘤和假性动脉瘤。真性动脉瘤为动脉壁的全层扩张,而假性动脉瘤没有动脉壁结构,是动脉外的搏动性血肿,动脉血流通过颈部或管道流入其内。假性动脉瘤通常由外伤引起,动脉壁出现损伤后血液流出形成假性动脉瘤。血肿形成后,如果被周围的结构包裹,并且血液连续地从动脉流到该处,就形成了一个被纤维包膜覆盖的假性动脉瘤。常由动脉置管导致,尤其是使用较大套管时,如心脏置管术或者周围动脉介入术。

夹层动脉瘤是指血管内膜出现一个小的裂口,血液由此注入,在两层血管壁之间形成了一个新的腔(假腔),血液流入假腔同时也流入真腔供应分支动脉。这种情况常由动脉壁的中层薄弱引起,使血液从内膜上的小裂口注入到薄弱的中层。夹层动脉瘤常发生在胸主动脉,很少由动脉粥样硬化引起。

动脉瘤最常见的位置是肾下腹主动脉(图35.10),但可累及全身各处动脉。周围动脉瘤常见于股动脉和腘动脉。周围动脉瘤可以双侧同时发病(超过50%),如图35.11和图35.12所示。

纠正移植血管异常

动脉瘤可能由动脉粥样硬化、动脉营养不良、先天性缺陷、感染或医源性损伤引起。动脉瘤通常是梭形的,如果动脉局部向周围均匀扩张,也可以呈囊状。动脉瘤的主要并发症为破裂和远端血栓形成。

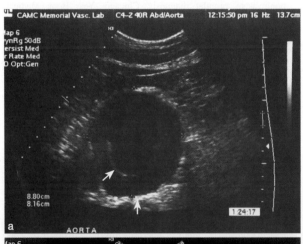

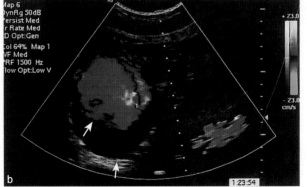

图 35.10　(a)一例腹主动脉瘤的彩超图像,前后径8.8cm 和横径 8.16cm。请注意内外箭头之间的血栓;(b)同一例腹主动脉瘤的彩超图像,彩色部分为内腔,箭头之间显示的是血栓

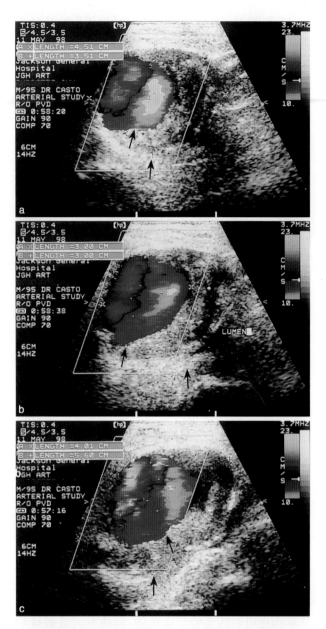

图 35.11　(a)一例右侧股总动脉瘤的彩超图像横切面,横径为 4.51cm,前后径 3.51cm。请注意血栓,位于外侧箭头所示的血管外壁和内侧箭头所示的内腔之间;(b)(a)中同一个患者的动脉瘤,测量管腔内径(横切直径 3cm 和前后径 3cm)。注意内腔和血管外壁之间的血栓(箭头所示);(c)(a)中同一个患者的动脉瘤彩超图像,范围长 5.6cm,前后径 4.01cm(纵向扫查)

如图 35.10,图 35.11 和图 35.12 所示,这些动脉瘤有在管壁形成血栓的倾向。

腹主动脉瘤通常是偶然发现的,大约有 50% 的患者没有临床症状,25% 的患者有腹痛和/或后背痛,其余 25% 的患者发生破裂,出现典型的三联征:腹痛或后背痛、搏动性肿块和低血压。周围动脉瘤也常表现为搏动性肿块,或者伴有动脉远端血栓形成。其诊断应用 B 超或多普勒超声(图 35.10,图

35.11 和图 35.12）。其他的方法还有 CT 和 MRI 检查。这部分内容在后面的章节中会详细地介绍。

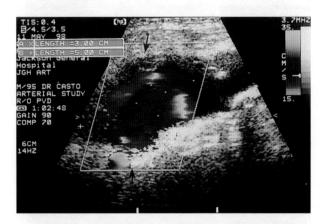

图 35.12 是图 35.11 中同一患者的另一个动脉瘤的彩超图像，动脉瘤位于左侧股总动脉，范围长 5cm，前后径 3cm（箭头所示）

内皮功能缺陷

在动脉粥样硬化出现临床症状之前的较长时间，就可出现血管内皮功能缺陷。反应性充血时肱动脉管径会变化，可据此观察血管内皮功能。肱动脉的功能缺陷与冠状动脉的功能缺陷密切相关[113]。

Vinet 等[114] 报道了中年肥胖男性患者在静息状态和运动过程中的血管反应。研究中，对他们进行了短期、低强度的运动训练。结果发现肥胖的男性患者，血管（肱动脉）和阻力血管的反应性下降。短期、低强度的运动训练能够提高大动脉的扩张性和依赖内皮组织的血管舒张功能，但缺血后或锻炼后肌肉的血流量并没有增加。

参考文献

1. Weitz JI, Byrne J, Clagett GP, et al. Diagnosis and treatment of chronic arterial insufficiency of the lower extremities: a critical review. Circulation. 1996;94:3026–49.
2. AbuRahma AF. Noninvasive assessment of critical leg ischemia. In: Bartolucci R, Battaglia L, D'Andrea V, De Antoni E, editors. Critical lower limb ischemia – principles and practice. Rome: Nuova Editrice Grafica; 2002. p. 99–114.
3. Feigelson HS, Criqui MH, Fronek A, et al. Screening for peripheral arterial disease: the sensitivity, specificity, and predictive value of noninvasive tests in a defined population. Am J Epidemiol. 1994;140:526–34.
4. Ray SA, Srodon PD, Taylor RS, et al. Reliability of ankle: brachial pressure index measurement by junior doctors. Br J Surg. 1994;81:188–90.
5. Kravos A, Bubnic-Sotosek K. Ankle-brachial index screening for peripheral artery disease in asymptomatic patients between 50 and 70 years of age. J Int Med Res. 2009;37:1611–9.
6. Mourad JJ, Cacoub P, Collet JP, Becker F, Pinel JF, Huet D, Sevestre-Pietri MA, Priollet P, on behalf of the ELLIPSE Scientific Committee and Study Investigators. Screening of unrecognized peripheral arterial disease (PAD) using ankle-brachial index in high cardiovascular risk patients free from symptomatic PAD. J Vasc Surg. 2009;50:572–80.
7. McDermott MM, Ferrucci L, Guralnik JM, Dyer AR, Liu K, Pearce WH, Clark E, Liao Y, Criqui MH. The ankle-brachial index is associated with the magnitude of impaired walking endurance among men and women with peripheral arterial disease. Vasc Med. 2010;15:251–7.
8. AbuRahma AF, Diethrich EB. The Doppler testing in peripheral vascular occlusive disease. Surg Gynecol Obstet. 1980;150:26–8.
9. Raines JK, Darling RC, Buth J, et al. Vascular laboratory criteria for the management of peripheral vascular disease of the lower extremities. Surgery. 1976;79:21–9.
10. Toursarkissian B, Mejia A, Smilanich RP, Schoolfield J, Shireman PK, Sykes MT. Noninvasive localization of infrainguinal arterial occlusive disease in diabetics. Ann Vasc Surg. 2001;15:73–8.
11. Holland T. Utilizing the ankle brachial index in clinical practice. Ostomy Wound Manage. 2002;48:38–40.
12. Adam DJ, Naik J, Hartshorne T, Bello M, London NJ. The diagnosis and management of 689 chronic leg ulcers in a single-visit assessment clinic. Eur J Vasc Endovasc Surg. 2003;25:462–8.
13. AbuRahma AF, Khan S, Robinson PA. Selective use of segmental Doppler pressures and color duplex imaging in the localization of arterial occlusive disease of the lower extremity. Surgery. 1995;118:496–503.
14. Kempczinski RF. Segmental volume plethysmography: the pulse volume recorder. In: Kempczinski RF, Yao JST, editors. Practical noninvasive vascular diagnosis. Chicago: Year Book Medical Publishers; 1982. p. 105–17.
15. Koelemay MJ, Legemate DA, de Vos H, van Gurp AJ, Balm R, Reekers JA, Jacobs MJ. Duplex scanning allows selective use of arteriography in the management of patients with severe lower leg arterial disease. J Vasc Surg. 2001;34:661–7.
16. Strandness Jr DE, Stahler C. Arteriosclerosis obliterans. Manner and rate of progression. JAMA. 1966;196:1–4.
17. Wilson SE, Schwartz I, Williams RA, et al. Occlusion of the superficial femoral artery: what happens without operation. Am J Surg. 1980;140:112–8.
18. Paaske WP, Tonnesen KH. Prognostic significance of distal blood pressure measurements in patients with severe ischemia. Scand J Thorac Cardiovasc Surg. 1980;14:105–8.
19. Nicoloff AD, Taylor Jr LM, Sexton GJ, Schuff RA, Edwards JM, Yeager RA, Landry GJ, Moneta GL, Porter JM, Hemocysteine and Progression of Atherosclerosis Study Investigators. Relationship between site of initial symptoms and subsequent progression of disease in a prospective study of atherosclerosis progression in patients receiving long-term treatment for symptomatic peripheral arterial disease. J Vasc Surg. 2002;35:38–46.
20. Prineas RJ, Harland WR, Janzon L, et al. Recommendations for use of noninvasive methods to detect atherosclerotic peripheral arterial disease – in population studies. Circulation. 1982;65:1561A–6.
21. Janzon L, Bergentz SE, Ericsson BF, et al. The arm-ankle pressure gradient in relation to cardiovascular risk factors in intermittent claudication. Circulation. 1981;63:1339–41.
22. Beach KW, Brunzell JD, Strandness Jr DE. Prevalence of severe arteriosclerosis obliterans in patients with diabetes mellitus. Arteriosclerosis. 1982;2:275–80.
23. Criqui MH, Fronek A, Barrett-Connor E, et al. The prevalence of peripheral arterial disease in a defined population. Circulation. 1985;71:510–5.
24. Hiatt WR, Marshall JA, Baxter J, et al. Diagnostic methods for peripheral arterial disease in the San Luis Valley diabetes study. J Clin Epidemiol. 1990;43:597–606.
25. McLafferty RB, Moneta GL, Taylor LM, et al. Ability of ankle-brachial index to detect lower extremity atherosclerotic disease progression. Arch Surg. 1997;132:836–41.
26. Gundersen J. Segmental measurements of systolic blood pressure

in the extremities including the thumb and the great toe. Acta Chir Scand. 1972;426:1–9.

27. Postlethwaite JC, Dormandy JA. Results of ankle systolic pressure measurements in patients with intermittent claudication being treated with clofibrate. Ann Surg. 1975;181:799–802.

28. Quick CR, Cotton LT. The measured effect of stopping smoking on intermittent claudication. Br J Surg. 1982;69:S24–6.

29. Kempczinski RF, Buckley CJ, Darling RC. Vascular insufficiency secondary to ergotism. Surgery. 1976;79:597–600.

30. Reich LM, Heiss G, Boland LL, Hirsch AT, Wu K, Folsom AR. Ankle-brachial index and hemostatic markers in the atherosclerosis risk in communities (ARIC) study cohort. Vasc Med. 2007;12:267–73.

31. Li X, Luo Y, Xu Y, Li J, Hu D. Relationship of ankle-brachial index with all-cause mortality and cardiovascular mortality after a 3-year follow-up: the China ankle-brachial index cohort study. J Hum Hyperts. 2010;24:111–6.

32. Fowkes FGR, Price JF, Stewart MCW, Butcher I, Leng GC, Pell AC, Sandercock PAD, Fox KAA, Lowe GDO, Murray GD, for the Aspirin for Asymptomatic Atherosclerosis Trialists. Aspirin for prevention of cardiovascular events in a general population screened for a low ankle brachial index: a randomized controlled trial. JAMA. 2010;303(9):841–8.

33. Meves SH, Diehm C, Berger K, Pittrow D, Trampisch HG, Burghaus I, Tepohl G, Allenberg JR, Endres HG, Schwertfeger M, Darius H, Haberl RL, getABI Study Group. Peripheral arterial disease as an independent predictor for excess stroke morbidity and mortality in primary-care patients: 5-year results of the getABI study. Cerebrovasc Dis. 2010;29:555–6.

34. El-Menyar A, Amin H, Rashdan I, Souliman K, Deleu D, Saadat K, Al Mahmeed W, Bakir S, Wasif A, Ben Brek A, Bazargani N, Aziz AA, Sigh R, Hatou I, Mahmoud H, Al Suwaidi J. Ankle-brachial index and extent of atherosclerosis in patients from the Middle East (the AGATHA-ME study): a cross-sectional multicenter study. Angiology. 2009;60:329–34.

35. Ascher E, Hingorani A, Markevich N, Costa T, Kallakuri S, Khanimoy Y. Lower extremity revascularization without preoperative contrast arteriography: experience with duplex ultrasound arterial mapping in 485 cases. Ann Vasc Surg. 2002;16:108–14.

36. Ascher E, Hingorani A, Markevich N, Schutzer R, Kallakuri S. Acute lower limb ischemia: the value of duplex ultrasound arterial mapping (DUAM) as the sole preoperative imaging technique. Ann Vasc Surg. 2003;17:284–9.

37. Canciglia A, Mandolfino T. Infrainguinal endovascular procedures based upon the results of duplex scanning. Int Angiol. 2008;27: 291–5.

38. Hingorani AP, Ascher E, Marks N, Puggioni A, Shiferson A, Tran V, Jacob T. Limitations of and lessons learned from clinical experience in 1,020 duplex arteriography. Vascular. 2008;16:147–53.

39. O'Donnell TF, Cossman D, Callow AD. Noninvasive intraoperative monitoring: a prospective study comparing Doppler systolic occlusion pressure and segmental plethysmography. Am J Surg. 1978;135:539–46.

40. Baird RN, Davies PW, Bird DR. Segmental air plethysmography during arterial reconstruction. Br J Surg. 1979;66:718–22.

41. Rzucidlo EM, Walsh DB, Powell RJ, Zwolak RM, Fillinger MF, Schermerhorn ML, Cronenwett JL. Prediction of early graft failure with intraoperative completion duplex ultrasound scan. J Vasc Surg. 2002;36:975–81.

42. van der Heijden FH, Legemate DA, van Leeuwen MS, Mali WP, Eikelboom BC. Value of duplex scanning in the selection of patients for percutaneous transluminal angioplasty. Eur J Vasc Surg. 1993;7:71–6.

43. Whelan JF, Barry MH, Moir JD. Color flow Doppler ultrasonography: comparison with peripheral arteriography for the investigation of peripheral vascular disease. J Clin Ultrasound. 1992;20:369–74.

44. Garrett WV, Slaymaker EE, Heintz SE. Intraoperative prediction of symptomatic result of aortofemoral bypass from changes in ankle pressure index. Surgery. 1977;82:504–9.

45. Brener BJ, Brief DK, Alpert J. Clinical usefulness of noninvasive arterial studies. Contemp Surg. 1980;16:41–55.

46. Dean RH, Yao JST, Stanton PE, et al. Prognostic indicators in femoropopliteal reconstructions. Arch Surg. 1975;110:1287–93.

47. Corson JD, Johnson WC, LoGerfo FW, et al. Doppler ankle systolic blood pressure. Prognostic value in vein bypass grafts of the lower extremity. Arch Surg. 1978;113:932–5.

48. Rutherford RB. Standards for evaluating results of interventional therapy for peripheral vascular disease. Circulation. 1991;83:I-6–11.

49. Tooke JE. European consensus document on critical limb ischaemia. Vasc Med Rev. 1990;1:85–9.

50. Boren CH, Towne JB, Bernhard VM, et al. Profundapopliteal collateral index. A guide to successful profundaplasty. Arch Surg. 1980;115:1366–72.

51. Strandness Jr DE, Sumner DS. Hemodynamics for surgeons. New York: Grune & Stratton, Inc.; 1975. p. 573–82.

52. Yao JST, Bergan JJ. Predictability of vascular reactivity to sympathetic ablation. Arch Surg. 1973;107:676–80.

53. Walker PM, Johnston KW. Predicting the success of a sympathectomy: a prospective study using discriminant function and multiple regression analysis. Surgery. 1980;87:216–21.

54. AbuRahma AF, Robinson P. Clinical parameters for predicting response to lumbar sympathectomy with severe lower limb ischemia. J Cardiovasc Surg. 1990;31:101–6.

55. Tiutiunnik AA. The significance of laser Doppler flowmetry for the prognosis and outcome evaluation of lumbar sympathectomy in patients with obliterating vascular arteriosclerosis of lower extremities. Klin Khir. 2003;3:49–51.

56. Bandyk DF, Schmitt DD, Seabrook GR, et al. Monitoring functional patency of in situ saphenous vein bypasses: the impact of a surveillance protocol and elective revision. J Vasc Surg. 1989;9:286–96.

57. Calligaro K, Doerr K, McAffee-Bennett S, Krug R, Raviola CA, Dougherty MJ. Should duplex ultrasonography be performed for surveillance of femoropopliteal and femorotibial arterial prosthetic bypasses? Ann Vasc Surg. 2001;15:520–4.

58. Marks NA, Hingorani AP, Ascher E. Duplex guided balloon angioplasty of failing infrainguinal bypass grafts. Eur J Vasc Endovasc Surg. 2006;32:176–81.

59. Carter SA. The relationship of distal systolic pressures to healing of skin lesions in the limbs with arterial occlusive disease with special reference to diabetes mellitus. Scand J Clin Lab Invest. 1973;128 suppl 31:239–43.

60. Ramsey DE, Manke DA, Sumner DS. Toe blood pressure – valuable adjunct to ankle pressure measurement for assessing peripheral arterial disease. J Cardiovasc Surg. 1983;24:43–8.

61. Ruangstetakit C, Chinsakchai K, Mahawongkajit P, Wongwanit C, Mutirangura P. Transcutaneous oxygen tension: a useful predictor of ulcer healing in critical limb ischaemia. J Wound Care. 2010;19:202–6.

62. Lantis II JC, Boone D, Lee L, Mends D, Benvenisty A, Todd G. The effect of percutaneous intervention on wound healing in patients with mixed arterial venous disease. Ann Vasc Surg. 2011;25:79–86.

63. Robbs JV, Ray R. Clinical predictors of below-knee stump healing following amputation for ischemia. S Afr J Surg. 1982;20:305–10.

64. van den Broek TA, Dwars BJ, Rauwerda JA, et al. A multivariate analysis of determinants of wound healing in patient after amputation for peripheral vascular disease. Eur J Vasc Surg. 1990;4:291–5.

65. Apelqvist J, Castenfors J, Larsson J, et al. Prognostic value of systolic ankle and toe blood pressure levels in outcome of diabetic foot ulcer. Diabetes Care. 1989;12:373–8.

66. Barnes RW, Thornhill B, Nix L. Prediction of amputation wound healing roles of Doppler ultrasound and digit photoplethysmography. Arch Surg. 1981;116:80–3.

67. Nicholas GG, Myers JL, DeMuth Jr WE. The role of vascular laboratory criteria in the selection of patients for lower extremity amputation. Ann Surg. 1982;195:469–73.

68. Holloway Jr GA. Cutaneous blood flow responses to infection trauma measured by laser Doppler velocimetry. J Invest Dermatol. 1980;74:1–4.

69. Malone JM, Anderson GG, Lalka SG, et al. Prospective comparison of noninvasive techniques for amputation level selection. Am J Surg. 1987;154:179–84.

70. Schwartz JA, Schuler JJ, O'Conner RJ, et al. Predictive value of

distal perfusion pressure in the healing of amputation of the digits and the forefoot. Surg Gynecol Obstet. 1982;154:865–9.

71. Christensen KS, Klarke M. Transcutaneous oxygen measurement in peripheral occlusive disease: an indicator of wound healing in leg amputation. J Bone Joint Surg Br. 1986;68:423–6.

72. Lee TQ, Barnett SL, Shanfield SL, et al. Potential application of photoplethysmography technique in evaluating microcirculatory status of STAMP patients: preliminary report. J Rehabil Res Dev. 1990;27:363–8.

73. Wyss CR, Harrington RM, Burgess EM, et al. Transcutaneous oxygen tension as a predictor of success after an amputation. J 85. Bone Joint Surg (Am). 1988;70:203–7.

74. Graham BH, Walton RL, Elings VB, et al. Surface quantification of injection fluorescein as a predictor of flap viability. Plast Reconstr Surg. 1983;71:826–33.

75. McFarland DC, Lawrence FF. Skin fluorescence: a method to predict amputation site healing. J Surg Res. 1982;32:410–5.

76. Silverman DG, Roberts A, Reilly CA, et al. Fluorometric quantification of low-dose fluorescein delivery to predict amputation site healing. Surgery. 1987;101:335–41.

77. Holloway Jr GA, Burgess EM. Preliminary experiences with laser Doppler velocimetry for the determination of amputation levels. Prosthet Orthot Int. 1983;7:63–6.

78. Golbranson FL, Yu EC, Gelberman HH. The use of skin temperature determination in lower extremity amputation level selection. Foot Ankle. 1982;3:170–2.

79. Dwars BJ, Rauwerda JA, van den Broek TA, et al. A modified scintigraphic technique for amputation level selection in diabetics. Eur J Nucl Med. 1989;15:38–41.

80. Holstein P, Trep-Jensen J, Bagger H, et al. Skin perfusion pressure measured by isotope wash out in legs with arterial occlusive disease. Clin Physiol. 1983;3:313–24.

81. Stockel M, Ovesen J, Brochner-Mortensen J, et al. Standardized photoelectric techniques as routine method for selection of amputation level. Acta Orthop Scand. 1982;53:875–8.

82. Silverman DG, Rubin SM, Reilly CA, et al. Fluorometric prediction of successful amputation level in the ischemic limb. J Rehabil Res Dev. 1985;22:23–8.

83. Barnes RW, Chanik GD, Slaymaker EE. An index of healing in below-knee amputation: leg blood pressure by Doppler ultrasound. Surgery. 1976;79:13–20.

84. Verta Jr MJ, Gross WS, VanBellen B, et al. Forefoot per-fusion pressure and minor amputation for gangrene. Surgery. 1976;80:729–34.

85. Bone GE, Pomajzl MJ. Toe blood pressure by photoplethysmography: an index of healing in forefront amputation. Surgery. 1981;89:569–74.

86. Dale WA, Lewis MR. Management of thoracic outlet syndrome. Ann Surg. 1975;181:575–85.

87. Gillard J, Perez-Cousin M, Hachulla E, Remy J, Hurtevent JF, Vinckier L, Thevenon A, Duquesnoy B. Diagnosing thoracic outlet syndrome: contribution of provocative tests, ultrasonography, electrophysiology, and helical computed tomography in 48 patients. Joint Bone Spine. 2001;68:416–24.

88. Wadhwani R, Chaubal N, Sukthankar R, Shroff M, Agarwala S. Color Doppler and duplex sonography in 5 patients with thoracic outlet syndrome. J Ultrasound Med. 2001;20:795–801.

89. Darling RC, Buckley CJ, Abbott WM, et al. Intermittent claudication in young athletes: popliteal artery entrapment syndrome. J Trauma. 1974;14:543–52.

90. Abbas M, Calydon M, Ponosh S, Theophilus M, Angel D, Tripathi R, Prendergast F, Sieunarine K. Sonographic diagnosis in iatrogenic entrapment of a femoropopliteal bypass graft. J Ultrasound Med. 2004;23:859–63.

91. Golijanin D, Singer E, Davis R, Bhatt S, Seftel A, Dogra V. Doppler evaluation of erectile dysfunction – part 2. Int J Impot Res. 2007;19:43–8.

92. Kempczinski RF. Role of the vascular diagnostic laboratory in the evaluation of male impotence. Am J Surg. 1979;138:278–82.

93. Britt DB, Kemmerer WT, Robison JR. Penile blood flow determination by mercury strain gauge plethysmography. Invest Urol. 1971;8:673–8.

94. Ramirez C, Box M, Gottesman L. Noninvasive vascular evaluation in male impotence. Technique. Bruit. 1980;4:14–9.

95. Nath RL, Menzoian JD, Kaplan KH, et al. The multidisciplinary approach to vasculogenic impotence. Surgery. 1981;89:124–33.

96. Mahe G, Leftheriotis G, Picquet J, Jaquinandi V, Saumet JL, Abraham P. A normal penile pressure cannot rule out the presence of lesions on the arteries supplying the hypogastric circulation in patients with arterial claudication. Vasc Med. 2009;14:331–8.

97. Inuzuka K, Unno N, Mitsuoka H, Yamamoto N, Ishimaru K, Sagara D, Suzuki M, Konno H. Intraoperative monitoring of penile and buttock blood flow during endovascular abdominal aortic aneurysm repair. Eur J Vasc Endovasc Surg. 2006;31:359–65.

98. Quam JP, King BF, James EM, et al. Duplex and color Doppler sonographic evaluation of vasculogenic impotence. AJR. 1989;153:1141–7.

99. Benson CB, Vickers MA. Sexual impotence caused by vascular disease: diagnosis with duplex sonography. AJR. 1989;153:1149–53.

100. Paushter DM. Role of duplex sonography in the evaluation of sexual impotence. AJR. 1989;153:1161–3.

101. Aversa A, Caprio M, Spera G, Fabbri A. Non-invasive vascular imaging for erectile dysfunction. J Endocrinol Invest. 2003;26:122–4.

102. Mancini M, Negri L, Maggi M, Nerva F, Forti G, Colpi GM. Doppler color ultrasonography in the diagnosis of erectile dysfunction of vascular origin. Arch Ital Urol Androl. 2000;72:361–5.

103. Roy C, Saussine C, Tuchmann C, Castel E, Lang H, Jacqmin D. Duplex Doppler sonography of the flaccid penis: potential role in the evaluation of impotence. J Clin Ultrasound. 2000;28:290–4.

104. Altinkilic B, Hauck EW, Weidner W. Evaluation of penile perfusion by color-coded duplex sonography in the management of erectile dysfunction. World J Urol. 2004;22:361–4.

105. Aversa A, Sarteschi LM. The role of penile color-duplex ultrasound for the evaluation or erectile dysfunction. J Sex Med. 2007;4:1437–47.

106. Gontero P, Sriprasad S, Wilkins CJ, Donaldson N, Muir GH, Sidhu PS. Phentolamine re-dosing during penile dynamic colour Doppler ultrasound: a practical method to abolish a false diagnosis of venous leakage in patients with erectile dysfunction. Br J Radiol. 2004;77:922–6.

107. Sumner DS, Strandness Jr DE. An abnormal finger pulse associated with cold sensitivity. Ann Surg. 1972;175:294–8.

108. Szilagyi DE, Smith RF, Elliott JP, et al. Congenital arteriovenous anomalies of the limbs. Arch Surg. 1976;111:423–9.

109. Rutherford E, Fleming PW, McLeod FD. Vascular diagnostic methods for evaluating patients with arteriovenous fistulas. In: Diethrich EB, editor. Noninvasive cardiovascular diagnosis. Baltimore: University Park Press; 1978. p. 217–30.

110. Pearce WH, Rutherford RB, Whitehill TA, et al. Nuclear magnetic resonance imaging: its diagnostic value in patients with congenital vascular malformations of the limbs. J Vasc Surg. 1988;8:64–70.

111. Rittgers SE, Garcia-Valdez C, McCormick JT, et al. Noninvasive blood flow measurement in expanded polytetrafluoroethylene grafts for hemodialysis access. J Vasc Surg. 1986;3:635–42.

112. Tordoir JH, Hoeneveld H, Eikelboom BC, et al. The correlation between clinical and duplex ultrasound parameters and the development of complications in arteriovenous fistulas for hemodialysis. Eur J Vasc Surg. 1990;4:179–84.

113. Anderson TJ, Uehata A, Gerhard MD, et al. Close relation of endothelial function in the human coronary and peripheral circulations. J Am Coll Cardiol. 1995;26:1235–41.

114. Vinet A, Karpoff L, Walther G, Startun A, Obert P, Goret L, Dauzat M, Perez-Martin A. Vascular reactivity at rest and during exercise in middle-aged obese men: effects of short-term, low-intensity, exercise training. Int J Obes. 2010;35:1–9.

第五部分
肢体静脉系统疾病无创性诊断

Patrick A. Stone

第 36 章
静脉疾病概述

Albeir Y. Mousa

摘　要

　　在我们的日常工作中,静脉病理学日益受到重视。随着对静脉瓣膜功能不全及其所引起疾病的进一步认识,先前认为的静脉阻塞过程是静脉疾病病理学基础这一观点已被证实是错误的。现有几种对静脉疾病进行分类的方法,例如根据病变的分布或根据病变的严重程度;但目前最客观有效的分类方法是根据临床表现、病因学、解剖学、病理生理学等多方面对静脉疾病进行评估。这种国际分类的方法并不局限于是为了有效描述静脉疾病,更是为了进一步确立一种客观的诊断方法。掌握新的术语至关重要,这不仅是为了要与美国静脉论坛保持同步,而更重要的是使专业人士统一静脉疾病通用的专业术语。本章将从解剖学及病理生理学两个方面对静脉疾病进行概述,从新的视角对静脉疾病分类进行简要的修正。

关键词

静脉、浅、深、反流、CEAP、深静脉血栓、穿静脉、功能不全

解剖与病理生理

　　静脉系统相当于人体的水库和水管,使回心血液回流入心脏。与动脉管壁的层状结构不同,大多数静脉只有一层薄的静脉壁,其中一些大静脉具有一层内弹力膜。因此,静脉管径容易显著扩张进而导致一些静脉疾病。

　　通常心输出量为平均 5 升/分钟,血液在毛细血管网进行交换后,进入周围静脉系统。由于静脉壁缺乏发育良好的肌层,静脉血液回流入心脏需要依靠外在(肌肉泵)和内在(单向回流的静脉瓣)因素的共同作用,使其能够单方向回流入心脏。根据与深筋膜的关系,静脉系统可简单分为浅静脉、穿静脉和深静脉。

　　2001 年,国际静脉学联合会(international union of the phlebology,IUP)与国际解剖学会主席指定了

国际跨学科委员会对官方解剖学术语进行更新[1]。该委员会与国际解剖术语联合学会(Federative International Committee for Anatomical Nomenclature,FI-CAT)成员在罗马举行的第 14 届世界静脉国际联盟代表大会上对新的解剖学术语进行概述并达成共识。这些新的术语在大会上进行了公示[2],本章会使用这些大家可能不太熟悉的新术语(表 36.1)。

　　浅静脉系统由位于深筋膜表面复杂多变的网状静脉丛组成,并作为管道系统使血液汇集到深静脉系统,最终流入右心房。大隐静脉及小隐静脉是下肢的主要浅静脉。大隐静脉(great saphenous vein,GSV)在足的内侧缘起自足背静脉弓,经内踝前方,沿小腿内侧上行,于膝关节水平中后方上行至大腿内侧,穿过深筋膜在股-隐交界处(saphenous-femoral junction,SFJ)经隐静脉裂孔注入股总静脉。大多数人在膝关节水平以上至少有前旋支及后旋支两个主

表36.1 下肢静脉术语的主要变化

旧术语	新术语
股静脉	股总静脉
股浅静脉	股静脉
腓肠静脉	腓肠静脉；肌间静脉；（内、外侧）腓肠肌静脉
Huntarian 穿支	大腿中段穿支
Cockett 穿支	胫骨旁穿支 胫后穿支
May 腓肠肌点穿支	intergemellar 穿支

要属支。在股-隐交界处有三个重要的骨盆周围属支静脉汇入大隐静脉：腹壁浅静脉、阴部外静脉和旋髂浅静脉。这些静脉的临床意义将在后面进行阐述。成对的大隐静脉并不少见，患者多表现为副静脉在大隐静脉主静脉的前方或后方与其平行走行。

小隐静脉（short saphenous vein，SSV）在足的外侧缘起于足背静脉弓，经外踝后方，沿跟腱的后外侧向上走行于深、浅静脉之间，并于腓肠肌内外侧头之间进入腘窝。大多数情况，小隐静脉在膝上水平注入腘静脉，但有时也可能注入大隐静脉或大腿的肌肉间深静脉。

下肢的回心血流主要是通过深静脉系统进行。在小腿，每条动脉都有两条同名的深静脉伴行。因此，胫前动脉、胫后动脉和腓动脉都有两条互相连通的同名静脉伴行。这些静脉共同汇成腘静脉，腘静

脉也可能为两条。腘静脉上行延续为股静脉[3]。在腹股沟附近，股静脉与股深静脉汇合成股总静脉，并于腹股沟韧带向近心段延续为髂外静脉。

深静脉和浅静脉之间的交通是通过穿静脉实现的，并根据所在的解剖位置命名（表36.2）。理解这些静脉的解剖位置不仅可以帮助确定静脉溃疡的位置，同时还可以辅助设计治疗方案。

表36.2 腿部的穿静脉（PV）

臀部穿静脉	臀上、臀中、臀下穿静脉
大腿穿静脉	大腿中部穿静脉（原 Hunter 穿静脉）（股管或腹股沟区穿静脉） 大腿前侧、大腿侧方、大腿后侧穿静脉（后内侧、坐骨神经、后侧穿静脉）、阴部穿静脉
膝周围穿静脉	膝中部穿静脉（原 Boyd 穿静脉） 髌上、膝关节外侧、髌下、腘窝穿静脉
小腿穿静脉	胫骨旁穿静脉，胫后穿静脉（原 Cockett 穿静脉） 小腿前方、侧方穿静脉 小腿后穿静脉（腓肠肌中部及侧面穿静脉、intergemellar 穿支、para-achillean 穿静脉）
踝部穿静脉	内踝、外踝及踝前穿静脉
足部穿静脉	足背或小头间穿静脉 内侧、外侧、足底穿静脉

这些静脉穿过多个解剖层次，因此称为穿静脉。同一解剖层次内的连接静脉称交通静脉。下肢主要

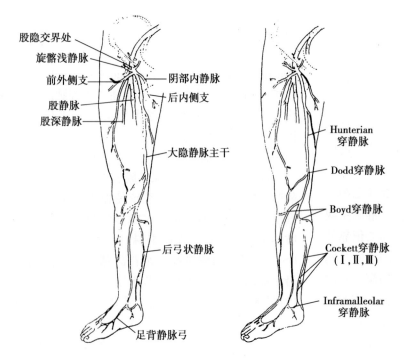

图36.1 主要的浅静脉和穿静脉。注意 Cockett 穿静脉是后弓支循环的一部分，也是大隐静脉在腹股沟区的一个重要属支，它包括前侧和后内侧属支，其中任何一个均可以模拟为一个大隐静脉循环

图中标注：
股隐交界处、旋髂浅静脉、前外侧支、股静脉、股深静脉、阴部内静脉、后内侧支、大隐静脉主干、后弓状静脉、足背静脉弓

Hunterian 穿静脉、Dodd 穿静脉、Boyd 穿静脉、Cockett 穿静脉（Ⅰ，Ⅱ，Ⅲ）、Inframalleolar 穿静脉

的穿静脉以英国外科医生 Frank Cockett 的名字命名,这种命名方式在现在并不常用。当患者站立位时,Cockett Ⅰ、Ⅱ、Ⅲ穿静脉分别大约位于距离地面6cm、12cm、18cm 高处。在重度下肢静脉瓣膜功能不全中,需要识别以上这些穿静脉以及位于24cm 高处的胫骨侧穿静脉,它们是外科医生手术的目标。这些穿静脉连接大隐静脉后侧的弓静脉和胫后静脉。

在小腿上段内侧存在一条穿静脉,在大腿远段存在数条穿静脉。这些穿静脉的上方,即大腿中段的穿静脉以 John Hunter 的名字命名(图 36.1)。

正常静脉血流生理

在正常情况下,下肢深静脉主要通过足部、小腿肌束收缩及大腿筋膜紧张使大约 90% 的下肢血液回流。最大的压力来自小腿肌肉,约占 65%,相比之下,大腿肌肉所产生的压力约占 15%[4]。当肌肉收缩,肌间隔压力增高,血液向前回流入心脏。同时,静脉瓣膜关闭以阻止血液反流入浅静脉系统。当肌肉松弛,肌间隔压力减低,血液从浅静脉流入深静脉系统(图 36.2、图 36.3)。

根据病变分布及严重程度等因素,静脉疾病的分类方法有多种。然而,最有效的分类方法是以临床表现、病因、解剖和病理生理等多方面作为依据进行分类。国际通用的分类方法不仅是对静脉疾病进行直观描述,对于确立适当的诊断方法也大有帮助。掌握新的术语至关重要,不仅是为了要与美国静脉论坛保持同步,而且更重要的是为了统一静脉疾病通用的专业术语。

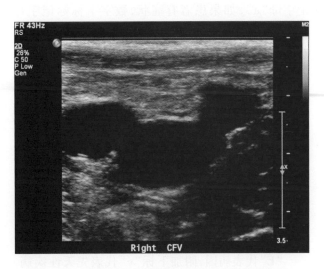

图 36.2　B 超显示正常股隐交界处呈"米老鼠"征,GSV、CFV 和 CFA 分别为大隐静脉、股总静脉、股总动脉

静脉疾病 CEAP 分类的修订

C:临床表现

字母"C"代表查体所见的临床表现[5,6];

C_0 =没有可见的静脉疾病;

C_1 =毛细血管或网状静脉扩张

C_2 =静脉曲张

C_3 =水肿

C_4 =不伴溃疡的皮肤改变

C_5 =伴有愈合性溃疡的皮肤改变

C_6 =伴有急性溃疡的皮肤改变

如果患者在临床检查中发现多个症状,将标记一个以上的号码。如果患者没有症状,数字下标标

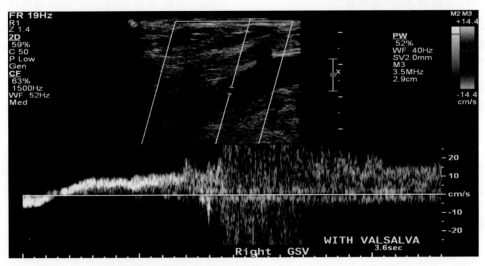

图 36.3　B 型多普勒超声显示瓦氏试验时诱发的股隐交界处的明显返流(>0.5s)

记字母"a",如果患者有症状,数字下标标记字母"s"。最后,在"s"后面会有一个附加的数字表示症状的严重程度。慢性静脉瓣膜功能不全的临床分级如下:

0=患者没有临床症状,没有功能不全

1=患者有临床症状,不需辅助设施情况下功能尚正常

2=患者在有辅助设施的情况下可以每天工作8小时

3=患者在有辅助设施的情况下仍不能工作

E:病因

"E"代表病因,附加下标"c"代表先天性疾病,"p"代表原发性疾病(无继发因素),"s"代表继发性静脉疾病,多见于深静脉血栓之后。

A:解剖所见

"A"代表解剖所见,通常是根据多普勒超声的检查结果。选项如下:

浅静脉(A_s)

1. 毛细血管或网状静脉扩张

2. 膝上大隐静脉

3. 膝下大隐静脉

4. 小隐静脉

5. 非大、小隐静脉

深静脉(A_d)

6. 下腔静脉

7. 髂总静脉

8. 髂内静脉

9. 髂外静脉

10. 盆腔:性腺静脉,阔韧带静脉

11. 股总静脉

12. 股深静脉

13. 股静脉(腹股沟和膝关节之间)

14. 腘静脉

15. 小腿:胫前静脉、胫后静脉、腓静脉

16. 肌肉内静脉:腓肠静脉、比目鱼肌静脉

穿静脉(A_p)

17. 大腿穿静脉

18. 小腿穿静脉

P:病理生理基础

"P"代表病理生理基础,下标"r"代表反流,"o"代表血栓,"r,o"代表反流和血栓同时存在。

从多方面了解静脉疾病:

1. 闭塞

(a) 急性

浅静脉

深静脉

(b) 慢性

浅静脉

深静脉

2. 瓣膜功能不全

(a) 浅静脉瓣膜功能不全

(b) 深静脉瓣膜功能不全

(c) 穿静脉瓣膜功能不全

3. 炎性改变

(a) 血栓性浅静脉炎

4. 先天性疾病

(a) May-Turner 综合征

(b) Paget-Schrotter 综合征

(c) Klippel-Trenaunay 综合征

血栓性浅静脉炎

血栓性浅静脉炎(Superficial thrombophlebitis, STP)是一种浅静脉内伴有血栓形成的炎症反应。它经常发生在下肢静脉,但随着静脉内器械的使用,上肢静脉的发病率也逐渐升高。STP 呈自限性的良性病程。临床表现主要包括沿病变静脉分布的疼痛、红肿、发热,而全身不适症状少见。病理生理基础可以用 Virchows 的假说进行解释,包括静脉血流缓慢瘀滞、血管内皮损伤和血液高凝状态。因此,STP 的发病因素可能是小的外伤史或长途旅行。正确的诊断和适当的治疗对缓解 STP 所引起的疼痛及不适至关重要。彩超扫查可以确定 STP 的分布范围,同时排除深静脉血栓(Deep vein thrombosis, DVT)[7,8]。DVT 在 STP 患者中的发病率高达 40%。迁延的 STP 应高度警惕潜在恶性肿瘤或其他血栓易患因素。一些疾病,如血栓闭塞性脉管炎(Buerger's disease)可能与迁延的 STP 有关。STP 通常采取保守治疗,包括穿弹力袜(30～40mmHg)、适当步行和应用非甾体类抗炎药(布洛芬)。除非合并周围组织蜂窝织炎,否则不推荐应用抗生素。应特别注意股隐静脉交界处的大隐静脉自由漂浮的血栓,需应用抗凝药物治疗;有抗凝禁忌的患者,需置入下腔静脉滤器。对存在髂-股静脉自由漂浮血栓的患者,即使给予肝素治疗仍存

在较高的肺栓塞风险。

深静脉血栓（DVT）

在西方国家,静脉血栓（Venous thromboembo-lism,VTE）是第四大致死因素,发病率和致死率高。尽管静脉血栓是一种可以预防的疾病,但其发病率仍然超过 1/1000,在美国每年有 40 万的新发病例。在首发静脉血栓存活的患者中,30% 的患者有不同程度的复发,并有 30% 的患者未来 10 年内合并静脉炎性综合征。尽管已经证实很多预防措施是有效的[10-13],但一旦涉及床旁的预防和管理,其相关指南常常被临床医生所忽视。

Virchow 的理论常常用来解释围手术期深静脉血栓形成。第一个因素是血流缓慢淤滞,它通常发生于在循环系统中相当于蓄水池作用的肢体深静脉;在一些特定时期,大约 70% 的血液存在于静脉系统内;特别是腹腔镜手术过程中,患者麻醉后平卧,容易引起静脉血流缓慢淤滞。第二个因素是血液高凝状态,缘于凝血因子清除率的下降（见表 36.3）及纤溶系统耗竭后（伴或不伴有潜在的凝血障碍）。第三个因素是血管内皮的破坏,通常发生在血管的直接损伤或假体移植后。这些因素的综合影响促进了低流量区域血栓的发生（例如,静脉瓣附近或邻近受损血管内膜处）,从而进一步导致了血栓的形成[14-20]。

表 36.3　影响血液高凝状态的因素

血栓形成	正常	初发静脉血栓	复发静脉血栓	发病率（95% CI）
莱顿因子 V	3 ~ 7	12 ~ 20	30 ~ 50	150（80 ~ 260）
抗凝血酶 III 缺乏	0.02 ~ 0.04	1 ~ 2	2 ~ 5	500（320 ~ 730）
C 蛋白缺乏症	0.02 ~ 0.05	2 ~ 5	5 ~ 10	310（530 ~ 930）
S 蛋白缺乏症	0.01 ~ 1	1 ~ 3	5 ~ 10	710（530 ~ 930）
同型半胱氨酸	无/有	无/有	无/有	无/有
抗磷脂抗体	无/有	无/有	无/有	无/有
凝血素 G20210A	1 ~ 3	3 ~ 8	15 ~ 20	350
合并血栓形成	无/有	无/有	无/有	840（560 ~ 1220）
因子 VIII（>200IU/dl）	无/有	无/有	无/有	无/有

肌肉被动充血与肌纤维膨胀引起腿部肿胀,随后,肌梭中的疼痛受体被激活,引起肌肉不适,肌肉伸展时可使不适感加重,这是 Homans 征的病理基础（足背屈时小腿疼痛）。

其他引起疼痛的因素包括稳定的血凝块释放炎性介质,并可导致小腿红肿发胀。外伤、血管炎症、血液疾病、药物等多种病因均可引起深静脉血栓（图 36.4、图 36.5）。

深静脉血栓的病因

- 常见原因
  — 年龄、制动时间超过三天、怀孕及产后期、四周前的大手术、四周前的长途飞机或汽车（大于 4 小时）旅行

- 内科因素
  — 癌症、曾患深静脉血栓、中风、急性心肌梗死（AMI）、充血性心力衰竭（CHF）、脓毒血症、肾病综合征、溃疡性结肠炎、多发性创伤、中枢神经/脊髓损伤、烧伤、下肢骨折、血管炎、系统性红斑狼疮（SLE）及狼疮抗凝物、白塞氏综合征、高胱胺酸尿症

- 血液因素
  — 真性红细胞增多症、血小板疾病、凝血/纤溶系统遗传性疾病、抗凝血酶 III 缺乏症、C 蛋白缺乏症、S 蛋白缺乏症、莱顿因子 V、纤维蛋白原异常血症、纤溶酶原激活障碍

- 药物因素
  — 静点药物滥用、口服避孕药、雌激素、肝素诱导的血小板减少症

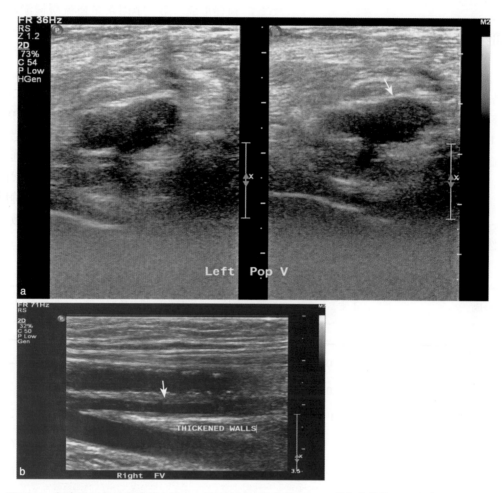

图36.4　超声显示急性腘静脉血栓。a. B型超声（箭头所示）；b. 彩色多普勒血流成像（箭头所示）

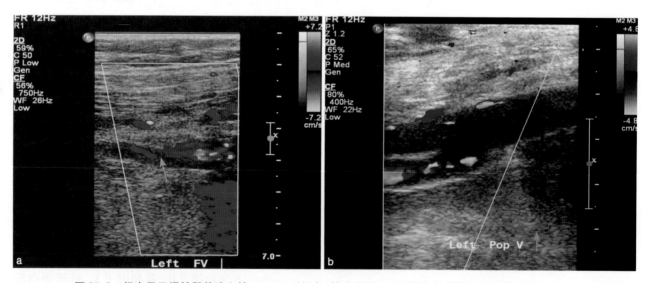

图36.5　超声显示慢性股静脉血栓。(a)B型超声（箭头所示）；(b)彩色多普勒血流成像（箭头所示）

肺栓塞（PE）

肺栓塞是深静脉血栓最严重的并发症之一。其患病率随手术方式、是否采取预防措施及使用何种诊断方式而不同，没有一个确切的数字。据统计在没有预防措施的情况下，致死性肺栓塞的发病率在择期外科手术患者中约为 0.1%～0.8%，在择期髋关节置换患者中约为 2%～3%，在髋部骨折患者中则高达 4%～7%。60 岁以上患者，VTE 的发病率呈上升趋势[10,11]。

肺栓塞是一个潜在的致死性因素，早期诊断并及时治疗至关重要。现已有多篇文献提出 PE 的临床表现（气短、胸痛、咳血）及临床诊断标准。目前最常用的诊断肺栓塞标准是 1995～2001 年提出的威尔斯评分。

（a）既往肺栓塞和深静脉血栓史——1.5 分

（b）临床可疑深静脉血栓——3 分

（c）心动过速——3 分

（d）与其他诊断相比更倾向肺栓塞——3 分

（e）6 个月内诊断进展期恶性肿瘤——1 分

（f）近期外科大手术 ±4 周内制动——1.5 分

（g）近期咯血史——1 分

评分：

（a）<2 分——低危

（b）2～6 分——中危

（c）>6 分——高危

肺栓塞的检测

D-二聚体检查：敏感性高，但特异性差。因此，如果此项检查为阴性，基本可以排除肺栓塞的可能。

CT 肺动脉造影（CTPA）：肺动脉造影过去被认为是肺栓塞的标准诊断方法；随着多排 CT 薄层扫描的发展，CTPA 已经超越了传统的肺动脉造影成为肺栓塞诊断的"金标准"。

通气/灌注显像（V/Q）：通气/灌注显像可显示肺部仍有通气的区域，但因主肺动脉或属支动脉节段堵塞则相应区域没有灌注显像。这项检查可以被应用于某些碘过敏患者或孕妇，它的辐射暴露程度大大低于传统的肺动脉造影。V/Q 显像阳性患者可以通过彩超检查明确下肢深静脉血栓，并支持肺栓塞的诊断。

肺栓塞的排除标准（PERC）：这是一项敏感的肺栓塞排除标准：包括年龄 >50 岁，心率大于 100 次/分，PA 血氧饱和度（SAO₂）<94%，既往有深静脉血栓或肺栓塞病史。如果以上各项均为阴性，那么其肺栓塞的风险小于 2%[21]。

孤立的小腿肌间静脉血栓（Isolated Soleal and Gastrocnemius Vein Thrombosis，IS-GVT）

到目前为止，孤立的小腿肌间静脉血栓的理想治疗方案仍没有一个统一的标准。而且，美国胸科医师学院（American College of Chest Physicians）在最近指南（第八版），即《抗血栓及溶栓治疗方案》（Antithrombotic and Thrombolytic Therapy）一书中就这个问题也未达成共识[22]。最近的一项研究表明，是否使用溶栓药物，对孤立的小腿肌间静脉血栓患者的预后没有影响[23]。

另一项研究表明 16% 的 ISGVT 患者发展为深静脉血栓，主要累及胫后静脉。本研究中，在没有使用抗凝治疗情况下，恶性肿瘤是唯一能够预测血栓蔓延的因素。因此，笔者认为 ISGVT 最理想的治疗方案是早期下床行走、穿弹力袜（30～40mmHg）、并由同一名超声技师在 72 小时内进行静脉彩超的复查。在没有抗凝禁忌证的情况下，任何一点血栓扩展延续的信号均高度提示临床应进行充分的抗凝治疗。伴有血栓扩展延续高危因素的患者，例如癌症或血液透析等，可能需要更严密的临床监测或进行抗凝治疗。

少见位置的静脉血栓

随着现代社会心脏装置及输液装置植入率的提高，上肢深静脉血栓的发病率逐渐增加。静脉栓塞可以发生在静脉的不同区域，例如脑静脉窦、肾脏以及内脏静脉。一般来讲，对于这些静脉血栓并没有统一的治疗方案，因此不同病例应根据临床症状进行个体化治疗。

上肢静脉血栓

随着心脏除颤器、起搏器、输液装置、临时透析路径的临床应用适应证范围不断扩大，约有 50% 的住院患者伴有无症状的上肢深静脉血栓。其他导致突发上肢深静脉血栓的原因包括胸廓出口综合征

（Thoracic outlet syndrome，TOS）和肿瘤[20,24,25]。庆幸的是上肢深静脉血栓引发肺栓塞的几率要低于髂-股静脉血栓：腋-锁静脉系统血栓患者肺栓塞的发病率是10%～20%，而髂-股静脉血栓肺栓塞的发病率是30%～50%。到目前为止，针对这些患者的治疗方案还没有达成共识。然而，对于胸廓出口综合征的患者，应予以桥血管溶栓并联合抗凝治疗，继而应施行外科手术解除压迫[26-30]。对于中心静脉置管的患者，目前达成的共识是拔除桥血管并充分抗凝。锁骨下静脉置管可明显增加深静脉血栓形成的风险，临床上不推荐使用。

肾静脉血栓（Renal Thrombosis，RVT）

肾静脉血栓的流行病学特点尚未得到很好的总结；然而已证实，肾病综合征是进展性肾静脉血栓的一个高危因素。在其他情况下，例如有25%的肾细胞癌患者的肾静脉有受侵倾向，这是提示患者预后差的危险信号之一。在没有禁忌证的情况下，充分抗凝的治疗方案是可取的，但对抗凝治疗的持续时间目前尚无统一意见。

肠系膜静脉血栓（MVT）

1935年首次报道肠系膜静脉血栓，诸多因素可导致肠系膜静脉血栓形成，例如：遗传性血栓形成倾向、恶性肿瘤、肝病、甚至怀孕。治疗方案可以采取全面抗凝，在某些严重的病例中，可能需要进行外科手术探查及肠切除。

卵巢静脉血栓（OVT）

卵巢静脉血栓极为罕见，但却是一种严重的产后并发症，左侧较右侧多发。血栓可蔓延累及左肾静脉甚至引起肺栓塞。连续七天应用肝素与抗生素是目前主要的治疗方案。在不伴肿瘤的情况下，卵巢静脉血栓的远期预后良好[31,32]。

进展型静脉血栓

（a）股白肿（Phlegmasia alba dolens，PAD）：表现为下肢显著肿胀，不伴发绀。

股青肿（Phlegmasia cerula dolens，PCD）：表现为下肢显著肿胀，伴发绀。它是股白肿与静脉性坏疽的中间阶段，此阶段及时进行干预可挽救患肢[33]。

（b）静脉性坏疽（Venous gangrene，VG）：出现在进展型髂-股静脉血栓晚期，表现为全层皮肤坏死。如局部皮肤坏死则表现为疱疹或水疱，可在静脉性坏疽的早期出现。

股青肿：以下肢显著肿胀并伴有发绀为特征性表现。这主要是由于下肢大的静脉被大量的血栓阻塞，严重阻碍静脉回流[34]。多种因素可诱发股青肿，最常见的因素包括高凝综合征、创伤、手术、甚至恶性肿瘤，约占目前全部发病患者的20%～40%[35-38]。外源性压迫所引起的股青肿目前也有报道，例如May-Thurner综合征（先天性左髂总静脉受压综合征）以及妊娠晚期。

1938年，股青肿由Gregoire首先提出，并对股青肿与股白肿的区别进行了明确阐述。1939年，Leriche和Geissendorfer首次采用血栓切除术对多例股青肿血栓患者进行了治疗。在传统意义上，股青肿抗凝治疗失败之后，外科手术成为股青肿及静脉坏疽治疗的选择。

由于股青肿患者静脉血栓广泛形成，表现为肢体明显肿胀疼痛。血栓向小的毛细静脉发展蔓延，使大量血液在浅静脉淤滞，进而阻碍动脉向肢体供血。如果在静脉性坏疽发生前对患者进行干预，则可能挽救患肢。

股青肿在下肢尤其是左侧肢体更为常见，同时伴有上肢静脉血栓的发生率占5%左右。其中约50%的患者股青肿发生在股白肿之后，以剧烈疼痛为特征性表现。很多的未经治疗的静脉血栓患者将出现发绀，这是股青肿及动脉缺血的特有表现。当进展到静脉性坏疽时，皮肤发绀持续加重。在早期阶段，动脉搏动仍可触及，在进展期，随着压力的增加，坏疽可累及肌层产生筋膜室综合征。此时动脉搏动消失，缺血不可避免。

浅静脉功能不全（Superficial Venous Incompetence，SVI）

SVI是最常见的静脉疾病，可能导致继发性瓣膜功能不全。瓣膜功能不全可由直接损伤、静脉炎、深静脉血栓或激素作用于静脉壁所致。另外，先天性静脉壁薄弱人群，在正常压力下即可出现静脉扩张，随之引起静脉功能不全（图36.3）[39]。

静脉瓣膜功能不全可导致相应节段的静脉血液

反流,这将启动一个恶性循环,导致更多的静脉扩张、瓣膜功能不全及静脉压力增高。随着时间的推移,这些功能不全的浅静脉明显扩张、增长、走行迂曲,此时即可诊断为静脉曲张(CEAP 2)。

浅静脉系统有两种静脉压力增高的临床综合征:

1. 深浅静脉交界处瓣膜功能不全:经常发生在大隐静脉与股总静脉的股隐交界处或小隐静脉与腘静脉的腘隐交界处。即病变始于近端并向远端发展。

2. 穿静脉瓣膜功能不全:通常位于大腿中段及小腿近段的主要穿静脉出现瓣膜功能不全。常起病于远端静脉,向近端渐进性发展[40,41]。

发病率

在不同类型的慢性静脉疾病(Chronic venous disorders,CVD)中,慢性静脉瓣膜功能不全(CVI)最为常见。在美国,导致生活质量下降的疾病中,CVI位于第七位。大约有 35% 的成年人患有不同程度的 CVD[41]。

CVI 是 DVT 的重要发病条件,患病风险高于正常人三倍以上。在美国大约 500 000 人由于浅静脉疾病进而引发溃疡,大约 100 000 人因浅静脉疾病失去劳动能力。此外,美国[42-44]用于治疗 CVI 和下肢静脉溃疡的费用估计每年已超过 10 亿美元。多达 50% 的静脉曲张患者如不经治疗在一定时期将发展为浅静脉血栓(superficial thrombophlebitis,STP),同时有 45% 的 STP 患者伴有隐性的 DVT。

病理生理学

正常情况下,良好的瓣膜功能和肌肉泵使下肢在行走期间静脉压力几乎为零。站立位时,压力可能升高,但实际上压力仍然相对较低。但当瓣膜功能不全时,行走和站立时静脉压增高导致静脉高压。下肢静脉压力增高,可导致水肿、动脉供血障碍、蛋白沉积、血管周围纤维蛋白渗出、红细胞外渗[45-49]。

下肢深静脉溃疡形成的两个最主要的理论是红细胞外渗与血管周围纤维蛋白渗出。红细胞外渗使含铁血黄素沉积,进而严重刺激皮肤引起皮肤瘙痒及皮肤破溃。纤维蛋白渗出是另一种合理的学说,概述了组织缺氧是静脉溃疡进展的主要因素[50]。

静脉性溃疡是慢性迁延性下肢溃疡中最常见的一种。由于大多数静脉溃疡主要是浅静脉系统的静脉反流所致[51],可得出结论是主要的下肢静脉溃疡是继发于 SVI,只有少数是由于慢性 DVT 或深静脉瓣膜功能不全所致。

先天性静脉疾病

Paget Schroetter 综合征 PSS(导致血栓形成):最初的描述与胸廓出口综合征(TOS)相关,是由于斜角肌和第一肋之间的锁骨下-腋静脉系统受压所致。相对于神经系统受压,此综合征发病率较低。常继发于锁骨下静脉置管术后。据统计约 2/3 的锁骨下静脉置管患者将发展为不同程度的中央静脉狭窄。其临床表现包括:剧烈的上肢疼痛、肿胀,伴有明显的浅静脉曲张。治疗主要以溶栓为主,其次是 TOS 减压术。在医源性 PSS 病例组中,首先进行溶栓治疗,其次是血管成形术。

May-Thurner Syndrome(MTS;Illac Vein Compression Syndrome)即先天性左髂总静脉受压综合征:1957 年由 May 和 Thurner 首次提出。他们在对 430 具尸体进行尸检后发现由于右髂总动脉在前方压迫左髂总静脉,故常引起左下肢广泛深静脉血栓;患者通常表现为左下肢的急性进展性深静脉血栓[52]。目前本病尚无确切的流行病学统计数字,但据估计这类患者约 2%～5% 患有下肢深静脉疾病。MTS 的病理生理学基础是前方的左髂总静脉受右髂总动脉压迫,导致静脉部分狭窄,这可能是由于左髂总静脉受压导致静脉内膜增厚所致。因此导致髂静脉回流受阻,继而产生广泛的同侧下肢深静脉血栓。MTS 的阶段治疗包括溶栓与预防性置入可回收的下腔静脉滤器,其次是左髂静脉血管成形术或支架置入术。血管内超声(IVUS)是一种测量髂静脉内径很好的工具,在应用这种设备的情况下,应配合使用自膨式支架[49]。

Klippel-Trenaunay Syndrome(KTS)即先天性静脉曲张性骨肥大综合征,包括"葡萄酒色"血管痣、静脉曲张、骨或软组织肥厚。这些患者可能浅静脉系统存在显著反流。由于深静脉系统闭锁,需要仔细检查进行诊断。由于外科手术治疗浅静脉曲张可能会导致患肢静脉回流缺失,故对于浅静脉反流的治疗需要采取保守治疗。在静脉功能不全引起的其他病变中,KTS 的毛细血管瘤(鲜红斑痣)可以引起局部皮肤溃疡、出血甚至感染。

慢性静脉疾病的诊断评估

慢性静脉疾病的诊断主要根据全面的体格检查与彩超检查相结合[53]。临床评估结果将用于确定 CVI 的严重程度及累及范围。症状和体征应根据 CEAP 分类进行评价,其中包括毛细血管扩张、静脉曲张、静脉性水肿、皮肤变色和静脉性溃疡。

多普勒超声(彩超 plex Ultrasonography,彩超):根据站立位静脉反流评价标准,多普勒超声在 CVD 中的应用与在深静脉血栓中的应用大不相同。对于反流程度及严重性的评价比较繁琐,需要花费更多的时间。它包括从髂静脉水平到小腿的深、浅静脉、穿静脉反流及梗阻情况的评估[54]。根据临床检查可以制定彩超的检查范围。例如,毛细血管扩张(临床 1 级)时,检查浅静脉系统即可;静脉曲张、静脉性水肿、皮肤变色及溃疡(临床 2～6 级)时,尤其在准备选择介入治疗前,对静脉的三个组成部分(浅静脉、深静脉、穿静脉)进行全面检查则十分必要。利用多普勒超声,可以轻易地区分原发 CVI 和继发 CVI。前者有瓣膜反流和静脉曲张,后者有血栓后管腔内瘢痕和血栓再通后静脉炎综合征。彩超的主要局限性是对操作者及设备的依赖性,对评价早期静脉炎综合征的反流也有一定困难。

无创性生理检查(Physiologic Noninvasive Test,PT):这种方法是从容积角度入手,对反流进行定量评价,可以建立一个治疗前的标准基线,以及治疗后的对照值。在众多无创性生理检查方法中,空气容积描记法的临床意义是可以提供一个静脉反流的定量评价[55]。然而,随着彩超的不断发展,临床很少使用其他无创性检查[56]。

静脉造影(Venography):这是诊断静脉疾病的"金标准",然而随着多普勒超声技术的发展,本项检查的应用大大减少。静脉阻塞时可选择逆行造影,用来评估反流的严重程度以及提供更多的交通静脉通路的信息。顺行静脉造影可提供静脉回流和交通静脉网络解剖部位特征路线图。

静脉曲张的治疗方法

首先应采用多学科治疗,包括运动[57]和穿弹力袜[58-60]。当保守治疗失败时,应进行外科手术治疗。治疗的主要目的是针对循环中的大隐静脉功能障碍,减轻静脉高压对静脉曲张的影响。随着微创治

疗的不断进步,目前某种程度上静脉剥离已经被淘汰。对病变静脉进行激光或射频消融治疗已代替了传统的静脉剥离术[61-67]。治疗方法的具体细节本章不予阐述;简而言之,这些治疗关系到减少患者痛苦,缩短治疗周期,提高患者满意度,使患者早日康复。

参考文献

1. Federative International Committee for Anatomical Terminology. Terminologia anatomica. Stuttgart: George Thieme Verlag; 1998.
2. Caggiati A, Bergan JJ, Gloviczki P, Jantet G, Wendell-Smith CP, Partsch H, International Interdisciplinary Consensus Committee on Venous Anatomical Terminology. Nomenclature of the veins of the lower limbs: an international interdisciplinary consensus statement. J Vasc Surg. 2002;36:416–22.
3. Bundens WP, Bergan JJ, Halasz NA, Murrary J, Drehobl M. The superficial femoral vein: a potentially lethal misnomer. JAMA. 1995;274:1296–8.
4. Ludbrook J. The musculovenous pumps of the human lower limb. Am Heart J. 1966;71:635–41.
5. Eklof B, Rutherford RB, Bergan JJ, Carpentier PH, Gloviczki P, Kistner RL, et al. Revision of the CEAP classification for chronic venous disorders: consensus statement. J Vasc Surg. 2004;40(6): 1248–52.
6. Allegra C, Antignani PL, Bergan JJ, Carpentier PH, Coleridge-Smith P, Cornu-Thenard A, et al. The "C" of CEAP: suggested definitions and refinements: an International Union of Phlebology conference of experts. J Vasc Surg. 2003;37(1):129–31.
7. Moneta GL. Regarding "the 'C' of CEAP: suggested definitions and refinements: an International Union of Phlebology conference of experts". J Vasc Surg. 2003;37(1):224–5.
8. Gillespie D, Glass C. Importance of ultrasound evaluation in the diagnosis of venous insufficiency: guidelines and techniques. Semin Vasc Surg. 2010;23(2):85–9.
9. Labropoulos N, Leon Jr LR. Duplex evaluation of venous insufficiency. Semin Vasc Surg. 2005;18(1):5–9.
10. Norris CS, Greenfield LJ, Herrmann JB. Free-floating iliofemoral thrombus. A risk of pulmonary embolism. Arch Surg. 1985;120(7): 806–8.
11. Kosir MA, Kozol RA, Perales A, McGee K, Beleski K, Lange P, et al. Is DVT prophylaxis overemphasized? A randomized prospective study. J Surg Res. 1996;60(2):289–92.
12. McLeod RS, Geerts WH, Sniderman KW, Greenwood C, Gregoire RC, Taylor BM, et al. Subcutaneous heparin versus low-molecular-weight heparin as thromboprophylaxis in patients undergoing colorectal surgery: results of the Canadian colorectal DVT prophylaxis trial: a randomized, double-blind trial. Ann Surg. 2001;233(3):438–44.
13. Clarke JL. DVT prophylaxis: confronting a public health menace. Am J Med Qual. 2010;25(1 Suppl):4S–15.
14. Schumann SA, Ewigman B. Is it DVT? Wells score and D-dimer may avert costly workup. J Fam Pract. 2007;56(12):1010–2.
15. Villemur B, Bosson JL, Diamand JM. Deep venous thrombosis (DVT) after hip or knee prosthesis. Evaluation of practices for prevention and prevalence of DVT on Doppler ultrasonography. J Mal Vasc. 1998;23(4):257–62.
16. Guptan RC. Regarding "is there an increased risk for DVT with VNUS closure procedure?". J Vasc Surg. 2003;38(5):1140.
17. Komenaka IK, Nguyen ET. Is there an increased risk for DVT with the VNUS closure procedure? J Vasc Surg. 2002;36(6):1311.
18. Lindholm C. DVT: the forgotten factor in leg ulcer prevention. J Wound Care. 2002;11(1):5.
19. Neumann V, O'Connor RJ, Bhakta BB, Tennant A. DVT and pulmonary embolism after acute infection. Lancet. 2006;368(9531):201; author reply 201.
20. Hingorani AP, Ascher E, Markevich N, Schutzer RW, Kallakuri S,

Mutyala M, et al. Prospective evaluation of combined upper and lower extremity DVT. Vasc Endovascular Surg. 2006;40(2):131–4.

21. Kline JA, Courtney DM, Kabrhel C, Moore CL, Smithline HA, Plewa MC, et al. Prospective multicenter evaluation of the pulmonary embolism rule-out criteria. J Thromb Haemost. 2008;6(5):772–80.

22. Hirsh J, Guyatt G, Albers GW, Harrington R, Schunemann HJ, American College of Chest Physician. Antithrombotic and thrombolytic therapy: American College of Chest Physicians Evidence-Based Clinical Practice Guidelines (8th edition). Chest. 2008;133(6 Suppl):110S–2.

23. Sales CM, Haq F, Bustami R, Sun F. Management of isolated soleal and gastrocnemius vein thrombosis. J Vasc Surg. 2010;52(5):1251–4.

24. Ault M, Artal R. Upper extremity DVT: what is the risk? Arch Intern Med. 1998;158(17):1950–2.

25. Monreal M, Raventos A, Lerma R, Ruiz J, Lafoz E, Alastrue A, et al. Pulmonary embolism in patients with upper extremity DVT associated to venous central lines–a prospective study. Thromb Haemost. 1994;72(4):548–50.

26. O'Brien PJ, Ramasunder S, Cox MW. Venous thoracic outlet syndrome secondary to first rib osteochondroma in a pediatric patient. J Vasc Surg. 2011;53(3):811–3.

27. Molina JE. Regarding "combination treatment of venous thoracic outlet syndrome: open surgical decompression and intraoperative angioplasty". J Vasc Surg. 2005;42(3):593; author reply 593.

28. Schneider DB, Dimuzio PJ, Martin ND, Gordon RL, Wilson MW, Laberge JM, et al. Combination treatment of venous thoracic outlet syndrome: open surgical decompression and intraoperative angioplasty. J Vasc Surg. 2004;40(4):599–603.

29. Lozano P, Doaz M, Riera R, Gomez FT. Venous thoracic outlet syndrome secondary to congenital pseudoarthrosis of the clavicle. Presentation in the fourth decade of life. Eur J Vasc Endovasc Surg. 2003;25(6):592–3.

30. Glass BA. The relationship of axillary venous thrombosis to the thoracic outlet compression syndrome. Ann Thorac Surg. 1975;19(6):613–21.

31. Marsh P, Price BA, Whiteley MS. Prevalence and management of ovarian venous insufficiency in the presence of leg venous insufficiency. Phlebology. 2007;22(4):192.

32. Sutaria R, Subramanian A, Burns B, Hafez H. Prevalence and management of ovarian venous insufficiency in the presence of leg venous insufficiency. Phlebology. 2007;22(1):29–33.

33. Mahorner H. Diagnosis and treatment of phlegmasia alba dolens and phlegmasia cerulea dolens. Am Surg. 1968;34(3):210–2.

34. Mousa A, Henderson P, Dayal R, Bernheim J, Kent KC, Faries PL. Endoluminal recanalization in a patient with phlegmasia cerulea dolens using a multimodality approach. Vascular. 2005;13(5):313–7.

35. Bird RL, Hamilton G. Treatment options for phlegmasia cerulea dolens. J Vasc Surg. 1995;21(6):998–9.

36. Harris Jr EJ, Kinney EV, Harris Sr EJ, Olcott CT, Zarins CK. Phlegmasia complicating prophylactic percutaneous inferior vena caval interruption: a word of caution. J Vasc Surg. 1995;22(5):606–11.

37. Jazayeri S, Tatou E, Cheynel N, Becker F, Brenot R, David M. A spontaneous rupture of the external iliac vein revealed as a phlegmasia cerulea dolens with acute lower limb ischemia: case report and review of the literature. J Vasc Surg. 2002;35(5):999–1002.

38. Kuo I, Smith J, Abou-Zamzam Jr AM. A multimodal therapeutic approach to phlegmasia cerulea dolens in a pediatric patient. J Vasc Surg. 2011;53(1):212–5.

39. Allegra C, Bergan J. Update on fundamental causes and management of chronic venous insufficiency. Executive summary. Angiology. 2003;54 Suppl 1:S1–3.

40. Bergan JJ. Venous insufficiency and perforating veins. Br J Surg. 1998;85(6):721–2.

41. Delis KT, Ibegbuna V, Nicolaides AN, Lauro A, Hafez H. Prevalence and distribution of incompetent perforating veins in chronic venous insufficiency. J Vasc Surg. 1998;28(5):815–25.

42. Aita DJ, Kvamme P, Rice JC, Kerstein MD. Venous insufficiency: a late sequelae of four-compartment fasciotomy in the lower extremity? Am Surg. 1993;59(9):574–7.

43. Thurston OG, Williams HT. Chronic venous insufficiency of the lower extremity. Pathogenesis and surgical treatment. Arch Surg. 1973;106(4):537–9.

44. Cranley JJ, Krause RJ, Strasser ES. Chronic venous insufficiency of the lower extremity. Surgery. 1961;49:48–58.

45. Manfredini R, Zamboni P. Regarding "chronic venous insufficiency is associated with increased platelet and monocyte activation and aggregation". J Vasc Surg. 2000;32(3):622.

46. Pappas PJ, You R, Rameshwar P, Gorti R, DeFouw DO, Phillips CK, et al. Dermal tissue fibrosis in patients with chronic venous insufficiency is associated with increased transforming growth factor-beta1 gene expression and protein production. J Vasc Surg. 1999;30(6):1129–45.

47. Powell CC, Rohrer MJ, Barnard MR, Peyton BD, Furman MI, Michelson AD. Chronic venous insufficiency is associated with increased platelet and monocyte activation and aggregation. J Vasc Surg. 1999;30(5):844–51.

48. Raffetto JD, Mendez MV, Marien BJ, Byers HR, Phillips TJ, Park HY, et al. Changes in cellular motility and cytoskeletal actin in fibroblasts from patients with chronic venous insufficiency and in neonatal fibroblasts in the presence of chronic wound fluid. J Vasc Surg. 2001;33(6):1233–41.

49. Raju S, Owen Jr S, Neglen P. The clinical impact of iliac venous stents in the management of chronic venous insufficiency. J Vasc Surg. 2002;35(1):8–15.

50. Fukuoka M, Okada M, Sugimoto T. Foot venous pressure measurement for evaluation of lower limb venous insufficiency. J Vasc Surg. 1998;27(4):671–6.

51. Treiman GS, Copland S, McNamara RM, Yellin AE, Schneider PA, Treiman RL. Factors influencing ulcer healing in patients with combined arterial and venous insufficiency. J Vasc Surg. 2001;33(6):1158–64.

52. Taheri SA, Williams J, Powell S, Cullen J, Peer R, Nowakowski P, et al. Iliocaval compression syndrome. Am J Surg. 1987;154(2):169–72.

53. Asbeutah AM, Riha AZ, Cameron JD, McGrath BP. Reproducibility of duplex ultrasonography and air plethysmography used for the evaluation of chronic venous insufficiency. J Ultrasound Med. 2005;24(4):475–82.

54. Ruckley CV, Evans CJ, Allan PL, Lee AJ, Fowkes FG. Chronic venous insufficiency: clinical and duplex correlations. The Edinburgh vein study of venous disorders in the general population. J Vasc Surg. 2002;36(3):520–5.

55. Criado E, Farber MA, Marston WA, Daniel PF, Burnham CB, Keagy BA. The role of air plethysmography in the diagnosis of chronic venous insufficiency. J Vasc Surg. 1998;27(4):660–70.

56. Fukuoka M, Sugimoto T, Okita Y. Prospective evaluation of chronic venous insufficiency based on foot venous pressure measurements and air plethysmography findings. J Vasc Surg. 2003;38(4):804–11.

57. Padberg Jr FT, Johnston MV, Sisto SA. Structured exercise improves calf muscle pump function in chronic venous insufficiency: a randomized trial. J Vasc Surg. 2004;39(1):79–87.

58. Partsch H, Menzinger G, Borst-Krafek B, Groiss E. Does thigh compression improve venous hemodynamics in chronic venous insufficiency? J Vasc Surg. 2002;36(5):948–52.

59. Felty CL, Rooke TW. Compression therapy for chronic venous insufficiency. Semin Vasc Surg. 2005;18(1):36–40.

60. Agu O, Baker D, Seifalian AM. Effect of graduated compression stockings on limb oxygenation and venous function during exercise in patients with venous insufficiency. Vascular. 2004;12(1):69–76.

61. Gloviczki P, Bergan JJ, Rhodes JM, Canton LG, Harmsen S, Ilstrup DM. Mid-term results of endoscopic perforator vein interruption for chronic venous insufficiency: lessons learned from the North American subfascial endoscopic perforator surgery registry. The North American Study Group. J Vasc Surg. 1999;29(3):489–502.

62. Huang Y, Jiang M, Li W, Lu X, Huang X, Lu M. Endovenous laser treatment combined with a surgical strategy for treatment of venous insufficiency in lower extremity: a report of 208 cases. J Vasc Surg. 2005;42(3):494–501; discussion 501.

63. Kundu S, Lurie F, Millward SF, Padberg Jr F, Vedantham S, Elias S, et al. Recommended reporting standards for endovenous ablation for the treatment of venous insufficiency: joint statement of the

American Venous Forum and the Society of Interventional Radiology. J Vasc Surg. 2007;46(3):582–9.

64. Mendes RR, Marston WA, Farber MA, Keagy BA. Treatment of superficial and perforator venous incompetence without deep venous insufficiency: is routine perforator ligation necessary? J Vasc Surg. 2003;38(5):891–5.

65. Merchant RF, Pichot O. Long-term outcomes of endovenous radiofrequency obliteration of saphenous reflux as a treatment for superficial venous insufficiency. J Vasc Surg. 2005;42(3):502–9; discussion 509.

66. Neglen P, Eklof B, Kulwicki A, Davies A, Deschamps T, Garcia M, et al. Prevention and treatment of venous ulcers in primary chronic venous insufficiency. J Vasc Surg. 2010;52(5 Suppl):15S–20.

67. Tawes RL, Barron ML, Coello AA, Joyce DH, Kolvenbach R. Optimal therapy for advanced chronic venous insufficiency. J Vasc Surg. 2003;37(3):545–51.

第 37 章
容积描记法在静脉疾病诊断中的应用

Shadi Abu-Halimah 和 William A. Marston

摘 要

目前已有多种容积描记法用来评价下肢静脉功能,并得到了广泛的关注。但近年来,因彩超可显示深、浅静脉的解剖结构,这些方法已被彩超检查所替代。在目前的静脉疾病研究方法中,容积描记法有助于协助评价复杂的静脉疾病,对于存在多处解剖异常的静脉疾病采取干预措施后,容积描记可记录静脉功能的改善情况。在这方面,它的功能类似于踝肱指数对动脉血管重建术后动脉改良情况的记录。

几种利用不同传感器来测量肢体血流量变化的容积描记技术已经得到开展及应用,其中包括应变容积描记(strain-gauge plethysmography,SGP),阻抗容积描记(impedance plethysmography,IPG),光电容积描记(photoplethysmography,PPG)和空气容积描记(air plethysmography,APG)。本章在对容积描记技术评价静脉反流和阻塞情况进行概括介绍后,将对以上各方法进行详细阐述。

关键词

静脉疾病、容积描记、诊断

"容积描记"这个术语是源自希腊字 *plethynein*(增加)和 *graphein*(记录),定义为记录体积的变化。在静脉疾病中,容积描记法是一种无创性的诊断方式,利用多种操作对肢体静脉容积变化进行记录。四肢组织如骨、脂肪组织、肌肉和皮肤都有相对稳定的容积,因此,四肢容积的变化主要来自血容量的变化。

现已有多种容积描记技术用来评价下肢静脉功能。虽然这些方法得到广泛研究,但已被彩超扫查深、浅静脉的解剖结构的检查方法所替代。彩超已成为诊断下肢静脉阻塞和反流的无创性诊断方法之一,但不能对静脉解剖畸形的血流动力学变化进行评价。在目前的静脉疾病研究方法中,容积描记技术有助于协助评价复杂的静脉疾病,记录已明确的存在多处解剖异常的静脉疾病在采取干预措施后,

静脉功能的改善情况。它在这方面的功能类似于踝肱指数对动脉血管重建术后动脉改良情况的记录。

几种利用不同的传感器来测量肢体血液量变化的容积描记技术已经开展和应用,其中包括应变容积描记(SGP),阻抗容积描记法(IPG),光电容积描记(PPG)和空气容积描记法(APG)。本章在对容积描记术评价静脉反流和阻塞情况进行概括介绍后,将对以上各方法进行详细阐述。

静脉阻塞的容积描记测量法

深静脉系统血栓使静脉回流阻力增加,静脉顺应性降低。这是容积描记法检测静脉血栓的测量参数。回流阻力增加的程度取决于血栓是否完全阻塞管腔、血栓的长度范围、累及哪些静脉段、血栓的位

置和侧支建立的程度[1]。血栓远端静脉压力增高程度取决于回流阻力的增加程度。即便静脉血栓存在,腿部的血流量通常是不变的,同样容积的血液通过高阻位置会导致静脉压力的增高。然而,如果血栓的范围非常广泛,同时累及深、浅静脉系统,则可能导致血流量减少,常见于股青肿。

血栓可能从以下几个方面降低静脉顺应性。第一,当静脉压升高时,周围静脉至梗阻处的血液容积已经增加,进一步升高的静脉压使血流灌注更加减少。第二,随着压力的增加,静脉壁变得更加僵硬。第三,实际上是利用反射的方法测量静脉的顺应性,即利用容积变化测量顺应性,方法是用特定的上升压除以肢体基础静脉容积;如果血栓部分阻塞静脉,由于静脉的剩余容量有限,则容积可扩大的程度也有限。最后,血栓实际改变的是静脉壁的弹性,使管壁更加僵硬(图 37.1)[2]。

利用这种方法诊断慢性静脉功能不全时,有赖于患者仰卧位时下肢静脉未完全充盈。当体位改变或流出道被压力袖带压迫闭塞时,静脉系统可以容纳增加的血流量直至达到静脉容积的最大值,随后迅速改变体位或释放压力袖带,可以观察到正常的下肢静脉血容量迅速排空。目前这种试验通常采用

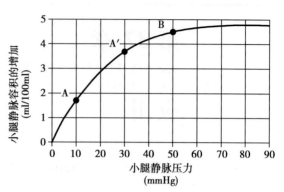

图 37.1　小腿静脉压力-容积曲线。 正常肢体静脉压力低(A),但急性静脉血栓时压力增高(A′)。将充气袖带加压到 50mmHg,正常肢体静脉容积增加近 3%(A 到 B),但患侧静脉容积增加小于 1%(A′到 B)(转载自 Sumner[2],Elsevier 授权)

压力袖带,通过避免患者自主活动和体位改变来提高检查的标准化程度。

这种试验对患者的体位要求非常严格。患者采取仰卧位,用软质物品置于足跟处使腿抬高 20 ~ 30度以利于静脉回流。膝盖弯曲 10 ~ 20 度防止腘静脉回流受阻。将容积传感器(空气袖带、汞应变计或阻抗电极)置于小腿周围,将充气袖带缠于大腿上。当袖带突然充气使压力超过远端静脉压(一般 50 ~

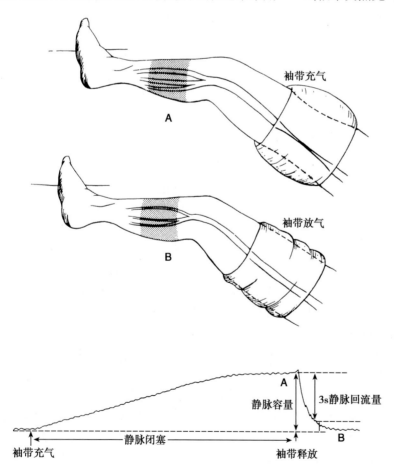

图 37.2　静脉回流量容积描记。 上图:腿、袖带和电极的正确位置;下图:B 所示典型的正常曲线

60mmHg)时,静脉回流途径受阻[3]。此压力水平远远低于动脉舒张压,对远段动脉管径几乎没有影响。由于动脉血流不受袖带压力影响,被困于腿部远端的血液使静脉压不断增高直到与袖带压力相等,此时静脉血将重新回流。

当首次发生静脉堵塞时,小腿静脉血流量的增加与动脉灌注量成一定比例。当小腿静脉充盈持续减少时,腔内压力持续上升。一旦静脉压与袖带压力相等时,小腿血容量升高到极限,记录曲线同时达

到高峰。容量曲线从基线升高到峰值即是静脉顺应性。曲线一旦达到峰值则立刻下降,使远段的大腿静脉扩张。在阻断过程中,当初始压力梯度达到50mmHg时,困在小腿中的血液开始快速回流入大腿。初始流出率所反映的流出曲线的初始斜率与静脉阻力成反比。随着血液流出小腿,远端静脉压下降,压力梯度降低,流出速度也相应降低。因此流出曲线的凸面朝向基线。当静脉压再次回到基线水平,容量曲线也回到基线(图37.2和图37.3)[5]。

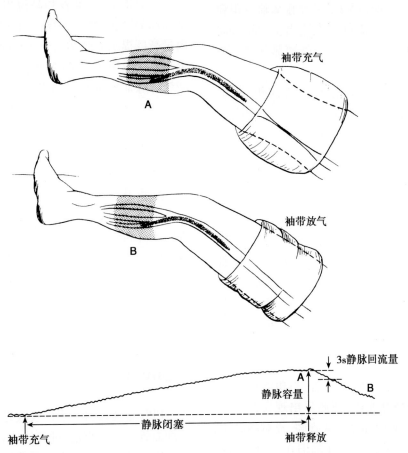

图 37.3　静脉回流量容积描记。典型的非正常曲线。由于近期深静脉血栓形成,3s 静脉回流量明显减少

容积描记法在诊断急性静脉血栓时敏感性差,当血栓较小未完全阻塞管腔或阻塞位置侧支静脉开放良好时,容积变化的测量可能无明显改变。但当流出道梗阻或随访静脉支架置入后血流改善情况时,容积描记法评估这些解剖异常的血流动力学变化有着重要的作用[6]。

容积描记法测量静脉反流

容积描记是通过测量患者由平卧位改为站立位时肢体静脉容积的改变,来证明下肢静脉异常反流

的存在。本试验利用当肢体处于站立位时,腿部静脉容积增加的理论。如果静脉瓣膜功能良好,则静脉容积增加缓慢;如果静脉瓣膜功能不好,则静脉容积增加迅速。同样,容积描记法不能检测一些特殊区域的瓣膜功能不全,但是通过其他潜在肢体疼痛部位的反流能整体评价静脉反流的预后情况。容积描记法也可以利用小腿肌肉收缩来检查小腿肌肉泵功能,作为静脉血流动力学的进一步检查方法。该方法可将小腿静脉反流引起的肢体疼痛与其他潜在原因所致的肢体疼痛区分开。患者可能存在反流的静脉段,但如果容积描记法测量正常,则说明反流静

脉可能不引起症状,需要寻找其他原因。

应变容积描记 (Strain-Gauge Plethysmography , SGP)

SGP 采用硅橡胶导体管通过电触头与容积描记器相连接,随着小腿周长改变拉伸测量器时,导体的电阻力增加,同时也记录到电压改变。测量器的校准方法是电压增加 1% 对应肢体静脉容积变化 1%。静脉容积(Venous volume, VV)是指静脉基础容积和峰值容积之间的差值,而静脉最大流出量(Maximal venous outflow, MVO)则是对曲线最陡峭部分进行测量[7]。

SGP 主要用于下肢深静脉血栓的诊断,测量 MVO 为主要的诊断依据。正常静脉容量平均高于基线 2% ~ 3%,当下肢静脉出现病理血流时,记录的 VV 值小于 2%。VV 并不是一个很可靠的诊断标准,但与 MVO 相结合将更可靠[8]。Barnes 与同事[9]报道,MVO 对膝关节以上的深静脉血栓敏感性为 90%,但对膝关节以下的敏感性只有 66%,整体敏感性为 81%。Rooke 等[10]使用应变容积描记法对患者每个肢体进行评估,在运动时绘制容积-时间曲线,并计算血液的排出量和运动后静脉血液再充盈所需的时间,根据运动后静脉再充盈时间缩短,能准确地诊断下肢静脉瓣膜功能不全,瓣膜功能不全的严重程度与静脉再充盈时间成反比,运动的类型不影响研究结果。

长期卧床、体位改变、肌肉萎缩、心功能不全和心力衰竭可能影响静脉充盈,使测量出现误差。当属支静脉血栓形成、血栓部分阻塞管腔、成对静脉中的一条血栓形成或重要侧支存在陈旧血栓时,可能不会显著影响静脉容量或流出量,此时 VV 和 VO 测值可能是正常或接近正常的。因此,目前 SGP 很少用于静脉梗阻或静脉反流性疾病的诊断。

阻抗容积描记 (Impedance Plethysmography , IPG)

肢体周长的改变引起相应的电阻变化,并与容积变化成正比。阻抗容积描记器是由缠绕腿部的电极组成,当血容量增加,电阻抗相应降低,并将信号进一步放大,以用来反映静脉容积的变化。

肢体容积的增加导致电阻抗降低。利用两个相距 10cm 的电极对小腿肌肉进行评估。根据欧姆定律(电压=电流×电阻),可以推导出电阻,并能够连续追踪显示。当大腿阻断袖带充气,通过测量电极变化轨迹可以检测出静脉容积的变化。当袖带快速放气时,曲线在 3 ~ 4s 内下降至基线水平。

通过曲线的上升支(从基线到平台期稳定阶段)测量静脉容量,下降支(达到峰值容量超过 3s 后)测量静脉流出量。将这些测量值绘制成一个图表,纵轴代表"下降",横轴代表"上升"[11]。

一般来说,高电容和高流出量表示静脉功能正常和深静脉血栓形成的概率低;相反,低电容和低流出量高度提示静脉功能异常和深静脉血栓形成的概率高。当应用 5-测试序列时,IPG 的准确度提高,诊断深静脉血栓的敏感性为 33% ~ 96%。有症状和患有近心端深静脉血栓的患者,该测试的敏感性更高。无症状和膝水平以下的深静脉血栓患者,该测试的敏感性降低。这些差异可能是由非闭塞性血栓形成和丰富的侧支循环建立而引起的[12-15]。

导致 IPG 准确性降低的影响因素与 SGP 相同。具体来讲,任何影响患者配合、肢体血液回流受阻、静脉压升高或血液供应减少的情况均会产生假阳性或假阴性结果。因此,由于彩超技术的准确性,目前已经很少应用 SGP 和 IPG 诊断深静脉血栓形成及评估慢性静脉功能不全(CVI)的血流动力学变化。

光学容积描记 (Photoplethysmography , PPG)

PPG 是通过血红蛋白吸收光来测量静脉和皮肤毛细血管网的血容量,进而估计静脉的淤滞程度。

PPG 使用能达到真皮层的红外线发光二极管作为传感器,根据传感器的光吸收数量能够很好地评估静脉及皮肤毛细血管网的血容量,并通过一个相邻的光电探测器测量背向散射光,以一条追踪曲线显示净吸收量。当坐位或立位时,皮肤静脉及毛细血管的光吸收量增加,相反,小腿肌肉活动时静脉血液排出,光吸收量降低。

让患者选择舒适的坐姿,并随意地将腿抬高,使用传感器记录腿部的基线水平,然后让患者连续做 5 个踝关节弯曲/伸展动作,随着小腿肌肉收缩使静脉排空追踪静脉容积曲线不断下降;动作完成后,追踪曲线恢复到初始基线的 90%,所需要的时间为静脉再充盈时间(Venous refill time, VRT 图 37.4)[16,17]。

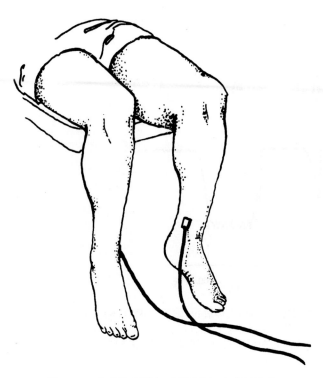

图 37.4　光学体积描记术（PPG）：患者的体位

正常个体 VRT 多大于 20 秒，甚至可延长到 60 秒。显著的静脉反流可以导致 VRT 少于 20 秒。VRT 减少越明显，反流程度越严重。对于结果异常的患者需重新进行测试，可以利用袖带充气加压（50mmHg）消除浅静脉系统反流的影响，以便明确反流的来源（图 37.5）。

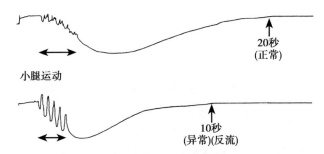

图 37.5　光学容积描记（PPG）测量静脉反流，瓣膜功能不全导致静脉再充盈时间小于 20 秒

虽然 PPG 可以对静脉系统的生理功能进行整体的评估，但它最大的用途是作为相对简单的方法来检测静脉反流。因为不能进行定量测量，目前尚未证实 PPG 是一种有效的区分 CVI 严重程度的方法。

充盈时间不仅与静脉反流程度成反比，同时也受动脉血流的影响。如果存在动脉闭塞性疾病，尽管无静脉反流存在，VRT 也会减少。这项检测需要患者充分配合，不能完成收缩动作或小腿传感器不

能妥善放置将会影响结果的准确性。VRT 在记录过程中可随着光电感应器的位置、取样区域大小、运动的类型和数量的变化而变化。感应器周围有静脉曲张或穿静脉也可能影响检查结果。尽管使用了止血带，但本试验在区别深静脉与浅静脉反流时的可靠性仍然有限。由于 PPG 不能对 CVI 严重程度进行分级，PPG 对下肢静脉手术治疗后的评估价值有限。尽管如此，在无法获得更多的静脉血流动力学相关信息的情况下，PPG 仍是衡量是否存在 CVI 的理想测量方法。如果需要获得 CVI 严重程度或者对静脉术后效果进行评估，那么定量检查可能更加有用[18]。

空气容积描记术（Air Plethysmography，APG）

空气容积描记术是利用一项新的技术改进了 PPG 的不足以及弥补其他容积描记术在取样区域方面的限制。APG 采用低压充气袖带，适用于从膝关节到踝部 30~40cm 长度范围的测量。袖带与容积描记器相连接，对容积的变化感知非常敏感，能对从膝关节到踝部的整个小腿容量变化进行精确的定量评价。首先患者取仰卧位，利用支撑物支撑脚跟使腿抬高，选择适用于小腿的袖带。将袖带充气加压达 6mmHg，此时不压迫浅静脉且肢体感觉舒适，患者仰卧静息状态时获得容积基线。然后患者单足站立，受试肢体不承重，容积追踪曲线逐渐升高至顶点。继而患者做小腿收缩/足趾站立动作，休息片刻后，随后进行十个足趾站立动作，完成测试程序。这个检测可采用大腿止血带加压以隔离浅静脉回流入深静脉血液，重复进行上述步骤来单独评估深静脉系统（图 37.6）。

追踪曲线的计算结果见图 37.7。静脉容积

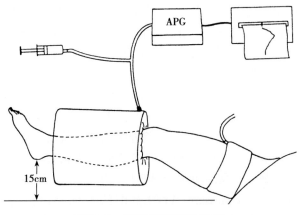

图 37.6　空气容积描记（APG）

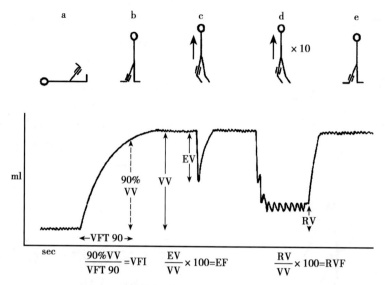

图 37.7　图示标准姿势变化和运动过程中典型的容积变化。（a）患者仰卧位，腿抬高 45°；（b）患者不受检下肢承重，单腿站立；（c）单脚足趾站立运动；（d）10 次足趾站立运动；（e）重复（b）。VV 即功能静脉容积，VFT 即静脉充盈时间，VFI 即静脉充盈指数，EV 即射出量，RV 即剩余量，EF 即射血分数，RVF 即剩余（残留）容积分数。转载自 The Society of Vascular Surgery

（Venous volume，VV）是测量肢体休息位和站立位时的差值。静脉充盈指数（Venous filling index，VFI）是计算通过测量 VV 的 90% 除以变换站立位后 90% 的 VV 充盈时间的比值。在正常肢体的 VFI 测量中，支撑腿的平均充盈速度较缓慢，单位以 cc/s 表示。用一次足趾站立运动的射血量除以 VV 得到射血分数（EF），用十次足趾站立运动后剩余静脉血量除以 VV 得到剩余容积分数（Residual volume fraction，RVF）。

　　PPG 和 APG 共同的局限性是需要患者能独立站立并有力量完成足趾站立的动作。但 Back 等报道，严重的 CVI 特别是 5、6 级患者，其踝关节的运动范围往往是受限的[20]。目前尚不清楚在这些患者中，EF 和 RVF 的某些变化是否与小腿肌肉泵的固有功能异常相关，或者由于这些患者踝关节活动范围受限而无力启动肌肉泵功能。APG 的另一个局限性在于肥胖患者使用最大型号的袖带也只能在脚踝部位。因此，对于肢体肥胖的患者，PPG 可能是唯一能选择的方法。

　　在临床上，正常肢体 VFI<2ml/s，VFI 的增加程度与症状的严重程度相关（表 37.1）[21]。目前认为，站立位时 VFI 能对下肢静脉系统对抗反流的整体功能提供比较合理评价。EF 和 RVF 的作用是检测小腿肌肉泵的功能。RVF 与流动静脉压（Ambulatory venous pressure，AVP）范围的测量密切相关，RVF 的值越低，代表小腿肌肉泵功能越好（正常

RVF 值<35%）[22]。

表 37.1　利用空气体积描记术对 134 条下肢静脉疾病静脉后遗症的流行病学调查与 VFI 相关性研究

VFI（ml/s）	静脉疾病后遗症		
	肿胀（%）	皮肤改变（%）	溃疡（%）
<3	0	0	0
3~5	12	19	0
5~10	46	61	46
>10	76	76	58

John Wiley 及 Sons 授权，转载自 Christopoulos 等[21]。

　　Criado 等检测 186 条肢体来评估 APG 参数预测 CVI 的临床严重程度的能力。研究的主要目的是利用这项检查选择出适合静脉手术的患者，并监测术后改善指标，了解术后疗效，这对临床非常重要。该报道表明，在 APG 测量参数中，VFI 是预测 CVI 临床严重程度的最好指标。在临床分级 0 级的患者中，93% 的患肢 VFI<2ml/s，只有 9% 的 VFI>5ml/s。VFI 检测异常观察反流的敏感性为 80%，阳性预测率为 99%。成功的下肢 CVI 手术治疗术后，VFI 可以降至正常水平[23]。

　　APG 和其他技术一样可以用来评估静脉流出量，并利用同样的"脉冲流量记录"方法来诊断深静脉血栓。APG 与应变容积描记法的应用方式大体相同。将充气袖带置于小腿并充入 10cm³ 空气来作为容积传感器，将闭塞袖带置于大腿并充气使压力达

到 50～80mmHg，然后对静脉容量及 MVO（Maximal venous outflow）进行测量。1 秒流出量、静脉容量、双腿静脉容量比、呼吸的改变是否影响肢体容积和超声检查结果均是静脉评分的依据。静脉评分 4 分或小于 4 分可以排除 DVT，5～7 分为不确定，大于 8 分提示存在静脉阻塞[24,25]。Nicolaides 和 Sumner 用 1s VO（venous outflow）除以 VV 计算流出分数。Nicolaides 报道表明，肢体 VO 正常时，流出率大于 38%；VO 部分阻塞时，流出率在 30%～38% 之间；严重阻塞时，流出率小于 30%[22]。

VFI 用于观监测后静脉功能改善情况，并对术后远期效果进行预测。Owens 等对 71 例静脉术后患者进行回顾性分析，在平均随访 44 个月内，VFI 纠正至小于 2ml/s 的患者中，94% 无临床症状发生[6]。

VFI 可以预测静脉溃疡的复发。对于腿部溃疡已愈合的患者，VFI 高于 4ml/s 比 VFI 低于 4ml/s 的复发风险高。VFI 高于 4ml/s 的患者每增加 1ml/s，溃疡复发风险增加 17%。因此 APG 的参数可以辅助高风险的静脉溃疡患者选择改善静脉功能的治疗方法[26]。

APG 与 PPG 的对比

对小腿的检查进行大样本抽样调查，APG 能够比 PPG 更好地提供肢体静脉整体功能的指标。APG 能够准确地将正常人与 CVI 患者区分开，两组的参数 VFI、VV、EF 和 RVF 具有显著性差异（$P < 0.05$）。PPG 再充盈时间对诊断静脉反流的敏感性为 100%，特异性为 60%。此外，彩超与 APG 之间的 kappa 系数为 0.83，而 PPG 的系数仅为 0.47，因此，APG 是比 PPG 更好的静脉反流评估方法。APG 提供了定量分析的方法，有利于需要进行静脉重建或切除手术的患者选择合适的治疗方案及后期治疗[27]。

静脉无创性检查方法的研究

选择使用静脉无创性检查需要考虑以下几个因素，包括患者的临床状态、对每个患者进行详细问诊、要求患者能够完成检查。此外，如果作为临床常规使用的方法，技术人员所需要的时间和血管检查中心资源的使用也是重要的问题。如果技术人员缺乏经验或检查中心设备较低端，则检查的时间可能

更长。经常使用多项测试的结果会占用大量的血管技术人员的时间，在某些情况下可能会使资源短缺。因此，除非涉及研究协议，否则只有当检查结果对于临床患者非常重要时才进行这些试验。有些患者并不适合某项研究。由于袖带型号的限制，病态肥胖的可疑静脉疾病患者不适于 APG 检查，这些患者通常进行 PPG 检查，但检查结果可靠性较差。肥胖患者进行彩超检查更加困难，但是一些反流信息尤其是出现在腿部远段时通常可以显示。没有辅助措施时站立有困难的患者有时无法完成标准的足趾站立动作，这时 APG 和 PPG 的检测结果均不可靠。如果患者能在帮助下从卧位改为站立位，APG 检查时 VFI 患者常会有相应的变化。我们诊断的下肢静脉溃疡患者中，约有 25%～35% 的患者不能完成超声静脉功能检测的要求和 APG 评估小腿肌肉泵功能的动作。

如果仅需明确是否存在静脉疾病，不要求了解 CVI 的严重程度及详细的解剖，PPG 是较合理选择，可以相对较快的进行检查并可确定是否存在静脉疾病。但如果主要关注点在于反流的位置以便进行干预，则应选择仰卧位及站立位彩超检查。如果主要问题是 CVI 的严重程度，或者在干预后是否继续发展，则应进行 APG 检查。

特定情况静脉功能的具体血流动力学情况检测，对临床管理非常重要：

1. 区分静脉疾病导致的下肢疼痛和其他原因引起的下肢疼痛；

2. 评价穿静脉功能不全的血流动力学意义；

3. 评价多系统瓣膜功能不全患者进行临床干预后的血流动力学改善情况；

4. 预测外科手术或腔内静脉干预治疗后远期疗效。

参考文献

1. Sumner DS. Diagnosis of deep venous thrombosis. In: Rutherford RB, editor. Vascular surgery. Philadelphia: W.B. Saunders Company; 1995. p. 1698–743.

2. Sumner DS. Diagnosis of deep vein thrombosis by straingauge plethysmography. In: Bernstein EF, editor. Vascular diagnosis. St. Louis: C.V. Mosby; 1993. p. 811–9.

3. Barnes RW, Collicott PE, Sumner DS, et al. Noninvasive quantitation of venous hemodynamics in postphlebitic syndrome. Arch Surg. 1973;107:807.

4. Wheeler HB, Anderson Jr FA. Impedance plethysmography. In: Kempczinski RF, Yao JST, editors. Practical noninvasive vascular diagnosis. Chicago: Mosby; 1987.

5. Wheeler HB, Anderson Jr FA. Diagnosis of deep vein thrombosis by impedance plethysmography. In: Bernstein EF, editor. Vascular

diagnosis. St. Louis: C.V. Mosby; 1993. p. 820–9.

6. Owens LV, Farber MA, Young ML. The value of air plethysmography in predicting clinical outcome after surgical treatment of chronic venous insufficiency. J Vasc Surg. 2000;32:961–8.

7. AbuRahma AF. Strain-gauge plethysmography in diagnosis of deep vein thrombosis. In: AbuRahma AF, Diethrich EB, editors. Current noninvasive vascular diagnosis. Littleton: PSG Publishing Company, Inc.; 1988. p. 271–81.

8. Hallbook T, Gothlin J. Strain-gauge plethysmography and phlebography in diagnosis of deep venous thrombosis. Acta Chir Scand. 1971;137:37.

9. Barnes RW, Collicott PE, Mozersky DJ, et al. Noninvasive quantitation of maximum venous outflow in acute thrombophlebitis. Surgery. 1972;72:971.

10. Rooke TW, Heser JL, Osmundson PJ. Exercise strain-gauge venous plethysmography: evaluation of a "new" device for assessing lower limb venous incompetence. Angiology. 1992;43:219.

11. Hull R, van Aken WG, Hirsch J, et al. Impedance plethysmography: using the occlusive cuff technique in the diagnosis of venous thrombosis. Circulation. 1976;53:696.

12. Hall R, Hirsch J, Sackett DL. Impedance plethysmography: the relationship between venous filling and sensitivity and specificity for proximal vein thrombosis. Circulation. 1978;53:696.

13. Wheeler HB. Diagnosis of deep vein thrombosis: review of clinical evaluation and impedance plethysmography. Am J Surg. 1985;150:7.

14. Comerata AJ, Katz ML, Grossi RJ, et al. The comparative value of noninvasive testing for diagnosis and surveillance of deep venous thrombosis. J Vasc Surg. 1988;7:40.

15. Agnelli G, Cosmi B, Radicchia S, et al. Features of thrombi and diagnostic accuracy of impedance plethysmography in symptomatic and asymptomatic deep vein thrombosis. Thromb Haemost. 1993;70(2):266.

16. Abramowitz HB, Queral LA, Flinn WR, et al. The use of photoplethysmography in the assessment of venous insufficiency: a comparison to venous pressure measurements. Surgery. 1979;86: 434–40.

17. Nicolaides AN, Miles C. Photoplethysmography in the assessment of venous insufficiency. J Vasc Surg. 1987;5:405.

18. Criado E. Laboratory evaluation of the patient with chronic venous insufficiency. In: Rutherford RB, editor. Vascular surgery. Philadelphia: W.B. Saunders Company; 1995. p. 1771–85.

19. Marston WA, Christopoulos DG, et al. Air plethysmography and the effect of elastic compression on venous hemodynamics of the leg. J Vasc Surg. 1987;5:148–59.

20. Back TL, et al. Limited range of motion is a significant factor in venous ulceration. J Vasc Surg. 1995;22(5):519–23.

21. Christopoulos D, Nicolaides AN, Szendro G. Venous reflux: quantitation and correlation with the clinical severity of chronic venous disease. Br J Surg. 1988;75:352–6.

22. Nicolaides AN, Sumner DS, editors. Investigation of patients with deep vein thrombosis and chronic venous insufficiency. London: Med-Orion; 1991. p. 39–43.

23. Criado E, Farber MA, Marston WA, Danniel PF, Burnham CB, Keagy BA. The role of air plethysmography in the diagnosis of chronic venous insufficiency. J Vasc Surg. 1998;27:660–70.

24. Howe Jr HR, Hansen KJ, Plonk Jr GW. Expanded criteria for the diagnosis of deep venous thrombosis: use of the pulse volume recorder and Doppler ultrasonography. Arch Surg. 1984;119: 1167.

25. Schroeder PJ, Dunn E. Mechanical plethysmography and Doppler ultrasound: diagnosis of deep vein thrombosis. Arch Surg. 1982;117:300.

26. McDaniel HB, Marston WA, Farber MA, et al. Recurrence of chronic venous ulcers on the basis of clinical, etiologic, anatomic, and pathophysiologic criteria and air plethysmography. J Vasc Surg. 2002;35(4):723.

27. Bays RA, Healy DA, Atnip RG, et al. Validation of air plethysmography, photoplethysmography, and duplex ultrasonography in the evaluation of severe venous stasis. J Vasc Surg. 1994;20(5):721.

第 38 章
下肢深静脉血栓的多普勒超声诊断

38

M. Ashraf Mansour

摘　要

　　在住院或门诊患者中,急性下肢深静脉血栓(Deep venous thrombosis,DVT)患者是很常见的。其临床症状和体征常常是不确定的和非特异性的,因此,需要一项准确的检查方法来指导临床诊断。近二十年来,随着静脉彩色血流多普勒超声技术的飞速发展,现已成为急性 DVT 的"金标准"。本章将介绍超声检查深静脉血栓技术和急性 DVT 的超声表现。

关键词

急性深静脉血栓、彩超、无创性诊断

引言

　　多年来,静脉血栓(Venous thromembolism, VTE)已被认为是重要的健康问题之一,但减少其发病率却一直是个难题。最近,美国卫生局已发表声明,广大医护人员要提高对 VTE 重要性的认识[1]。确切的 DVT 发病率目前还不明确,尸检报告证实,多达一半的 DVT 患者生前并未发现患有血栓[2]。据估计,美国每年有将近 900 000 人确诊为 DVT,约 300 000 人死于肺栓塞(Pulmonary embolism, PE)[3]。住院患者的 DVT 发病率较多变。在没有预防措施的情况下,内科患者发病率最低,为 10%~20%;进行大的骨科手术的患者发病率最高,为 40%~60%[4,5]。急性 DVT 患者的远期发病率也相当高[6-9]。慢性进展性静脉功能不全的严重后遗症包括慢性肢体肿胀、疼痛和溃疡,导致患者的医疗费用增高及劳动能力丧失。本章的主要目的是阐述在下肢 DVT 中静脉多普勒超声的诊断价值。

急性 DVT 的病理生理学

　　公元前 1550 年,亚伯斯古医籍(Ebers papyrus)中已有关于静脉疾病的记载。1856 年,德国医生 Rudolf Virchow(1821—1902)提出假设,静脉血栓的发生是由血流异常、血液黏稠或血管壁损伤引起[10],后来被称为"Virchow 假说"。在临床实践中,患者长期卧床导致需要行走才能激活的足部及小腿肌肉泵功能丧失,加重了血流淤滞。其次,血液黏度异常也是导致血栓的公认因素(例如抗凝血酶Ⅲ、蛋白质 C 和 S 缺乏,凝血因子 V 基因突变等)或其他

表 38.1　VTE 风险因素

年龄增长	肥胖
制动、瘫痪	妊娠
DTV 病史	雌激素治疗
恶性疾病	肾病综合征
外科手术	心力衰竭
外伤	留置静脉桥血管

Caprini 校对[3]

血液病(例如红细胞增多症、多发性骨髓瘤等)。最后,血管壁损伤可能是由于外因(创伤)或内因(动脉粥样硬化)等原因引起[2]。显然 VTE 的很多危险因素已经得到确认[2-9]。住院患者应在入院时即进行血栓风险评估以便于血栓的早期预防[3-5](表 38.1)。

静脉彩超

在应用超声检查仪诊断静脉血栓前,静脉造影是诊断下肢深静脉血栓形成的"金标准"。目前静脉彩超检查被认为是"金标准",静脉造影则成为一些特殊情况的保留检查项目,如计划实行血管内介入治疗[2,11-14]。其他有创检查包括 CT 和 MR 静脉造影,用来评价腹部、盆腔静脉或下肢血管畸形。其他的无创技术将在第 36 章和 37 章进行阐述(表 38.2)。

表 38.2　下肢 DVT 诊断方法对比

检查方法	准确率	局限性
静脉多普勒	敏感性:93% ~ 100% 特异性:97% ~ 100%	操作者依赖经验
静脉造影	敏感性:100% 特异性:100%	不确定性高达 15%、有创
IPG	敏感性:73% ~ 96% 特异性:83% ~ 95%	诊断非阻塞性血栓不准确
CT 静脉造影	敏感性:93% ~ 100%	有创
MR 静脉造影	敏感性:87% ~ 100% 特异性:95% ~ 100%	费用昂贵
核素显像	敏感性:21% ~ 83%	有创
I125-纤维蛋白原	特异性:54% ~ 97%	在美国未投入使用

适应证

急性下肢 DVT 的症状和体征是非特异性的。最常见的下肢 DVT 检查适应证包括局部疼痛、肿胀、小腿或大腿皮肤变红和小腿被动背屈疼痛(Homan 征)[2,13,14]。为了尽可能地降低假阴性结果,很多医生检查 D-二聚体水平[15]。D-二聚体来源于纤溶酶溶解的交联纤维蛋白凝块,经纤溶酶水解后释放到循环系统的纤维蛋白降解产物。当 D-二聚体

水平正常时说明不存在血栓。在很多情况下,D-二聚体检查结果可能为阳性,包括外伤、怀孕、炎症及近期手术[15-18]。使用 Wells 临床评分评估深静脉血栓的概率见表 38.3。

表 38.3　Wells 评分

临床特点	分数
恶性疾病	1
瘫痪、麻痹、制动	1
近期卧床 3 天或以上	1
沿着下肢深静脉的走行局部轻压痛	1
整个下肢肿胀	1
小腿肿胀,周径增加 3cm	1
患肢凹陷性水肿	1
患肢属支浅静脉曲张	1
替代诊断(alternative diagnosis)最不倾向 DVT	−2

Wells 等校对[15]
可能性:
高>3 分
中 1 ~ 2 分
低 0 分

仪器设备

下肢静脉彩超检查可选择多种探头。对平均体重正常的成年人,可以选择 5 ~ 10MHz 的线阵探头。体重较重或者病态肥胖的人群,可以选择 3 ~ 5MHz 的凸阵探头以便获取更深层组织的图像[9,11]。有些患者可能需要使用不止一个探头,在腹部和腹股沟区应用低频探头,小腿部位应用高频探头。在完整的下肢静脉彩超检查中,B-型模式、多普勒频谱、彩色血流三个模式需要结合使用。

检查技术

大多数超声设备是便携式的,因此静脉彩超检查可以在血管检查中心、急诊床旁或 ICU 病房进行检查。患者取仰卧位,理想的检查床是可以调整为反向 Trendelenberg 位(足部略低于头部)或半坐卧位。如果情况允许,大腿和小腿略向外旋转。患者检查前需空腹 6 小时以便获得腹部静脉的图像。

检查从腹股沟区开始。横向和纵向检查深静脉系统的股总静脉及股静脉[9,11,14]。探头置于股隐交

界处时可显示大隐静脉(图 38.1)。为鉴别每一个
静脉段可适当轻加压后观察静脉壁压瘪情况(图
38.2)。沿大腿内侧至腘窝段每 3～5cm 应该加压
后观察。除了加压,纵向扫查时多普勒取样框应置
于血管中央。此时检查者需要观察血流的自发性和
期相性特点,以及轻轻挤压小腿出现远端血流增加
的现象(图 38.3)。同时需要记录每段静脉的彩色
血流显像情况。检查腘静脉时需要患者配合,探头
放置在膝关节后方(图 38.4)。所有这些静脉节段
要全面彻底的检查,膝上、膝部及膝下都需要进行如
前所述的加压、多普勒频谱及彩色血流的检查。

　　随即检查胫腓静脉干、胫后静脉及腓静脉(图
38.5)。将探头置于小腿内侧中部偏后,从踝侧开始
向头侧扫查,这种扫查方法很适用,但不是必需的。
如果可以,坐位垂腿是最佳的体位。通常在加压后
可以观察两条胫后静脉及腓静脉的多普勒频谱和彩
色血流。在小腿前外侧检查胫前静脉。在没有外伤
或骨折的情况下,胫前静脉血栓的发生率小于 1%,
因此,它不在下肢静脉常规检查的范围内。

　　然后检查比目鱼肌静脉和腓肠肌静脉,两者在
腘窝横纹处汇入腘静脉。比目鱼肌是筋膜下第一个
结构,比目鱼肌静脉位于腓肠肌三角下方(图
38.5),沿胫后静脉或腓静脉方向走行,可以对胫骨
和腓骨表面加压进行显示。内、外侧腓肠肌静脉在
汇入腘静脉处可显示,沿其各自肌腹扫查并对其加
压和调整取样框方向,可显示静脉。如果加压仍不
能显示,检查者则需要将彩色血流显像调节至低流
量(PRF 小于 1500Hz)。

　　完整的下肢静脉彩超检查应包括大、小隐静脉。
小隐静脉走行于小腿后方,至膝水平周围注入腘静
脉(图 38.6)。大隐静脉起于踝部前内侧,并沿下肢
内侧走行至腹股沟区股隐静脉交界处(图 38.7)。
当然,检查者应有意识仔细询问病史,例如隐静脉部
分或完全用于搭桥手术或切除、剥离来治疗静脉功
能不全。

　　为了进行完整的评估,应获取盆腔及腹部静脉
的理想图像(图 38.8)。然而,这是一个相当有难度
的检查,通常需要有经验的医师完成。肠道气体可
能遮盖下腔静脉,同样,髂总静脉及髂外静脉也难于
显像。因此获取股静脉的连续血流信息尤其重要
(图 38.9)。盆腔静脉通过加压进行显像是不可行
的,因此检查者需要依靠多普勒及彩色血流显像。

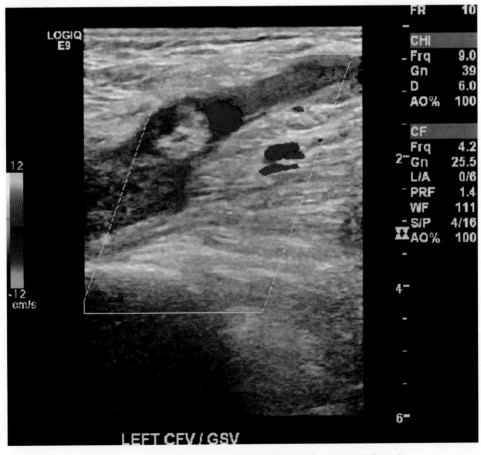

图 38.1　B 型超声显示股隐静脉交界处的血栓,几乎无彩色血流

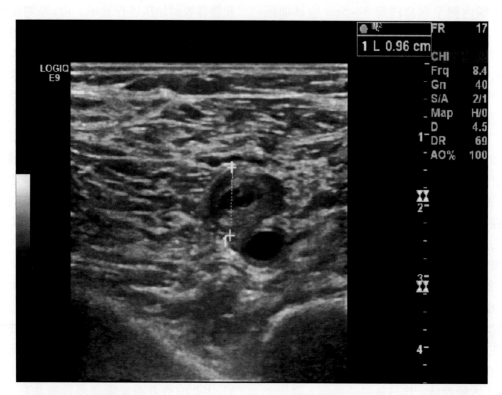

图 38.2　急性腘静脉血栓,可见高回声实质充盈管腔,管径增宽。其旁是腘动脉显示正常的血流呈无回声

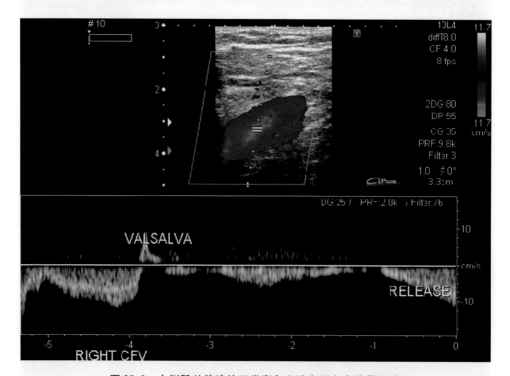

图 38.3　右侧股总静脉的正常彩色血流和双向多普勒血流

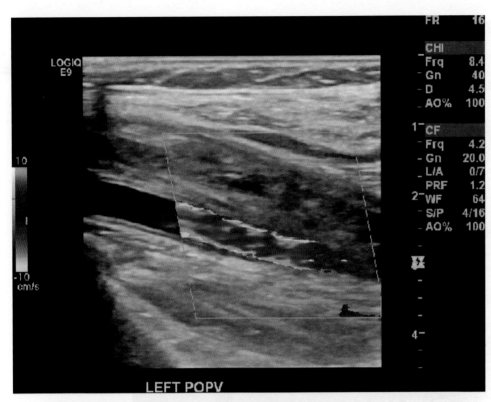

图 38.4　急性腘静脉血栓及正常腘动脉血流

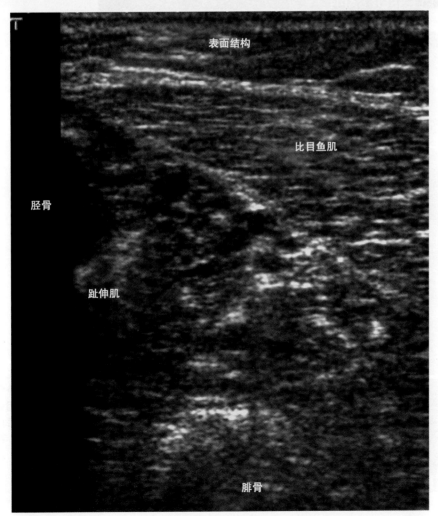

图 38.5　腘窝的解剖

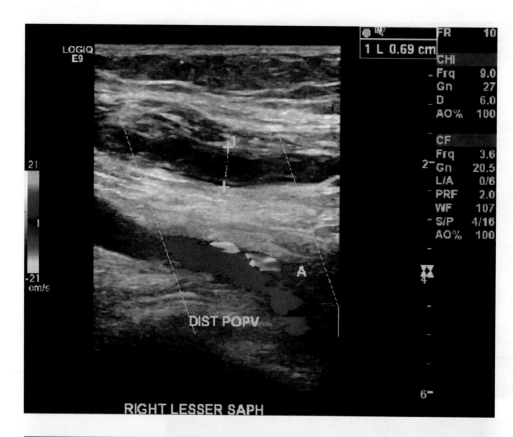

图 38.6 急性小隐静脉血栓

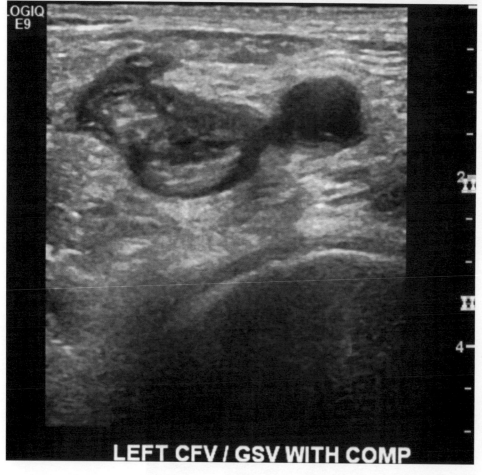

图 38.7 股隐静脉交界处血栓,因存在血栓管腔不能压扁(图示称"米老鼠征")

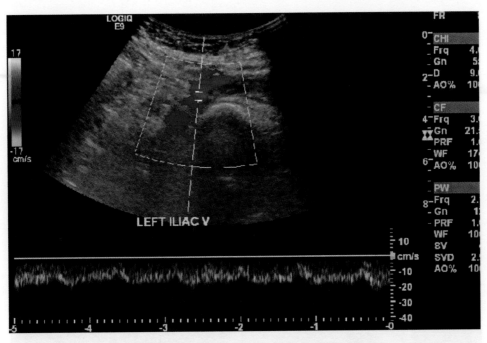

图 38.8　髂静脉血流期相性消失,疑为下腔静脉血栓形成

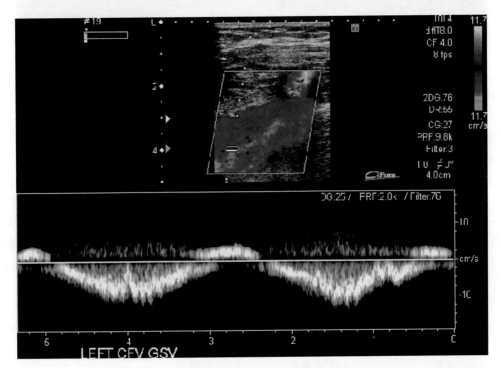

图 38.9　管腔通畅的股总静脉和股隐交界处,充血性心力衰竭或液体超负荷的患者可见持续的血流

经验丰富的医师能检查出闭塞和部分闭塞的髂静脉血栓以及左髂静脉狭窄如 May-Thurner 综合征。静脉彩超也可以用于髂静脉血栓闭塞后再通以及静脉支架的随访检查。

深静脉血栓的诊断

　　目前常用 B-型超声、多普勒及彩色血流显像相结合来诊断 DVT。典型的血栓完全闭塞段静脉增宽并不常见。在 B-型超声检查中,静脉不能被压扁或静脉壁的张力增高是特征性的诊断依据(图38.10)。在静脉腔内可见实质性物质、彩色血流信号充盈缺损及频谱信号消失可以明确诊断。另一方面,如果静脉能完全压瘪,可检测到多普勒血流及正常的静脉腔内血流信号充填,则证明静脉是正常的。急性深静脉血栓形成期超声具有特征性改变。随着

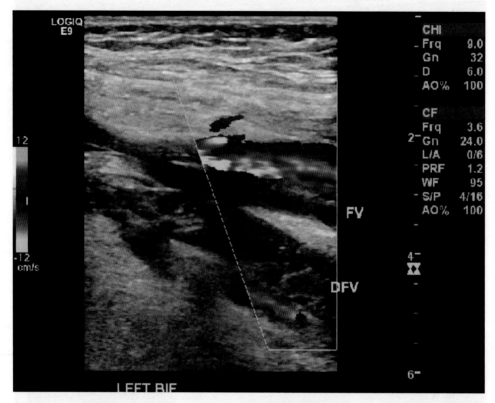

图38.10　股总静脉和股深静脉急性血栓完全阻塞管腔。动脉血流正常

病程进展,血栓回声逐渐增强,管腔部分再通,可观察梗阻段彩色血流信号的增加及周围侧支静脉的形成。血栓和瘢痕将使静脉壁发生永久性改变,包括静脉壁不规则增厚,血栓与静脉壁粘连及回声增强[2](表38.4)。

表38.4　急、慢性DVT的多普勒超声鉴别

诊断标准	急性DVT	慢性DVT
可压缩性	海绵状	较硬
静脉管径	增宽	减小
回声	无回声	有回声
组成成分	均匀的	不均质
管壁	光滑	不规则、粗糙
侧支建立	无	有
血流模式	向近心端逐级汇合	多样的
自由浮动的血栓尾	可能存在	消失

Meissner等校对[2]

在某些情况下,静脉彩超检查可能提示阴性或不确定的结果,这时最好能在5~7天后复查彩超。如果患者不接受抗凝治疗,复查超声则更加重要。临床医师需要根据阴性或不确定的结果决定是否对患者进行治疗。

报告

静脉彩超检查报告应包括所有的结果和诊断的概述。最终报告应包括:(1)急性或慢性DVT;(2)累及一段或多段静脉;(3)若伴有浅静脉血栓,累及的浅静脉节段;(4)即使仅要求检查单侧静脉,也要对对侧股静脉进行检查;(5)任何非主要的结果都可能解释或掩盖诊断,例如腘窝的Baker囊肿。通常需要根据首诊报告来确定治疗方案(入院,抗凝)。如果检查中有重要发现,如急性动脉闭塞、腘动脉瘤或存在自由浮动的血栓,则应立即与临床医生进行联系。

注意事项

前面所讲述的急性DVT的典型表现并不是经常能看到。超声检出急性DVT的准确率应该大于90%[2,11,14]。然而,这项检查对于肥胖及水肿患者操作上存在技术难度。还有受检部位受伤或带有辅助器械如外固定器,这样的情况下获取合适的图像是存在困难的。超声医师应认识到髂静脉、股深静脉和腓总静脉的成像技术最具挑战性的。慢性 DVT 合并急性血栓形成的诊断也需要有一定经验。

尽管已有大量的关于 DVT 的临床研究，但是否所有患者都应进行双侧检查及是否应对孤立的小腿深静脉血栓患者进行治疗仍存在争议。ICAVL 建议即使对无症状的患者也应检查对侧股静脉。华盛顿大学研究小组（University of Washington group）已经提议发起一项针对孤立的小腿 DVT 是否进行抗凝治疗的前瞻性随机对照研究。在未得到进一步的证据之前，仍需尽可能的谨慎，建议对未经治疗的患者一周后复查彩超。

参考文献

1. U.S. Department of Health and Human Services. The surgeon general's call to action to prevent deep vein thrombosis and pulmonary embolism; 2008. Available at: http://www.surgeongeneral.gov/topics/deepvein. Accessed 1 May 2011.
2. Meissner MH, Wakefield TW, Ascher E, Caprini JA, Comerota AJ, et al. Acute venous disease: venous thrombosis and venous trauma. J Vasc Surg. 2007;46:25S–53.
3. Caprini JA. Risk assessment as a guide for the prevention of the many faces of venous thromboembolism. Am J Surg. 2010;199: S3–10.
4. Geerts WH, Pineo GF, Heit JA, Berqvist D, et al. Prevention of venous thromboembolism. Chest. 2004;126:338S–400.
5. Geerts WH, Bergqvist D, Pineo GF, Heit JA, et al. Prevention of venous thromboembolism. American College of Chest Physicians evidence-based clinical practice guidelines (8th edition). Chest. 2008;133:381S–453.
6. Heit JA, Silverstein MD, Mohr DN, et al. The epidemiology of venous thromboembolism in the community. Thromb Haemost. 2001;86:452–63.
7. Fowkes FJ, Price JF, Fowkes FG. Incidence of diagnosed deep vein thrombosis in the general population: systematic review. Eur J Vasc Endovasc Surg. 2003;25:1–5.
8. Meissner MH, Moneta G, Burnand K, Gloviczki P, et al. The hemodynamics and diagnosis of venous disease. J Vasc Surg. 2007;46: 4S–24.
9. Labropoulos N, Tassiopoulos AK. Chapter 41: Vascular diagnosis of venous thormbosis. In: Mansour MA, Labropoulos N, editors. Vascular diagnosis. 1st ed. Philadelphia: Elsevier Saunders; 2005. p. 429–38.
10. Illig KA, Deweese JA. Venous and lymphatic disease: an historical review. In: Gloviczki P, Yao JST, editors. Handbook of venous disorders. 2nd ed. London: Arnold; 2001. Chap. 1, p. 3–10.
11. Mattos MA, Sumner DS. Direct noninvasive tests (duplex scan) for the evaluation of chronic venous obstruction and valvular incompetence. In: Gloviczki P, Yao JST, editors. Handbook of venous disorders. 2nd ed. London: Arnold; 2001. Chap. 12, p. 120–31.
12. Hirsch J, Lee AY. How we diagnose and treat deep vein thrombosis. Blood. 2002;99:3102–10.
13. Goodacre S, Stevenson M, Wailoo A, Sampson F, et al. How should we diagnose suspected deep-vein thrombosis? Q J Med. 2006;99:377–88.
14. Mintz BL, Araki CY, Krithatis A, Hobson RW. Venous duplex ultrasound of the lower extremity in the diagnosis of deep venous thrombosis. In: Abu Rahma AF, editor. Noninvasive vascular diagnosis. 2nd ed. London: Springer; 2007. Chap. 35, p. 385–93.
15. Wells PS, Anderson DR, Rodger M, et al. Evaluation of D-dimer in the diagnosis of suspected deep-vein thrombosis. N Engl J Med. 2003;349:1227–35.
16. Bernardi E, Camporese G, Buller HR, Siragusa S, et al. Serial 2-point ultrasonography plus D-dimer vs. leg color-coded Doppler ultrasonography for diagnosing suspected symptomatic deep vein thrombosis. JAMA. 2008;300:1653.
17. Johnson SA, Stevens SM, Woller SC, Lake E, et al. Risk of deep vein thrombosis following asingle negative whole-leg compression ultrasound. JAMA. 2010;303:438–45.
18. Palareti G, Cosmi B, Legnani C, Tosseto A, et al. D-dimer testing to determine the duration of anticoagulation therapy. N Engl J Med. 2006;355:1780–9.

39

第 39 章
上肢静脉彩超检查

Joann M. Lohr

摘 要

　　上肢深静脉血栓（Upper extremity deep vein thrombosis，UEDVT）占所有深静脉血栓（Deep vein thrombosis，DVT）的 10%，其中 30% 的 UEDVT 可能为原发性，70% 为继发性。UEDVT 一直被误认为是少见的、良性的疾病，而现今认为其并非少见，且可导致严重的后果。大多数原发性静脉血栓与解剖异常有关，上肢静脉血栓中仅有 20% 是原发性血栓。留置桥血管是继发性 UEDVT 最常见的危险因素。肺栓塞（PE）是最严重的并发症，占报道病例的 36%。继发性 UEDVT 发生肺栓塞的风险一般是原发性 UEDVT 的 2 倍。本章将讲述上肢静脉的解剖包括检查部位，及上肢静脉彩超检查规范。彩超成像的适应证包括提示血栓的位置及特点、软组织异常包括脓肿、囊肿、真性动脉瘤和假性动脉瘤。本章的内容还包括：上肢的彩超成像存在的局限性及潜在的缺陷；血管检查中心认证跨学会委员会（Intersocietal Commission for the Accreditation of Vascular Laboratories，ICAVL）对上肢彩超成像的标准也将进行介绍；本章还对上肢及下肢 DVT 进行比较；对于疑似上肢静脉血栓的患者，彩超是初诊的首选筛查方法；如果仅发现静脉血流信号异常，则应进行造影检查；同时针对 CT 和 MRV 的应用也进行了探讨；儿科患者中，50% 以上的 UEDVT 是由中心静脉置管导致的；本章对 UEDVT 的治疗方法进行了简要回顾。原发性 UEDVT 静脉再通后，降低外在压力是目前公认的治疗理念。中心静脉置管可以引发三种不同类型的血栓，最常见的是桥血管表面的纤维蛋白袖套。发生桥血管相关性 UEDVT 的原因包括穿刺次数、插入桥血管的数目、桥血管顶端的位置、桥血管留置的时间、使用桥血管的类型、液体管理方式、桥血管相关性感染、血液高凝状态及心力衰竭。UEDVT 发病率的升高可能是由于中心静脉置管使用率的增加或对该疾病的认识逐渐提高。治疗的第一步是评估是否需要继续使用桥血管，并建立静脉通道。

关键词

急、慢性血栓超声特点、上肢 DVT、原发性上肢 DVT、继发性上肢 DVT、成人上肢 DVT 诊断选择、儿童上肢 DVT 诊断选择、上肢疼痛和肿胀的评价、上肢疼痛及肿胀的诊断和上肢彩超包括可见区域静脉的解剖、上肢软组织异常、ICAVL 对上肢彩色多普勒成像的要求

引言

　　血管超声室就诊的上肢疾病的患者数量远远少于下肢疾病。然而，随着经桡动脉进行冠状动脉旁路移植和 DOQI（Dialysis Outcomes Quality Initiatives）的增加使得动静脉造瘘术的应用逐渐增加[1]。对术前患者进行血管标记，以利于建立透析路径，血管超声室起了重要的作用。然而，由于经费、时间以及操作者水平等问题，血管超声室提供信息的能力有限。

　　年龄校正后的发病率和上肢深静脉血栓（UEDVT）的总发病率分别为 15%（95% 可信区间［CI］，12～19）和 16%（95% CI，13～20），相比之下，下肢深静脉血栓中每 100 000 人的发病率及总发病率分别为 74% 和 91%。UEDVT 在每 100 000 人中的总发病率与性别无明显关系[2]。

　　所有深静脉血栓约有 10% 发生在上肢[3]。上肢静脉血栓可分为原发性和继发性。原发性 UEDVT 的危险因素包括胸廓出口压迫征、解剖异常及凝血障碍。但仍约有 20% 原因不明[3]。继发性 UEDVT 的危险因素包括留置桥血管、非恶性肿瘤相关性凝血障碍、恶性肿瘤、感染、既往手术史、肾功能不全、制动、既往下肢 DVT 史、新发下肢 DVT、心肌病、结节病、创伤、卒中、心脏起搏器、血管炎及药物。

　　过去认为上肢 DVT 是一种少见的良性疾病，这种观念应该改变。患者可表现为肿胀疼痛，也可完全无症状，在选择治疗方式之前必须行客观检查进一步明确诊断。上肢 DVT 有可能会导致严重后果[4]。

　　Shah 等在文章中进行了风险程度评估，留置中央桥血管发生 UEDVT 的风险高达 72%，药物所致的 UEDVT 的风险是 4%[4]。UEDVT 最严重的并发症是肺栓塞（PE）。过去认为这是一种罕见的并发症，但近期数据显示其发生率可高达 36%[5]。肺栓塞在桥血管相关的上肢 DVT 患者中更常见，在继发性 DVT 中的发病率是原发性 DVT 的两倍[6,7]。近年的研究报道，UEDVT 致死率及发生 PE 的风险比下肢深静脉血栓更高[8]。

　　大多数 UEDVT 患者没有临床症状。有症状患者的最常见症状是疼痛，占有症状患者的 63%；最常见的临床体征是水肿，占有症状患者的 98%[9]。UEDVT 的临床症状及体征均无特异性。鉴别诊断包括血栓性浅静脉炎、淋巴水肿、肿瘤压迫导致出口梗阻、血肿、挫伤、肌肉撕裂、隐匿性骨折、肥厚性骨化、慢性区域性疼痛综合征[4]。根据临床查体来诊断 UEDVT 是非常不可靠的。在有临床症状患者中，该病的患病率大于 50%[5]。开始治疗前需要客观检查来明确诊断。上肢 DVT 的发生率不断上升，真正的原因可能是因留置桥血管的大规模使用所致。

　　原发性 UEDVT 也称 Paget-Schroetter 综合征（腋静脉-锁骨下静脉创伤性血栓形成综合征）或"受挫性"静脉血栓形成。最常见于青年男性运动员或上肢需要重复性劳动的人群。优势上肢高发，经常伴有胸廓出口梗阻和潜在的静脉狭窄。梗阻可能是由于第一肋骨压迫或肋骨解剖异常、先天性纤维带或前斜角肌压迫所致[10]。外部压迫造成重复创伤进而导致静脉狭窄。这将在第 42 章中由 Julie Ann Freishlag 博士进行全面阐述。

　　在一些观察性研究中，UEDVT 并发症的发生率已予以报道[3]。死亡率为 0% 到 50%，肺栓塞的发生率为 2% 到 36%，致死性 PE 的发生率有些报道为 0%，大多数报道为 20%。有报道称 UEDVT 的发病率为 4% 到 11%，血栓形成后综合征的发生率为 4%～35%[3]。上肢青肿占所有炎性病例的 2%～5%[11]。这些病例都继发于潜在的血液高凝状态或恶性肿瘤。目前公认的是早期诊断和干预治疗预后较好[12,13]。

图像

　　血管超声室年度检查的所有患者中，上肢疾病已增长至 13.9%，五年前这个数字仅为 4.8%。表 39.1 列出了 12 个月进行上肢检查的目的。只有 43%（191/442）的上肢检查目的是排除血栓。

　　分析 701 例患者，进行上肢静脉多普勒检查，旨在排除血栓，其中 38% 患者血栓阳性，85 例证实为孤立浅静脉血栓。表 39.2 列出了静脉血栓分布的位置。考虑到急性 UEDVT 的解剖分布，锁骨下静脉和颈内静脉是最常见的受累部位。血栓同时累及深、浅静脉已有多例报道[15]。桥血管相关性无症状深静脉血栓发病率不断升高，但通过正确选择中央静脉桥血管尖端放置位置，即置管于上腔静脉或上腔静脉与右心房的交界处可以降低血栓形成率[16]。

表 39.1   上肢检查的目的

目的	数量
上肢静脉多普勒检查排除血栓	191
上肢透析评估	142
上肢桡动脉旁路	16
上肢移植监测	35
置管评估	9
上肢动脉多普勒	8
伴/不伴肢体寒冷的上肢症状	35
胸廓出口的评估	6
总数	442

Elsevier 授权,Lohr 改编[14]

表 39.2   静脉血栓累及部位ᵃ

受累静脉	总数
锁骨下静脉	103
头静脉	99
颈内静脉	78
腋静脉	59
肱静脉	56
贵要静脉	61
颈外静脉	19
桡静脉	6
肘前静脉	8
尺静脉	3
总数	492

Elsevier 授权,Lohr 改编[14]. ᵃ一些患者多段静脉受累

可疑 UEDVT 患者应行多普勒超声检查。多普勒超声检查诊断急性上肢静脉血栓的敏感性和特异性均较好,分别为 78% ~ 100% 和 82% ~ 100%[10]。嘱患者做 Valsalva 试验、吸气试验或通过应用其他检查可以提高诊断准确率。同时,彩超还可能检测到继发于恶性肿瘤的腋下及颈部肿大的淋巴结。值得注意的是,即使锁骨下静脉近端显示不佳,仍建议限制加压试验。头臂静脉和上腔静脉位于锁骨和胸骨后方[10],超声观察受限。CT 扫描可以检测中心静脉血栓及血管外是否存在压迫。然而,CT 扫描的缺点是需要注射造影剂且诊断的可靠性并没有得到验证。磁共振研究能准确地检测中心静脉血栓并对侧支循环及血流量进行详细的评估;但是磁共振的应用有一定限制性,它不适用于幽闭恐惧症以及某些金属植入术后的患者(见于表 39.3)[17]。

表 39.3   上肢深静脉血栓多种影像学检查方法的优势与不足

	优势	不足
超声	价廉 无创 可重复性	可能漏诊锁骨正下方的中心静脉血栓
CT 扫描	可以检查中心静脉血栓 可以观察外部受压的静脉	需要造影剂 不能完全确诊
磁共振	准确检查中心静脉血栓 能够详细评估侧支建立及血流情况	适应证受限 幽闭恐惧症不适用 有金属植入材料的患者禁用

Lippicott Williams 和 Wilkins 授权,Joffe 和 Goldhaber 改编[17]

解剖

手臂静脉主要通过肱静脉或头静脉系统引流。肱静脉流入腋静脉,并与头静脉汇合形成锁骨下静脉。腋静脉与肱静脉相延续,位于斜角肌前方、第一肋后内侧、肋锁韧带内侧,走行于锁骨与锁骨下肌形成的间隙内。在肩胛下区,腋静脉接收肩胛下和肩胛上静脉。腋-锁骨下静脉存在诸多潜在的侧支通路,分布于肩到胸壁、肩侧颈前、肩侧颈后、对侧颈部和肩部区域。腋静脉血栓形成时,多是肩到胸壁区域的侧支静脉开放。如果血栓延伸到锁骨下静脉,

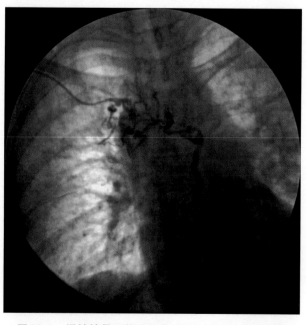

图 39.1   慢性锁骨下静脉闭塞伴建立良好的侧支静脉

一般是同侧颈后或肩部到对侧颈部侧支静脉开放[18]（见图39.1）。

胸廓出口综合征（Thoracic outlet syndrome, TOS）是指锁骨下动、静脉和臂丛神经穿过由斜角肌、锁骨和第一肋构成的胸廓入口时受压而产生的一系列症状，其压迫的原因包括斜角肌、颈部肋骨、锁骨、肌筋膜带和第一肋异常，临床症状为血管和神经系统受压的表现[19]。

多普勒成像技术

上肢静脉检查前应详细评估患者的症状、体征、病史及风险因素。彩色多普勒扫查时，患者取仰卧位，从腕部的桡静脉开始向上至肱静脉逐步检查。然后，从腕部扫查尺静脉直至肘窝，尺静脉与桡静脉汇合形成肱静脉，肱静脉走行于上臂。肱静脉与贵要静脉汇合成腋静脉。腋静脉在肩部沿锁骨方向走行。头静脉和腋静脉汇合成锁骨下静脉。锁骨下静脉和颈内静脉汇合成头臂静脉，通常因位置较深头臂静脉不能显示。然而，通过其他区域的多普勒信号的分析可以提供间接的关于中心静脉畅通的信息，新的彩色扫描仪增强了这部分静脉的显示能力。正常情况下，通过血流的自发性和期相性增强以及没有反流来识别锁骨下静脉。颈内静脉的检查从锁骨头侧开始直至行入下颌骨后方。颈内静脉的血流信号也可通过自发性及期相性血流流动进行评估。最后检查的是浅静脉，沿尺骨走行的是贵要静脉，可见其上行汇入肱静脉；于肘窝处，直径最大的肘正中静脉连接贵要静脉和头静脉系统；同时亦可见上臂穿支连接头静脉和肱静脉；头静脉沿桡骨向手臂上方走行汇入腋静脉。肘正中静脉、头静脉和贵要静脉组成上肢的浅静脉系统。

为便于报告的书写和沟通，我们将上肢分区（见图39.2）。每次检查都需要报告探头的位置及

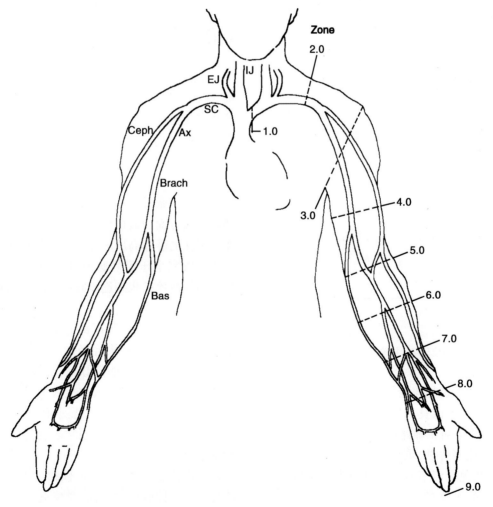

图39.2　上肢静脉扫查分区参考。中线=1.0，肩峰=3.0，肘关节=5.0，腕关节=8.0，指尖=9.0（Elsevier 版权所有，Lohr 改编[14]．）

对发现异常的部位进行定位。每个区域的长度范围大约为10cm。1区位于胸骨上切迹,3区位于肩峰到锁骨区域,5区位于肘窝,8区位于手腕。分区用来报告血栓位置以便在研究和技术上进行精确的对比。

当血管腔内可见血栓时需要进行鉴别,可以根据它的特点进行评估以确定血栓的时期。这些特点包括血栓阻塞程度、血栓萎缩与否、血栓膨胀、静脉受压、血栓回声是否均匀、侧支静脉开放程度及再通情况。血栓可以部分或完全阻塞静脉。血栓完全阻塞管腔提示急性血栓形成。自由浮动的血栓实际是静脉内血栓的延长,大部分血栓近端未连接到血管壁。在静脉腔内,这些自由浮动的血栓末端在探头轻轻抬起或患者呼吸时可左右浮动。自由浮动的血栓末端通常在1~2周内与静脉管壁连接。血栓的特点有助于判断血栓的时期(见表39.4)。

表39.4　血栓的特点:血栓分期的依据

特点	急性期		慢性期	
阻塞程度	全部阻塞	***	部分阻塞	***
自由浮动情况	自由浮动	****	稳定	**
血栓收缩	收缩	***	粘附固定	***
血栓膨胀	膨胀饱满	***	已挛缩	**
血栓可压缩性	柔软	****	牢固	*
表面特征	光滑	**	不平整	*
回声特点	弱回声	*	较高回声	*
均匀性	均匀	**	不均匀	**
侧支静脉	无	*	有	****
再通	无	*	有	****

Elsevier 版权所有,Lohr 改编[14]

　4 星号(****)表明达到诊断水平;3 星号(***)诊断相关性好;2 星号(**)有相当的相关性;1 星号表明诊断的相关性差(未诊断的)。每个星号表明与血栓分期的相关性。多重标准的存在是有价值的

由于深静脉系统加压受限,尤其是锁骨下方的锁骨下静脉,技术的改良如使用辅助方法及利用彩色血流信号分析等对正确评估至关重要。不能加压的区域使用彩色多普勒,重点是注意合理设置彩色血流的增益,避免血流信号外溢掩盖小的血栓或未完全阻塞血管的血栓[20]。

完整的记录整个病变范围非常重要,其中包括对侧颈部和手臂近端。在临床实践中,放射性核素

静脉造影可有助于内植式中央静脉桥血管(Port-A-Cath)血栓的进一步诊断[21]。彩超检查是疑似上肢静脉血栓患者初步诊断的首选检查方法。如果仅显示静脉血流信号异常,则应行造影检查[22]。检查时应注意避免将头静脉误认为腋静脉。还可能出现颈内静脉阻塞以及镜面假象导致锁骨上区域出现两条锁骨下静脉[23]。

彩超在上肢血管中的应用迅速发展,如透析患者术前进行上肢血管评价的也越来越多。术前评价透析血管转流可能出现异常的患者,需进行手术术前设计[24]。静脉位置标记可提高血流异常、血管较细患者的转流成功率,可更好地建立血管的连通性。笔者的血管检查中心可以进行静脉和动脉的血管评估(见图39.3)。以桡静脉和尺静脉血流对比作为基础来评估掌浅弓的血流。此外,还可以对动脉钙化及解剖异常进行判定。静息状态下直径小于3mm的静脉使用止血带进行扩张,以便于对静脉进行评估。

彩色多普勒检查静脉异常

血栓收缩定义为血栓相对于血管壁向心性分离,在血栓与周围血管壁之间出现很小的距离。血栓收缩在血栓形成的几个小时后开始,血小板纤维蛋白网形成后收缩挤出血清,致使血栓缩小加固。血栓收缩通常仅持续1~2周,然后血栓粘附于静脉壁上。

血栓扩张时,横切面显示静脉直径大于正常直径。在这方面的血栓扩张不同于由于阻塞或无静脉血栓存在的静脉高压所导致的静脉扩张。后者探头加压可以完全压瘪静脉壁并接收到多普勒血流信号。静脉血栓扩张到逐步收缩时间将超过几星期到几个月。

急性血栓时,静脉可部分被压缩。与慢性血栓不同,急性血栓在探头轻轻加压时即可变形。横断面显示,受压时圆形的静脉呈长圆形。血栓形成24小时后质地仍然是软的,血栓表面可以是光滑的或不规则的,最好在长轴切面显示血栓尖端进行观察。由于血流绕行,急性血栓通常表现为圆形光滑的血栓尖端(图39.4a,b)。

回声特点的界定是指血栓相对于周围组织的整体亮度。慢性血栓回声高,常常是由于血清再吸收使其密度增高。由于仪器设备、结构深度、组织覆盖声影影响,使回声在某种程度上受主观限制。回声

TRIHEALTH-GOOD SAMARITAN 医院

JOHN J. CRANLEY 血管检查中心

透析问卷,动脉和静脉多普勒超声血管标记工作表

Patient Name: | Date:

Tech: | Tape: | Meter:

Planned Proce 彩超 re:

Brachial Blood Pressure | Right | Left

DOMINANT HAND: RIGHT ☐ Left ☐

ARM STUDIED R L	VEIN		VEIN	
LOCATION	Pre	Post	Pre	Post
1				
1. 5				
2				
2. 5				
3				
3. 5				
4				
4. 5				
5				
5. 5				
6				
6. 5				
7				
7. 5				
8				

	Velocity	Diameter
Brachial Artery		
Proximal		
Mid		
Distal		
Radial Artery		
Proximal		
Mid		
Distal		

BRV	NV	N	TA	PA	TI	PI	TX	PC
CEPH								
BAS								
IJ								
SCV								

SPA	Velocities	
Baseline		Radial Dom ☐
Radial Comp		Ulnar Dom ☐
Ulnar Comp		Mixed ☐

COMMENTS:

图 39. 3 动脉和静脉评估流程

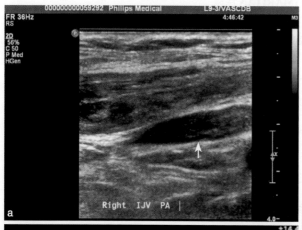

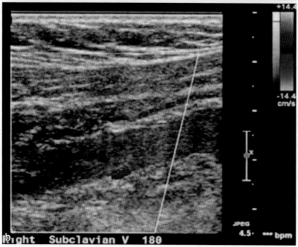

图39.4　（a）急性颈内静脉血栓，为部分阻塞性DVT；（b）锁骨下静脉阻塞

是否均匀也需要进行评估。急性血栓通常表现为均质回声，而慢性血栓通常表现为回声不均。

侧支静脉循环建立是慢性血栓的特征性表现。这些侧支都非常细小，平行于静脉主干并且没有静脉瓣。正常静脉的属支较大，以锐角进入静脉主干，且有静脉瓣。侧支静脉在横切扫查时较易显示，最早于血栓形成之后的1~2周出现，但在静脉闭塞一个月或更久时通常不能显示侧支静脉。

血栓中出现弯曲的血流可以证明静脉血栓再通。被血栓完全环绕的再通通道通常出现较晚。

根据上述特点，血栓分为急性、慢性或不确定性的。由于深静脉血栓是一个持续性过程，所以分类必须根据血栓的全部特点进行，而不能仅根据孤立的阶段进行评估。因此，单一的血栓可能在不同区域表现出各种不同的特点。对于初次扫查结果不确定的患者，彩超复查是必要的，通常可以显示血栓演变的特点。

儿童上肢DVT

儿童静脉血栓数量是一个日益增加的临床问题。国际登记册（加拿大、德国、荷兰）在以人口发病率为基础的前瞻性研究报告中指出，在大多数病例中至少与一项潜在的医疗状况相关。在所有登记的病例中，中心静脉置管是最常见的致病因素。50%以上的儿童上肢静脉血栓是由于存在中心静脉置管。儿童自发性静脉血栓罕见，通常发生在新生儿期的肾静脉或较大年龄组的下肢静脉系统[25-28]。

软组织异常的多普勒超声检查

多普勒超声扫查可以根据软组织异常的各自特征进行鉴别。假性动脉瘤的特点包括多普勒腔内涡流和湍流频谱。常见的检查结果还包括偏心性附壁血栓和双期双向动脉频谱，并可显示动脉破口或异常交通。

脓肿内有高回声的内容物，其内无多普勒信号，但能诱发出涡流运动，并有高回声的囊壁，通常与囊内的固态物质有关。

软组织内血肿为密度不均匀的回声，不可压缩，无流动感，无明确的边界，无多普勒信号。如果血肿未超过12小时，可能表现为液性回声；如果超过2周，软组织内则可见固性血肿回声。

水肿透声性好，与周围组织回声近似，无压缩性。淋巴结呈球形、有包膜，内部为混合性回声且不可压缩。小淋巴结有时难以显示。感染性蜂窝组织炎或肿瘤时肿大淋巴结可清楚显示。事实上，彩超图像显示肿大淋巴结的横截面结构与病理学教材中的描述非常相似。

囊肿几乎呈无回声，最好在横切面显示，以便与周围组织结构相区分。囊肿可部分压缩，如果压到相邻的动脉或静脉会导致血管内峰值流速增加。

彩超对评估动脉瘤、假性动脉瘤和监测透析时的转流血管具有特殊价值。在过去的5年里，彩超越来越多的应用于诊断和评价上肢静脉血栓形成、动脉条件、软组织异常和透析时的转流血管评估。上肢检查的需求不断增加，使临床对此领域的兴趣越来越浓厚（图39.5）。

一项由多家医疗中心协作的研究报道，下肢彩超成像准确性评估表明，静脉造影诊断阳性的敏感性为97%[29]。在191条静脉造影成像阴性结果中，

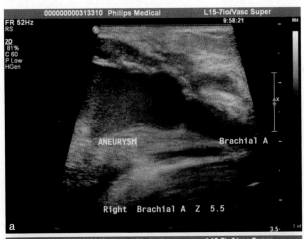

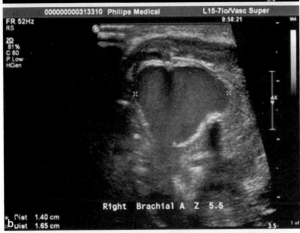

图 39.5　（a）横切和纵切显示肱动脉瘤，5.5 区；（b）测量动脉瘤大小 1.40cm×1.65cm。注意图像右侧对正常血管内径的测量

有 6 例认为诊断有误。因此静脉造影结果为阴性并不是最佳标准，彩超的准确性略高于静脉造影检查[30,31]。

由于上肢检查存在锁骨后盲区，彩超检查不能获得相应结果。因此锁骨下静脉彩超扫查的阴性结果并不能完全排除血栓。在作者的研究中，超声检查可疑时需要进一步进行静脉造影，但很可惜仅有 10 例实施了该项检查。尽管所有患者都进行仔细检查，但仍可能漏诊一些锁骨下静脉血栓。因为在大多数病例中，锁骨下静脉彩超结果阴性和血流信号正常即认为静脉无异常。需要说明的是，诊断锁骨下静脉血栓的另一种检查方式为快速序列螺旋 CT 扫描。

在笔者的血管检查中心，所有的多普勒超声诊断仪器均是高分辨率，均有二维和彩超显像。检查医师根据三组系统对图像质量进行分组。

- 较差组：可检查部位太少不能进行诊断或一段肢体不显示；

- 一般组：整个肢体未能得到很好的显示，但可以进行诊断；
- 较好组：整个肢体各部位均显示良好。

彩超已成为评估肢体静脉的标准检查方法，是血管检查中心分级及确保评价准确性和可靠性的重要手段。

血管检查中心操作程序需要符合 ICAVL 的标准，必须对不少于 10% 的患者进行静脉造影检查。由于彩超对操作者的技术有很大依赖性，质量的控制问题集中在对检查结果进一步的验证。本检查中心已不再用进一步的静脉造影检查做对比。在可能的情况下通过不同的操作者进行双盲复检的方法来进行样本的质量控制，以提高检查结果的可靠性。此外，负责解释结果及管理血管检查中心的医师必须能够熟练地掌握彩超技术及设备的使用。最后，提高超声诊断仪的分辨率高也可提高静脉彩超结果的准确性[32-37]。

桥血管所致的血栓疾病逐渐增多，主要由于中心静脉置管在建立通路、肠外营养、化疗及监测的应用逐渐增多。在笔者的研究中，上肢静脉血栓最常见的相关性的风险因素是中心静脉或周围静脉置管。留置桥血管和恶性肿瘤是在上肢静脉血栓患者中最常见的联合的风险因素，其中不确定风险因素的占 10%（11/107），27% 患者有静脉营养输液（TPN）。此外，超声检查和血管造影显示，30% ~ 60% 的中心静脉桥血管患者可能出现腋静脉及锁骨下静脉血栓，这些患者中有 3% 可能会出现锁骨下静脉血栓的临床症状。已有报道在上肢静脉血栓患者中肺栓塞占 5% ~ 12%，估计死亡率为 1%。与下肢相似，上肢静脉血栓可从浅静脉延续至深静脉，因此建议对孤立的上肢浅静脉血栓（SVT）进行监测[38,39]。

上肢与下肢 DVT 对比

上肢静脉血栓与下肢静脉血栓相比具有显著差异。美国 DVT 注册数据库在 2001 年 10 月至 2010 年 10 月间连续收集了成年急性 DVT 患者 5000 多例，其中 UEDVT 约占 11%。这项数据包括桥血管源性上肢静脉血栓（占总病例数的 6%），非桥血管源性 UEDVT（占总病例数的 5%），下肢 DVT（占总病例数的 89%）[40]。

与下肢 DVT 相比，UEDVT 患者更年轻，较少出现肢体苍白、消瘦、体重指数下降，大多数可出现水肿，少数出现肢体不适、呼吸困难及胸痛[41]。UEDVT 引起的 PE 也较少出现症状(3% vs. 16%, $P<0.001$)[40]。下肢与上肢 DVT 差异对比的报道称上肢 DVT 患者较少有静脉血栓家族史(18% vs. 31%, $P=0.06$)及伴有 PE(8% vs. 31%, $P=0.001$)。此外,UEDVT 患者较少携带因子 V Leiden(12% vs. 30%, $P=0.009$)和凝血酶标记物水平较低[41]。

50 名 UEDVT 患者中有 2 人(4%)复发,下肢 DVT 复发率为 15%。5 年后复发率 UEDVT 为 2%,下肢 DVT 为 19%[41]。不同于下肢 DVT,UEDVT 的临床并发症包括血栓复发。在以往的研究报告中,有症状的 PE 发生率很低[2,40,41]。原因不明和特发性 DVT 患者复发几率更高[2]。目前还没有数据表明特发性 UEDVT 患者复发风险最高。抗凝的理想时期还没有明确的标准。UEDVT 在 3~6 个月之后复发几率非常低,大多数患者可能不需要长期抗凝。但是不可能因此确定哪些患者有高复发的风险,哪些患者可能从长期抗凝中受益[42]。

癌症患者进行中心静脉置管导致上肢血栓的发病率在不断上升[43]。创伤及产褥期血栓形成风险增加虽不十分显著,但风险也可能加倍甚至更高。然而,激素替代治疗、过度运动、旅游和肥胖患者 UEDVT 的风险未见增加。激素应用者在手术前及血栓形成前其风险已经增加。接受手术的肥胖者(体重指数大于 $30kg/m^2$)上臂血栓形成的风险是非肥胖者的 23 倍。大多数下肢静脉血栓的危险因素同时也是上肢静脉血栓的危险因素[43]。

原因不明或复发的 UEDVT 应检查是否存在遗传的高凝状态或隐性的恶性肿瘤。上肢 DVT 常无临床症状,直到接连出现多种并发症,这时高度怀疑患者有一个或多个血栓形成的危险因素[43,44]。

肺栓塞和血栓后综合征是 UEDVT 最常见的后遗症。传统意义上的抗凝治疗是多种方式联合的治疗方法,包括溶栓治疗后至少使用 3 个月华法林抗凝、静脉减压和针对残余血管狭窄进行的支架与球囊血管成形术。低剂量抗凝疗法可以安全有效地减少中心静脉桥血管相关的 UEDVT 的风险[44]。

UEDVT 相关的基因突变包括凝血因子 V、凝血酶原 20210A,亚甲基四氢叶酸还原酶基因(C677T1)、C 蛋白缺乏、S 蛋白质缺乏、纤维蛋白原和抗凝血酶 III 缺乏。后天有血栓形成倾向的包括恶性肿瘤、充血性心力衰竭、妊娠、抗磷脂综合征、肾病综合征、肝脏疾病、弥散性血管内凝血、脓毒症、肝素诱导的血小板减少症、血管炎性疾病与炎症性肠病。其他危险因素包括植入式心脏起搏器、创伤、血栓史、抗肿瘤药物、口服避孕药、胸廓出口综合征、剧烈运动和中央静脉桥血管的应用(经皮和皮下)[44]。

继发性上肢静脉血栓

中心静脉桥血管相关性血栓可分为三种不同类型,最常见的是"桥血管表面的纤维蛋白袖套",它始于桥血管进入静脉的穿刺点并向桥血管尖端延伸,长度与桥血管置入时间成正比。桥血管附着纤维蛋白袖无症状,但当桥血管拔除时碎片可以脱落引起肺栓塞[44](图 39.6a,b)。其他类型的血栓包括非闭塞性附壁血栓和静脉闭塞的血栓。

进展性桥血管相关的 UEDVT 也受到其他的机械因素影响,包括穿刺次数、插入桥血管的数目、桥血管顶端位置、桥血管留置时间、使用桥血管的类型、液体的组成、桥血管相关性感染、血液高凝状态和充血性心力衰竭的发生[44]。Kearns 及其同事发现 60% 的 UEDVT 患者桥血管尖端置于腋静脉-锁骨下静脉交界处和无名静脉,而桥血管尖端置于上腔

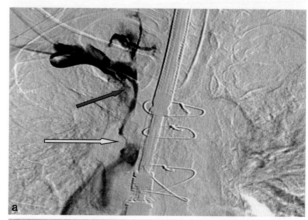

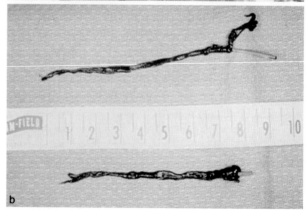

图 39.6 (a)桥血管相关的锁骨下静脉闭塞(蓝色箭头)伴有侧支静脉循环建立(黄色箭头);(b)桥血管附壁血栓

静脉及上腔静脉-心房交界处的患者发病率为21%[45]。Koksoy 及其同事发现有两个因素与桥血管源性血栓显著相关。第一，静脉穿刺的次数（1 vs. 2，P<0.01）；第二，静脉输液的成分（晶体 vs 肠外营养，P=0.01）[46]。

有报道植入式心脏起搏器的 UEDVT 发病率小于5%。但由于大量患者无临床症状，因此实际发病率可能更高[44]。上肢 DVT 也可能与使用周围静脉桥血管及中心静脉桥血管插入有关。静脉注射药物的滥用也使 UEDVT 风险增加，可导致浅静脉血栓延续至深静脉系统。偶尔可能会将药物直接注入锁骨下静脉，重复创伤或感染可导致血栓形成。其他导致 UEDVT 原因包括静脉注射免疫球蛋白及安全带损伤[44]。Bauersachs 等进行的另一项研究表明卵巢刺激和进展性卵巢过度刺激综合征（OHSS）是 UEDVT 的一项重要的危险因素。除了血栓自身原因，可能妊娠期间潜在的血液学变化、血液浓度及凝血活化增加是 OHSS 触发 UEDVT 的潜在病理因素[47]。在复杂的冠状动脉旁路手术中也有发生 UEDVT 的报道，需要对供血及动态血压进行全程监测[48-50]。

Girolami 等报道出现 UEDVT 的癌症患者中肺癌和淋巴瘤占大多数[51]。尺静脉血栓作为罗亚纳罗亚丝虫病（Loa loa filariasis）的表现已有报道[52]。Kuriakose 等近年报道胸廓出口及外周静脉的端口与 UEDVT 的高发病率有显著的相关性[53]。结节病可引起淋巴结肿大进而导致静脉受压。

新发或进展的中心静脉狭窄或阻塞的患者与中心静脉正常的患者相比既往通常有（P=0.03）长期留置桥血管史。在上肢静脉植入物患者中，新发的静脉狭窄或阻塞的发病率为7%。长期留置桥血管的患者出现中心静脉异常的可能性更大。为了保持透析瘘和移植血管通路应坚持 DOQI 的指导方针，慢性肾功能不全和终末期肾脏疾病患者应考虑静脉旁路替代。作者还表明外周中心静脉置管（PICC）或上臂静脉注射的患者中，出现进展性中心静脉狭窄或阻塞的概率为7%[54]。在对小儿患者的回顾性分析中，PICC 相关的 DVT 发病率为 11% ~ 50%，低于文献中描述的儿科中心静脉置管 DVT 的发病率[55]。

接受化疗的患者应用的 5-氟尿嘧啶对血管内皮细胞有细胞毒性作用，可能引起血栓并发症。可以考虑化疗方案的替代方法，即持续输入与弹丸式注入的方案[56]，PICC 相关的血栓发生率可降低至3.9%。应该选择患者可接受的最小桥血管直径来降低血栓发生率[57]。血栓的发生可能与中央静脉桥血管相关的金黄色葡萄球菌菌血症有关。2008年，Crowley 等建议即使体检正常，中心静脉桥血管相关的金黄色葡萄球菌菌血症患者仍应行超声检查明确是否存在血栓[58]。也有经心桥血管穿刺部位使用弹性压缩绷带进行包扎止血引起的 UEDVT 的报道[59]，因此应避免使用环形包扎。

治疗

原发性及继发性 UEDVT 的治疗正在探索中，但是上肢 DVT 并不能视为良性疾病。癌症患者中心静脉置管相关的 UEDVT 危险因素已由 Verso 等证实。使用逻辑回归分析显示在 310 例患者中有 50 例（16.1%）患者存在桥血管尖端误置于上腔静脉的上半部分、左侧中央静脉桥血管置入或胸部放射治疗，这是血栓形成的独立风险因素。除了这些风险因素，与接受安慰剂的患者相比，存在远处转移性疾病的患者血栓形成的风险增加[60]。

进行化疗的癌症患者中，在化疗 3 个月内即出现 VTE 的占7.3%，年发病率为10.9%。使用氟尿嘧啶和亚叶酸联合治疗大肠癌的患者，VET 的发病率显著增高。目前本研究组正在进行预防性使用抗凝治疗的评估试验[61]。

在所有的原发性 UEDVT 患者中，大约30% 是与运动有关、包括的静脉受压，20% 是由于有血栓形成倾向和26% 是由于口服避孕药。肥胖和高脂血症与原发性 UEDVT 无明显相关性[62]。UEDVT 时是否表现出血液高凝状态存在争议。对于原发性 UEDVT 患者，尽管口服避孕药者凝血酶原 G20210A 载体突变能够增加血栓形成的风险已经得到证实，但仍然不能通过筛查抗凝血酶Ⅲ、蛋白 C、蛋白 S 和 APC 表达受阻而进行明确判断[63]。

对遗传性血栓在儿童静脉血栓中的影响进行 meta 分析发现，即便儿童血栓为非先天性血栓，仍有11.4% 的患者都会导致 VTE 再发。再发主要发生于青少年，80% 出现于抗凝治疗后。到目前为止的 meta 分析显示，与儿童 VTE 再发的显著相关性因素为蛋白 C、蛋白 S、抗凝血酶缺乏及凝血因子Ⅱ变异；可以包含以上两项或更多遗传因素。分析显示小儿的凝血因子Ⅴ载体突变或脂蛋白（a）增高并不增加 VET 再发风险[64]。

D-二聚体对临床可疑 UEDVT 患者的作用可能有

限,主要是因为 D-二聚体在 UEDVT 中缺乏特异性。癌症、永久留置桥血管及住院患者 UEDVT 的发病率都较高,这些人群均可伴有 D-二聚体水平增高[65]。

结 论

目前已不再认为上肢 DVT 是一种罕见的或良性的疾病,其发生的风险因素包括中央静脉置管、恶性肿瘤及凝血功能障碍。但是高达 20% 的 UEDVT 为自发性。尽管 UEDVT 可以完全没有临床症状,但其临床表现包括肿胀、疼痛和功能障碍。高达 36% 的患者可能出现致命的 PE。血栓后遗症及血栓复发也是常见的并发症。抗凝后使用普通肝素或低分子肝素被视为治疗血栓的首选。在选定的病例中应明确选择溶栓治疗还是手术治疗。对于中央静脉置管患者,预防性使用低剂量肝素或低剂量华法林是必要的[66]。

尽管血栓患者经积极治疗,但仍可能出现 PE 和血栓后综合征。肺栓塞的发病率可能高达 36%,在中心静脉置管患者中可能更高。UEDVT 患者的死亡率为 10% ~50%,主要与以下因素有关,如晚期癌症及年龄因素。致命性 PE 可提高整体死亡率[66]。

近期的采用 CHEST 指南观察 UEDVT 患者的临床预后和电脑登记的静脉血栓(RIETE)患者的结果,得出的结论是临床上 UEDVT 患者确诊为 PE 的少于下肢 DVT,但是 3 个月后二者的结果是相似的。在 UEDVT 患者中,癌症患者的预后更差[67]。

近年来 Hingorani 博士及其同事尝试根据血栓的位置和治疗对与 UEDVT 相关 PE 的发病率和死亡率进行预测;其结论与最初的假设相反,即血栓的位置与 PE 的发病率及死亡率之间无相关性。数据表明 PE 的死亡率与发病率无统计学差异。另有数据表明,与其他部位的 UEDVT 相比,孤立的颈内静脉和孤立的肱静脉 DVT 需要考虑与其他位置的 UEDVT 进行同等治疗。由于很多 UEDVT 患者并非死于明显的 PE,而是多器官功能衰竭,UEDVT 被认为是一个严重的全身性疾病的标志,而不是单纯的静脉血栓[68]。

低分子量肝素可以安全的用于门诊 UEDVT 患者的治疗[69,70]。对进行抗凝治疗的原发性 UEDVT 患者进行血流动力学、形态学及后遗症的评估,结果显示保守治疗的患者普遍存在静脉回流显著减低和残余血栓。上肢肿胀是最常见的临床症状,1/3 出现中度血栓后遗症。但本项研究表明,血流动力学、形态学因素以及血栓后遗症的发展之间并没有明确关系,急性 DVT 发作后平均随访 5 年仅有 31 例患者复发[71]。有症状的 UEDVT 复发率低。UEDVT 复发与血栓后遗症的发生几率低于同期进行观察的下肢深静脉血栓患者[72]。治疗的首要步骤是建立血流通路。对于是否需要继续使用桥血管的评估至关重要(见图 39.7)。原发性近期 UEDVT 的治疗在第 40 章进行阐述。

上肢血栓综合征将导致功能障碍和生活质量下降,优势手臂受累者比非优势手臂受累的患者影响更大。本研究应用上肢 Villalta 血栓后遗症修正标准诊断血栓后遗症。患者均进行功能受损程度(DASH questionnaire)的问卷调查、一般(SF-36)和

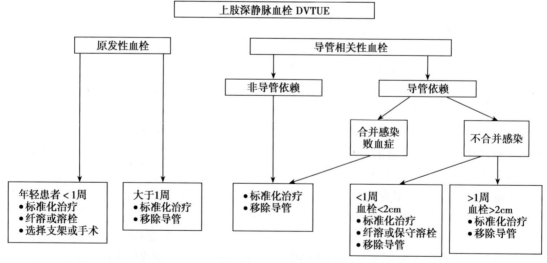

标准化治疗=肝素治疗5~7天后+维生素K拮抗剂3个月以上
图39.7上肢深静脉血栓的治疗方法(Springer-Verlag版权所有,Baarslag等校对[73])。
上肢血栓后遗症可表现为显著的功能障碍导致生活质量降低。优势手臂受累的患者

图 39.7 上肢深静脉血栓治疗流程

特殊疾病（VEINES-QOL）的生活质量调查。目前尚需要进行大量的前瞻性研究来识别引起 UEDVT 血栓后遗症预后的因素[74]。

结论

上肢静脉及动脉彩超的应用逐渐增多，使超声的适应证逐渐扩大，因此提高了超声的使用频率[75]。目前，上肢静脉超声成像常用于辅助外周中心静脉置管（PICC）及中央静脉置管。彩超成像还可以协助中央静脉溶栓治疗。上肢静脉超声成像不仅应用于诊断领域，同时也越来越多的应用于治疗和辅助治疗。

彩超成像是上肢静脉血栓有效的诊断方法。因上肢较下肢细小所以扫查更方便且可能更准确。上肢静脉超声成像可以有效地协助诊断动脉瘤、囊肿、出血和血管移植后血栓。锁骨后盲区需要仔细观察，但因为这个区域彩色血流成像可能会较少，为了避免中央静脉血栓形成出现假阴性结果，在这个区域对血流信号进行全面评估非常重要。彩超评价包括上肢静脉疾病和动脉疾病的应用越来越多。静脉超声应用的逐渐扩展，也逐步证明超声有助于静脉疾病诊断、治疗及辅助治疗。

上肢 DVT 的临床发病率不断增高，需要快速准确的诊断技术。上肢静脉血栓的最佳治疗方法目前尚不确定。通常两个治疗目标是控制血栓蔓延和降低发生继发病的风险。辅助治疗的目的是在保持正常解剖结构的情况下使血栓再通。继发血栓患者应迅速应用抗凝治疗消除症状，并清除血管刺激因素如桥血管。

如果患者无法耐受很小的 PE、存在抗凝禁忌、血栓抗凝治疗失败或在抗凝治疗过程中出现大出血，则应考虑置入上腔静脉滤器。Greenfield 过滤器是这个位置的最佳过滤器。

一般来说，治疗原发性血栓的目的在于尽量减少静脉功能不全等远期后遗症，往往需要多种方法联合治疗。有四种不同的治疗方法可用于 UEDVT，包括抗凝、溶栓治疗、外科手术或介入放射技术。

目前缺乏来自大规模的临床试验的证据。抗凝治疗被认为是上肢静脉血栓治疗的基础。有些前瞻性研究已对抗凝治疗和溶栓治疗安全性和疗效进行比较。溶栓治疗的优势是能更彻底消除血栓和更好的恢复静脉通畅。在小样本研究中假定未阻塞静脉的血栓极少导致血栓后遗症的结论已得到证实。纤

溶治疗的最大不足是出血风险高。桥血管直接溶栓可能减少出血的风险，然而，目前尚无关于系统溶栓和桥血管直接溶栓治疗 UEDVT 的对照试验或最新的数据。机械溶栓治疗的数据也极少。

继发性静脉血栓的再通至关重要，保持静脉通畅的方法是强制性留置静脉通路和维持生命体征。此外，保留静脉通路的功能是可以实现的。静脉机械溶栓证实是安全的，它易于操作，并能立即取得良好的效果。有效清除静脉血栓或恢复静脉通畅，可能需要包括手术干预的多学科综合治疗的应用[73]。UEDVT 的治疗方式仍在不断的更新。

参考文献

1. Kidney Disease Outcomes Quality Initiative (K/DOQI) guidelines. 2004. Available at: www.kidney.org/professionals/kdoqi/guidelines_bp/index.htm. Accessed 23 May 2012.
2. Spencer FA, Emery C, Lessard D, et al. Upper extremity deep vein thrombosis: a community-based perspective. Am J Med. 2007;120:678–84.
3. Bernardi E, Pesavento R, Prandoni P. Upper extremity deep vein thrombosis. Semin Thromb Hemost. 2006;32:729–36.
4. Shah MK, Burke DT, Shah SH. Upper extremity deep vein thrombosis. South Med J. 2003;96:669–72.
5. Prandoni P, Polistena P, Bernardi E, et al. Upper-extremity deep vein thrombosis. Risk factors, diagnosis, and complications. Arch Intern Med. 1997;157:57–62.
6. Prandoni P, Bernardi E. Upper extremity deep vein thrombosis. Curr Opin Pulm Med. 1999;5:222–6.
7. Kooij JD, van der Zant FM, van Beck EJ, et al. Pulmonary embolism in deep venous thrombosis of the upper extremity: more often in catheter-related thrombosis. Neth J Med. 1997;50:238–42.
8. Hingorani A, Ascher E, Hanson J, et al. Upper extremity versus lower extremity deep venous thrombosis. Am J Surg. 1997;174:214–7.
9. Burihan E, de Figueiredo LF, Francisco Jr J, et al. Upper extremity deep venous thrombosis: analysis of 52 cases. Cardiovasc Surg. 1993;1:19–22.
10. Sajid MS, Ahmed N, Desai M, et al. Upper limb deep vein thrombosis: a literature review to streamline the protocol for management. Acta Heamatol. 2007;118:10–8.
11. Kammen BF, Soulen MC. Phlegmasia cerulea dolens of the upper extremity. J Vasc Interv Radiol. 1995;6:283–6.
12. Rutherford RB, Hurlbert SN. Primary subclavian-axillary vein thrombosis: consensus and commentary. Cardiovasc Surg. 1996;4:420–3.
13. Khan SN, Stansby G. Current management of Paget-Schroetter syndrome in the UK. Ann R Coll Surg Engl. 2004;86:29–34.
14. Lohr JM. Upper extremity venous duplex imaging. In: Ashraf Mansour M, Labropoulos N, editors. Vascular diagnosis. 1st ed. Philadelphia: Elsevier Saunders; 2005. p. 469–77.
15. Schmittling ZC, McLaffety RB, Bohannon WT, et al. Characterization and probability of upper extremity deep venous thrombosis. Ann Vasc Surg. 2004;18:552–7.
16. Luciani A, Clement O, Halimi P, et al. Catheter-related upper extremity deep venous thrombosis in cancer patients: a prospective study based on Doppler US. Radiology. 2001;220:655–60.
17. Joffe HV, Goldhaber SZ. Upper extremity deep vein thrombosis. Circulation. 2002;106:1874–80.
18. Richard 3rd HM, Selby Jr JB, Gay SB, et al. Normal venous anatomy and collateral pathways in upper extremity venous thrombosis. Radiographics. 1992;12:527–34.
19. Makhoul RG, Machleder HI. Developmental anomalies at the tho-

racic outlet: an analysis of 200 consecutive cases. J Vasc Surg. 1992;16:534–42.

20. Fraser JD, Anderson DR. Venous protocols, techniques, and interpretations of the upper and lower extremities. Radiol Clin North Am. 2004;42:279–96.

21. Wang YF, Cherng SC, Chiu JS, et al. Application of upper extremity radionuclide venography as a diagnostic approach for Port-A catheter thrombosis. J Chin Med Assoc. 2006;69:358–63.

22. Baarslag HJ, van Beek EJ, Koopman MM, et al. Prospective study of color duplex ultrasonography compared with contrast venography in patients suspected of having deep venous thrombosis of the upper extremities. Ann Intern Med. 2002;136:865–72.

23. Weber TM, Lockhart ME, Robbin ML. Upper extremity venous Doppler ultrasound. Radiol Clin North Am. 2007;45:513–24.

24. Wladis AR, Mesh CL, White J, et al. Improving longevity of prosthetic dialysis grafts in patients with disadvantaged venous outflow. J Vasc Surg. 2000;32:997–1005.

25. Andrew M, David M, Adams M, et al. Venous thromboembolic complications (VTE) in children: first analyses of the Canadian registry of VTE. Blood. 1994;83:1251–7.

26. Nowak-Göttl U, von Kries R, Göbel U. Neonatal symptomatic thromboembolism in Germany: two year survey. Arch Dis Child Fetal Neonatal Ed. 1997;75:F163–7.

27. van Ommen CH, Heijboer H, Büller HR, et al. Venous thromboembolism in childhood: a prospective two-year registry in the Netherlands. J Pediatr. 2001;139:676–81.

28. Schmidt B, Andrew M. Neonatal thrombosis: report of a prospective Canadian and international registry. Pediatrics. 1995;96:939–43.

29. Cranley JJ, Higgins RF, Berry RE, et al. Near parity in the final diagnosis of deep venous thrombosis by duplex scan and phlebography. Phlebology. 1989;4:71–4.

30. Cranley JJ. Seeing is believing: a clot is a clot, on a duplex scan or phlebogram. Echocardiography. 1987;4:423.

31. Cranley JJ. Diagnosis of deep venous thrombosis. In: Bernstein EF, editor. Recent advances in noninvasive diagnostic techniques in vascular disease. St. Louis: Mosby; 1990.

32. Flannagan LD, Sullivan ED, Cranley JJ. Venous imaging of the extremities using real-time B-mode ultrasound. In: Bergan JJ, Yao JST, editors. Surgery of the veins. Orlando: Grune & Stratton; 1984.

33. Karkow WS, Ruoff BA, Cranley JJ. B-mode venous imaging. In: Kempezinski RF, Yao JST, editors. Practical noninvasive vascular diagnosis. Chicago: Mosby; 1987.

34. Kerr TM, Cranley JJ, Johnson JR, et al. Analysis of 1084 consecutive lower extremities involved with acute venous thrombosis diagnosed by duplex scanning. Surgery. 1990;108:520–7.

35. Kerr TM, Lutter KS, Moeller DM, et al. Upper extremity venous thromboses diagnosed by duplex scanning. Am J Surg. 1990;160:202–6.

36. Sullivan ED, Peter DJ, Cranley JJ. Real-time B-mode venous ultrasound. J Vasc Surg. 1984;1:465–71.

37. Talbot SR. Use of real-time imaging in identifying deep venous obstruction: a preliminary report. Bruit. 1982;6:41–2.

38. Lutter KS, Kerr TM, Roedersheimer LR, et al. Superficial thrombophlebitis diagnosed by duplex scanning. Surgery. 1991;110:42–6.

39. Gloviczki P, Kazmier FJ, Hollier LH. Axillary-subclavian venous occlusion: the morbidity of a nonlethal disease. J Vasc Surg. 1986;4:333–7.

40. Joffe HV, Kucher N, Tapson VF, et al. Upper-extremity deep vein thrombosis. A prospective registry of 592 patients. Circulation. 2004;110:1605–11.

41. Lechner D, Wiener C, Weltermann A, et al. Comparison between idiopathic deep vein thrombosis of the upper and lower extremity regarding risk factors and recurrence. J Thromb Haemost. 2008;6:1269–74.

42. Baglin T, Luddington R, Brown K, et al. Incidence of recurrent venous thromboembolism in relation to clinical and thrombophilic risk factors: prospective cohort study. Lancet. 2003;362:523–6.

43. Blom JW, Doggen JM, Osanto S, et al. Old and new risk factors for upper extremity deep venous thrombosis. J Thromb Haemost. 2005;3:2471–8.

44. Kommareddy A, Zaroukian MH, Hassuna HI. Upper extremity deep venous thrombosis. Semin Thromb Hemost. 2002;28:89–99.

45. Kearns PJ, Coleman S, Wehner JH. Complications of long arm catheters: a randomized trial of central vs peripheral tip location. J Parenter Enteral Nutr. 1996;20:20–4.

46. Koksoy C, Kuzu A, Erden I, et al. The risk factors in central venous catheter-related thrombosis. Aust N Z J Surg. 1995;65:796–8.

47. Bauersachs RM, Manolopoulos K, Hoppe I, et al. More on: the 'ART' behind the clot: solving the mystery. J Thromb Haemost. 2007;5:438–9.

48. Ambrosetti M, Salerno M, Dentali F, et al. Upper extremity deep vein thrombosis and pulmonary embolism after coronary bypass surgery: a case report and preliminary results from a prospective study evaluating patients during cardiac rehabilitation. Ital Heart J. 2004;5:241–4.

49. Covin RB, Rich NL, Aysola A. Upper-extremity deep venous thrombosis complicating whole blood donation. Transfusion. 2004;44:586–90.

50. Marschang P, Niederwanger A, Gasser RW, et al. Symptomatic upper extremity deep vein thrombosis as a complication of ambulatory blood pressure monitoring. Thromb Haemost. 2008;100:711–2.

51. Girolami A, Prandoni P, Zanon E, et al. Venous thromboses of upper limbs are frequently associated with occult cancer as compared with those of lower limbs. Blood Coagul Fibrinolysis. 1999;10:455–7.

52. Petersen S, Rønne-Rasmussen J, Basse P. Thrombosis of the ulnar veins – an unusual manifestation of Loa loa filariasis. Scand J Infect Dis. 1998;30:204–5.

53. Kuriakose P, Colon-Otero G, Paz-Fumagalli P. Risk of deep venous thrombosis associated with chest versus arm central venous subcutaneous port catheters: a 5-year single-institution retrospective study. J Vasc Interv Radiol. 2002;13:179–84.

54. Gonsalves CF, Eschelman DJ, Sullivan KL, et al. Incidence of central vein stenosis and occlusion following upper extremity PICC and port placement. Cardiovasc Intervent Radiol. 2003;26:123–7.

55. Dubois J, Rypens F, Garel L, et al. Incidence of deep vein thrombosis related to peripherally inserted central catheters in children and adolescents. CMAJ. 2007;177:1185–90.

56. Tham J, Albertsson M. Upper extremity deep venous thrombosis in patients with 5-fluorouracil-containing adjuvant chemotherapy – three case reports and a review. Acta Oncol. 2004;43:108–12.

57. Grove JR, Pevac WC. Venous thrombosis related to peripherally inserted central catheters. JVIR. 2000;11:837–40.

58. Crowley AL, Peterson GE, Benjamin Jr DJ, et al. Venous thrombosis in patients with short- and long-term central venous catheter-associated Staphylococcus aureus bacteremia. Crit Care Med. 2008;36:385–90.

59. Hall IR, Lo TS, Nolan J. Deep vein thrombosis in the arm following transradial cardiac catheterization: an unusual complication related to hemostatic technique. Catheter Cardiovasc Interv. 2004;62:346–8.

60. Verso M, Agnelli G, Kamphuisen PW, et al. Risk factors for upper limb deep vein thrombosis associated with the use of central vein catheter in cancer patients. Int Emerg Med. 2008;3:117–22.

61. Otten HM, Mathijssen J, ten Cate H, et al. Symptomatic venous thromboembolism in cancer patients treated with chemotherapy: an underestimated phenomenon. Arch Intern Med. 2004;164:190–4.

62. Vaya A, Martinez-Triguero M, Romagnoli M, et al. Lack of association between hemorheological alterations and upper-extremity deep vein thrombosis. Clin Hemorheol Microcirc. 2009;41:279–85.

63. Vaya A, Mira Y, Mateo J, et al. Prothrombin G20210A mutation and oral contraceptive use increase upper-extremity deep vein thrombotic risk. Thromb Haemost. 2003;89:452–7.

64. Young G, Albisetti M, Bonduel M, et al. Impact of inherited thrombophilia on venous thromboembolism in children: a systematic review and meta-analysis of observational studies. Circulation. 2008;118:1373–82.

65. Merminod T, Pellicciotta S, Bounameaux H. Limited usefulness of D-dimer in suspected deep vein thrombosis of the upper extremities. Blood Coagul Fibrinolysis. 2006;17:225–7.

66. Bernardi E, Piccioli A, Marchiori A, et al. Upper extremity deep vein thrombosis: risk factors, diagnosis, and management. Semin Vasc Med. 2001;1:105–10.

67. Muñoz FJ, Mismetti P, Poggio R, et al. Clinical outcome of patients with upper-extremity deep vein thrombosis: results from the RIETE

registry. Chest. 2008;133:143–8.

68. Hingorani A, Ascher E, Marks N, et al. Morbidity and mortality associated with brachial vein thrombosis. Ann Vasc Surg. 2006;20: 297–300.

69. Savage KJ, Wells PS, Schulz V, et al. Outpatient use of low molecular weight heparin (Dalteparin) for the treatment of deep vein thrombosis of the upper extremity. Thromb Haemost. 1999;82:1008–10.

70. Shah MK, Black-Schaffer RM. Treatment of upper limb deep vein thrombosis with low molecular weight heparin. Am J Phys Med Rehabil. 2003;82:415–7.

71. Persson LM, Arnhjort T, Lärfars G, et al. Hemodynamic and morphologic evaluation of sequelae of primary upper extremity deep venous thromboses treated with anticoagulation. J Vasc Surg. 2006;43:1230–5.

72. Prandoni P, Bernardi E, Marchiori A, et al. The long term clinical course of acute deep vein thrombosis of the arm: prospective cohort study. BMJ. 2004;329:484–5.

73. Baarslag HJ, Koopman MM, Reekers JA, et al. Diagnosis and management of deep vein thrombosis of the upper extremity: a review. Eur Radiol. 2004;14:1263–74.

74. Kahn SR, Elman EA, Bornais C, et al. Post-thrombotic syndrome, functional disability and quality of life after upper extremity deep venous thrombosis in adults. Thromb Haemost. 2005;93:499–502.

75. Lohr JM, Paget DS, Smith JM, et al. Upper extremity hemodynamic changes after radial artery harvest for coronary artery bypass grafting. Ann Vasc Surg. 2000;14:56–62.

40

第 40 章
彩超在胸廓出口综合征的应用

Diana Call，Holly L. Grunebach，和 Julie Ann Freischlag

摘 要

胸廓出口是包绕第一肋骨上下组织结构的区域,是腋动(静)脉、锁骨下动(静)脉和臂丛由颈部、胸部到达上肢的通道。通道处任何部位异常都会导致血管和神经受压症状,称为胸廓出口综合征(thoracic outlet syndrome,TOS)。胸廓出口综合征因受压结构不同而表现不同的临床症状,可分为两类:神经受压型和血管受压型,血管型又分为静脉和动脉疾病。在非急性期,多数血管型 TOS 患者的临床症状与神经型 TOS 类似,导致诊断和治疗困难。随着超声设备的巨大进步,目前把研究重点放在彩超成像在上肢的应用上。在本章将论述关于 TOS 的彩超诊断程序及诊断描述、上肢血管的解剖关系、体位测试前后的正常及异常的血液充盈、速度的测量等。这一无创的血管检查方法拓展了无创性血管检查的应用,在 TOS 的确诊、治疗及随访中具有重要作用。

关键词

胸廓出口综合征(TOS)、佩-舍综合征(Paget-von Schroretter)、血管超声、锁骨下静脉及动脉

引言

胸廓出口是包绕第一肋骨上下组织结构的区域,是腋动(静)脉、锁骨下动(静)脉和臂丛由颈部、胸部及到达上肢的通道[1]。通道上任何部位异常都会导致血流改变、神经传导受损或两者同时受累,最终导致胸廓出口综合征(thoracic outlet syndrome,TOS)。TOS 这一名词由 Peete 在 1956 年首次提出,并在目前仍然用其来描述一系列复杂的症状及体征[2]。引起综合征最常见的两个原因是斜角肌三角特别是斜方肌的肌肉肥大和第一肋骨或颈肋的异常,人群发生率约 10%[3]。

由于受压的结构不同,TOS 产生不同的临床症状,可分为两类:神经受压型 TOS 和血管受压型TOS。这两类的症状都是由于手臂位置变化导致胸廓出口的血管和/或神经受压而引起的[4]。神经受压型 TOS 最常见,见于 95% 的病例中,由于上臂位置变化压迫臂丛神经而导致。临床上神经受压型TOS 患者表现不同,症状严重程度也不同,从上臂及手的感觉异常、间歇性疼痛,到手或前臂肌肉严重的无力、疲劳甚至萎缩。这些患者最初接受保守治疗,主要是物理治疗和斜角肌阻断,同时应根据保守治疗的结果考虑是否给予手术治疗。相反,尽管血管受压型 TOS 少见,但其导致压迫、疼痛或锁骨下静脉或动脉直接损伤的症状很明确[5]。血管受压型TOS 在急性期症状包括疼痛、肿胀和发绀。在 TOS中锁骨下静脉受压是腋窝锁骨下静脉血栓形成的潜在因素,如佩-舍综合征(Paget-von Schroretter syndrome)或肌紧张后血栓形成[4]。肌紧张后血栓形成

并不常见,但也不罕见,年度报告的发病率约为每100 000人有2例[6],静脉型TOS发生率为3%,动脉型TOS更少见,其发生率为1%。临床上,急性动脉型TOS的症状不同于静脉型TOS症状,具有手指缺血和严重的患者手臂间断运动障碍的特征,与神经型TOS患者比较,强烈建议静脉及动脉型患者进行外科治疗。

在非急性期,大多数血管受压型TOS同神经型TOS患者一样呈现不明确的症状,导致诊断及治疗困难。当患者出现TOS临床症状而没有明确病因时,无创检查结合详尽的病史和全面的身体检查是鉴别、诊断的最初步骤。

有效的体检方法可判断胸廓出口内受压的程度,包括抬高手臂压力试验(Elevated Arm stress test, EAST)和Adson试验,评价斜方肌柔软度、上肢力量和运动范围。最初的研究是胸部和颈椎X线平片,可提供颈肋、肋骨退变和横突畸形的重要信息[7]。

EAST试验是患者抬高手臂至头上90度,快速握拳,直到获得指令、症状再次出现或出现疲劳时终止。在EAST试验中,TOS患者的患侧手部出现疼痛、感觉异常和苍白[1],而没有TOS的正常人可以坚持3分钟。这个试验在大多数TOS患者中重复出现相同症状,而这些症状是他们日常生活中经常出现,因此此试验在最初获得高度评价。Adson试验也是用来评价TOS的一种方法,试验中患者坐位,临床医生扣及桡动脉搏动,当吸气时头转向有症状的一侧,如果患侧桡动脉搏动明显减弱或消失,则试验阳性。然而,Adson试验阳性可以发生在无临床症状的患者,单独出现时支持但不能确定为动脉受压型TOS[8]。

多年来,体检和间接的生理检查是评价临床疑似TOS的唯一无创方法。然而,随着超声技术的快速发展,更多的重点放在确立TOS诊断的模式上,临床疑似TOS的患者进行上肢血管超声成像、多普勒血流分析越来越成为可靠的诊断工具。

间接生理学试验

从历史上看,在临床疑似TOS的患者中,无创伤性检查中心研究的作用受到限制,尤其是动脉压迫综合征的患者仅限于生理性的非影像学试验。随着上肢活动,容积描记技术和多普勒频谱波形分析已经应用于检测动脉变化。在检测锁骨下动脉血流变化中,三种技术已经得到广泛应用,包括光电容积

描绘仪器(photoplethysmograph PPG)放置在患者的食指、连续多普勒用来检测桡动脉、肱动脉袖带用来检测脉搏容积波[9],先记录静息状态下波形,然后手臂移动到不同位置,记录下每个位置的波形。

容积描记图的标准体位是患者腿下垂并垂直坐在检查桌上,保持放松,双手放在膝上,于桡动脉获得静息状态波形。然后手臂放置与躯体同一平面成90度、180度和一个夸张的军事动作。另外,在许多血管检查中心,TOS的检测程序都包括Adson动作。Adson动作位置被描述为夸张的军事动作,头快速地转向最初被测试的手臂一侧,然后快速地转向另一侧。在做所有的动作中,记录动脉的波形以分析说明。此外,TOS经常是双侧的,患者的无创伤性检查应包括双侧手臂。

在正常的患者,初始静息状态波形在各种手臂位置时都可见到,然而,如果初始静息波形随患者手臂位置变化而改变则被认为是异常,变化的波形可以是部分降低的微小变化,和完全消失的明显变化(见图40.1)。据估测,高达25%无症状患者在上述一些体位有异常波形[10]。事实上,在无创性生理实验中,血管医生就如何对待有异常波形伴有临床症

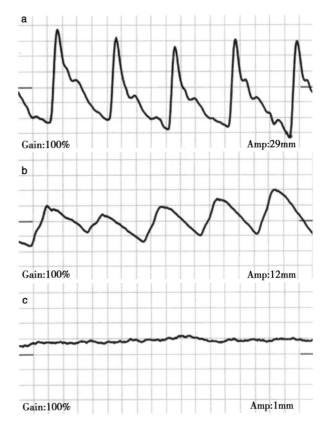

图40.1 光电体积描记图波形(PPG)(a)正常波形;(b)异常临界波形,波形部分减低;(c)异常波形,呈完全低平波形

状的患者存在分歧,且尚需探索其他的测试方法,来确定 TOS 的诊断。

应用彩超直接检测法

近十年来,彩超作为评价疑似上肢动脉疾病和静脉血栓患者的诊断工具已经日益被接受。随着最近超声设备的巨大改进,拓展了彩色多普勒成像在上肢疾病检查的应用。精确的二维分辨率和彩色多普勒技术可以更直观的观察血栓、狭窄、侧支血管以及敏感的频谱波形分析[11]。先前,对于多数患者,锁骨下区域的超声检查具有挑战性,最近的先进技术如果没有消除也是大大减少了这种挑战性。随着彩超成像的进展,临床疑似 TOS 患者,无创血管检查中心研究有助于明确 TOS 诊断、治疗及随访中监测。

最近研究针对疑似血管型 TOS 的患者,明确应用多普勒成像和彩超诊断 TOS 的作用,同时配合体位变动采用彩超来评价。2001 年,Wadhwano 等[15]

报道应用彩超成像配合体位变动,对 5 例临床疑似动脉型 TOS 患者诊断的有效性。2009 年,Pocheco 等报道了一个病例研究,阐述配合外展动作的彩超检查来诊断静脉型 TOS 具有类似结果[5]。总之,这两项研究发现多普勒波形和速度在配合体位变化是诊断血管型 TOS 的有效方法。

我们的临床经验

作为大学医学中心的 TOS 治疗中心,在过去 6 年里,我们接待并评价超过 1000 名 TOS 患者。与血管外科密切合作,我们血管检查中心得到 ICAVL（Intersocietal Commission for the Accreditation of Vascular Laboratories）认可。无创性血管检查中心检查在大量 TOS 患者的评估、诊断、治疗和随访中已经积累了丰富的经验。在 2004 年 1 月到 2010 年 6 月共有 312 例胸廓出口综合征患者进行了外科干预。依照确立的基本程序,无创性血管检查作为初步评估的一部分在这些患者中实施。（见图 40.2）。

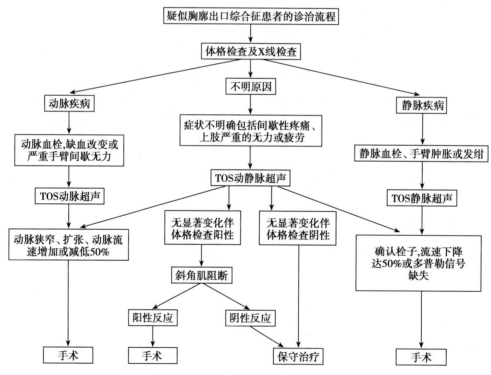

图 40.2　疑似胸廓出口综合征患者的诊治流程

TOS 超声评价

所有静脉和动脉型 TOS 超声检查应用 Phillips

iU22 或 Phillips 5000（Bothell. WA）超声诊断仪完成,分别采用 8~4MHz 线阵探头和 2~5MHz 凸阵探头,于 ICAVL 资质认证的检查中心里,由经资质认证的血管超声医生完成。

TOS 检查程序

检查时患者仰卧位，双臂放松、头部放平。患侧的检查从头部轻微转向对侧开始，探头横切置于患者颈部，颈内静脉，颈内静脉检查采用灰阶成像，同时采用加压及放松的方法来评价血栓形成与否，以及是否阻塞管腔。然后用彩超纵向扫查颈内静脉，注意不要用力压迫静脉。于平静呼吸状态下获得多普勒波形。于颈部中间区域，探头转为横切，向近心端追踪

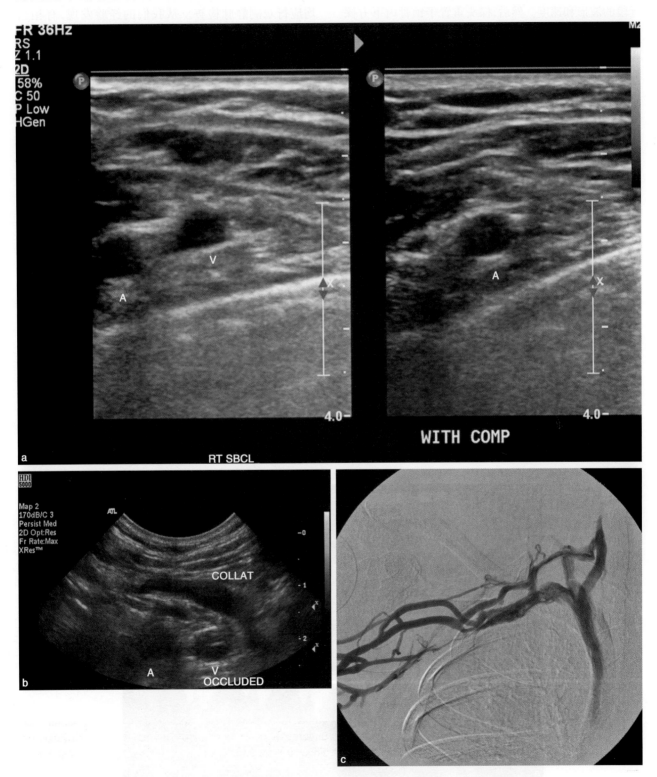

图 40.3　（a）正常解剖位置的锁骨下静脉及动脉超声成像；（b）彩超显示异常阻塞锁骨下静脉伴有粗大的侧支静脉；（c）相应的血管造影证实锁骨下静脉阻塞伴侧支

颈内静脉至与锁骨下静脉近端汇集处。将超声探头横切，轻柔地置于锁骨近心端上方来评价锁骨下静脉近段。在灰阶成像上，应用加压和放松的方法来评价近段锁骨下静脉是否存在阻塞或非阻塞性血栓形成。多普勒角度校正后，用于测量平静呼吸时锁骨下静脉近段的波形和速度。然后，探头重置于锁骨内下方探查锁骨下静脉中远段，因为锁骨下静脉在锁骨下方的肋锁间隙穿行[12]。需要注意的是锁骨下静脉的位置与锁骨下动脉关系密切。从解剖学上看，锁骨下静脉通常位置表浅，在横切图像上与锁骨下动脉伴行[13]。解剖异位或无法确认锁骨下静脉时都应记录下来。在锁骨下区域，确认锁骨下静脉及其邻近的锁骨下动脉位置是很重要的，以区别主干静脉及粗大的曲张的属支静脉（见图40.3）。灰阶成像和加压方法用来评定锁骨下静脉中远段阻塞或非阻塞性血栓形成。探头置于纵切面，彩色多普勒成像评价锁骨下静脉中远段彩色血流的充盈情况，在此区域的静脉血流减少或缺失都应记录下来。多普勒角度校正后，在平静呼吸时测量锁骨下静脉与头静脉汇合处远端区域的波形和速度。

应用彩超成像评价腋静脉。检查中心有统一标准，腋静脉的定义为从远端到头静脉和锁骨下静脉汇合处，腋静脉延续到腋窝或腋下。正常情况下，腋静脉的解剖位置在腋动脉的内下方。在横切面上确定腋静脉与腋动脉的关系很重要，该切面之所以重要在于便于区分腋静脉与其他扩张的侧支静脉。临床上诊断腋静脉血栓时，头静脉易与腋静脉混

淆[11]。同时应用灰阶超声成像及彩色多普勒成像，并加压及放松的方法来评价腋静脉闭塞性或非闭塞性血栓形成。角度校正后，多普勒分析以获得在平静呼吸时腋静脉的波形和速度。

根据以前制定的 TOS 诊断静脉标准，所有研究均应行双侧静脉检查。从我们的经验发现，有相当多的患者存在对侧静脉受压[14]。这与 Rochest 的 NY 小组研究相似。[14]

那些经过体检及临床检查疑似动脉型 TOS 患者，如同静脉型 TOS 诊断一样要进行超声检查。伴随静脉型 TOS 检查时，上肢血管的解剖位置和血管走行应该认真扫查并记录下来。锁骨下动脉及腋动脉的灰阶和彩色血流成像检查，用以评价闭塞性或非闭塞性血栓形成，是血管狭窄或扩张的证据。进行角度校正后，测量并记录锁骨下动脉及腋动脉的多普勒频谱和速度。

应用彩超成像首先评价患者锁骨下动、静脉及腋动、静脉是否急性和/或闭塞性血栓，此时上肢为中立位置。一旦明确，随即评估患者手臂充分外展时，以上血管的血流速度发生的任何变化。如果临床需要，在静息状态下，探头重新放置在锁骨下方内侧，显示锁骨下动、静脉远段及腋动、静脉近段。接下来，嘱患者缓慢外展手臂，在运动过程中持续观察血管。当上臂充分外展后，角度校正后，记录静脉和/或动脉的多普勒频谱波形和速度（见图40.4和图40.5）。灰阶超声和彩色多普勒成像用来评价这些血管任何部位的狭窄。

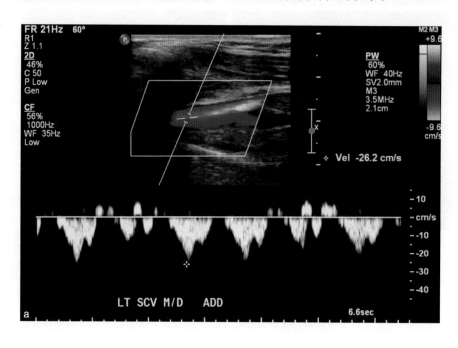

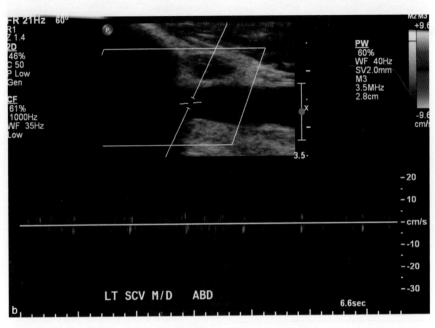

图 40.4　（a）静息状态时正常静脉血流速度；（b）变动体位时，见异常静脉血流速度（血流完全中止）

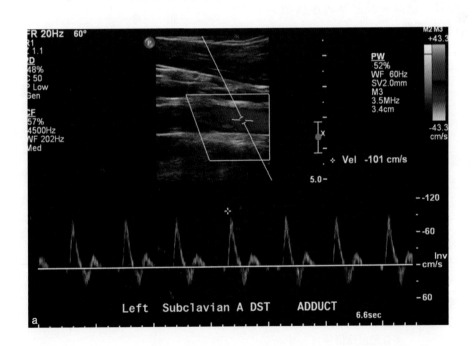

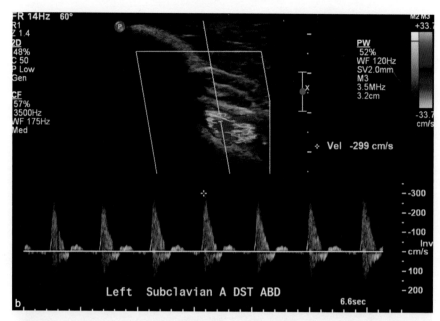

图 40.5 （a）静息时正常动脉血流速度；（b）体位变动时见异常的动脉血流速度（增加>50%）

彩超诊断 TOS 及相关说明

手臂外展时，锁骨下静脉和/或腋静脉血流速度下降≥50%，或者锁骨下和/或腋静脉多普勒信号完全消失时，可诊断静脉受压（见表 40.1）。手臂从休息位到外展时，锁骨下静脉和腋静脉的速度增加并不是静脉狭窄的有力证据。

表 40.1　静脉型 TOS 诊断说明

正　常	异　常
静脉内无回声	静脉内异常回声（阻塞性或非阻塞性）
彩色血流充盈管腔	彩色充盈缺失或减少
适当的解剖位置上，探头轻微加压静脉壁可压扁	适当解剖位置上加压，静脉管腔不可压缩或静脉壁轻度压缩
休息位和外展位时，正常的自发显影及期相性的多普勒信号	静脉可以扩张
从休息到外展位置变化，血流速度无明显变化或缺失	可见静脉侧支循环 静息时，无或连续的非期相性多普勒血流信号 从休息位至外展位，血流速度有明显变化，与休息时相比速度降低 50%，多普勒信号完全消失或速度为 0

正常锁骨下动脉和腋动脉血流速度范围是50～110cm/s[15]，测量并记录锁骨下动脉或腋动脉的动脉瘤样扩张或狭窄。动脉显著受压的诊断标准为在手臂外展时，锁骨下和/或腋动脉血流速度较正常增加或降低≥50%或血流完全中止（见表 40.2）。

表 40.2　动脉型 TOS 诊断说明

正　常	异　常
动脉内无回声	动脉见均质或不均质回声物质（阻塞性或非阻塞性）
B 型超声成像显示无狭窄或扩张	血流充盈缺损或减低
彩色血流充盈	动脉瘤扩张或动脉狭窄
休息位及外展时，为正常多普勒三相波	在休息时多普勒血流信号消失或频谱单相
从休息到外展动作，血流速度无明显变化或减低缺失	从休息到外展动作，血流速度明显变化，速度减低或增加50%，多普勒信号完全消失或速度为 0

TOS 手术后评价程序

无创性测试对评估患者术后进展状况也是有用的，特别是血管型 TOS。伴发静脉血栓的 TOS 患者，于术后 2 周进行血管造影，来确定血管通畅及确保静脉成形术后静脉是扩张的状态。如果静脉呈扩张通畅状态,患者仍然需在皮下肝素治疗术后继续服用华法林治疗[16,17]。伴体位变动的上肢静脉的多普勒超声的随访需要在血管造影后 1 月进行,以评价血管是否通畅。如果于外展位时静脉内无血流,患者仍然需服用药物,并需进行超声成像随访。我们认为在超声所见的残存压迫是由于术后炎症所致,而这种副反应几乎是所有患者术后 8 ~ 12 周时出现。一旦血管内确认有残存压迫的血流信号,在未来的 6 ~ 12 个月,患者将间断接受血管检查中心检查。当建议患者长期持续抗凝时体位变化的、速度变化的无创的超声检查作为一种工具在指导外科应用抗凝药物时有很大帮助。具有高凝状态的患者,如凝血因子 V 莱登病(Factor VLeiden) 可能需要终生抗凝,需根据个体差异,进行个性化治疗。

　　无创性血管检查在监测动脉型 TOS 患者术后进展情况也非常有用。患者术后首次随访检查是在术后 1 个月,要求对其上肢血管旁路进行彩超扫查,随后建立研究程序和检查频率。上肢动脉栓塞的动脉型患者需持续抗凝 6 个月,随访包括在栓塞后 6 到 12 个月内间断的血管实验检查。

　　这些无创性血管成像结果在确定 TOS 相关的受压血管是否恢复有着重要的作用。在恢复期,如果患者持续疼痛,即可考虑为难治性疼痛或开始伴发上肢血管变化,应尽快与血管检查中心联系,进行变换体位的上肢静脉或动脉的彩超检查,根据诊断,是确定血管健康程度的基础。这些测试所收集的数据为外科临床进一步治疗提供了准确信息。

结 论

　　彩超在评价胸廓出口综合征患者中的作用已经应用多年,并不断完善。彩色多普勒成像的应用可以明确锁骨下静脉及腋静脉血栓形成,从而避免更昂贵的 CT 扫描及 MRI 检查。在一些病例中,当患者做外展动作时,通过彩色多普勒成像证实有明显的动脉受压,患者能够采取及时手术措施阻止血栓或栓塞形成。锁骨下动脉瘤也很容易显示,从而避免其他有辐射且昂贵的扫描。术后彩色多普勒成像可以评价血管是否通畅,并帮助确定抗凝治疗

的时间。掌握 TOS 的多普勒成像检查的关键是注意上肢血管解剖关系和在外展动作时对速度准确测量,是彩超诊断、治疗及随访 TOS 的关键。

参 考 文 献

1. Machleder H. Neurogenic thoracic outlet compression syndrome. In: Machleder H, editor. Vascular disorders of the upper extremity. 3rd ed. Armonk: Futura Publishing Co. Inc; 1998. p. 131–5.
2. Roos DB. Historical perspectives and anatomic considerations. Thoracic outlet syndrome. Semin Thorac Cardiovasc Surg. 1996;8: 183–9.
3. Machleder H. Introduction to neurovascular compression syndromes at the thoracic outlet. In: Machleder H, editor. Vascular disorders of the upper extremity. 3rd ed. Armonk: Futura Publishing Co. Inc; 1998. p. 109–30.
4. Dale WA, Lewis MR. Management of TOS. Ann Surg. 1975;181:575–85.
5. Pacheco H, Yesenko S, Gornik H, et al. Venous thoracic outlet syndrome diagnosed using duplex ultrasound. J Vasc Ultrasound. 2009;33(4):184–7.
6. Lindblad B, Tengborn L, Bergqvist D. Deep vein thrombosis of the axillary-subclavain veins: epidemiologic data, effects of different types of treatment and late sequel. Eur J Vasc Surg. 1988;2:161–5.
7. Kreienberg P, Shah D, Darling III RC, et al. Thoracic outlet syndrome. In: Mansour MA, Labropoulos N, editors. Vascular diagnosis. 1st ed. Philadelphia: Elsevier Saunders; 1994. p. 517–22.
8. Thompson R, Bartoli M. Neurogenic thoracic outlet syndrome. In: Cronenwett JL, Gloviczki P, Johnston KW, et al., editors. Rutherford vascular surgery. 6th ed. Philadelphia: Elsevier Saunders; 2005. p. 1347–64.
9. Rumwell C, McPharlin M. Vascular technology. 4th ed. Pasadena: Davies Publishing; 2009. p. 170–1.
10. AbuRahma A, Bergan J. Noninvasive vascular diagnosis. 2nd ed. London: Springer; 2007. p. 356–7.
11. Nazarian G, Foshager M. Color Doppler sonography of the thoracic inlet veins. Radiographics. 1995;15(6):1357–71.
12. Longley D, Yedicka J, et al. Thoracic outlet syndrome: evaluation of the subclavian vessels by color duplex sonography. AJR Am J Roentgenol. 1992;158:623–30.
13. Chin E, Zimmerman P, Grant E. Sonographic evaluation of upper extremity deep venous thrombosis. J Ultrasound Med. 2005; 24:829–38.
14. Doyle A, Wolford H, Davies M, et al. Management of effort thrombosis of the subclavain vein: today's treatment. Ann Vasc Surg. 2007;21:723–9.
15. Wadhwani R, Chaubal N, Sukthankar R, et al. Color Doppler and duplex sonography in 5 patients with thoracic outlet syndrome. J Ultrasound Med. 2001;20:795–801.
16. DeLeon R, Chang D, Hassoun H, et al. Multiple treatment algorithms for successful outcomes in venous thoracic outlet syndrome. Surgery. 2009;145:500–7.
17. Guzzo J, Chang K, Demos J, et al. Preoperative thrombolysis and venoplasty affords no benefit in patency following first rib resection and scalenectomy for subacute and chronic subclavian vein thrombosis. J Vasc Surg. 2010;52:662–3.

41

第 41 章
彩超评价静脉反流

Dimitrios Karakitsos and Nicos Labropoulos

摘　要

　　慢性静脉疾病非常普遍，并对社会经济具有重大影响。多普勒超声检查以其无创、方便、可重复性好、较好的分辨率、可评价解剖和功能、提供鉴别诊断、且价格低廉等优点，成为评价静脉疾病常规的检查方法。应该在患者站立位时进行多普勒超声检查以提高其诊断率。目前已经确立普遍接受的评价静脉反流的界限值标准，即小腿浅静脉、深静脉、股深静脉和穿静脉反流时间>500ms，股总静脉、股静脉、腘静脉反流时间>1000ms。浅静脉和深静脉系统解剖变异很常见（如成对的腘静脉和股静脉，发育不全的大隐静脉），因此必须进行仔细检查。节段性反流有轻度至中度临床表现，而范围广的反流则可造成皮肤的改变。慢性静脉疾病的患者约80%单独存在反流，17%患者反流和梗阻同时存在，而梗阻单独出现少见。当反流与梗阻并存时，通常预后较差。对特定位置进行多普勒超声检查是必要的，可根据患者确切的检查结果来制定治疗措施。多普勒超声在指导静脉穿刺、腔内消融、泡沫硬化治疗方面具有重要作用，同时也有益于指导静脉成形术及支架置入术、下腔静脉滤器置放及指导溶栓。血管内超声的开展克服了超声技术的局限性，促进了技术的发展。下肢检查具有一定难度，尤其在肥胖或存在水肿的患者，当患者无法配合检查时会影响检查质量。尽管如此，多普勒超声仍然是检测静脉疾病公认的方法。

关键词

慢性静脉疾病、静脉反流、阻塞、多普勒超声

引言

　　静脉反流的定义为与生理性回心血流方向相反的血流[1]。反流可恰好发生在瓣膜关闭之前的生理性原因或由于瓣膜缺失或瓣膜功能不全的病理性原因引起。

　　病理性因素包括静脉扩张、血栓后再通或局部炎症和血管重构[2,3]，生理性静脉反流多半原因认为是由瓣叶对合不良引起[2]。然而，公认的生理性反流是由于静脉的不同而呈现多样性，可能的原因是大静脉与小静脉相比较具有更大的直径和较少的瓣膜，因此瓣膜闭合的预期时间更长。典型静脉瓣是双瓣，保障血液从浅到深，从远端到近端流动，这些瓣膜和静脉泵是静脉血液回流的重要决定因素[4]。

　　目前，最佳评价静脉反流的方法是彩超。几项研究已证实其优越性优于静脉造影[5-11]。在超声检查过程中，彩色血流成像用于扫查动脉（红色）和邻近静脉（蓝色），加压后放松没有反流表明瓣膜功能良好，而静脉内出现红色时则表明存在反流（图

41.1），后者可通过多普勒波形证实。多频线阵探头通常用于评价浅静脉和深静脉反流，静脉位于皮下1厘米，应用高频探头并保证充足的耦合剂辅助成像；如静脉位于皮下>6厘米，应用3-MHz的探头，这在肥胖患者的深静脉和腹部及盆腔静脉检查时是必要的（图41.2）。

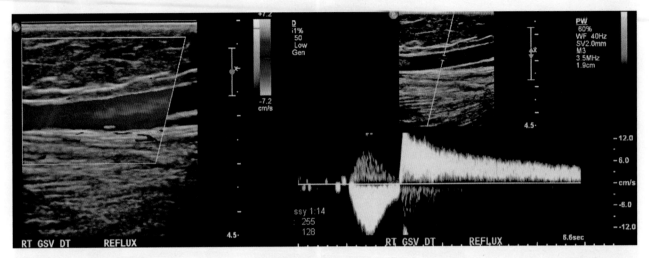

图 41.1　腿部大隐静脉反流的彩色血流（左图）和多普勒波形（右图）。大隐静脉内朝向探头的红色血流为反流，多普勒波形显示反流持续时间>4s

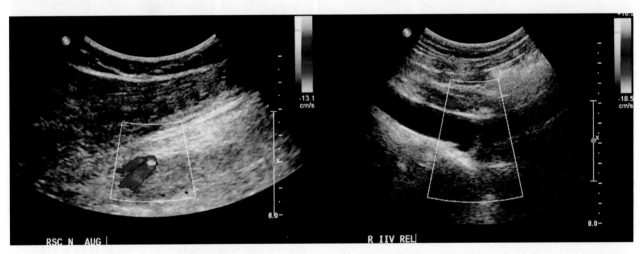

图 41.2　应用低频探头检查大腿及盆腔的深静脉，大腿后外侧的坐骨神经静脉检查（左图）。坐骨神经下方探及两条静脉，右侧髂内静脉 Valsalva 动作时显示正常（右图）

　　以往研究应用不同的方法学确定多普勒速度和生理性反流时间的界限值，大多数研究采用小腿挤压和/或 Valsalva 动作建立界限值，即反流时间>500ms[5-11]。只有一项研究评价了多数的下肢静脉（每条腿检查 16 个静脉点），具有最大的样本点（n=80 健康腿，n=60 慢性静脉疾病的腿），提供了以下静脉反流的界限值：浅静脉、小腿深静脉、股深静脉反流 >500ms，股总静脉、股静脉和腘静脉反流 >1000ms，穿静脉>350ms（图41.3）[1]。该研究表明

为了利于超声检查时反流的产生及显示，患者应于站立位实施检查[1]。

　　超声有助于慢性静脉疾病进一步分级，分为一级、二级或以反流的病理生理学为基础的先天性疾病。一级慢性静脉疾病是目前最常见类型（64% ~ 79%），没有明显原因；二级（18% ~ 28%）多为深静脉血栓（deep venous thrombosis，DVT）后遗症。先天性反流（<5%）尽管自出生就存在，由于早期症状和体征分离，所以在早期很少被识别出来[2,12]。

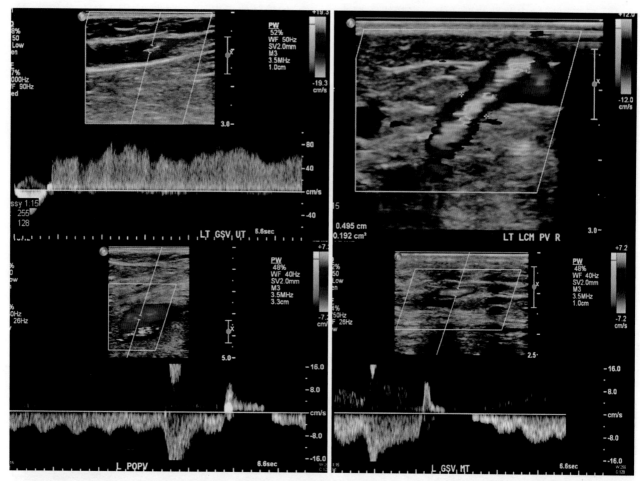

图 41.3　在大腿部大隐静脉探及高速持续的反流(左上图);同一患者扩张且功能不全的小腿穿支静脉内径 4.9mm (右上图)。双侧腘静脉(左下图)和大隐静脉(右下图)均探及生理性反流,反流持续时间腘静脉<1s,大隐静脉<0.5s

超声检查和临床评价

　　患者站立位,面向检查者,受检下肢轻度弯曲、外展,此时开始评估静脉反流。如果患者不能站立,大腿中部及以下静脉可以坐位检查。如果在床上检查,躯干部应该抬高>45 度。仰卧位检查反流和测量静脉内径是不准确的[1,2]。对肢体远端加压后放松称为加压试验。有以下几种方法:小腿挤压后放松观察近端静脉或足部挤压后放松观察小腿静脉,手动挤压静脉丛,袖带加压,足背的屈伸和 Valsalva 动作等等。静脉为低压的可压缩性管道,挤压后血流由远心端至近心端的流速增加,放松后血流瞬间逆流[2]。因此,如果瓣膜功能完好就没有反流。相反,如果瓣膜功能不全则有反流。为了规范检查程序,使用自动快速充气及随后快速放气的袖带加压法[12]。然而,当患者有较大的 BMI(身体质量指数)或明显水肿时,加压法不适用,因此可以应用背屈/跖屈或 Valsalva 动作。后者常用来评价腹股沟静

脉,尤其是加压试验显示为阴性结果时。

　　彩超检查程序是先从股总静脉、股深静脉开始,然后是股隐结合点(saphenofemoral junction,SFJ)、股隐静脉瓣及相关的分支,然后是腘静脉(popliteal vein,PV)和小腿深静脉。此后,浅静脉检查包括:大隐静脉(GSV)、小隐静脉(SSV)及其分支和隐静脉以外的浅静脉(图 41.4)。两层筋膜环绕的大隐静脉在超声成像(横切)上称为隐静脉眼。小隐静脉位于三角形筋膜内,被小腿筋膜和腓肠肌上端包绕。位于下肢末端的穿支静脉通常最后检查,它穿过深筋膜连接浅静脉和深静脉,而深筋膜由于其纤维结构的回声,在 B 型超声上容易辨认。穿静脉内反流只有在浅静脉和深静脉连接处可以见到。

　　浅静脉和深静脉的解剖变异很常见,仔细检查和鉴别这些变异是必要的。成对的腘静脉和股静脉常见,而成对的大隐静脉和小隐静脉少见。三支静脉系统可见于腘静脉和股静脉,一些静脉可能发育不全或功能不全(如胫后静脉、大隐静脉、小隐静

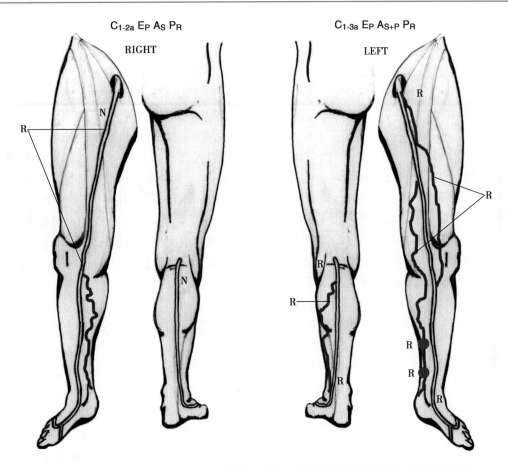

图 41.4　彩超报告显示反流的范围和程度。患者双侧下肢出现静脉曲张,但只有左侧有症状,有烧灼感、瘙痒、长时间站立后疼痛,而患肢抬高时症状减轻。右下肢大隐静脉出现返流从大腿至膝盖的分支及返流至大隐静脉小腿内侧分支;小隐静脉和深静脉正常。左下肢大隐静脉全程返流,达前侧大隐静脉属支、小腿内侧分支静脉、两条小腿穿静脉、小隐静脉全程、小腿外侧分支静脉;深静脉正常

脉)[13,14]。

　　限于浅静脉的反流经常有轻度至中度的临床表现(C1 ~ C3),而深静脉和穿静脉的反流往往与皮肤

破损相关(C4 ~ C6)[15]。慢性静脉疾病的患者中有80%存在反流,17%患者同时有反流和梗阻,只有2%只表现为梗阻[16]。静脉内陈旧性血栓和/或瘢

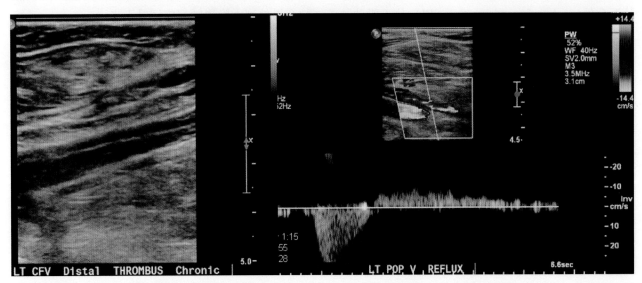

图 41.5　左侧股总静脉血栓形成后变化(左图),管腔内回声显示部分再通,同一患者腘静脉反流(右图),静脉再通伴反流时间延长

痕组织经常产生强回声,与周围组织回声强度类似。在部分再通的病例中,管腔结构可见但通常功能不全。静脉管腔内径可能缩小,有时超声检查全程静脉管腔均不能很好显示,静脉壁增厚,梗阻区域周围可观察到侧支静脉(图 41.5)[2]。

当同时出现梗阻和反流时提示皮肤破损的预后较差,也称为脂性硬皮病[17-20]。

最近,超声引导下桥血管定向溶栓,即桥血管穿过血栓并通过桥血管侧孔直接溶栓治疗,现已应用于静脉血栓的治疗。这项技术已证明降低了血栓后综合征的发病率。随机分组试验比较了桥血管直接溶栓后服用华法林 6 个月,与单纯药物治疗(静脉注射肝素,而后服用华法林)疗效。本研究从 207 例筛查患者中选择了 35 例急性髂股深静脉血栓患者,经六个月治疗后,桥血管直接溶栓组的血管通畅率显著较高(72% 比 12%),并且静脉反流明显降低(11% 比 41%)[21]。而且,最大样本的系列观察来自于国家深静脉血栓登记机构 National Deep Venous Thrombosis Registry,研究表明髂股深静脉血栓患者与股腘深静脉血栓患者相比 1 年静脉通畅率明显提高(64% 比 47%)[22]。上述数据表明超声在诊断和监测静脉疾病的多重作用。

特定部位的超声检查

大隐静脉及其分支静脉

腹股沟处标准的超声检查应该首先确定股隐静脉汇合处(saphenofemoral junction,SFJ),位于股动脉的中部内侧。股隐静脉汇合处附近可以观察到大隐静脉属支汇入大隐静脉及股隐静脉瓣[23,24]。产生反流有多种原因,如股隐静脉瓣功能不全或下肢静脉及盆腔静脉功能不全,盆腔静脉功能不全出现于大隐静脉直径突然增加和盆腔瘀血综合征伴反流时,盆腔瘀血综合征由卵巢静脉无功能引起,并造成慢性盆腔疼痛。大约 10% 的妇女有卵巢静脉瓣膜功能不全,其中 40% 患者有慢性盆腔症状和体征,这些症状和体征直接因静脉充血所致(图 41.6)[25-27]。此外,影像检查应包括腹股沟淋巴结区,以及大隐静脉全程及至踝关节的静脉分支。记录大隐静脉的直径和距皮肤的距离,因为这些数据用来指导腔内治疗方案[28]。

小隐静脉及大隐静脉延伸的分支静脉

患者站立,检查从腘窝开始,在腘窝横切面可观察静脉,纵切面确定隐腘点(Saphenopopliteal junction,SPJ)的存在。通过小隐静脉反流来排除隐腘静脉瓣无功能是很重要的[28],隐腘静脉瓣无功能可能发生在小腿肌肉收缩或收缩期压迫阶段,并且提示腘静脉和/或股静脉梗阻的可能;然而,反流通常在小腿放松(舒张阶段)更为明显[29]。小隐静脉汇入腘静脉在内侧、后侧或外侧,因此建议记录小隐静脉汇入腘静脉位置[30]。静脉交通构成局部静脉回流环路,这些静脉交通是小隐静脉在腿部延伸的部分,而且最常见于腹股沟区汇合大隐静脉[29]。记录反流方向,从股隐静脉连接处到小隐静脉,或从隐腘静脉交界处到大隐静脉都应记录下来[31]。

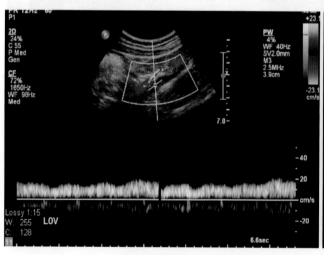
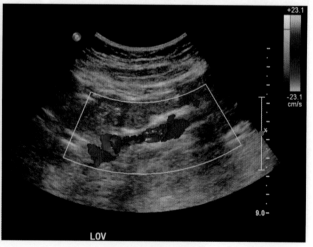

图 41.6　二次妊娠患者并有盆腔疼痛,可见左侧卵巢静脉反流(左图)。女性患者有盆腔疼痛和排尿困难症状,观察到多条功能不全的卵巢静脉(右图)

穿静脉

穿静脉的命名是由于其穿过深筋膜,于膝关节上下记录其位置。膝关节以上进一步分为大腿上、中、下部分穿静脉,膝关节以下分为小腿上,中,低三部分穿静脉[32]。横向和斜向扫描用来评估这些静脉,因为在这些平面上可以观察到它们的长轴。结合浅静脉和深静脉来观察穿静脉的反流,在一些穿静脉可以看到双向血流。然而,只有净外流(从深静脉到浅静脉)被认为是反流[33]。检查从内踝开始,然后追踪横断面至后弓静脉的图像和膝盖以上大隐静脉部位,只有当前弓、前后属支静脉和其他大腿分支静脉曲张时,才会对这些静脉进行扫查[34]。小隐静脉的扫查从外踝直至汇入腘静脉,该静脉内侧或外侧的分支出现静脉曲张同样要扫查。最后,任何区域的静脉曲张或静脉丛都应仔细扫查以发现穿静脉。

深静脉:大腿深静脉-腘静脉-小腿深静脉

股总静脉应在长轴方向检查,正常为随呼吸变化的期相性血流,深吸气时停止流动,Valsalva 动作可能引起反流,当挤压大腿或小腿肌组织时可见血液流动。当股静脉探测到连续的静脉血流信号,考虑下腔静脉和髂静脉存在梗阻可能,建议进一步检查下腔静脉及髂静脉[35]。股总静脉远端股隐静脉汇合处反流是真正的深静脉反流。

腘静脉应扫查全程,隐腘静脉交界处上、下,它的解剖和血流动力学与腓肠静脉的关系应明确。下肢深静脉扫查的最后部分应包括患者通常的站立位或坐位时小腿深静脉的描述。在所有既往和/或当前的深静脉血栓患者,都应检查胫后静脉和腓静脉,尤其是腓静脉是最常见的影响小腿静脉回流的静脉[36]。这些静脉通常在小腿内侧显像很好,如果腓静脉在此声窗显示不佳,则于小腿后外侧扫查。

非隐静脉

非隐静脉是浅静脉的组成部分,不属于大隐静脉或小隐静脉系统。非隐静脉反流的发生更常见于女性妊娠前[37]。非隐静脉通常包括臀部及大腿后穿支静脉、外阴、大腿后下静脉及膝关节腘窝分支静脉、膝关节水平穿支静脉及坐骨神经静脉。患者直立位检查,明确隐静脉与深静脉可能的联系[38]。当出现臀静脉和/或阴部外静脉曲张时提示超声应检查盆腔静脉[25],其他辅助的影像学检查包括磁共振造影、CT 造影(CTV)或增强血管造影,应用于盆腔静脉反流的病例中选择性观察左肾静脉、卵巢静脉和髂静脉,以增加诊断准确性并指导治疗[25-27]。

超声引导下治疗深静脉合并浅静脉反流

临床上,深静脉合并浅静脉反流是常见的(~25%)[38],这类患者群体进行隐静脉系统治疗时,在临床症状可能得到改善[39]。ESCHAR 随机研究表明,针对活跃型溃疡的患者,隐静脉治疗结合压迫治疗患者与仅应用压迫治疗患者相比之下约25%可减少溃疡复发风险达4年,但并没有增加创面愈合率[40]。在合并浅静脉及深静脉反流患者中,隐静脉治疗的结果仍然是不清的。尽管事实上大多数情况下股总静脉反流可以纠正,而合并股腘静脉反流或腘静脉反流则较少纠正[40]。主要瓣膜功能不全和血栓后瓣膜损害会出现深静脉反流,而静脉负荷过重被认为是另一重要因素[38]。

最后,患者尽管治疗了浅静脉反流,仍显示存在的深静脉反流。这些患者应用专门的治疗方法如vaivulo 整形术或应用腋静脉移植术[32-34]。然而,血栓形成后患者的瓣膜难以治疗[32-35]。

超声引导的介入治疗

在浅静脉和穿静脉消融治疗前,超声提供了重要信息,如静脉直径,解剖区域结构和可能的变异。在消融过程中,超声用来指导血管入路及导丝或桥血管放置位置[41]。超声引导的泡沫硬化疗法已用于治疗各种大小的静脉曲张,但可能仍需要重复治疗以获得第二次治疗成功[42]。针对泡沫硬化疗法,超声在诊断、治疗监测/指导、治疗后疗效评价及随访监测中是非常重要的[43]。

在英国最近的一项研究中表明,超声引导的泡沫硬化治疗初始成本最低,但对未来进一步介入治疗却有着更高的要求[44]。

在几个临床病例中,如髂股静脉和腔静脉梗阻,静脉血管成形及支架植入术已经取代了外科手术。因此,超声可用于术前明确诊断,术中指导血管入路和术后评估支架的通畅情况[45]。对危重患者,进行超声引导下下腔静脉滤器置入的方法可以方便地在床边应用并减少辐射[46]。血管内超声(IVUS)的开展推动了超声技术的发展,克服了以往超声技术的限制。血管内超声是一种有前景的新技术,在研究静脉梗阻患者时优于静脉造影[47]。血管内超声能显示腔内细节,如显示显影剂不能显示的小梁和网。血管内超声的其他优势是能够显示外部的直接压迫、管壁厚度和新生内膜发育不良。最近,有人建议,以循证医学为证据,确立针对危重患者成功实施床旁超声引导下下腔静脉滤器置入守则[48]。

手术后复发性静脉曲张(recurrent varices REVAS)

手术治疗静脉反流,经常会发生复发性静脉曲张[49]。因此,对 REVAS 患者进行分类并达成一致的意见,将这一分类补充到 CEAP 分类[50]。REVAS 是一个临床的定义,包括真正的复发、残余的静脉反流及因疾病进展引起的静脉曲张,其发生率范围从 20% 至 80%,取决于形成的条件和随访的时间[48]。超声已用于这些患者的治疗性干预的随访。REVAS 患者反流的来源是多起源的,近 50% 的患者发生在股隐静脉汇合处[51,52]。与膝上大隐静脉比较,膝下大隐静脉反流几率更高,因为大隐静脉常常剥离到膝关节水平,并且小隐静脉结扎而不是剥离。最后,大约 10% 的患者没有明显反流,17% 的患者反流是盆腔或腹部起源[52],特别经超声引导下泡沫硬化治疗的患者,术后复发性静脉曲张常常位于股隐静脉结合处。

超声的局限性

超声由于固有的技术限制和操作者依赖性等因素[1,2],下肢静脉检查具有挑战性,尤其对于很难显示清楚的小腿静脉[2],部分血栓阻塞的静脉管腔可能难以显示[49]。然而,近年来完整的超声检查(包括近端静脉和远端静脉)已成为观察深静脉血栓和静脉反流的标准[1-12]。肢体存在解剖上的限制可能会影响不同的静脉检查,如检测腹部或盆腔静脉时存在肠道气体;心脏和肾脏衰竭或术后的患者存在弥漫性或局部水肿,均可导致下肢静脉系统超声检查困难[15,38]。此外,在日常实践中解剖变异、病态

肥胖、患者无法配合检查、由于创伤和绷带而无法进行完整扫描时已经应用其他无创性以及有创性成像检查,如静脉桥血管造影、磁共振造影和 CT 扫描[2,14,38,49]。尽管有上述的局限性,超声仍然是检查静脉的简便、无创、价格低廉而且是动态实时检查静脉疾病的方法。

参考文献

1. Labropoulos N, Tiongson J, Pryor L, Tassiopoulos AK, Kang SS, Ashraf Mansour M, Baker WH. Definition of venous reflux in lower-extremity veins. J Vasc Surg. 2003;38:793–8.
2. Labropoulos N, Leon Jr LR. Duplex evaluation of venous insufficiency. Semin Vasc Surg. 2005;18:5–9.
3. Bergan JJ, Schmid-Schönbein GW, Smith PD, Nicolaides AN, Boisseau MR, Eklof B. Chronic venous disease. N Engl J Med. 2006;355:488–98.
4. Ibegbuna V, Delis KT, Nicolaides AN. Haemodynamic and clinical impact of superficial, deep and perforator vein incompetence. Eur J Vasc Endovasc Surg. 2006;31:535–41.
5. Van Bemmelen PS, Bedford G, Beach K, Strandness DE. Quantitative segmental evaluation of venous valvular reflux with duplex ultrasound scanning. J Vasc Surg. 1989;10:425–31.
6. Van Bemmelen PS, Beach K, Bedford G, Strandness Jr DE. The mechanism of venous valve closure. Its relationship to the velocity of reverse flow. Arch Surg. 1990;125:617–9.
7. Araki CT, Back TL, Padberg Jr FT, Thompson PN, Duran WN, Hobson 2nd RW. Refinements in the ultrasonic detection of popliteal vein reflux. J Vasc Surg. 1993;18:742–8.
8. Masuda EM, Kistner RL, Eklof B. Prospective study of duplex scanning for venous reflux: comparison of valsalva and pneumatic cuff techniques in the reverse Trendelenburg and standing positions. J Vasc Surg. 1994;20:711–20.
9. Lagattolla NR, Donald A, Lockhart S, Burnand KG. Retrograde flow in the deep veins of subjects with normal venous function. Br J Surg. 1997;84:36–9.
10. Jeanneret C, Labs KH, Aschwanden M, Bollinger A, Hoffmann U, Jäger K. Physiological reflux and venous diameter change in the proximal lower limb veins during a standardised valsalva manoeuvre. Eur J Vasc Endovasc Surg. 1999;17:398–403.
11. Jeanneret C, Jäger KA, Zaugg CE, Hoffmann U. Venous reflux and venous distensibility in varicose and healthy veins. Eur J Vasc Endovasc Surg. 2007;34:236–42.
12. Coleridge-Smith P, Labropoulos N, Partsch H, Myers K, Nicolaides A, Cavezzi A, UIP. Duplex ultrasound investigation of the veins in chronic venous disease of the lower limbs--UIP consensus document. Part I. Basic principles. Eur J Vasc Endovasc Surg. 2006;31:83–92.
13. Caggiati A, Ricci S. The caliber of the human long saphenous vein and its congenital variations. Anat Anz. 2000;182:195–201.
14. Cavezzi A, Labropoulos N, Partsch H, Ricci S, Caggiati A, Myers K, Nicolaides A, Smith PC UIP. Duplex ultrasound investigation of the veins in chronic venous disease of the lower limbs--UIP consensus document. Part II. Anatomy. Eur J Vasc Endovasc Surg. 2006;31:288–99.
15. Beebe HG, Bergan JJ, Bergqvist D, et al. Classification and grading of chronic venous disease in the lower limbs. A consensus statement. Eur J Vasc Endovasc Surg. 1996;12:487–91.
16. Labropoulos N, Gasparis AP, Pefanis D, Leon Jr LR, Tassiopoulos AK. Secondary chronic venous disease progresses faster than primary. J Vasc Surg. 2009;49:704–10.
17. Labropoulos N, Patel PJ, Tiongson JE, Pryor L, Leon Jr LR, Tassiopoulos AK. Patterns of venous reflux and obstruction in patients with skin damage due to chronic venous disease. Vasc Endovascular Surg. 2007;41:33–40.
18. Labropoulos N, Tassiopoulos AK. Chronic venous ulcers. Hawaii

Med J. 2000;59:246–7.

19. Coleridge Smith PD, Thomas P, Scurr JH, Dormandy JA. Causes of venous ulceration: a new hypothesis. Br Med J. 1988;296:1726.

20. Kahn SR, Shrier I, Julian JA, Ducruet T, Arsenault L, Miron MJ, Roussin A, Desmarais S, Joyal F, Kassis J, Solymoss S, Desjardins L, Lamping DL, Johri M, Ginsberg JS. Determinants and time course of the post-thrombotic syndrome after acute deep venous thrombosis. Ann Intern Med. 2008;149:698–707.

21. Elsharawy M, Elzayat E. Early results of thrombolysis vs. anticoagulation in iliofemoral venous thrombosis. A randomised clinical trial. Eur J Vasc Endovasc Surg. 2002;24:209–14.

22. Mewissen MW, Seabrook GR, Meissner MH, Cynamon J, Labropoulos N, Haughton SH. Catheter-directed thrombolysis for lower extremity deep venous thrombosis: report of a national multicenter registry. Radiology. 1999;211:39–49.

23. Labropoulos N, Leon L, Engelhorn CA, Amaral SI, Rodriguez H, Kang SS, Mansour AM, Littooy FN. Sapheno-femoral junction reflux in patients with a normal saphenous trunk. Eur J Vasc Endovasc Surg. 2004;28:595–9.

24. Labropoulos N, Kang SS, Mansour MA, Giannoukas AD, Buckman J, Baker WH. Primary superficial vein reflux with competent saphenous trunk. Eur J Vasc Endovasc Surg. 1999;18:201–6.

25. Venbrux AC, Chang AH, Kim HS, et al. Pelvic congestion syndrome (pelvic venous incompetence): impact of ovarian and internal iliac vein embolotherapy on menstrual cycle and chronic pelvic pain. J Vasc Interv Radiol. 2002;13:171–8.

26. Kim HS, Malhotra AD, Rowe PC, Lee JM, Venbrux AC. Embolotherapy for pelvic congestion syndrome: long-term results. J Vasc Interv Radiol. 2006;17:289–97.

27. Belenky A, Bartal G, Atar E, Cohen M, Bachar GN. Ovarian varices in healthy female kidney donors: incidence, morbidity, and clinical outcome. AJR Am J Roentgenol. 2002;179:625–7.

28. Labropoulos N, Kokkosis AA, Spentzouris G, Gasparis AP, Tassiopoulos AK. The distribution and significance of varicosities in the saphenous trunks. J Vasc Surg. 2010;51:96–103.

29. Kurt A, Unlü UL, Ipek A, Tosun O, Gümüs M, Zan E, Dilmen G, Tas I. Short saphenous vein incompetence and chronic lower extremity venous disease. J Ultrasound Med. 2007;26:163–7.

30. Daher A, Jones V, da Silva AF. The role of popliteal vein incompetence in the diagnosis of saphenous-popliteal reflux using continuous wave Doppler. Eur J Vasc Endovasc Surg. 2001;21:350–2.

31. Labropoulos N, Leon M, Nicolaides AN, Giannoukas AD, Volteas N, Chan P. Superficial venous insufficiency: correlation of anatomic extent of reflux with clinical symptoms and signs. J Vasc Surg. 1994;20:953–8.

32. Labropoulos N, Tassiopoulos AK, Bhatti AF, Leon L. Development of reflux in the perforator veins in limbs with primary venous disease. J Vasc Surg. 2006;43:558–62.

33. Labropoulos N, Mansour MA, Kang SS, Gloviczki P, Baker WH. New insights into perforator vein incompetence. Eur J Vasc Endovasc Surg. 1999;18:228–34.

34. Labropoulos N, Delis K, Mansour MA, Kang SS, Buckman J, Nicolaides AN, Baker WH. Prevalence and clinical significance of posterolateral thigh perforator vein incompetence. J Vasc Surg. 1997;26:743–8.

35. Labropoulos N, Delis K, Nicolaides AN, Leon M, Ramaswami G. The role of the distribution and anatomic extent of reflux in the development of signs and symptoms in chronic venous insufficiency. J Vasc Surg. 1996;23:504–10.

36. Labropoulos N, Tassiopoulos AK, Kang SS, Mansour MA, Littooy FN, Baker WH. Prevalence of deep venous reflux in patients with primary superficial vein incompetence. J Vasc Surg. 2000;32:663–8.

37. Labropoulos N, Tiongson J, Pryor L, Tassiopoulos AK, Kang SS, Mansour MA, Baker WH. Nonsaphenous superficial vein reflux. J Vasc Surg. 2001;34:872–7.

38. Labropoulos N, Giannoukas AD, Delis K, Mansour MA, Kang SS, Nicolaides AN, Lumley J, Baker WH. Where does venous reflux start? J Vasc Surg. 1997;26:736–42.

39. Knipp BS, Blackburn SA, Bloom JR, Fellows E, Laforge W, Pfeifer JR, Williams DM, Wakefield TW, Michigan Venous Study Group. Endovenous laser ablation: venous outcomes and thrombotic complications are independent of the presence of deep venous insufficiency. J Vasc Surg. 2008;48:1538–45.

40. Gohel MS, Barwell JR, Taylor M, Chant T, Foy C, Earnshaw JJ, Heather BP, Mitchell DC, Whyman MR, Poskitt KR. Long term results of compression therapy alone versus compression plus surgery in chronic venous ulceration (ESCHAR): randomised controlled trial. BMJ. 2007;335:83.

41. Hissink RJ, Bruins RM, Erkens R, Castellanos Nuijts ML, van den Berg M. Innovative treatments in chronic venous insufficiency: endovenous laser ablation of perforating veins: a prospective short-term analysis of 58 cases. Eur J Vasc Endovasc Surg. 2010;40:403–6.

42. Ceulen RP, Jagtman EA, Sommer A, Teule GJ, Schurink GW, Kemerink GJ. Blocking the saphenofemoral junction during ultrasound-guided foam sclerotherapy – assessment of a presumed safety-measure procedure. Eur J Vasc Endovasc Surg. 2010;40:772–6.

43. Breu FX, Guggenbichler S, Wollmann JC. Duplex ultrasound and efficacy criteria in foam sclerotherapy from the 2nd European consensus meeting on foam sclerotherapy, Tegernsee, Germany. Vasa. 2008;37:90–5.

44. Gohel MS, Epstein DM, Davies AH. Cost-effectiveness of traditional and endovenous treatments for varicose veins. Br J Surg. 2010;97:1815–23.

45. Wahlgren CM, Wahlberg E, Olofsson P. Endovascular treatment in postthrombotic syndrome. Vasc Endovascular Surg. 2010;44:356–60.

46. Uppal B, Flinn WR, Benjamin ME. The bedside insertion of inferior vena cava filters using ultrasound guidance. Perspect Vasc Surg Endovasc Ther. 2007;19:78–84.

47. Neglen P, Thrasher TL, Raju S. Venous outflow obstruction: an underestimated contributor to chronic venous disease. J Vasc Surg. 2003;38:879–85.

48. Killingsworth CD, Taylor SM, Patterson MA, Weinberg JA, McGwin Jr G, Melton SM, Reiff DA, Kerby JD, Rue LW, Jordan Jr WD, Passman MA. Prospective implementation of an algorithm for bedside intravascular ultrasound-guided filter placement in critically ill patients. J Vasc Surg. 2010;51:1215–21.

49. Labropoulos N, Leon L, Kwon S, Tassiopoulos A, Gonzalez-Fajardo JA, Kang SS, Mansour MA, Littooy FN. Study of the venous reflux progression. J Vasc Surg. 2005;41:291–5.

50. Perrin MR, Guex JJ, Ruckley CV, de Palma RG, Royle JP, Eklof B, Nicolini P, Jantet G. Recurrent varices after surgery (REVAS), a consensus document. REVAS group. Cardiovasc Surg. 2000;8:233–45.

51. Perrin M, Allaert FA. Intra- and inter-observer reproducibility of the recurrent varicose veins after surgery (REVAS) classification. Eur J Vasc Endovasc Surg. 2006;32:326–32.

52. Perrin MR, Labropoulos N, Leon Jr LR. Presentation of the patient with recurrent varices after surgery (REVAS). J Vasc Surg. 2006;43:327–34.

42

第 42 章
超声引导下腔静脉滤器植入

Bryan T. Fisher Sr and Thomas C. Naslund

摘 要

因深静脉血栓导致的肺栓塞减少了肺血管床的横截面积,从而导致肺血管阻力不断增加,并随即出现右心室后负荷过重。因此,巨大的或复发性的肺动脉栓子可能是致命的。单纯抗凝治疗可使病死率降低至 5%,但不能在所有的患者中普遍应用。下腔静脉滤器的出现彻底改变了下肢深静脉血栓形成的治疗以及存在抗凝治疗禁忌的治疗。该装置自 20 世纪 40 年代开发以来,已演变成为可有效防止致命肺栓塞的一种方法。机械性静脉阻断装置已经得到改善,包括输送的鞘管直径明显减小,这有助于术后止血。由于这些技术的改进,目前下腔静脉滤器植入已经从在手术室里进行静脉切开转变为在床旁使用超声引导经皮穿刺植入。腹部彩超和血管内超声的成功应用可减少放射性损伤,从而避免导致肾衰竭的危险和引起过敏反应。该方法与传统的在手术室进行手术相比,具有减少患者和医院工作人员的辐射暴露,减少搬动患者等优点。在成本消耗控制的时代,我们有理由相信未来在床旁进行机械静脉阻断比传统的手术治疗应用更为广泛。

关键词

床旁、超声引导、下腔静脉滤器放置、血管内超声

四十三年前,Lazar Greenfield 提出必须有一个较好的方法来防止肺栓塞[1]。他发明下腔静脉滤器的灵感来自于一个 23 岁的多发创伤患者死于肺栓子切除术后并发症。两年后,下腔静脉滤器被推荐为安全可靠的防止致命肺栓塞的手段。机械性静脉阻断装置已经随技术进步而革新,这种装置带有可改变尺寸的插管器,而且下腔静脉滤器已经从专门在手术室里静脉切开实施,发展到在床旁经皮穿刺来完成[2-23],对于危重患者,后者已成为一个方便、可靠、相对安全的选择(图 42.1,图 42.2,图 42.3 和图 42.4)。

经腹超声(Transabdominal 彩超 plex ultrasound,DUS)和血管内超声(Intravascualr ultrasound,IVUS)已成为人们熟知的和合适的腔静脉滤器植入的技术的辅助技术(表 42.1)。因此,我们有理由相信,伴随诊断技术的快速发展,成像质量使得我们安全的滤器植入成为可能,不仅对患者创伤更小,而且认为超声技术是如此的强而有力,使得床旁植入下腔静脉滤器从此进入了崭新的规范化时期。

肺栓塞降低了肺血管床的横截面积,从而导致肺血管阻力持续上升及随之而来的右心室后负荷的增加[24],严重时,可导致心肺衰竭而死亡。10% 患者在肺栓塞后第一个小时内死亡,30% 患者在随后的再发性栓塞死亡,当预防肺动脉栓塞失败时,需防止肺动脉栓塞进一步发展,并及时做出诊断尤为重要[25]。单纯的抗凝治疗可降低病死率不足 5%,而

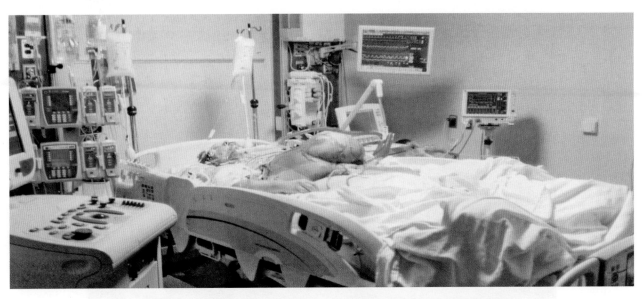

图 42.1　全球现代重症监护病房。在第一张图上注意在床头空间的限制

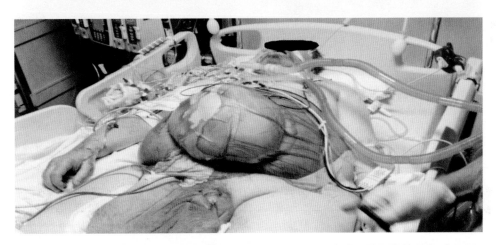

图 42.2　同一肥胖男性患者,腹股沟嵌顿疝修补术后,腹部开放减压需要腹肌麻痹,由于近期的手术,患者需制动,同时因存在抗凝禁忌证,因而具有深静脉血栓形成的高风险

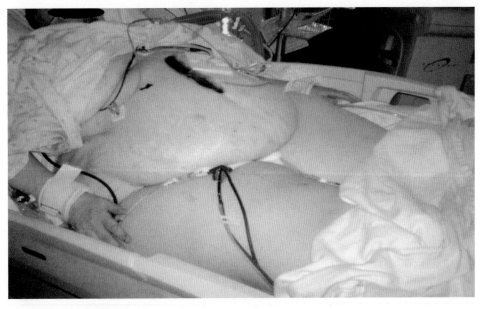

图 42.3　就肥胖的患者而言,存在深静脉血栓形成高风险,应事先考虑行床旁滤器植入

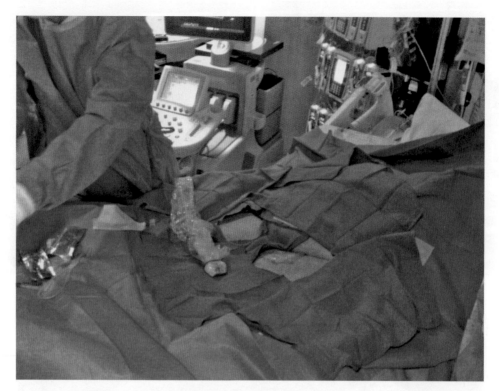

图 42. 4　与图 42. 3 为同一患者,腹股沟区无菌消毒后,需要注意的是针对这样病态的肥胖患者,可能需要助手去除多余的皮肤和脂肪

表 42. 1　超声引导下放置下腔静脉滤器系列数据

作者	年份	例数	方式	位置	技术成功率（%）	异位（%）	总体并发症发生率(%)
Killingsworth[2]	2010	109	IVUS	床旁	97	6	5
Aidinian[4]	2009	14	IVUS	床旁	100	0	0
Spaniolas[3]	2008	47	IVUS	IR/Angio/OR	100	2	15
Kardys[5]	2008	31	IVUS	OR	97	3	3
Corriere[9]	2005	382	DUS	床旁	97	5	2
Rosenthal[10]	2004	94	IVUS	床旁	97	3	6
Garrett[11]	2004	28	IVUS	床旁	93	8	15
Gamblin[12]	2003	36	IVUS	OR	94	0	0
Wellons[13]	2003	45	IVUS	IR/床旁	94	3	6
Conners[14]	2002	284	DUS	床旁	98	2	4
Ashley[15]	2001	21	IVUS	OR	100	0	0
Ebaugh[16]	2001	26	IVUS	床旁	92	4	12
Bonn[17]	1999	30	IVUS	IR	100	0	0
Sato[18]	1999	53	DUS	床旁	98	0	2

　DUS 多普勒超声,IVUS 血管内超声,OR 手术室,IR 介入室

且不能在所有的患者普遍使用。因此,需下腔静脉滤器植入治疗,以下是下腔静脉滤器植入的绝对和相对的适应证,这些适应证在临床上普遍适应和必须遵循(表 42.2)。

表 42.2 下腔静脉滤器植入的适应证

绝对适应证	曾发生深静脉血栓栓塞或存在抗凝治疗禁忌
	尽管经充分的抗凝治疗仍发生深静脉血栓栓塞
	由抗凝所产生的并发症
	肺栓子清除术并发症
	腔静脉其他阻断栓塞方法失败
相对适应证	发现髂股静脉近端漂浮血栓(漂浮的血栓尾长度>5cm)
	尽管经抗凝治疗仍蔓延的髂股静脉血栓
	在某些高危人群中伴发深静脉血栓栓塞者,高危人群包括那些心肺功能有严重受损患者(例如重度肺动脉高压患者),以及经历高危手术患者(例如脊椎或减肥手术)

绝对适应证

普遍接受的下腔静脉滤器绝对指征包括:
1. 存在抗凝治疗禁忌证*
2. 在抗凝治疗期间发生深静脉血栓栓塞
3. 出现抗凝治疗的并发症
4. 肺栓子清除术后,出现并发症
5. 腔静脉其他阻断栓塞方法失败

*例如抗凝禁忌证包括有活动的或近期的出血的临床证据(如颅内出血,胃肠道出血),最近或计划进行的大手术,或新近的严重的外伤。

相对适应证

下腔静脉滤器植入传统的相对的适应证包括:
1. 发现髂股静脉近端漂浮血栓(漂浮的血栓尾长>5cm)。
2. 尽管抗凝治疗仍蔓延的髂股静脉血栓。
3. 在某些高危人群中伴发深静脉血栓栓塞者,高危人群包括那些心肺功能有严重受损患者(例如重度肺动脉高压患者),以及经历高危手术患者(例如脊椎或减肥手术)[22,26]。

预防性指征

当前,针对深静脉血栓栓塞的预防性治疗仍然是下腔静脉滤器植入的最常见的目的[22]。尽管随机对照研究不支持此项观点,但越来越多的临床经验驱使临床医生在肺动脉栓塞高危人群中预防性放置滤器,包括严重颅脑损伤昏迷患者、瘫痪、不能活动的脊椎骨折、骨盆和四肢长骨骨折、或者直接静脉损伤。其他推荐的预防性置入腔静脉滤器适应证包括恶性肿瘤、出血性中风、近期的神经外科手术或同时开放性减肥手术[15-18]。

技术

设备

床旁滤器植入技术如下所述,此项技术已通过广泛的临床试验证实,并采用下列设备来完成:不锈钢 Over-the-Wire Greenfield 腔静脉滤器(Boston Scientiofic, Natick, MA), Gunther Tulip 下腔静脉滤器(Cook Medical, Bloomington, IN), 便携式超声系统(Philips Medical Systems, Andover, MA),和一个便携式血管内超声成像系统(Galaxy IVUS imaging system with Atlantis PV Peripheral Imaging Catheter, 15 MHz, SF profile, Boston Scientific, Natick, MA)。虽然我们在超声引导下腔静脉滤器植入的经验主要是应用 Gunther Tulip 过滤器,较少应用不锈钢 Greenfield 过滤器,但我们所阐述的技术可以很容易地应用于市售的其他下腔静脉滤器植入。

经腹多普勒超声技术

术前影像学

我们倾向于采用经腹彩超和血管内超声引导滤器植入技术,这已在先前阐述[23],然而这并非总是可用,有时应用腹部 CT 图像术前确定下腔静脉滤器直径。起初,需应用腹部超声确定能否采用超声引导下实施床旁滤器植入,超声观察下腔静脉与肾静脉汇合的横向和纵向切面,充分显示一条肾静脉(或右肾动脉)是准确指导滤器植入所必需的。在手术前,分别确定下腔静脉直径小于 28mm 和髂股静脉系统通畅性至关重要,发现管腔内形成血栓时应该指导临床改为采用常规造影 X 线透视下引导滤器置入,因为有可能存在双侧股总静脉或髂静脉血栓形成,而改变中心静脉入路,如经颈内静脉或肱静脉穿刺,但不建议常规使用颈内静脉穿刺,因为重症监护室存在空间的局限性和无透视引导下导丝进入下腔静脉内具有挑战性的(图 42.1)。

滤器植入技术

局部麻醉后,超声引导下采用 Seldinger 技术,开通股总静脉通路,放置 0.035-In 置入导丝,进入下腔静脉。该装置输送鞘管插入到肾静脉-下腔静脉汇合处的水平。该运输桥血管包含有预加载下腔静脉滤器(无论是永久或暂时性的滤器),输送桥血管被放置入鞘管,并预先推送到鞘的尖端。当植入 Greenfield 滤器,移除导丝至确切的滤器尖端。一旦在横向方向上确认肾静脉-下腔静脉汇合处,将鞘和过滤器置于肾静脉开口下方。在此阶段,需达到理想的放置位置。当纵向观察时,过滤器应易于辨认,其上端应接近右肾动脉,肾静脉-下腔静脉汇合处是一个可靠标志。然后在实时超声引导下可观察滤器放置完成图像。

影像学的终结步骤

完成滤器放置后,矫正滤器位置,完整的支撑脚扩展,通过直接经腹超声和随后的腹部平片确定是否存在倾斜。在穿刺点柔和的手部按压(与皮肤针标记相对)可快速、持久的止血。

血管内超声技术

术前影像学

类似于经腹部超声方法,于目标股总静脉静脉穿刺点,采用多普勒超声确认股总静脉位置及管腔通畅与否。于穿刺点及其周围 1 厘米的组织进行局部麻醉,经皮股总静脉插管及导丝插入至下腔静脉。然后于股总静脉插入一个 8-Fr 的鞘管,经此鞘管血管内超声探头进入下腔静脉右心房的水平。在 "pull-back" 技术下,依次确定静脉解剖,包括右心

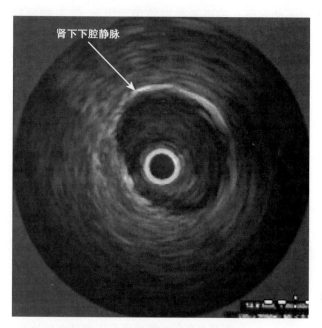

图 42.5　下腔静脉血管内超声所见

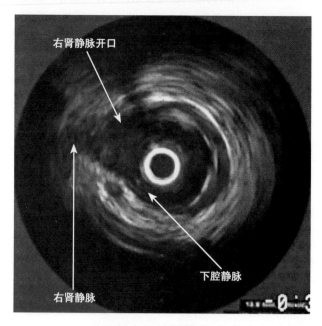

图 42.6　右肾静脉开口

房、肝静脉、肾静脉、下腔静脉和髂总静脉汇合处(见图 42.5,图 42.6,图 42.7,图 42.8 和图 42.9)。IVUS 桥血管立即回撤至位置最低的右肾静脉下方,并明确下腔静脉的直径。

双静脉入路

我们推荐双静脉入路技术辅助植入下腔静脉滤器。该技术采用对侧静脉插管辅助滤器插入。偶尔,患者可有对侧股静脉血栓形成,双侧静脉插管通

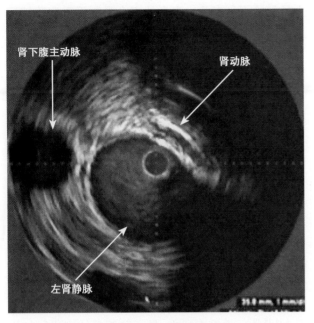

图 42.7 肾下主动脉、下腔静脉和右肾动脉

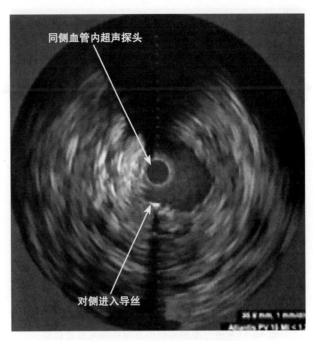

图 42.9 可见导丝从对侧进入

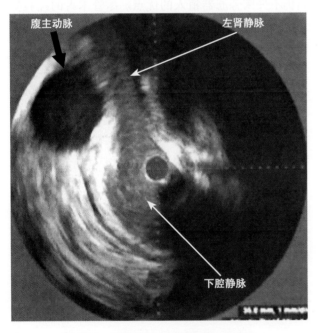

图 42.8 下腔静脉、左肾静脉和主动脉

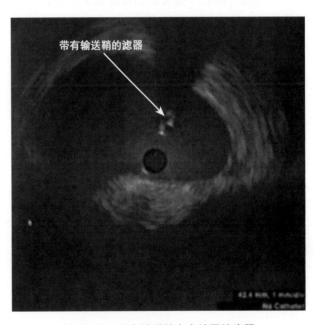

图 42.10 仍在输送鞘内未放置的滤器

过双侧鞘管插入。0.035-in 置入导丝先通过对侧静脉并到达经血管内超声成像证实的肾静脉汇合处，然后输送鞘管插入上述肾静脉-下腔静脉汇合，下腔静脉滤器（无论是永久或暂时性的）推入鞘管并推向鞘的尖端。然后在血管内超声指导下，鞘和输送桥血管作为一个整体立即撤回至肾静脉-下腔静脉汇合的下方（图 42.10）。一旦确定合适的滤器位置，撤回血管内超声探头和导丝，展开滤器（图 42.11）。

单一静脉入路

采用血管内超声明确静脉解剖，单一静脉入路与双静脉入路技术有相似之处。一旦"pull-back"静脉监测完成后，血管内超声探头就被撤出。IVUS 桥血管需预先测量滤器的输送桥血管，确定从鞘管到滤器尖端的长度。将预先测量的长度标记在血管内超声探头的校准标记或安全标记处。血管内超声探头通过输送鞘插入并推进到相应的滤器长度的位

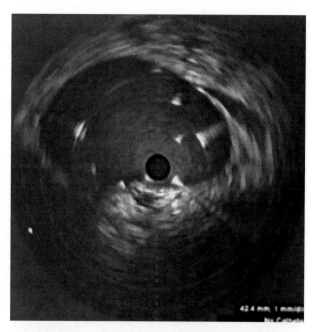

图 42.11　通过观察滤器的支撑脚确定放置滤器

置。鞘和血管内超声探头达到肾静脉最低位置下方后撤回。血管内超声探头撤出后，插入滤器输送桥血管并安装。因此，在单一静脉通路技术，血管内超声引导鞘定位及随后的相对于鞘位置的滤器定位。

影像学的完成步骤

要求确保充分的腿部伸展和适当的体位，血管内超声探头小心地插入，直至显示滤器的支撑脚并确认腔静脉管壁位置（图 42.11）。尽量避免 IVUS 桥血管向头侧推进，以防止滤器滞留和/或滤器移动。腹部的标准 X 平片可以评价滤器的位置、倾斜程度和支撑脚的扩展。用手轻柔压迫静脉穿刺位置以止血。

优点

经腹彩超和血管内超声的成功应用可避免使用放射造影剂。虽然在一般医疗人群中造影剂引发肾病的风险很低，但危重患者因低血压、循环血容量不足、急性危重病导致的肾功能不全并非少见。此外，超声引导可避免与造影相关的不良反应，这些不良反应占美国人口的 4% ~ 8%[27]。应用超声成像技术避免了对患者和患者护理区域包括护理人员和邻近患者的辐射暴露。重要的是，超声引导下滤器植入方便床旁操作并避免了运送危重患者或受伤患者所带来的风险[4]。多个病例报告在运送患者时产生的并发症发生率在 70%[28-30]，这与设备故障或运输

人员经验不足有关。患者的安全受制于重症监护病房有限的运输条件。最后，床旁滤器的植入也避免了介入室或手术室的昂贵的费用、麻醉和为手术团队所需的更多的支持。在医疗费用控制的时代，很快会被意识到床旁滤器植入降低成本，并由此显著地节约了成本。

缺点

经腹超声多普勒的缺点是偶尔发生下腔静脉显示不充分。肥胖、妊娠、肠管扩张、腹部外伤、并由大容量复苏或急性疾病而来的弥漫水肿可能导致下腔静脉成像不佳，从而干扰经腹超声滤器植入[31]。此外，矫形固定或脊椎骨折的固定均会影响超声观察。然而，在 85% ~ 92% 的创伤患者下腔静脉可充分显示[4,14,18,19]。血管内超声，是一种不受体型或肠气影响的成像方式，往往能克服经腹多普勒超声的局限性而仍不失床旁滤器植入的优点。尽管术者的经验受到超声引导下滤器植入的限制，迅速获得临床经验的限制，然而少见的限制因素是血管内超声这一技术的熟练程度[14]。超声另一个潜在的不足是它不能准确地检测静脉异常，考虑到这一缺点，因此仔细回顾现有的 CT 图像（通常可得到的）是有帮助的。

并发症

超声引导下腔静脉滤器植入相关的并发症总发生率一直很低，采用经腹超声系列报告总的并发症发生率在 1.8% ~ 8.2%；其并发症发生率的报道与经血管内超声引导的相似（表 42.1）。

异位/错位

超声引导下腔静脉滤器植入最常见的并发症是错位，在各系列植入器的发生率在 0 ~ 8%（表42.1）。对影像的错误理解可以导致分别在髂总静脉和上腔静脉错位。滤器取出和重新定位，或校正定位后的二次放置开放滤器方法，是髂总静脉扩张的治疗方法。

穿刺部位血栓形成（Insertion Site Thrombosis，IST）

穿刺部位深静脉血栓形成出现在 16.7% 的

患者,并显示与穿刺部位术后压迫相关。虽然与鞘管的大小没有密切相关,但双静脉穿刺技术可能有较高的 IST 发病率[23]。IST 发病率是多普勒超声于穿刺部位的密切监测观察的结果,常规监测下,下腔静脉滤器植入患者发生 IST 可能多达三分之一[22]。

滤器移位

滤器移位的定义为从植入部位移动>1 厘米,尽管移位通常是偶然观察到的,但常常引起关注,[32,33]。Greenfield 滤器移位发生约 5%,与其他滤器类似,很少有迁移到心脏和肺动脉的报道。

滤器倾斜/不完全展开

滤器倾斜或位置不对称通常见于圆锥形模型,但与不充分的栓子防护几乎无相关[34,35]。就现代的下腔静脉滤器设计而言,部分或完全安装失败属罕见的事件。

装置故障/肺动脉栓塞(Pulmonary Embolism,PE)

装置故障或滤器未能提供足够的栓子防护属罕见事件,这一点所有滤器是一致的(2.6% ~ 3.8%)[22]。致死性肺栓塞的发生率一般小于 1%,不考虑滤器错位和异位,没有其他特别的原因被归因于装置故障。

下腔静脉血栓形成

下腔静脉血栓形成是滤器置入后一种罕见的临床并发症,滤器置入后可能的发生率达 3.6% 以上[21,34-39]。值得注意的是,下腔静脉血栓形成可能存在导致深静脉血栓复发倾向和血栓后综合征。在目前可应用的滤器中,下腔静脉血栓形成率是相似的,并与上腔或下腔静脉的位置无关。

滤器断裂

长期随访中滤器断裂的现象并不常见的。然而,Simon 镍钛记忆合金滤器与不均衡的四肢骨折的发生率有关(14.1%)[22]。然而,不考虑装置故障,其他不良反应并发症与滤器的存在无关。

下腔静脉壁穿孔

腔静脉被滤器的支撑脚穿透、支撑脚的断裂,或因滤器移位或倾斜,均属罕见的(4.4%),而且绝大多数无症状(0.4%)。但是,腔静脉穿孔伤及与之相邻的腹膜后脏器引起穿孔者(如十二指肠)已有报道。虽然并非少见,但下腔静脉壁穿孔与不良临床后果很少相关[7]。

远期效果

Greenfield 滤器是研究最多的下腔静脉滤器,并提供良好的长期通畅性和良好的再发血栓栓塞的防护作用。尽管抗凝治疗停药后,复发性栓塞的防护达 20 年之久者大约是 96%,持续通畅率超过 95%[37]。尽管相关研究较少,但是肾脏水平以上的上腔静脉可观察到同样的通畅性和保护性[38]。简而言之,从现代滤器随访观察看,腔静脉滤器的使用是成功、合理的,发展趋势显而易见。

经济方面的考虑

超声引导的下腔静脉滤器植入是物有所值的。可避免患者运送、专业护理人员介入及相关费用,减少手术室或介入室内进行滤器插入相关的费用。

根据 Conners 及相关部门所述[14],超声引导下床旁滤器植入与通过透视放置滤器相比,整体的单一机构每年节省 $ 124 000(每个滤器 $ 2388)。不考虑手术室的使用,其他研究者报道了类似的经济优势[16,18,19,21]。

建议的下腔静脉滤器植入的规则

最大限度地利用超声成像引导滤器植入,是我们推荐的原则,并以此来指导临床决策,(图 42.12)。当下腔静脉解剖不能被体表超声或血管内超声探查时,则运送到血管造影室进行静脉造影。当下腔静脉直径超过 28mm 时,虽然是罕见事件,则需要为静脉选择包括 Bird,s Nest 滤器(Cook Medical,Bloomington,IN)或双侧髂总静脉滤器。

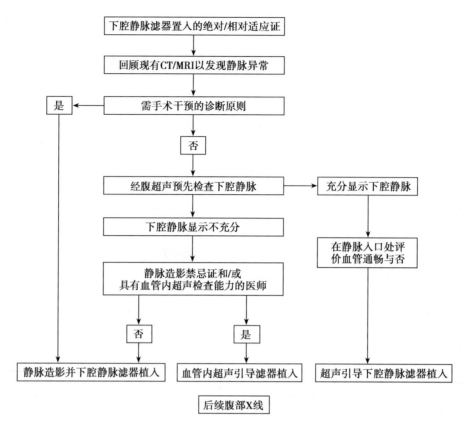

图 42. 12 提出超声引导下腔静脉滤器植入方法

参考文献

1. Garber K. The clot stopper. Am Herit Invent Technol. 2006;22(1):34–9.
2. Killingsworth CD, Taylor SM, Patterson MA, Weinberg JA, McGwin Jr G, Melton SM, Reiff DA, Kerby JD, Rue LW, Jordan Jr WD, Passman MA. Prospective implementation of an algorithm for bedside intravascular ultrasound-guided filter placement in critically ill patients. J Vasc Surg. 2010;51(5):1215–21.
3. Spaniolas K, Velmahos GC, Kwolek C, Gervasini A, De Moya M, Alam HB. Bedsideplacement of removable vena cava filters guided by intravascular ultrasound in the critically injured. World J Surg. 2008;32(7):1438–43.
4. Aidinian G, Fox CJ, White PW, Cox MW, Adams ED, Gillespie DL. Intravascular ultrasound – guided inferior vena cava filter placement in the military multi-trauma patients: a single-center experience. Vasc Endovascular Surg. 2009;43(5):497–501.
5. Kardys CM, Stoner MC, Manwaring ML, Barker M, Macdonald KG, Pender JR, Chapman 3rd WH. Safety and efficacy of intravascular ultrasound-guided inferior vena cava filter in super obese bariatric patients. Surg Obes Relat Dis. 2008;4(1):50–4. Epub 2007 Dec 11.
6. Nicolaou S, Talsky A, Khashoggi K, Venu V. Ultrasound-guided interventional radiology in critical care. Crit Care Med. 2007;35(5 Suppl):S186–97. Review.
7. Chiou AC. Intravascular ultrasound-guided bedside placement of inferior vena cava filters. Semin Vasc Surg. 2006;19(3):150–4. Review.
8. Uppal B, Flinn WR, Benjamin ME. The bedside insertion of inferior vena cava filters using ultrasound guidance. Perspect Vasc Surg Endovasc Ther. 2007;19(1):78–84.
9. Corriere MA, Passman MA, Guzman RJ, et al. Comparison of bedside transabdominal duplex ultrasotmd versus contrast venography for inferior vena cava filter placement: what is the best imaging modality? Ann Vasc Surg. 2005;19:229–34.
10. Rosenthal D, Wellons ED, Levitt AB, et al. Role of prophylactic temporary inferior vena cava filters placed at the bedside under intravascular ultrasOlmd guidance in patients with multiple trauma. J Vasc Surg. 2004;40:958–64.
11. Garrett IV, Passman MA, Guzman RJ, et al. Expanding options for bedside placement of inferior vena cava filters with intravascular ultrasound when transabdominal duplex ultrasound imaging is inadequate. Ann Vasc Surg. 2004;18:329–34.
12. Gamblin TC, Ashley DW, Burch S, et al. A prospective evaluation of a bedside tedmique for placement of inferior vena cava filters: accuracy and limitations of intravascular ultrasound. Am Surg. 2003;69:382–6.
13. Wellons ED, Matsuura JH, Shuler BW, et al. Bedside intravascular ultrasound-guided vena cava filter placement. J Vasc Surg. 2003;38:455–8.
14. Conners MS, Becker S, Guzman RJ, et al. Duplex scan-directed placement of inferior vena cava filters: a five-year institutional experience. J Vasc Surg. 2002;35:286–91.
15. Ashley DW, Gamblin TC, Burch ST, et al. Accurate deployment of vena cava filters: comparison of intravascular ultrasound and contrast venography. J Trauma. 2001;50:975–81.
16. Ebaugh JL, Chiou AC, Morasch MD, et al. Bedside vena cava filter placement guided with intravascular ultrasound. J Vasc Surg. 2001;34:21–6.
17. Bonn J, Liu JB, Eschelman DJ, et al. Intravascular ultrasound as an alternative to positive-contrast vena cavography prior to filter placement. J Vasc Interv Radiol. 1999;10:843–9.
18. Sato DT, Robinson KD, Gregory RT, et al. Duplex directed caval filter insertion in multi-trauma and critically ill patients. Ann Vasc Surg. 1999;13:365–71.
19. Benjamin ME, Sandager GP, Cohn EL, et al. Duplex ultrasound insertion of inferior vena cava filters in multitrauma patients. Am J Surg. 1999;178:92–7.
20. Neuzil DF, Garrard CL, Berkman RA, et al. Duplex-directed vena

caval filter placement: report of initial experience. Surgery. 1998;123:470–4.

21. Neuzil DF, Naslund TC, Bass JG, et al. Cost-effective method for bedside insertion of vena caval filters in trauma patients. J Trauma. 1997;43:752–8.

22. Streiff MB. Vena caval filters: a comprehensive·review. Blood. 2000;195:3669–77.

23. Passman MA, Dattilo JB, Guzman RJ, et al. Bedside placement of inferior vena cava filters by using transabdominal duplex ultrasonography and intravascular ultrasound imaging. J Vasc Surg. 2005;42:1027–32.

24. Goldhaber SZ, Elliott CG. Gregory Elliott acute pulmonary embolism: part I: epidemiology, pathophysiology, and diagnosis. Circulation. 2003;108:2726–9.

25. Desciak MC, Martin DE. Perioperative pulmonary embolism: diagnosis and anesthetic management. J Clin Anesth. 2011;23(2):153–65.

26. Kaufman JA, Kinney TB, Streiff MB, et al. Guidelines for the use of retrievable and convertible vena cava filters: report from the society of interventional radiology multidisciplinary consensus conference. J Vasc Interv Radiol. 2006;17:449–59.

27. Dillman JR, Strouse PJ, Ellis JH, Cohan RH, Jan SC. Incidence and severity of acute allergic-like reactions to i.v. nonionic iodinated contrast material in children. AJR Am J Roentgenol. 2007;188(6):1643–7.

28. Fanara B, Manzon C, Barbot O, Desmettre T, Capellier G. Recommendations for intra-hospital transport of critically ill patients. Crit Care. 2010;14(3):R87.

29. Szem JW, Hydo LJ, Fischer E, et al. High-risk intrahospital transport of critically ill patients: safety and outcome of the necessary "road trip". Crit Care Med. 1995;23:1660–6.

30. Steady HE. Patient's outcome: intrahospital transportation and monitoring of critically ill patients by a specially trained ICU nursing staff. Am J Crit Care. 1998;7:282–7.

31. Chiou AC. Intravascular ultrasound-guided bedside placement of inferior vena cava filters. Semin Vasc Surg. 2006;19:150–4.

32. Rectenwald JE, Greenfield LJ, Henke PK, et al. Vena caval interruption procedures. In: Rutherford RB, editor. Vascular surgery. 6th ed. Philadelphia: Elsevier Saunders; 2005. p. 1086–94.

33. Janjua M, Omran FM, Kastoon T, et al. Inferior vena cava filter migration: updated review and case presentation. J Invasive Cardiol. 2009;21:606–10.

34. Wu GS, Gilet A, Kirshbaum M, et al. Inferior vena cava filter migration with severe deformity of filter. J Vasc Interv Radiol. 2009;20:1257–9.

35. Kinney TB. Update on inferior vena cava filters. J Vasc Interv Radiol. 2003;14:425–40.

36. Kinney TB, Rose SC, Weingarten KE, et al. IVC filter tilt and asymmetry: comparison of the over-the-wire stainless-steel and titanium Greenfield IVC filters. J Vasc Interv Radiol. 1997;8:1029–37.

37. Ganguli S, Tham JC, Komlos F, et al. Fracture and migration of a suprarenal inferior vena cava filter in a pregnant patient. J Vasc Interv Radiol. 2006;17:1707–11.

38. Greenfield LJ, Proctor MC. Twenty-year clinical experience with the Greenfield filter. Cardiovasc Surg. 1995;3:199–205.

39. Turba UC, Glaiberman C, Picus D, et al. Management of severe vena cava filter tilting: experience with bard G2 filters. J Vasc Interv Radiol. 2008;19:449–53.

43

第 43 章
血管内超声在静脉支架植入术及
下腔静脉滤器植入术中的应用

Peter Neglén

摘 要

目前,血管内超声(IVUS)主要用于诊断静脉狭窄,引导静脉狭窄部位的支架植入,及辅助下腔静脉滤器的植入。IVUS 从内向外显示血管,并能很好的显示血管毗邻结构。IVUS 可 360 度显示血管断面、血管壁特征以及血管外部受压情况。为了全面显示髂静脉系统,超声探头频率应为 12.5MHz 或低于 12.5MHz。IVUS 桥血管经由同轴的引导装置经皮穿刺植入静脉。IVUS 桥血管到达目标位置后,当桥血管在静脉管腔内退出时,可以获得图像并存取数据。

IVUS 非常适用于存在髂静脉-腔静脉流出受阻并需得到形态学诊断的患者。IVUS 主要有两方面作用,一是准确诊断阻塞的程度及范围,二是诊断阻塞的性质,帮助准确的植入支架。支架植入术可以在 IVUS 及 X 线透视辅助下实施,而不需要进行静脉造影术。

目前介入治疗中下腔静脉滤器的植入已经从 X 线透视及静脉造影的引导下,转变为由 IVUS 引导下植入。IVUS 显然更适用于存在碘造影剂禁忌者和需限制放射线暴露的患者,同时可以减少介入医生的放射线照射。过度肥胖患者可能超过血管造影术的体重限制;在危重病例及多发创伤的患者中,预防性的 IVC 滤器的植入明显增加;把 ICU 的患者运输至介入治疗的装置中是非常麻烦的,所有这些情况使得 IVUS 的应用更加广泛。

IVUS 的高额费用限制了这项技术的广泛应用,但是,我们期望通过 IVUS 应用的逐渐增加,使得材料价格能够有所降低。

关键词

IVUS、静脉成像、辅助下腔静脉滤器植入

血管内超声(IVUS)出现于 20 世纪 90 年代末,最初用于辅助动脉血管介入,以进行复杂病例诊断[1]。而后,IVUS 用于静脉疾病的介入诊断。静脉造影术中的造影剂可以显示血管腔内的情况,但不能提供管壁及周围组织的任何信息。血管造影获得的间接信号仅能提示血管壁受累,或者血栓形成后静脉的管腔不规则。为了获得准确的血管腔内信息,常常需要进行几个不同角度成像。IVUS 从血管内向外成像,穿透毗邻组织,可 360 度显示血管横断面、血管壁特征以及可能的血管外部受压情况。尽管 IVUS 的优势显而易见,但其高额费用仍限制了该项技术的广泛应用。目前,静脉内的 IVUS 主要用于诊断静脉狭窄、引导静脉阻塞部位的支架植入和辅助 IVC 滤器的植入。

IVUS 桥血管技术

IVUS 桥血管的设计为旋转镜桥血管和多阵列探头桥血管的组合。旋转设计包括声学镜子和探头

装置在桥血管的顶端。镜子的旋转是由桥血管内部与之相连的导丝驱动完成。镜子的旋转腔由生理盐水充填，以防气泡进入。信号从旋转镜通过充满液体的腔传导到探头，可产生 360 度切面成像。这种设计被 Atlantis SR 预成像桥血管应用于 iLAB 成像系统（Boston Scientific Corporation，Natick，MA，USA）。IVUS 桥血管的顶部是由多晶体组成的多线阵探头，没有可以移动的部分，无腔隙，不需要任何液体注射充填。每个晶体发射的众多信号整合成横断面图像。例如 Visions PV8.2F 成像桥血管结合 s5 成像系统都是基于独立的移动塔或者结合于介入检查中心系统（Volcano Therapeutics Inc，Rancho Cordova，CA，USA）。

　　每个桥血管都有预先设计的频率。超声频率越低穿透越深，频率越高分辨率越好。为了全面显示髂静脉系统，超声探头频率应达到或低于 12.5MHz，此频率最小穿透深度为 30mm。当桥血管走行于血管中央，横切面垂直于管壁时可获得最佳图像。由于血管迂曲走行，有时桥血管不能走行于血管中央，而是在特殊部位偏离中央，走行于一侧，横切面不能完全垂直于血管长轴（图 43.1）。倾斜的横断面可能为椭圆形，不能代表真实的管腔面积。由于桥血管位置脱离中心，超声通常必须穿透较大的容量血管的整个直径的深度，通过外界压迫和倾斜的投影，血管的最大直径甚至大于 30mm。

　　IVUS 桥血管经皮静脉穿刺置入。随着超声引导套管的插入，根据介入的类型，插入导线（通常 0.035in.）并设法到达目标区域。预先经皮穿刺置入一个套管（通常 8~9F）以便于反复进入。IVUS

的桥血管包裹在引导装置的套管中，辅助桥血管在静脉中顺利通过。桥血管可沿着放置在静脉中央的桥血管同轴前进，当到达距离顶端只有 1~2 厘米部位时，还可以单轨形式前进。同轴置入的引导装置可精简改善路径和防止打结，因此得到广泛应用。当目标静脉强烈收缩或者严重迂曲时，单轨式桥血管会遇到很大的问题。改进桥血管和导丝有时可以使得通路更容易进入。当把 IVUS 的桥血管置于目标区域后，随着管腔内的桥血管后撤，可以获得图像，这是由缓慢的手动或者由机械的后撤装置完成的。后撤时可获得平滑连续的图像，这在桥血管插入的过程中是做不到的。获得的实时图像可数字化存储，以便超声成像系统内置软件后续分析。

　　对于带有多线阵的探头的 IVUS 来说，越接近高频探头的顶端，则可以产生清晰的超声图像（图 43.1）。桥血管可以减少人工伪像，如环形衰减，但如此检查的局限是只能显示邻近桥血管的结构。伴随着旋转镜桥血管的移动，不必手动即可方便地观察。单轨系统导丝经常会产生一个横断的声影，使横切面边缘显示不清；而同轴导丝系统则不会产生这种现象。通过旋转 IVUS 桥血管，声影覆盖区可以清楚显示（图 43.1）。

　　由于图像多方向旋转，所显示结构的解剖学定位经常是不准确的。唯一准确定位的方法是根据固定的解剖标志判断髂静脉图像。右肾动脉通常在右后方横穿下腔静脉；右髂总动脉穿过左髂总静脉上方，而左髂总静脉位于骨组织前方；髂动脉经常平行于髂静脉或走行于其前方（图 43.2）。然而，在诊断

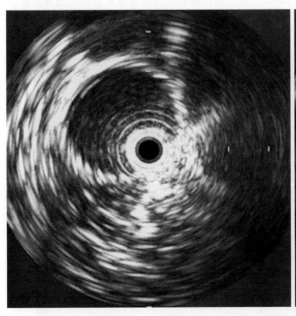
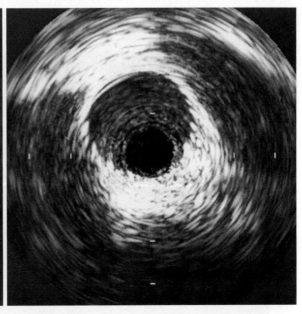

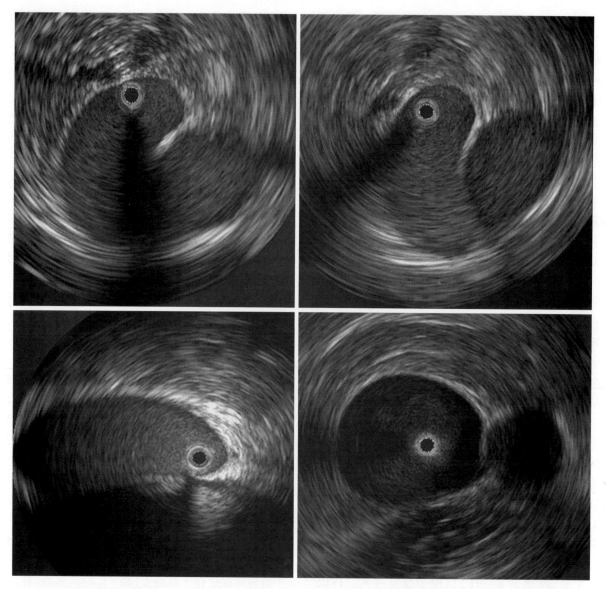

图 43.1   接近线阵导管的清晰回声可以呈环状("**ringed down**",最上图);单轨型导管导丝可以产生边缘声影。通过旋转导管,不易显示区域可以显现出来(中图);IVUS 导管在血管中央行进,显示的是横断面的影像,而当 IVUS 位置呈偏心性,则显示的是夸大的管腔(底图)

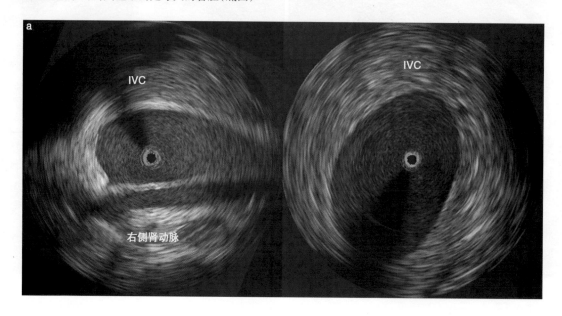

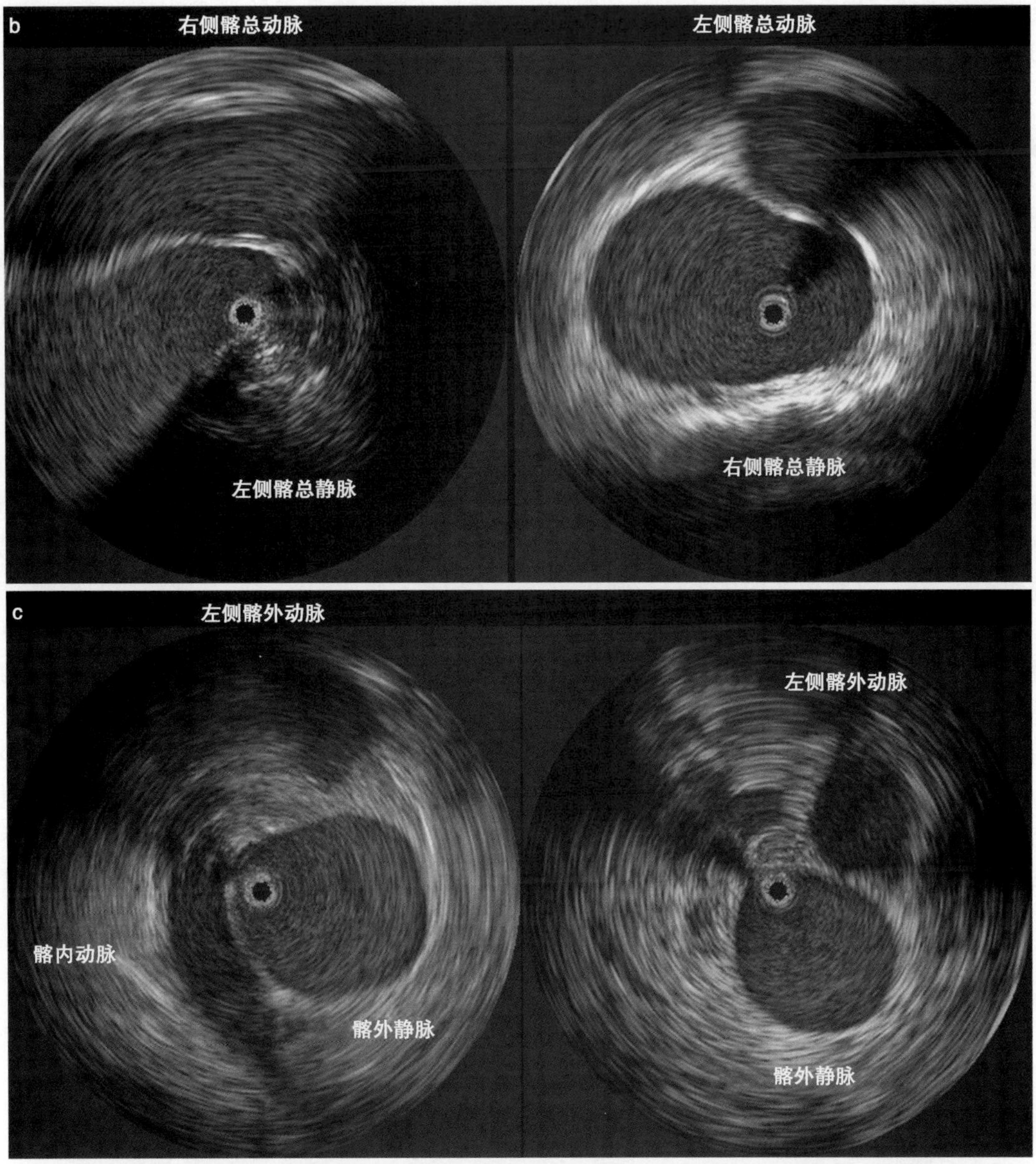

图 43.2　(a)恒定的解剖标记有助于 IVUS 桥血管的旋转角度的校正。右肾动脉通常穿行于下腔静脉后方(见左图)。沿着正常的肾下水平的下腔静脉扫查,未见这一结构(见右图)。静脉内的黑色圆环是 IVUS 桥血管。(b)右侧髂动脉穿过左侧髂静脉前方,有时产生压迫角度的变化(见左图)。左侧和右侧髂总动脉于前外侧与相应静脉伴行(见右图)。静脉内的黑色圆环是 IVUS 桥血管。(c)当髂内动脉离开髂总动脉分叉后,髂内动脉跨过髂静脉中部,并下行进入盆腔于髂内静脉伴行(见左图)。髂外动脉在分叉后,于前内侧继续向远端延续,与静脉相比邻。静脉内的黑色圆环是 IVUS 桥血管

静脉堵塞或者静脉支架植入、放置下腔静脉滤器的手术中,解剖学定位不是主要问题。

静脉血管内超声诊断

目前,可供选择的用于治疗髂静脉慢性堵塞的方法是静脉成形术和支架术[2-9]。在病理生理学方面,慢性静脉疾病中静脉回流受阻的重要性愈加受到重视,显然,静脉反流尚不能完全解释许多患者的

症状及临床表现。尽管先前众所周知,反流合并阻塞将产生最严重的问题,然而目前所知,髂股静脉回流受阻,在慢性静脉疾病的病理生理学方面起到的作用可能更大。与低垂部位的静脉阻塞患者的症状相比,髂静脉慢性阻塞的症状更为严重。与髂静脉水平近端静脉受损相比,远端静脉受损可以通过其侧支静脉循环得到代偿,所以症状也相应较轻。因此,髂股静脉成为球囊扩张术和支架术放置的目标区域。

目前尚不能准确了解受阻静脉腔内血流的阻塞程度,也还没有一种测试可以准确的评估静脉回流受阻时的血流动力学改变[10]。通常采用常规的无创测试方法,诸如空气压力-容积描记测试法及彩超检查都可以提示静脉流出受阻,但常规检查不能准确排除髂腔静脉受阻的可能,即使是那些有创的压力试验都不能充分明确这一点,如:股静脉运动压力试验、上下肢静脉腔压力差异试验、静脉压力增加试验等。目前,静脉流出受阻的诊断最终必须通过影像形态学结果明确诊断。

单平面经股静脉体表摄影是一项常规的形态学检查,以此观察髂静脉-腔静脉管腔内血流输出。该类型静脉腔内前后式体表摄影静脉成像较多平面倾斜式静脉腔内体表摄影处于劣势,尤其是在髂静脉受到外周组织压迫时,这种形式的体表摄影缺欠更加突出。在不同剖面图显示受病变压迫静脉,可能仅在某种特定的体表摄影体位时被观察到。通过采用血管造影成像技术进一步增强静脉观察的灵敏性,即包括数字血管减影技术和静脉注射造影剂(图43.3)。尽管多平面静脉体表摄影,在观察髂静脉-腔静脉流出受阻静脉疾病中优于其他的影像学检查,然而这种技术与直观的影像技术 IVUS 相比,可

能低估静脉腔受阻的严重程度和病变范围。IVUS是目前公认的可以较好的评估受阻髂腔静脉病变范围及程度的技术。随着 MR 静脉造影技术和螺旋CT 的发展,可能替代有创的形态学技术,但这些技术的实施必须要通过 IVUS 获得有利的证据。尽管根据血流动力学差异定义静脉狭窄证据不充分,但是对于形态学上静脉腔受阻>50%时,可以断定静脉狭窄,因为经静脉支架治疗后临床上已经获得可喜的疗效[11],这一研究已通过临床支架术得到证实。目前对静脉回流受阻的治疗,主要是静脉腔内球囊扩张术和静脉腔内支架术。

如果医生意识到静脉输出受阻存在的可能性和重要性,那么,静脉回流受阻可能仅在那些患有静脉慢性疾病患者身上发现。通常,静脉回流受阻限制了彩超对腹股沟区远端静脉病变的检测,并且主要是反流的检查,如此对那些髂静脉-腔静脉回流受阻患者的检查结果是不充分的。寻求一个更加准确评估静脉回流受阻的方法在一些患者身上已经得到证实,即选取一些临床症状确切,即怀疑髂静脉-腔静脉回流受阻的患者,应用彩超常规对这些患者扫查至髂腔静脉水平,评估回流情况,并采用多种影像形态学印证,如经股静脉多平面的静脉造影成像,或者

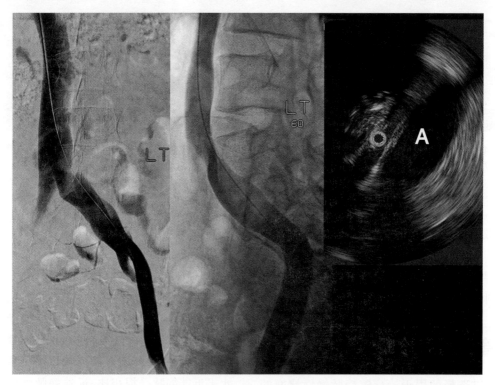

图43.3 于前后位可见经股静脉造影(左图);60°旋转位(中图);右侧髂总动脉(见 A),在斜剖面投影,于静脉上方形成明显的螺丝锥状征象,而这一点只在前后位略半透明状态时可见。管腔的狭窄程度,经 IVUS 检查可获得准确的结果。静脉内黑色的圆环是IVUS 导管(见右图)

最好应用 IVUS 可以更好地对临床做出准确诊断。以笔者的经验，IVUS 通常在下列有临床症状的患者中使用，如：静脉造影时发现静脉狭窄及可见侧支循环建立者，提示阻塞；或者容积描记法和静脉腔压力

测试阳性者，提示阻塞。静脉腔受阻的症状可能表现为从肢体严重的肿胀疼痛，到脂性硬皮病和溃疡形成的各个阶段。需要特别关注那些有临床症状的患者（尤其是疼痛患者），而临床症状与所得到病理

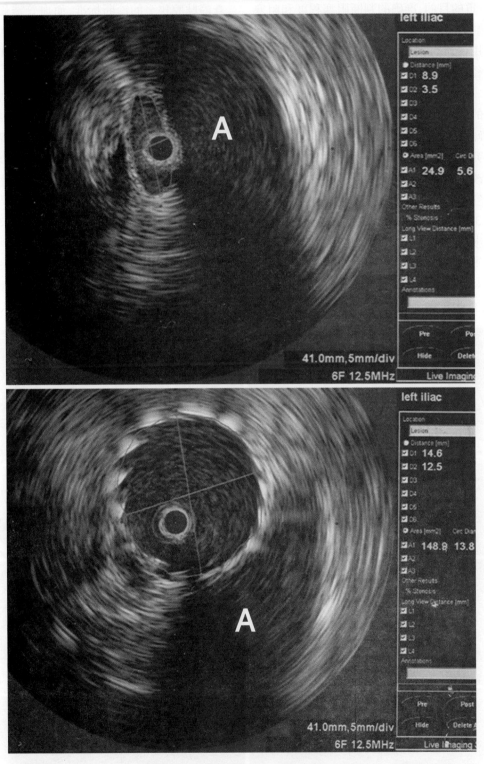

图 43.4 静脉支架植入前管腔横断面积的测量（上图），静脉支架植入后管腔横断面积的测量（下图）。测量结果显示于屏幕的右侧。随着管腔的扩张，面积由 24.9mm² 变化为 148.9mm²。通过假定测量的面积为圆形，计算得到直径，其余血管需测量最长径和最短径。相邻动脉标记为 A，静脉管腔内黑色圆环为 IVUS 导管

结果不相符合的;或者是那些具有典型的临床症状,但经标准的试验没发现病变的患者;或者是那些经过标准化的治疗后,症状没有明显改善者,以及那些先前患有深静脉血栓患者。在这些患者群中应用IVUS有着双重的目的,准确的判断阻塞程度和阻塞性质,同时选择合适的支架植入位置。

通过使用仪器内置的软件程序,我们可以通过测量不同管径长度,并计算出静脉的平面几何面积(图43.4)。不考虑不同角度投影时静脉腔的形状及管腔内径的多变性,并且与非阻塞区域的近端的静脉、远端静脉相比,狭窄部位管腔可以得到准确描记。几项研究已经表明,IVUS在评估狭窄管腔的范围及形态学改变上优于单平面静脉造影技术[2,12-14]。通常来说,经股静脉血管造影法常常低估静脉管腔狭窄程度达30%。事实上,至少1/4的患者静脉腔狭窄患肢在进行静脉造影法时,静脉腔显示正常,而此时行IVUS检查发现静脉腔狭窄已经超过50%[3]。在对类似群体的304名患者下肢进行检查时发现,42%的患者行静脉腔血管造影,发现静脉腔狭窄<50%,但行IVUS检查仅有10%的患者静脉腔狭窄。另一方面,行静脉腔血管造影32%的患者,发现静脉腔狭窄程度>70%,但行IVUS检查时发现静脉腔狭窄人数多达两倍。通常IVUS检查作为检查静脉腔狭窄的诊断标准,而血管造影则缺乏相应的敏感性(45%),并且对狭窄程度>70%的患者阴性预测值仅为49%[12]。另一项在对104个患者肢体研究中,诊断>50%的狭窄的观察结果是相似的。经IVUS检查中发现略超过半数(58%)的患者有明显狭窄,尽管10个患者肢体静脉造影结果正常的,24个患者肢体静脉造影结果病变位置及范围定位不准确。静脉造影对静脉腔狭窄程度>50%的患者检出率为43%,对静脉腔狭窄阴性预测值为56%[15]。

静脉造影诊断静脉疾病病变程度与IVUS的结果相比缺乏相关性,而且差异显著。更为常见的是,IVUS检查显示的患有静脉血栓的和未患深静脉的肢体的病变狭窄程度比静脉造影的结果显示的狭窄程度要重,而狭窄程度在指导支架植入方面甚为重

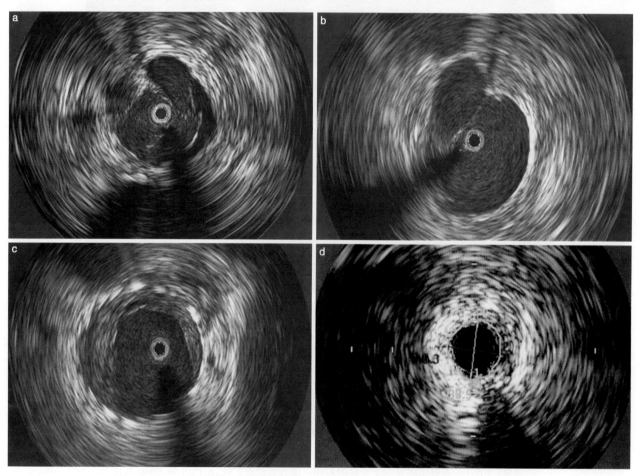

图43.5　通过IVUS获得静脉腔血管图像(a)多个静脉腔内小梁形成;(b)静脉腔内分离;(c)支架内再狭窄,准确识别支架位置,观察到内膜的增生和残留的管腔;(d)肝癌组织压迫下腔静脉,静脉腔内的黑色圆环提示IVUS桥血管

要。通过 IVUS,可以很好的判定植入支架再发狭窄的真正的病变范围及程度。

血管造影很难发现较细小的静脉腔血管内病变,注入的造影剂可能掩盖静脉腔受损部位。通过超声检查,可以细致地了解血管造影不能探及的静脉腔内的精细结构,如是否有网状物、僵硬瓣膜、小梁形成等(图 43.5)[16]。尽管 IVUS 图像分辨率很高,但是仍不及毛细血管显微镜能识别薄弱的瓣膜的瓣叶。与毛细血管镜检查结果相比,对瓣膜情况的判定,IVUS 的漏诊率为 76%[14]。

IVUS 可发现血管腔内实质回声的变化程度,管壁状况及周围组织的变化。管腔壁回声增强可能预示着血管纤维化的形成,血管壁增厚往往出现于血栓形成后的静脉,管腔内血栓回声的变化可提示血栓形成的时期,是新鲜血栓还是陈旧血栓。新鲜血栓较陈旧血栓回声低,其周围常常伴有炎症性水肿(图 43.6)。据此观察深静脉血栓延伸的不同部分,可以确定血栓的新鲜程度。静脉腔内管壁的顺应性往往随呼吸运动而呈期相性运动,管壁运动和呼吸运动不一致往往提示静脉管壁硬化。所有这些静脉管壁情况是静脉血管造影所不能获得的。然而,IVUS 不能对主干静脉腔的属支静脉进行准确的评估,仅能对主干静脉邻近的属支静脉进行检查。血管造影则通常能识别这些属支静脉[16]。

动脉阻塞通常是由于管壁的增厚及斑块形成,仅有很少的情况是由于外部组织压迫动脉造成。在静脉系统,动脉结构压迫是造成其狭窄受阻的主要原因,即使是在那些髂静脉-腔静脉血栓后肢体回流受阻的患者,这仍然是主要原因。众所周知,右髂总动脉压迫左髂总静脉,与左侧下肢静脉血栓形成存在相关性[17]。典型的病例,由于受到右侧髂总动脉压迫所致左髂总静脉近端受阻狭窄,随着时间的推移,这种压迫可继发静脉腔内束带或隔膜形成(图43.7)[18]。通过 IVUS 检查,狭窄很少是局限的。沿着主干髂静脉,髂动脉走行倾斜,尽管很少但可导致静脉腔受压,管腔变窄。此外,大约 30% 的肢体静

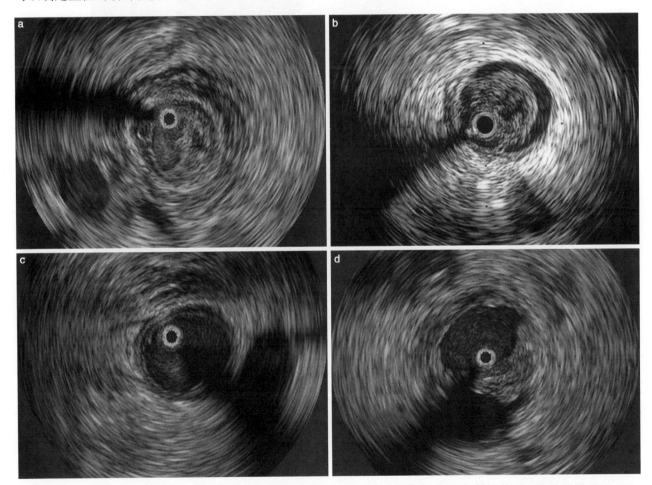

图 43.6　(a)相对急性期静脉血栓部分阻塞管腔,伴周围组织炎症水肿;(b)另一陈旧性血栓患者,明确的粘附于血管壁的血栓,管壁纤维化,回声增强;(c)溶栓治疗后,血栓完全消失,但管壁炎症水肿仍然存在(双轮廓);(d)溶栓治疗后血栓溶解,血管腔内超过 50% 透声良好。静脉腔内黑色圆环显示为 IVUS 桥血管

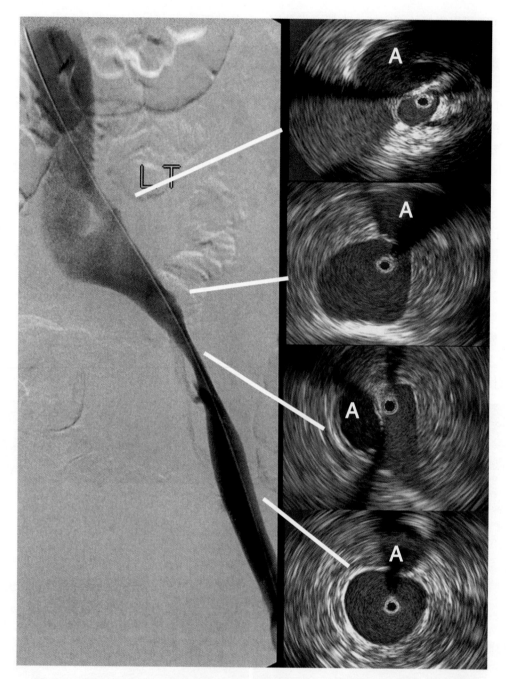

图 43.7   IVUS 影像和经股静脉的静脉造影影像显示同一个相应的位置复杂的髂静脉压迫综合征引起的非血栓性梗阻。常见的髂静脉受压,通过 IVUS 可以清晰的显示,在冠状面可见一个隔膜结构。矢状面上可见髂外静脉被压扁在髂内动脉上。相邻的动脉标记为 A。静脉血管里黑色的圆环为 IVUS 导管

脉受压患者通过 IVUS 检查发现髂静脉以外的狭窄[3]。虽然,这种情况常常出现在年轻女性的左髂静脉,但是偶尔男性患者也有发生,在年龄大的患者中,常常出现右侧肢体静脉回流受阻[19]。通过血管造影检查,髂静脉受压的间接征象表现为髂静脉狭窄处远端管腔扩张,造影剂稀疏呈半透明区,并可见盆腔静脉属支存在,有时可见正常的髂股静脉(图 43.8)。行 IVUS 检查,受压的静脉腔可以清楚显示

位于骑跨的动脉与后方骨盆骨性结构之间[9,20]。管腔受压导致静脉管道变形,这种变形程度常常导致腔内病变,如筛网形成。IVUS 显示的受压范围比静脉造影所见范围更为广泛。IVUS 在对 16 例髂静脉腔压迫综合征患者检查时,发现 68%(11/16)髂静脉腔受压范围延伸到远端的静脉包括髂外静脉或者股总静脉,而且补充发现血栓者占 25%(4/16),受压静脉腔粘连者占 44%(7/16),通过 IVUS 的这些

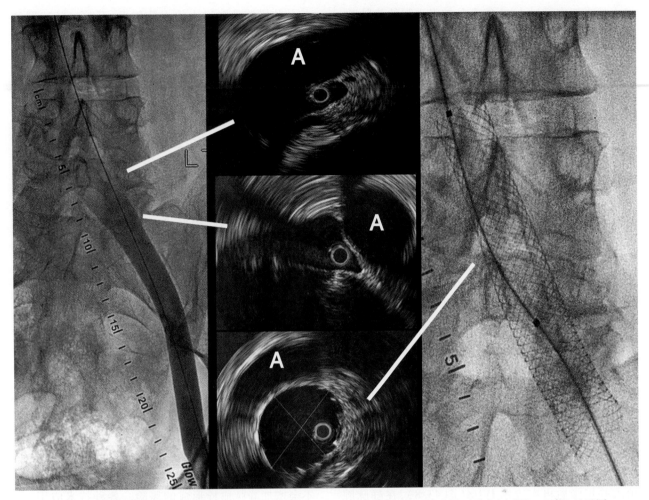

图 43.8 经股静脉静脉造影前后位成像。显示正常的血管,无明显狭窄的、无侧支循环形成(左图)。IVUS 显示同一条静脉不同水平严重的、近端髂总静脉(common iliac vein,CIV)狭窄,狭窄原因在于髂动脉交叉部位的压迫所致中段 CIV 的部分性梗阻(中部上图和中图)。IVUS 显示植入的支架(右图)和血管植入支架后的最终状况(中部下图)。相邻的动脉标记为 A,静脉血管内黑色的圆形区域是 IVUS 桥血管

发现,50% 的静脉疾病患者的肢体介入治疗方案得以矫正[13]。

IVUS 在支架植入术中的应用

如上所述,IVUS 不仅是一种非常重要的诊断工具,而且在支架植入过程中的校正也具有重要作用[12,13,21]。在超声引导下,将套管经股静脉或膝静脉插入到受阻部位,合适大小的桥血管鞘固定,插入导丝。导线先通过闭合的静脉腔阻塞部位或未闭合的静脉腔。IVUS 桥血管插入越过导线,固定在阻塞部位的头侧,当桥血管回撤时采集图像。在明确狭窄程度大于 50% 后,实施静脉成形术和支架植入术。首先,通过 IVUS 确定合适的支架的大小,通常对静脉腔阻塞部位的上下进行测量往往是基于此目的,以便准确的选择支架。如果阻塞的部位接近下

腔静脉,那么阻塞前静脉原始管腔大小的测量仍然适用。超声仪器内置的软件可以计算静脉腔内最大和最小内径,以及计算横截面积的绝对值,假定该面积是圆形,同样也可以计算出相同横截面积管腔直径。这对明确合适大小的支架非常有帮助。重要的是支架尺寸的选择要比平均支架的大小超出至少 2~3mm。但与伴行的动脉相比,明显的过高估计管腔内径属罕见现象。对于低压的静脉系统,因支架尺寸过大管腔破裂出血者罕见。以我们的经验,在对 1500 名患者行支架植入术,尽管完全闭塞的静脉腔已经被扩张到 12~16mm,但没有出现管壁破裂的现象。与动脉相比,静脉管壁没有很好的进化,因静脉管壁有着与动脉不同的管壁结构和不同的疾病发生发展过程。与动脉粥样硬化闭塞症钙化的斑块回声不均匀相比,炎症后纤维化的静脉管壁回声相对均匀。另一方面,支架过小同样也会带来一些问题,

植入的支架内径过小，不能充分扩张受阻的静脉腔，而且也导致支架立即向近心端迁移。这种情况发生时，往往需要通过下腔静脉或者是经右房进入将支架重新植入，可想而知，这是一项费力的过程。

确定支架大小后，通过 IVUS 确定病变静脉腔自近端至远端的距离，选择支架置入的范围，同样至关重要。当治疗近髂静脉与腔静脉汇合处的静脉狭窄时，采用的是自膨胀式支架即 WallstentTM，重要的是将支架的最高点完好地植入下腔静脉。当支架的近心端放置处距离狭窄处太近时，因支架本身的特性的弹性回缩，可能会导致支架的逆向迁移（或挤压迁移）[2]。Nitinol 支架适合放置在静脉汇合处的部位，如果没有 IVUS 引导，此操作是相当困难的。如前所述，病变静脉管壁真实的病变范围常常比静脉造影观察到的病变范围要广，因此，准确获得真实的病变管壁的范围需要通过测量 IVUS 于病变静脉腔自近心端至远心端的回撤距离。IVUS 对闭塞髂股静脉腔的再通起着重要作用。支架的回缩常常是完全的，而且由于不能实施对侧的经股静脉静脉造影，IVUS 常常是唯一的途径确定支架末端位置。通过 IVUS 可观查到整个阻塞部位的轮廓，可以避免早期的再狭窄和闭塞，并确保充分的静脉回流维持管腔的通畅。

整个支架置入过程中，导丝固定于原位，待支架植入并扩张后再次应用 IVUS（图 43.8），在静脉腔内探头旋转的角度和探头所在位置均可以实时观察，据此可以重复开放支架，而且安放更多的支架，并将将支架调整至最佳的位置。

IVUS 检查技术的应用大大减少血管支架手术中造影剂的使用。尤其是对造影剂有绝对或相对禁忌证的患者，进行手术的整改过程可以完全不需要静脉造影，只使用血管内超声检查结合 X 线透视即可。

在不久的将来，IVUS 在影像学上诊断静脉流出道的阻塞可能会被非侵入性影像学检查所替代，或者是磁共振静脉造影，或是螺旋 CT 所替代。然而，作为使用 IVUS 获得的附加信息（如病变的准确性、阻塞的范围以及先前未显示的病变）是难以取代的，这些信息可以应用于血管支架术。目前，我们主要于静脉闭塞后支架植入术应用 IVUS。

血管内超声和下腔静脉滤器的植入

在过去的几年里，下腔静脉过滤器的使用呈指数倍的增加，尤其是在作为潜在性肺栓塞的暂时性

的预防措施。在过去的十几年里，下腔静脉滤器植入的方法，已经从在 X 线透视下引导滤器植入，并经股静脉施行静脉造影术确定滤器植入位置，过渡到一个安全的和相对简单的在床旁即可操作的即 IVUS 引导下作为治疗指导的方法。对于碘造影剂禁忌证患者和限制放射线暴露的患者，应用 IVUS 是相当有益的，这些患者包括肾功能不全者、严重的碘过敏者、或者怀孕期间者等等。IVUS 的应用也降低了介入治疗的辐射暴露。肥胖的患者可能不适宜行血管造影术的检查，在危重病例及多发创伤的患者中，预防性的下腔静脉滤器的植入明显增加。把 ICU 的患者运输至介入治疗的手术室中是非常麻烦的，对于这些患者，先前这些患者附加应用床旁超声已经达到引导滤器的放置目的。但是，如果患者过度肥胖、腹部有创伤或伤口，或者患者为怀孕期间，这就很难施行了。在这些患者，X 线透视下难以准确的显示出下腔静脉和肾静脉，从而导致高达 10.8% ~ 15% 的失败率[22]（原因就在于是肾下的下腔静脉未能很好地显示）。对于这些患者，IVUS 是指导滤器放置的一个更好的选择。当患者在超声显像的条件下进行介入手术，手术失败的比率是很低的，大约 0.7% ~ 2.0%[23]。在最近的报告中，单独使用 IVUS 指导手术的失败率低于 3%[24-26]。IVUS 不会增加静脉血栓形成的风险。各种技术应用，在股静脉穿刺位点，其血栓形成率在 3% 和 12% 之间[27]。然而，Rosentha 等人报道，在 94 例由 IVUS 指导 IVC 滤器植入的患者中，只有一例在手术插入位点有血栓形成（1%）[25]。

IVUS 引导下滤器植入的技术

这里介绍的几种技术，他们有一些共同的基本步骤。在进行静脉穿刺之前，应首先进行双侧股静脉的超声检查，以确保在预定穿刺的部位血管没有阻塞。如果证实该血管是可用的，进一步行 CT 断层扫描，以获得多方面的信息，以便说明出现的任何静脉异常。大多数时候，我们经常使用右侧的股总静脉，因为右侧的血管在髂静脉与腔静脉的交汇处很少是锐角，而左侧股总静脉或颈静脉通常作为替代入路。随着超声引导的套管的插入，引导装置（通常 0.035in. 导丝）插入下腔静脉，并放置一个鞘管。IVUS 插入，并向头侧推进进入心房。在探头于桥血管内回拉的过程中，我们可以获得所需的图像，我们可以识别出肝、肾静脉（图 43.9），可以看见右肾动

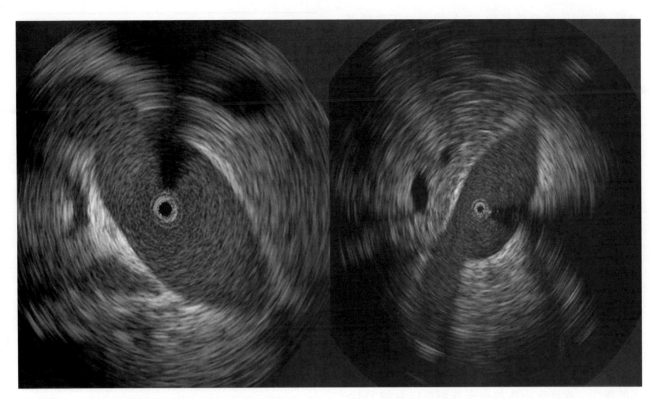

图 43. 9　IVUS 桥血管的顶端（黑色的圆圈）被放置于最低肾静脉的水平。对侧隐约可见稍微向头侧的静脉。这是 IVC 滤器尖端的预期水平。在滤器被放置前，右肾动脉交叉处及这些结构应该可见

脉横跨 IVC（图 43. 2a），可以确定有无腔静脉血栓形成，可以定位髂静脉-腔静脉汇合处。我们应于两个切面测量两侧肾下的下腔静脉内径，以确保选择大小合适的滤器。在 IVUS 引导下，滤器向头侧的水平应定位于恰好位于肾静脉的偏下水平或于肾动脉交叉水平。在这个层面上，IVC 滤器向尾侧展开，确保滤器放置的位置在肾下的下腔静脉，滤器的末梢恰好或略低于肾静脉的水平。在介入手术之后，通常需检查床旁腹部前后方位 X 线平片，记录下腔静脉滤器的位置，是否开放适度，以及有无明显的倾斜。

我们可以通过以下方法完成上述基本目标：通过一个单一的穿刺入路，并辅以外在测量参考定位；两个穿刺入路，经单侧或双侧穿刺操作辅以直视下支架放置；或者单侧穿刺入路辅以鞘管为参照。Matsumura 团体首先在 1999 年报道了床旁 IVUS 技术指导下 IVC 滤器的放置[28]。通过一侧静脉的穿刺入路，IVC 滤器的放置位置如上所述。IVUS 桥血管插入长度，在外部测量标记出来并作为滤器植入深度的参考，IVUS 桥血管随即移除后，IVC 滤器装置插入到相同的长度后行非直视下展开。尽管结果很好，但外部参考被认为是不精确的，目前已经发展了其他的技术。

使用双入路穿刺技术，两个不同的穿刺点，其中一个用于放置 IVUS 桥血管，另一个用于放置 IVC 滤器装置[29,30]。这两个穿刺点要么在单边股静脉，两点相距 1cm，或选在两侧股静脉的相同位置。在通过 IVUS 探头直视下确定滤器放置部位，且滤器的顶端安放位置应邻近 IVUS 的头部。IVUS 退出至低于滤器水平，以防止滤器开放时缠绕，退出装置的鞘要在一个较低的水平，以保证滤器精确的释放。在滤器放置完成后，如果没有遇到阻力，IVUS 的探头应该可以小心的通过滤器。重复超声检查成像以确认滤器放置的位置是否在肾静脉水平，还可以显示滤器的支架是否附于下腔静脉壁。虽然尚未被证实，但我们认为双处静脉穿刺部位增加了静脉入路的血栓形成的风险，单一部位穿刺技术并发症少，而且十分简便。

如果 IVUS 桥血管的鞘大小和选择好的 IVC 滤器的释放装置的鞘的大小是相同的或者稍微大些，可以使用校正后的精确的单一入路穿刺技术[31]。IVUS 的探头的放置沿着 IVC 滤器的引导器的鞘，而且滤器放置区域定位于略低于如上所述的肾静脉的水平。IVUS 桥血管在长长的鞘中行进，直至显示 IVUS 的图像。当确保 IVUS 在固定位置，鞘可以朝向 IVUS 桥血管的头端来回移动，直至确保鞘的顶部在一个预定的精准的位置上。

之后,将 IVUS 桥血管移除,在 X 线引导下将滤器于鞘中行进,达到预定位置而后展开,滤器的选择如 CelectTM 或者 Gunther-TulipTM 滤器(Cook Medical,Bloomington IN,USA)。这种方法无疑是所有方法中最有效的。Greenfield 滤器所应用的技术则是一种改良后的技术。这种 IVUS 的引导鞘必须由最初的 8F 单位换为 15F,鞘通过导线、IVUS 桥血管重新装载。IVUS 被推进到鞘的顶部,恰好是放置在肾静脉下方水平的位置上。鞘回撤到未打开 Greenfiled 滤器的长度(~7cm),之后插入装置,常规方法导入展开释放滤器[32]。

所有的这些床旁盲测技术的获得都是经过反复实践而来的。最初提倡根据静脉造影,于 X 线引导下结合 IVUS 引导放置滤器。这种方法可以让操作者能够将 IVUS 的图像与静脉造影的图像结合起来,也就是可以直接观察放置过程,否则是不能够被看见的。有人建议在单独使用床旁 IVUS 技术指导手术操作之前,应该先选取 20 例患者进行介入操作技术的训练。或许在不久的将来我们可以看到 IVUS 的应用是与导线装置相结合或与滤器放置装置相结合。

虽然还没有得到证实,但是我们会理所当然地认为,更简单的方法 IVUS 也许应该相应的不那么昂贵,但 IVUS 引导 IVC 滤器的放置却超出了我们的预想。这可能是由于超声仪器高投资成本,以及操作者个人使用的一次性 IVUS 探头的高消耗所造成的。尽管如此,IVUS 技术还是存在一些潜在的优势,减少了人员和一些常规医疗资源的浪费,避免了危重和重伤患者必须搬去介入操作室,降低了介入治疗的辐射暴露,减少了造影剂注入所引起的并发症,而这些优势都是难以评估的。我们可以预测随着 IVUS 治疗技术使用的增加,这项技术的成本将会大大减少,而这又将会更促进它的应用,使之更容易实施。

其他有发展潜力的应用

IVUS 在辅助外科医师进行血栓切除术或髂股的深静脉血栓的溶栓治疗是有价值的。通过该技术,我们可以看到残余的附壁血栓,血栓形成的时间、溶栓术后水肿的静脉壁及可能的静脉管壁的外部挤压都是可以看见并识别原因(图 43.6)。这有助于我们确定溶栓治疗的持续时间和进行辅助溶栓治疗支架的植入。

参考文献

1. Nishanian G, Kopchok GE, Donayre CE, White RA. The impact of intravascular ultrasound (IVUS) on endovascular interventions. Semin Vasc Surg. 1999;12:285–99.
2. Neglén P, Raju S. Balloon dilation and stenting of chronic iliac vein obstruction: technical aspects and early clinical outcome. J Endovasc Ther. 2000;7:79–91.
3. Neglén P, Berry MA, Raju S. Endovascular surgery in the treatment of chronic primary and post-thrombotic iliac vein obstruction. Eur J Vasc Endovasc Surg. 2000;20:560–71.
4. Raju S, Owen Jr S, Neglén P. The clinical impact of iliac venous stents in the management of chronic venous insufficiency. J Vasc Surg. 2002;35:8–15.
5. Raju S, McAllister S, Neglén P. Recanalization of totally occluded iliac and adjacent venous segments. J Vasc Surg. 2002;36:903–11.
6. Juhan C, Hartung O, Alimi Y, Barthelemy P, Valerio N, Portier F. Treatment of nonmalignant obstructive iliocaval lesions by stent placement: mid-term results. Ann Vasc Surg. 2001;15:227–32.
7. Nazarian GK, Austin WR, Wegryn SA, et al. Venous recanalization by metallic stents after failure of balloon angioplasty or surgery: four-year experience. Cardiovasc Intervent Radiol. 1996;19:227–33.
8. Blattler W, Blattler IK. Relief of obstructive pelvic venous symptoms with endoluminal stenting. J Vasc Surg. 1999;29:484–8.
9. Hurst DR, Forauer AR, Bloom JR, Greenfield LJ, Wakefield TW, Williams DM. Diagnosis and endovascular treatment of iliocaval compression syndrome. J Vasc Surg. 2001;34:106–13.
10. Neglén P, Raju S. Proximal lower extremity chronic venous outflow obstruction: recognition and treatment. Semin Vasc Surg. 2002;15:57–64.
11. Neglén P, Hollis KC, Olivier J, Raju S. Stenting of the venous outflow in chronic venous disease: long-term stent-related outcome, clinical, and hemodynamic result. J Vasc Surg. 2007;46:979–90.
12. Neglén P, Raju S. Intravascular ultrasound scan evaluation of the obstructed vein. J Vasc Surg. 2002;35:694–700.
13. Forauer AR, Gemmete JJ, Dasika NL, Cho KJ, Williams DM. Intravascular ultrasound in the diagnosis and treatment of iliac vein compression (May-Thurner) syndrome. J Vasc Interv Radiol. 2002;13:523–7.
14. Satokawa H, Hoshino S, Iwaya F, Igari T, Midorikawa H, Ogawa T. Intravascular imaging methods for venous disorders. Int J Angiol. 2000;9:117–21.
15. Hingorani A, Alhabouni S, Ascher E, et al. Role of IVUS versus venograms in assessment of iliac-femoral vein stenosis. J Vasc Surg. 2011;52:804.
16. Neglén P, Raju S. In-stent recurrent stenosis in stents placed in the lower extremity venous outflow tract. J Vasc Surg. 2004;39:181–7.
17. Cockett FB, Thomas ML, Negus D. Iliac vein compression. Its relation to iliofemoral thrombosis and the post-thrombotic syndrome. Br Med J. 1967;2:14–9.
18. Negus D, Fletcher EW, Cockett FB, Thomas ML. Compression and band formation at the mouth of the left common iliac vein. Br J Surg. 1968;55:369–74.
19. Raju S, Neglén P. High prevalence of nonthrombotic iliac vein lesions in chronic venous disease: a permissive role in pathogenicity. J Vasc Surg. 2006;44:136–43.
20. Ahmed HK, Hagspiel KD. Intravascular ultrasonographic findings in May-Thurner syndrome (iliac vein compression syndrome). J Ultrasound Med. 2001;20:251–6.
21. Neglén P, Tackett Jr TP, Raju S. Venous stenting across the inguinal ligament. J Vasc Surg. 2008;48:1255–61.
22. Sato DT, Robinson KD, Gregory RT, et al. Duplex directed caval filter insertion in multi-trauma and critically ill patients. Ann Vasc Surg. 1999;13:365–71.
23. Aidinian G, Fox CJ, White PW, Cox MW, Adams ED, Gillespie DL. Intravascular ultrasound – guided inferior vena cava filter placement in the military multitrauma patients: a single-center experience. Vasc Endovascular Surg. 2009;43:497–501.
24. Killingsworth CD, Taylor SM, Patterson MA, et al. Prospective implementation of an algorithm for bedside intravascular ultra-

sound-guided filter placement in critically ill patients. J Vasc Surg. 2010;51:1215–21.

25. Rosenthal D, Wellons ED, Levitt AB, Shuler FW, O'Conner RE, Henderson VJ. Role of prophylactic temporary inferior vena cava filters placed at the ICU bedside under intravascular ultrasound guidance in patients with multiple trauma. J Vasc Surg. 2004;40:958–64.

26. Kassavin DS, Constantinopoulos G. The transition to IVUS-guided IVC filter deployment in the nontrauma patient. Vasc Endovascular Surg. 2011;45:142–5.

27. Joels CS, Sing RF, Heniford BT. Complications of inferior vena cava filters. Am Surg. 2003;69:654–9.

28. Oppar WP, Chiou AC, Matsumura JS. Intravascular ultrasound-guided vena cava filter placement. J Endovasc Ther. 1999;6:285–7.

29. Matsuura JH, White RA, Kopchok G, et al. Vena caval filter placement by intravascular ultrasound. Cardiovasc Surg. 2001;9:571–4.

30. Passman MA, Dattilo JB, Guzman RJ, Naslund TC. Bedside placement of inferior vena cava filters by using transabdominal duplex ultrasonography and intravascular ultrasound imaging. J Vasc Surg. 2005;42:1027–32.

31. Jacobs DL, Motaganahalli RL, Peterson BG. Bedside vena cava filter placement with intravascular ultrasound: a simple, accurate, single venous access method. J Vasc Surg. 2007;46:1284–6.

32. Passman MA. Regarding "bedside vena cava filter placement with intravascular ultrasound: a simple, accurate, single venous access method". J Vasc Surg. 2008;48:257.

44

第44章
彩超在静脉内手术术前、术中、术后的作用

Peter F. Lawrence

摘 要

　　彩超是评价静脉功能不全患者的重要手段,同样它对静脉功能不全患者术中及术后结果的评价也尤为重要。尽管询问病史和体格检查可以知晓患者是否有静脉功能不全的症状,但是体格检查的局限性较大,特别是那些肉眼不能察觉的皮肤表层下的病变血管。一些明显的静脉系统病变如溃疡、脂性硬皮病、静脉曲张、表浅静脉血栓等可以通过体格检查来发现,而彩超技术的应用则可以对慢性静脉功能不全患者病变静脉的解剖形态、病理、定位等进行详细的评估。彩超在下肢深/浅静脉血栓形成、静脉闭塞、静脉瓣反流、静脉发育不全等的诊断和治疗方案的确定中起着关键的作用。

关键词

静脉腔内闭合术的评估、静脉反流的评价、静脉功能不全的彩超检查、彩超;腔内手术、隐静脉闭合术、静脉功能不全的超声评价、静脉腔内闭合术后的超声评价。

　　彩超是评价静脉功能不全患者的重要手段,同样它对静脉功能不全患者术中及术后结果的评价也尤为重要。尽管询问病史和体格检查可以知晓患者是否有静脉功能不全的症状,但是体格检查的局限性较大,特别是那些肉眼不能察觉的皮肤表层下的病变血管。一些明显的静脉系统病变如溃疡、脂性硬皮病、静脉曲张、表浅静脉血栓等可以通过体格检查来发现,而彩超技术的应用则可以对慢性静脉功能不全患者病变静脉的解剖形态[1]、病理、定位等进行详细的评估。彩超在下肢深/浅静脉血栓形成、静脉闭塞、静脉瓣反流、静脉发育不全等的诊断和治疗方案的确定中起着关键的作用[2]。

静脉疾病术前的超声诊断

技术

设备

　　选用10~12Hz的高频探头对静脉系统进行评估,超声探头可以使皮肤下的表浅静脉显像清晰,在肥胖患者中,这种频率可以穿透30cm的深度来观察深静脉系统。有时也会应用5~10MHz的低频探头来检测下肢深静脉。尽管便携式的超声设备可用来粗测深、浅静脉系统,但在一些需要对静脉管腔壁的慢性改变和深静脉的反流进行评估时,则需要B型超声、彩色多普勒、频谱多普勒超声的辅助。另外一些患者需要术后随访检测腓肠肌内是否存在血栓、表浅静脉以及对深静脉系统的评估,在这种情况下就需要

更高的技术来解决。我们的方法是采用高频探头对静脉术前、术中、术后进行评估。除此之外，一些医疗保险机构也需要患者出示静脉检查的报告，内容应包括静脉腔内径的大小、反流量的多少及反流时间，以及清晰明了的静脉影像图，否则将不予以报销。总之，在确认手术之前，一份带有电子打印的静脉影像及详细的相关静脉测量数值的报告是必不可少的。

患者的体位

静脉功能不全的患者在进行检查时，均应采取仰卧位或者站立位，因为深静脉的血栓和静脉的解剖形态可以在患者仰卧位时得到较好的评估；而明确静脉瓣膜是否存在闭合不良、静脉反流及静脉腔内径的大小，需选择立位以保证测量的准确性，而大多数医疗保险授权机构，仅根据患者在立位时测得的静脉腔数据作为是否进行手术的标准。

深静脉系统的评估

彩超应选择在患者仰卧位时对其深静脉瓣膜的启闭情况、静脉的反流和静脉管腔壁的慢性改变进行评估。因为上述一系列病变的序贯发展往往预示着深静脉血栓的形成。在超声引导下，一旦找到可识别的股静脉，在患者未行 VALSAVA 动作及挤压远端静脉的情况下，应立即检测静脉腔内径的大小、反流量，及观测静脉管腔壁的慢性改变。通常股静脉的反流也合并大隐静脉的反流，并且当大隐静脉的反流开始好转时，股静脉的反流也随之好转，所以仅凭股静脉的反流不能判定为静脉功能不全，除非明确表浅静脉功能正常或者在其术后，才可以凭借股静脉反流来判定静脉功能不全。大多数血管研究机构，同样对股静脉和腘静脉进行常规的评估，因为深静脉管腔闭塞或者静脉管腔壁的慢性改变往往预示着深静脉血栓形成的危险，当对静脉腔实施手术时，静脉的这些病变都增加了深静脉血栓形成的风险，所以，彩超的术前评估是必不可少的。

表浅静脉的评估

大多数静脉曲张的患者常常由于下肢清晰可见的曲张静脉而苦恼。开始出现在小腿中间部位的曲张静脉，可能仅仅是由于表浅静脉的疾病所引起，同时也可能预示着深静脉功能不全，应用彩超对诸如大隐静脉或小隐静脉这样的表浅静脉进行评估是尤为重要的，因为这些静脉的位置较深，单单凭借体格检查是不能准确评估的。彩超可以检

测到位置较深的深浅静脉交通支，而其他的检查方法则不能替代其这一作用。因此在患者立位时对其深、浅静脉交通支（及反流时间的测定）进行测量，通常可以提示其是否存在深静脉功能不全，当贯穿于下肢近端和远端之间的近端浅静脉没有发生反流时，大隐静脉与小隐静脉也可能发展为静脉功能不全，当反流进入到表浅静脉时引起浅静脉扩张和功能不全，为了识别浅静脉可能出现的问题，运用彩超技术，在患者立位时，对大隐静脉和小隐静脉的功能进行检测。

穿静脉的评估

穿静脉功能不全会导致表浅静脉的血流瘀滞、压力增高，最终导致腿部肿胀，脂性硬皮病，静脉溃疡形成。穿静脉功能不全常常发生在一系列深静脉血栓形成后，而当深静脉功能不全产生静脉高压时，也可能会出现穿静脉的功能不全。和常规深静脉和浅静脉检测方法一致，穿静脉检测应在患者立位时进行，检测内容包括：反流的时间，管腔内径的大小，这些数据的获得对慢性穿静脉功能不全的评估尤为重要。

附属分支静脉的评估

尽管穿静脉和表浅静脉的检测对提示静脉功能不全起到重要作用，但是附属分支静脉的检测同样很重要，附属分支静脉常常引起静脉曲张疾病，这给患者带来了很大的痛苦，同时也严重影响下肢的美观。附属分支静脉的测量同样需应用彩超技术，同时附属分支静脉不全往往与浅静脉、穿静脉病变的发生有很强的相关性，如果这些附属分支静脉同表浅静脉或者穿静脉一样，同样可以提示静脉功能不全，那么我们就不仅可以及时去除表浅静脉及穿静脉内的血栓而且还可以预防反流的再次发生。

血管检查中心公认的静脉功能不全诊断标准

SVS 出版的静脉疾病的血管检查中心诊断标准[2]，此外，每个保险公司都有自己的标准。

反流的表现

尽管静脉反流的持续时间越长，意味着静脉疾病就越严重，但仍然有许多学者认为：在患者长时间站立时，将超声测得静脉反流持续时间 >0.5s 作为诊断静脉功能不全的标准。

静脉腔的大小

目前,大多数血管检查中心机构将浅静脉和穿静脉的管腔内径>3mm 并伴有静脉的反流作为诊断静脉功能不全的依据。

反流的定位

尽管当穿静脉功能不全时会出现远端静脉的反流,但大多数的反流则是起源于深、浅静脉间的交通支。

医疗保险机构授权的静脉疾病治疗的超声诊断标准

静脉功能不全的患者在寻求治疗过程中通常需要医疗保险的资助,而大多数的医疗保险机构需要患者出示彩超报告所提供的静脉系统评估的详细数据,以此来指导是否需要进行手术治疗(表 44.1),尽管,在没有得到其他治疗的情况下,静脉疾病不会有所好转,但是在假定过去的其他检查中没能准确反映静脉不全的部位、病理及静脉功能不全的程度的情况下,大多数保险机构仍然要求出示患者过去六个月内彩超的报告,以此来决定是否为其提供报销。

表 44.1   保险公司认可的浅静脉与穿静脉切除术的超声诊断标准

1　血管研究室的公认标准
(a) 一份得到医疗保险认证的静脉超声报告
(b) 一份包括静脉的解剖形态、返流持续时间、静脉 　　　　腔内径测量的详细影像记录报告
(c) 电子光标进行测量并记录静脉影像
2　患者应选择立位接受检查
3　如果大隐静脉或者小隐静脉出现返流,那么返流的部 　　位是在深浅静脉交通支系统
4　静脉腔内径>3mm(有些研究室使用>5mm 的标准)
5　静脉返流时间>0.5s(有些研究室使用>1.0s 的标准)

浅静脉反流

过去,仅单纯凭借静脉瓣反流的诊断即可决定进行静脉腔内手术,现在,许多保险机构还需知晓静脉反流持续的时间,以此来决定是否对患者施行手术和后续报销,尽管 SVS 血管检查中心将静脉反流持续时间>0.5s 作为手术指征,但是一些医疗机构基于静脉反流时间越长,预示着静脉疾病越严重的理论,要求静脉反流持续时间>1.0s 方可实施静脉腔手术。

反流定位

尽管任何部位静脉的反流都会引起临床症状,但是大多数保险机构认为静脉功能不全患者的反流往往发生在最接近深、浅静脉交通支的部位,因此彩超报告中应当说明静脉反流是发生在隐股静脉交通支还是隐腘静脉交通支,对这两组静脉交通支的彩超检查是不容忽视的,并且应仔细地反复检查。一个急诊医生应该知道发生在静脉远端的反流和最接近隐静脉处的反流所产生的临床症状是相同的,但是医疗保险机构否认当静脉远端发生反流时,会产生静脉功能不全的症状。

反流静脉腔内径的大小

尽管任何静脉的反流都会引起临床症状,但是各个保险机构对静脉腔反流的大小标准不一。在美国西部,大多数保险公司规定只有当静脉功能不全患者的反流静脉腔内径>3mm,才可以界定为保险范围,还有一些保险公司界定静脉功能不全患者的反流静脉腔内径>5mm,方可进行医疗保障,为了达到保险机构要求的范围,所有的患者必须在立位下进行彩超检查使静脉腔得以充分的扩张。为了使患者符合保险机构界定的保险范围,我们要求患者在站立一天后再对下肢静脉行彩超检查,因为只有当静脉腔内径扩张最大时,静脉功能不全患者的症状才会最突出,而在患者症状最显著时对其进行彩超的测量的做法是合理的。

超声检查在静脉治疗过程中的作用技术

无论是使用激光还是射频,能在术中正确使用彩超是手术成功的关键。超声探头被用于确认病变静脉的走行,指导静脉的穿刺,桥血管的放置,此外在手术过程中显示和压迫静脉。

术前彩超的评估

一些来寻求静脉手术的患者,常常带着在其他的医疗机构做的静脉彩超报告,或者拿着一些非公认的血管研究室提供的不完整的信息报告单。因此,在执行静脉腔闭合术时,彩超可以用来对静脉腔进行扫查,以此来证实其他血管研究室报告的准确性以及为手术做准备。在静脉闭合术前，彩超应该明确反流的位置、静脉腔内径的大小、并且标记静脉的路径或者需要闭合的部位，这些数据的检测常常要求患者保持坐位或立位，尤其是需要明确是否伴有静脉瓣反流时。如果在最初的评估显示目标静脉的内径很小，那么可以将硝酸甘油放置在要闭合的静脉处，以便使静脉管腔扩张，使桥血管进入静脉腔更为容易。如果患者无法忍受穿刺针带来的疼痛，那么可以在超声引导下，经皮下将麻醉剂注入功能不全的静脉，以此来减轻患者的疼痛。

术中行彩超

静脉腔闭合术的实施应该在配备有便携式超声仪器的倾斜台上进行。

大隐静脉消融闭合术

从膝下经皮入路，可以在下肢近端中间的筋膜下方找到大隐静脉，如果这条静脉的走行是从下肢近端延伸到腓肠肌，那么桥血管就有合适的路径进入静脉腔内（图 44.1），在超声引导下，固定桥血管鞘的位置，然后桥血管顺势进入隐静脉内，并且在隐股静脉交通支与腹壁静脉下之间的 2cm 处停留，而桥血管穿刺要想获取这种最佳位置，则需要在 B 型超声引导下，通过在静脉横断面与矢状面上扫查获得，桥血管穿刺针与深浅静脉交通支的距离通常需要超声仪器测量，由于桥血管和腹壁静脉之间的位置关系是多变的，所以桥血管与隐股静脉交通支之间距离的测量是至关重要的，通常在超声引导下，利用穿刺针将含有生理盐水、肾上腺素和利多卡因的麻醉液，泵入隐股静脉交通支，尽管可以运用不同

的技术来泵入麻醉液，但是我们常常将超声探头置于静脉的横断面，穿刺针通过超声波的引导将麻醉液输入到各个部位，在手术进行的过程中静脉应该保持在皮肤下 2cm 处，以免在治疗过程中造成皮肤的损伤，并且麻醉液也应该充斥整段静脉不全的血管，从而减轻患者术中的疼痛。在术中患者保持头高脚低位，使静脉腔内径达到最小，此时应在超声引导下重新调整桥血管与交通支的距离。总之在静脉腔闭合术中，确保在超声引导下桥血管的可视性，以此来校正桥血管和静脉交通支之间的位置关系。

小隐静脉消融闭合术

小隐静脉闭合术和大隐静脉闭合术相似，但是在患者俯卧位时，小隐静脉手术相对容易实施，对小隐静脉而言，没有与之相伴行的腹壁静脉来识别隐腘静脉，除此之外，由于存在腓肠神经受损的高风险性，所以，应该常规在术中应用麻醉剂来分离静脉和神经，以此避免不必要的损伤。

穿静脉消融闭合术

与隐静脉闭合术相比，穿静脉闭合术的成功实施需要更多的技术支持[4]（图 44.2）。在超声引导下，探头置于静脉的横向和轴向，将桥血管固定于筋膜水平的穿静脉，使其在可视的情况下对静脉施行麻醉，减轻术中疼痛，另外超声的应用还可以在静脉闭合术中观察和压迫远端静脉及对桥血管位置进行及时调整；并且可以在其辅助下对静脉功能不全患者进行术后的评估决定手术是否成功。另外在穿静脉闭合术中，需要超声设备的实时辅助并且在术前需要彩超报告提供需要闭合的静脉部位信息[5]。

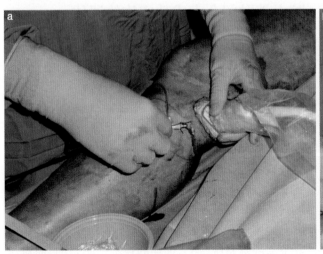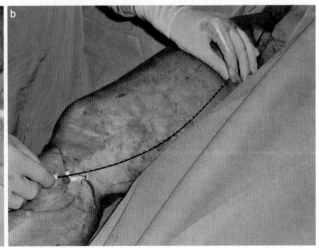

图 44.1　a 在超声引导下，识别膝下的隐静脉并且运用微创技术进入静脉腔内定位桥血管鞘；b 通过超声引导，可以看见进入隐静脉的桥血管

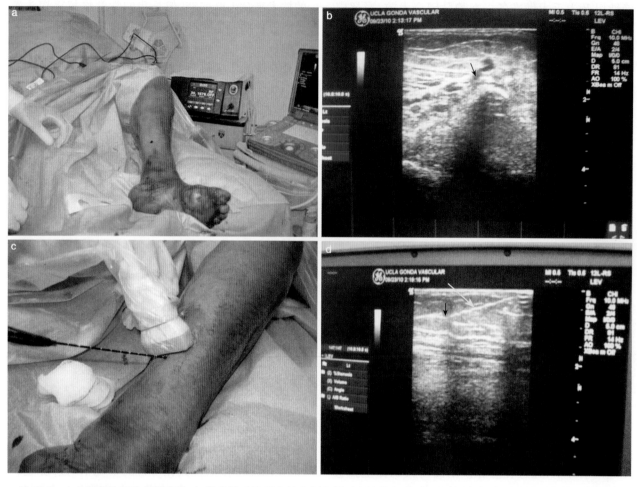

图44-2　(a)患者处于头低脚高位时,穿静脉功能不全的穿刺点得以在皮肤上标记;(b)通过亮度调制型超声显示出静脉不全的静脉及筋膜缺损;(c)在超声引导下,桥血管与皮肤呈45度角,穿刺针刺破皮肤进入穿静脉;(d)一旦桥血管进入到皮下,那么接下来的操作就需在超声引导下进行,直到桥血管进入到筋膜水平(箭头示)的穿静脉,当静脉腔内有桥血管进入时,血流频谱发出"送气音"

　　首先,患者躺在装有便携式超声设备的倾斜台上,保持头低脚高位,通过超声的引导来施行手术。术前超声诊断的静脉功能不全的数据将在手术中得到进一步的证实[6],一旦静脉不全血得以标记,带有无菌套的超声探头应该在溃疡上方发现功能不全的静脉,当穿刺针在穿静脉交通支与筋膜之间行进时,此时桥血管鞘与皮肤呈45度角,同时将探头旋转90度来确保各个平面桥血管的可视性。彩超的应用决定了穿静脉切除术的成败,一旦桥血管在静脉腔内的位置固定,桥血管针退出桥血管鞘,使桥血管的位置再次重新固定,在超声的引导下,桥血管顺着静脉腔内筋膜水平注入1%的利多卡因。然后患者采取头高脚低位,桥血管的位置又一次重新放置,当看见桥血管针上有血液涌出时,说明静脉腔手术进行顺利,尽管用血流的出现来检测静脉腔手术是否成功实施,但是在穿静脉处的利多卡因常常引起静脉的闭塞,甚至压缩静脉,使血液的流动性减低。

彩超在术后评估中的应用

腔内消融闭合术成功实施的评估

隐静脉腔内消融闭合术

　　由于存在表浅静脉的栓子会进入到深静脉内的风险,所以我们常规对静脉功能不全患者术后24~72小时进行超声检查,来对患者静脉是否闭合及闭合水平的分级做出评估,以我们的经验看来,大多数患者成功地实施了大隐静脉腔内闭合术,因此,我们建立了这样一个分类系统来对术后的患者进行管理,(一)如果闭合的静脉远离深静脉交通支,那么没有必要进行远期的治疗,(二)如果闭合的静脉恰好是深静脉系统,那么远期的观察是必要的,而对于DVT的患者,应该用抗凝药物来对其进行远期治疗,直至血栓消失。

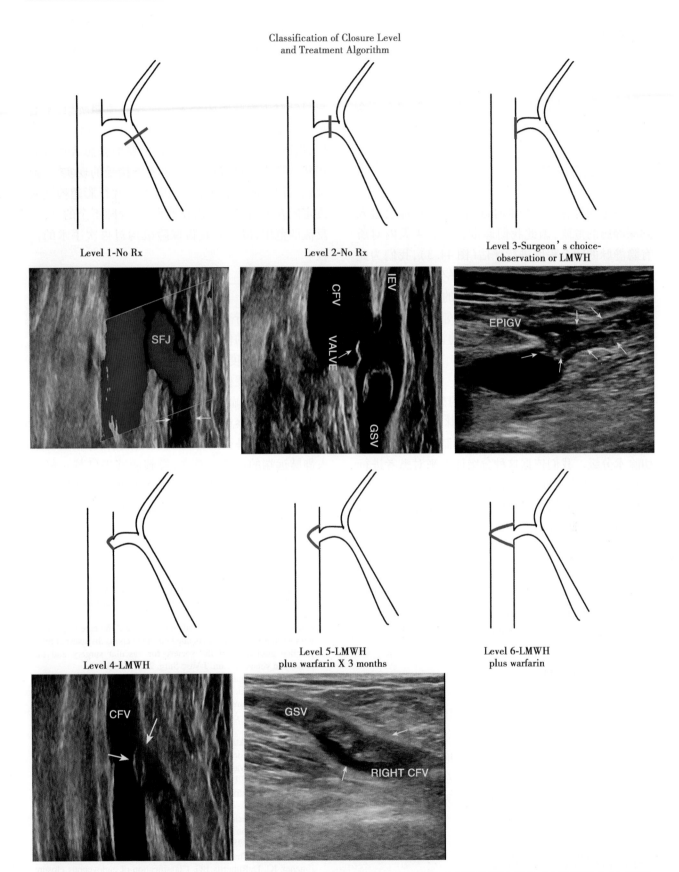

图 44.3　1、2、3 级静脉切除闭合术在隐股静脉交通支下,不需要远期的治疗而 4、5 级静脉切除闭合术在股静脉水平,需要短期的抗凝治疗直到隐静脉内的血栓消失,虽然我们至今还没有遇到 6 级水平的血栓,但是仍然应该是抗凝和针对深静脉血栓的治疗

穿静脉腔内消融闭合术

技术人员通过隔壁的超声办公系统来确认穿静脉是否闭合,穿静脉闭合通常定义为患者在坐立或站立姿势时,行彩超检查,确定之前穿静脉闭合不全的部位没有反流的出现。

闭合等级的评估

考虑到静脉腔闭合术时近端的血栓可能会进入到深静脉的危险,因此我们通常在术后 4 天内对所有隐静脉的闭合程度进行评估(图 44.3),我们为此建立了一个大隐静脉腔闭合术水平分类评估系统,(一)创建了应对急性股静脉相邻的大隐静脉腔内血栓的治疗原则,(二)与股静脉相邻的静脉或股静脉内 RFA 血栓术后做出危险因素的评估。

闭合程度分级

对于成功实施隐静脉切除术的患者,我们制定了闭合水平六种分级[7]。基于静脉闭合水平的不同,像患者术后管理系统一样,我们制定了静脉闭合切除术分级。我们依据这种分级标准来对患者进行治疗管理,使用这种方法后,目前还没有患者在大隐静脉闭合术后发展为股静脉血栓或肺栓塞的情况出现。静脉腔闭合等级在 1 或 2 级时不需要进行远期的治疗,3 级水平需要严密的观察,4 或 5 级的患者应该使用低分子水平肝素的治疗直至血栓消失。尽管我们对超过 1500 例的患者进行了静脉腔闭合术及进行了常规彩超实时监测,但是目前还没有一例患者发展为股静脉及深静脉功能不全的情况。

下肢疼痛的评估

无论是腔静脉闭合术还是微创闭合术,甚至是在确认手术成功的情况下,患者还会抱怨术后下肢的疼痛,针对这种情况的发生,通常应用彩超来对疼痛的区域进行检测,并对疼痛的部位取病理,而这种疼痛的产生往往来源于在术中没有完全切除的血肿或表浅静脉形成的血栓静脉炎。

残留静脉功能不全的评估

虽然静脉功能不全患者的肢体得到治疗,但是患者患者仍然会有一些不适的症状或者在术中未完全切除的残留的曲张静脉仍然存在,针对这样患者的远期治疗方案,主要取决与病变的部位,静脉腔的大小及反流的大小,然而许多患者所接受的保险授权只针对于静脉腔闭合术。如我们预期所想,术后附属分支静脉的内径缩小的患者不会有疼痛感产生,然而,附属分支内径扩大的静脉曲张患者在术后仍然会有疼痛感,并且令患者不能接受的现实是,腿部仍然留有明显曲张静脉,因此,再次行彩超检查来确定闭合术后静脉腔内径的大小、静脉不全的部位、反流的范围,以此来获得保险机构对再次手术的授权。

结 论

彩超在施行表浅静脉与穿静脉闭合术的各个阶段均起着重要的作用,术前,彩超用于了解静脉的解剖、静脉闭合程度的分级、静脉功能不全的程度及获取保险机构的授权;在术中,彩超用来指导需要治疗的静脉,方便桥血管经皮进入,适时地泵入麻醉剂,并且可用来观察正在接受治疗的血管;在术后,彩超用于评估静脉是否闭合,手术是否成功,评估血栓进入静脉远端的风险。总之,彩超能够提供某一静脉节段的解剖和功能信息,同时为手术的选择提供了有效的依据,也可作为手术疗效评价的标准。

参考文献

1. Caggiati A, Rosi C, Heyn R, Franceschini M, Acconcia M. Age-related variations of varicose veins anatomy. J Vasc Surg. 2006;44: 1291–5.
2. Gloviczki P, Comerota AJ, Dalsing MC, et al. The care of patients with varicose veins and associated chronic venous diseases: clinical practice guidelines of the society for vascular surgery and the American venous forum. J Vasc Surg. 2011;53:2S–48.
3. Caggiati A, Bergan J, Gloviczki P, Jantet G, Wendell-Smith J, Partsch H. Nomenclature of the veins of the lower limb: extensions, refine nomenclature of the veins of the lower limbs: an international interdisciplinary consensus statement. J Vasc Surg. 2005;41: 719–24.
4. Lawrence PF, Alktaifi A, Rigberg D, et al. Endovenous ablation of incompetent perforator veins is effective treatment for recalcitrant venous ulcers. J Vasc Surg. 2010;52:525.
5. Elias S, Peden E. Ultrasound-guided percutaneous ablation for the treatment of perforating vein incompetence. Vascular. 2007;15: 281–9.
6. Lawrence PF, Harlander-Locke M, Alktaifi A, Farley S, et al. The impact of ablation of incompetent veins on ulcer healing. J Vasc Surg. 2011;53:109S–10.
7. Lawrence PF, Chandra A, Wu M, Rigberg DA, Gelabert HG, Jimenez JC, DeRubertis BG. Classification of endovenous closure and treatment algorithm. J Vasc Surg. 2010;52:388–93.

第 45 章
术前大隐静脉显像

Melissa D. Shah, R. Clement Darling III, Benjamin B. Chang, Philip S. K. Paty, Paul B. Kreienberg, Sean P. Roddy, Kathleen J. Ozsvath, Manish Mehta, Abdul Khan, and Dhiraj M. Shah

摘 要

大隐静脉显像是下肢动脉重建中不可或缺的一部分。只有 60% 的大隐静脉是直接从脚踝走行至腹股沟的。在术前明确患者血管走行的个体差异可以减少术中可能引起的并发症,也可以帮助外科医生选择最佳的动脉重建方案。此外,从大隐静脉的情况我们还可以推断出更多信息。在血管内治疗广泛开展的时代,这可能是影响外科医生选择血管介入或重建手术的一个重要因素。因为我们不仅可以以此明确血管流向的解剖位置,最重要的是用于评估自体静脉移植物的有效性和可靠性。

关键词

大隐静脉显像\远端旁路

概 述

任何动脉旁路手术要想成功进行,最为理想的情况是外科医生已经最大限度地掌握了患者的具体信息。这些信息包括患者既往病史、体格检查、动脉造影和术前可能有用的检查结果。这也包括可以评价静脉的无创检查以及自体静脉移植物的选择。以前外科医生在行静脉剥脱术时经常会遇到大隐静脉,术前对大隐静脉的解剖组织关系也没有很好的认识掌握。现在外科领域的研究认识到静脉可用作动脉搭桥的桥血管。随着自体静脉移植在外科领域中的有效应用,掌握其生理学特征变得十分重要,比如静脉内皮层作为移植物的优劣,以及选择适当的手术方法以保留静脉结构和功能的完整性。此外,由于用于动脉旁路手术的浅静脉的解剖学变异频繁出现,术前掌握具体静脉的解剖组织学信息有利于外科医生选择手术中最适合的静脉,避免选择那些太细小或者病变血管,这可以减少手术切口的并发症并且降低远期复发率[1,2]。但是我们不能过分强

调最后一点,因为静脉切口的并发症是动脉旁路手术术后的一个常见并且复杂的后遗症。

本章的总体目标是提供临床医师和技术人员关于术前静脉显像的相关知识,同时,向大家展示该技术的临床应用。对于一些在缺乏这方面知识及技术但手术操作熟练的外科医生,术前进行静脉显像似乎是多余的。但就像汽车、微波炉、智能手机等等先进设备一样,静脉显像可以简化外科医生的日常手术操作并提高了患者的生活质量,它很快将变得必不可少。

术前静脉造影术

在奥尔巴尼医疗中心,随着原位旁路技术的引入,术前血管成像也逐步形成规模[3]。最初的操作是切开皮肤和覆盖在大隐静脉表面的筋膜,然后用改良的米尔斯瓣膜刀切开瓣膜("开放"技术)。随着技术的进一步发展,商用瓣膜刀蓬勃发展,可以在不切开静脉的情况下从膝下切口到腹股沟切口进行操作("封闭"技术)。封闭技术的使用,尽管在减少

手术解剖过程和手术时间方面具有优势,但如果静脉的解剖结构发生变异,这项技术则无法应用,经常会造成旁路的损伤。

因此,近几年来大隐静脉对比造影术的使用逐渐增多。Shah 等人对于这些研究结果进行了综合分析[4]。在某些特定的情况下该技术的疗效具有有效性和可用性。在大隐静脉的远端分支进行穿刺,也可以在末端足背静脉弓处放置一个留置针。穿刺时使用止血带,但穿刺后应及时去除。碘化对比剂是通过留置针注入到大隐静脉中,通过造影来明确静脉解剖结构。静脉造影术完成后,注入肝素化的生理盐水以最大限度地减少血栓形成的可能性。

另外,在旁路手术开始时我们可以用该技术获得相同的信息。我们通常在膝盖下方的位置做一个大隐静脉的切口。一旦确定了静脉,我们就可以通过一个打开的侧支插入一个小的探针(一头有鞘),然后注入 10 ~ 12ml 造影剂,在下肢近端上方进行 X 射线照射。还可应用数字减造影术。术中静脉造影术的优势是免去了术前的侵入性检查,但它不能给外科医生一个完整的静脉解剖图像。

尽管静脉造影术已经应用于上百台旁路手术,但正如上面提到的,他们都是侵入性的操作而且患者会接受辐射。更重要的是,静脉造影术对关于静脉管壁厚度、钙化情况以及形态学等其他方面的情况所提供的信息是很少的,而在这方面超声技术则更具优势。此外,在需要多方位成像或者是同一患者的四肢需在同一时间进行成像时,应用静脉造影术也是不实际的。

在有些情况下,静脉造影术仍在使用。第一,患者首次进行静脉彩超检查,可以通过静脉造影术来验证检查的准确性。这在被检者存在静脉解剖结构变异时尤为重要。造影可以在检查者尚未发现有变异前就提示存在异常,可以帮助年轻超声医师缩短学习时间。第二,某些患者的静脉解剖结构十分复杂,用彩超难以形象显示其结构,和/或由于患者体质(过度肥胖)或极度不配合检查,术中的静脉造影术也是有用处的。第三,紧急情况下,特别是在深夜,当不便于行彩超检查时,也可用静脉造影术进行代替。总之现在绝大多数情况下,静脉造影术已经成为历史或者不作为必要的检查手段。

大隐静脉的超声成像

彩超检查相对于造影术具有显著优势,自 1985

年以来,得到了广泛的应用,成为静脉成像的有效方法[5,6]。

超声的无创性是其最具优势的特征之一。这在患者需要进行静脉的准确对比以及对多条静脉同时成像时十分重要。最常见的情况是需要与对侧大隐静脉、双侧小隐静脉、残余同侧大隐静脉和臂静脉成像进行对比。这让外科医生在手术时可以在多条血管中进行选择,使其最大效率地完成重建手术,同时尽可能减少手术切口。

超声还可为外科医生提供其他重要信息。静脉的“质量”决定其是否能够作为动脉重建的移植物。这包括静脉的直径及其他方面的指标如静脉形态、是否存在血管再通、是否存在静脉硬化区域以及静脉管壁的厚度[7,8]。这就要求操作者尽量选用最佳的静脉,从而有助于旁路手术的成功。

成像方法

超声设备和通常大多数其他类型血管成像是相同的,对需要的大隐静脉和其他浅静脉进行显像。通常使用 A10 ~ 12MHz 频率探头。对于极端肥胖的个体及深部静脉成像时,也可偶尔选用低频率的超声波探头,但并非必须转换分辨率,可以直接使用高频探头观测描述一些重要细节。A4. 5MHz 脉冲多普勒也仅偶尔用来检查静脉的开放情况。彩色显像极少应用,因其极有可能会在某些情况下混淆一些重要细节,低速血流在这些浅静脉里只有零星的颜色填充,不利于显示整条静脉内的血流情况。探头的发射功率(用分贝来表示)通常要调低以最大程度减少散射,得到更整洁、清晰地图象,聚焦区应该进行调整,以最大化近场分辨率(图 45.1)。

静脉成像的过程需要用不易掉色的染料画在皮肤上进行标记,因此探头可能被污染,特别是通过相对多孔探针膜。为了避免可能会引起的污染,探头上覆盖着塑料探头罩,其内包含超声凝胶。探头和皮肤之间的媒介必须是水,不能存有空气,以利于足够的超声波传输。试运行的测试区域或检测空间对成功显像至关重要。检测空间应加热使外周静脉收缩。出于同样的原因,患者应该穿上衣服和/或覆盖被单,暴露出被检的肢体。有时,遮盖暴露在外的足部也非常必要。最后,检测的空间通常应保持黑暗以利于超声图像清晰显示。

大隐静脉成像的体位通常要求患者处反向特伦伯氏位(头低脚高位),轻微弯曲膝盖和臀部外旋。

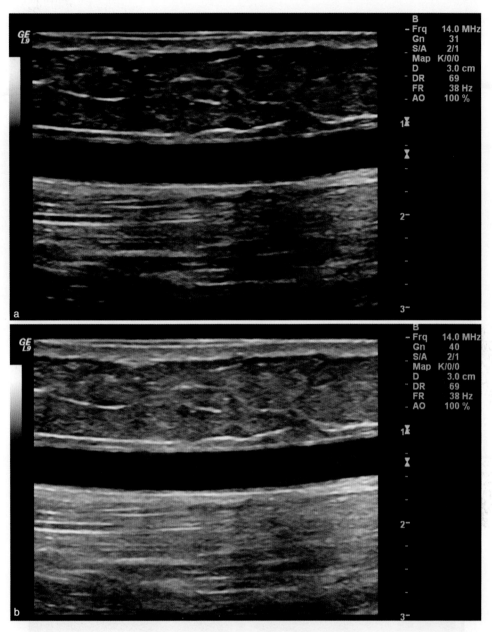

图45.1　(a)超声功率低;(b)超声功率高

若患者大多不能耐受站立姿势时,则不必一定采用站立位。有时手术结束时,可能会要求患者保持在一个站立姿势以检查在最大压力下静脉的形态。在过去曾经广泛应用止血带以保证静脉血管充分扩张,现在已由于患者难以耐受而停止在临床上使用。

　　大隐静脉的成像可以从以下三个部位中的任意一个开始进行:踝、膝、或腹股沟。通常,腹股沟被认为是隐股静脉的交汇处,通常可以用其特征的关系来确定股静脉和股动脉(“米老鼠征”,图45.2)。然而,在非常肥胖的患者中,即使应用低频探头也可能难于显像,更容易出现遗漏和错误,因此在膝关节内侧处开始成像可以避免上述问题。

　　这些浅表血管内部压力很小,因此对外部压力如探头加压十分敏感。为此,医生应用手的第四和第五指支持探头重量以减少对静脉的压力,这可以通过观察静脉的横截面图:静脉应该为圆形而不是椭圆形来检查技术操作是否达到要求(图45.3)。

　　超声检查时,探头应该在/或靠近腹股沟的一个截面上应用。按照要求,探头可以在内侧方向移动,直到找到静脉。通常,大隐静脉要在稍稍靠近大腿内侧中线附近寻找,而且我们可以通过该静脉的走行以及其最终汇入隐股点予以证实。根据该静脉加压变瘪确认其通畅。如果有怀疑可以使用脉冲多普勒结合使用手动压缩下肢远端肌肉进行观察检测。

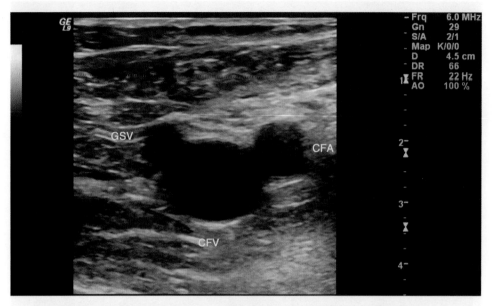

图 45.2　"米老鼠"征。GSV：大隐静脉；CFV：股总静脉；CFA：股总动脉

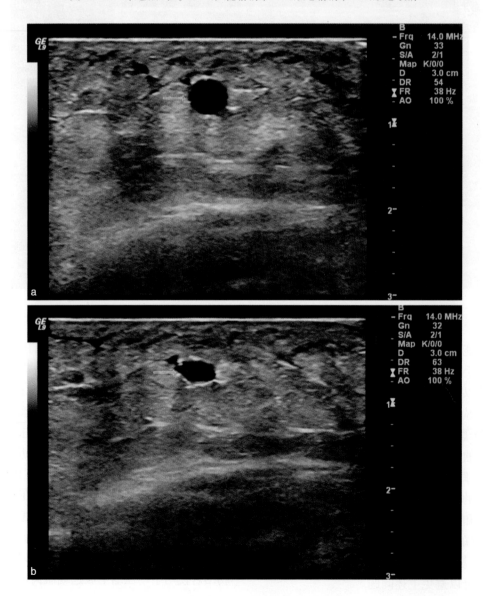

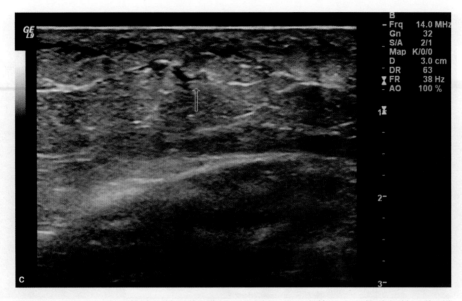

图 45.3　(a)无压力下静脉短轴图像,横切面是圆的;(b)中等压力下静脉短轴图像,横切面是椭圆的;(c)最大压力下静脉短轴图像,无法显示静脉(箭头所指即为大隐静脉)

　　为了帮助外科医生让他/她的手术切口直接在所需静脉处,应该确保探头是垂直于皮肤,这在大多数情况下较易实现,但不能完全避免失误。如果皮肤组织下垂或者过度肥胖,则可能出现失误。在皮肤上正确标记静脉走行路径需要丰富的经验和持续地从手术中得到反馈。

　　一旦在探头横切识别出大隐静脉,即将探头慢慢旋转 90 度到纵向切面。我们使用凝胶(它将长期保持湿润)对该静脉位置进行标记。随着探头向远端移行,每一寸左右标记一个点。在所有扫查完成后,将各点连成一条连续的线。我们使用苯酚-洋红染色(最初获得于放射肿瘤学部门)涂抹。这为术者提供了潜在底层静脉的图像(图 45.4)。这幅位于皮肤表面的静脉的详细走行及形状图加上外科医生的经验可以使手术更易施行。但它不一定能精确

地显示外科医生选择切口的最好位置,除了外部显像,这还需要外科医生的一些经验判断。

　　横切成像是测量静脉内径和长度的最佳切面,通常测量腹股沟、下肢近端膝上及踝部三个等距点,还应标出静脉的走行。同时应注意所测量数据的局限性,由于这些数据是在静脉压力下获得的,在静脉与动脉连接处通常会低估静脉直径。此外,这些数据测量的应是静脉内径,而不是外径。外科医生应视静脉结果为其最小尺寸。在手术操作前,外科医生必须亲自检查静脉移植物的尺寸,这点非常重要。在超声下静脉内径可能显得很小,但实际上在动脉再通后,它接受大量动脉血,管径变大。多数情况下超声在静脉压力下测量静脉内径,单位为毫米。

　　保持探头纵切从腹股沟移动到踝部观察静脉,并同时在皮肤上做体表标记,每行进 8 ~ 10 厘米使探头旋转到横切面进行观察。探头可以轻轻对静脉加压以确认其开放程度,同时测量并记录静脉直径。同时需要注意观测的其他数据包括静脉与浅、深筋膜的关系以及静脉相对于体表的深度。如果超声医师了解大隐静脉与筋膜的关系,可以对检查有所帮助。主要的静脉通常走行于隐筋膜的深部[9]。尤其当患者有多条大的属支静脉曲张时,医师可以根据适当的位置关系区分追踪大隐静脉主干和属支静脉。

　　其他一些例如静脉管壁的信息同样非常重要。通常,内膜的组织结构复杂、壁薄、单层、轮廓清晰。探头保持在纵向切面时,应注意到静脉壁的异常情

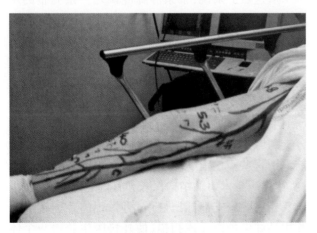

图 45.4　静脉图

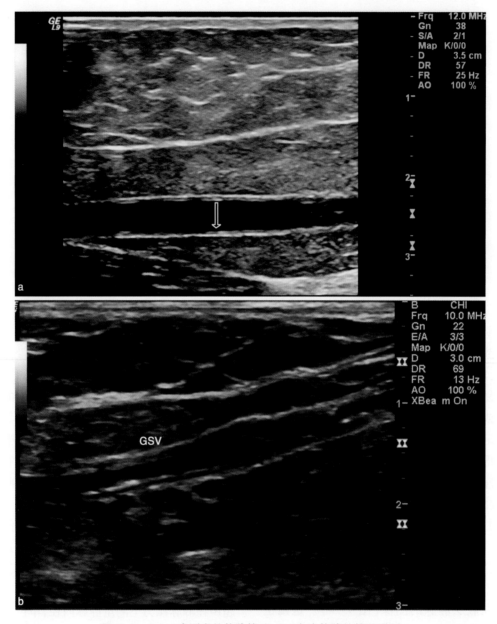

图45.5 （a）正常厚度的静脉管壁；（b）大隐静脉的管壁增厚

况（图45.5）。这些结果应在报告中显示，通常描述如下：静脉壁增厚（情况糟糕不可用），钙化（情况糟糕但通常可用），不规则（情况非常糟糕，但可能有血管再通），或硬化（几乎可以肯定是不可用的）。要真正描述整个静脉壁异常的情况，这些描述方法虽略有主观，但却非常重要，因为它为外科医生提供了一些有用的手术信息。

这组患者可能大多存在周围组织水肿。这使得成像大大复杂化，因为水肿组织层面可能会出现类似于静脉的超声表现。在这种情况下，可使用彩色血流成像进行有效鉴别；压迫肢体末端，尤其在使用彩色血流成像的条件下，将帮助医师将静脉与周围充满液体的组织层区分开。

从这点上来说，整条静脉应该是一条完整的从脚踝走行至腹股沟的血管。超声图像上整条静脉主干的走行应该是一条充满黑点的直线。室温下从上到下重新扫描静脉，保持探头在静脉的横向平面上。利用这种方法识别并标记静脉的主要属支。这些已知名字的属支包括：下肢近端上部的后（内侧）和前（横向）副隐静脉以及穿孔处，这被视为后或后外侧分支，其穿过深筋膜汇入深静脉系统（图45.6）。术前识别这些点会让外科医生更了解静脉的解剖结构，尽量减少术中的结构探查和有效地结扎血管。

在主要分支都标记好后，将标记的点连接成线并用品红染色以完成扫描，使外科医生获得一个体表标记图，可以通过标记进行手术。此外，可以制成

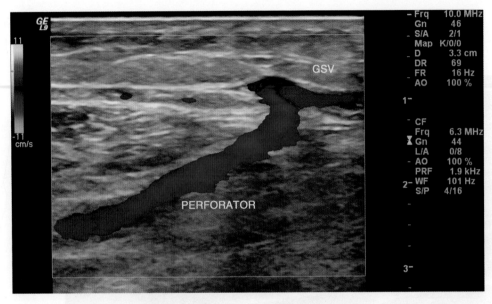

图 45.6 大隐静脉汇入深部静脉系统的汇入点

一个表格,描述下肢(或上肢)显像的情况。表格包含有静脉绘制的图解和标记了符号的异常结构、静脉的外形、大小、深度和任何其他的认为对手术操作有用的数据。整个过程对于无变异的静脉系统可能只需要 15 分钟,当然,复杂的情况下需要更长一点的时间[10]。

大隐静脉变异

在成像过程中,会发现静脉的许多属支。通过成像显示许多属支与静脉主干系统是平行的[11]。虽然大多数外科医生认为大隐静脉是一条单一的走行于大腿中部内侧的血管,但现已证明大约只有 55% 的大隐静脉有很多属支。熟悉这些解剖学上的变异对超声医师和外科医生都十分重要。

多数情况下,大隐静脉的解剖变异可以分为两组:膝关节水平以上及以下。最常见的大隐静脉类型是一条单一的静脉主干走行于大腿内侧的中央,约占 60%。

在其余的 40% 的情况下,差异主要存在于下肢近端。8% 的患者大隐静脉下肢近端段可能有一个前向或侧向主导系统(图 45.7)。在这种情况下,大腿前外侧静脉更多的成为主要的大隐静脉属支并且位置比隐筋膜表浅。它往往有更多较小的属支,管壁较薄,弯向患者中线一侧。侧向静脉系统比如前副隐静脉,通常是第一个也是最大的属支,汇入隐股点。虽然一个单一的侧向主导系统可以用于旁路手术,但由于其管壁菲薄和丰富的属支,原位动脉旁路

重建手术应更加谨慎。

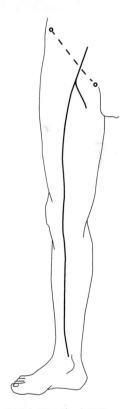

图 45-7 单侧主导系统,占 8%

大隐静脉也可能有两条主干,后(内侧)和前(外侧),沿着整个大腿走行,彼此保持相对独立,甚至延续至膝关节以下[12]。双系统可能有一个更大的后(内侧主导双系统)或前(外侧主导双系统)分支,或两个系统可能其静脉血管内径相等各自为其分布区域的静脉主干(图 45.8)。这种模式出现几

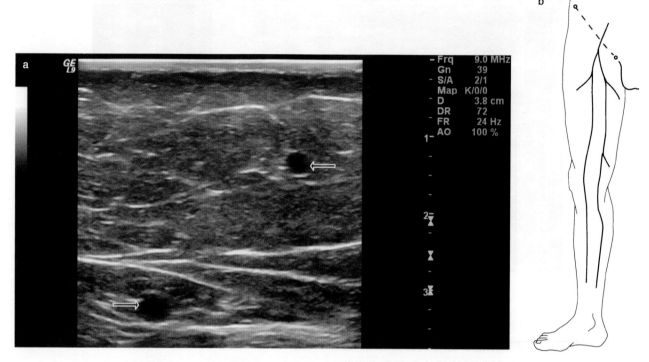

图 45.8　(a)浅表的外侧系统以及深部的内侧系统;(b)双主导系统,占 8%

率大约为 8%。超声医师掌握这种变异非常重要,这将帮助外科医生在适当位置选择切口。此外,外科医生可以根据超声信息来避免在解剖分离不适合进行手术的静脉中浪费时间。

还有大约 7% 的病例大隐静脉可能在下肢近端部分存在一个闭环(图 45.9)。这种类型的静脉在闭合原位旁路瓣膜中断术时往往很难抉择,外科医生不能确保哪一条是闭合环路中较大的分支,管腔内的仪

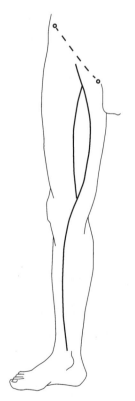

图 45.9　大隐静脉于大腿处形成一闭合环路,占 7%

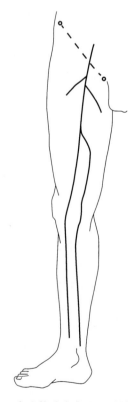

图 45.10　大隐静脉在大腿远端的分支,占 16%

器插入特别容易损伤循环开始和结束的位置。

在大约 16% 的情况下,大隐静脉在大腿远端 2/3 处出现两条属支(图 45.10)。两条属支均由下肢远端段移行。如果没有体表标记加以辨识,外科医生很容易选择错误的(小)静脉,通常是后拱静脉。此外,盲目的管腔内插入静脉仪器,也容易损伤分割点。

在 1% ~ 2% 的情况下,大隐静脉解剖结构十分复杂,通常反映出多个循环和并行系统。对于这些病例,应告知外科医生,并仔细探索和/或使用超声造影术作为辅助方法。

下肢远端大隐静脉解剖

下肢远端的大隐静脉通常在正对或是略低于膝盖处分支,加入到一个前面或者后方的静脉系统中。以下这种情况最为常见,约占 58%,即前侧属支为主导系统,后部拱静脉是其附属的支流(图 45.11)。与后面的属支相比,前方的静脉系统通常位置更深,管壁更厚,并且有较少的属支。它通常位于深、浅筋膜之间,与隐神经相伴走行。

后系统作为单一主导系统大约占 7%(图 45.12)。这种静脉一般走行于皮下浅层的平面,管壁较薄,有许多小的属支,有时它可能是由大隐静脉通过后交通静

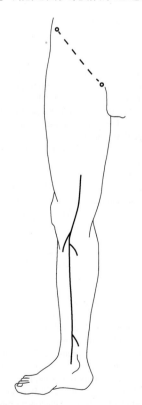

图 45.11　典型的下肢远端大隐静脉的解剖图像

脉传递的后副隐静脉的一个延续血管[13,14]。这种静脉通常不适合旁路手术。对其进行手术时,切口往往需要更靠下肢远端的后方同时尽量不要太深。

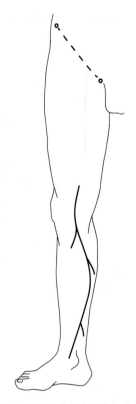

图 45.12　单一主导系统(后系统),占 7%

同时存在完整的前、后静脉系统的病例大约在 35% 左右。其在膝盖处分开,在小腿的中下 1/3 处重现汇合。在这种情况下,前系统占主导居大多数(85%),后系统占主导仅 15%(图 45.13)。

另有不到 1% 的静脉,解剖结构及静脉系统是三条分支或者更复杂,通过超声很难准确成像。

小隐静脉

小隐静脉(但其内径绝对不小)常常走行于小腿的后方,由足背静脉弓开始向上走行于足踝外后侧,伴行有腓肠神经(开始于大隐静脉-腘静脉汇合处,行进至足底静脉弓),位于隐深筋膜的浅层,覆盖于腓肠肌之上。小隐静脉的超声成像技术类似于大隐静脉,患者体位同样是下肢外展、外旋,膝关节略弯曲。小隐静脉走行于股二头肌与半腱肌之间,通过下肢近端后方弯曲的静脉(后内侧回转静脉)与大隐静脉相交通[14]。如果存在后内侧回转静脉,那么可用于手术的小隐静脉的长度会增加,同时也多了一个从下肢近端后内侧进行手术的方法。

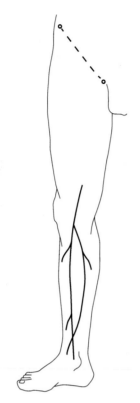

图 45.13 下肢远端双系统，占 35%（前系统占主导，占 85%）

正确应用彩超图像数据

与任何其他研究一样，研究数据在应用上都有其局限性。首先，要想很好地应用超声图像，需要超声医师和外科医生紧密合作。超声医师需要熟悉隐静脉的解剖变异和会影响旁路手术的哪怕是细微的静脉的解剖结构；反之，外科医生也必须在关闭手术环路之前告知超声医师超声图像的结果准确度。

超声图像可以很好地观测出静脉的存在与否以及可以描绘出最细小的静脉；但相反的，在存在动脉压力影响下，超声图像就不能很准确地测量出静脉内径的大小。因此，如果外科医生被告知该处不存在静脉血管，那么这可能是真的；如果外科医生被告知该处存在静脉血管，但非常细小，那么这就需要在手术过程当中重新检查该静脉，再决定其是否可用。

通过超声成像在皮肤上绘制出静脉的解剖组织结构及走行可以说是十分准确的，但在过度肥胖的患者身上可能不那么合适。它可以作为确定静脉手术中两个切口（近端和远端）位置的一个指导，但真正在手术过程当中，应该再确定一下所选静脉是否准确，关于这一点，我们不排除需要手术中再进行判断图像结果是否准确。通过超声图像，我们可以明确静脉血管的长度、静脉内径的大小以及静脉血管的质地。当然，在没有超声图像时，我们仍可以在腹股沟或者脚踝处辨认出静脉血管，而没有必要进行探索性切开。

超声显像技术可以很好的显示出静脉血管的解剖结构变异情况，但这需要对超声医师和外科医生进行大量训练，机会和错误是并存的。很好地区分开静脉的分支和穿支可以帮助外科医生选择手术方式，如开放或是封闭式手术。而对于静脉瓣，超声图像显示得并不清晰。

通过超声成像技术可以非常准确地辨识出病变的静脉管壁。这些管壁的异常改变最初往往非常细微，需要有丰富的经验才能正确地判断。但是即使通过超声未发现静脉管壁有问题，我们也不能保证该血管一定是毫无问题的。我们需要将准确的超声图像与正确的临床判断结合在一起，更好地应用于血管重建手术当中。

参考文献

1. Shah DM, Darling III RC, Chang BB, Fitzgerald KM, Paty PSK, Leather RP. Long term results of in situ saphenous vein bypass: analysis of 2058 cases. Ann Surg. 1995;222:438–48.
2. Shah DM, Paty PSK, Leather RP, Chang BB, Darling III RC, Feustel PJ. Optimal outcome following tibial artery bypass: analysis of 1300 cases. Surg Gynecol Obstet. 1993;177:283–7.
3. Leather RP, Shah MD, Karmody AM. Infrapopliteal arterial bypass for limb salvage: increased patency and utilization of the saphenous vein used in-situ. Surgery. 1981;90:1000–8.
4. Shah DM, Chang BB, Leopold PW, Corson JD, Leather RP, Karmody AM. The anatomy of the greater saphenous venous system. J Vasc Surg. 1986;3:273–83.
5. Leopold PW, Shandall AA, Kupinski AM, Chang BB, et al. The role of B-mode venous mapping in infrainguinal arterial bypasses. Br J Surg. 1989;76:305–7.
6. Darling III RC, Kupinski AM. Preoperative evaluation of veins. In: Leather RP, editor. Seminars in vascular surgery, vol. 6. Philadelphia: Saunders; 1993. p. 155–8.
7. Marin ML, Veith FJ, Panetta TF, et al. Saphenous vein biopsy: a predictor of vein graft failure. J Vasc Surg. 1993;18:407–14.
8. Marin ML, Gordon RE, Veith FJ, et al. Human greater saphenous vein: histologic and ultrastructural variation. Cardiovasc Surg. 1994;2(1):56–62.
9. Ricci S, Georgiev M. Ultrasound anatomy of the superficial veins of the lower limb. J Vasc Technol. 2002;26:183–99.
10. Kupinski AM. Ultrasound mapping of the superficial venous system. Vasc US Today. 2002;7:25–44.
11. Kupinski AM, Evans SM, Khan AM, et al. Ultrasonic characterization of the saphenous vein. Cardiovasc Surg. 1993;1:513–7.
12. Caggiati A, Bergan JJ, Gloviczki P, Janter G, Wendell-Smith CP, Partsch H. Nomenclature of the veins of the lower limb: an international interdisciplinary consensus statement. J Vasc Surg. 2002;36:416–22.
13. Haeger K. The surgical anatomy of the sapheno-femoral and sapheno-popliteal junctions. Anat Rec. 1942;82:93–102.
14. Caggiati A, Bergan J, Gloviczki P, Eklof B, Allegra C, Partsch H. Nomenclature of the veins of the lower limb: extensions, refinements, and clinical applications. J Vasc Surg. 2005;41:719–24.

第六部分
腹部彩超

Dennis F. Bandyk

Carol B. Benson and Mary C. Frates

摘 要

彩超评价肝脏血流已成为诊断肝脏疾病重要的临床工具。门静脉、肝动脉、肝静脉血流变化能反应肝脏解剖、生理、病理和心血管系统的重要信息。因此,肝脏多普勒超声检查已经成为评估肝病患者或可疑肝病患者方法之一。需要说明的是,适宜的超声诊断仪器和充分的技术准备是评估肝脏血管的必备条件。

肝动脉提供肝脏 25% ~ 30% 的血流。当腹腔干存在病变时,肝动脉供血量将减少;而当门静脉血流量减少时,肝动脉供血量将增加。

门静脉承载了入肝血供的 70% ~ 75%。当肝脏或心脏存在病变时,门静脉的血流模式将发生改变。门静脉高压是最常见的门静脉异常改变,可以导致门静脉血流减少,血流信号缺失,甚至血流反向。因门静脉高压或者其他疾病,如血液高凝状态,又可导致门静脉血栓形成。

肝静脉的频谱是典型的多形性频谱。肝实质改变使肝静脉血流受阻呈单相低阻频谱,心脏疾病时肝静脉反流的血液循环量增加。肝静脉闭塞或血栓形成可导致肝实质改变,并最终发展为门静脉高压。

肝动脉、门静脉及肝静脉的多普勒检查结果为肝脏的病理检查提供了重要线索。而且,这些血管的多普勒检查可以用来监测已确诊的肝病患者,并可用来评估疾病的进展,以及确定临床干预治疗的时期。

关键词

肝脏多普勒超声、门静脉、门静脉高压、肝静脉、肝硬化

引言

采用多普勒超声血流频谱评价肝脏血流,进而评价肝脏疾病,已经成为重要的临床方法。在复杂的肝动脉、门静脉相伴行的入肝血流模式中,以及肝静脉出肝血流模式的检查中,多普勒能提供重要的信息,包括肝脏和心脏的解剖、生理及病理信息。此外,多普勒超声可以用来监测已确诊的肝病患者,并可用来评估疾病的进展,以及确定临床干预治疗的时期。

本章对多普勒超声评价肝动脉血供、门静脉系统以及肝静脉引流系统进行了概述。首先,讨论彩色多普勒成像对超声诊断仪器和超声技术的要求,然后讨论正常的肝脏血管解剖及其多普勒频谱形态。其次,介绍多普勒超声的临床的应用,即多种肝脏疾病对肝动脉、门静脉及肝静脉多普勒频谱的影响。然而,本章的主要目的并非是对全部肝脏疾病

的回顾,而在于深入阐述通过肝门静脉血管多普勒超声的应用诊断肝脏疾病的价值,以及评价肝脏疾病血液循环的价值。

仪器及技术

现今成人腹部超声成像系统支持宽频探头,能够实现多种功能,包括实时灰阶超声成像、彩色多普勒血流成像、能量多普勒成像及频谱多普勒成像。通常,观察肝脏探头频率需要设置3~5MHz,并采用谐波成像。然而,彩色多普勒或频谱多普勒的肝脏血管成像可以要求低频率,频率变化范围2~4MHz,以便优化评估。大多数的宽频探头和超声系统,可以采用不同的频率进行成像和多普勒分析,即以不同的频率进行多普勒成像。因此,当肝脏彩色多普勒成像时,灰阶超声设置可以采用5MHz谐波,而彩色多普勒可以3MHz优化[1]。

灰阶超声不仅仅是用来肝脏实质成像,而且也用来定位并识别肝内血管。彩色多普勒和能量多普勒都能对血管进行定位和定性。彩色多普勒能确定血流存在与否,并确定血流方向。能量多普勒可显示血流信号存在及血流分布范围,但不能确定血流方向,对低速血流的显示比彩色多普勒更为敏感。一些超声系统特殊设置能够显示能量多普勒的方向,既能获得如能量多普勒敏感的彩色血流图,又能如彩色多普勒那样显示血流方向[2]。频谱多普勒可用来获得血流频谱,检测血流速度及血流特征等信息。

与颈部血管和肢体血管相比而言,应用多普勒技术分析肝脏血管更为困难。原因如下,肝脏的动脉和静脉位于右上腹部,位置深在,易受到肠腔气体的干扰,扫查肝脏前时,不易获取合适的声窗。而且,当从身体右侧扫查,肋骨亦容易遮挡超声束。因此,从右侧扫查时,常常要求探头置于肋间适当位置,以避免肋骨声影的干扰。不同肋间位置,不同的肝脏水平,获得不同的声窗。扫查中,还应注意人为因素可使肝脏及肝脏血管易于显示,方法是嘱患者深吸气,然后屏住呼吸。随着深吸气,肝脏某些部分可以前移至肋间,此时肋间增宽,便于转动探头,以获得肝脏易于显示的声窗。当患者转向左侧卧位时,于右上腹部,同样的深吸气屏住呼吸,肝脏亦可前移,此时亦可获得可视声窗。

肝脏血管多普勒超声检查时,采用的深吸气屏住呼吸的方法,在灰阶超声检查时亦可应用。使用低频超声探头穿透深部的血管,来检查血管血流方法,与高频超声探头相比,低频超声探头对低速血流的敏感性差。通常,为获取好的多普勒频谱,不可忽视对超声束的敏感性,多普勒检查时需设置在尽可能高的频率。

肝动脉和门静脉从肝脏中心肝门处向肝脏周边分支,同时肝静脉由肝脏周边汇集流向肝脏的后上方入下腔静脉。为了获取优质的频谱多普勒图像,应使得多普勒信号的角度小于60°。要想找到恰当的角度来扫查这些血管,也就为超声检查增加了更多的挑战性。评价多个血管及其分支,要求检查者扫查患者时,从右上腹前侧多方位扫查,经右侧肋间区域,扫查门静脉主干及门静脉右支效果最佳;经肋骨下前侧,扫查门静脉左支效果最佳;检查肝静脉时,虽然从右侧扫查也可能成功地获取图像,但通常在近肋下前侧获得图像质量更佳。

良好的多普勒超声技术包括,设置合适的速度标尺及基线。在没有引起信号混叠情况下,观察彩色多普勒和频谱多普勒时速度标尺应设置的尽可能低。在不出现混叠的情况下,如果血流是单向的,基线可以移至尽可能低[1,3]。

解剖及正常的多普勒频谱

肝动脉

正常情况下,肝动脉供应肝脏的25%~30%的血流[4,5]。肝固有动脉是腹腔干的重要分支之一,在腹腔干起自上腹部腹主动脉后,随即发出肝固有动脉。肝固有动脉于肝门处进入肝脏,其左右分支分别进入左、右肝脏。从解剖上看,多条肝动脉很常见,约有25%的患者有不只一条肝动脉。[6]就大多数多条肝动脉者而言,多出的肝动脉或者代替了肝右动脉或代替肝左动脉。代替肝右动脉者,第二条肝动脉源自肠系膜上动脉,并进入肝脏成为进入肝右叶动脉。当肝左动脉被替代时,其动脉通常源自胃左动脉,胃左动脉是腹腔干的分支。肝动脉分支与门静脉及其分支相伴行走行于肝内,肝动脉较细小。肝固有动脉可于肝门处经灰阶超声看到,但通常各级分支是不可见的。

肝动脉的特征性频谱表现为单向低阻力搏动的

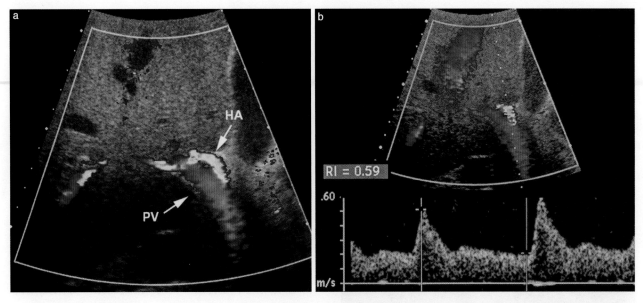

图 46.1　肝动脉频谱。(a)肝门处彩色多普勒成像显示肝动脉内高速血流(箭头所示 HA),相邻门静脉显示为低速血流(箭头所示 PV);(b)频谱多普勒显示肝动脉呈低阻力频谱,阻力 0.59

动脉血流频谱。也就是说,有尖锐陡升的收缩期峰值波形和持续性全心周期的前向性血流。阻力指数(RI)计算如下:

$$RI = \frac{收缩期峰值流速 - 舒张末期流速}{收缩期峰值流速}$$

正常值 0.55 ~ 0.70(图 46.1)[7]

门静脉系统

通常,门静脉提供肝脏 70% ~ 75% 的血供。门静脉主干是由中上腹部的脾静脉和肠系膜上静脉于胰腺后方汇合而成,于肝门处进入肝脏后分为左、右支分别进入肝脏的左、右叶。

门静脉右支自门静脉主干短暂分支后,进一步分支入肝右前叶及肝右后叶(图 46.2)。解剖上门静脉多条分支是很常见的,约 35% 患者可以看到这种情况。通常所指的多分支即为门静脉主干的三分支,分别进入肝右前叶、肝右后叶和肝左叶。其他的多分支包括:主干分叉进入肝右后叶;主干进入右前叶和肝左叶。超声显示门静脉及其属支要比伴行的肝动脉宽。因此,在灰阶超声中,门静脉主干及其属支进入肝脏后比肝动脉及属支易于显示[8]。

正常门静脉的多普勒频谱为持续轻微搏动的向肝血流。呼吸运动和心脏搏动对门静脉血流频谱形态会产生影响,但这种影响通常是轻微的。门静脉平均流速 15 ~ 30cm/s。正常峰值流速范围较宽,从

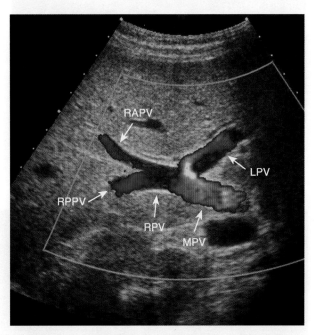

图 46.2　门静脉及属支。门静脉彩色多普勒声像图显示门静脉主干(箭头所示 MPV),门静脉左支(箭头所示 LPV),门静脉右支(箭头所示 RPV),以及门静脉右支分支为右前支(箭头所示 RAPV)和右后支(箭头所示 RPPV)

15 ~ 40cm/s。通常门静脉主干的流速变化范围较小,最低流速超过最高流速的一半,即符合如下公式:

$$\frac{最低流速}{最高流速} < 0.5$$

(见图 46.3)[7,9,10]

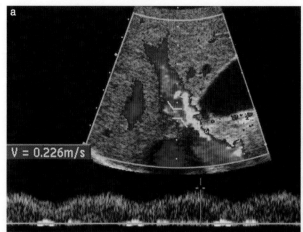

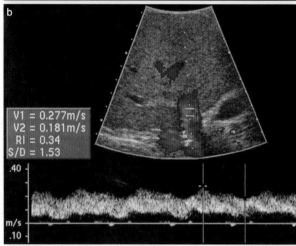

图 46.3　门静脉波形。(a)门静脉主干彩色和频谱多普勒声像图显示持续前向性小波浪形入肝血流,峰值流速 22.6cm/s;(b)门静脉多普勒频谱波形显示轻微搏动型血流,最低流速 18.1cm/s,超过峰值流速的 0.5 倍

肝静脉

　　肝静脉引流所有肝脏的血流注入下腔静脉。换而言之,所有入肝血流来自门静脉和肝动脉,经肝静脉引流出肝直接入下腔静脉。典型的肝静脉为三条:肝左静脉、肝中静脉和肝右静脉。肝左静脉走行于肝左叶的中部与外叶之间,肝中静脉位于肝右叶与肝左叶之间,而肝右静脉位于肝右前叶和肝右后叶之间(图 46.4)。肝静脉的解剖变异是很常见的,可以有附加的肝右下静脉及肝中静脉、肝左静脉融合成一条静脉[11]。

　　正常肝静脉在心动周期中具有多时相的特点。除心动周期中短暂的一部分,血流的主导方向是离开肝脏,流向心脏的。由于心房收缩期右房压力增高,导致其实时相是心房收缩期(即肝静脉频谱的第一部分)典型的反向血流,或是流向肝脏的血流。心房收缩,这就产生了 A 波,对于有些患者,A 波不是反向血流,而是比其他的波形明显减低的前向血流。心房收缩后是心室收缩,此时血液从心脏流入大动脉。此外,血液经三尖瓣入右室,心房负压的增加引流血液回到心脏。心室收缩期,肝静脉的频谱显示血流流向下腔静脉,称之为 S 波。在心动周期这一部分的血流是幅度最大的向心血流。收缩期末,三尖瓣远离右室方向。这期间,肝静脉频谱通常显示为流速减少的向心血流,甚或为略为反向的离心的逆向血流,形成 V

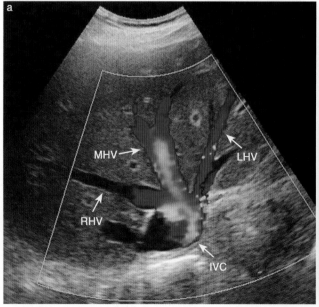

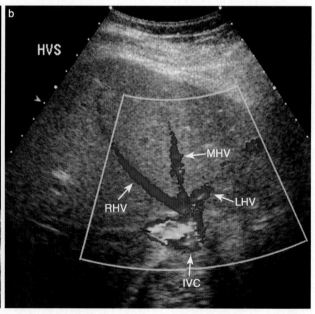

图 46.4　肝静脉(a)和(b)肝脏彩色多普勒声像图显示肝左静脉(箭头所示 LHV)、肝中静脉(箭头所示 MHV)、肝右静脉(箭头所示 RHV)。三条肝静脉汇合入下腔静脉(箭头所示 IVC)

波。最后,舒张期三尖瓣开放,心房及心室充满血液,在心动周期的这一时期,肝静脉波形形成了心动周期中具最大速度的前向血流的 D 波。(图 46.5)[11]

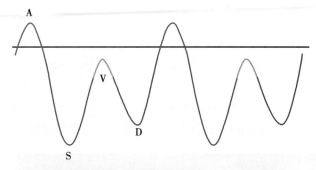

图 46.5　肝静脉系统波形。图显示了肝静脉多时相波形组分的特点。基线下方的血流为朝向心脏而背离肝脏的血流。基线上方的血流为远离心脏朝向肝脏的血流。蓝色的 A 波、红色的 S 波及紫色的 D 波分别见于心房收缩期、心室收缩期及心室舒张期。绿色的 V 波为心室收缩期和舒张期期间过渡波形,即血流减少,三尖瓣朝向右房时 V 波可见

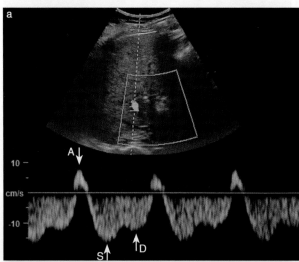

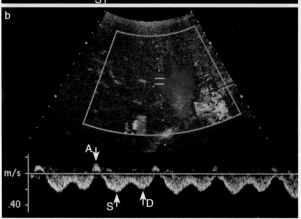

图 46.6　肝静脉波形。(a)和(b)肝静脉的彩色和频谱多普勒。展示了正常多时相血流,包括 A 波(箭头所示 A),S 波(箭头所示 S),和 D 波(箭头所示 D 波)。V 波是介于 S 波和 D 波之间的低谷期,有些学者认为是独立的波形

肝静脉血流频谱的多形性有时被认为含四种波形,即 A 波、V 波、S 波和 D 波,有时则称为三相波。支持三相波观点的人认为 V 波是过渡时期,而不是真正存在的波。无论哪种模式来定义波形,重要的是了解肝静脉波形的正常形态,以便识别肝静脉内异常血流。(图 46.6)[11]

肝静脉波形受呼吸影响。尤其是在作 Valsalva 试验情况下,多时相的频谱形态会变成单相的、或波形圆钝的、伴有向心血流减少的波形。因此,评估肝静脉血流的最佳时期是静息状态下呼气末。正因如此,扫查患者时需避免于深吸气后屏住呼吸,所以超声成像及多普勒成像的获取难度也就增加。肋下扫查可能不满意,肋间检查可能就很必要了[11]。

多普勒在肝脏疾病中的评估作用

应用彩色多普勒和多普勒频谱,将肝脏灰阶超声成像和识别肝内血流成像有机地结合起来,来判定肝内血管情况、血流存在与否及其方向如何。此外,多普勒超声还被应用于评估血管内血流动力学[11]。肝脏疾病在改变肝脏的实质结构的同时,也改变了入肝、肝内和出肝的动脉和静脉的血流[7]。因此,多普勒超声的研究应该用来协助确诊肝实质疾病。一旦已确定肝脏疾病的存在,多普勒超声即可以用来确定肝脏疾病的严重性和监测疾病的发展[12]。

肝脏多普勒检查的适应证已列于表 46.1。最常见的适应证是疑似门静脉高压者,密切监测这些患者门静脉血流的变化,同时扫查侧支血管是否形成。因多普勒超声评估可以提供疾病严重程度的信息,所以已知或疑似肝脏疾病的患者如:肝硬化、乙肝或丙肝患者,对其进行多普勒超声的研究可能会有所收益。

表 46.1　肝脏多普勒检查的适应证

门静脉高压
肝功能检测结果异常者
乙型肝炎
丙型肝炎
肝硬化
肝脏代谢性疾病
造血干细胞移植后疑似静脉闭塞症
外伤
血液高凝集状态
胃肠道出血

多普勒超声对疾病进程的检测及明确介入治疗的必要性也起到了重要作用。除上述适应证外,系统性疾病患者,如患血液高凝状态疾病和动脉粥样硬化者,也可以因病变发展导致入肝或出肝血管异常引起肝脏损伤。

肝动脉异常

产生典型肝动脉血流变化的原因,源自两种病理变化,动脉狭窄或肝脏实质病变。最常见的是腹主动脉起始处腹腔干的动脉硬化疾病影响肝动脉血流变化。腹腔干存在 70% 或 70% 以上狭窄,则认为其血流动力学将导致入肝的肝动脉血流减少。腹腔干狭窄的诊断可通过多普勒频谱来确定,当采用多普勒频谱测定腹腔干峰值流速超过 200cm/s,则腹腔干狭窄的诊断成立。(图 46.7)此外,腹腔干的异常发现包括肝总动脉观察到异常的 DUS-parvus 波形[13,14]。

肝脏实质疾病及肝脏血流瘀滞均可导致肝脏内血管阻力增加。血管阻力的增加,体现在肝动脉波

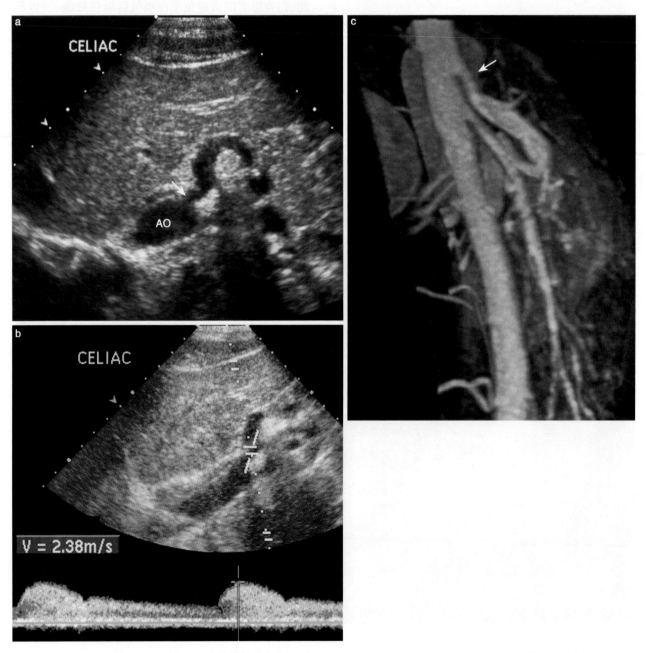

图 46.7　腹腔干狭窄。(a)横切面扫查显示狭窄部位(箭头所示)位于腹腔干起始处;(b)腹腔干长轴切面,显示腹腔干起始处频谱多普勒流速增快,为 238cm/s,提示狭窄;(c)核磁共振血管成像即 MRA,矢状位显示腹主动脉及其分支,腹腔干于腹主动脉起始处显示狭窄

形改变,表现为舒张期血流减少和多普勒阻力指数增加>0.70(图46.8)。通常与肝动脉阻力指数增加相关的病理改变包括肝硬化、急性肝炎、代谢性疾病、充血性心力衰竭和肝静脉阻塞性疾病。

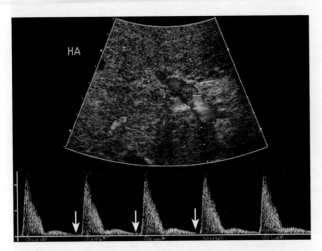

图 46.8　肝动脉高阻力血流。 彩超显示肝硬化患者如下的动脉频谱波形,显示几乎无舒张末期血流(箭头所示),提示动脉血流高阻力

引起肝动脉阻力显著减低,即<0.55的疾病是非常少见的。此类疾病包括动静脉瘘血管畸形、动静脉分流或动脉与门静脉分流以及腹腔干或肝动脉狭窄。

门静脉系统异常

门静脉血流动力学改变

正常门静脉波形表现为随呼吸运动及心跳轻微变化的持续向肝血流。门静脉主干的血流异常包括血流增加、流减少、双向血流、反向血流、血流缺失及夸张的心脏搏动性的影响(图46.9)。任意一种异常血流表现均可体现某种病理状态(表46.2)[1,7]。当门静脉主干测及异常血流时,重要的是评估门静脉分支血流来确定血流分布及血流异常范围。血流方向与波形特征应该在门静脉主干的三个主要分支内评估,包括右前支、右后支和门静脉左支。

由于每种类型的血流模式变化在几种不同的病理过程中均可能见到,而且某些病理过程可以显示门静脉某种血流模式变化,作者探讨了各种疾病的性质,并描述如何应用多普勒超声来诊断和监测这些疾病。

表 46.2　门静脉内血流改变的原因

异常血流模式	病理
门静脉血流增加	肝内门静脉系统分流
	门静脉-肝静脉分流
	TIPS
	奇静脉重新开放
	门静脉系统分流入冠状静脉
门静脉血流减少	门静脉高压
	肝淤血
	(肿瘤)转移性疾病
	肝静脉血栓
门静脉双向血流	门静脉高压
	肝硬化患者动脉与门静脉分流
	肝淤血
	(肿瘤)转移性疾病
门静脉血流逆流	门静脉高压
	肝硬化患者动脉与门静脉分流
	肝淤血
	(肿瘤)转移性疾病
门静脉血流缺失	门静脉高压
	肝淤血
	(肿瘤)转移性疾病
	血液高凝状态
	脾静脉血栓
	门静脉肿瘤
受心脏影响搏动增强	充血性心力衰竭
	三尖瓣反流
	肝硬化患者动脉-门静脉分流

门静脉高压

门静脉高压被定义为门静脉的压力增高,即门静脉与下腔静脉之间的压力梯度是≥12mmHg[5]。门静脉高压可以由窦状隙前病理因素发展产生,如肉状瘤病、淋巴瘤、及血吸虫病,或窦状隙后病理因素所致门静脉高压,如肝硬化、肝静脉血栓(Budd-Chiari综合征)、及骨髓移植后静脉闭塞症。而因肝外因素引起门静脉高压是罕见的,如肝脏前门静脉受压或肝后肝静脉或下腔静脉阻塞[4,5,15]。

肝硬化是引起门静脉高压最常见的病因。肝硬化可以由多种病理因素所致(见表46.3),最常见的原因是酗酒和慢性活跃期乙型肝炎[16]。肝硬化是多种原因导致肝细胞慢性损伤和坏死引起的肝脏实质纤维化,即损伤的肝细胞被纤维组织所取代。各

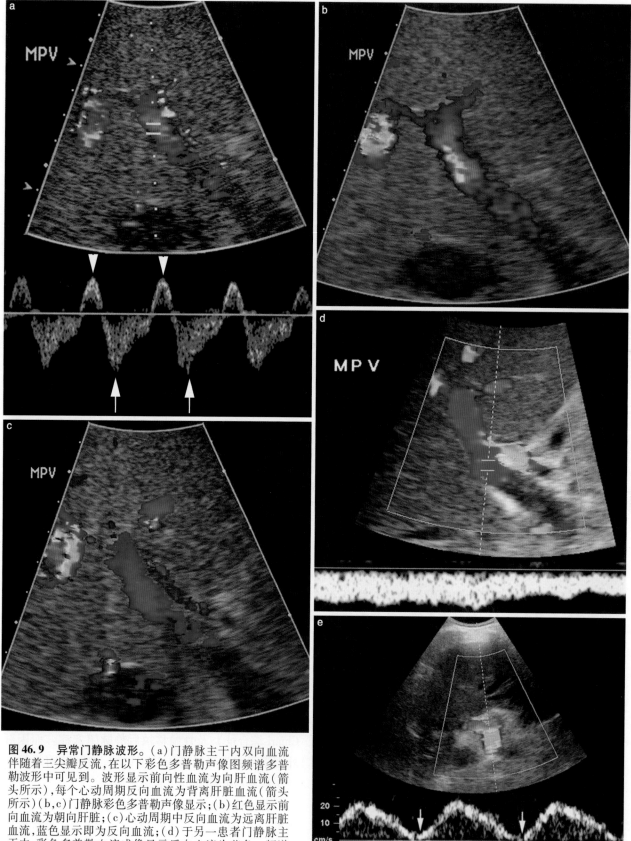

图 46.9　异常门静脉波形。(a)门静脉主干内双向血流伴随着三尖瓣反流,在以下彩色多普勒声像图频谱多普勒波形中可见到。波形显示前向性血流为向肝血流(箭头所示),每个心动周期反向血流为背离肝脏血流(箭头所示)(b,c)门静脉彩色多普勒声像显示;(b)红色显示前向血流为朝向肝脏;(c)心动周期中反向血流为远离肝脏血流,蓝色显示即为反向血流;(d)于另一患者门静脉主干内,彩色多普勒血流成像显示反向血流为蓝色。频谱多普勒中反向血流位于基线下方;(e)另一充血性心力衰竭患者,心脏搏动性影响显著,于每个心动周期,门静脉内血流显著减少(箭头所示)

种原因引起纤维化的肝实质增加了血管阻力,将导致门静脉压力增加,因此产生门静脉高压。

表 46.3　肝硬化门静脉高压病因

饮酒
乙型肝炎病毒感染
丙型肝炎病毒感染
脂肪肝
慢性充血性心力衰竭
囊性肝纤维化
胆管阻塞或原发胆管硬化
硬化性胆管炎
先天性胆道闭锁
血色素沉着症
Wilson 疾病(铜贮积病)
糖原累积症
自身免疫性肝炎

　　超声影像评估门静脉高压,从肝脏灰阶影像开始界定,测量肝门处门静脉主干内径,观察肝实质回声。肝硬化的征象包括肝实质回声粗糙、肝脏轮廓呈结节感、肝左叶和尾叶增大及右叶减小和局部肝硬化结节。肝外征象包括腹水、脾大。首先,应明确脾静脉血流存在与否及其方向,需采用多普勒频谱至脾静脉与门静脉汇合处开始检查(图 46.10)。其次,需评估门静脉主干的彩色多普勒和频谱多普勒,以确定血流方向、峰值流速及平均流速。应该在门静脉右支的右前支、右后支及门静脉左支评定的血流方向。最后,仔细寻找并描述侧支血管,通过灰阶超声和彩色多普勒来寻找再通的奇静脉、冠状静脉属支及胆囊周围、胃底食管曲张静脉[4,7]。

　　门静脉高压的发生及发展与门静脉及其血流变化相关。门静脉高压早期阶段以门静脉向肝血流减少为特征。若门静脉主干内径扩张到 1.3cm,平均流速低于 15cm/s 提示门静脉向肝血流减少。伴随门静脉血流减少,肝动脉血流将代偿增加。随着疾病的进展,肝实质的血管阻力增加,肝内动脉血流分流入肝内门静脉系统,而不是通过正常的路径入门静脉。血管阻力的持续增加导致动静脉分流增加,门静脉血流因而逐渐减少直到血流停滞形成血栓,或直至门静脉血流逆流,血流背离肝脏。门静脉血流反向,血流背离肝脏导致门静脉系统的肝外侧支循环建立[4,5]。

　　门静脉高压的若干声像图特征及多普勒超声诊断标准已经提出(见表 46.4)。之所以列出这样一个长长的诊断标准列表,是因为没有一个单一标准具有很好的敏感性和特异性来诊断门静脉高压。这是由于门静脉高压的进展通常很多变,且很大程度依赖门静脉系统分流的发展情况及分流的位置[4,5,17]。例如,在有些门静脉高压病例中,肝外的门静脉系统无侧支循环建立;而在肝内,通过奇静脉重新开放或通过门静脉与肝静脉之间自发分流而实现门静脉系统分流。在这两种情况下,门静脉血流可能正常或增加,且门静脉内径仍保持在正常值。重要的是要记住,由于门静脉血流的多种变化类型,而使得门静脉血流表现为正常,而此时不能除外门静脉高压。确定肝外侧支循环建立和肝内门静脉系统分流是最准确的门静脉高压的诊断方法,即需明确是否存在肝

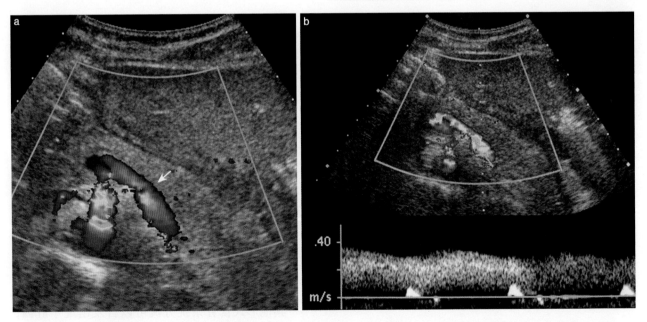

图 46.10　脾静脉血流。(a)彩色多普勒显示为脾静脉内正常血流(箭头所示),与肠系膜上静脉汇合成门静脉;(b)频谱多普勒显示脾静脉持续的朝向门静脉血流

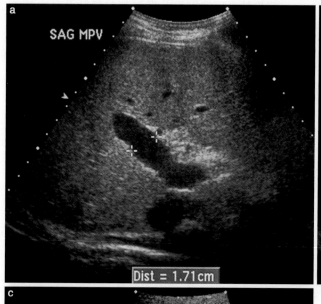

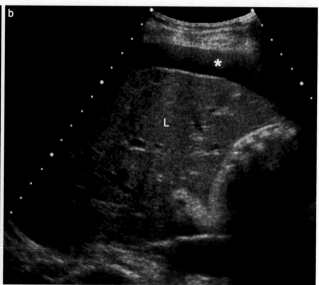

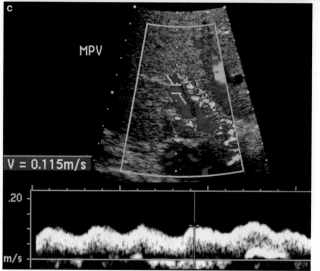

图 46.11　门静脉高压。(a)门静脉高压患者的灰阶超声显示门静脉主干扩张超过 1.7cm(见标尺测量所示);(b)另一门静脉高压患者灰阶超声显示肝周腹水(*所示腹水,L 为肝脏);(c)同一患者频谱多普勒显示血流频谱异常,门静脉峰值流速 11.5cm/s

内或肝外分流[4,5]。

表 46.4　门静脉高压超声及频谱多普勒诊断标准

门静脉平均流速<15cm/s
门静脉峰值流速<20cm/s
门静脉内双向血流
门静脉血流缺失
门静脉反流
门静脉血栓形成
门静脉搏动幅度减小
门静脉内径>1.3cm
门静脉系统侧支循环形成*

* 最准确的门静脉高压诊断方法

门静脉高压门静脉系统分流

　　门静脉系统分流可能自发出现在肝内或肝外。这些分流将引流门静脉属支血流和肝脏的血流直接汇入下腔静脉。门静脉分流也于肝外经外科手术完成,或经非外科手术的介入技术来实施肝内的门静脉至肝静脉分流[18,19]。

　　最常见属支的血流路径是门静脉高压致冠状静脉(即胃左静脉)引流血液离开肝脏。这种类型的属支循环开放可导致食管胃底静脉曲张,因此有上消化道出血的风险。于肝门部、胰腺周围及食管胃底连接处,采用超声和彩色多普勒观察冠状静脉属支扩张的血管是可行的(图 46.12)[20]。

　　另一个常见的侧支循环的路径是通过脐静脉重新开放或脐周静脉开放,自肝脏引流门静脉左支血液经食管浅静脉达前腹壁[18]。可见脐静脉明显扩张,其血管管腔贯穿链状韧带,引流肝脏血液(图 46.13)。

　　其他形式食管系统分流可以自发出现于肝内,通过自发门静脉-肝静脉分流,或存在于肝外(图 46.14)。最常见的自发肝外分流是脾肾分流[21]。

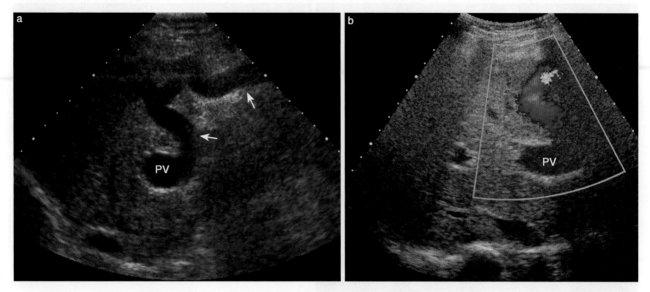

图 46.12　扩张的冠状静脉属支。(a)肝脏横截面超声图像显示扩张的冠状静脉(箭头所示),自门静脉引出走行于肝脏后方中部边缘;(b)彩色多普勒声像图显示红色为扩张的冠状静脉,其血流方向显示为远离门静脉(PV)

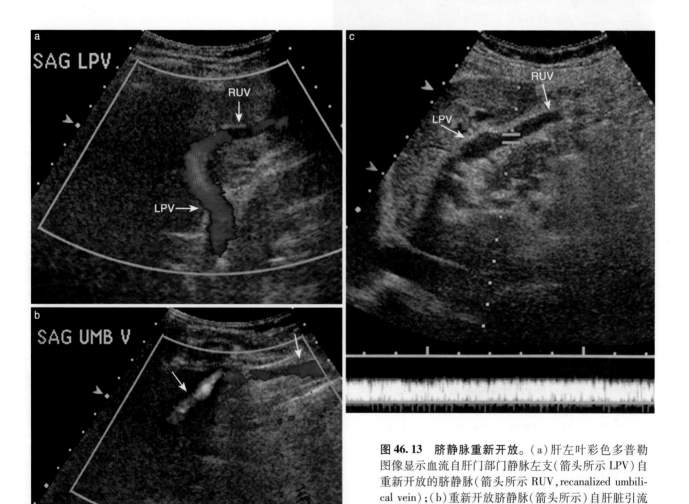

图 46.13　脐静脉重新开放。(a)肝左叶彩色多普勒图像显示血流自肝门部门静脉左支(箭头所示 LPV)自重新开放的脐静脉(箭头所示 RUV, recanalized umbilical vein);(b)重新开放脐静脉(箭头所示)自肝脏引流门静脉左支血液;(c)另一患者重新开放脐静脉(箭头所示 RUV)引流门静脉左支(箭头所示 LPV)血液离开肝脏

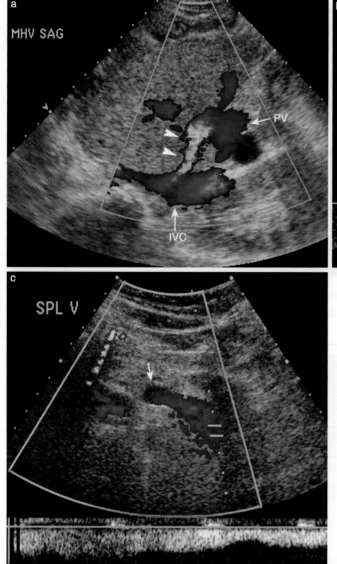

图 46.14　门静脉系统分流。(a)矢状切面彩色多普勒显示一条高速血流(箭头头标记处)的自门静脉(箭头所示 PV)流入下腔静脉(箭头所示 IVC),表明从门静脉至肝中静脉的分流;(b)门静脉-肝静脉分流彩色及频谱多普勒显示稳定的血流从门静脉直接流入下腔静脉;(c)另一存在脾肾分流患者,矢状切面彩色和频谱多普勒显示一条血管自脾静脉(箭头所示)直接流入肾静脉,即为脾肾分流

　　以往外科分流术中,最常见是将脾静脉连接于左肾静脉,以治疗严重的门静脉高压和复发的胃肠道出血。因经颈静脉肝内门静脉系统分流术(TIPS)的发展,现外科分流术已很少采用了[19]。因位置深在,采用超声及多普勒频谱评估肝外科门静脉系统分流术常常很难。然而,分流明显者可以观察到,例如确定脾静脉是否反流,则需观察血流经皮门静脉汇合处流向脾脏。门静脉主干的血流也可常常见到反流。

经颈静脉肝内门静脉系统分流术(Transjuglar intrahepatic Portosystemic Shunts, TIPS)

　　经颈静脉肝内门静脉系统分流术(TIPS),以非外科手术方法的介入技术分流门静脉系统血流入肝静脉系统,从而汇入下腔静脉。多数情况,分流管道置于门静脉主干或门静脉右支与肝右或肝中静脉之间。TIPS 提供了开阔的通道引流肝脏的血流入下腔静脉。TIPS 最初的功能是改变门静脉高压的压力,某种程度治疗难治性腹水及反复发作的上消化道出血[22]。

　　TIPS 发挥的作用是使通常流向肝脏的门静脉主干内血流,自门静脉汇集于 TIPS 管道。典型肝内门静脉侧支形成者有反向血流,即血流从肝脏周围反流入门静脉,TIPS 置入后,反流的血流于门静脉内通过 TIPS 分流,而后汇入下腔静脉。采用彩超评估 TIPS,这要求观察 TIPS 管道全程血流方向及流速,从起点门静脉端至终点肝静脉端,以及门静脉主干内血流及其主要分支血流。TIPS 内血流应为持续血流,方向从门静脉端-肝静脉端,流速 90 ~

190cm/s（如图 46.15）。门静脉主干内血流应为持续的前向血流，血流流速至少 30cm/s。而门静脉分支血流通常为持续的反流[23-27]。通常多普勒声束角度须<60°，观察门静脉右后支通常难以做到，但测量流速需校正到这个角度，毕竟流速的准确测量在评估 TIPS 的功能中起着重要的作用。

针对确定支架的功能，多重诊断标准已经被提出来（见表 46.5）[23-28]。如果这些标准存在其一，支架无功能诊断可能存在。最常见的无功能的原因是 TIPS 狭窄，表现为 TIPS 的流速的多种异常，包括流速增加>190cm/s（图 46.16），流速减低<60cm/s，或通过支架的血流速度梯度>100cm/s。门静脉频谱多普勒变化包括随着时间变化门静脉流速减低，平均门静脉流速<15cm/s，或门静脉左右支前向血流，这些是 TIPS 失败的继发征象。当 TIPS 内无血流显示，支架闭塞诊断可以确立（图 46.17）。

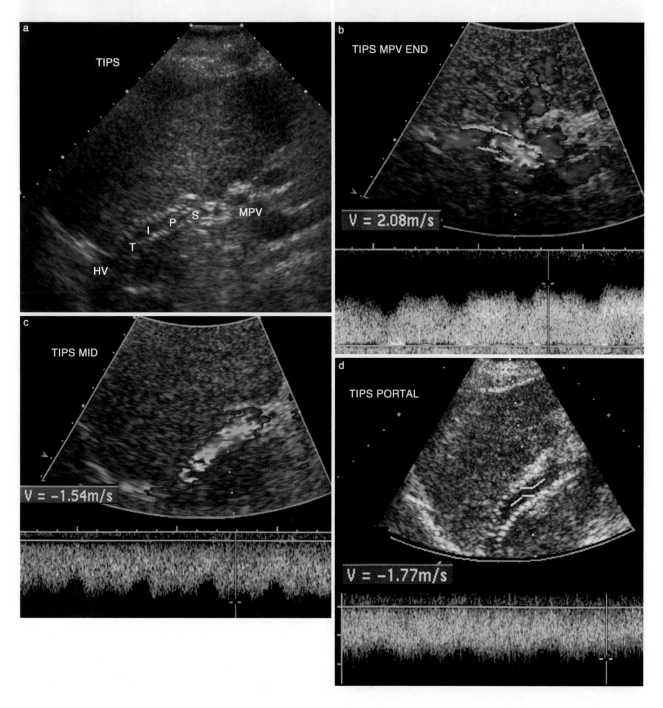

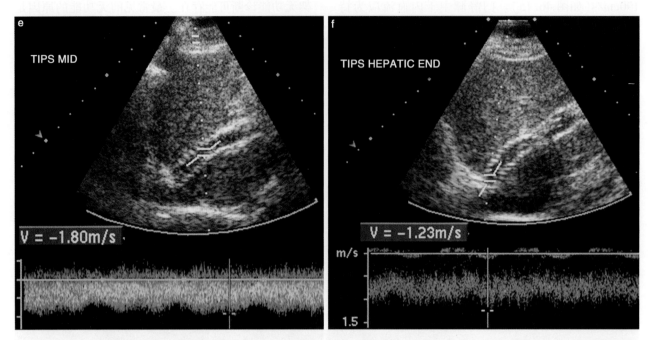

图 46.15 经颈静脉肝内门静脉系统分流(TIPS)。(a)超声声像图显示 TIPS 管壁回声,连接门静脉主干(MPV)到肝静脉(HV);(b,c)与(a)同一患者彩色多普勒和频谱多普勒显示,TIPS 的门静脉端峰值血流速度 208cm/s,TIPS 中部血流速度 154cm/s;(d~f)另一施行 TIPS 患者,频谱多普勒显示 TIPS 门静脉端(d)、TIPS 中段(e)及 TIPS 肝静脉端(f)流速正常

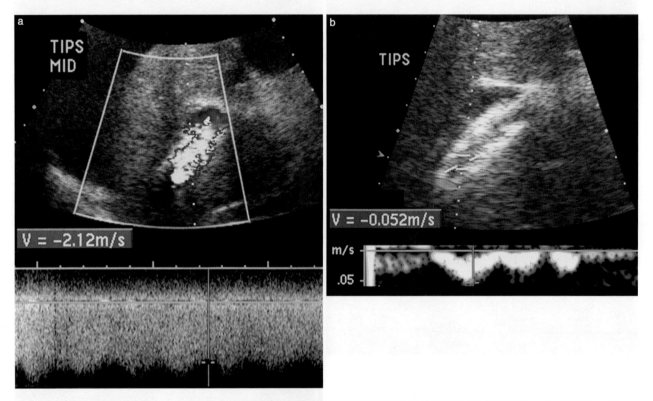

图 46.16 TIPS 无功能。(a)彩色多普勒及频谱多普勒 TIPS 声像图显示轻度的速度升高,流速 212cm/s,则需进一步观察 TIPS 是否无功能;(b)三个月后,TIPS 内无血流显示,峰值流速仅 5cm/s

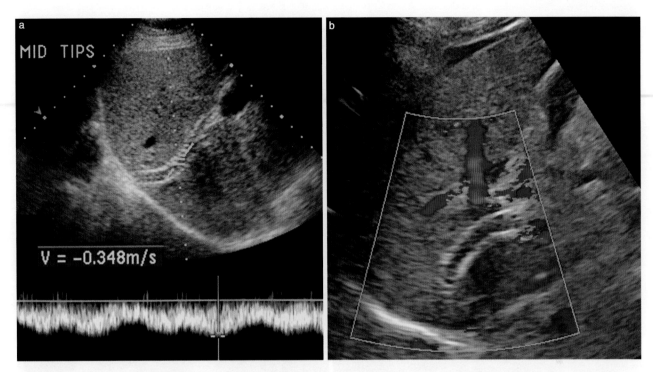

图 46.17　TIPS 无功能和闭塞。(a)频谱多普勒显示 TIPS 中段流速缓慢 35cm/s;(b)随访彩色多普勒显示 TIPS 闭塞无血流显示

表 46.5　TIPS 无功能的超声声像图及多普勒频谱的诊断标准

门静脉平均流速<20cm/s
随着时间推移,门静脉平均流速减少>30% ~50%
TIPS 流速<90cm/s
TIPS 流速>190cm/s
TIPS 流速减少>40cm/s
TIPS 流速增加>60cm/s
TIPS 内未见血流显示
门静脉搏动幅度减弱
门静脉右支或左支前向血流
沿着 TIPS 血流速度变化超过 100cm/s

门静脉血栓

门静脉血栓常常是某些疾病的并发症,常见的疾病有肝硬化门静脉高压、血液高凝状态、胰腺炎、骨髓移植后静脉闭塞疾病、恶性肿瘤及脾脏切除后等[4,7,29,30]。通常患者同时具有两种或两种以上的风险因素,如肝硬化和恶性肿瘤同时存在。门静脉充满血栓时,彩色多普勒提示门静脉内无血流显示,静脉管腔内充满实质样回声(图 46.18)。门静脉部分管腔血栓形成,显示为管腔内见实质样回声,实质回声旁见血流通过(图 46.19)。

在有些病例中,门静脉血栓是因肿瘤而出现在静脉中,单纯的门静脉血栓与肿瘤引起的门静脉瘤栓的鉴别很重要。最常见的引起门静脉瘤栓的恶性肿瘤有肝细胞肝癌,胰腺癌和胆管癌[7,31]。当门静脉出现瘤栓时,栓子回声通常比血栓回声更为不均,而且门静脉扩张更为显著(图 46.20)。彩色多普勒显示瘤栓内可见小血管,即可以确定管腔内为实质性,而非单纯的血栓[31]。

长期的门静脉栓子常常导致肝门部栓子形成的门静脉周围侧支静脉血管形成,此现象可以用一个术语"门静脉海绵样变性"来定义。侧支静脉可以分流门静脉血流到肝静脉系统,或者是分流门静脉血流到门静脉的分支,即引流门静脉主干血栓部分的血流到肝内门静脉。彩色多普勒血流成像,可以看到肝门部及周围走行迂曲的血管(图 46.21)[7,32]。

门静脉气体

门静脉气体是不良预兆,常常提示严重的疾病,包括肠管缺血及腹腔内感染,如憩室炎、急性阑尾炎等。在早产儿中,门静脉气体可见于坏死性肠炎患儿。成人患者中,门静脉气体偶见于肠管缺血,腹主动脉疾病或栓子栓塞引起肠系膜上动脉狭窄或闭塞是肠管缺血的常见原因。超声检查中,典型的门静

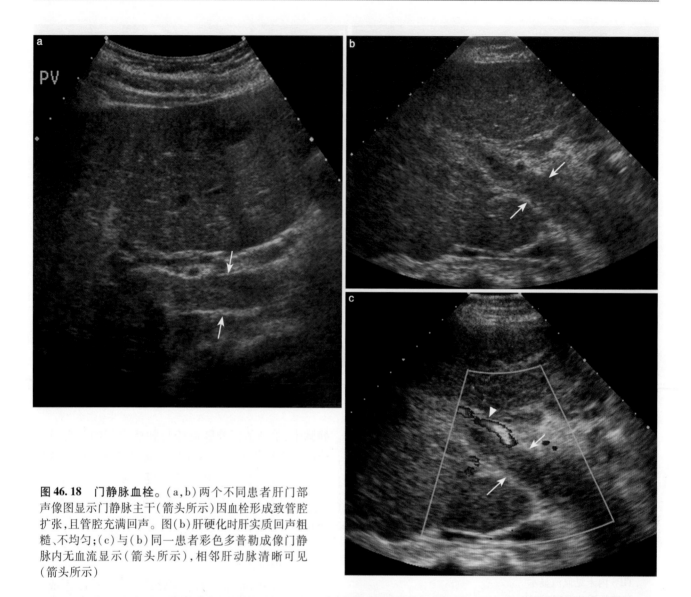

图 46.18　门静脉血栓。(a,b)两个不同患者肝门部声像图显示门静脉主干(箭头所示)因血栓形成致管腔扩张,且管腔充满回声。图(b)肝硬化时肝实质回声粗糙、不均匀;(c)与(b)同一患者彩色多普勒成像门静脉内无血流显示(箭头所示),相邻肝动脉清晰可见(箭头所示)

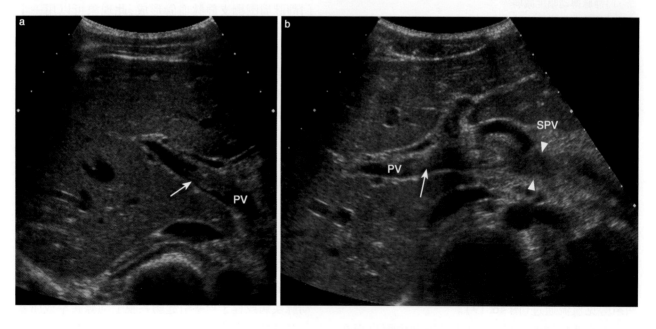

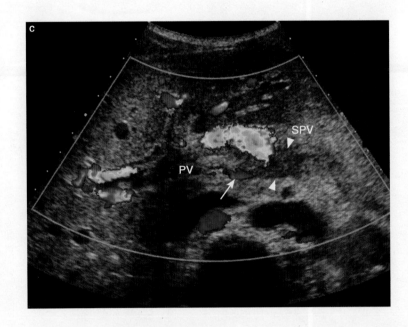

图 46.19　门静脉血栓形成。(a)肝门部声像图显示血栓(箭头所示)部分阻塞门静脉(PV);(b)同一患者声像图显示血栓充满脾静脉(SPV,箭头所示),部分充填门静脉(PV)(箭头所示);(c)与(b)同一区域彩色多普勒显示脾静脉无血流显示(SPV,箭头所示),门静脉(PV)内血栓(箭头所示)周围少许血流显示

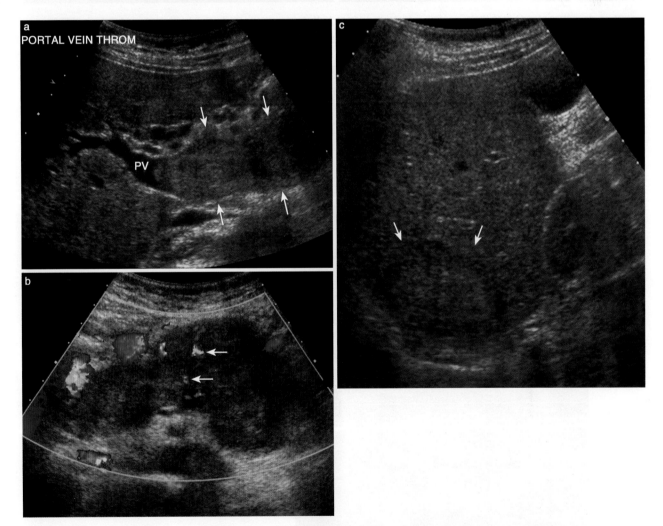

图 46.20　门静脉内瘤栓。(a)横切面显示大块瘤体(箭头所示)延伸至门静脉(PV);(b)彩色多普勒显示门静脉内瘤体内血流散在分布,故确定为肿瘤;(c)肝脏横切面显示转移病变位于肝右后叶(箭头所示)

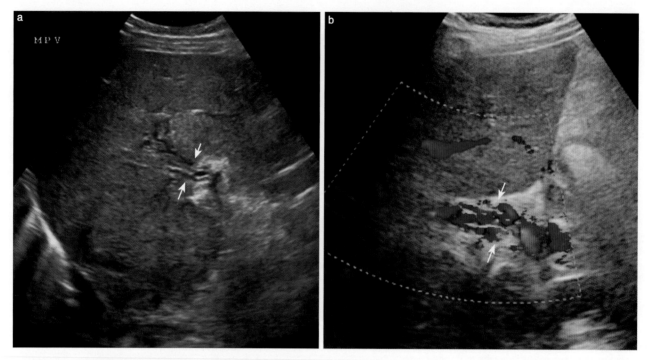

图 46.21　门静脉血栓海绵样变。(a)肝脏超声,肝门部显示几个细小管道(箭头所示),而未显示门静脉主干管腔;(b)彩色多普勒同一区域显示多条血管替代了栓塞的门静脉(箭头所示)

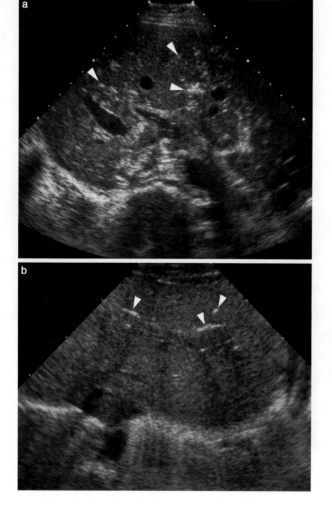

图 46.22　门静脉气体。(a)成人肝脏横切面显示多发散在的门静脉系统内点状、线状高回声(箭头所示);(b)坏死性肠炎新生儿肝左叶声像图,显示门静脉气体为肝内孤立分布点状、线状高回声

脉气体常常见于肝左叶的前部分,孤立分布,并可见门静脉三支分支或整个肝实质散在分布的高回声。(图 46.22)[33]

肝静脉异常

肝静脉异常频谱改变

正常情况下肝静脉频谱为多时相或三时相波形,如肝静脉未显示多时相或三时相波形则提示肝内或肝外疾病。单一时相波形、以反向血流或无 A 波为特征,可提示存在弥漫肝实质疾病,如果疾病本身引起肝脏硬度增加部分患者可出现这种情况。当频谱多普勒显示为单相波形时,要确定患者没有屏住呼吸或没有做 Valsalva 动作,因为这两种呼吸状态可以产生单相波形[34]。肝静脉内明确的单相波形表示整个心动周期的持续前向性血流,伴低搏动或缺乏搏动。肝硬化是单相波最常见的原因[35],原因在于肝脏僵硬,肝静脉受压,则肝静脉波形平坦且缺乏反向血流(图 46.23)。肝脏的脂肪变性、慢性肝炎,代谢疾病,静脉闭塞症等疾病也通常会导致类似的频谱改变[7,11]。

肝静脉波形中如果 A 波幅度加大也属异常波形(图 46.24),常见于充血性心力衰竭或三尖瓣反流等。

Budd-Chiari 综合征

肝静脉闭塞及其伴随症状及体征被称作 Budd-Chiari 综合征。肝静脉血栓常见于血液高凝状态或骨髓增殖紊乱患者。肝脏肿瘤侵及肝静脉也可导致肝静脉闭塞。其他原因包括源于血液高凝状态或肿瘤所致下腔静脉血栓及严重的充血性心力衰竭[4,7,36,37]。肝静脉血栓比门静脉血栓发生率要少得多。

超声及多普勒显示 Budd-Chiari 综合征患者的肝静脉内有微弱血流或无血流显示(图 46.25)。有时,肝静脉内充满实质回声。当肝静脉血栓形成时,需仔细检查下腔静脉,有助于肝静脉闭塞的病因诊断。Budd-Chiari 综合征其他的典型的超声表现有腹水、肝尾叶增大、胆囊壁水肿、门静脉高压和脾大[4,37]。

静脉闭塞疾病

静脉闭塞疾病是造血干细胞移植的并发症。由

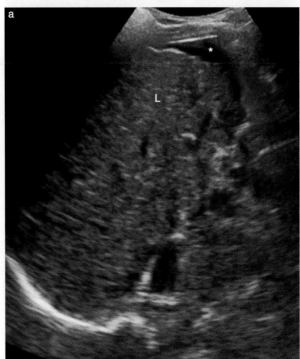

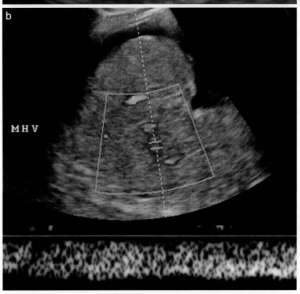

图 46.23　肝硬化患者肝静脉内单相肝静脉波形。 (a)右上腹部超声显示肝脏(L)肝叶轮廓和腹水(*所示);(b)同一患者肝静脉彩色多普勒和频谱多普勒显示,远离肝脏向心血流,呈单相

于造血干细胞移植后血流凝集,纤维蛋白沉积于肝血窦,阻塞了肝脏实质的静脉血流。造血干细胞移植前存在肝脏疾病的患者比其他患者更倾向于产生这种并发症。这种疾病的临床症状及体征类似 Budd-Chiari 综合征,如腹水和门静脉高压、肝脏肿大和黄疸等。超声及多普勒显示非特异改变如:肝动脉阻力增加、门静脉内血流减少或反向血流[38,39]。肝静脉频谱显示低搏动或单相频谱[7,38]。

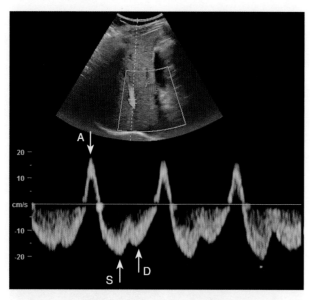

图 46.24 增大的肝静脉 **A** 波。肝静脉彩色多普勒及频谱多普勒显示高大 A 波（箭头所示 A 波），为心房收缩时反流血流，伴正常 S 波（箭头 S）和 D 波（箭头 D）

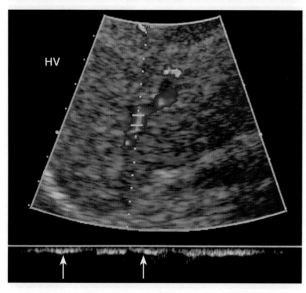

图 46.25 **Budd-Chiari** 综合征。肝脏、肝静脉的彩色多普勒及频谱多普勒显示细小的肝静脉，及因肝静脉远端闭塞所致肝静脉内微弱的血流信号（箭头所示）

参考文献

1. Burns PN, Patriquin H, Lafortune M. Deep Doppler in the liver vasculature. In: AbuRahma AF, Bergan J, editors. Noninvasive vascular diagnosis: a practical guide to therapy. 2nd ed. London: Springer; 2007. p. 431–49.

2. Kim SH, Lee JM, Kim YJ, Lee JY, Han JK, Choi BI. High-definition flow Doppler ultrasonographic technique to assess hepatic vasculature compared with color or power Doppler ultrasonography. J Ultrasound Med. 2008;27:1491–501.

3. Kruskal JB, Newman PA, Sammons LG, Kane RA. Optimizing Doppler and color flow US: application to hepatic sonography. Radiographics. 2004;24:657–75.

4. Zweibel WJ. Ultrasound assessment of the hepatic vasculature. In: Zweibel WJ, Pellerito J, editors. Introduction to vascular ultrasonography. 5th ed. Philadelphia: Elsevier Saunders; 2005. p. 585–609.

5. Robinson KA, Middleton WD, Al-Sukaiti R, Teefey SA, Dahiya N. Doppler sonography of portal hypertension. Ultrasound Q. 2009; 25:3–13.

6. Egorov VI, Yashina NI, Fedorov AV, Karmazanovsky GG, Vishnevsky VA, Shevchenko TV. Celiaco-mesenterial arterial aberrations in patients undergoing extended pancreatic resections: correlation of CT angiography with findings at surgery. J Pancreas. 2010;11:348–57.

7. McNaughton DA, Abu-Yousef MM. Doppler US of the liver made simple. Radiographics. 2011;31:161–88.

8. Covey AM, Brody LA, Getrajdman GI, Sofocleous CT, Brown KT. Incidence, patterns, and clinical relevance of variant portal vein anatomy. Am J Roentgenol. 2004;183:1055–64.

9. Chuo LS, Mahmud R, Salih QA. Color Doppler ultrasound examination of the main portal vein and inferior vena cava in normal Malaysian adult population: a fasting and post prandial evaluation. Internet J Cardiovasc Res. 2005;2:1–9.

10. Yardi HR, Sotoudeh H. Assessment of normal Doppler parameters of portal vein and hepatic artery in 37 healthy Iranian volunteers. Iran J Radiol. 2006;3:213–6.

11. Sheinfeld MH, Bilali A, Koenigsberg M. Understanding the spectral Doppler waveform of the hepatic veins in health and disease. Radiographics. 2009;29:2081–98.

12. Su ZZ, Shan H, Ke WM, He BJ, Zheng RQ. Portalsystemic hymodynamic changes in chronic severe hepatitis B: an ultrasonographic study. World J Gastroenterol. 2008;14:795–9.

13. Lim HK, Lee WJ, Kim SH, Lee SJ, Choi SH, Park HS, Do YS, Choo SW, Choo IW. Splanchnic arterial stenosis or occlusion: diagnosis at Doppler US. Radiology. 1999;211:405–10.

14. Moneta GL, Lee RW, Yeager RA, Taylor LM, Porter JM. Mesenteric duplex scanning: a blinded prospective study. J Vasc Surg. 1993; 17:79–84.

15. Franchis R. Revising consensus in portal hypertension: report of the Baveno V consensus workshop on methodology of diagnosis and therapy in portal hypertension. J Hepatol. 2010;53:762–8.

16. Severi T, van Malenstein H, Verslype C, van Pelt JF. Tumor initiation and progression in hepatocellular carcinoma: risk factors, classification, and therapeutic targets. Acta Pharmacol Sin. 2010;31:1409–20.

17. Liu CH, Hsu SJ, Liang CC, Tsai FC, Lin JW, Liu CJ, Yang PM, Lai MY, Chen PJ, Chen JH, Kao JH, Chen DS. Esophageal varices: noninvasive diagnosis with duplex Doppler US in patients with compensated cirrhosis. Radiology. 2008;248:132–9.

18. Ahn J, Cooper JM, Silberzweig JE, Mitty HA. Venographic appearance of portosystemic collateral pathways. Br J Radiol. 1997;70: 1302–6.

19. Henderson JM, Boyer TD, Kutner MH, Galloway JR, Rikkers LF, Jeffers LJ, Abu-Elmagd K, Connor J. Distal splenorenal shunt versus transjugular intrahepatic portal systematic shunt for variceal bleeding: a randomized trial. Gastroenterology. 2006;130:1643–51.

20. Drose JA. Abnormal liver function tests. In: Sanders RC, Winter TC, editors. Clinical sonography: a practical guide. 4th ed. Philadephia: Lippincott Williams and Wilkins; 2007. p. 94–106.

21. Tarantino G, Citro V, Conca P, Riccio A, Tarantino M, Capone D, Cirillo M, Lobello R, Iaccarino V. What are the implications of the spontaneous spleno-renal shunts in liver cirrhosis? BMC Gastroenterol. 2009;9:89.

22. Goykhman Y, Ben-Haim M, Rosen G, Carmiel-Haggai M, Oren R, Nakache R, Szold O, Klausner J, Kori I. Transjugular intrahepatic portosystemic shunt: current indications, patient selection and results. Isr Med Assoc J. 2010;12:687–91.

23. Pan JJ, Chen C, Caridi JG, Geller B, Firpi R, Machicao VI, Hawkins IF, Soldevila-Pico C, Nelson DR, Morelli G. Factors predicting survival after transjugular intrahepatic portosystemic shunt creation: 15 years' experience from a single tertiary medical center. J Vasc Interv Radiol. 2008;19:1576–81.

24. Zizka J, Elias P, Krajina A, Michl A, Lojik M, Ryska P, Maskova J, Hulek P, Safka V, Vanasek T, Bukac J. Value of Doppler sonography in revealing transjugular intrahepatic portosystemic shunt malfunction. Am J Roentgenol. 2000;175:141–8.
25. Wachsberg RH. Doppler ultrasound evaluation of transjugular intrahepatic protosystemic shunt function: pitfalls and artifacts. Ultrasound Q. 2003;19:139–48.
26. Bilbao JI, Quiroga J, Herrero JI, Benito A. Transjugular intrahepatic portosystemic shunt (TIPS): current status and future possibilities. Cardiovasc Intervent Radiol. 2002;25:251–69.
27. Abraldes JG, Villanueva C, Banares R, Aracil C, Catalina MV, Garci A-Pagan JC, Bosch J. Hepatic venous pressure gradient and prognosis in patients with acute variceal bleeding treated with pharmacologic and endoscopic therapy. J Hepatol. 2008;48:229–36.
28. Kurmis TP. Transjugular intrahepatic portosystemic shunt: an analysis of outcomes. ANZ J Surg. 2009;79:745–9.
29. Rajani R, Björnsson E, Bergquist A, Danielsson A, Gustavsson A, Grip O, Melin T, Sangfelt P, Wallerstedt S, Almer S. The epidemiology and clinical features of portal vein thrombosis: a multicentre study. Aliment Pharmacol Ther. 2010;32:1154–62.
30. Seeger M, Günther R, Hinrichsen H, Both M, Helwig U, Arlt A, Stelck B, Bräsen JH, Sipos B, Schafmayer C, Braun F, Bröring DC, Schreiber S, Hampe J. Chronic portal vein thrombosis: transcapsular hepatic collateral vessels and communicating ectopic varices. Radiology. 2010;257:568–78.
31. Rossi S, Rosa L, Ravetta V, Cascina A, Quaretti P, Azzaretti A, Scagnelli P, Tinelli C, Dionigi P, Calliada F. Contrast-enhanced versus conventional and color Doppler sonography for detection of thrombosis of the portal and hepatic venous systems. Am J Roentgenol. 2006;186:763–73.
32. De Gaetano AM, Lafortune M, Patriquin H, DeFranco A, Aubin B, Paradis K. Cavernous transformation of the portal vein: patterns of intrahepatic and splanchnic collateral circulation detected with Doppler sonography. Am J Roentgenol. 1995;165:1151–5.
33. Abboud B, Hachem JE, Yazbeck T, Doumit C. Hepatic portal venous gas: physiopathology, etiology, prognosis and treatment. World J Gastroenterol. 2009;15:3585–90.
34. Petersen JF, Dakhil AZ, Jensen DB, Sondergaard B, Bytzer P. Abnormal hepatic vein Doppler waveform in patients without liver disease. Brit J Radiol. 2005;78:242–4.
35. Sudhamshu KD, Matsutani S, Maruyama H, Aklike T, Saisho H. Doppler study of hepatic vein in cirrhotic patients: correlation with liver dysfunction and hepatic hemodynamics. World J Gastroenterol. 2006;12:5853–8.
36. Bargallo X, Gilabert R, Nicolau C, Garcia-Pagan JC, Ayuso JR, Bru C. Sonography of Budd-Chiari syndrome. Am J Roentgenol. 2006;187:W33–42.
37. Boozari B, Bahr MJ, Kubicka S, Klempnauer J, Manns MP, Gebel M. Ultrasonography in patients with Budd-Chiari syndrome – diagnostic signs and prognostic implications. J Hepatol. 2008;49:572–80.
38. Senzolo M, Germani G, Cholongitas E, Burra P, Burroughs AK. Veno occlusive disease: update on clinical management. World J Gastroenterol. 2007;13:3918–24.
39. Matsumoto Y, Horiike S, Sakagami J, Fujimoto Y, Taniguchi K, Shimizu D, Shimura K, Uchiyama H, Kuroda J, Nomura K, Shimazaki C, Taniwaki M. Early ultrasonographic diagnosis and clinical follow-up of hepatic veno-occlusive disease after allogeneic bone marrow transplantation in a patient with acute lymphoblastic leukemia. Intern Med. 2009;48:831–5.

47

第 47 章
肾动脉超声检查

Marsha M. Neumyer and John Blebea

摘 要

彩超检查为临床明确肾血管病变的位置、范围和严重性提供详细的信息。正常及异常的肾动脉血流和肾实质血流的彩色多普勒分析及分类已经经过验证。联合应用 B 模式、彩色多普勒和/或能量多普勒成像及多普勒频谱波形可以明确肾动脉的解剖和肾动脉狭窄、闭塞、肌纤维发育不良以及肾血管阻力增加和肾静脉血栓形成相关的血流模式。成人和儿童主肾动脉及副肾动脉狭窄,是根据肾动脉收缩期峰值流速及狭窄后湍流的存在来诊断的。B 模式成像能够特征性地描述动脉及实质病变乃至血管周围肿瘤,这些血管周围肿瘤可能外源性的压迫肾动脉、肾静脉及肾脏。然而,研究显示无论是干预治疗前还是干预治疗后,肾动脉及肾脏的超声检查技术都具有很大的挑战性。超声造影成像可以使有些患者肾动脉、肾门和副肾动脉显示范围扩大,但这并不是常规需要进行的检查。

关键词

肾动脉彩超、肾血管性高血压、多普勒、肌纤维发育不良、肾实质病变、超声造影成像

引言

美国约三分之一成年人患有高血压,大概有 7400 万人受高血压的困扰,且其发生率还在逐年增加[1]。传统上认为,肾血管性高血压是因肾动脉损害导致的全身性高血压,大多数成年人高血压往往是由动脉粥样硬化引起的[2]。然而,高血压与动脉的病变有直接的关联,肾动脉狭窄或阻塞缓解后,高血压往往能够完全逆转。尽管强调约 2% ~ 6% 的患者血压升高是由于肾脏疾病,但随着研究人群的不断变化,肾血管性高血压实际的发病率还不清楚[3]。在选定的患者群体中,例如儿童或青少年或严重的舒张期高血压,肾动脉狭窄的发病率高达 38%,超过 10% 的患者狭窄呈进展性,这依赖于起

初动脉狭窄的严重程度[4-6]。肾动脉狭窄更容易出现在成年人突发性高血压或慢性高血压加重、血管紧张素转化酶抑制剂(angiotension-converting-enzyme-inhibitor, ACEI)类药物导致氮质血症、其他不明原因的肾功能不全或左心室功能不全引起的肺水肿和儿童高血压[7]。尽管肾血管性高血压患者与不明原因的高血压患者相比远期预后要差,但是肾血管性高血压患者的病变是可以成功治疗的,一些患者高血压、心功能不全和肾功能不全的改善与肾血管高血压的治疗具有相关性[8]。由于可以通过治疗控制或治愈肾血管性高血压,并预防肾实质功能的损害或稳定慢性肾功能不全患者的肾功能,因此肾动脉狭窄的诊断是很重要的[9]。最近,一些大的医疗中心前瞻性研究提出这样的质疑,血管重建治疗肾动脉狭窄的有效性与临床高血压是否具有相关

性,强调需要能够很好地明确哪些患者能够从血管重建治疗中获益[10,11]。

由于动脉狭窄或肌纤维发育不良导致的肾动脉疾病是可以治疗的,故临床上这样患者的诊断尤为重要。动脉造影用于肾血管疾病的诊断已经是由来已久。然而,在此过程中,动脉造影提供了很多与血流动力学数据无关的解剖信息,或偶有关于所诊断疾病与高血压或肾功能不全的关联信息。血管造影是有创的,且并发症的发生率约 3% ~ 5%,尤其是涉及肾功能损害,即使可以作为确诊的方法,在大多数病例中由于血管造影的这些弊端也阻碍其作为肾动脉狭窄的筛查手段。对于大多数临床医生来说,计划进行干预治疗的患者才进行动脉造影。其他的创伤少的诊断检查包括核磁血管造影 (Magnetic Resonance Angiography, MRA) 和 CT 血管造影 (Computed Tomography Angiography, CTA),这两种检查都相对比较昂贵,需要静脉内注射造影剂,可能导致肾毒性,或有些患者可能存在禁忌证。尽管 MRA 可能过度评估狭窄的程度,而且真实状况的准确性比理论上报道的要差[12],但有报道 MRA 诊断肾动脉狭窄的敏感性和特异性都超过 90%。此外,尤其肾功能不全的患者,使用钆作为造影剂,这种造影剂与肾脏系统性纤维化的发生有相关性[13]。某些有移植设备(如起搏器、除颤器、人工耳蜗植入和脊髓刺激器)或幽闭空间恐惧症患者,也不能进行 MRA 检查。与 MRA 准确性相似,有报道[12,14]肾动脉狭窄的诊断中三维立体的 CTA 的敏感性和特异性分别是 94% 和 93%,但是它有电离辐射和碘造影剂导致肾毒性的风险,而且严重的肾动脉钙化可能遮挡了管腔狭窄,使其观察受限[15]。因为 MRA 和 CTA 的价格昂贵,作为最初诊断检查的可能性很小,更常用于作为进一步确诊的检查。彩超价格便宜、没有电离辐射,也不需要静脉注射造影剂,且是无创、无痛的操作,可考虑作为初步诊断的方法。过去 10 年内操作技术的进步,以及低频转换器、多普勒分辨率和数字成像的提高,使得血管超声成为最初肾动脉检查的筛查手段。肾脏彩超扫描可以观察肾动脉狭窄、明确狭窄的解剖位置,同时也辅助明确血流动力学意义,其敏感性及特异性分别是 85% 和 92%[16]。

肾动脉疾病的病因学

90% 肾动脉狭窄是由动脉粥样硬化引起的[17,18]。动脉粥样硬化常累及肾动脉的开口及其近段三分之一,但是有 15% ~ 20% 的患者病变出现在远段[19],伴血流动力学引起的明显的病变为狭窄即后段后扩张。动脉粥样硬化引起肾动脉狭窄风险因素包括年龄的增长、高血压、吸烟、冠状动脉疾病、周围血管疾病、高脂血症和糖尿病。男性患者是女性患者的 2 倍,且 30% 患者的病变发生在双侧[20]。肌纤维发育不良是第二个常见的可治愈的肾动脉狭窄的病因,尽管发病率很低,但女性以 9∶1 的比例占绝对优势,通常见于 30 岁左右的患者,25% 的患者累及肾动脉主干中远段直到第一级分支。超过 35% 的患者病变发生在双侧,但如果病变局限于一侧,则多数是右侧受累[21]。血管造影显示肾动脉间断的狭窄和间断的动脉瘤扩张出现,使得肾动脉呈串珠样改变[22]。尽管可能部分受遗传因素的影响,但肌纤维发育不良的病因还不清楚。其他不太常见的导致肾衰竭的原因包括累及肾血管的腹主动脉夹层动脉瘤、自发的或外伤性孤立的肾动脉夹层或破裂、肾动脉瘤、肾动脉血栓形成、进行性的肾动脉动脉粥样硬化狭窄导致的完全闭塞、动静脉瘘、中段腹主动脉缩窄、先天性狭窄、动脉炎和肿瘤或其他包块引起的外源性压迫引起的肾动脉狭窄[2]。

肾动脉彩超

Greene 等[23]首次使用彩超阐述诊断正常和异常肾动脉的血流模式的标准。他们使用 B 模式成像和多普勒波形来描述肾动脉的解剖、血液流动比例和速度模式。Rittgers 等[24]表明在血流显著减少之前,多普勒波形显示湍流频谱。通过收缩期达峰时间延迟和收缩期频窗消失,表明显著的血管狭窄与显著的血流紊乱有关,这种相关性在重度狭窄伴有狭窄后段的湍流现象以及远端血流速度下降中也有表现。

其他研究者随后进一步明确和验证正常和异常肾动脉血流的诊断标准及分级[16,25,26]。Avasthi 等[27]提议人类肾动脉病变的鉴别标准:肾动脉收缩期峰值流速超过 100cm/s,由于湍流频带增宽,显著的狭窄舒张期血流信号消失,肾动脉闭塞时血流信号消失。随后的研究发现把肾动脉收缩期血流速度界定在 100cm/s 太低而不能达到满意的敏感性,舒张期血流信号消失可能是内在肾实质功能障碍的反应而不是动脉狭窄的反应[25,26]。此外,即使肾动脉闭塞也常常能在肾脏实质探查到血流信号,这是因为血流来自输尿管动脉和肾上腺的血管侧支循环。

应用最广泛的肾动脉狭窄的分级标准,是根据彩超的收缩期峰值流速与近段腹主动脉收缩期血流速度比及肾动脉的血流模式。动脉狭窄的多普勒诊断是依赖于局部收缩期血流速度的增加。Hoffman等[28]提出应用肾动脉收缩期峰值流速>180cm/s这一诊断标准，来诊断病变远端血流明显下降的狭窄，即血管内径减少>60%，发现血管狭窄的敏感性是95%，特异性是91%。类似的有研究[29]认为诊断标准定为收缩期峰值流速>200cm/s的敏感性及特异性是98%。绝对速度的测量可能受全身因素的影响，例如血压和心输出量，因此肾动脉峰值流速与腹主动脉收缩期峰值流速的比值是常规使用的参数。Kohler等[25,26,31]已经表明肾动脉与腹主动脉的收缩期峰值流速比值>3.5，可以预测肾动脉血管直径减少>60%的狭窄。尽管腹主动脉与肾动脉的血流速度一样随着年龄而下降，但是血流速度与身体体表面积却是相互独立的指标[23]。肾动脉血流频谱模式的检查在肾动脉狭窄的诊断中也是有帮助的，狭窄后湍流表明存在明显的血流动力学改变。由于多普勒取样容积大小与小口径肾动脉的内径有很大关系，故多普勒频谱频带增宽不作为肾动脉狭窄的诊断参数。

根据彩超标准将肾动脉狭窄分为四个诊断级别：正常、狭窄小于60%、狭窄大于60%和闭塞（表47.1）。狭窄小于60%的病变主要是通过收缩期血流速度超过180cm/s、肾动脉-腹主动脉峰值流速比值小于3.5且狭窄后无湍流来界定的。临床上，能够从持续的监测中判定疾病进展期需治疗的患者，因此这些

病变的诊断仍然是很重要的。肾动脉闭塞的确诊依赖于B模式成像，来明确肾动脉病变处多普勒成像位置选择，以及选择合适位置经彩色多普勒血流明确肾动脉血流存在与否。在多条肾动脉的病例中，即受超声的影响附近肾脏的侧支血管或肾脏两极的分支病变观察受限，可能会导致假阴性的研究结果。

表47.1　肾动脉狭窄多普勒诊断标准的分级

分级	RAR	PSV	PST
正常	<3.5	<120cm/s	无
狭窄<60%	≤3.5	>180cm/s	无
狭窄>60%	>3.5	>180cm/s	存在
闭塞	－	－	－
	实质血流信号呈低流速、低振幅改变		

RAR：renal-aortic velocity ration，肾动脉与腹主动脉峰值血流速度比值；PSV：peak systolic velocity，收缩期峰值流速；PST：post stenotic signal，狭窄后血流信号；"－"为无血流显示，不可测量

通过超声测量肾脏的长度来反映肾脏的大小，可作为指导肾动脉狭窄治疗的有用指标。据证明[32,33]在严重的肾动脉狭窄时肾脏的长度明显减小。Caps等[34]报道肾动脉收缩期峰值流速增加超过400cm/s、皮质舒张末期血流速度≤5cm/s是肾脏萎缩的高危因素（图47.1）。通常认为肾脏长度小

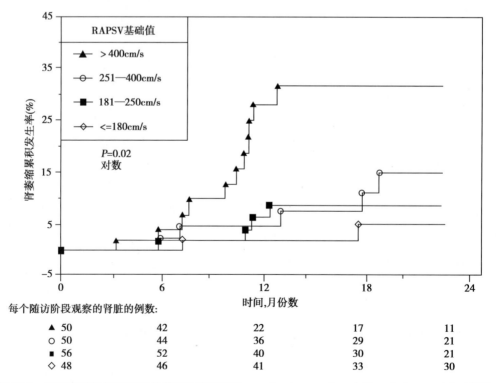

每个随访阶段观察的肾脏的例数：

▲	50	42	22	17	11
○	50	44	36	29	21
■	56	52	40	30	21
◇	48	46	41	33	30

图47.1　根据肾动脉峰值流速的基础值（RAPSV，renal artery peak systolic velocity，cm/s）对肾萎缩累积指数进行分级。通过24个月的平面图计算标准差<10%

于 8cm 界定为肾脏萎缩,肾脏萎缩从血管重建中不可能得到改善。在这种情况下,尽管有些临床医生积极争取,无论是外科还是血管内重建,一直让人失望的是缺血肾脏的再灌注没能逆转肾实质的病变[35-37]。另一方面,研究表明在肾脏损伤达到一定程度之前[36]或在有些肾功能急剧恶化[38,39]的患者实施介入治疗,按预期肾功能能够得以改善。

只依据测量肾脏长度来判断肾动脉明显狭窄或判定因狭窄而致肾动脉闭塞敏感性低[34]。因此,肾脏长度的测量对于选择适当的血管重建的患者只有辅助作用,还不足以确定肾动脉狭窄血流动力学的改变。

多普勒超声对肾动脉的评估

肾动脉系统的解剖

肾脏位于后腹膜的腹膜后间隙内,位于第 12 胸椎和第 3 腰椎之间。右侧肾常略低于左侧。肾脏的大小随着年龄的增长而减小,正常肾脏长 8~13cm,宽 5~7cm。不足 1% 的人群肾脏位于腹主动脉的前面通过组织间隙在肾的下端相互连接,在第 4 或 5 腰椎水平形成"马蹄肾"[40]。

肾脏分成 4 个主要的部分,肾动脉、肾静脉和输尿管通过肾门进入肾脏形成的肾窦。肾窦很大部分是由脂肪和一些纤维组织组成,包含肾动脉、肾静

脉、集合系统及淋巴系统,所以肾窦在超声检查时通常是高回声(图 47.2)。肾实质分为两部分:皮质和髓质。皮质构成肾脏最外层的区域恰好位于肾包膜的下方。皮质组织位于三角形的含髓质成分的肾椎体之间,肾锥体从皮层运输尿液至肾盂。与皮质对比这 12~18 个肾椎体通常呈低回声,正常成人的肾椎体通常很容易显示。

注意体表和内部解剖标志易于肾动脉超声的定位。肾动脉体表标志位于胸骨上窝和耻骨联合中线水平下约 2cm 处,在这个平面穿过第一腰椎的下缘、第九肋软骨和幽门处。肾动脉可以从腹主动脉的侧壁或后侧壁发出。右肾动脉发出后向后弯曲然后略向后走行于下腔静脉(IVC)和右侧肾静脉的后侧。与右侧肾动脉相比,左侧肾动脉常起源于腹主动脉壁略偏向头侧较高位置,而后走行于脾动脉后方,肠系膜下静脉跨过左侧肾静脉。

12%~22% 的患者存在解剖变异,例如肾动脉、副肾动脉的双重供血,这种解剖变异左侧比右侧更常见[41,42]。在大多数患者中,副肾动脉在肾动脉下方起源于腹主动脉侧壁,经过肾脏的表面达肾脏上极或下极;而主肾动脉通过肾门进入肾脏。有时,副肾动脉起源于髂总动脉或髂内动脉、肠系膜上或下动脉、肾上腺动脉或肝右动脉。

肾动脉通常分为 2~5 个前支和后支段动脉供应肾脏上极、中极或下极的血液(图 47.3)。肾脏的段动脉沿着肾椎体延续为叶间动脉,在皮质髓质交界处叶间动脉分出弓状动脉,弓状动脉跨过椎体上

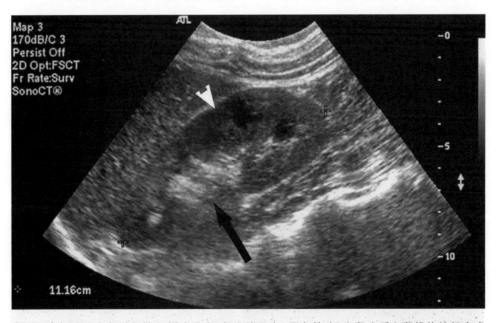

图 47.2 正常成人肾脏长轴 B 模式成像:肾窦的回声(黑色箭头)和肾皮质和肾椎体的超声成像(白色箭头)

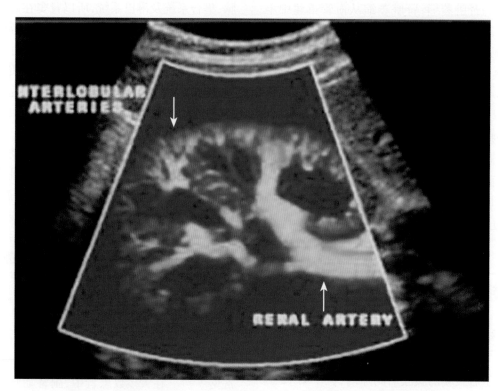

图 47.3　正常肾脏彩色血流横断面成像:显示主肾动脉的前后段动脉分支

方边界处进入皮质后延续为小叶间动脉,小叶间动脉沿着肾脏表面形成入球小动脉。

　　每一侧肾静脉从输尿管后方自肾门前方发出,肾动脉通常位于肾静脉与输尿管之间。右肾静脉自肾门至下腔静脉行经一段很短的距离。在有些患者中,由于存在多条静脉,静脉的解剖可能是不规则的,正常的左肾静脉须穿行于腹主动脉和肠系膜上

动脉之间的夹角,跨越腹主动脉前方后注入下腔静脉(图 47.4)。有 3% 的患者左侧肾静脉走行于腹主动脉后方,而 18% 的患者左肾静脉环绕腹主动脉分成两支,包括腹主动脉后方的分支和走行于腹主动脉前方的分支[43,44]。在超声检查时,由于常常把左肾静脉作为定位肾动脉的主要解剖标志,因此意识到这些解剖的变异是很重要的。

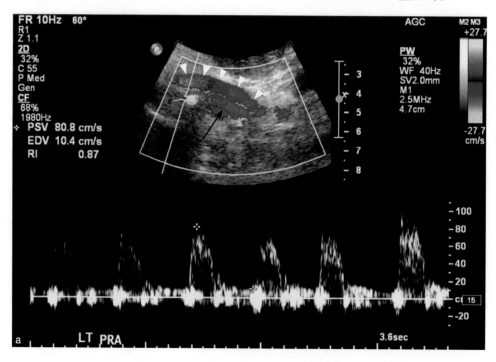

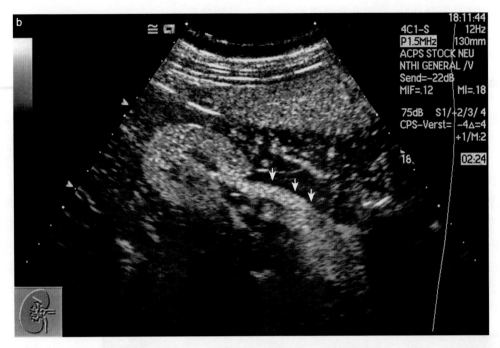

图 47.4　（a）腹主动脉、肠系膜上动脉、门静脉汇合处、下腔静脉和左肾静脉的横断面彩色血流成像。记录左肾静脉（白色箭头）跨过肾动脉（黑色箭头）和腹主动脉前壁。（b）右肾静脉（箭头）的长轴观，静脉内见造影剂流动（图片由 Konrad Stock，M.D. 提供）

操作技术

患者检查前准备及体位

　　尽管超声检查之前，需要患者空腹 6~8h 以免腹腔气体的干扰，以减少因过多腹部气体干扰而使肾动脉和静脉显示更加困难，但目前还没有使用泻药的必要。在等待进行超声检查时，允许患者常规服药少量饮水，糖尿病患者早上可以进食干面包和少量清水，以防止低血糖的发生。因此，糖尿病患者通常是早上第一个安排就诊的患者。检查当日建议患者避免吸烟和嚼口香糖，以免会吞咽入胃过多气体影响检查。

　　在检查中，患者仰卧在检查床上，头部轻轻抬高，脚要比心脏位置低。这样可使脏器向下移入腹腔和盆腔，尽可能增加可显示的检查声窗。患者采取这样的体位，腹主动脉、肠系膜血管和肾动脉近中段均可显示。检查远段肾动脉、肾静脉和肾脏时，患者取右侧或左侧卧位且将胳膊上举超过自己的耳朵，同时患者的腿伸直使身体尽量伸长。俯卧位使用肋间切面扫描时，偶尔可显示整个肾脏和肾动脉的远段。在胸腔低的患者中，让患者抬高上肢超过他们的头部以提高肋骨便于检查，更易于近段肾动脉的显示。

设备

　　需要高频超声系统，并具备脉冲多普勒检查功能，探头频率从 2.25MHz 到 5.0MHz，有足够的穿透深度探查腹主动脉和肾动脉远段。尽管彩色血流和能量多普勒超声成像并非绝对要求作为成功的检查肾脏血管的手段，但是这些技术却极大程度上方便了血管的观察，识别了血流湍流的区域和明确动脉和/或静脉的闭塞。由于血管走行弯曲、局灶性病变、解剖变异或局部血管网，使得肾动脉和静脉系统中血流速度可能在很小的区域发生变化，超声医师检查过程中必须选择 B 模式、彩色血流和多普勒频谱信息来全面的检查。

腹主动脉、肠系膜动脉和肾动脉的检查

　　腹主动脉的检查，自膈肌水平开始，延续至分叉水平。B 模式成像常用来明确是否存在动脉粥样硬化斑块、腹主动脉瘤样扩张或夹层动脉瘤。彩色血流成像可以弥补超声检查，并使任何血流紊流区易于显示。于腹腔干和肠系膜上动脉起始水平，可选择性地记录多普勒频谱波形。记录主动脉收缩期峰

值流速,以备用于计算肾动脉/腹主动脉峰值血流速度的比值。

　　腹腔干和肠系膜上动脉的分支可横跨腹主动脉近段,易被误认为是肾动脉主干或副肾动脉。为防止此种混淆,记录腹腔干和肠系膜上动脉的波形,以便识别肠系膜的血流模式。记录这两支血管血流频谱波形,也有益于肠系膜血管非闭塞性疾病的确诊。

　　接下来讨论于横断面扫描时,腹主动脉在肠系膜上动脉水平以下的成像。恰在肠系膜上动脉水平以下,可以见到左肾静脉跨过主动脉前方(图47.4)。由于这条静脉是作为定位肾动脉有用的标志,故必须注意识别静脉系统的解剖变异。由于肠道气体遮挡或肠系膜上动脉压迫综合征的存在,评估左肾静脉内径和血流模式时,需排除血栓形成或外源性压迫。

　　尽管在第二腰椎水平肾动脉常常起自腹主动脉的中部外侧壁或后外侧壁,恰好在左肾静脉的后方,但这些位置可能存在解剖变异(图47.5a)。副肾动脉的位置更难以预测,因此很容易漏掉。彩色血流成像便于动脉的识别,检查时也更容易从血管的起始至中段进行检查。当彩色血流或能量多普勒超声都没有识别出满意的血管时,应用超声造影可能会有帮助。

　　通常为了排除因腹主动脉壁斑块所致动脉血管起始处管腔狭窄的疾病,从腹主动脉的管腔扫描到肾动脉开口,多普勒取样容积缓慢地扫查。从腹主动脉到肾动脉转接处,腹主动脉的高阻力血流频谱变为肾动脉内的低阻力血流模式。根据肾门的测量角度,在血流速度变化过渡期间校

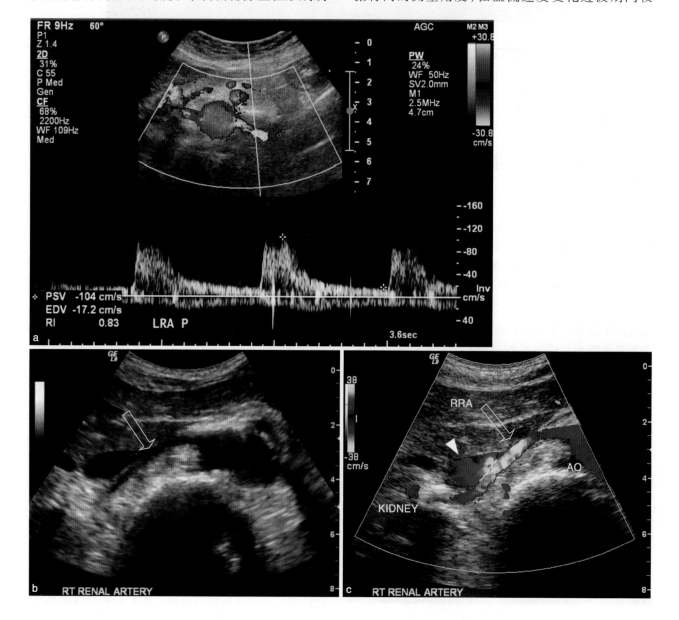

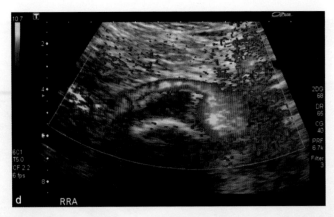

图 47.5　(a)腹主动脉和左肾动脉的彩色血流成像,展示校正了合适的声束角度,获得左肾动脉内多普勒频谱波形。低阻力频谱模式显然是正常肾动脉血流的特征性表现;(b)尤其在右侧,要识别出肾动脉的全长更加困难(空心箭头);(c)彩色多普勒的使用大大提高了右侧肾动脉的检出率(空心箭头),尤其当右侧肾动脉走行于下腔静脉(白色箭头所示下腔静脉)后侧时;(d)在探查困难的情况下,使用能量多普勒超声识别肾动脉全长可能更有效

正适当的角度是很困难的。不考虑多普勒技术存在的局限性,高速血流、湍流信号都是诊断开口狭窄可靠的指标。

使用最小的取样容积,对肾动脉全程进行观察且持续记录多普勒波形,调整声束角度小于 60 度时,详细的记录血管中收缩期峰值流速(图47.5a)。必要时,患者变更为右侧卧位或左侧卧位、侧向倾斜或向前倾斜的体位,以显示肾动脉中远段和肾实质血管。彩色超声和/或能量多普勒超声可能便于超声束角度的校正,并易于识别血管弯曲(图 47.5b ~ d)。

肾实质血流的评价

记录肾脏全部的血流模式,包括肾动脉远端动脉、肾皮质和肾髓质的叶间动脉和弓状动脉的血流模式(图 47.6)。校正声束角度为 0°,记录整个肾脏的频谱波形,注意波幅信号增加的区域、血流紊乱或血流信号消失。观察记录肾脏上、中、下极的皮质和髓质内血管收缩期峰值流

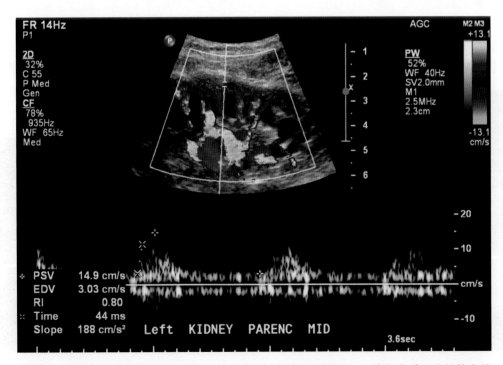

图 47.6　肾皮质内的弓状动脉的彩色血流成像和多普勒频谱波形。正常肾实质血流的特点是持续舒张期前向性血流

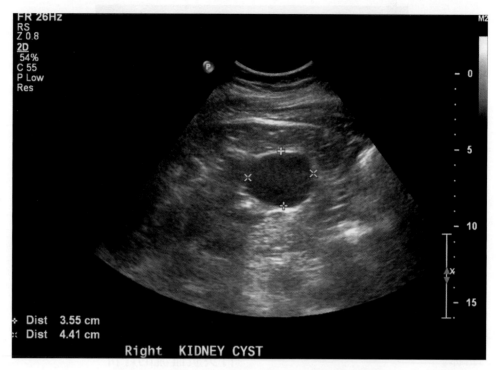

图47.7　在肾实质内常常会发现良性无回声的肾囊肿

速和舒张末期血流速度,当出现皮质变薄、囊肿、包块、肾结石、肾积水和/或肾周积液时,都需记录下来(图47.7)。

之间,两个肾脏长度的差异常不超过1cm。器官的长度的测量取侧腰切面,在深吸气时选择最清晰的肾脏两极边缘处来测量。

肾脏大小的测量

因为肾脏萎缩可能是血管重建的禁忌证,每个研究过程中都需要记录肾脏的长径长度(图47.8)。肾脏的最大长轴切面,正常肾脏的长度在9~13cm

肾脏静脉血栓形成的评价

尽管大多数肾脏的研究都是检查动脉循环,但是肾静脉血栓形成可能导致急性肾衰竭并需要紧急转诊进行专科治疗。确定肾静脉血栓形

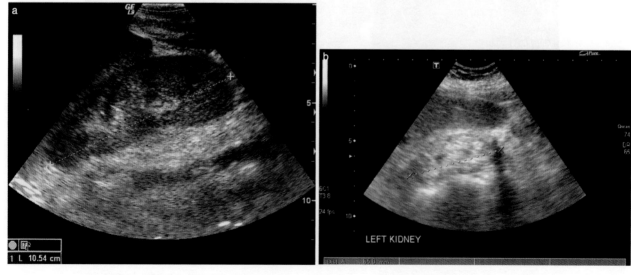

图47.8　肾脏长度的测量用来评估狭窄病变能否进行血管重建。(a)正常成人的肾脏长度大于9cm;(b)萎缩的器官则以明显的缩小和回声增强为特征

成,从技术上讲具有挑战性。急性静脉血栓形成时,静脉可以扩张,而存在慢性血栓时静脉则出现萎缩。需要优化的灰阶图像来显示管腔内的回声,即血栓(图47.9)。多普勒频谱检查可记录静脉内血流信号的消失,以及肾动脉舒张期反向的、低顿的血流信号(图47.10)。在肾细胞癌的病例中,肿瘤常常侵及肾静脉,进而侵入下腔静脉。下腔静脉的血栓形成的患者可能与先前放置的腔静脉过滤器有关,血栓形成可逆行发展至肾静脉。

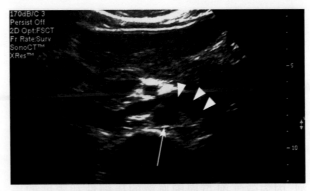

图47.9 腹部横切面显示腹主动脉(箭头所示)及左肾静脉长轴的 B 模式成像,左肾静脉可见扩张的静脉管腔及腔内回声,即血栓(三角箭头所示)

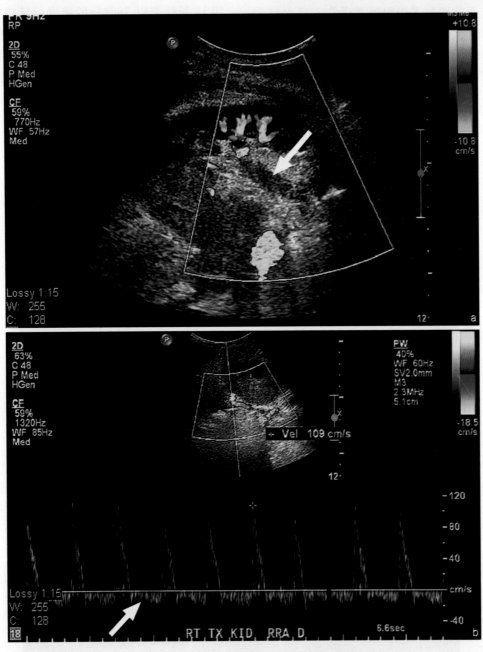

图47.10 **移植肾的长轴彩超成像。**(a)显示扩张的肾静脉彩色血流消失和血栓回声(箭头所示);(b)肾动脉多普勒频谱波形。注意舒张期血流反向(箭头所示)提示肾脏流出静脉受阻(图片由 Labropoulos,Ph. D. 提供)

超声造影成像

　　肾动脉狭窄的彩色多普勒成像,从技术上讲具有挑战性,受操作者的专业技能和患者自身因素的双重因素的影响,例如肠道气体遮挡、肥胖和由于患者体位不配合[31]。放射学中,因增强造影可以改善图像质量,提高诊断的准确性,故广为应用,例如血管造影、CT 和 MRI。超声造影剂是稳定的微气泡,因为微气泡与周围血液的压缩性和密度的差别,它可以增强超声的信号。造影剂强烈反射传输的超声波,增强了谐波和基波的回波,从而获得改善的血管成像并增加了组织反差[45,46]。已经证明血管内超声造影剂能够提高超声诊断的准确性,超声造影剂已经通过认证应用于心脏、肝脏、肠系膜和周围血管成像,并已经有相关应用的报道[47-49]

（图 47.11）。

　　一项前瞻性研究[50]使用全氟丙烷造影剂(Definity,彩超 Pont)用来提高肾动脉成像。该造影剂由三种磷脂质和全氟丙烷组成,当把它们混合在一起时形成脂质包被的充满气体的微泡[48]。因为微泡直径一般小于 5um,小于红细胞容易通过肺微循环,且能够在输入 5 分钟内迅速地从体循环通过呼吸系统清除掉。这个特殊的造影剂需要在一个特定的振荡瓶中每分钟振荡 4500 次,混合 45 秒。在此项研究中,激活 1.3ml 的造影剂需要把造影剂注入到 50ml 的生理盐水的瓶中,然后在超声检查过程中使用 18 号针头以 2ml/分的速度静脉内注入造影剂。研究中,使用超声造影剂和不使用造影剂的超声检查的结果与动脉血管造影进行对比。单一彩超和使用造影剂的多普勒超声都能够很好地识别肾动脉

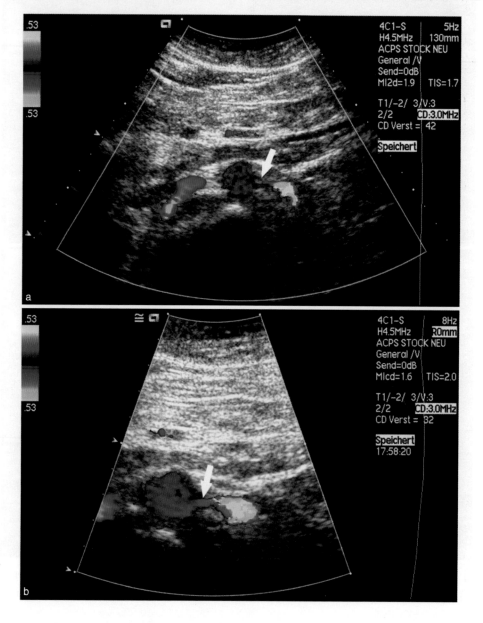

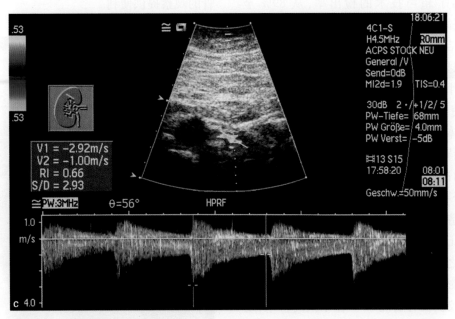

图 47.11　（a）腹主动脉粥样硬化的横断面彩色血流成像,在没有使用造影剂的情况下不能显示左肾动脉的起始处(箭头所示);(b)在输注造影剂后,可以很好的观察到肾动脉起始处(箭头所示);(c)可以准确的放置取样容积来识别出高度狭窄。(图片由 Konarad Stock,M. D. 提供)

（表47.2）。总的来说应用常规的彩超肾动脉的检出率为85%,同时应用造影剂的检出率是94%。超声造影剂尤其使副肾动脉易于识别,使存在血流动力学变化的明显狭窄血管易于显示。7 条动脉中有 5 条动脉在应用彩超时未显示,而在使用造影剂后得以显示,可观察的血管增加了10%（5/48）。另外,当使用造影剂做对比时,明显增加了肾动脉长度的显示范围（显示 3.3cm 增加到 3.9cm,$P=0.001$）。

表 47.2　血管造影剂对比增强观察肾动脉

肾动脉	多普勒超声	多普勒+超声造影
所有肾动脉(48)	41(85%)	45(94%)
主肾动脉(43)	40(93%)	42(98%)
副肾动脉(5)	1(20%)	3(60%)
正常/轻度病变(32)	30(94%)	31(97%)
狭窄>60%(12)	9(75%)	12(100%)
闭塞(4)	3(75%)	3(75%)
可显示的动脉长度	3.3±0.3cm	3.9±0.3cm

Blebea 等[49] 校正,Elsevier 版权所有

通常,静脉内注入超声造影剂的过程中无并发症,患者无血压或心率的变化,无肾功能恶化,通过检测尿素氮或肌酐水平可以说明这一点。这些与其他研究者的调查结果相一致[48,51]。随着造影剂注入,正常或微小病变中多普勒超声的血流速度平均增加 10%,在狭窄血管中平均增加 12%（表47.3）。尽管这些差异具有统计学意义,但是没有导致狭窄程度发生改变。在多普勒检查时,这种人为的血流速度的增加在人体和体外研究中都有记录[49,52]。随着造影剂的应用越来越广泛,可能需要建立单独的血流速度的标准。目前,收缩期峰值流速增加超过 10% ~ 12% 并不表明具有显著的差异,不需要紧急的关注,但是应该注意临界值的界定。

表 47.3　造影剂增强后多普勒超声的血流速度

肾动脉	多普勒超声	多普勒+对比增强
正常/轻度疾病(cm/s)	112±6	123±7[b]
狭窄>60%(cm/s)	173±20[a]	194±18[a,b]
所有(cm/s)	127±7[a]	144±8[a,b]

Blebea 等[49] 校正,Elsevier 版权所有
标注 a 相对于正常值 $P<0.001$
标注 b 相对于单独彩超数值 $P<0.001$

由于超声检查技术的失败,为了提高肾动脉支架治疗后患者再狭窄的诊断的准确性,House 等[53]使用增强造影剂（Levovist,chering,Berlin,Germany）对这一部分患者进行超声造影检查。结果表明造影

剂的使用提高了超声技术的检出率,从 89% 至 95%,也明显提高了诊断的准确性。

这些研究结果表明,肾动脉的超声造影成像是安全的,但是如果是一个很有经验的超声操作者,通常并不常规应用这项技术。然而,它可以增加血管的显示范围,使得多普勒取样容积更准确的放置。这可以增加总体研究的准确性,可以增加大约 10% 的显示率,包括肾动脉狭窄的患者、副肾动脉未显示的患者,以及初次检查时肾血管未显示的患者。目前,还没有关于不同造影剂之间差别的研究。另一种全氟丙烷的造影剂(Optison,Amersham Health)通过 FDA 的批准已应用于超声心动图,这种造影剂的好处是在注入之前不需要特殊的装置进行混合。进行心脏超声造影的患者中,关于静脉造影剂潜在的致死风险的争议仍没有明确[54]。在不久的将来,期望 FDA 能够通过适应于心脏之外组织器官的超声造影剂。

特别关注

副肾动脉和多条肾动脉

大约 30% 的人群存在一侧有多条肾动脉,10% 的患者是双侧的多条肾动脉[41,43]。多条肾动脉常起自腹主动脉侧壁,直接向肾脏的中央区走行,而副肾动脉则向肾脏的上极或下极走行。原因不明的是,与右侧相比副肾动脉在左侧更常见。如果仅有一条副肾动脉出现,通常它会供应肾脏的下极。当副肾动脉出现时,肾动脉主干的管径通常都接近正常大小,而副肾动脉的管径较小。当出现多条肾动脉时,没有哪一条是占优势的,而且可以测量的每一条血管的血流速度都是不同的。

通过 B 模式成像识别所有副肾动脉通常是不可能的,因为这些血管的管径很小、缺乏临床症状提示副肾动脉的存在。而彩色血流成像则有利于副肾动脉的识别,重要的一点要记住,通过血流多普勒转换的彩色编码具有角度的依赖性,而且副肾动脉起自腹主动脉壁,其角度可以在 70°～90°(图 47.12),此时,副肾动脉不易显示。能量多普勒血流成像依赖于被反射回来的多普勒信号,并不像彩色多普勒成像一样依赖于角度,故能量多普勒可以为那些小血

管的观察提供便利。

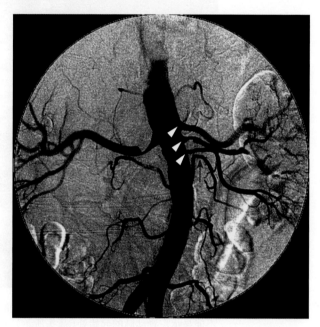

图 47.12　数字减影血管造影成像:显示左侧 3 条肾动脉(白色箭头),中间的肾动脉有 50% 的狭窄。如果不追踪毗邻的腰动脉(红色箭头)远段,证实这根血管不进入肾脏,可能会被误认为是另一个副肾动脉

有一些扫描技巧可能用于多条肾动脉的观察。增加多普勒取样容积的大小和腹主动脉周围区域的扫描可能会有帮助,从主肾动脉起始水平逐渐向腹主动脉分叉水平扫描,观察额外的低阻信号提示可能是肾动脉的血流。腰动脉可能与副肾动脉相混淆,但是腰动脉更多的是起自腹主动脉靠后的部位。下腔静脉的矢状位成像可能显示这个血管下面的多条肾动脉。使用彩色和/或能量多普勒超声成像,则常常能够从腹主动脉的冠状位显示肾动脉的起始处。这不仅在成人患者中是一个良好的成像方式,而且这个视角有利于子宫中 2～3 个月胎儿多条肾动脉的识别。在肾脏的长轴上,通过彩色/能量多普勒成像的转换常常可以确认副肾动脉,但是识别它们必须通过追踪血管的轨迹自起始处来证实。值得一提的是超声造影剂的使用能够提高副肾动脉的显示[49]。

主肾动脉的闭塞

主肾动脉闭塞的诊断是很困难的,因为操作者会考虑到血管中不可能有足够可见的血流,而不是

得出血管栓塞的结论,过度的腹腔积气也会影响观察,使结论难以定夺。优化多普勒频谱和彩色血流参数后观察低速血流,使用超声造影剂使得寻找肾动脉闭塞的继发征象成为可能。慢性闭塞和萎缩的肾脏的长度小于8cm,与对侧肾相比长度差异>3cm是有意义的。超声显示肾实质内皮质血流速度<10cm/s伴有低波幅和达峰时间延迟,皮质血流的出现是由于肾上腺和输尿管血管到达肾脏的侧支血流的形成。

马蹄肾

马蹄肾并不常见,尸检中发生率小于1%。常见的是两侧肾的下端互相连接,大约有10%的肾脏是在肾脏的上端连接的。连接的肾脏常在第4或第5腰椎水平位于腹主动脉之前,通过不同大小的肾实质峡部相互连接。马蹄肾通常是在搏动性腹部包块检查时或在进行腹部超声检查时偶然发现的。

解剖学上,肾脏是由多条肾动脉供应的,不可预见的区域通过多条肾静脉流出。多条肾动脉可能起自髂动脉或腹主动脉的远段,位于肾脏后侧,这使得识别这些动脉变得很困难,这些血管狭窄的诊断则具有更大的挑战性。腹主动脉瘤患者,肾动脉狭窄最好是通过血管造影进行诊断。

肾动脉瘤

肾动脉的动脉瘤扩张常累及的是肾动脉的主干或其第一级分支[55]。尽管动脉瘤也可以发生在实质内,但是此种情况出现的概率大约仅有10%。通过彩色血流成像最容易识别肾动脉瘤(图47.13)。与血管本身比较,大的动脉瘤相对比较容易识别。内径大于或等于2cm的动脉瘤通常建议进行干预治疗。因此无论是外科手术的准备或以后对于动脉瘤生长的监测,测量动脉瘤内径是很重要的。尽管肾动脉和肾实质动脉瘤位置的鉴别有助于选择合理的治疗,但是具体的位置其实没有那么重要。罕见的是与动静脉瘘有关的动脉瘤,初诊时更加具有挑战性。

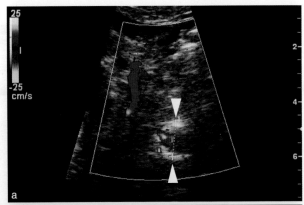
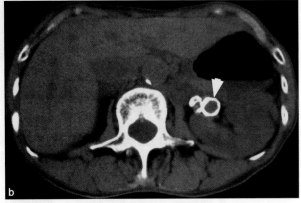

图47.13 (a)左肾动脉瘤腹部横切面超声成像。因为动脉瘤壁外周钙化干扰,彩色血流显示不满意;(b)钙化的动脉瘤,在非增强CT扫描中可见动脉瘤的钙化恰好位于肾动脉分叉以上,血管内无造影剂显示

肌纤维发育不良

肌纤维发育不良(Fibromuscular dysplasia,FMD)包含了动脉管壁的几种病理形式的改变,其中以动脉壁中间的纤维发育不良最常见[2,22]。肌纤维发育不良是肾动脉狭窄的第二常见的病因,占到成年人肾血管性高血压的三分之一。有人认为这个非动脉粥样硬化病变几乎是女性特有的,血管造影表现为血管串珠样改变,即狭窄段与狭窄后扩张交替出现。常常从肾动脉中远段累及到分支血管,这些血管出现高流速和低流速血流叠加的信号(图47.14)。意识到这种疾病主要是年轻女性发病,即30~40岁女性,这一年龄段通常不患有肾动脉粥样硬化,这一点有助于该病的诊断。肌纤维发育不良其他类型非常少见,外膜发育不良和内膜的纤维发育不良无狭窄后扩张,尤其是内膜纤维发育不良导致平滑肌向心性狭窄。超声检查区分FMD的分型既不实际也不需要,由于血管纤维发育不良常常出现在双侧,故扫查对侧肾动脉并寻找是否存在相似的血流模式是很重要的。

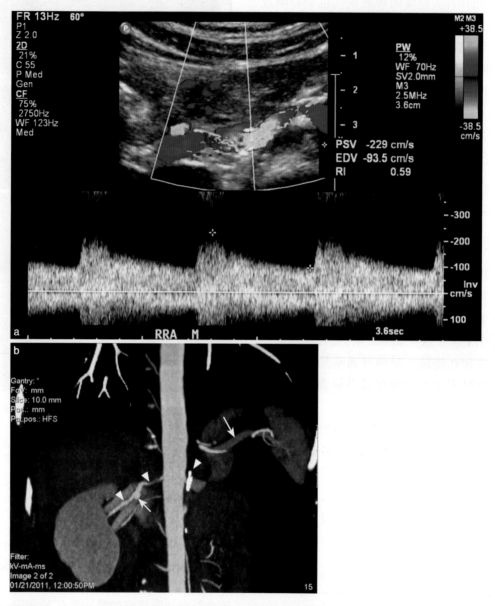

图 47.14   (a)同一患者肌纤维发育不良的彩超成像和多普勒血流频谱波形。彩超显示湍流花彩血流信号,多普勒血流频谱成像显示高速双向的血流信号;(b)CTA 显示右侧间断扩张的不规则的动脉壁(箭头所示);左侧动脉先前已经切除,可见置于动脉起始处的金属夹(箭头所示)。还可见腹主动脉-肾动脉自体静脉旁路移植的远段部分(箭头)

肾动脉旁路移植

与外周动脉旁路移植类似,肾动脉旁路移植需要术后密切注意再狭窄的发生,以便在移植血管闭塞发生之前能够及时进行干预治疗。当评估旁路移植肾动脉时,详细了解外科手术过程是很有帮助的,包括移植的起点、移植物的使用(异体或自体的大隐静脉)、移植物的位置和末端吻合术的类型。手术的设计非常重要,对供者血管、移植的过程和受者血管均有要求。肾动脉旁路移植常常起源于假体腹主动脉、自身的腹主动脉或髂动脉。其他的不常见的血流流入道包括右侧的肝动脉或胃十二指肠动脉和左侧的肠系膜上动脉或脾动脉。

与四肢末端血管的旁路移植一样,末端吻合处必须使用频谱多普勒和彩超仔细的检查,因为内膜增厚和狭窄大多数都发生在吻合口处。如果采用的移植物为大隐静脉,注意防止狭窄出现在瓣膜残留处或瓣膜渗漏处。供者和受者血管也应接受检查,观察动脉粥样硬化的进展。如果怀疑移植血管出现闭塞,肾实质中应该可见低速的血流频谱波形。

肾动脉支架

　　超声技术检查方法对肾动脉治疗前的评估与肾动脉球囊扩张术和支架术后评估相比是一致的[56]。由于金属支架显示强回声,大多数患者的金属支架可以较好的显示,故肾动脉中支架的位置较容易明确(图 47.15a)。腹主动脉壁邻近肾动脉开口处,应该使用高分辨率的 B 模式、适时联合应用彩色及能量多普勒或者谐波成像仔细进行评估,来明确支架置入腹主动脉管腔的深度。同样,应该检查支架节段的全长,并确定支架已完整放置并且与肾动脉壁

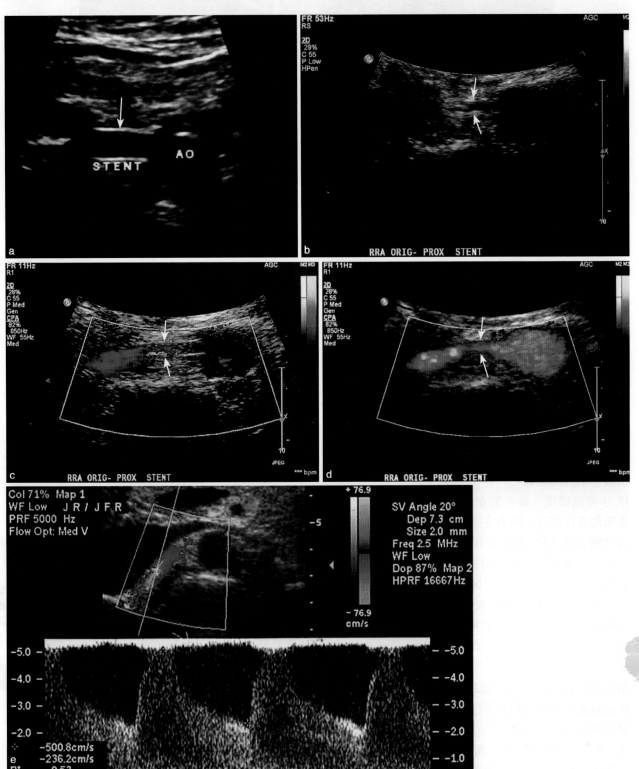

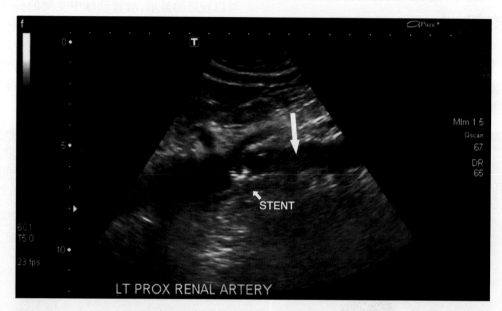

图47.15　（a）腹主动脉和右肾动脉近段横断面扫描 B 模式成像,图示肾动脉支架壁的回声(箭头所示)。高频超声成像证明动脉壁与支架位置的一致性;(b)非同一患者的 B 模式成像,图示边缘不清晰的支架内血栓回声(箭头所示);(c)彩色多普勒明确支架内血流(箭头所示);(d)能量多普勒清晰显示动脉的血流及位置(箭头所示);(e)收缩期和舒张末期高速血流提示管腔狭窄。(f)非同一患者,可见支架内血栓形成的回声(小箭头所示)。图示大的白箭头指向主动脉的长轴方向

并行无血栓回声(图 47.15b)或者远端夹层。彩色血流和能量多普勒超声有利于发现管腔的位置或血栓的形成(图 47.15c,d)。

采用彩色或能量多普勒成像和多普勒频谱(图47.15e,f),从支架的起始处、近段、中段和远段检查评估支架情况,同时检查肾动脉的远段和肾脏内血管。若于肾动脉开口处记录到湍流的频谱,表明支架向主动脉管腔内过度延伸。此处的高流速信号说明腹主动脉的血流已严重的受到干扰,已经出现了压力-血流梯度。最小的血流紊乱通常出现在动脉支架的近段部分。因为支架的硬度和随之发生的血管壁顺应性下降,使得收缩期血流速度轻度增加。支架近段是无狭窄限制的血流,其收缩期血流速度的范围应该接近于无支架区肾动脉的血流速度。

通常,肾动脉向远段延伸是逐渐变细的。而肾动脉支架的放置造成血管的支架所在处轻度扩张。由于血液是从直径较大的血管流动到直径较小的血管,故在支架的远段可能会出现血流梯度。即使支架的远段血管直径不匹配是微乎其微,即可见到轻微的血流速度的增快和彩色血流紊乱频谱。必须注意支架远段的血流模式改变,明确是由支架直径与血管直径不匹配造成的,而不是血流狭窄的远段或支架内狭窄引起的。峰值流速和舒张末期血流速度增快,伴狭窄后湍流则提示是狭窄所致血流减少。

多普勒频谱波形和成像的介绍

腹主动脉

接近肾动脉起始处腹主动脉的多普勒频谱波形的特点是收缩期血流速度的急速上升和迅速达到峰值(图 47.16)。通常腹主动脉血流流向低阻力的血管床,如肝、脾和肾,这种低阻力的血流模式通常呈双相,其收缩期峰值流速在 60～100cm/s 之间。肾动脉远段血流速度可能会轻度减低,频谱形态变成三相波,与外周动脉的高阻血流频谱一致。

在肾动脉开口处可以出现血流紊乱,但是在没有主动脉斑块或肾动脉开口处病变时不应该出现高速湍流信号。Kohler 等[16,29,30]表明肾动脉-腹主动脉收缩期峰值流速比值≤3.5,诊断肾动脉狭窄(直径减少>60%)的敏感性很好。肾动脉的狭窄可能导致血流速度的增快,而腹主动脉血流速度仍然相对稳定。然而,由于腹主动脉狭窄、腹主动脉缩窄或心脏输出量增加,腹主动脉血流速度增快,流速超过 100cm/s,此时肾动脉-腹主动脉血流速度比值可能会很低,因此可能会低估了肾动脉狭窄的严重程度。例如,如果腹主动脉血流速度是120cm/s,肾动脉血流速度是 240cm/s,则肾动脉-

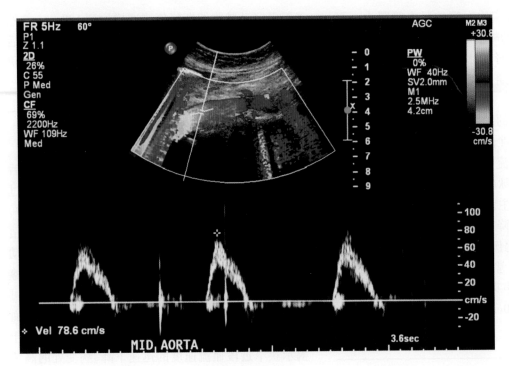

图 47.16　接近肾动脉起始处的腹主动脉彩色血流及多普勒频谱成像，显示收缩期血流速度陡然急速上升的尖峰血流

腹主动脉血流比值就是 2.0，说明肾动脉没有狭窄是错误的。同样，患腹主动脉瘤的患者，由于腹主动脉狭窄或闭塞的远端阻力逐渐增加，或心脏输出量较低，血流速度较正常的收缩期主动脉血流速度偏低（<40cm/s），结果根据肾动脉-腹主动脉收缩期峰值血流速度比值将高估了肾动脉狭窄的严重性。而当肾动脉收缩期峰值流速>180cm/s 伴狭窄后湍流都存在的话，将会避免此类明显的肾动脉狭窄的漏诊。

正常肾动脉

收缩期流速陡然上升、收缩期峰值流速 90～120cm/s 及肾动脉-腹主动脉收缩期峰值流速比值≤3.5 是正常肾动脉波形的特征（表 47.1）。收缩期后快速减速到舒张期，且舒张期血流速度至少是收缩期的三分之一。通常收缩期提前的、顺应性的峰值出现在收缩期的陡然上升期（图 47.17），这通常被认为反映了每一次心脏收缩动脉的舒张和收缩，也

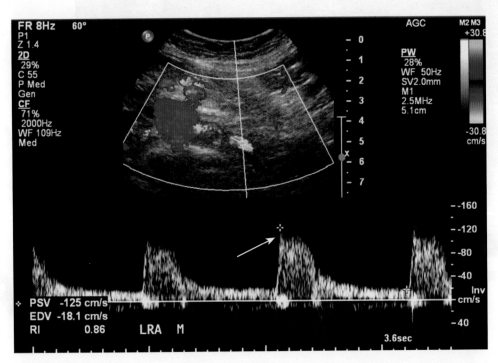

图 47.17　正常肾动脉的血流模式的特征，收缩期血流速度陡然上升，偶见收缩峰早期峰值（箭头所示），持续的舒张期前向性血流

间接地反映了远端肾实质血管的肾血管阻力。可以看到,反映顺应性的峰值或者高于或者低于真正的收缩期峰值。作为肾动脉近端狭窄的指标,从收缩期开始计算,收缩期加速时间延迟 100ms 是异常的。

由于肾动脉系统的阻力低,正常肾动脉的血流是以持续舒张期前向性血流为特征的。正常情况是不应该出现舒张期血流下降到 0 或血流反向的,因为这种情况是流入动脉血流受阻或是肾脏流出静脉阻塞的特征。尽管从主肾动脉到肾皮质水平收缩期峰值流速按比例地下降,但是正常肾动脉血管树舒张期-收缩期的流速比例仍然持续存在。肾动脉远段收缩期峰值流速正常值是 70~90cm/s。在远端肾髓质中,假设受超声束影响的角度是 0°,其收缩期平均流速是 30~50cm/s,而皮质平均流速 10~20cm/s。

肾动脉狭窄小于 60%

随着肾动脉狭窄严重程度的增加,收缩期峰值流速将会增加以满足下游血流的需要。肾动脉的直径减少 30%~60% 的病变可能会引起彩色血流的紊乱及肾动脉收缩期峰值流速增加到 180cm/s。然而,动脉狭窄的程度还没有严重到足以导致狭窄后出现湍流,肾动脉-腹主动脉收缩期血流速度比值仍然小于 3.5。

显著肾动脉狭窄的血流动力学变化

当肾动脉直径减少超过 60%,会出现狭窄后湍流并且肾动脉收缩期血流速度会明显超过180cm/s(图 47.18)。在腹主动脉病变的病例中,避免使用肾动脉-腹主动脉比值指标来确认狭窄信号存在,这一点很重要,这就意味着肾动脉-腹主动脉比值作为压力-血流梯度的指标从轻度狭窄中鉴别出有显著血流动力学变化的病变,也就是说有可能低估了肾动脉狭窄程度。多普勒频谱和彩色血流的参数必须在病变的检查过程中进行调节,便于揭示狭窄近段血流速度的迅速下降、病变处的高流速信号和狭窄后湍流段以远下游血流速度的下降。内径减少>80% 的肾动脉狭窄远段,收缩期陡然上升的上升支出现延迟,动脉管壁顺应性的峰值可能会消失,收缩期峰值流速将会下降(图47.19)。

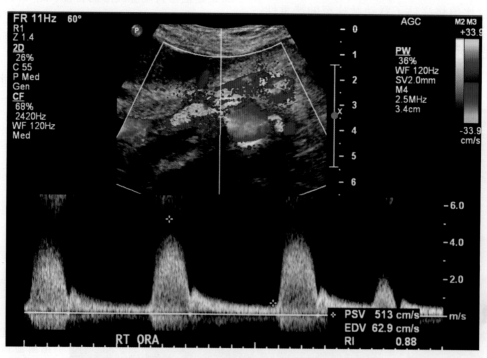

图 47.18　肾动脉狭窄(内径减少大于 60%),其收缩期峰值流速超过 180cm/s,可见狭窄后出现湍流

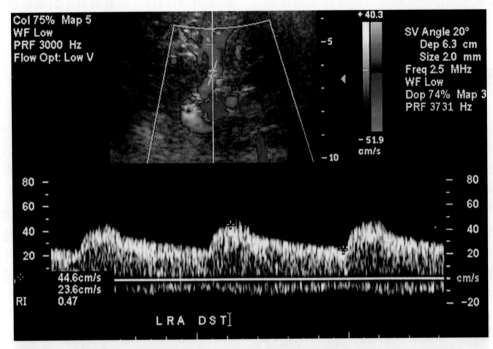

图 47.19　肾动脉狭窄内径减少大于 80% 病变的远段频谱,多普勒频谱收缩期上升支延迟,动脉顺应性的峰值消失,收缩期峰值流速会下降

肾动脉闭塞

肾动脉闭塞是通过主肾动脉及其管腔内血流信号消失来明确诊断的。在肾动脉的所有节段需要多种成像模式来明确血流的消失。如果患者取平卧位时没有很好的显示肾动脉的全长,那么让患者取侧卧位、倾斜位或俯卧位时可能有帮助。从近侧卧位,通过肋间或肋下入路使用冠状面扫描模式观察肾脏。患者取前倾位,中间部分使用枕头或泡沫橡胶弯曲起来便于获得肋间的声窗和优化超声束角度使其为锐角,可以观察肾门及远端肾动脉。主肾动脉慢性闭塞血流的消失使得远段动脉及皮质血流速度<10cm/s,且呈低波幅频谱波形,这是整个肾脏的侧支血流流入肾实质内的血流频谱波形(图 47.20)。

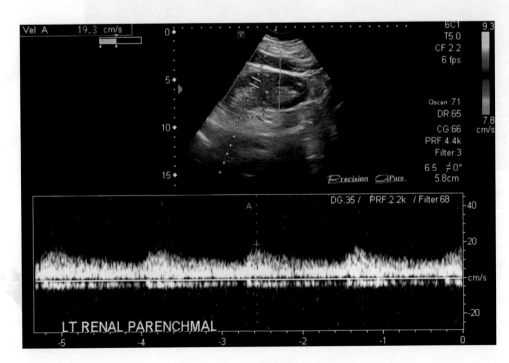

图 47.20　当肾动脉慢性闭塞时,肾脏血流可以来自输尿管和肾上腺动脉的侧支循环。肾脏实质可见低速、低幅、钝圆的多普勒频谱

优化彩色、能量和频谱多普勒可以排除闭塞前低速血流的病变,也有助于对比对侧肾实质的血流速度和血流信号。

肾实质功能不全(肾脏疾病)

多普勒频谱形态记录整个肾脏实质血流,有助于将肾实质内在病变的血管阻力变化从正常肾血管的阻力中鉴别出来。正常情况,肾实质的叶间动脉和弓形动脉的舒张期血流速度高于其收缩期血流速度的30%,甚至在肾动脉狭窄血流减少时,肾脏中阻力仍然很低。有人认为肾脏通过血管舒张来弥补压力和血流的下降,使得血管的阻力变得更低。

当肾功能受损时舒张期血流下降,提示动脉的血液流入肾脏的微血管系统的阻力以及血管的阻力

增加(图47.21)。尽管随着年龄增长肾血管的阻力逐渐增加,但是舒张期血流明显下降可能与各种各样的病因有关系,包括急性肾小管坏死、肾炎、多囊肾、糖尿病肾病或严重阻塞性肾盂积水。舒张期-收缩期血流速度比值小于3.0与肾实质功能不全相符合,随着血液中尿素氮和血清肌酐水平升高,比值下降更明显。还有人使用阻力指数(RI即峰值流速与最低峰值的差除以峰值流速)和搏动指数(PI,峰值流速和最低流速之间差的比值除以平均速度)作为评价肾脏疾病和肾移植排斥反应的指标[57,58]。

尽管肾动脉近段严重的狭窄低阻波形并不少见,但如果这种波形异常是由于近段狭窄而不是系统性实质病变,那么对对侧健康器官来说低阻力波形应该是不正常的。因此,建议与对侧器官的对比血流模式程序监测同时应用。

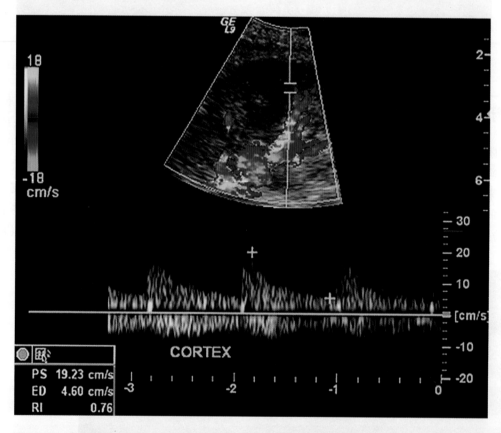

图47.21　肾实质功能不全的肾脏叶间动脉多普勒频谱波形(肾脏疾病)。随着肾血管阻力的增加,舒张期血流下降

肾门处血流的评估

先前技术的限制或者那些直接检查肾动脉及其实质分支的技术人员经验有限,有人提出肾门以内肾动脉的超声检查存在局限性。因此认为这种技术

依赖于越是接近显著狭窄处,方能识别出狭窄远端的血流动力学变化。与直接评估整个肾动脉系统的技术相比,检查受到限制的技术缺乏吸引力,因此很少采用此类研究,也就导致这种检查项目的生命短暂。有研究者已经报道[59-61],使用来自肾门血管多

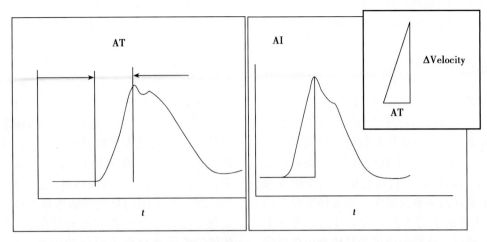

图 47.22　图标说明加速时间（AT）和加速指数（AI）的计算方式。AT 是血流发生到达到第一次峰值（即动脉顺应性产生的峰值）的间隔时间。AI 是传播频率除以收缩期流速向上达峰的斜率

普勒频谱波形计算出的参数,检测明显的肾动脉狭窄的敏感性和特异性都较高（图 47.22）。Handa 等[59]已经证实,加速度指数（AI）（即传播频率除以收缩期向上的斜率）（kHz）小于 3.78（kHz/MHz）时,诊断肾动脉狭窄的准确率 95%,敏感性 100%,特异性 93%。Martin 等[60]计算 AT（即收缩期开始至动脉第一峰即动脉产生顺应性的高峰的时间间隔）来预测血流减少的近段肾动脉狭窄的肾动脉疾病,当 AT 大于 0.10s 时优于使用 AI,敏感性 87%,特异性 98%。此外,Stavros 等[61]又使用顺应性峰值消失来说明明显的肾动脉狭窄。

肾门处动脉的检查是在患者取侧卧位或倾斜位时,经肋间扫描进行的。从肾脏的横断面,沿着肾动脉长轴,校正声束角度为 0°,检查肾动脉远段。重要的是使用高频探头来获得足够的信号、较大的取样容积和 100ms 的扫描速度。

尽管存在一定的局限性,但是最初的检查结果表明了评估诊断的准确性,目前尚需充足的前瞻性研究来证实这些标准。事实上,从其他研究机构获得的数据看,预测直径减少 60% ~ 79% 的肾动脉狭窄时,AT、AI 和顺应性峰值的消失这些指标结果令人不满意。令人满意的结果且经动脉造影证实的是内径减少超过 80% 的病变,得到的相关的敏感性和特异性是已经被接受的。尽管肾门处超声检查获得了一些补充信息,但尤其在肾动脉全长无法显示的患者,肾动脉系统完整的检查是更加需要的。作者不建议使用肾门部超声检查评估技术代替肾动脉主干完整和直接的检查方法,因为肾门部超声检查不能得到近段病变的解剖信息。对比肾门部血管检查与主肾动脉多普勒超声技术,肾门部 AT 在诊断肾动脉狭窄时,明显缺乏敏感性和准确性[62]。另外,肾动脉近段闭塞伴良好的侧支循环形成与高度狭窄是很难鉴别的[60]。伴发肾实质疾病的患者,由于 AT 可能受肾动脉血流速度收缩期峰值流速的影响,AT 及部分指数可能正常化[59-61]。在肾门部多普勒超声评估中,多条肾动脉对血流的影响目前还没有明确的标准。随着高质量超声系统的出现,有资质的和经充分培训的有经验的操作者操作,90% 以上的患者是可以进行完整的肾动脉检查和诊断的[50]。

肾静脉的评估

当肾静脉血栓形成或肿瘤侵袭静脉时,应对管腔内的回声进行描述。由于新鲜的血栓的回声特点类似流动的血液,所以必须谨慎优化 B 模式成像。若患者较瘦,肾静脉可不受压,如果肾静脉是急性期血栓形成则肾静脉管腔扩张;或是慢性的血栓形成,则肾静脉管腔挛缩。多普勒频谱波形应该显示出静脉主干血流信号的消失。如果形成血栓的部分再通或静脉侧支循环已经形成,可能会出现阻塞部分近端及远端的血流减少。如果存在静脉外源性压力致静脉狭窄,则静脉狭窄区域将出现彩色血流频谱紊乱和多普勒的高流速信号。

肾动脉支架的评估

尽管肾动脉血管重建的适应证和适合的患者的选择仍然存在争议,但是肾动脉血管成像术和支架介入治疗在临床上已经广泛应用,而且需要相关的支架后再狭窄的规律地监测及非侵入性的随访[64]。

在阐述肾动脉支架的血管多普勒超声血流频谱波形和成像中,需要考虑诸多因素。肾动脉支架的数目和位置将影响血流模式。如果在肾动脉中连续放置支架,需注意到沿着支架放置部分的整个动脉的顺应性可能会下降,血流速度将轻度增高。支架被放置在肾动脉远段直径较小血管中,此时在支架血管中更应注意到支架节段和自身肾动脉直径不匹配。

在支架处血管至自身血管移行处远段局部血流速度的增加,这可能与内径不匹配有关系,而高速血流紊乱波及了一段较长距离,而且整个长度的支架常发现相对狭窄伴远端血流减少。如果怀疑存在明显的病变,这将有助于明确狭窄后信号的出现和下游血流信号的减少。比较先前多普勒检查中获得的血流速度的数据可能带来有价值的线索,可以帮助明确狭窄疾病是否进展。由于血管内径不匹配时血流速度增加仍然是稳定的,而狭窄导致血流速度增加则是狭窄的即后段出现的改变。

在一项前瞻性研究中,Thalhammer 等[65]评估肾血管支架术后第 1 天和 6 个月的 RI 和收缩期峰值流速,作为支架介入治疗后再狭窄的预测指标。在术后 6 个月时,16.8% 的患者发生了支架再狭窄。而在这组人群中,RI 明显增加的患者则没有预测出再狭窄。RI 增高患者的收缩期峰值流速和患者的年龄是独立的预测狭窄的指标。发生再狭窄的患者,在术后随访的第一天支架内收缩期峰值流速更高(1.4m/s±0.4m/s vs 1.0m/s±0.3m/s),被认为是再狭窄独立的预测指标。

然而在肾动脉的评估中,肾动脉主干和支架内收缩期峰值流速是支架术后主要的监测指标。Chi 等[66]根据肾动脉-腹主动脉血流速度的比值>5.1,收缩期峰值流速>395cm/s 及狭窄后的湍流血流信号的存在,来判定支架再狭窄直径减少超过 70% 的患者。Mohabbat 等[67]使用的收缩期峰值流速>280cm/s 和肾动脉-腹主动脉血流速度比值>4.5,来判定内径减少>60% 的肾动脉支架再狭窄。Fleming 等[68]研究证实血管造影检查支架后再狭窄与超声检查结果存在相关性,且其判定标准与上述超声血流速度值相似。而肾动脉收缩期峰值血流速度超过 250cm/s 诊断支架后再狭窄的敏感性较低(59%),但是有较好的特异性(95%)、准确性(83%)和阳性预测值(87%)。尽管理想的情况应该是每一个研究中心建立和验证他们自己的支架后再狭窄的标准,但是相对来说只有很少的研究机构能有足够多的相应的血管造影检查数目,而且能够进行长期随访才能成功地完成这个目标。目前,认识到支架段血管动脉顺应性的下降与血流速度的增加有关,支架内明显的狭窄的诊断标准可能必须高于应用到肾动脉固有血管狭窄的诊断标准。因此,Mohalbbat 等研究的诊断标准,即收缩期峰值流速>280cm/s 和肾动脉-腹主动脉血流速度比值>4.5 来定义明显的狭窄,理所当然被采用。采用此项标准也因为与分析患者固有血管狭窄的临界值相似,作为诊断再狭窄超过 60% 的标准,这些结果是目前报道的最大的临床研究。这一决定是为了进一步的研究和介入治疗,若作为临床的诊断标准,可能需要更多严格的标准,这与 Chi 等[66]的结果一致。所采用的是此项临床诊断标准,将其对比支架术后每一个患者取得的数据,以此为基准,所获得的值的变化作为时间的函数。根据远段动脉频谱波形、实质内血流的波形和血流速度改变,以及支架弯曲或内膜增厚的 B 模式成像的改变,也可说明收缩期峰值流速和肾动脉-腹主动脉流速比值变化。

预测肾动脉狭窄介入治疗结果

无创的和有创的诊断肾动脉狭窄的技术都已经获得成功,相比之下,选择纠正肾脏血管狭窄治疗后的患者,来判定其肾功能或血压改善情况,则很难达到满意结果。外科手术或经皮介入治疗的效果受多因素影响,包括肾动脉狭窄的严重性、治疗病变的程序、血管造影剂导致的中毒性肾损害、动脉粥样硬化血栓形成和固有的肾实质疾病的存在等。有些研究者已经使用定量评估的多普勒频谱波形参数,来确定肾动脉部分节段血流阻力水平作为预测治疗后预后的指标。在一项前瞻性的研究中,Radermacher 等[69]在 138 例单侧或双侧内径至少减少 50% 的肾动脉狭窄中计算了 RI[(1-舒张末期血流速度/收缩期最大血流速度)×100],且这些患者都进行了肾动脉血管成形术或外科旁路手术。分别在治疗前、治疗后 3 个月、6 个月、12 个月以及治疗后的每年记录肌酐清除率和动态血压,平均随访 32 个月。这个研究表明:在肾动脉狭窄纠正后,肾脏 RI 值大于 0.8 的患者的血压、肾功能或器官生存情况不能获得显著改善。类似的,Tullis 等[70]推荐单侧动脉粥样硬化肾动脉狭窄患者,使用对侧肾脏肾动脉舒张末期比例来预测肾血管重建后的反应。然而,还有 2 个前瞻性的研究都不能证实这些结果[71,72]。虽然有些机构还在继续测量这些指标,但这些指标(如 RI)应该不会普遍应用于临床。

儿科肾脏多普勒的评估

儿科肾血管性疾病并不常见,但是肾血管疾病是儿童高血压重要的原因,原因在于它是可以治疗的[73]。儿童肾血管性高血压实际的流行病情况是很难明确的,因为早期的病变是轻微的,经常不会被怀疑为肾血管疾病,除了仅有的 5% ~ 10% 的病例已经被估计到血压升高是由此引起的[74]。有许多意料之中的病因引起肾血管性高血压,包括肌纤维发育不良、神经纤维瘤病、血管炎和外源性肿瘤的压迫、如神经母细胞瘤和 Wilms 瘤。然而,肌纤维发育不良则是首要原因。除了以上提及的肾血管性高血压疾病,儿童常见的还有桥血管相关的血栓形成的疾病、中段主动脉缩窄、肾静脉狭窄、特发性动脉钙化、先天性肾动脉狭窄及先天性风疹综合征。在一项前瞻性超声研究[74]中,报道婴儿与桥血管相关血栓发生率在 3.5% ~ 23% 之间,而死亡尸体解剖发现率达到 95%。

儿童肾血管系统和肾脏的超声检查与成人的检查类似,但是在儿科患者中必须考虑到肾脏的解剖、病理和用于明确血流受限疾病的诊断标准。

儿科肾脏解剖

婴幼儿的肾脏在腹部的位置较成人肾脏低,大多数情况,当儿童 6 岁左右肾脏位置充分上升。在最初的 3 个月,肾实质比成人肾实质的回声更强,肾椎体更显著(图 47.23)。因为婴幼儿肾窦没有脂肪成分,其回声较成人肾脏弱。皮质内胎儿小叶在最初的几年是清晰可见的,如果持续存在则表明受高血压的侵害。在肾动脉血栓形成的婴幼儿中,最初肾实质在超声回声中仅有很小的改变,但是随着时间的推移皮髓质交界区消失,肾实质的回声弥漫增强,与慢性缺血相一致,肾脏的体积逐渐缩小。相反

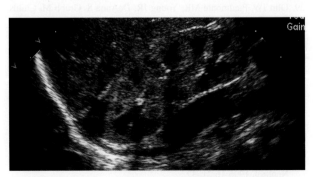

图 47.23　婴幼儿肾脏的长轴 B 模式成像,显示肾实质回声增强,肾椎体更显著,没有清晰的肾窦

的,当肾静脉血栓形成时则肾脏扩大,形成血栓的血管节段远段血管血流消失,在慢性血栓形成的病例中,通过优化彩色血流成像可以观察患者开放的侧支循环。

诊断标准

与成人肾脏多普勒超声评估不同,儿科目前还没有比较合适的且已经证实的肾动脉收缩期峰值流速和肾动脉-腹主动脉比值的标准来诊断肾动脉狭窄,但是成人收缩期峰值流速标准和多普勒频谱分析已经开始常规应用[75]。此外,尽管已经表明 RI 无论是敏感性还是特异性都不能作为肾脏血流阻力增加的指标[78],但大多数研究者使用 RI 和 AT 来观察婴幼儿血流减少>60% 的狭窄[76,77]。在正常成人中,肾脏血管的节段或叶间动脉的 RI 都没有超过 0.7。在婴幼儿中,正常的 RI 值比成人的更高,但是通常小于 0.85,当肾动脉狭窄(内径减少>60%)时常常超过这个值。例外的情况是,新近进行了心脏旁路移植的婴幼儿及儿童患者,在最初的 3 天 RI 大部分升高超过 1.0。Sigirci 等[76]表明 RI 与血浆肾素和醛固酮水平呈线性相关,与 AT 则呈反比,研究也指出 RI 随着年龄逐渐减低,而 AT 随着年龄逐渐增加。

随着年龄的变化,肾动脉节段收缩期 AT 随之变化,婴幼儿变化范围是 71±21.5ms,而 6 ~ 12 岁时儿童变化范围是 103±26.5ms。内径减少至少 60% 的肾动脉狭窄婴幼儿患者,AT 一般是超过 0.1s。Patriquin 等[79]在 20 名怀疑肾动脉狭窄的儿童中研究肾脏动脉节段和叶间动脉,观察到与正常肾动脉相比,肾动脉狭窄内径减少超过 75% 的患者的 AI 和 RI 明显减低;无肾动脉疾病者,AI 是 4 ~ 7;肾动脉狭窄至少>75% 患者,AI 变化范围是 0.7 ~ 2.6;RI ≤ 0.56 预示着有 95% 的可能性存在狭窄。

肾脏萎缩与肾动脉疾病致血流减少的过程相关。在新生儿中,当肾动脉闭塞时肾脏长径通常 <4cm,1 岁幼儿肾脏<6cm。与成人的研究类似,当肾动脉闭塞时,使用多普勒频谱观察肾实质血流,可以观察到低波幅、低流速的血流信号。

在儿科患者中,已经表明血流参数例如 RI、AI 和 AT 的测量对于判定肾血管的病变是有价值的,这些指标在新生儿加强病房中是必须常常进行监测的。这些指标本身检查受到多种限制,如使用的是便携超声仪器影响观察,未能显示理想的肾动脉、肾静脉,显示的肾脏声窗较小,以及生命体征的维持系统、各种管道和严禁通风等的限制。

结　论

　　肾动脉和肾脏的彩超是肾血管性高血压或可疑肾血管病变初筛的检查方法。从腹主动脉和肾动脉全程显示开始，彩色血流超声有助于血管定位，初步评价紊乱的血流和可能存在的狭窄，可以准确放置多普勒取样容积，记录测量血流速度及进行频谱波形分析。肾动脉主干收缩期峰值流速测量为明显狭窄处的血流动力学判定提供基础。联合彩色血流多普勒和/或能量多普勒成像及可见的B模式成像，有助于对于其他动脉病变和实质病变（例如肌纤维发育不良、动脉瘤、夹层动脉瘤、实质肿块和囊肿、肾外肿瘤或团块引起的外源性压迫）的诊断及定位。在明确干预治疗的益处及干预之后肾功能的监测中，肾脏长度的测量是很重要的。通过多普勒血流速度的测量、彩色和功能多普勒血流成像来评估肾实质为诊断固有的肾脏疾病提供指征，有助于评价肾血管重建后肾功能改善的可能性。肾门处肾血管检查存在间接性和受限性，最好是作为肾血管系统完整检查的补充来应用。彩超是肾动脉功能不全和血管内或血管外血管重建后随访研究一种理想的检查技术，它依赖于超声操作者经验和能力，在一些病例血管很难成像，血管内造影可能有所帮助。

参考文献

1. Cutler JA, Sortie PD, Wolz M, Thom T, Fields LE, Roccella EJ. Trends in hypertension prevalence, awareness, treatment, and control rates in united states adults between 1988–1994 and 1999–2004. Hypertension. 2008;52:818–27.
2. Textor SC. Current approaches to renovascular hypertension. Med Clin North Am. 2009;3(3):717–32.
3. Dunnick NR, Sfakianakis GN. Screening for renovascular hypertension. Radiol Clin North Am. 1991;29:497–510.
4. Little MA, O'Brien E, Owens P, et al. A longitudinal study of the yield and clinical utility of a specifically designed secondary hypertension investigation protocol. Ren Fail. 2003;25:709–17.
5. Buller CE, Nogareda JG, Ramanathan K, Ricci DR, et al. The profile of cardiac patients with renal artery stenosis. J Am Coll Cardiol. 2004;43:1606–13.
6. Davis RP, Pearce JD, Craven TE, Moore PS, et al. Atherosclerotic renovascular disease among hypertensive adults. J Vasc Surg. 2009;50(3):564–71.
7. Chobanian AV, Bakris GL, Black HR, et al. The seventh report of the joint national committee on prevention, detection, evaluation, and treatment of high blood pressure: The JNC7 report. JAMA. 2003;289:2560–72.
8. Kane GC, Xu N, Mistrik E, Roubicek T, Stanson AW, Garovic VD. Renal artery revascularization improves heart failure control in patients with atherosclerotic renal artery stenosis. Nephrol Dial Transplant. 2010;25:813–20.
9. Cherr GS, Hansen KJ, Craven TE, Edwards MS. Surgical management of atherosclerotic renovascular disease. J Vasc Surg. 2002;35(2):236–45.
10. ASTRAL Investigators, Wheatley K, Ives N, Gray R. Revascularization versus medical therapy for renal-artery stenosis.

N Engl J Med. 2009;361:1953–62.
11. Bax L, Woittiez AJJ, Kouwenberg AJ, Mall W, et al. Stent placement in patients with atherosclerotic renal artery stenosis and impaired renal function a randomized trial. Ann Intern Med. 2009;150:840–8.
12. Rountas C, Vlychou M, Vassiou K, et al. Imaging modalities for renal artery stenosis in suspected renovascular hypertension: prospective intraindividual comparison of color Doppler US, CT angiography, GD-enhanced MR angiography, and digital subtraction angiography. Ren Fail. 2007;29(3):295–302.
13. Hoppe H, Spagnuolo S, Froehlich JM, Nievergelt H, et al. Retrospective analysis of patients for development of nephrogenic systemic fibrosis following conventional angiography using gadolinium-based contrast agents. Eur Radiol. 2010;20(3):595–603.
14. Zhang HL, Sos TA, Winchester PA, Gao J, Prince MR. Renal artery stenosis: imaging options, pitfalls, and concerns. Prog Cardiovasc Dis. 2009;52:209–19.
15. Baumgartner I, Lerman LO. Renovascular hypertension: screening and modern management. Eur Heart J. 2011;32:1590–8.
16. Williams GJ, Macaskill P, Chan SF, et al. Comparative accuracy of renal duplex sonographic parameters in the diagnosis of renal artery stenosis: paired and unpaired analysis. Am J Roentgenol. 2007;188(3):798–811.
17. Safian RD, Textor SC. Renal artery stenosis. N Engl J Med. 2001;344(6):431–42.
18. Stanley JC. Natural history of renal artery stenoses and aneurysms. In: Calligaro KD, Dougherty MJ, Dean RH, editors. Modern management of renovascular hypertension and renal salvage. Baltimore: William & Wilkins; 1996. p. 15–45.
19. Working Group on Renovascular Hypertension. Detection, evaluation, and treatment of renovascular hypertension. Arch Intern Med. 1987;147:820–9.
20. Garovic VD, Textor SC. Renovascular hypertension and ischemic nephropathy. Circulation. 2005;112:1362–74.
21. Stanley JC, Gewertz BL, Bove BL, et al. Arterial fibrodysplasia: histopathologic character and current etiologic concepts. Arch Surg. 1975;110:561–6.
22. Olin JW, Sealove BA. Diagnosis, management, and future developments of fibromuscular dysplasia. J Vasc Surg. 2011;53(3):826–36.
23. Greene ER, et al. Noninvasive characterization of renal artery blood flow. Kidney Int. 1981;20:523–9.
24. Rittgers SE, Norris CS, Barnes RW. Detection of renal artery stenosis: experimental and clinical analysis of velocity waveforms. Ultrasound Med Biol. 1985;11:523–31.
25. Taylor DC, Kettler MD, Moneta GL, et al. Duplex ultrasound scanning in the diagnosis of renal artery stenosis: a prospective evaluation. J Vasc Surg. 1988;7:363–9.
26. Neumyer MM, Wengrovitz M, Ward T, Thiele BL. The differentiation of renal artery stenosis from renal parenchymal disease by duplex ultrasonography. J Vasc Technol. 1989;13:205–16.
27. Avasthi PS, Voyles WF, Greene ER. Noninvasive diagnosis of renal artery stenosis by echo-Doppler velocimetry. Kidney Int. 1984;25:824–9.
28. Hoffman U, Edwards JM, Carter S, et al. Role of duplex scanning for the detection of atherosclerotic renal artery disease. Kidney Int. 1991;39:1232–9.
29. Olin JW, Piedmonte MR, Young JR, DeAnna S, Grubb M, Childs MB. The utility of duplex ultrasound scanning of the renal arteries for diagnosing significant renal artery stenosis. Ann Intern Med. 1995;122:833–8.
30. Kohler TR, Zierler RE, Martin RL, et al. Noninvasive diagnosis of renal artery stenosis by ultrasonic duplex scanning. J Vasc Surg. 1986;4:450–6.
31. Hansen KJ, Tribble RW, Reavis SW, et al. Renal duplex sonography: evaluation of clinical utility. J Vasc Surg. 1990;12:227–36.
32. Moran K, Muihall J, Kelly D, et al. Morphological changes and alterations in regional intrarenal blood flow induced by graded renal ischemia. J Urol. 1992;148:1463–6.
33. Shanley PF. The pathology of chronic renal ischemia. Semin Nephrol. 1996;16:21–32.
34. Caps MT, Zierler RE, Polissar NL, et al. The risk of atrophy in kidneys with atherosclerotic renal artery stenosis. Kidney Int. 1998;53:735–42.

35. Hallett Jr JW, Fowl R, O'Brien PC, et al. Renovascular operations in patients with chronic renal insufficiency: do the benefits justify the risks? J Vasc Surg. 1987;5:622–7.

36. Cambria RP, Brewster DC, L'Italien GJ, et al. Renal artery reconstruction for the preservation of renal function. J Vasc Surg. 1996;24:371–80.

37. Erdoes LS, Berman SS, Hunter GC, Mills JL. Comparative analysis of percutaneous transluminal angioplasty and operation for renal revascularization. Am J Kidney Dis. 1996;27:496–503.

38. Hansen KJ, Thomason RB, Craven TE, et al. Surgical management of dialysis-dependent ischemic nephropathy. J Vasc Surg. 1995;21:197–209.

39. Guzman RP, Zierler RE, Isaacson JA, et al. Renal atrophy and renal arterial stenosis: a prospective study with duplex ultrasound. Hypertension. 1994;23:346–50.

40. Glodny B, Petersen J, Hofmann KJ. Kidney fusion anomalies revisited: clinical and radiological analysis of 209 cases of crossed fused ectopia and horseshoe kidney. BJU Int. 2009;103(2):224–35.

41. Spring DB, Salvatierra Jr O, Palubinskas AJ, et al. Results and significance of angiography in potential kidney donors. Radiology. 1979;133:45–7.

42. Kliewer MA, Tupler RH, Hertzberg BS, et al. Doppler evaluation of renal artery stenosis: interobserver agreement in the interpretation of waveform morphology. Am J Roentgenol. 1994;162:1371–6.

43. Urban BA, Ratner LE, Fishman EK. Three-dimensional volume-rendered CT angiography of the renal arteries and veins: normal anatomy, variants, and clinical applications. Radiographics. 2001;21:373–86.

44. Kadir S. Kidneys. In: Kadir S, editor. Atlas of normal and variant angiographic anatomy. Philadelphia: Saunders; 1991. p. 387–428.

45. Shalhoub J, Owen DRJ, Gauthier T, Monaco C, Leen ELS, Davies AH. The use of contrast enhanced ultrasound in carotid arterial disease. Eur J Vasc Endovasc Surg. 2010;39:381–7.

46. Cotter B, Mahmud E, Kwan OL, DeMaria AN. New ultrasound agents: expanding upon existing clinical applications. In: Goldberg BB, editor. Ultrasound contrast agents. Mosby: St. Louis; 1997. p. 31–42.

47. Robbin ML, Eisenfeld AJ, et al. Perflenapent emulsion: an US contrast agent for diagnostic radiology-multicenter double-blind comparison with a placebo. Radiology. 1998;207:717–22.

48. Kitzman DW, Goldman ME, Gillam LD, Cohen JL, Aurigemma GP, Gottdiener JS. Efficacy and safety of the novel ultrasound contrast agent perflutren (Definity) in patients with suboptimal baseline left ventricular echocardiographic images. Am J Cardiol. 2000;86:669–74.

49. Blebea J, Volteas N, Neumyer M, Dawson K, Ingraham J, Assadnia S, et al. Contrast-enhanced duplex ultrasound imaging of the mesenteric arteries. Ann Vasc Surg. 2002;16:77–83.

50. Blebea J, Zickler R, Volteas N, Neumyer M, Assadnia S, Anderson K, Atnip R. Duplex imaging of the renal arteries with contrast enhancement. Vasc Endovasc Surg. 2003;37:429–36.

51. Weissman NJ, Cohen MC, Hack TC, Gillam LD, Cohen JL, Kitzman DW. Infusion versus bolus contrast echocardiography: a multicenter, open-label, crossover trial. Am Heart J. 2000;139:399–404.

52. Forsberg F, Liu JB, Burns PN, et al. Artifacts in ultrasonic contrast agent studies. J Ultrasound Med. 1994;13:357–65.

53. House MK, Dowling RJ, King P, et al. Doppler ultrasound (pre-and post-contrast enhancement) for detection of recurrent stenosis in stented renal arteries: preliminary results. Australas Radiol. 2000;44(1):36–40.

54. Geleijnse ML, Krenning BJ, Nemes A, van Dalen BM, et al. Incidence, pathophysiology, and treatment of complications during dobutamine-atropine stress echocardiography. Circulation. 2010;121:1756–67.

55. Chandra A, O'Connell JB, Quinones-Baldrich WJ, Lawrence P. Aneurysmectomy with arterial reconstruction of renal artery aneurysms in the endovascular era: a safe, effective treatment for both aneurysm and associated hypertension. Ann Vasc Surg.

2010;24(4):503–10.

56. Neumyer MM. Duplex scanning after renal artery stenting. J Vasc Technol. 2003;27(3):177–83.

57. Sharma AK, Rustom R, Evans A, Donnolly D, et al. Utility of serial Doppler ultrasound scans for the diagnosis of acute rejection in renal allografts. Transpl Int. 2004;17:138–44.

58. Platt JF, Ellis JH, Rubin JM, et al. Intrarenal arterial Doppler sonography in patients with nonobstructive renal disease: correlation of resistive index with biopsy findings. Am J Roentgenol. 1990;154:1223–7.

59. Handa N, Fukunaga R, Etani H, et al. Efficacy of echo-Doppler examination for the evaluation of renovascular disease. Ultrasound Med Biol. 1988;14:1–5.

60. Martin RL, Nanra RS, Wlodarczyk J. Renal hilar Doppler analysis in the detection of renal artery stenosis. J Vasc Technol. 1991;15(4):173–80.

61. Stavros TA, Parker SH, Yakes YF, et al. Segmental stenosis of the renal artery: pattern recognition of the tardus and parvus abnormalities with duplex sonography. Radiology. 1992;184:487–92.

62. Motew SJ, Cherr GS, Craven TE, et al. Renal duplex sonography: main renal artery versus hilar analysis. J Vasc Surg. 2000;32(3):462–9.

63. Edwards MS, Corriere MA. Contemporary management of atherosclerotic renovascular disease. J Vasc Surg. 2009;50:1197–210.

64. Stone PA, Campbell JE, AbuRahma AF, Hamdan M, et al. Ten-year experience with renal artery in-stent stenosis. J Vasc Surg. 2011;53:1026–31.

65. Thalhammer C, Ferriani V, Husmann M, et al. Predictive value of duplex ultrasound for restenosis after renal artery stenting. Clin Hemorheol Microcirc. 2010;45(2–4):217–24.

66. Chi YW, White CJ, Thornton S, Milani RV. Ultrasound velocity criteria for renal in-stent restenosis. J Vasc Surg. 2009;50(1):119–23.

67. Mohabbat W, Greenberg RK, Mastracci TM, et al. Revised duplex criteria and outcomes for renal stents and stent grafts following endovascular repair of juxtarenal and thoracoabdominal aneurysms. J Vasc Surg. 2009;49(4):827–37.

68. Fleming SH, Davis RP, Craven TE, et al. Accuracy of duplex sonography scans after renal artery stenting. J Vasc Surg. 2010;52(4):953–7.

69. Radermacher J, Chavan A, Bleck J, Vitzhum A, Stoess B, et al. Use of Doppler ultrasonography to predict the outcome of therapy for renal-artery stenosis. N Engl J Med. 2001;344(6):410–7.

70. Tullis MJ, Zierler RE, Caps MT, Bergelin RO, Cantwell-Gab K, Strandness Jr DE. Clinical evidence of contralateral renal parenchymal injury in patients with unilateral atherosclerotic renal artery stenosis. Ann Vasc Surg. 1998;12(2):122–7.

71. Zeller T, Müller C, Frank U, et al. Stent-angioplasty of severe atherosclerotic ostial renal artery stenosis in patients with diabetes mellitus and nephrosclerosis. Catheter Cardiovasc Interv. 2003;58:510–5.

72. Voiculescu A, Schmitz M, Plum J, et al. Duplex ultrasound and rennin ratio predict treatment failure after revascularization for renal artery stenosis. Am J Hypertens. 2006;19:756–63.

73. Tullus K, Brennan E, Hamilton G, Lord R. Renovascular hypertension in children. Lancet. 2008;371(9622):1453–63.

74. Ford KT, Teplick SK, Clark RE. Renal artery embolism causing neonatal hypertension. Radiology. 1974;113:169–70.

75. Brun P, Kchouk H, Mouchet B, Baudouin V, et al. Value of Doppler ultrasound for the diagnosis of renal artery stenosis in children. Pediatr Nephrol. 1997;11:27–30.

76. Sigirci A, Hallac T, Akyncy A, et al. Renal interlobar artery parameters with duplex Doppler sonography and correlations with age, plasma rennin, and aldosterone levels in healthy children. AJR Am J Roentgenol. 2006;186:828–32.

77. Wong SN, Lo RN, Yu EC. Renal blood flow pattern by noninvasive Doppler ultrasound in normal children and acute renal failure patients. J Ultrasound Med. 1989;8:135–41.

78. Dillon MJ. The diagnosis of renovascular disease. Pediatr Nephrol. 1997;11(3):366–72.

79. Patriquin HB, Lafortune M, Jequier J-C, et al. Stenosis of the renal artery: assessment of slowed systole in the downstream circulation with Doppler sonography. Radiology. 1992;184:479–85.

48

第 48 章
肾血管彩超评估

Shawn H. Fleming and Kimberley J. Hansen

摘 要

彩超观察显著肾动脉狭窄和闭塞的血流动力学已经成为肾动脉主干狭窄的筛查手段。肾脏彩超不但是于术中评价开放式肾动脉修补术成功与否的一种重要手段,而且还有益于明确经皮介入治疗后血流动力学的状况。同时,彩超也是评价置入或未置入支架的开放式手术和经皮介入治疗的肾血管血流动力学的有价值的随访监测方法。本章概述了这些技术应用及应用这些技术的预期结果。

关键词

肾脏彩超、肾动脉修复术、经皮介入治疗、开放式手术修补、多普勒超声监测

简介

彩超观察显著肾动脉狭窄和闭塞的血流动力学已经发展成为一种重要的术中研究手段,用来明确开放式肾动脉修补术成功与否,而且有益于确立经皮介入治疗后血流动力学结果。此外,肾脏彩超是随访监测无论是否置入支架的开放式手术和经皮介入治疗的有价值的方法。本章概述了这些应用技术及这些技术的预期结果。

肾动脉修补术前和介入治疗前的肾彩超声像图

过去的 20 年里,维克森林大学(Wake Forest)完成 30 000 例经皮彩超检查。肾脏彩超是筛查肾动脉主干疾病的研究手段。检查的肾血管性疾病(如缺血性肾病)的成人患者中,肾脏彩超阴性结果有效地排除肾血管性肾衰[1]。鉴于此种情况,对肾血管疾病患者展开了独立的研究,包括肾病肾血管研究

和显著肾动脉狭窄的肾血管疾病研究。在儿童和青年人中,阴性的肾脏血管彩超结果不能除外因显著肾动脉狭窄疾病导致的高血压。尽管探头设计和彩色多普勒技术改进是显著的,但仍然仅有半数以上的肾动脉狭窄被确诊,而分支动脉狭窄疾病常常不能监测到。

不仅肾动脉主干狭窄疾病的血流动力学的解剖信息,而且通过对最近所选定患者群的肾脏彩超研究也表明:肾动脉实质多普勒数据与高血压的严重程度、肾衰的风险及死亡的风险之间有显著关联[2]。分析肾门处肾动脉、实质内叶间动脉和弓形动脉多普勒频谱特征,可反映实质纤维化和肾小球小动脉硬化的严重程度[3]。阻力指数(即舒张期与收缩期多普勒频移比)已经被假定为肾脏损伤的标志,且对阻力指数的研究已经建立起了阻力指数与组织病理学之间的相关性[3,4]。综合考虑,这些数据支持的观点是:肾外和肾内的多普勒检查方法均能与肾内小动脉硬化建立关联,这些方法不但可以预测肾脏功能和肾动脉修补后高血压反应,而且能预测桥血管介入治疗后的高血压反应。

Rodemacher 等提出 RI 在 131 个患者前瞻性研究中的预测作用[5]。在肾血管重建后,73% 患者的 RI 小于 0.8,平均动脉压下降≥10%。肾血管重建前显示 RI≥0.8 的患者,仅 3% 的患者血压下降,80% 的患者肌酐清除率下降。32 个月后所有 RI>0.8 的患者 46% 人成为透析依赖者。这些发现已经得到 Cone 等的支持,是根据 Cone 等从肾实质测定的舒张期比率和对肾血管重建的反应得出的结论[6]。这些作者阐述了:当舒张期末比超过 0.8 时与血压改善和肾功能改善之间有显著的、独立的相关性。

通过对接受开放修补术及桥血管介入治疗后 1000 名患者的 RI 分析,反映出术后 RI 与肾功能反应的关系而不是与血压反应的关系。(直译应该保留)最重要的是在实施开放修补术和桥血管介入治疗后的患者已显示 RI 和随访的死亡率有密切而独立的关系[7]。而后,作者并没有单独依据这一项测量值,而是考虑到其他相关的因素如对介入治疗和免疫生存等的反应而决定是否采取介入治疗。

术中彩超

与其他部位的开放式修补术相比,血管造影已被证实很难对开放式肾血管修补术进行术中评估。术中血管造影要求多次造影剂团注来完成多层面的解剖评估。注射造影剂后即可导致肾缺血,这是由于造影剂注射后通常表现为反应性肾动脉分支和肾实质小动脉血管痉挛,从而不能真实反应肾内血管构建的血流情况。最终,超过半数实施肾血管修补术的高血压患者有可能肾脏排泄功能不全(如缺血性肾病),增加了造影剂肾病的患病风险[8]。

与术中血管造影相比,术中肾脏彩色多普勒成像可避免了相关的限制及潜在的并发症。彩超成像提供良好的解剖细节,能敏感地发现小于 1mm 的解剖结构。彩超成像缺损可以在多个的矢状切面和横切面的连续血流的成像中见到。此外,在紊乱的血流中,频谱多普勒可以于成像缺损的近端及远端分析血流的动力学信息(图 48.1)。无肾毒性、无解剖投影的限制,而且可以获得血流动力学数据,这就使得术中彩超方法成为开放式肾动脉修补术的手术评价方法。

术中研究采用 5MHz 并带有多普勒血流成像功能的线阵探头来完成。探头的头部置于一装有耦合剂的无菌塑料套内。手术视野沉浸于温盐水中,超声扫查成像首先获得长轴成像。小心获得腹主动脉起始处成像,从腹主动脉起始处至肾门全程显示肾动脉长轴。所有的病变均于长轴切面可见,横切面显示可对病变的解剖位置加以定位,并有助于评估管腔狭窄程度。于长轴成像切面,将多普勒取样容积置于病变的近端和远端来进一步确定血流的紊乱区。最后,从肾脏的上、中、下部获得叶间动脉和弓状动脉的多普勒血流信号。

术中病变狭窄程度的标准定为内径减少≥60%,与体表肾动脉彩超研究类似(表 48.1)。这些标准已经在建立的梯度肾动脉狭窄动物模型中得到验证,并对比分析了 100 多名患者术前和术后的血管造影数据。不同与体表彩超的是多普勒超声取样容积很大程度与肾动脉内径相关,多普勒超声的取样容积需准确置于动脉血流的中央。然而,在中央区域频谱轻度增宽是无解剖异常部位的开放式修补术后多普勒频谱固有的特点。

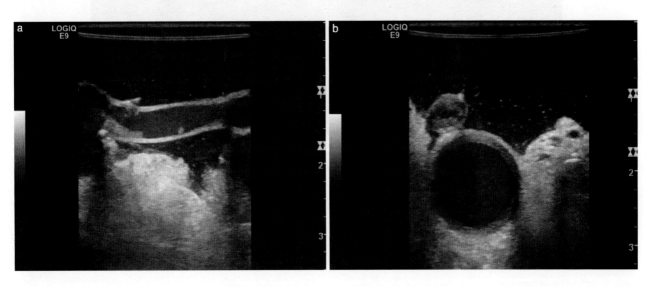

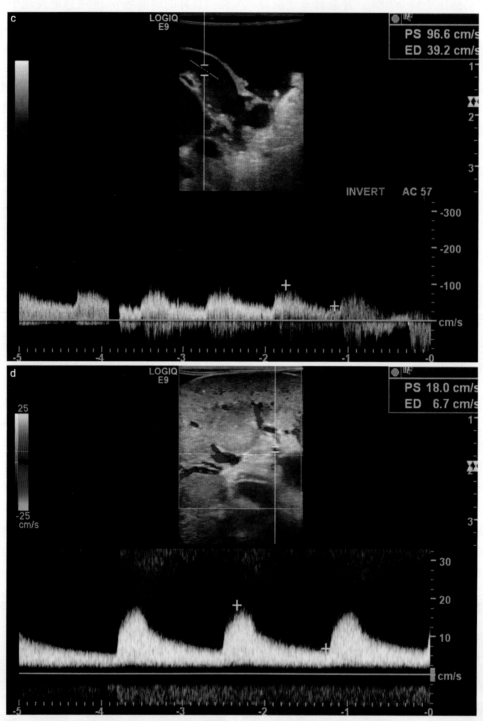

图48.1 （a）肾动脉主干修补前的术中彩超长轴；（b）短轴所见；（c）修补术后彩超相应的频谱多普勒分析；（d）肾实质信号

表 48.1　超声扫查肾动脉狭窄的术中多普勒速度指标

狭窄程度	速度指标
<内径减少 60% 肾动脉狭窄	整个肾动脉峰值流速<1.8m/s
>内径减少 60% 肾动脉狭窄	狭窄处和狭窄后段血流湍流区肾动脉峰值流速>1.8m/s
闭塞	肾动脉扫查无多普勒血流变化的信号
无充分的研究来解释	从整个肾动脉主干无法获得多普勒信号

在术中肾动脉彩超检查时，外科医生与血管超声医生相互配合非常重要。血管超声医生通过对频谱数据分析，获得了 B 超图像和血流速度的信息。外科医生负责探头的头部的操作，某种程度上可能存在技术失误，但为确保最佳超声图像获得，最好由有经验的血管超声医生来完成能量和时间的调整以尽可能减少人为误差。为获得病变部位的完整的多普勒取样和速度评估，密切合作是非常必要的。尽管血管超声医生参与术中研究常常被忽视，但因血管医生参与术中研究，提高了未来超声随访监测的能力，以获得满意的体表肾动脉彩超图像。

在肾动脉血管重建术后，超过 500 多患者实施了术中彩超，平均术中扫查的时间少于 5 分钟[10]。98% 病例获得了完整的 B 超扫描和多普勒血流速度数据。肾脏彩超认为是正常的病例中，77% 的病例 B 超二维显示无病变，而 23% 的病例二维显示病变存在。而显示狭窄后湍流，多普勒血流速度评估超过 1.8m/s 的占 11%，这些病变被认为是主要病变。对这些病例立即进行手术修复，术中每一例中都证实存在显著病变，并给予修复。成功修复的患者术中再行二次的彩超检查，结果证实修复成功。随访中，97% 的开放式修补术维持了肾动脉通畅，而且随访 5 年无再发的狭窄。二维 B 超显示，既无术前的小病变，也无术后显著的病变，事实上这与开放式手术成败相关。

这些二维 B 超发现的主要病变或小病变，且由多普勒血流速度标准予以明确，为引导术中修复提供了准确的信息。无动脉狭窄，则无远端湍流波形，而一些特殊情况值得一提：行肾动脉修补术完成后，术中彩色多普勒偶尔显示无解剖病变处收缩期峰值流速超出狭窄的诊断标准。这种情况下收缩期峰值流速升高贯穿整个修补过程中，而无局部的流速变化和远端的湍流频谱波形。这种类型的术中发现最常见于儿童和年轻人中非动脉粥样硬化疾病的肾动脉修补术后。在分支动脉修补后，这种收缩期峰值流速的增加也可以观察到从肾动脉主干到段动脉移行过渡。最后说明的是孤立肾肾血管修补术后，常常整个肾脏血流速度增加，而没有湍流的证据。

其他需特别关注的是某些舒张期多普勒频谱特征性变化，且确定出现时无技术上失误。慢性肾缺血血管再生时，因灌注不足而血管阻力增加，可以观察到异常的舒张期频谱。这种异常的频谱表现为极短的加速时间，且同时几乎无舒张期血流。这些变化体现出再激活的血管痉挛，这种激活的血管痉挛可通过动脉内注射罂粟碱 30mg 来明确，肾动脉血流的多普勒频谱特征性变化将在 2～3 分钟内恢复正常（图 48.2）。

评估行开放式肾动脉修补术后肾动脉通畅率，而无再发狭窄的比率见图 48.3，通过 B 超发现主要病变后行修补术病例中，12% 获得了这种通畅率[11]。腹主动脉的动脉内膜剥除术患者，尽管观察到的主要病变的数目与术中发现不成比例，但当术中彩色多普勒指导完成动脉再修复术，在不同的血管重建技术中观察到了同等的血管畅通率。开放式动脉修补术后动脉管腔通畅意义深远。行血管重建或肾切除治疗取决于血管是否狭窄或闭塞，开放式肾血管修补术失败意味着增加了最终依赖透析治疗的风险，这种风险预测是有意义的，而且独立于其他风险因素[11]。

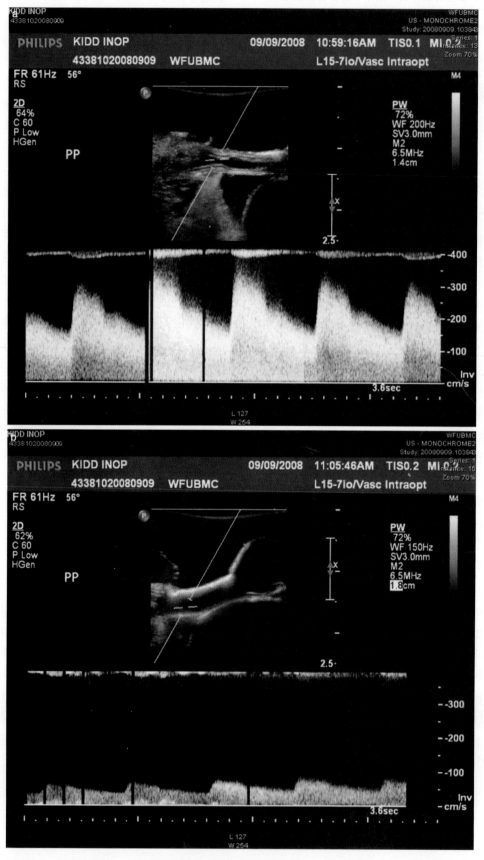

图48.2 术中彩超展示 **B** 超和频谱多普勒波形分析肾动脉主干血管痉挛。(a)罂粟碱注射前;(b)罂粟碱注射后

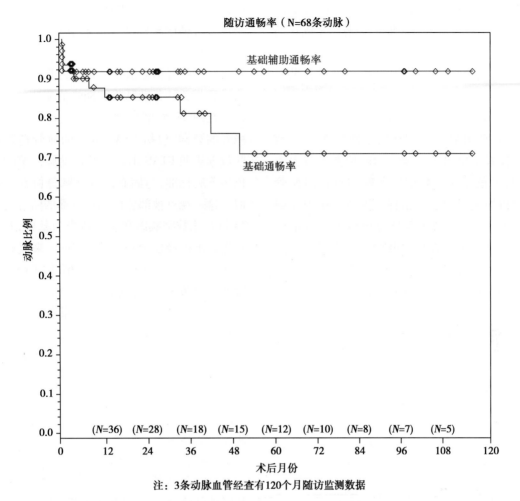

图 48.3　乘积-极限法在 **68** 个动脉中评估基础通畅率(蓝色)和基础辅助通畅率(红色)。标准差不超过 10%

肾血管疾病开放式手术修补后的肾彩超

开放式肾血管修补术的成功与否,常常可以设想为以评定血压是否达到理想的水平为基础。然而,理想的血压可能出现在移植肾血栓和肾梗死之后,同样也出现在肾脏切除后。或者,良好的血压反应也可出现在肾脏灌注完全改变时,而这种改变足以损伤肾素血管紧张素系统而留下后遗症,进而说明技术失败。基于这些原因,多年来肾动脉血管造影作为随访监测的方法。幸运的是,通过开放式修补术和经皮介入干预后的经皮肾动脉彩色超声的经验,已经证明是用以评估介入治疗成功与失败有效的手段。

为保证术后患者监测,患者需整晚禁食以尽可能减少肠道干扰。患者仰卧位,采用带有彩色多普勒成像功能的线阵探头 2.25MHz 或 4/2.25 凸阵探头,获得 B 超和多普勒超声图像。探头置于腹部正中线,于剑突下顺序扫查,于矢状切面腹主动脉上部观察脏器血管的起源。这一水平,可测定腹主动脉中心血流流速。以肠系膜上动脉起始处和左肾静脉为参照,横切面扫查,于深呼吸期间寻找两侧肾动脉主干起源。术中超声检查有利于发现肾脏上方或肾脏下方的肾动脉异位旁路起源。

为保证术后观察的完整性,从腹主动脉起始处至肾门扫查肾动脉全程,获得连续肾动脉多普勒血流信号和收缩期峰值流速。肾实质肾血管血流阻力使肾血管内表现出一致地的全舒张期前向性血流,但非肾动脉频谱的特征,腹腔干及其分支亦表现为全舒张期前向性血流,易与肾动脉血流信号相混淆。

卧位,经侧腰部切面,B 超成像和多普勒超声成像反复扫查。侧腰部切面 B 超易于显示,多普勒血流信号显示亦佳。从侧腰部扫查,探头表面更易于接近肾动脉区域,从而改善图像质量。选择合适的声束角度会减小对峰值血流速度的影响。完成肾动脉扫查后,需测量肾脏的长度、宽度和厚度。其他需检查的是肾门血管、弓状动脉和叶间动脉多普勒血流。

以原始肾动脉管腔为参照,确立了肾动脉狭窄内径减少≥60%和肾动脉闭塞的诊断标准[12]。然而,有些研究者也提出了其他的诊断标准来减少术后评估对技术的要求。频谱多普勒扫查肾门血管时,提倡测得加速时间这一指标。支持者认为经侧腰部切面行肾门处频谱多普勒分析减少了技术要求,且与肾动脉主干扫查相比减少了扫查时间。然而,采用评价加速时间作为术中肾血管修补的诊断肾血管疾病诊断标准,特异性高而敏感性低。当加速时间延长超出55ms时,近端肾动脉狭窄可确定诊断。然而,加速时间正常不能除外肾动脉狭窄疾病,在肾动脉狭窄和术后再发肾动脉狭窄的大多数患者中观察到了加速时间正常的现象。基于这些原因,作者仍坚持从肾动脉起始处至肾门处全程扫查,标准定为局部流速增加≥1.8m/s,同时伴有远端湍流频谱。后者诊断标准特异性大于90%,而且阳性和阴性预测值均超过90%。

肾动脉血管成形术和支架术后的彩超

尽管肾脏彩超在疾病筛查中、术中评估,及开放式手术修补术后监测有着良好的评价,但最近有些研究者质疑肾脏彩色多普勒在经皮血管成形术和腔内支架植入(percutaneous angiplasty and endoluminal stenting,PTAS)中的应用价值[13,14]。多数的研究者认为,狭窄处速度诊断标准是针对固有的肾动脉血管疾病,而 PTAS 术后应用这一标准的假阳性率结果不被承认。腔内支架术后肾动脉顺应性出现的变化,常常疑为 PTAS 术后的假阳性结果。反过来说,假定这一段管腔的血流速度增加,血管壁顺应性下降,可想而知超声观察支架内血流传播速度将增加。然而,这种传播速度的增加不应该影响血流速度或其测值,因为后者以血液成分移动且由多普勒频移信号测得。根据多普勒测量了置入或未置入腔内支架管腔,支持了这一观点[15,16]。而且,尽管随着肾动脉修补术(如肾动脉旁路和内膜剥脱术)管壁顺

应性发生改变,作者也观察到按照固有的肾动脉的彩色多普勒诊断标准评价术中和术后肾血管,与血管造影对比高度相关。

肾动脉峰值血流速度预测内径减少≥60%狭窄曲线和相关的肾动脉收缩期峰值流速的散点图已经显示在图 48.4 和图 48.5[17]。这一分析概括 49 例患者的数据,包括 PTAS 术后的血管造影成像。这些数据表明 PTAS 术后再发肾动脉狭窄的肾动脉彩色多普勒标准,与固有的肾动脉肾血管疾病情况类似。这一观点被部分但不是全部的研究者认同。以 24 例对比数字减影和血管造影为基础,其他的观察者也提出以峰值流速大于 2.3m/s 来监察再狭窄的血流动力学[18]。Chi 等报告,67 例 PTAS 术后怀疑肾动脉再发狭窄连续观察的患者,峰值流速超过 2m/s 者,复查血管造影,结果提示峰值流速以 3.95m/s 为标准定义超过内径减少70%狭窄[14]。

一些研究者报告,诊断固有的肾动脉狭窄疾病和 PTAS 术后再发狭窄患者,采用肾动脉-腹主动脉速度比率(renal aortic ratio,RAR)作为识别显著狭窄的标准。首先提出 RAR 的基本理论是,肾动脉流速反映的是腹主动脉流速,这一腹主动脉流速化合了增加的有肾动脉损伤部位流速。然而,根据群体调查研究和患者资料研究,表明腹主动脉峰值流速和肾动脉峰值流速没有相关性[1,19]。当然,肾动脉狭窄与肾脏彩超相关性完全基于肾动脉收缩期峰值流速。自然,RAR 这一术语被看做人为的相关性,而不是固有的肾动脉狭窄和 PTAS 后再发狭窄的鉴别标准。

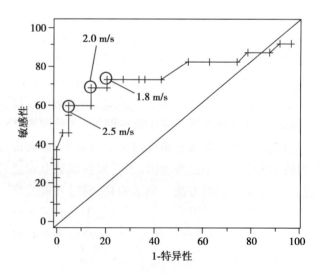

图 48.4 肾动脉收缩期峰值血流速度对应预测超过内径减少 60% 狭窄特征性曲张

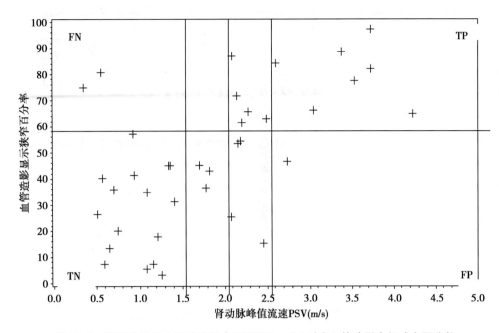

图 48.5　肾动脉峰值血流速度散点图（PSV，m/s）对应血管造影内径减少百分数

结　论

临床已经证明肾脏彩色多普勒在动脉粥样硬化肾血管疾病治疗中的应用价值。肾脏彩超是导致肾性高血压和/或肾脏排泄功能不全的肾动脉病变的筛查手段（如缺血性肾病）。肾脏彩超也证明是在开放式手术后实现术中观察有价值的方法。肾脏彩色多普勒准确地定义了肾血管病手术修补后的管腔通畅、再狭窄及闭塞。最后，作者也发现经皮血管成形术和腔内支架置入术后肾脏彩超的应用价值。

参考文献

1. Hansen KJ, Tribble RW, Reavis SW, Canzanello VJ, Craven TE, Plonk Jr GW, Dean RH. Renal duplex sonography: evaluation of clinical utility. J Vasc Surg. 1990;12(3):227–36.
2. Pearce JD, Edwards MS, Craven TE, English WP, Mondi MM, Reavis SW, Hansen KJ. Renal duplex parameters, blood pressure, and renal function in elderly people. Am J Kidney Dis. 2005;45(5):842–50.
3. Mostbeck GH, Kain R, Mallek R, Derfler K, Walter R, Havelec L, Tscholakoff D. Duplex Doppler sonography in renal parenchymal disease. Histopathologic correlation. J Ultrasound Med. 1991;10(4):189–94.
4. Ikee R, Kobayashi S, Hemmi N, Imakiire T, Kikuchi Y, Moriya H, Suzuki S, Miura S. Correlation between the resistive index by Doppler ultrasound and kidney function and histology. Am J Kidney Dis. 2005;46(4):603–9.
5. Radermacher J, Ellis S, Haller H. Renal resistance index and progression of renal disease. Hypertension. 2002;39(2 Pt 2):699–703.
6. Cohn Jr EJ, Benjamin ME, Sandager GP, Lilly MP, Killewich LA, Flinn WR. Can intrarenal duplex waveform analysis predict successful renal artery revascularization? J Vasc Surg. 1998;28(3):471–80; discussion 480–1.
7. Pearce JD, Craven TE, Edwards MS, Corriere MA, Crutchley TA, Fleming SH, Hansen KJ. Associations between renal duplex parameters and adverse cardiovascular events in the elderly: a prospective cohort study. Am J Kidney Dis. 2010;55(2):281–90.
8. Hansen KJ. Prevalence of ischemic nephropathy in the atherosclerotic population. Am J Kidney Dis. 1994;24(4):615–21.
9. Hansen KJ, Reavis SW, Dean RH. Duplex scanning in renovascular disease. Geriatr Nephrol Urol. 1996;6:89–97.
10. Hansen KJ, O'Neil EA, Reavis SW, Craven TE, Plonk Jr GW, Dean RH. Intraoperative duplex sonography during renal artery reconstruction. J Vasc Surg. 1991;14(3):364–74.
11. Crutchley TA, Pearce JD, Craven TE, Edwards MS, Dean RH, Hansen KJ. Branch renal artery repair with cold perfusion protection. J Vasc Surg. 2007;46(3):405–12.
12. Hudspeth DA, Hansen KJ, Reavis SW, Starr SM, Appel RG, Dean RH. Renal duplex sonography after treatment of renovascular disease. J Vasc Surg. 1993;18(3):381–8.
13. Mohabbat W, Greenberg RK, Mastracci TM, Cury M, Morales JP, Hernandez AV. Revised duplex criteria and outcomes for renal stents and stent grafts following endovascular repair of juxtarenal and thoracoabdominal aneurysms. J Vasc Surg. 2009;49:827–37.
14. Chi YW, White CJ, Thornton S, Milani RV. Ultrasound velocity criteria for renal in-stent Restenosis. J Vasc Surg. 2009;50:119–23.
15. Duong MH, Mackenzie TA, Zwolak RM, Kaplan AV, Robb JF, Thompson CA. Correlation of invasive Doppler flow wire with renal duplex ultrasonography in the evaluation of renal artery stenosis: the Renal Artery Stenosis Invasive Doppler (RAIDER) study. J Vasc Surg. 2007;45:284–8.
16. Savader SJ, Lund GB, Venbrux AC. Doppler flow wire evaluation of renal artery blood flow before and after PTA: initial results. J Vasc Interv Radiol. 1998;9(3):451–60.
17. Fleming SH, Davis RP, Craven TE, Deonanan JK, Godshall CJ, Hansen KJ. Accuracy of duplex sonography scans after renal artery stenting. J Vasc Surg. 2010;52(4):953–7; discussion 958.
18. Bakker J, Beutler JJ, Elgersma OEH, de Lange EE, de Kort GAP, Beek FJA. Duplex ultrasonography in assessing restenosis of renal artery stents. Cardiovasc Intervent Radiol. 1999;22:475–80.
19. Kohler TR, Zierler RE, Martin RL, Nicholls SC, Bergelin RO, Kazmers A, et al. Noninvasive diagnosis of renal artery stenosis by ultrasonic duplex scanning. J Vasc Surg. 1986;4:450–6.

49

第 49 章
肠系膜循环的彩超检查

David G. Neschis and William R. Flinn

摘　要

　　腹腔干和肠系膜上动脉闭塞性疾病很罕见,发生肠系膜缺血症状的患者也很少见。肠系膜动脉闭塞性病变的临床表现仍然不明确,从无症状到致命性的症状均可见到。急性腹腔干和肠系膜上动脉闭塞是血栓形成或栓塞导致的,可能出现需要紧急治疗的广泛的、不可逆的肠道缺血,其致死率仍是所有血管急症中最高的。

　　本章节中,我们回顾了正常和异常情况下,肠系膜血管的彩超扫描技术及其超声声像图表现。在临床应用中,包括对内脏动脉瘤、腹腔动脉压迫综合征和内脏缺血综合征的超声声像图的探讨,也包括很多最新的关于开放式外科手术的血管重建和微创的血管内介入治疗术后监测的超声资料。

　　由于早期诊断和治疗可以明显减少严重的肠道缺血梗死的发生,因此对可疑内脏缺血患者来说,肠系膜血管的彩超可能成为常规的、无创的诊断评估手段。与所有深层腹部彩超扫描类似,肠系膜血管扫描与颈部或四肢的血管扫描相比需要更精湛的技术。随着彩超设备的不断精进,超声检查手段也促进了临床领域的发展。

关键词

彩超、腹腔干、肠系膜上动脉、肠系膜缺血、肠系膜动脉旁路、肠系膜动脉、支架

　　腹腔干和肠系膜上动脉闭塞性疾病很罕见,发生肠系膜缺血症状的患者也很少见。肠系膜动脉闭塞性病变的临床表现仍然不明确,从无症状到致命性的症状均可见。急性腹腔干(celiac artery,CA)和肠系膜上动脉(superior mensenteric artery,SMA)闭塞是由血栓形成或栓塞导致的,可能出现需要紧急治疗的广泛的、不可逆的肠道缺血,其致死率仍是所有血管急症中最高的。慢性动脉粥样硬化闭塞性疾病所致肠系膜血管疾病实际的发病率还没有明确的数据,对于发病率与症状的确切联系了解的还很少,也没有疾病进展速度相关资料的记载。目前普遍接受的观点即严重的多根血管病变时可能在疾病初期表现出非特异性症状。例如,进食后出现疼痛("腹

部绞痛")和体重下降,通常被误认为是更常见的肠胃疾病如消化性溃疡、胆道疾病或隐匿的恶性肿瘤。慢性肠系膜缺血疾病的早期诊断及早期治疗至关重要,因为一旦肠道缺血疾病血栓形成,伴发肠道梗死的死亡率将在半数以上。在过去,由于肠系膜血管闭塞性疾病需要动脉造影来观察,慢性肠系膜缺血疾病常常伴有非特异性的临床症状,常导致大多数患者的诊断延误。彩超越来越广泛地应用于外周血管疾病和内脏动脉疾病的检查,显然,这项技术可以适用于肠系膜主干血管的检查。一方面,对于少数的可疑肠系膜缺血患者,肠系膜彩超扫描可以作为无创的、初筛的检查方式。另一方面,彩超可以用来全面的研究观察肠系膜闭塞性疾病,这些肠系膜闭

塞性疾病往往因为其他无关的病因进行检查时通过血管造影偶然发现的。最后讨论的内容，即彩超检查有助于进行内脏血管重建术的患者的随访。

目前，大多数血管检查中心或超声中心已经开展部分深层腹部彩超扫描包括肾血管和肠系膜动脉[1,2]、下腔静脉[3]和门静脉系统[4-6]的检查。然而，与其他病变如颈动脉及肾动脉疾病相比，肠系膜动脉闭塞性疾病的发病率低，因此仅较少的患者常规就诊进行彩超检查。由于患者体质和脂肪分布的不同、呼吸运动干扰的存在、深度和腹部主要血管的解剖变异，因此在无创检查的应用方面，深层腹部彩超仍然是具有最大挑战的技术之一。血管空间解剖变异较大，有时即使是正常的肠系膜解剖，其主要的血管及其分支走行的关系也是很复杂的。当肠系膜动脉闭塞性病变处出现大的侧支血管时，肠系膜动脉的解剖可能更加多变。受肠道气体干扰影响，正常的患者或胃肠疾病的患者彩超扫描内脏血管时也

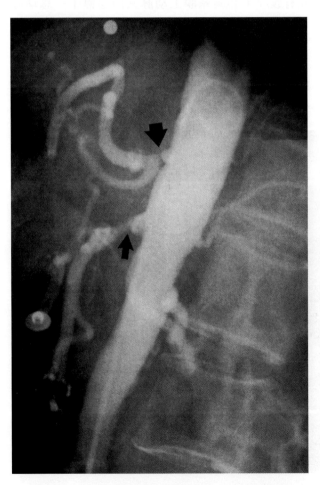

图 49.1　侧面观：显示肠系膜动脉主干血管，典型的动脉粥样硬化病变大多数发生在开口位置。腹腔干（大箭头）和肠系膜上动脉（小箭头）均是在接近腹主动脉起始处有严重的狭窄

变得模糊不清。

内脏血管的动脉粥样硬化病变经常发生在从腹主动脉发出的腹腔干和肠系膜上动脉的起始处及其附近（即"开口病变"）（图 49.1），即便是远端分支很复杂，此处的病变是肠系膜血管病变中最可预见的部分。彩超扫描腹腔干和肠系膜上动脉起始处及其近端 2~4cm，能够识别大多数重要的病变。通常认为至少两根主要的肠系膜血管出现严重的狭窄或闭塞时，才会出现明显的临床症状和/或存在肠道梗死的危险。超声发现病变的患者，仍然需要动脉造影来明确是否需要治疗，同时选择最佳的治疗方案。但肠系膜彩超扫描仍然是必要的，有助于筛选出那些最能从动脉造影中获益的患者。因此，肠系膜彩超扫描的临床应用：1. 能够识别出正常的血管或轻-中度动脉粥样硬化狭窄的患者，从而避免进行动脉造影；2. 可以准确地鉴别出腹腔干和肠系膜上动脉严重的动脉粥样硬化狭窄闭塞疾病，辅助血管造影明确这些患者后续的临床治疗方式。

肠系膜彩超扫描：操作技术

与所有的深层腹部彩超扫描一样，肠道气体会干扰肠系膜血管检查。对于大多数病例来说检查前禁食一夜已足够，但是如果禁食一夜后肠道气体仍然影响检查，使用二甲硅油混合物可能会有帮助。

肠道内炎症（如急性肠系膜缺血、胆囊炎、胰腺炎、憩室炎）所导致的病情更危急的肠梗阻患者，会很大程度上限制肠系膜血管超声的应用。充分采用超声检查技巧对于进一步指导诊断是有帮助的，但对一些急诊可疑肠系膜缺血的病例，应该及时进行动脉造影，不能延误。

肠系膜血管彩超检查时，患者取仰卧位，头部轻轻地上抬。专用的低频腹部探头用于肠系膜血管、肾血管、肝门部血管和下腔静脉的扫描，前后中线的方法用于获得腹主动脉矢状位切面。由于腹腔干和肠系膜上动脉起自腹主动脉的前壁，在此处左侧肾静脉跨过主动脉前方，故其起始处通常是可显示的（图 49.2）。动脉粥样硬化闭塞性病变大多数发生在起自腹主动脉的腹腔干和肠系膜上动脉的起始处及其附近，每根血管的最初几厘米超声通常可充分显示，可为诊断所用。肠系膜下动脉（inferior mesenteric artery，IMA）起自腹主动脉分叉上几厘米处的肾下腹主动脉左侧。

脉冲多普勒检查时，取样容积一般设置为1.5~

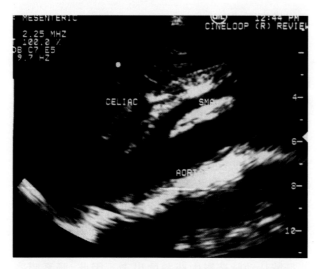

图 49.2　正常患者的腹主动脉矢状位扫描,与单侧腹主动脉类似,显示腹腔干和肠系膜上动脉的起始处及近段。将脉冲多普勒置于这些血管的近端部分即最容易发生闭塞性病变部位进行扫描

2. 0mm,记录收缩期峰值流速(peak systolic velocity, PSV)、舒张末期血流速度(end diastolic velocity, EDV)、波形特点和血流方向。扫描血管时,必须调节血流与超声波声束夹角=60度。Rizzo 等[7]观察到测量肠系膜动脉血流速度时,夹角角度应该小于60度,否则即使是正常的血管,也会错误的评估收缩期峰值流速。血管走行方向上血管的解剖经常突然发生改变,这需要超声专家尽可能地了解某些血管的位置和检测的角度。

准确的检查腹腔干具有挑战性。腹腔干长度很少超过 1~2cm,其分支解剖(常见的肝总动脉、脾动脉和胃左动脉)可能有极大的可变性。通过彩超常规检查很难从腹腔干、肝总动脉、脾动脉中鉴别出胃左动脉。然而腹腔干起始处与腹主动脉前壁发出的肠系膜上动脉的血流量大致相似,腹腔干的主要分支右侧(肝总动脉)和左侧(脾动脉),分流使得腹腔干血流方向接近 90 度的位置血流迅速改变,流向这两条主要分支,通过转换 B-模式扫描腹腔干可能识别这些解剖关系,被称为"兔耳"或"海鸥"(图49.3)。

与腹腔干相比,肠系膜上动脉的识别及脉冲多普勒频谱更容易。在常规检查时,通常肠系膜上动脉无分支血管显示。然而,在正常人群中肝右动脉起源于肠系膜上动脉的占 20%,部分患者甚至还可能有腹腔干和肠系膜上动脉共同起源于一总动脉干。在肠系膜上动脉主干闭塞的情况下,多变的侧支血管模式可能会更加令人困惑,难以分辨。胃十二指肠动脉或胰十二指肠动脉大的分支可能作为腹腔干和肠系膜上动脉之间交通的侧支循环血管,对于缺乏经验的检查者来说可能很难分辨清楚。

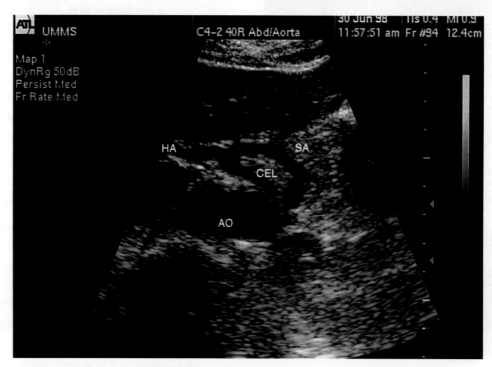

图 49.3　腹腔干的多普勒频谱扫描可能具有挑战性,这是受超声角度的影响。腹腔干(celiac trunk,CEL)分为脾动脉(splenic artery,SA)和肝总动脉(hepatic artery,HA),腹腔干血流走行方向突然改变,可能会被错误的评估血流速度,除非将受超声影响的角度控制在=60度。腹主动脉(AO)

肠系膜下动脉还没有作为常规检查项目,但是可以通过沿着肾下腹主动脉向分叉处扫查来鉴别,肠系膜下动脉通常是腹主动脉左侧发出的唯一的血管。单发的肠系膜下动脉的狭窄或闭塞很罕见,但是它在内脏侧支循环中起到很重要的作用。若肠系膜下动脉显著扩张,且容易识别,可能提示肠系膜上动脉闭塞性疾病,因为此时肠系膜下动脉作为侧支血管代偿扩张(图49.4)。然而,许多患者的肠系膜动脉疾病与腹主动脉及髂动脉的闭塞有关。此时,肠系膜下动脉可能闭塞,但是在进行彩超扫查时可能将大的腰动脉侧支管腔误认为是肠系膜下动脉。另一个可能会出错的地方是左肾下极副肾动脉也是起自于肾下腹主动脉的左侧,误将左肾下极副肾动脉认为是肠系膜下动脉。综上,既然腹腔干和肠系膜上动脉的起始处是临床疾病常累及的区域,那么在大多数病例中,应该将闭塞性病变的检查重点放在腹腔干和肠系膜上动脉起始处。

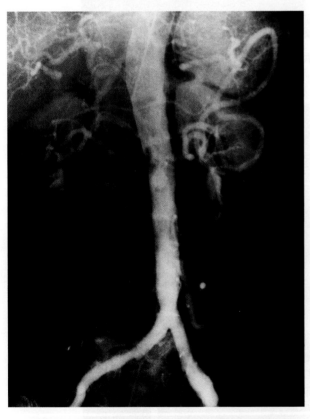

图49.4 腹主动脉造影显示明显扩张的肠系膜下动脉,肠系膜下动脉起自腹主动脉分叉上几厘米的肾下腹主动脉左侧处,在腹后壁腹膜后面向左下走行。该患肠系膜上动脉闭塞,可见反向血流通过迂曲的肠系膜动脉侧支血管

彩超扫查可以更快的识别腹主动脉发出的腹腔干和肠系膜上动脉的起始处,可以缩短检查时间。

彩色血流扫查有助于显示局部的血流紊乱区域,这些区域有必要进一步观察;或者在一支或两支主要的肠系膜血管闭塞时,彩色血流显示可以观察到血流信号的消失。重要的是,要记住彩色信号显示几乎全部依赖于血流的方向。如上所述的解剖结构变化,除这些血管起始处外,血管血流方向突然改变容易形成血流紊乱区。即使在正常的情况下,这样的血流方向改变同样形成血流紊乱区。

在肠系膜血管疾病的超声检查中,广为接受的多普勒频率或血流速度的诊断参数还不成熟,不像在其他大多数系统(如颈动脉、肾动脉、旁路移植等)中诊断标准已经约定熟成。大多数内脏血管的彩超的报道强调观察收缩期峰值流速、舒张末期血流速度和舒张早期反向血流的存在或消失。与颈动脉的扫描类似,大多数严重的狭窄通过舒张期和收缩期血流速度的局部升高来识别,闭塞则通过血流的消失或者血流的反向来识别。不同于肾动脉彩超扫描,通过测量正常的内脏血管血流速度和腹主动脉血流速比率的计算,并没有提高诊断准确性[8,9]。有些研究者已报道,无论是门脉系统[10,11],还是肠系膜动脉循环[12-15]都是使用多普勒血流速度的信息来测量血流量(ml/min)。尽管相当多的研究对血流量的数据感兴趣,但是这种评估方法却是严重错误的[16-18],而且大多数检查中心诊断不进行此种方法的测量。无论是外周循环,还是中央循环,收缩期峰值流速的升高和局部湍流的出现与血管造影描述的动脉病变具有良好的相关性。

正常的表现

肠系膜动脉的波形有特定的特征。静息状态下,大多数患者正常肠系膜上动脉呈现高阻力、伴舒张早期反向血流及舒张晚期前向性血流(即三相波波形。图49.5)。在整个心动周期中,腹腔干血流频谱和肾动脉血流频谱一样,呈低阻力持续前向性血流(图49.6)。正常肠系膜下动脉频谱波形与肠系膜上动脉的频谱形态相似,呈高阻力波形伴舒张早期反向血流。

临床应用

生理测量

在正常人群中,肠系膜血管的多普勒扫描已经

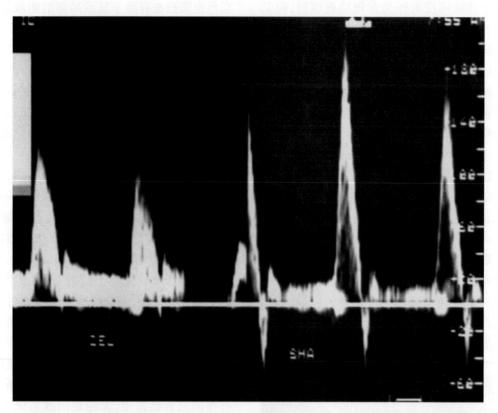

图49.5 正常腹腔的肠系膜上动脉的波形(右侧的频谱),不同于腹腔干(左侧频谱)。正常肠系膜上动脉呈三相波波形,与外周动脉高阻力相似

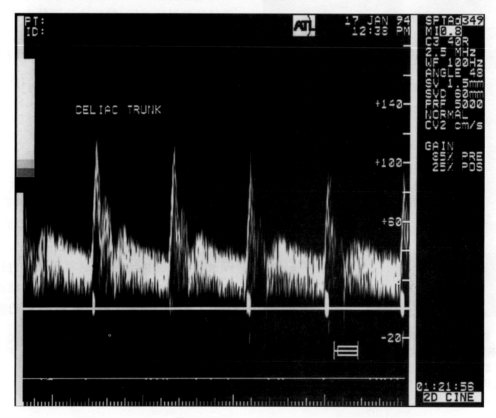

图49.6 正常腹腔干的血流频谱呈全收缩期和舒张期持续前向性血流

成功应用于进食后内脏循环的生理特征变化的描述。进食后 1 小时,在肠系膜上动脉出现的可重复变化是收缩期血流速度峰值显著增加[19]。在整个心动周期中,肠系膜上动脉血流波形转为呈低阻力模式特征,即前向血流伴舒张早期反向血流消失。膳食的组成包括体积、所含能量和营养成分,在进食后可能影响肠系膜血流速度的变化[1,4,15,20]。以脂肪和碳水化合物为膳食营养组成成分者,使得餐后收缩期血流速度显著增高[15]。

多普勒扫描也用来描述药物对肠道血流速度的影响。有研究者已经描述几种药物注入后肠系膜动脉血流的变化,如内脏血管舒张药物:胰高血糖素、促胰液素;如血管收缩剂:抗利尿激素[19-21]。Lilly 等[19]发现,进食后肠系膜上动脉血流随着胰高血糖素注入的变化而变化。

内脏血管动脉瘤

肠系膜血管的动脉瘤是极其罕见的,临床上采用彩超来观察肠系膜动脉瘤仍然是"奇闻轶事"。超声诊断肠系膜上动脉瘤[22-24]、肝动脉瘤[25,26]、脾动脉瘤[27,28]、胃十二动脉瘤[29]、中结肠动脉瘤[30]和胰十二指肠动脉瘤[31]已有报道,但这些病例常常是因为不明原因的胃肠道或腹部不适进行超声检查时发现的。而多普勒扫描可能有助于筛选出需要进一步全面检查的患者,如尚需行 CT、MRI 或者血管造影检查的患者。彩超可以从其他良性疾病、非血管性液体积聚的胰腺炎或其他腹膜后的炎症情况中区分出肠系膜上动脉和脾动脉的囊状假性动脉瘤。但是如前所述,肠梗阻和肠道过度积气可能妨碍诊断研究。

腹腔干压迫综合征(正中弓状韧带综合征)

在腹腔干起始处,可能由于膈肌的正中弓状韧带对腹腔干的压迫而导致局部血流速度增加,尤其在年轻人群中这一现象常见。据报道,有些腹腔干压迫综合征患者可能产生胃肠道症状,但是临床医生认为大多数是良性的改变,无或少有肠道梗死的危险性。事实上,彩超检查这些病变,多是用来评估这些经血管造影发现腹腔干血管狭窄的患者,而这些患者是由于其他原因而实施的血管造影(图49.7)。这一病变常常联系到正常的动脉壁和正常的腹主动脉,即没有动脉粥样硬化斑块证据的腹主动脉。深吸气后屏气过程中扫描时膈肌放松,腹腔动脉的血流速度常常恢复到正常而得以明确诊断。

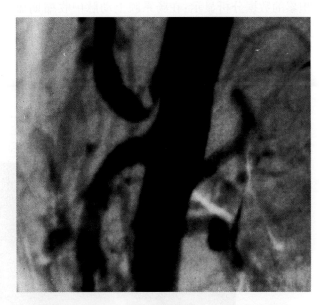

图 49.7　腹腔干由于受到横膈正中弓状韧带压迫引起狭窄的血管造影的特征表现:无腹主动脉或肠系膜上动脉粥样硬化的表现,这种情况下深吸气时彩超扫描结果和血管造影结果都是正常的

内脏缺血综合征

应用彩超作为筛选方法,观察可疑慢性肠道缺血患者的肠系膜动脉主干血管闭塞性疾病,而在过去此病的诊断是需要进行血管造影的,因此彩超检查吸引了临床医生的兴趣。

Jage 等[32]首先报道在腹腔干和肠系膜上动脉均有重度动脉粥样硬化狭窄且伴有慢性内脏缺血症状的患者,经彩超扫描显示脉冲多普勒频谱异常,即收缩期血流速度增加,频带明显变宽。其他研究者[33-34]也使用相似的诊断标准诊断重度狭窄或诊断肠道动脉的闭塞,并描述可见迂曲的彩色多普勒血流或血流信号的缺失。Moneta 等[35]报道,在一些腹腔干和肠系膜上动脉高度狭窄或闭塞的患者中,可见扩张的肠系膜下动脉,此时肠系膜下动脉已成为肠道循环主要的侧支血管。

彩超扫描肠系膜动脉病变的血流动力学的速度诊断标准(与颅外颈动脉疾病的诊断类似)目前还没有完全明确。与颈动脉疾病对比,肠系膜血管疾病的发病率低,仅有极少数动脉造影用来对比,这样的情况下很快得出诊断标准似乎不太可能。但一些研究能够提供一般的诊断范围,这对于实际工作者的临床应用很有帮助。Monea 等[9]对比 34 例已知动脉粥样硬化患者的肠系膜血管彩超扫描结果和血管造影结果。组中包括可疑内脏缺血的患者,也包括其他缺血症状较轻的需要常规血管造影的患者。

积累的数据分析显示:在肠系膜上动脉中收缩期血流速度超过 275cm/s(正常值 125 ~ 163cm/s),可预测严重肠系膜上动脉狭窄(>70%),敏感性为 89%,特异性为 92%。研究发现,当腹腔干收缩期峰值流速超过 200cm/s,可以诊断严重狭窄(>70%),诊断的准确性和特异性与前者相似。在这一回顾性报道中,起初通过彩超扫描腹腔干和肠系膜上动脉,观察

肠系膜血管与腹主动脉收缩期峰值流速比率来预测是否存在严重狭窄,但没有像肾动脉那样得到相应的结果。在随后的报道中[36],研究者期望通过评估 100 例血管造影和肠系膜血管彩超检查结果,证明这些诊断标准实际上在临床应用中足够准确,表明肠系膜血管彩超可以作为腹腔干或肠系膜上动脉闭塞性疾病的一种筛查方法(图 49.8)。

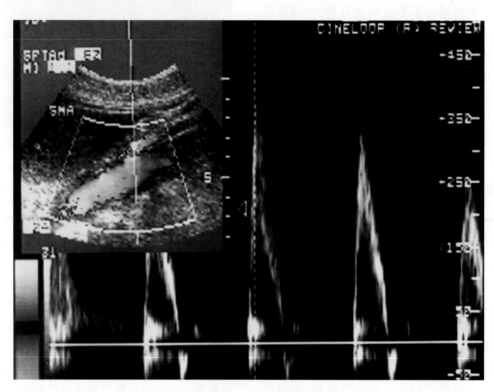

图 49.8　近端肠系膜上动脉的彩超扫描收缩期峰值流速明显增快>350cm/s,表明肠系膜上动脉的狭窄>70%

Bowersox 等[37]的报道已经证实肠系膜彩超扫描可以用于诊断明显的腹腔干和肠系膜上动脉病变,25 例可疑内脏缺血患者的彩超肠系膜血管扫描与血管造影对比,观察到进行彩超扫描检查能够很好预测肠系膜上动脉狭窄超过 50% 的患者,这部分患者收缩期峰值流速>300cm/s 或者舒张末期血流速度>45cm/s。但采用彩超扫描腹腔干,却没有得到腹腔干狭窄可靠的速度标准。研究也观察到如本章前文述及的腹腔干的解剖受超声波的影响。或者是由于样本例数少,或者是由于大多数患者是有症状的,出现解剖上和多变的侧支循环可能解释观察到的差异。Healy 等[38]进一步强调利用彩超诊断肠系膜闭塞病变,在试图获得准确的诊断标准时遇到困难,表明不可能确定明确的腹腔干或肠系膜上动脉狭窄的血流速度的诊断标准。

前瞻性研究一般都需要与动脉造影进行对比,

但是如前所述,可用于研究的病例是很稀少的。虽然如此,在任何动脉系统中应用于彩超诊断狭窄或闭塞的一般原则,适宜应用于肠系膜血管的扫描:1)局部的收缩期峰值流速显著的升高,尤其与舒张末期血流速度的升高有关;2)狭窄远端即狭窄后湍流随之血流速度下降;3)解剖上清晰显示某动脉段血流消失,尤其是在病变远端出现血流反向(提示闭塞)。成功地进行肠系膜循环检查的关键,与其说依赖于精确的速度标准,还不如说更依赖于准确识别血管解剖和控制多普勒检查多变的操作技术。

围手术期的应用

术中的应用

与所有的血管重建相同,早期技术的成功是肠

系膜血管重建良好术后效果必要条件。因为早期腹腔内局部旁路血管移植失败可以表现不明显，腹痛不是进行剖腹探查的可靠症状，而且一旦患者发生肠梗死，结局几乎都是致命性的。显然，肠系膜血管重建技术术中评估是重要的临床组成部分。现今的超声设备便于携带，利于外科医生更加熟悉这些技术，使得彩超使用逐渐增加，用于评估肾血管和肠系膜血管重建术后成功与否。Oderich 等[39] 在 68 例内脏血管重建患者的手术时应用彩超技术进行评估，术中彩超检查识别出异常的患者，其早期血栓形成的几率高、再次干预治疗和围手术期死亡率高，作者总结：应早期应用彩超扫描，有助于完善肠系膜血管重建术术式。

术后应用

有临床症状的肠系膜动脉闭塞的血管重建需要特殊管理。然而，像最初诊断一样，在过去这些重建血管是否再通只能通过血管造影来明确。Sandager 等[40] 首次报道彩超用来评估内脏重建血管的再通，在 7 个内脏旁路移植中彩超扫描成功记录了 6 个，且与血管造影的标准具有相关性。McMillan 等[41] 报道彩超扫描成功记录了 30 例肠系膜旁路术的随访，这个研究也表明，仅依赖于腹部症状的再发来观察肠系膜移植血管闭塞的敏感性低于 33%。在不需要进行血管造影成像情况下，彩色超声检查能够无创地明确内脏重建血管通畅与否（图 49.9）。

Liem 等[42] 分析了 38 例患者 43 例肠系膜血管旁路移植术的彩超扫描的特点。移植中期，移植血管血流频谱速度受移植材料、流入动脉、目标动脉或移植构型（顺行和逆行）的影响不明显。尽管还没有标准来预测未来移植血栓的形成及频谱的血流速度，但研究表明，移植中期频谱速度即收缩期峰值流速于 100~200cm/s 之间，一般认为移植期频谱的速度仍然比较稳定。如果收缩期峰值流速≥300cm/s或<50cm/s，研究者会建议进行计算机断层扫描血管造影（Computed Tomography Angiography，CTA）或血管造影。另外若从一个检查到另一个检查，血流速度发生明显变化提示可能存在狭窄。这个研究的局限性包括样本例数少和缺乏血管造影的相关资料。对于这些移植的彩超监测作用目前还不清楚。由于需要重复进行有创的对照研究，所以过去的研

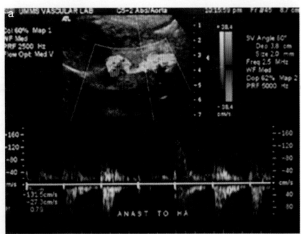
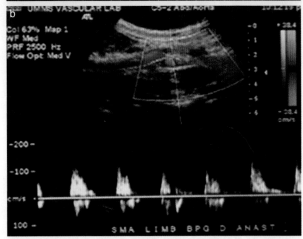

图 49.9 彩超扫描显示通畅的分叉旁路移植动脉。 a：与肝动脉连接的一支；b：与肠系膜上动脉连接的一支

究资料不完全，而随着肠系膜旁路移植术术后彩超扫描经验的积累，会更准确的记录后期一系列的畅通情况。总之，彩超能够成功的用于肠系膜血管重建的术后的观察，避免了大多数病例需要重复进行有创的检查。然而，需要引起注意的是，即使对于一个有经验的超声专家来说，这些重建血管的解剖结构也可能是相当复杂的，解剖结构常常不直观。如使用人造血管或静脉进行腹主动脉顺行旁路移植、腹主动脉逆行旁路移植（图 49.10）或髂动脉移植都是可以实施的。因此如果能够提供外科手术的细节，将非常有利于患者后期超声检查时选择最佳操作程序。

血管内介入治疗

血管内介入治疗包括球囊扩张血管成形术和支架术，目前在肾动脉中已经常规开展，现已证明这些技术应用于肠系膜动脉闭塞性病变的治疗也是有效

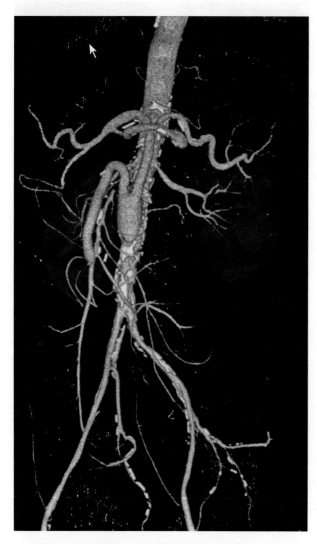

图 49.10　实施肾下腹主动脉血流逆流技术,采用涤纶分叉形状移植血管进行主动脉腹腔动脉与肠系膜血管旁路重建。由于重建手术在解剖学上常常很复杂,外科医生若希望术后应用肠系膜彩超扫描进行随访,必须告知超声医生在这些血管重建过程中的外科细节

的(图 49.11)。Steinmetz 等[43]报道 19 例慢性肠系膜缺血的患者通过球囊扩张血管成形术和支架术的治疗经验。尽管 19 例患者中 7 例 2 根血管只有 1 根达到治疗的目的,但作者报道技术成功率是100%。在这 7 例患者中,由于血流的反冲作用或残余管腔的狭窄,采用支架是必要的,进行血管成形术和/或支架术的患者采用彩超进行平均 31 个月的随访。最初通畅率为 75%,但 85% 的随访患者长期疼痛的症状得以缓解。3 例患者再发症状性狭窄,再次接受血管成形术,症状再次得以缓解。另有 2 例患者发现无症状性再狭窄,之后采用保守治疗[43]。AbuRahma 等[44]经过 4 年半的研究,报道 22 例患者

24 支肠系膜动脉伴有临床症状的病变,并实施球囊扩张血管成形术或支架术治疗。在这一系列的研究中,最初的技术成功的定义:96% 的患者每一根血管残余狭窄<30% 和压力梯度<10mmHg。随访平均超过 26 个月,后期临床成功率为 61%,其中无再狭窄占 70%,30% 记录了客观的彩超检查结果,67% 的患者没有症状的复发。这些患者四年的存活率是53%[44]。

彩超已经用于肠系膜动脉血管内重建术的术后随访评估(图 49.11)。经血管造影或支架术的随访后,可以发现血管成形术或支架术后显著降低的收缩期峰值流速与良好的临床反应有明显的相关性[45]。尽管收缩期峰值流速会比术前明显下降,但随着血管内治疗的变化收缩期峰值流速可能暂时停留在异常的范围(>275cm/s)。Sharafuddin 等[45]表明支架外肠系膜上动脉的超声检查,需要在严格禁食的情况下进行以减少因进食增加了收缩期峰值流速,影响检查结果的准确性。

在最近的一项研究[46]中,所有成功实施肠系膜上动脉支架术的患者,收缩期峰值流速仍然高于275cm/s。Mitchell 等[46]报道 13 例早期支架术后彩超检查的数据。若肠系膜上动脉收缩期峰值流速低于动脉自身狭窄>70% 流速的诊断标准,则未实施支架置入治疗术,而实施支架术后者,平均收缩期峰值流速从支架术前 450cm/s 降至术后 336cm/s;Fenwick 等[47]从 4 例肠系膜上动脉狭窄>70% 的支架置入术成功的患者中记录了 3 例患者的血流速度,与狭窄程度相一致,这 3 例患者术后没有症状的复发或体重的下降。[47]

到目前为止,还没有肠系膜上动脉狭窄的诊断标准能够应用于支架术后的彩超的评估。直到新的、具有支架特异性的诊断标准建立和验证前,作者建议先取得支架术后早期彩超数据作为基础血流,超过这一基础水平的无论是症状的复发,还是收缩期峰值流速的显著增加都应进行干预治疗。

急性肠系膜缺血

急性肠系膜缺血通常是肠系膜动脉栓塞或肠系膜动脉血栓形成引起的。因为治疗的方式不同,如果能通过直观的彩超扫描识别出不连续的闭塞的肠系膜动脉,则是理想的结果。临床上,急性肠系膜主干动脉闭塞的患者如果在早期接受彩超扫描,可以提供准确的诊断。但是,若因此伴发的肠梗阻迅速

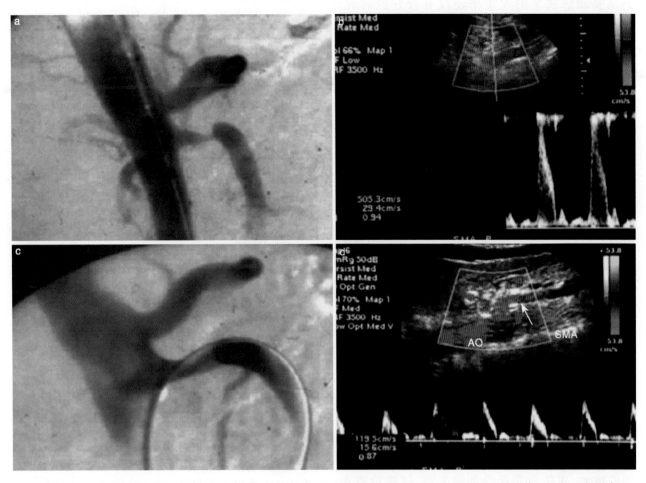

图 49.11　（a）图示腹主动脉成像,显示肠系膜上动脉的近端高度狭窄;（b）狭窄处与彩超收缩期峰值流速的显著增高一致（505cm/s）;（c）图示经皮血管成形术和支架术术后血管造影成像,显示肠系膜上动脉狭窄治疗后;（d）与彩超图像一致,可见支架（箭头所示）,并见收缩期峰值流速下降至正常水平（120cm/s）

发展时,致使彩超检查几乎是无济于事,不能提供准确的诊断,这些患者的诊断经常被延误。Takahashi 等[48]报道 1 例有急性肠系膜缺血的患者,通过彩超检测到门静脉的血流迅速的减少,门静脉血流减少是肠系膜动脉血流严重减少的间接反应,但是缺乏特异性,所以在大多数情况下临床实用性是有限的。这样的患者需立即行血管造影或 CTA 诊断,因为在诊断过程中过度的延迟可能会导致不可逆转的肠梗死。

超声造影

　　与颈部或四肢的血管不同,由于患者的体质或肠道积气干扰,肠系膜血管的影像检查常常是很困难的。在适当的深度,需要低频探头成像,但因其 B-模式图像分辨率较差的影响,可能导致多普勒取样框的放置不准确。为此,人们正在研究造影剂用来增强血管的超声成像。理想的超声造影剂具有合适的密度和能明显反射传递超声波的声学特性。此外,造影剂是惰性物质,要足够小才能轻松地通过毛细血管,并存留在血管内足够长的时间以便完成超声检查。Perflutren（杜邦制药有限公司制造）是这样的一个造影剂,注入无菌生理盐水内激活后,再经静脉内注射。Blebea 等[49]在 17 例患者中评估 Perflutren 在肠系膜动脉检查中潜在的实用性,总结发现这种造影剂基本上是安全的,但没有显著的提高超声的准确性,也非必需的常规应用方法。然而,针对较难以显示的肥胖或腹部过多气体的患者使用造影剂检查是非常有帮助的。

筛查

　　彩超检查作为可疑慢性肠道缺血患者的首选筛查方法,这一点已普遍被接受[50],但一般人群中肠系膜动脉狭窄的发生率还没有较好的研究。Hansen 等[51]评估美国老年人肠系膜动脉狭窄的发生率,对超过 550 名老年志愿者进行研究,使用的诊断标准:腹腔干收缩期峰值流速>200cm/s,肠系膜上动脉收缩期峰值流速>270cm/s,或者血管闭塞。结果发现,17.5% 的患者存在明显的腹腔干或肠系膜上动脉狭窄,或者闭塞;大多数(10.5%)患者仅存在腹腔干的狭窄;0.9% 的患者仅存在肠系膜上动脉的狭窄;0.4% 的患者存在腹腔干的闭塞。研究认为所有的肠系膜动脉狭窄的患者与体重下降症状没有关系。然而,研究者切实地注意到,同时存在腹腔动脉闭塞和肠系膜上动脉狭窄的患者则与体重下降症状有显著的相关性,且可并发肾动脉疾病。

总　结

　　由于早期诊断和治疗可以明显减少严重的肠道疾病的发生,因此肠系膜动脉彩超扫描可能成为可疑内脏缺血患者常规的无创的诊断评估手段。与所有深层腹部彩超扫描类似,肠系膜血管扫描与颈部或四肢的血管扫描相比需要更精湛的技术。过去没有可靠的评估腹腔内部血管无创的技术,现随着彩超设备的发展,这些检查手段也促进了临床领域的发展。与其他彩超扫描的应用类似,无论是在外科手术还是血管内介入领域,肠系膜动脉彩超扫描可以用于肠系膜血管重建术术中监测来确保手术的成功。肠系膜动脉彩超扫描是能够用于术后长期的随访或监测术后成败的一种检查手段。

参考文献

1. Flinn WR, Sandager GP, Lilly MP, et al. Duplex scan of mesenteric and celiac arteries. In: Bergan JJ, Yao JST, editors. Arterial surgery: new diagnostic and operative techniques. Orlando: Grune and Stratton; 1988. p. 367.
2. Blackburn DR. Color duplex imaging of the mesenteric and renal arteries. J Vasc Technol. 1991;15:139.
3. Sandager GP, Zimmer S, Silva MB, Flinn WR. Ultrasonographic characteristics of transvenous vena caval interruption devices. J Vasc Technol. 1992;16:17–21.
4. Ackroyd N, Gill R, Griffiths K, et al. Duplex scanning of the portal vein and portasystemic shunts. Surgery. 1986;90:591.
5. Ralls PW. Color Doppler sonography of the hepatic artery and portal venous system. AJR Am J Roentgenol. 1990;155:517.
6. Grant EG, Tessler FN, Gomes AS, et al. Color Doppler imaging of portosystemic shunts. AJR Am J Roentgenol. 1990;154:393.
7. Rizzo RJ, Sandager G, Astleford P, et al. Mesenteric flow velocity variations as a function of angle of insonation. J Vasc Surg. 1990;11:688.
8. Healy DA, Neumeyer MM, Atnip RG, Thiele BL. Evaluation of mesenteric vascular disease with duplex ultrasound. Circulation. 1990;82(Suppl III):III-460.
9. Moneta GL, Yeager RA, Dalman R, et al. Duplex ultrasound criteria for diagnosis of splanchnic artery stenosis or occlusion. J Vasc Surg. 1991;14:511–20.
10. Moriyasu F, Ban N, Nishida O, et al. Clinical application of an ultrasonic duplex system in the quantitative measurement of portal blood flow. J Clin Ultrasound. 1986;14:579.
11. Sato S, Ohnishi K, Sugita S, Okuda K. Splenic artery and superior mesenteric artery blood flow: nonsurgical Doppler US measurement in healthy subjects and patients with chronic liver disease. Radiology. 1987;164:347.
12. Qamar MI, Read AE, Skidmore R, et al. Transcutaneous Doppler ultrasound measurement of coeliac axis blood flow in man. Br J Surg. 1985;72:391.
13. Qamar MI, Read AE, Mountford R. Increased superior mesenteric artery blood flow after glucose but not lactulose ingestion. Q J Med. 1986;233:893.
14. Jäger K, Bollinger A, Vallie C, Ammann R. Measurement of mesenteric blood flow by duplex scanning. J Vasc Surg. 1986;3:462.
15. Moneta GL, Taylor DC, Helton WS, et al. Duplex ultrasound measurement of postprandial intestinal blood flow: effect of meal composition. Gastroenterology. 1988;95:1294.
16. Gill RW. Measurement of blood flow by ultrasound: accuracy and sources of error. Ultrasound Med Biol. 1985;11:625.
17. Hoskins PR. Measurement of arterial blood flow by Doppler ultrasound. Clin Phys Physiol Meas. 1990;11:1.
18. Taylor GA. Blood flow in the superior mesenteric artery: estimation with Doppler US. Radiology. 1990;174:15.
19. Lilly MP, Harward TRS, Flinn WR, et al. Duplex ultrasound measurement of changes in mesenteric flow velocity with pharmacologic and physiologic alteration of intestinal blood flow in man. J Vasc Surg. 1989;9:18.
20. Flinn WR, Rizzo RJ, Park JS, Sandager GP. Duplex scanning for assessment of mesenteric ischemia. Surg Clin North Am. 1990;70:99.
21. Nishida O, Moriyasu F, Nakamura T, et al. Relationship between splenic and superior mesenteric venous circulation. Gastroenterology. 1990;98:721.
22. Gooding GAW. Ultrasound of a superior mesenteric artery aneurysm secondary to pancreatitis: a plea for real-time ultrasound of sonolucent masses in pancreatitis. J Clin Ultrasound. 1981;9:255.
23. Bret PM, Bretagnolle M, Enoch G, et al. Ultrasonic features of aneurysms of splanchnic arteries. J Can Assoc Radiol. 1985;36:226.
24. Mourad K, Guggiana P, Minasian H. Superior mesenteric artery aneurysm diagnosed by ultrasound. Br J Radiol. 1987;60:287.
25. Paolella L, Scola FH, Cronan JJ. Hepatic artery aneurysm: an ultrasound diagnosis. J Clin Ultrasound. 1985;13:360.
26. Stokland E, Wihed A, Ceder S, et al. Ultrasonic diagnosis of an aneurysm of the common hepatic artery. J Clin Ultrasound. 1985;13:369.
27. Bolondi L, Casanova P, Arienti V, et al. A case of aneurysm of the splenic artery visualized by dynamic ultrasonography. Br J Radiol. 1981;54:1109.
28. Derchi LE, Biggi E, Cicio GR. Aneurysms of the splenic artery: noninvasive diagnosis by pulsed Doppler sonography. J Ultrasound Med. 1984;3:41.
29. Green D, Carroll BA. Aneurysm of the gastroduodenal artery causing biliary obstruction: real-time ultrasound diagnosis. J Ultrasound Med. 1984;3:375.
30. Verma BS, Bose AK, Bhatia HC, Katoch R. Superior mesenteric artery branch aneurysm diagnosed by ultrasound. Br J Radiol. 1991;64:169.
31. Grech P, Rowlands P, Crofton M. Aneurysm of the inferior pancreaticoduodenal artery diagnosed by real-time ultrasound and pulsed Doppler. Br J Radiol. 1989;62:753.
32. Jäger KA, Fortner GS, Thiele BL, Strandness DE. Noninvasive diagnosis of intestinal angina. J Clin Ultrasound. 1984;12:588–91.
33. Nicholls SC, Kohler TR, Martin RL, Strandness Jr ED. Use of

hemodynamic parameters in the diagnosis of mesenteric insufficiency. J Vasc Surg. 1986;3:507.

34. Hartnell GG, Gibson RN. Doppler ultrasound in the diagnosis of intestinal ischemia. Gastrointest Radiol. 1987;12:285.

35. Moneta GL, Cummings C, Caston J, Porter JM. Duplex ultrasound demonstration of postprandial mesenteric hyperemia in splanchnic circulation collateral vessels. J Vasc Technol. 1991;15:37.

36. Moneta GL, Lee RW, Yeager RA, et al. Mesenteric duplex scanning: a blinded prospective study. J Vasc Surg. 1993;17:79–86.

37. Bowersox JC, Zwolak RM, Walsh DB, et al. Duplex ultrasonography in the diagnosis of celiac and mesenteric artery occlusive disease. J Vasc Surg. 1991;14:780–8.

38. Healy DA, Neumyer MM, Atnip RG, Thiele BL. Evaluation of celiac and mesenteric vascular disease with duplex ultrasonography. J Ultrasound Med. 1992;11:481–5.

39. Oderich GS, Panneton JM, Macedo TA, et al. Intraoperative duplex ultrasound of visceral revascularizations: optimizing technical success and outcome. J Vasc Surg. 2003;38:684–91.

40. Sandager G, Flinn WR, McCarthy WJ, et al. Assessment of visceral arterial reconstruction using duplex scan. J Vasc Technol. 1987; 11:13.

41. McMillan WD, McCarthy WJ, Bresticker MR, et al. Mesenteric artery bypass: objective patency determination. J Vasc Surg. 1995;21:729–41.

42. Liem TK, Segall JA, Wei W, et al. Duplex scan characteristics of bypass grafts to mesenteric arteries. J Vasc Surg. 2007;45:922–8.

43. Steinmetz E, Tatou E, Favier-Blavoux C, et al. Endovascular treatment as first choice in chronic intestinal ischemia. Ann Vasc Surg. 2002;16:693–9.

44. AbuRahma AF, Stone PA, Bates MC, et al. Angioplasty/stenting of the superior mesenteric artery and celiac trunk: early and late outcomes. J Endovasc Ther. 2003;10:1046–53.

45. Sharafuddin MJ, Olson CH, Sun S, et al. Endovascular treatment of celiac and mesenteric arteries stenosis: applications and results. J Vasc Surg. 2003;38:692–8.

46. Mitchell EL, Chang EY, Landry GJ, et al. Duplex criteria for native superior mesenteric artery stenosis overestimates stenosis in stented superior mesenteric arteries. J Vasc Surg. 2009;50:335–40.

47. Fenwich JL, Wright IA, Buckenham TM, et al. Endovascular repair of chronic mesenteric occlusive disease: the role of duplex surveillance. ANZ J Surg. 2007;77:60–3.

48. Takahashi H, Takezawa J, Okada T, et al. Portal blood flow measured by duplex scanning during mesenteric infarction. Crit Care Med. 1986;14:253.

49. Blebea J, Volteas N, Neumyer M, et al. Contrast enhanced duplex ultrasound imaging of the mesenteric arteries. Ann Vasc Surg. 2002;16:77–83.

50. Moneta GL. Screening for mesenteric vascular insufficiency and follow-up of mesenteric artery bypass procedures. Semin Vasc Surg. 2001;14:186–92.

51. Hansen KJ, Wilson DB, Craven TE. Mesenteric disease in the elderly. J Vasc Surg. 2004;40:45–52.

50

第 50 章
彩超在腹主动脉瘤及外周血管
动脉瘤的应用

Shaun M. Stickley 和 George H. Meier III

摘　要

　　应用超声诊断腹主动脉瘤、外周血管动脉瘤已经有多年的历史。然而要确切地说明二者在诊断方法上有什么差别，却是很难说明。应用 CT 或超声检查显然得出的测量结果不一定相等。新近的超声技术使得 CT 和超声成像得以融合，在形态学上许多方面二者是关联的。这种融合技术可以使得不同的影像之间的差异通过实时超声技术的辅助检查得以完善。

　　UK Small Aneurysm Tria 通过应用彩超对大量的小动脉瘤（小动脉瘤即为不需要介入治疗的腹主动脉瘤）进行观察，将超声作为基本的影像手段来观察腹主动脉小动脉瘤。一旦动脉瘤的大小达到了适合介入治疗的尺度，CT 扫描则可提供客观的数据，用于一系列的治疗计划中。超声诊断腹主动脉瘤及腹主动脉 CT 的补充应用，是腹主动脉瘤患者重要的、合理的诊疗方法。通过应用超声诊断方法，可以避免辐射和血管内造影剂的应用。直至介入治疗之前超声检查都是必要的。

　　一直以来，超声在外周血管疾病的应用中，尤其是手足动脉瘤的诊断和治疗中起着极为重要的作用。股动脉瘤和腘动脉瘤都可单独依靠超声诊断，来定制治疗方案和跟踪随访。在腹部检查中，超声受到肠道气体和患者身体状态的限制，而在外周血管检查中则不存在这些问题。总而言之，超声和 CT 检查作为互补的影像学检查手段，使得深部组织成像成为可能，而且成为临床工作中依赖的非侵入的监测手段。

关键词

超声诊断动脉瘤、腹主动脉瘤、股动脉瘤、CT 诊断腹主动脉瘤、腘动脉瘤、CT 与超声对照诊断腹主动脉瘤

引言

　　因为动脉瘤的筛查、治疗和长期随访方面知识的不断更新，对于血管外科来说，腹主动脉和肢体动脉瘤的诊断和治疗是一个具有挑战性的领域。随着血管疾病的治疗策略的改进，超声在动脉瘤的诊断及治疗中的作用随之变化[1]。前些年，腹主动脉瘤的诊断及治疗中，超声是治疗前筛查和长期监测动脉瘤进展的工具。随着传统的开放式腹主动脉瘤治疗术被腹主动脉移植术所取代，曾经认为长期术后超声监测是不必要的。但是 1991 年以来，随着血管内的腹主动脉瘤覆膜支架置入技术（EVAR, endovascular aortic replacement）的引进，腹主动脉瘤的治疗取得了巨大的进步[2]。伴随这种新的微创治疗方法产生的问题是内漏和存在支架脱落的可能而致治

疗失败,随之面临的将是动脉瘤破裂的风险[3-5]。此外,新的问题如动脉瘤囊腔内置入支架的异位及连带引起股动脉的并发症,这些都对 EVAR 提出了挑战[6]。此时,腹主动脉瘤的超声监测受到了 UK Small Aneurysm Trial 医疗中心的进一步支持(见其 1999 年的出版物)。这标志着其首次使用超声作为统一的监测方法,来界定适于采用介入治疗的腹主动脉瘤[7]。基于这些原因,EVAR 术后常规的监测成为支架置入治疗患者的规范。

遗憾的是超声通常被认为是一项主观的技术,原因在于不同的医疗中心和不同的技术人员经验差异,可能使得观察结果截然不同。因此,很多医疗中心,还没有采用超声作为腹主动脉瘤监测的常规方法。最近的研究已经试图聚焦超声在腹主动脉瘤治疗中的应用,但在这项技术中仍然存在不同的观点[1,8-12]。至此,在很多腹主动脉疾病治疗中心,仍没有明确的超声监测规范。

腹主动脉瘤的影像学

腹主动脉瘤的影像学发展史

多年来,腹主动脉瘤的自然病程众所周知,即随着时间推移腹主动脉瘤进行性扩张,最终导致突发破裂。尽早诊断腹主动脉瘤和适当的治疗,将对患者整个生存期有着重要影响。基于上个世纪 90 年代的流行病学资料评估,每年大约 17 000 例腹主动脉瘤患者死亡,其中超过半数腹主动脉瘤是直接死因[13]。直到 1951 年彩超 bost 首次成功修复了一例腹主动脉瘤,这时对于患者来说,能够被诊断出腹主动脉瘤才认为是有意义的[14]。1947 年 Szilagyi 首先发表一系列腹主动脉瘤的自然病程文章,当时使用的是普通的 X 线胶片技术,他得出结论前后径(AP diameter)在 6cm 有 50% 破裂的风险[15]。同期,Estes 进一步阐述了腹主动脉瘤内径超过 5cm 在未来 5 年有 20% 破裂的风险[16]。一旦腹主动脉瘤达到 5cm 这一界限值,外科认为手术的风险要小于继续观察。

在现今腹主动脉瘤诊断中,查体既有其历史价值,也有现今的实用价值。低血压患者伴有腹部巨大搏动性包块,这些是腹主动脉瘤破裂后随即出现的体征,而传统的查体诊断方法仍然是现今首要的筛查方法。准确的查体来判定腹主动脉瘤,很大程

度上依赖瘤体的大小,但也受到身体状态以及腹主动脉在腹腔内深度的影响[17]。查体可以发现大于 5.0cm 的腹主动脉瘤,其准确率达 82%,结合应用现代先进的影像技术(通常采用 CT 扫描),已经形成了标准化的诊断规范[18]。

首次的影像学规范地用于诊断腹主动脉瘤,乃至长期监测,采用的影像方法是腹部 X 线。X 线诊断依赖腹主动脉瘤的囊腔壁的钙化来判定腹主动脉瘤,同时于侧卧位腰骶部测量腹主动脉内径(图 50.1)。这些早期的判定腹主动脉瘤大小的方法很复杂,需通过 X 线侧卧片放大来显示瘤体大小。早期研究腹主动脉瘤的大小和破裂风险表明,腹主动脉大于 5cm,5 年有 20% 破裂的风险[16]。直到 1999 年 UK Small Aneurysm Trial 医疗中心提出,5cm 以上的无症状的腹主动脉瘤需外科手术治疗,至此传统外科手术指征得以延续[7]。这一标志性研究确立了新的标准,即由超声检查判定无症状腹主动脉瘤治疗标准:瘤体内径为 5.5cm,这一标准至今仍在沿用。更加准确的诊断和随访腹主动脉瘤的诸多新方法已经开展起来,现今普通的 X 线已经很少用于评估腹主动脉瘤了。然而,伴随着腹主动脉血管内覆

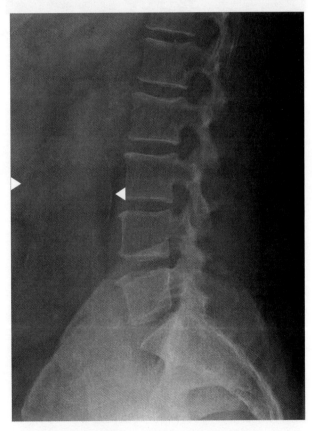

图 50.1　侧位腰骶部 X 线胶片,显示钙化(箭头所示),提示腹主动脉瘤

膜支架置入的发展,X线在评价内支架移位或支架断裂又一次起到了重要的作用,方法是通过固定的骨性标记来判定置入支架金属物位置[19,20]。

腹主动脉瘤超声影像

　　随着腹主动脉瘤有效治疗方案的改进,选择准确的诊断方法变得更为重要。20 世纪 60 年代,首次报道了超声诊断腹主动脉瘤,阐述了超声可以作为诊断腹主动脉瘤的发展潜力[21]。在那个时代,超声技术的不断进步是伴随着 B 超图像的改进,二维图像使得腹主动脉显示清晰,而且能够评估腹主动脉横断面的内径。对比侧腰部 X 线平片和超声测量腹主动脉瘤内径数值,超声方法测量更为准确[22]。X 线平片显示过高估计腹主动脉瘤大小,平均超出 1cm,而超声 75% 患者都能准确的获得腹主动脉内径,误差在 0.5cm 以内[23]。这些早期的超声发现使超声成为腹主动脉瘤筛查和随访的主要方法(图 50.2),这也是 UK Small Aneurysm Trial 医疗中心决定采用超声作为常规方法检查腹主动脉瘤的原因。

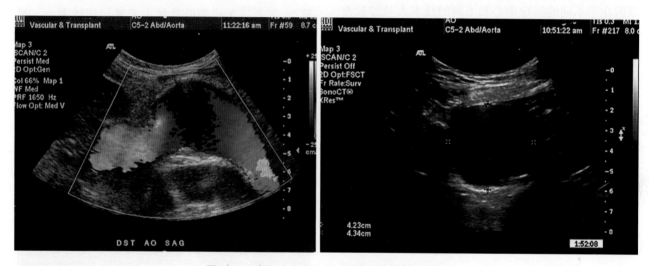

图 50.2　腹主动脉瘤矢状面、横断面超声声像图

腹主动脉瘤 CT 扫描

　　计算机 X 线体层摄影采用身体的轴向截面成像,这在很多临床领域包括腹主动脉瘤诊断都是一项重大进步。起初 CT 扫描应用于诊断颅内疾病,但很快发展成为诊断身体其他部位疾病的方法[24]。现今,先进的心脏 CT 扫描获得了标志性的高清晰图像(图 50.3),但患者过量的射线暴露问题也备受关注[25]。

　　除了射线暴露问题,CT 扫描腹主动脉还需要使用静脉内造影剂[26]。普通 CT 扫描可评估腹主动脉瘤大小和潜在破裂的可能,而更多复杂的问题评估要求使用血管内造影剂[27],如内脏血管的位置和是否腹主动脉瘤是 EVAR 的适应证。随着年龄增长,这一疾病的群体常常伴发一些其他的医疗疾病,如在伴发慢性肾功能不全患者的腹主动脉瘤治疗中,腹主动脉瘤常常需要评估。反复的造影 CT 扫描已成为腹主动脉瘤治疗前或随访 EVAR 患者监测方法,结果导致潜在的肾脏毒性暴露出来。

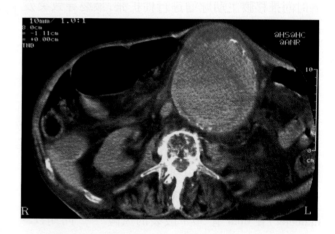

图 50.3　CT 诊断显示巨大的腹主动脉瘤,触诊易明确诊断和瘤体大小。CT 扫描被用来评估腹主动脉瘤破裂与否

　　CT 技术不断改进,获得的数据建立连续的数据体系并发展了"螺旋 CT"。这些连续的数据使得图像在任何平面重组,都可以三维重建。三维成像使得更加准确的评估成为可能,如腹主动脉内径测量、瘤颈的观察、肾动脉及内脏血管的定位及髂血管的弯曲度评估[28]。人为操作三维成像可以校正腹主动脉角

度,以便于腹主动脉轴向垂直方向获得准确的腹主动脉内径。这种测量已经成为评估腹主动脉的关键技术,尤其是在腹主动脉瘤瘤颈弯曲角度较显著的病例(如图50.4)。当前,M2S(New Lebanon,NH)、TeraR-econ(Foster City,CA)考虑采用三维重建技术来制定更精确的 EVAR 治疗方案。此外,几乎所有的腹主动脉内覆膜支架置入实施,均可以依据术前三维重建数据来准确评估覆膜内支架选择及髂血管情况。

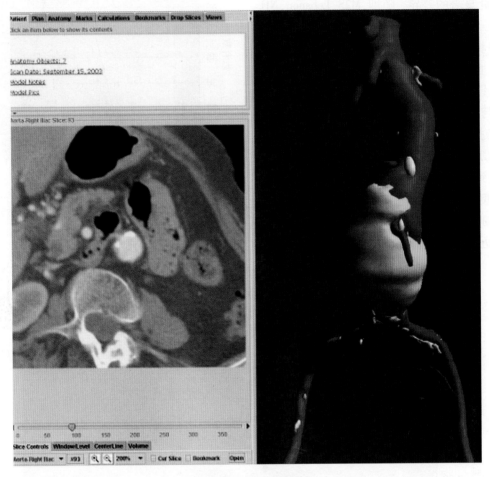

图50.4　CT 三维重建

依照当前 CT 腹主动脉血管成像分辨率,很多医疗中心已经摒弃了腹主动脉术前通过置管血管造影的方法。多家研究机构根据 CT 扫描的高质量图像,已经明确 CT 扫描能够与 EVAR 术前获得全部关于置入覆膜支架的信息[9,27]。如果患者的解剖适宜,适合行 EVAR 的腹主动脉瘤可以无需进一步的三维重建。在复杂的动脉瘤患者,三维成像技术已经成为术前方案制定的关键技术(图50.4)。这些高分辨率的图像明确了最初认为不适合行 EVAR 患者,而使其行血管内修补术治疗,并获得良好的效果。

腹主动脉瘤超声与 CT 对照

在美国,腹主动脉瘤常常是在因其他情况行 CT 扫描时无意中发现诊断的[29],且 CT 扫描还是术前方案制定的依据,可以确定支架的大小,使用血管三维重建腹主动脉解剖以确定是否适宜置入支架。由于通常关系到腹主动脉瘤的诊断和 EVAR 的实施评估,通常需检查一系列的 CT 扫描来确定,若瘤体达到5.5cm 界限即判定将采用修补术。在 UK Small Aneurysm Trial 医疗中心,超声检查作为明确腹主动脉瘤内径大小的标准。2009 年,OVER 研究小组调查美国弗吉尼亚州人口,随机调查内径达 5.0cm 腹主动脉瘤开放式手术患者及腹主动脉瘤内血管修补术,这项研究方案认为腹主动脉瘤测量可以使用超声、CT 扫描或 MRI 评估[30],所有的影像结果同等对待。

在美国,CT 测量腹主动脉瘤内径已经被有些研究者视为金标准。最近的研究表明 CT 趋向过高估计腹主动脉瘤体真实大小,尤其是在角度弯曲较大的腹主动脉瘤测量中。2001 年,Ancure endograft trial 医疗小组进行超声和 CT 结果的对照分析[31]。在这项研究中,分析了 334 组结果,95% CT 扫描结果大于相应的超声影像结果(如图 50.5)。平均差 9.5mm(P<0.01)。根据这些原始数据,不能解释影像形态学为什么存在如此显著的差异。随即,M2S,Lebanon,NH 进一步分析三维 CT 重建,垂直轴心血流测量腹主动脉最大径,并将这些内径测量结果对比。当 CT 内径经垂直轴心血流校正后,CT 与超声的差异降到 0.9mm,但不具统计学意义。进一步的小组分析显示腹主动脉瘤与腹主动脉角度小于 25°时,结果显示超声与轴向 CT 扫描有很好的相关性,但一旦角度超过 25°,则显示 CT 明显过高估计腹主动脉瘤内径(如图 50.6)。由受到正规训练的超声医生调整图片切面,实时显示与腹主动脉轴线垂直切面,获得圆形横切面而不是卵圆形横切面,因此超声测量腹主动脉内径可能更接近真实的腹主动脉内径(如图 50.7)。

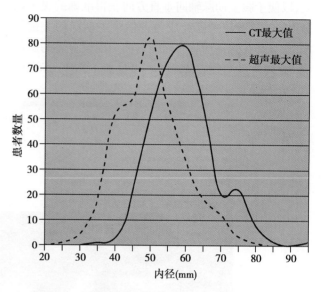

图 50.5   CT 测量内径(黑线)对比超声测量内径(点线)

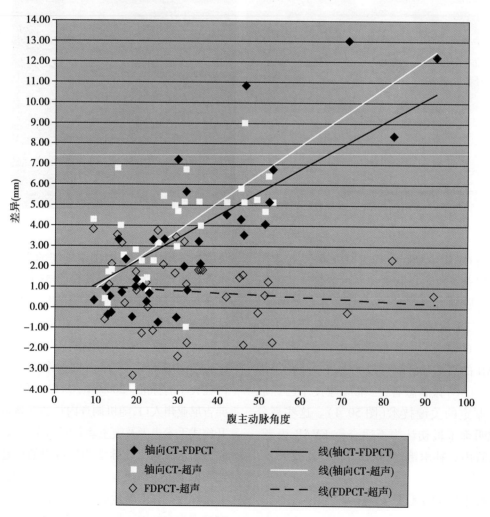

图 50.6   不同角度的影响下的腹主动脉瘤,轴向 CT,血流方向垂直校正 CT(FDP,flow directed perpendicular)及超声测量腹主动脉不同内径

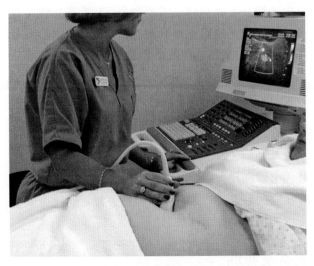

图 50.7　超声扫查腹主动脉探头所置位置,及超声扫查腹主动脉内支架探头所置位置

超声不是不存在潜在的弊端。超声常常被认为依赖操作者本人的技术水平,而 CT 扫描结果通常被认为是更客观的。从事腹主动脉研究的血管研究室应配有最先进的仪器,统一的扫描程序,以获得高质量的扫描结果。患者准备事宜及扫描技术的重要相关问题将在下面继续讨论。

腹主动脉超声技术

腹主动脉超声检查的适应证

在腹主动脉的筛查及腹主动脉瘤支架置入后的监测中,已经证明先进的超声图像是强有力的武器。UK Small Aneursm Trial 和其他的研究小组有先进的超声仪器进行腹主动脉瘤的筛查、诊断和监测,在大多数医院的现代化的血管研究室也应用这些方法。

对腹主动脉瘤的患者进行超声检查时,不仅仅对其进行简单的超声诊断。谨慎的超声检查有助于外科治疗方案的制定,以及支架治疗时为选择合适的支架解剖位置提供信息[32]。术前的超声检查能够评定动脉瘤颈距离肾动脉的位置、髂血管的内径及弯曲度、动脉瘤内血栓量及腹主动脉瘤残余管腔的内径。

新的超声仪器能够结合其他影像学如 MRI 及 CT 扫描结果,加上实时的超声图像,这称作融合技术(fusion technology)。众所周知的门静脉分叉结构行三维重建,经融合技术与实时的超声技术相融合再定位(融合匹配图像是同时进行的)。这些图像可以实时的重叠,而且可以并行观察。超声的彩色血流可以重叠到 CT 和 MRI 图像上。将来,超声数据可以融合,从先前的超声检查结果去获得准确的变化了的内径测量以及变化的情况评估。遗憾的是,目前 DICOM 格式没有标准的 3D 超声数据,这限制了不同操作者之间应用这些程序。

此外,这项技术有"GPS"功能来获得超声检查中解剖结构的准确定位。如果超声探头需要移到不同的切面,标记可以放置于感兴趣区域,而且不同方法可以再定位。只要患者不变化体位,数据仍然是吻合的,超声图像可以在同一位置有很好的重复性。

当前腹主动脉超声扫查适应证(包括腹主动脉瘤病筛查)见表 50.1。此外,超声可以用于检查因腹主动脉夹层动脉瘤所致的腹部情况。超声在腹主动脉夹层动脉瘤应用价值在于评估内脏血管、肾脏血管以及除夹层动脉瘤外的腹主动脉二维超声图像,以及获得腹部生理及血流特征数据。

表 50.1　腹主动脉超声适应证

腹主动脉瘤病筛查
髋部及臀部活动受限跛行者
股动脉搏动减弱或消失
下肢末端缺血性疾病
腹主动脉术后评估
腹部杂音
腹主动脉夹层动脉瘤评估

超声受到很多技术因素的限制。超声检查很大程度依赖超声技师研究水平、图像检查及人为获得生理数据的技能。最终提供给临床医生结果,很大程度受到技师提供给医生的图像质量以及信息的准确性的影响。腹部血管的研究可能费时而且对技术要求高。肥胖患者,近期腹部手术者、肠腔过度积气,以及患者不配合,都是腹主动脉超声检查的限制因素(见表 50.2)。

表 50.2　影响成功进行腹主动脉检查的技术因素

超声技师的技术技能和阐述能力
肥胖
新近的腹部外科手术
肠道过度积气
检查期间患者不配合

设备

随着超声技术的不断发展,血管研究室应用高质量的、现代仪器设备的重要性显现出来。若实施充分的评估腹主动脉,高分辨率的超声仪器应该能够获得良好的二维图像、脉冲多普勒图像、彩色血流成像及谐波成像。通常,采用2-5MHz低频脉冲多普勒探头,但有时需结合其他频率的探头以获得最佳的研究结果。扇形扫描、线阵扫描及机械扇形探头转换可能在整个研究中都需应用。新的超声仪器一出现,先进的图像模式即应该应用并得以发展,这些是辅助研究所必需的。从一个超声检查到下一个超声检查的影像融合技术和准确的GPS解剖结果定位技术,目前只是作为血管内置物的监测的一种方法,增加了超声检查能力。然而,无论融合技术,还是从先前的超声检查来获得GPS迁移技术,还没常规应用在现今的临床工作。

患者检查前准备

超声检查前的准备的重要性不能被夸大。患者检查前应整晚禁食,以减少检查时胃肠道气体干扰。适得其反的是,有些医疗中心在检查几天前建议患者禁食,结果反而增加了肠道气体量。患者在检查当天也应该注意的是避免吸烟及嚼口香糖。患者可以在检查当日早晨日常服药喝少量水。

检查开始,因反复提示患者:探头需适当加压方能获取良好清晰的图像。有时需鼓励患者说明检查中的不适,以调整合适的检查方式。在整个检查中,患者一般需变动几次体位,从仰卧位到左右侧卧位,或者几乎近俯卧位。由于身体状况或者伴发某些医疗情况,有些患者不能忍受必要的不同体位,需强调的是整个检查中医患之间良好沟通的重要性。

研究方案制定

在实施腹主动脉超声检查前,需要制定一个系统的研究方案。在任何腹主动脉疾病研究前,进行全面的理解是非常重要的。

B超成像

一经发现动脉瘤,超声医师应采用B超全面地检查整个腹主动脉,从前到后的B超扫查,从腹腔干至髂血管水平,于横切面及长轴切面扫查腹主动脉。B超成像能评估腹主动脉内径及腹主动脉基本结构。腹主动脉内径应于动脉瘤上方与瘤颈移行处及

腹主动脉分叉处测量。重要的是,于垂直与腹主动脉长轴切面测量腹主动脉最大残存管腔内径、测量髂总动脉内径、髂内动脉内径及髂外动脉内径。

脉冲多普勒

整个腹主动脉管腔完整的B超评估后,均应使用多普勒超声评价血流速度增加提示狭窄处的区域。多普勒超声也是检查肾动脉、髂外动脉及股动脉狭窄的好方法。多普勒超声过去常常通过血流速度增加来提示肾动脉狭窄。

彩色多普勒

彩超可以用于动脉瘤瘤腔内检查来提示瘤体有无分支血管及血栓。整个动脉瘤腔应尽可能系统地扫查,以确定分支血管的位置及类别。由于在血管内修补术后,这些分支血管血液仍可能进入瘤腔,因此在腹主动脉瘤治疗期间及治疗后观察这些血管非常重要。板层状血栓量也应该引起注意,尤其是当血栓延伸接近肾动脉水平。谨慎地降低超声仪器的壁滤波,以便精确地观察血管壁和血流的交界面。

动脉瘤腔大小

超声是测量腹主动脉内径的准确方法。当前文献提示超声与CT扫描测量腹主动脉最大内径高度相关[1,8,10,33,34]。现在大多数研究显示,CT与超声测量腹主动脉瘤腔内径差异小于5mm[35]。正如腹主动脉瘤筛查中显示的,相对超声,CT扫描趋向于过高估计腹主动脉瘤大小[9]。成功置入支架的监测关键在于腹主动脉内径测量,随访过程中腹主动脉内径测量均应采用同一种影像学观察。

超声潜在劣势就是,能否确保每次扫查时在同一位置测量不规则的动脉瘤腔。CT扫查能够于距固定的血管给定距离处测量腹主动脉内径。新的3D超声检查方法有助于这一问题的解决,但仍然缺乏完整的评估。GPS定位功能的使用有助于两次超声检查间的动脉瘤的同一点准确定位。

超声造影剂

最近,超声技术在腹主动脉瘤治疗中的应用有

了进一步的发展。在过去的 30 年里,超声造影剂已经应用于许多临床工作领域以提高血流显示。而超声造影剂大多数情况是应用于心脏显影,很多临床领域血流显示非常重要,这些领域成为超声造影剂成像潜在的发展空间。显然,腹主动脉及分支血管超声,是超声检查中技术高且要求较高的领域,血流成像至关重要。而超声造影剂(CEUS)可以用来较好显示血流缓慢的小血管,使用超声造影剂最为受益者是 EVAR 术后患者。随着 CEUS 在 EVAR 术后患者扫描中的应用,探查内漏可能性的意义显现出来(图 50.8)[36,37]。而且,高质量超声已经被认为可用于显示术中内支架位置[38]。

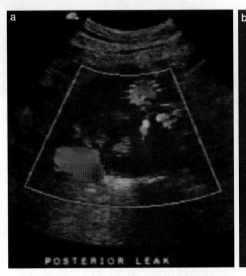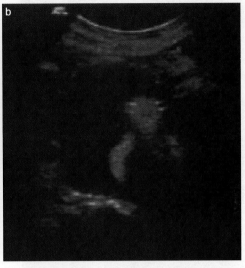

图 50.8　彩色血流多普勒显示内漏(a)与相应位置血管内超声造影显示内漏(b)

针对彩超报告提示内漏观察不满意者,可选择应用 CEUS 来观察内漏[36,37,39-42]。CEUS 的使用是以谐波成像为基础,是微泡在谐波的频率下产生共振。这种微泡共振提高了血流显示,因此增加了缓慢的血流及有限血液流动显示的可能。

周围血管动脉瘤成像

腹主动脉瘤影像学检查聚焦于动脉瘤体的大小,将其作为动脉瘤破裂风险的预测;而周围血管动脉瘤成像则必须测量瘤体大小,以此预测动脉瘤全部并发症,包括破裂、血栓形成及血栓栓塞。然而瘤体破裂几乎很少出现在下肢血管动脉瘤,而瘤体内源自板层样血栓脱落的血栓栓塞导致了大部分的并发症[43]。动脉瘤变性脱落的血管管壁成分和/或脱落的血栓是至今没解决的问题。事实上,大部分腘动脉瘤患者在诊断时会有栓子脱落,栓子的来源是动脉瘤内的板层样血栓[44]。

下肢动脉瘤可以出现在从腹股沟到膝盖的任何部位。动脉的某一部分的退行性变常常代表了全身的病变,动脉系统的其他部位最终可能多处发病[45](图 50.9)。在有些病例中,可能出现弥漫的动脉扩张,因此外周血管动脉瘤治疗后持续的长期超声复查是必要的。所以,在动脉瘤治疗中,不仅仅是支架监测是必要的,至少每年一次监测未经治疗的动脉血管部分也是必要的[46]。同样,患有外周血管动脉瘤的患者值得注意,更可能合并有腹主动脉瘤。

股动脉瘤

股动脉最常见的动脉瘤是股动脉假性动脉瘤,这一点在其他的章节讨论。由于股动脉是血管造影入口,也是介入治疗的入口,因此假性动脉瘤是股动脉常见的病。穿刺针或放置针鞘的直接动脉损伤导致,常引起股动脉假性动脉瘤。

股动脉真性动脉瘤(图 50.10)包含所有动脉管壁层次结构,而且展示动脉管壁的退行性变过程,与腹主动脉瘤所见类似。与股动脉假性动脉瘤相比,股动脉真性动脉瘤相对少见。如前所述,动脉瘤病常常多发,常常伴有对侧的动脉瘤,同侧肢体不同部位的动脉瘤进一步退化也是有可能的。因此,一处动脉瘤出现,有必要全面扫查双侧下肢动脉以除外其他部位的动脉瘤(图 50.9)。在某些医疗中心通常采用 CT 血管造影来监测术后患者,而有必要青睐于超声作为基本的影像学方法重复监测。然而一旦确定在某处动脉瘤行介入治疗,则一般需行 CT 血管造影或常规血管造影。

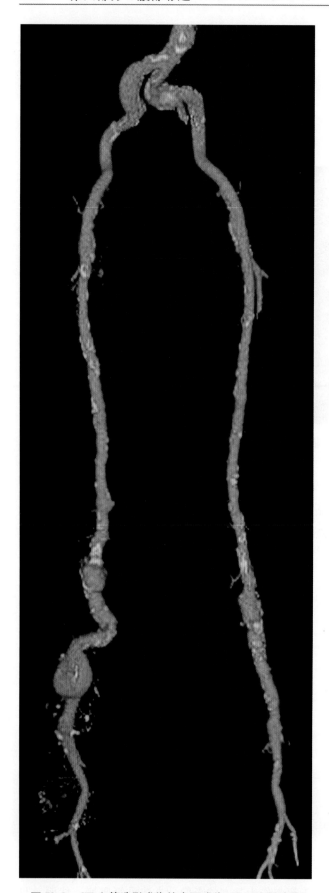

图50.9 CT血管造影成像的表面成像,显示除腘动脉瘤外的动脉退行性变区域。这些区域的退行性变的监测是未来进一步退行性变发展形成动脉瘤的证据

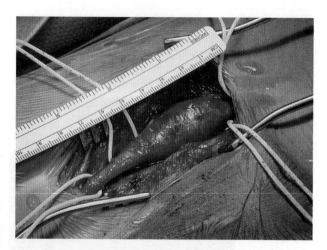

图50.10 股动脉瘤术中显露的股动脉真性动脉瘤

腘动脉瘤

最常见的典型的周围血管动脉瘤是腘动脉瘤,这些动脉瘤呈纺锤形,伴些许囊性成分。由于动脉瘤持续增大,血流缓慢地沿着动脉管壁流动而致板层状血栓沉积(图50.11)。血栓沉积可以出现任何管腔内径的动脉瘤,血栓量增加可使管径内径增加超过2cm[47]。板层状血栓存在提示了远端动脉栓

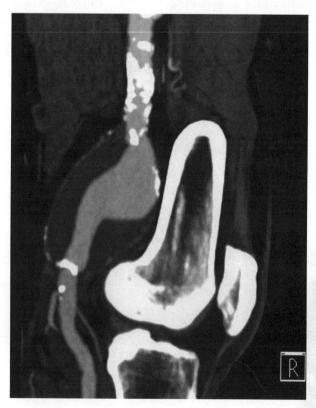

图50.11 腘动脉瘤矢状位CTA显示广泛的板层状血栓

塞的可能,有必要密切监测或行修补术。在有些病例,板层状血栓可能出现在小于 2cm 的动脉,而且动脉瘤的大小不能预测动脉瘤血栓脱落的风险[48]。这种情况下,因担心脱落风险有理由密切随访或行修补术,但确切的数据尚未获得。传统意义上,建议行修补术的动脉瘤内径是 2cm[49],但尚没有预期的数据来验证这个界限值。

在查体时血管弯曲和动脉瘤常常易混淆,故查体诊断腘动脉瘤可能被误导,超声检查很容易得出答案。超声检查可以获得动脉内径数据,是否腘动脉内径超过 10mm 或是否出现板层状血栓,这些可以作为患者的评估基础,作为衡量远端肢体生理检测的基础的 ABI(踝肱指数)检测

所必需的。在随后检查中的动脉扩张或 ABI 的下降,都是关键因素来确定腘动脉瘤修补术实施时间。对于那些腘动脉内径超过 10mm 患者,至少需每年进行检查。

不同的腘动脉瘤,其修补术取决于很多因素。首先,最重要的是动脉瘤的大小。大的动脉瘤不仅仅有上文所述的形成板层状血栓的高风险和远端肢体栓塞的风险[50],而且有其他并发症的高风险,如压迫局部静脉血管(图 50.12)或动脉瘤破裂。也有人认为传统意义上把 20mm 作为界限值,但很少有数据支持这一数值。择期下肢动脉瘤修补术前,常规的双下肢动脉超声检查是除外其他部位同时合并动脉瘤的有力依据。

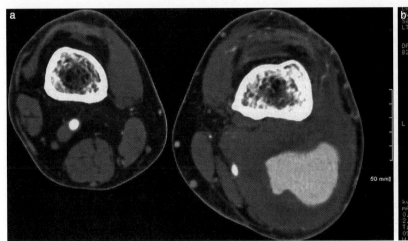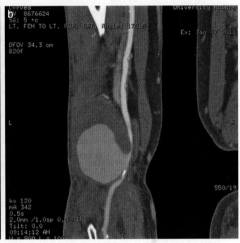

图 50.12　轴向切面(a)和矢状切面(b)腘动脉瘤 CTA 显示静脉受压伴静脉淤血,以及单侧肢体肿胀。最大内径测量动脉瘤超过 9cm

由于其他部位发生动脉瘤很常见,因此腘动脉瘤术后监测应常规实施[51]。常规的,大多数患者每年应行超声监测,至少每 3 年行对侧肢体的超声筛查。

这些患者是安全有效的。作为新技术,如超声造影,影像融合和 GPS 定位成为主流,而且受到评定,这些只是拓展和延伸了超声在腹主动脉瘤治疗中的应用。

总结

对于稳定的动脉瘤,更多的研究更倾向于支持使用超声作为 EVAR 术后的主要的影像学监测方法。至今,大量的研究已经认可超声在血管内支架术中监测中的作用。显然,超声是一种简便的、准确的方法来确定腹主动脉瘤内径。很多血管检查中心已经开始采用超声发现血管内支架置入的并发症,如内漏或支架移位。然而,内支架监测的真正问题是残存的动脉瘤内径。支架置入术后动脉瘤萎缩或稳定的动脉瘤的患者,仅应用超声检查长期随访

参考文献

1. Raman KG, et al. Color-flow duplex ultrasound scan versus computed tomographic scan in the surveillance of endovascular aneurysm repair. J Vasc Surg. 2003;38(4):645–51.
2. Parodi JC, Palmaz JC, Barone HD. Transfemoral intraluminal graft implantation for abdominal aortic aneurysms. Ann Vasc Surg. 1991;5(6):491–9.
3. Sato DT, et al. Endoleak after aortic stent graft repair: diagnosis by color duplex ultrasound scan versus computed tomography scan. J Vasc Surg. 1998;28(4):657–63.
4. Heilberger P, et al. Postoperative color flow duplex scanning in aortic endografting. J Endovasc Surg. 1997;4(3):262–71.
5. Parent FN, et al. The incidence and natural history of type I and II endoleak: a 5-year follow-up assessment with color duplex ultrasound scan. J Vasc Surg. 2002;35(3):474–81.

6. Fillinger MF. Postoperative imaging after endovascular AAA repair. Semin Vasc Surg. 1999;12(4):327–38.

7. Brown LC, Powell JT. Risk factors for aneurysm rupture in patients kept under ultrasound surveillance. UK small aneurysm trial participants. Ann Surg. 1999;230(3):289–96; discussion 296–7.

8. Teodorescu VJ, Morrissey NJ, Olin JW. Duplex ultrasonography and its impact on providing endograft surveillance. Mt Sinai J Med. 2003;70(6):364–6.

9. Sprouse 2nd LR, et al. Is ultrasound more accurate than axial computed tomography for determination of maximal abdominal aortic aneurysm diameter? Eur J Vasc Endovasc Surg. 2004;28(1):28–35.

10. Collins JT, Boros MJ, Combs K. Ultrasound surveillance of endovascular aneurysm repair: a safe modality versus computed tomography. Ann Vasc Surg. 2007;21(6):671–5.

11. Chaer RA, et al. Duplex ultrasound as the sole long-term surveillance method post-endovascular aneurysm repair: a safe alternative for stable aneurysms. J Vasc Surg. 2009;49(4):845–9; discussion 849–50.

12. Beeman BR, et al. Duplex ultrasound factors predicting persistent type II endoleak and increasing AAA sac diameter after EVAR. J Vasc Surg. 2010;52(5):1147–52.

13. Gillum RF. Epidemiology of aortic aneurysm in the United States. J Clin Epidemiol. 1995;48(11):1289–98.

14. Dubost C, Allary M, Oeconomos N. Resection of an aneurysm of the abdominal aorta: reestablishment of the continuity by a preserved human arterial graft, with result after five months. AMA Arch Surg. 1952;64(3):405–8.

15. Szilagyi DE, et al. Contribution of abdominal aortic aneurysmectomy to prolongation of life. Ann Surg. 1966;164(4):678–99.

16. Estes Jr JE. Abdominal aortic aneurysm; a study of one hundred and two cases. Circulation. 1950;2(2):258–64.

17. Fink HA, et al. The accuracy of physical examination to detect abdominal aortic aneurysm. Arch Intern Med. 2000;160(6):833–6.

18. Demos NJ. Severe vascular impairment of the left half of the colon. Int Abstr Surg. 1963;117:205–12.

19. Palombo D, et al. Changes in the proximal neck of abdominal aortic aneurysms early after endovascular treatment. Ann Vasc Surg. 2003;17(4):408–10.

20. Thurnher S, Cejna M. Imaging of aortic stent-grafts and endoleaks. Radiol Clin North Am. 2002;40(4):799–833.

21. Donald I, Brown TG. Demonstration of tissue interfaces within the body by ultrasonic echo sounding. Br J Radiol. 1961;34:539–46.

22. Maloney JD, et al. Ultrasound evaluation of abdominal aortic aneurysms. Circulation. 1977;56(3 Suppl):II80–5.

23. Hertzer NR, Beven EG. Ultrasound aortic measurement and elective aneurysmectomy. JAMA. 1978;240(18):1966–8.

24. Ommaya AK. Computerized axial tomography of the head: the EMI-scanner, a new device for direct examination of the brain "in vivo". Special article Surg Neurol. 1973;1(4):217–22.

25. Paul JF, Abada HT. Strategies for reduction of radiation dose in cardiac multislice CT. Eur Radiol. 2007;17(8):2028–37.

26. Simoni G, et al. Helical CT for the study of abdominal aortic aneurysms in patients undergoing conventional surgical repair. Eur J Vasc Endovasc Surg. 1996;12(3):354–8.

27. Aziz I, et al. Accuracy of three-dimensional simulation in the sizing of aortic endoluminal devices. Ann Vasc Surg. 2003;17(2):129–36.

28. Sprouse 2nd LR, et al. Is three-dimensional computed tomography reconstruction justified before endovascular aortic aneurysm repair? J Vasc Surg. 2004;40(3):443–7.

29. Gouliamos AD, et al. Screening for abdominal aortic aneurysms during routine lumbar CT scan: modification of the standard technique. Clin Imaging. 2004;28(5):353–5.

30. Lederle FA, et al. Outcomes following endovascular vs open repair of abdominal aortic aneurysm: a randomized trial. JAMA. 2009;302(14):1535–42.

31. Sprouse 2nd LR, et al. Comparison of abdominal aortic aneurysm diameter measurements obtained with ultrasound and computed tomography: is there a difference? J Vasc Surg. 2003;38(3):466–71; discussion 471–2.

32. Truijers M, et al. Endovascular aneurysm repair: state-of-art imaging techniques for preoperative planning and surveillance. J Cardiovasc Surg (Torino). 2009;50(4):423–38.

33. Pages S, et al. Comparison of color duplex ultrasound and computed tomography scan for surveillance after aortic endografting. Ann Vasc Surg. 2001;15(2):155–62.

34. Nagre SB, et al. Evaluating outcomes of endoleak discrepancies between computed tomography scan and ultrasound imaging after endovascular abdominal aneurysm repair. Ann Vasc Surg. 2011;25(1):94–100.

35. Singh K, et al. The difference between ultrasound and computed tomography (CT) measurements of aortic diameter increases with aortic diameter: analysis of axial images of abdominal aortic and common iliac artery diameter in normal and aneurysmal aortas. The tromso study, 1994–1995. Eur J Vasc Endovasc Surg. 2004;28(2):158–67.

36. Henao EA, et al. Contrast-enhanced duplex surveillance after endovascular abdominal aortic aneurysm repair: improved efficacy using a continuous infusion technique. J Vasc Surg. 2006;43(2):259–64; discussion 264.

37. Cantisani V, et al. Prospective comparative analysis of colour-Doppler ultrasound, contrast-enhanced ultrasound, computed tomography and magnetic resonance in detecting endoleak after endovascular abdominal aortic aneurysm repair. Eur J Vasc Endovasc Surg. 2011;41(2):186–92.

38. White RA, et al. Intravascular ultrasound: the ultimate tool for abdominal aortic aneurysm assessment and endovascular graft delivery. J Endovasc Surg. 1997;4(1):45–55.

39. Ten Bosch JA, et al. Contrast-enhanced ultrasound versus computed tomographic angiography for surveillance of endovascular abdominal aortic aneurysm repair. J Vasc Interv Radiol. 2010;21(5):638–43.

40. Sommer WH, et al. Comparison of time-resolved CT-angiography, contrast-enhanced ultrasound and digital subtraction angiography in a patient with a small type II endoleak after endovascular aneurysm repair. Clin Hemorheol Microcirc. 2010;45(1):19–25.

41. Mirza TA, et al. Duplex ultrasound and contrast-enhanced ultrasound versus computed tomography for the detection of endoleak after EVAR: systematic review and bivariate meta-analysis. Eur J Vasc Endovasc Surg. 2010;39(4):418–28.

42. Clevert DA, et al. Imaging of aortic lesions with color coded duplex sonography and contrast-enhanced ultrasound versus multislice computed tomography (MS-CT) angiography. Clin Hemorheol Microcirc. 2008;40(4):267–79.

43. Anton GE, et al. Surgical management of popliteal aneurysms. Trends in presentation, treatment, and results from 1952 to 1984. J Vasc Surg. 1986;3(1):125–34.

44. Lilly MP, et al. The effect of distal arterial anatomy on the success of popliteal aneurysm repair. J Vasc Surg. 1988;7(5):653–60.

45. Whitehouse Jr WM, et al. Limb-threatening potential of arteriosclerotic popliteal artery aneurysms. Surgery. 1983;93(5):694–9.

46. Dawson I, Sie RB, van Bockel JH. Atherosclerotic popliteal aneurysm. Br J Surg. 1997;84(3):293–9.

47. Szilagyi DE, Schwartz RL, Reddy DJ. Popliteal arterial aneurysms. Their natural history and management. Arch Surg. 1981;116(5):724–8.

48. Inahara T, Toledo AC. Complications and treatment of popliteal aneurysms. Surgery. 1978;84(6):775–83.

49. Lowell RC, et al. Popliteal artery aneurysms: the risk of nonoperative management. Ann Vasc Surg. 1994;8(1):14–23.

50. Silver TM, et al. Gray scale ultrasound evaluation of popliteal artery aneurysms. AJR Am J Roentgenol. 1977;129(6):1003–6.

51. Ravn H, Bjorck M. Popliteal artery aneurysm: epidemiology and modern management. Acta Chir Belg. 2009;109(1):13–9.

第 51 章
彩超观察腹主动脉瘤内覆膜支架的重要性

51

Rabih Chaer，Tracey A. Richardson，和 Michel S. Makaroun

摘　要

　　腔内修复术（Endovascular aneurysm repair EVAR）需要终生监测潜在的并发症，包括内漏、动脉瘤大小的变化、移植物移位、结构性移植的失败以及分支血管血流的异常。彩超检查具备无创、安全及廉价的优势，且已表明是监测 EVAR 的一种有效的方法。此章节目的在于阐述彩超在主动脉瘤内覆膜支架的应用，并且介绍如何应用彩超扫描技术追踪随访 EVAR。

关键词

血管内、动脉瘤、超声

介绍

　　EVAR 作为一种替代开放式手术的微创方法，已经迅速发展起来。当前，已被公认作为腹主动脉瘤的治疗方法。虽然 EVAR 术后效果立竿见影，这一点优于开放手术治疗动脉瘤，而且围手术期死亡率及复发率都较开放式手术减少[1-3]，但需要终生监测潜在的并发症，包括内漏、动脉瘤大小的变化、移植物移位、结构性移植的失败以及由于分支血管狭窄或闭塞引起的分支血流量的不足。理想的监测模式应具备无创性、廉价性以及可重复性，同时对于监测腹主动脉瘤内覆膜支架相关不良后果的敏感性和特异性都较高。CT 增强扫描是当前长期监测 EVAR 的诊断标准，但其费用昂贵[4]且存在射线辐射[5]，也存在 EVAR 术后因造影剂肾病导致肾功能下降的可能[6]。彩超检查也可以监测内漏以及动脉瘤随时间的大小变化，但对操作者依赖性高[7]。然而，在无创性、安全性及廉价性方面，彩超检查与 CT 扫描相比优势明显。一些研究者已经证实彩超检查能有效检测内漏[7-12]。最近，已

经报道了彩超作为唯一的追踪随访的方法[13]，提供了一个安全的 EVAR 追踪随访模式。此章节目的在于检验彩超在监测腹主动脉瘤内覆膜支架的应用，并证明其是一种有效的追踪随访 EVAR 的方法。

相关出版文献

超声测量腹主动脉瘤内径

　　彩超是 EVAR 术后监测可替代 CT 扫描的一种无创性选择，并且在监测内径方面与 CT 扫描效果相当。理论上，超声医师优势是能通过垂直于腹主动脉方向上放置超声探头，从而校正了 CT 扫描测量时的角度误差[14,15]。超声图像与 CT 扫描相关性良好，同时在腹主动脉瘤大小测量的变化上有一定的相似度。有资质认证的血管医师在官方认可的血管检查中心，通过精心设计以及采用标准化程序，获得的超声测量 EVAR 术后腹主动脉瘤内径具有相对准确性[10,12,15]。

超声探查内漏

诸多研究者对比了应用彩超与 CT 扫描观察内漏,结果意见不统一。Sato 等人[7] 和 Audiffret 等人[16] 都证明彩超检测内漏是极好的筛查方法,敏感率分别为 97% 和 96%。而 Elkouri 等[12] 发现彩超检测内漏效果不佳,敏感率为 25%,特异率为 89%。然而,多数研究者对比了彩超与 CT 扫描观察内漏,显示敏感性中等为 52% ~ 81%,阴性预测值良好(NPV)为 86% ~ 95%[10,16-20]。

最近采用当前的超声设备得到的 EVAR 监测数据,与 CT 扫描结果相比,已经证明彩超在观察需要介入治疗的内漏方面敏感性高、阴性预测值(NPV)高、能对内漏类型更准确地定性的优点[21]。彩超观察到 89% 的需要介入治疗的内漏,然而 CT 扫描观察到需要介入治疗的内漏仅有 58%($P<0.05$)。介入时证实了正确识别内漏类型的准确率彩超为 74%,而 CT 为 42%($P<0.05$)。在识别需介入治疗的内漏时,超声敏感性 90%,特异性 81%,NPV 为 99%,阳性预测值(PPV)为 16%;而 CT 敏感性 58%,特异性 87%,NPV 为 98%,PPV 为 15%。

因此,彩超检查应该能够检测到大多数内漏,而且在一些研究中与 CT 相比[21],甚至能检测到更多的内漏,尤其是 II 型内漏。而且只有彩超成像能够识别的某些位置的内漏,表明彩超能够更好的识别哪些患者需要介入治疗。

然而,需要认识到彩超监测也有一些局限性,包括操作者的依赖性,以及由于患者胃肠积气、身体及生活习惯导致的检查效果不满意,这可能限制这些结果的整体适用性。此外,超声不能识别所有的腔内移植物及相关的需介入治疗的不良后果,如移植物移位或扭曲。

超声追踪观察髂血管

EVAR 常常应用于因动脉粥样硬化闭塞症致髂动脉狭窄患者或者显著的髂动脉血管弯曲患者,结果有时导致支架的髂动脉分支支架的扭曲、狭窄或闭塞。彩超监测不仅有助于对移植物髂动脉附着点 I 型内漏的评估,而且有助于对髂动脉分支支架的血流动力学评估,有可能早期发现暂时通畅的异常血流。尽管对髂动脉分支支架狭窄还没明确的速度诊断标准,但是彩色多普勒也能很好做出源于髂血管本身的疾病的评估,而且能识别支架的髂血管分支迂曲以及邻近部位的狭窄,便于对其的早期治疗和预防不良的干预,例如局部缺血或者血栓形成。通过支架的髂动脉分支的彩超成像获得的血流动力学数据能够提供更多的生理信息,并且比 CT 更准确的识别出需要再次介入治疗的患者。

超声造影

超声造影剂特征是气体微泡外包被一个脂质壳,能够显著增强超声信号强度。因其诊断内漏的高敏感性和特异性已经被广泛报道[22-24],超声造影(Contrast Enhanced Ultrasound CEUS)作为 EVAR 术后监测手段。但因其延长了检查时间、增加了 EVAR 监测的费用,没有广泛的开展。在美国,也不允许以此为目的的 CEUS,因其需要血管检查中心成员建立静脉通路、监测患者的临床状态和血流动力学改变。然而,CEUS 作为一种探测内漏的安全、高敏感的方法,也许会特别的使用于存在肾功能障碍的患者群,可以避免 CT 扫描相关的射线辐射以及肾毒性造影剂。

费用问题

因 EVAR 需要终身的监测,对其成本效益已经提出质疑。这涉及直接的花费和间接的花费,很多花费都归于影像学检查,还有一些费用用于并发症的处理[25-30]。最近有报道指出,EVAR 术后花费的 65% 以上都用于 CT 扫描。此外,CT 血管造影后,7% ~ 12% 的患者出现造影剂肾病[3,31],也增加了监测的费用。一份针对 EVAR 术后费用的分析研究指出:如果没有动脉瘤相关并发症,取消 CT 扫描换成超声监测,每个患者每年监测费用能节省 1595 美元[32]。这个研究证实了 EVAR 患者可以将彩超作为独立的影像监测方法,准确、安全、花费少,而且该研究可能低估了巨大的成本效益,因为没有考虑到造影剂肾病和射线辐射引起的相关并发症所需的直接和间接的费用。

影像技术

EVAR 术后超声检查目的在于评估血管内腹主动脉覆膜支架开放与否、动脉瘤是否扩大、排查内漏和是否合并其他并发症。超声图像也可以判定血流动力学改变,而且能够发现损害支架功能的异常解剖结构。

患者检查前准备和体位

为了减少胃肠积气,患者检查前禁食 6～8 小时。检查当天早上也应避免吸烟和嚼口香糖,因为这样会增加空气的吞咽,从而增加了胃肠内积气。然而,如果必要的话,可以允许患者早上喝水吃药。而使用泻药的肠道准备是不必要的。

整个 EVAR 监测研究需要 30～45 分钟,有经验的超声医师可能显著缩短时间。检查的时候患者仰卧位,头微微上抬到舒服位置即可。当仰卧位声窗显示不充分时,或者个别患者腹围特别大时,侧卧位会有帮助。

疑为内漏患者影像学难以显示时,事实上不同体位的检查很有帮助。即如果可疑内漏,但难以判定,让患者朝左或右侧卧位,重新扫查可疑区域会很有帮助。间歇性内漏会导致不稳定性动脉瘤,当超声显示移植物移位、移植物和动脉瘤囊腔的搏动性、动脉瘤腔内无回声区血栓和动脉瘤腔的增大,就应考虑到不稳定性动脉瘤。如此征象,应变动特殊体位来寻找体位性内漏。13 例间歇性内漏患者一系列改变说明,所有患者都有动脉瘤腔扩大[33]。这 13 例患者中 11 例患者都证实了体位依赖性。这表明在超过 1200 个实施腔内血管修补术中,这种并发症尚不足 1%。在 80% 的研究中,CT 扫描是不能发现这些内漏的。而且此 13 例内漏患者中的 11 例在仰卧位血管造影没能被发现。

检查指南

要求的设备和配置

- 合适的彩超扫描仪,包括 B 超图像和多普勒频谱血流动力学分析。强烈推荐彩色和能量多普勒成像作为弥补检查手段。
- 为了保证足够的穿透力,超声成像探头频率应该设置在 2.0～4.0MHz。
- 为了保证足够的穿透力,多普勒转换频率应该设置在 2.0～4.0MHz。
- 硬件存储能力应该包括静态彩色图像存储和动态彩色图像的存储。此外,也应具有电子录像功能。

EVAR 术后覆膜支架评估

在每个血管检查中心,监测 EVAR 术后的标准

超声检测程序,都要事先制定,而且事先确认其有效可行。以下的检查步骤是获取最佳影像图像的要求,这些影像包括的期望值如下所述。

- B-模式成像中的灰度图像用于评估和记录支架固定点的位置(近端腹主动脉瘤颈及远端髂动脉瘤颈),来评定支架附着的外壁情况。
- 在横断面/短轴横切面和矢状面/长轴切面上都要明确最大的动脉瘤范围。汇总横断面的测量数据可获知动脉瘤囊的最大内径。在收缩期峰值时,测量前后径和横径。(图 51.1)

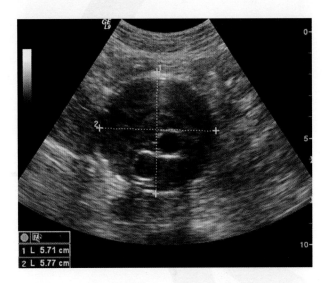

图 51.1 B 型超声的横切面图像显示残留的动脉瘤囊的最宽内径,外壁到外壁的测量。(1)前后径测量;(2)横径测量

- 要特别注意,测量时必须使探头垂直于腹主动脉,而不是身体的横断面。腹主动脉瘤患者常常会出现腹主动脉弯曲成角的情况,这时需调整探头,使之垂直于腹主动脉,如此对于获得准确的测量数据至关重要,即使测量可能在身体的斜切面上完成。(图 51.2)
- 残留的动脉瘤囊也需进行检查其无回声面积及搏动情况,以除外由于内漏形成的管腔。(图 51.3 和图 51.4)
- 接下来使用彩色多普勒和脉冲多普勒获得动脉瘤囊的横断面彩色血流成像,血流充满了覆膜支架,表明支架处管腔通畅。(图 51.5)
- 将体内血管支架内采集的脉冲多普勒频谱波形记录下来,通过记录支架的每个分支血流频谱形态表明其管腔通畅(图 51.6)。接下来对支架的扭转、扭结、变形进行评估(图 51.7 和图 51.8)。

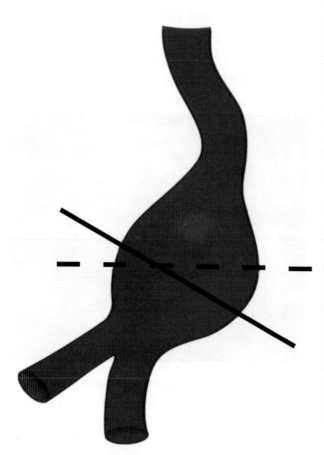

图 51.2　探头必须垂直于腹主动脉放置

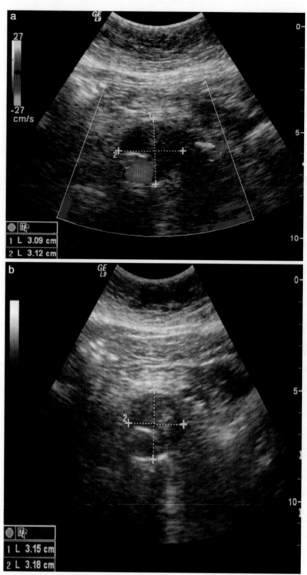

图 51.3　(a)彩色多普勒成像;(b)B 型超声;残留动脉瘤囊的横断面图像显示沿着支架周围的动脉瘤已经塌陷收缩

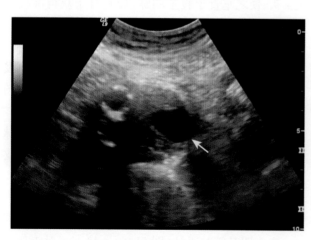

图 51.4　B 超横断图像显示残留动脉瘤囊呈无回声区(箭头所示)

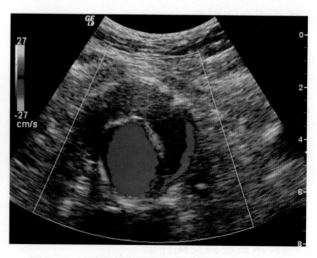

图 51.5　动脉瘤横断面彩色血流成像,显示血流充盈支架内,表明支架处管腔通畅

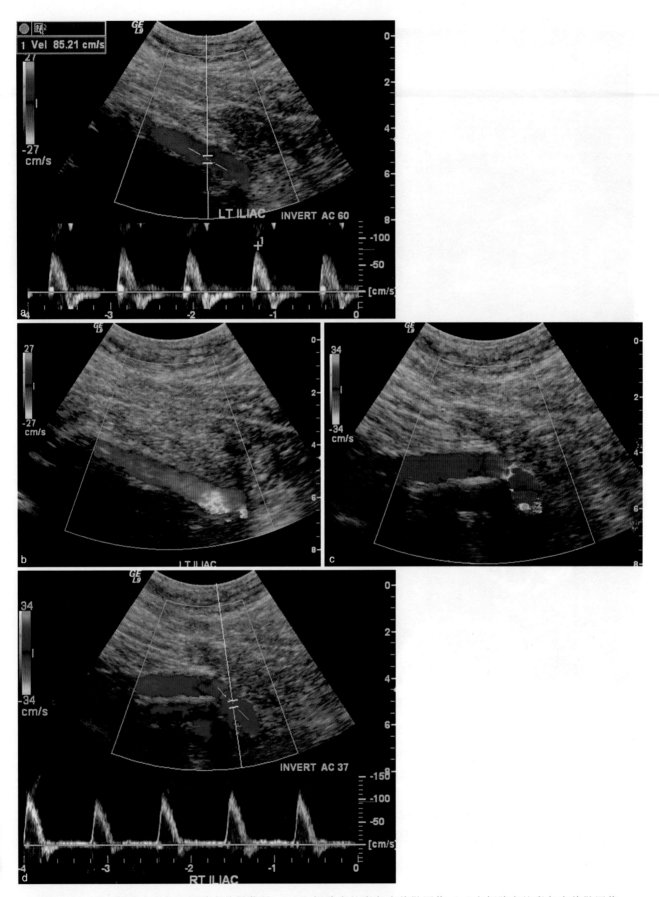

图 51.6　(a)左侧髂支彩色及频谱多普勒信号;(b)左侧髂支的彩色多普勒图像;(c)右侧髂支的彩色多普勒图像;(d)右侧髂支的彩色及频谱多普勒信号;通过覆膜支架的彩色及频谱多普勒显示管腔通畅

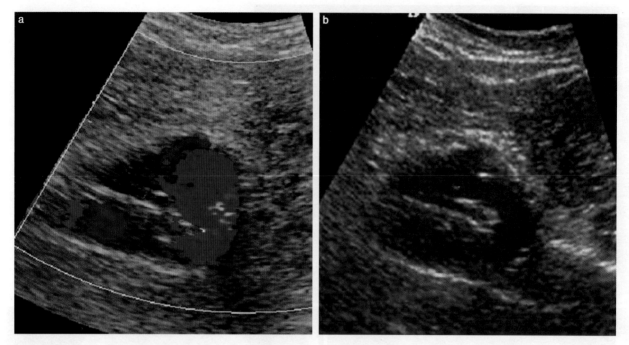

图51.7 (a,b)彩色多普勒和B型超声的影像显示,覆膜支架的左侧分支与管壁分离、扭结的状态(Ⅰ型内漏)

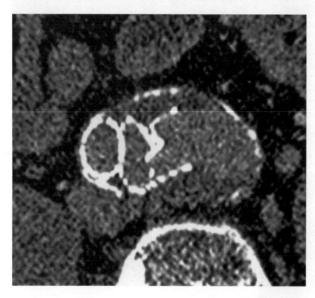

图51.8 相应的CT影像显示覆膜支架与管壁分离的左侧髂支

- 彩色和频谱多普勒也用于评估附着点,着重检查支架周围是否有渗漏,若存在则提示内漏(图51.9)。
- 在矢状面和横断面上都要全面仔细检查动脉瘤囊,观察在覆膜支架外可能是内漏的血流(图51.10),

特别要注意低回声区,需经多普勒检测是否为血量稀疏或充盈缺损。

- 动脉瘤囊腔明显分支的多普勒成像(如腰动脉、肠系膜下动脉、髂内动脉),要特别记录,并且记录血流的方向。
- 来自腹主动脉分支的腹主动脉瘤囊内的血流,位于支架外任何区域,都要随时记录下脉冲多普勒频谱波形,并标明血流方向及来源。于Ⅱ型内漏检查中,根据往复的多普勒血流信号典型特点,来识别内漏血流来源的分支血管(图51.11 图51.12 和图51.13)。然而,在有些病例,当内漏通过不同的分支血管进出囊腔,特征性血流信号可能表现不出来。

如果彩色敏感性设置较高,人工血管搏动的花彩可以显现出来;如果彩色敏感性设置较低,较之毗邻人工血管的搏动的移动,扫描仪会优先成像血液的流动。其他成像伪像可能伴随腹部肠道内气体出现,或伴随着腹主动脉壁的动脉粥样硬化钙化斑时出现。

然而,多普勒的波形能够区别出真正的移植物周围血流,还是彩色伪像。真正的内漏是通过长轴和短轴扫查都可以显示的,这将有助于与伪像相鉴别。

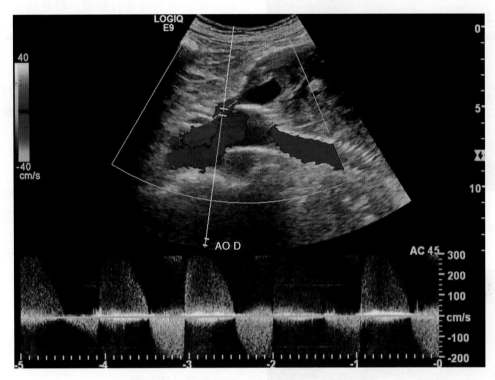

图 51.9　彩色多普勒和脉冲多普勒频谱影像显示于固定位置近端出现 I 型内漏

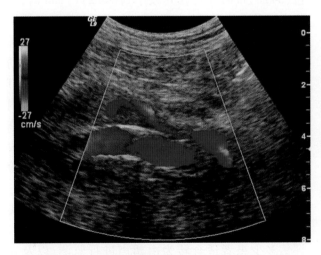

图 51.10　彩色多普勒成像显示 I 型内漏,位于覆膜支架左侧髂支远端的固定位置

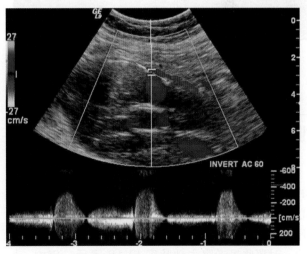

图 51.11　彩色多普勒和脉冲多普勒频谱成像显示 II 型内漏,见血流经肠系膜下动脉(IMA)逆流

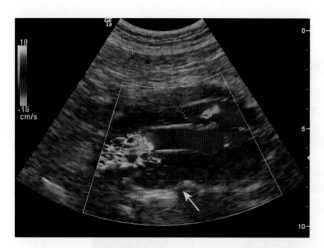

图51.12　彩色多普勒影像显示Ⅱ型内漏,见来自腰动脉的反向血流(箭头所示)

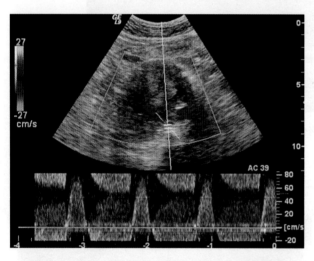

图51.13　于后腰部漏口处测及正反方向的多普勒信号,收缩期(血液流入)和舒张期(血液流出)

监测策略的变化

以下内容是对多年来有关 EVAR 监测方面策略的发展过程的总结。2003 年,在匹兹堡大学医疗中心(University of Pittsburgh Medcial Center, UPMC),几名选定患者的 EVAR 术后监测的新的随访日程启动。对那些患者腹主动脉瘤 EVAR 术后一年内,动脉瘤萎缩内径<4cm 的,进行术后每年的彩超监测,而且彩超检查是唯一的影像检查模式。在此一年后,这一政策的适用对象有所放宽,EVAR 术后腹主动脉瘤囊腔有明显缩小的(无论大小)患者都在监测中;或者 2 年内无发展的稳定的动脉瘤,不论是否存在Ⅱ型内漏都在监测范围内。基于腹主动脉瘤的大小以及内漏的存在与否,对造影剂过敏患者或是

明显的肾脏功能不全患者(血清肌酸酐>2),在早期进行彩超监测。CT 动脉瘤内径的测量规定,于最大轴向层面的短轴进行测量。明显的收缩是指:以 1 个月为基准线,CT 扫描内径至少要有 5mm 的变化。稳定的腹主动脉瘤定义为,以此为基准腹主动脉瘤的内径变化<3mm;以此为基准,患者的腹主动脉瘤囊腔内径变化≥3mm 时,也不会被考虑在转为超声监测范围内。当决定对患者进行超声监测时,大多数的患者需要进行彩超检查,以此来补充 CT 扫描。所有患者因身体状态或因源于解剖因素未达到研究标准的,都不会转为彩超监测。

最近的回顾阶段,2003 年 ~ 2006 年有 184 名患者(159 人男性)转为进行彩色多普勒监测[13]。从技术上来说,所有的彩超检查足以判定腹主动脉瘤的大小及内漏的存在与否。进行彩超扫描的平均追踪随访时限只有(24±13)个月(1 ~ 4 年)。这些患者开始随访之初,要于 EVAR 术后一个月,接受的 X 线 s 和 CT 检查,于术后 6 个月、12 个月及 13 个月后每年都按照临床确立的超声检查程序执行。按照移植物的商业声明,因不良反应发生率低,不必进行 6 个月间隔的随访[34]。

按照本组政策时间变更顺序来看,彩超随访日程在 EVAR 术后(时间跨度 1 ~ 112 个月)开始,随访(34±24)个月。腹主动脉瘤的平均内径的基准线定位(54±8)mm,并且在其减小到(40±11)mm 时,才决定对其实施彩超扫描监测。在只进行彩超监测期间,诊断出 3 例新的内漏,其中只有 1 例表现为动脉瘤囊腔增大。所有这 3 例立即行 CT 检查,1 例为动脉瘤囊腔大小稳定的Ⅱ型内漏,直到 3 个月才在 CT 检查时发现;另外 2 例是在支架远端出现的 I 型内漏,这就要求足够长的支架。患者在观察期间无临床不良反应,无支架断裂或闭塞[13]。这些结果表明,在 EVAR 术后随访监测中,彩超检查替代 CT 检查的安全性。

由于这些政策上的变化需要一段时间慢慢实施,所以本组需要根据目前的标准要进行一些评估,评估多少患者适合转为由超声进行监测,以及在 EVAR 术后何时开始实施超声监测。回顾分析 2004 年 ~ 2005 年间对 200 名序列治疗的患者,分析他们的临床和随访影像记录。结果表明 97% 的 EVAR 术后患者,合适进行仅采用彩超监测达 3 年之久。这一发现非常鼓舞人心,它表明大多数的患者在 EVAR 术后可以单单采用超声进行监测随访。

种种研究结果都证实了 EVAR 术后彩超监测的

安全性和实效性,该监测适用于大多数患者,甚至可以在患者术后首次 CT 扫描随访后 30 天内进行。该监测适用的患者包括:

1. 肾功能不全的患者。

2. EVAR 治疗 1 年后,CT 扫描没有出现内漏的患者。

3. 出现内漏,但 2 年后动脉瘤囊腔没有增大的患者。

4. 动脉瘤囊腔塌陷或挛缩的患者。

然而,需要注意的是,解剖上不十分适合 EVAR 术的患者采用超声监测,可能需要冒很高的风险面对未来的并发症,这种情况最好采用 CT 随访,或至少应 C 彩超与 CT 交替检测,以发现腹主动脉瘤颈部解剖变化,以及其形态学的早期病变。除此之外,其他的患者没能从严格的 US 监测中获益,这些患者包括那些同时伴有胸主动脉瘤的患者,体内肠气、腹水过多或身体状态不佳的患者。这样患者,每 5 年仍需做一次 CT,以提示发现除腹主动脉瘤外,远隔部位动脉瘤变化,及是否有其他的结构性缺陷。

需要说明的是,笔者的建议可以不被广泛的认同,但笔者的观点与由 Society for Vascular for post-EVAR 发布的最新指南相似[35]。指南推荐在 EVAR 术后的第一年内在 1～12 个月采用增强 CT 扫描,也有患者在出现内漏或其他异常情况后的 6 个月内行增强 CT 扫描。如果 EVAR 术后的一年间既没有内漏,也没有瘤体增大的记录,指南建议以 C 彩超合理替代 CT 进行后期的监测。此建议是由有资质认证的一家微创血管检查中心的一位高技能的技师所推荐,他做过这些相关研究。

结　论

尽管作为 EVAR 术后监测的一些其他的随访模式也提出过,但彩超仍是操作简便、价格合适及迅速有效的方式,特别适用于条件简陋的医疗机构。随着长期随访,超声领域的经验的不断丰富,尽早转向以超声为术后监测手段已经对社会经济有着深远的影响。不难想象,这一随访策略可以适用于大多数患者,由于它降低 CT 扫描的花费,以及减少有关 CT 扫描的并发症,在腹主动脉瘤治疗中,合理实施 EVAR 术者可能因此显著增加。EVAR 术后的随访机制将不断完善,就其发展趋势而言,这种随访机制会更倾向于适合条件简陋医疗机构的监测。然而,即使在超声监测中观察到动脉瘤塌陷或无张力,除外了尚需治疗的腹主动脉瘤情况下,仍需要每 5 年进行 CT 扫描,以发现是否有新的远隔部位的动脉瘤出现。

参考文献

1. Prinssen M, Verhoeven EL, Buth J, Dutch Randomized Endovascular Aneurysm Management (DREAM) Trial Group, et al. A randomized trial comparing conventional and endovascular repair of abdominal aortic aneurysms. N Engl J Med. 2004;351:1607–18.
2. Blankensteijn JD, de Jong SE, Prinssen M, Dutch Randomized Endovascular Aneurysm Management (DREAM) Trial Group, et al. Two-year outcomes after conventional or endovascular repair of abdominal aortic aneurysms. N Engl J Med. 2005;352: 2398–405.
3. EVAR trial participants. Endovascular aneurysm repair versus open repair in patients with abdominal aortic aneurysm (EVAR trial 1): randomised controlled trial. Lancet. 2005;365:2179–86.
4. Prinssen M, Wixon CL, Buskens E, Blankensteijn JD. Surveillance after endovascular aneurysm repair: diagnostics, complications, and associated costs. Ann Vasc Surg. 2004;18:421–7.
5. Brenner DJ, Hall EJ. Computed tomography – an increasing source of radiation exposure. N Engl J Med. 2007;357:227722–84.
6. Walsh SR, Tang TY, Boyle JR. Renal consequences of endovascular abdominal aortic aneurysm repair. J Endovasc Ther. 2008;15: 73–82.
7. Sato DT, Goff CD, Gregory RT, et al. Endoleak after aortic stent graft repair: diagnosis by color duplex ultrasound scan versus computed tomography scan. J Vasc Surg. 1998;28:657–63.
8. Tomlinson J, McNamara J, Matloubieh J, et al. Intermediate follow-up after endovascular aneurysm repair: can we forgo CT scanning in certain patients? Ann Vasc Surg. 2007;21:663–70.
9. AbuRahma AF. Fate of endoleaks detected by CT angiography and missed by color duplex ultrasound in endovascular grafts for abdominal aortic aneurysms. J Endovasc Ther. 2006;13:490–5.
10. AbuRahma AF, Welch CA, Mullins BB, Dyer BJ. Computed tomography versus color duplex ultrasound for surveillance of abdominal aortic stent-grafts. J Endovasc Ther. 2005;12:568–73.
11. Sandford RM, Bown MJ, Fishwick G, et al. Duplex ultrasound scanning is reliable in the detection of endoleak following endovascular aneurysm repair. Eur J Vasc Endovasc Surg. 2006;32:537–41.
12. Elkouri S, Panneton JM, Andrews JC, et al. Computed tomography and ultrasound in follow-up of patients after endovascular repair of abdominal aortic aneurysm. Ann Vasc Surg. 2004;18:271–9.
13. Chaer RA, Gushchin A, Rhee R, Marone L, Cho JS, Leers S, Makaroun MS. Duplex ultrasound as the sole long-term surveillance method post-endovascular aneurysm repair: a safe alternative for stable aneurysms. J Vasc Surg. 2009;49(4):845–9; discussion 849–50.
14. Lederle FA, Wilson SE, Johnson GR, Reinke DB, Littooy FN, Acher CW, et al. Variability in measurements of abdominal aortic aneurysms. J Vasc Surg. 1995;21:945–52.
15. Han SM, Patel K, Rowe VL, Perese S, Bond A, Weaver FA. Ultrasound-determined diameter measurements are more accurate than axial computed tomography after endovascular aortic aneurysm repair. J Vasc Surg. 2010;51(6):1381–7; discussion 1387–9.
16. D'Audiffret A, Desgranges P, Kobeiter DH, Becquemin JP. Follow-up evaluation of endoluminally treated abdominal aortic aneurysms with duplex ultrasonography: validation with computed tomography. J Vasc Surg. 2001;33:42–50.
17. Wolf YG, Johnson BI, Hill BB, Rubin GD, Fogarty TJ, Zarins CK. Duplex ultrasound scanning versus computed tomographic angiography for postoperative evaluation of endovascular abdominal aortic aneurysm repair. J Vasc Surg. 2000;32:1142–8.
18. Collins JT, Boros MJ, Combs K. Ultrasound surveillance of endovascular aneurysm repair: a safe modality versus computed tomography. Ann Vasc Surg. 2007;21:671–5.
19. Golzarian J, Murgo S, Dussaussois L. Evaluation of abdominal aortic aneurysm after endoluminal treatment: comparison of color

duplex sonography with biphasic helical CT. Am J Roentgenol. 2002;178:623–8.

20. Raman KG, Missig-Carol N, Richardson T. Color-flow duplex ultrasound scan versus computed tomographic scan in the surveillance of endovascular aneurysm repair. J Vasc Surg. 2003;38:645–51.

21. Schmieder GC, Stout CL, Stokes GK, Parent FN, Panneton JM. Endoleak after endovascular aneurysm repair: duplex ultrasound imaging is better than computed tomography at determining the need for intervention. J Vasc Surg. 2009;50(5):1012–7; discussion 1017–8.

22. Cantisani V, Ricci P, Grazhdani H, Napoli A, Fanelli F, Catalano C, Galati G, D'Andrea V, Biancari F, Passariello R. Prospective comparative analysis of colour-Doppler ultrasound, contrast-enhanced ultrasound, computed tomography and magnetic resonance in detecting endoleak after endovascular abdominal aortic aneurysm repair. Eur J Vasc Endovasc Surg. 2011;41(2):186–92.

23. Ten Bosch JA, Rouwet EV, Peters CT, Jansen L, Verhagen HJ, Prins MH, Teijink JA. Contrast-enhanced ultrasound versus computed tomographic angiography for surveillance of endovascular abdominal aortic aneurysm repair. J Vasc Interv Radiol. 2010;21(5):638–43.

24. Mirza TA, Karthikesalingam A, Jackson D, Walsh SR, Holt PJ, Hayes PD, Boyle JR. Duplex ultrasound and contrast-enhanced ultrasound versus computed tomography for the detection of endoleak after EVAR: systematic review and bivariate meta-analysis. Eur J Vasc Endovasc Surg. 2010;39(4):418–28.

25. Noll RE, Tonnessen BH, Mannava K, Money SR, Sternbergh CW. Long-term postplacement cost after endovascular aneurysm repair. J Vasc Surg. 2007;46:9–15.

26. Sternberg CW, Money SR. Hospital cost of endovascular versus open repair of abdominal aortic aneurysms: a multicenter study. J Vasc Surg. 2000;31:237–44.

27. Bosch JL, Kaufman JA, Beinfeld MT, Miraude EA, Brewster DC, Gazelle GS. Abdominal aortic aneurysms: cost-effectiveness of elective endovascular and open surgical repair. Radiology. 2002;225:337–44.

28. Bosch JL, Lester JS, McMahon PM, Beinfeld MT, Halpern EF, Kaufman JA, et al. Hospital costs for elective endovascular and surgical repairs of infrarenal abdominal aortic aneurysms. Radiology. 2001;220:492–7.

29. Patel ST, Haser PB, Bush Jr HL, Kent CK. The cost-effectiveness of endovascular repair versus open surgical repair of abdominal aortic aneurysms: a decision analysis model. J Vasc Surg. 1999;29:958–72.

30. Clair DG, Gray B, O'Hara PJ, Ouriel K. An evaluation of the costs to health care institutions of endovascular aortic aneurysm repair. J Vasc Surg. 2000;32:148–52.

31. Parfrey PS, Griffiths SM, Barrett BJ, Paul MD, Genge M, Withers J, et al. Contrast material-induced renal failure in patients with diabetes mellitus, renal insufficiency, or both. A prospective controlled study. N Engl J Med. 1989;320:143–9.

32. Beeman BR, Doctor LM, Doerr K, McAfee-Bennett S, Dougherty MJ, Calligaro KD. Duplex ultrasound imaging alone is sufficient for midterm endovascular aneurysm repair surveillance: a cost analysis study and prospective comparison with computed tomography scan. J Vasc Surg. 2009;50(5):1019–24.

33. Busch K, White G, May J, Harris J, Doyle J, Forbes M, Makeham V, Burnett A. Ultrasound detection of intermittent and positional dependent endoleaks; evidence for a novel mechanism of AAA Sac growth after endovascular repair. In: 12th world congress of the world federation for ultrasound in medicine and biology, Sydney; 30 Aug–3 Sep 2009.

34. Go MR, Barbato JE, Rhee RY, Makaroun MS. What is the clinical utility of a 6-month computed tomography in the follow-up of endovascular aneurysm repair patients? J Vasc Surg. 2008;47:1181–6.

35. Chaikof EL, Brewster DC, Dalman RL, Makaroun MS, Illig KA, Sicard GA, Timaran CH, Upchurch Jr GR, Veith FJ, Society for Vascular Surgery. The care of patients with an abdominal aortic aneurysm: the society for vascular surgery practice guidelines. J Vasc Surg. 2009;50(4 Suppl):S2–49.

第七部分
其他项目

Ali F. AbuRahma

第七部分

其他项目

Ali F. AbuRahma

第52章
经皮氧分压:原则与应用

Jeffrey L. Ballard

摘　要

由于缺乏敏感性和特异性,评估肢体灌注的经验性方法是不妥的。但是,经皮氧分压是已被证实的评估下肢慢性缺血(CLI)的一个有用的工具。经皮感受器的独特设计使其在皮肤表面能够准确测量氧分压。经皮氧分压(tcpO₂)测定用于明确下肢截肢水平的位置。此外,tcpO₂测定有利于糖尿病和非糖尿病的CLI患者将来的处理。

关键词

经皮氧分压测定、经皮氧分压监护、皮肤表面氧分压、糖尿病足的预期处理、慢性肢体缺血、外周动脉疾病

由于缺乏敏感性和特异性,评估肢体灌注的经验性方法是不妥的。但是有一些客观的方法能准确的评估肢体缺血程度。其中,经皮氧分压已被证实是评估慢性下肢缺血(chronic lower extremity ischemia,CLI)的一个十分有用的工具。经皮感受器的独特设计使其在皮肤表面能够准确测量氧分压(pO_2)和二氧化碳分压(pCO_2)。本章将讨论经皮氧分压($tcpO_2$)的测量生理机能并证实这些测量值如何用于确定下肢的截肢水平。此外,$tcpO_2$测定对糖尿病和非糖尿病CLI患者的后期治疗是十分必要的。

测量生理

从维护、申请和常规使用的观点来看,现代经皮仪器有相当大的改进。将一个带有密封的自动粘合固定环的小的感受器用于皮肤表面。经皮感受器的发热元件使感受器下的温度增加至44℃。加热感受器使局部皮肤充血,减少血流阻力并代偿性毛细血管小动脉化。这可以有效的升高动脉的pO_2值水

平并降低pCO_2值[1,2]。感受器作用15～20分钟后,在皮肤和感受器之间接触的液体使下面的皮肤组织pO_2达到平衡状态。实际上,稳定的$tcpO_2$读数通常在20～30分钟内即可获得。

如果感受器置于局部皮肤位点不超过4小时,$tcpO_2$监护完全是非侵袭性和无创的。患者可舒服的仰卧在室温条件的门诊室内完成检查。氧气吸入、肢体位置改变和胸壁标准化$tcpO_2$值也能用于增加检查的特异性和敏感性[3-5]。当前的监护仪,例如Radiometer TCM400(Radiometer,哥本哈根,丹麦)不仅方便携带而且可以同时提供多达6个经皮氧分压的测量。如图52.1所示,改良的Clark感受器通常置于前下肢背侧,在拇趾与第二趾之间距第二趾尖起始处大概5厘米(前肢测量),脚后跟内侧面脚踝前或后(脚后跟测量)和腓肠肌内侧膝盖下10厘米(膝盖下测量)测量下肢$tcpO_2$基础图形。感受器也能置于大腿内侧膝盖上10厘米获得膝盖上测量。如果感受器置于肌腱上或暴露的骨头上,可能出现不准确的读数。为了获得最佳结果,感受器

应该置于没有水肿、溃疡、角化过度或蜂窝组织炎的皮肤上。

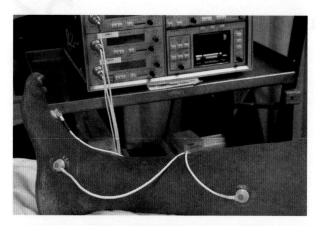

图 52.1　右腿上置有感受器。纸带置于感受器杯上,用来帮助保持电极稳定并与皮肤的稳定接触

当 $tcpO_2$ 绝对值小于 30mmHg 时,组织缺血或灌注不足支持大伤口愈合的推测。对于实际目的,当患者有心肺疾病时,低 $tcpO_2$ 值可以解释为普遍降低的动脉 pO_2,或由受动脉粥样硬化累及的动脉产生的动脉 pO_2,低 $tcpO_2$ 值解释为局部血流量减少。许多观察者报道 $tcpO_2$ 值低的患者伤口是能愈合的[6-16]。$tcpO_2$ 和皮肤血流量的非线性关系能部分解释这个现象。Matsen 等[12] 报道 $tcpO_2$ 测量最可能根据动静脉梯度压和皮肤血管阻力。其实,即使 $tcpO_2$ 水平为 0mmHg,也有营养性血流供应皮肤。

用来提高 $tcpO_2$ 准确性的一个方法是感受器探头加热(44℃),它能使局部血管阻力最小化。这使得经皮氧分压与皮肤血流量成线性关系。提高 $tcpO_2$ 准确性的其他的方法包括氧气吸入前后或改变体位时,完成氧气等压线两端图形的绘制和经皮血氧恢复一半时间的测量。

Wyss 等[13] 评价了 $tcpO_2$ 测量结果用于截肢后伤口成功愈合的预测价值。研究分析了 206 例下肢截肢的 162 名患者。得出的结论是经皮氧分压是局部组织缺血可信赖的指标,而组织缺血能预测截肢愈合的成败。但是,当使用 $tcpO_2$ 测量时,必须要考虑理论上存在的两个不足。第一,测量范围十分小,且一个值不可能代表肢体缺血的整体程度。第二,如前面所提及的,虽然 $tcpO_2$ 水平为 0mmHg,但仍可能存在一些营养性血流供应皮肤。

虽然理论上,有时在截肢建议的位点测量的 $tcpO_2$ 值为 0mmHg 时,并不代意味着存在妨碍愈合的缺血,但是 $tcpO_2$ 水平为 20mmHg 或更低则明确提示肢体严重缺血。在 Wyss 的研究中[13],$tcpO_2$ 测量为 20mmHg 或更低与膝盖远端截肢的失败率相关,是 $tcpO_2$ 水平超过 20mmHg 患者失败率(4%)的 10 倍多。

外周血管疾病的临床应用

选择合适的截肢平面

许多作者报道了成功使用经皮氧分压测定法决定合适的下肢截肢平面[6-16]。Franzeck 等[7] 是最初报道这个主题的作者之一,比较了下肢截肢后一期愈合患者与截肢伤口不能愈合患者的平均 $tcpO_2$ 水平,愈合和不愈合的 $tcpO_2$ 值分别为 36.5 ± 17.5mmHg 和小于 30mmHg。但是,9 例 $tcpO_2$ 水平小于 10mmHg 患者中有 3 例为一期愈合。

在膝下截肢的研究中,Burgess 等[6] 记录了 $tcpO_2$ 水平大于 40mmHg 的 15 例患者截肢后完全愈合。$tcpO_2$ 水平在 1～40mmHg 之间的 19 例膝下截肢患者,有 17 例是一期伤口愈合,而 3 例 $tcpO_2$ 水平为 0mmHg 的膝下截肢患者都没有发生截肢伤口愈合。Katsamouris 等[9] 报道了 $tcpO_2$ 水平大于 38mmHg 或 pO_2 指数(胸壁对照点)大于 0.59 的 17 例下肢截肢患者截肢伤口全部愈合。Ratliff 等[11] 报道了 $tcpO_2$ 测定大于 35mmHg 的 18 例膝下截肢患者伤口全部愈合,而 $tcpO_2$ 值小于 35mmHg 的 15 例患者中 10 人愈合失败。在 42 例下肢截肢的研究中(28 例膝下截肢和 14 例膝上截肢),Christiansen 和 Klarke[14] 发现 $tcpO_2$ 水平大于 30mmHg 的 31 例患者中 27 例截肢伤口一期愈合。$tcpO_2$ 值在 20～30mmHg 之间的 7 例患者伤口也能愈合,尽管其中 4 例出现延迟愈合。$tcpO_2$ 值低于 20mmHg 的共 4 例患者截肢后残肢因为皮肤坏死而愈合失败。

Wyss 等[13] 所得到的数据与一项前瞻性的评估多个选择截肢平面的研究产生的结果进行了比较。在这个研究中,$tcpO_2$ 测定与经皮二氧化碳分压,经皮氧-二氧化碳张力,足-胸经皮氧分压,氙-133 皮内清除水平,踝臂指数,和腘动脉绝对压力进行前瞻性的比较从而获得截肢平面选择的准确性。所有代谢变量在预测截肢愈合方面体现了高度的统计准确性,但是其他测试中无一能够显示出统计学上的可靠性。当 $tcpO_2$ 测定值大于 20mmHg 时,这个研究中的所有截肢(经跗骨,膝下和膝上截肢)伤口一期愈合,并且没有假阳性或假阴性的结果[10]。也有学者指出,任何代谢参数对截肢愈合的成功预测不受糖尿病的影响。这个结果与 Wyss 等[13]的观察结果相似。

非糖尿病患者下肢截肢通常由原发外周血管疾病导致,而糖尿病患者的大多数截肢是由多种原因共同作用,包括神经病变,缺血,白细胞功能改变,感染或坏疽,伤口愈合失败,皮肤溃疡和轻微创伤等[15]。Malone 等[10]以及 Christiansen 和 Klarke[14]的结论是经皮氧分压为 20mmHg 或者更精确的数值预测截肢位点愈合情况,并发现糖尿病和非糖尿病患者愈合率没有差别。Malone 等[10]应用计算机分析了各种经皮代谢参数,证实截肢位点一期愈合与下列数值高度相关:经皮氧分压大于 20mmHg,经皮二氧化碳值小于 40.5mmHg,经皮氧-经皮二氧化碳指数大于 0.472,和足-胸经皮氧指数大于 0.442。

以上数据强调下肢截肢平面应该根据客观测试进行选择,客观测试可确保选择最远的截肢位点,在排除了感染、疼痛或缺血组织后将达到一期愈合[15,16]。为了达到这个目的,根据可应用的仪器,对截肢平面的选择和方式的准确性,许多技术是有效可用的[16]。$tcpO_2$ 测定一直是一个可靠的技术;但是,不适用于整个肢体测绘。

确定截肢平面的任何方法的最终目的是告知外科医生在预期手术位点发生不愈合的风险程度。根据这个客观结果结合外科医生临床判断和患者体格检查结果,然后确定截肢平面。例如,一个相对年轻,且其他方面都健康的患者即使伴有 $tcpO_2$ 水平低,外科医生也可能完成远端至膝盖的截肢。对于一个成功康复前景渺茫的虚弱的老年人来说,这样的截肢则是不会进行的。

糖尿病足问题的未来治疗

对于伴肢体缺血并发症的糖尿病患者正常处理需要对肢体灌注进行准确评估,所呈现的临床症状可能对此有误导。由于糖尿病患者外周动脉不可压缩的性质,所以对足部脉搏或者踝臂指数(ABI)的体格检查可能不准确。通常呈现的足部问题的原因是多因素的,常用的无创性下肢血流动力学研究缺乏辨别准确度。动脉造影是准确的。但是是有创的,且费用高,并且会产生轻微但明确相关的并发症[17,18]。在这种情况下,$tcpO_2$ 测量是非常有用的,因为无创伤,费用低,可重复检查[19-24]。

Ballard 等[25]的临床经验性报道,前瞻性证实了 $tcpO_2$ 测量能够准确预测糖尿病患者足部缺血的严重程度。根据临床经验和以前发表的决定截肢平面的数据,经跖骨 $tcpO_2$ 测量绝对值 30mmHg 用作治疗选择治疗方案的阈值。如果 $tcpO_2$ 值是 30mmHg 或更高,患者的足部问题可进行保守治疗,如局部伤口护理、伤口清创、小范围的足部截肢。如果 $tcpO_2$ 值低于 30mmHg,则需要进行受累肢体的动脉造影来选择通过动脉重建或经皮介入手术来增加足部灌注。

36 个肢体保守治疗组中 31 个治疗成功,其中 73%(11/15 足)的肢体不能扪及足部脉搏。伤口愈合的平均时间是 6.85 周,其中 5 个治疗失败。在手术/血管内治疗组,83.3% 的肢体治疗后达到 TM $tcpO_2$ 水平 ≥30mmHg。这个组中 26 个肢体中的 22 个(85%)所呈现的足部问题得到完整的解决。伤口愈合的平均时间是 9.52 周。治疗失败最终导致 3 个 BKAs(1 个没有必要修订的 AK 水平)和一个膝上截肢。

治疗前的足部脉搏检查比 ABI 预测前肢 $tcpO_2$ 值大于或小于 30mmHg 更准确。另外,TM $tcpO_2$ 水平降低和扪及足部脉搏消失可以预测异常的动脉造影片结果,而 ABI<60 则不能预测动脉造影片结果。足部脉搏的存在对识别肢体 TM $tcpO_2$ ≥30mmHg 是 100% 准确的,但是也有另外 17 个肢体 TM $tcpO_2$ 测量 ≥30mmHg 但是无法触及足部动脉。动脉旁路术或血管成形术后,TM $tcpO_2$ ≥30mmHg 可以十分准确地预测预后。最终,初始或介入后 TM $tcpO_2$ 水平 ≥30mmHg 在预测伤口愈合或疼痛消退方面比可扪及的脉搏更准确。ABI ≥0.60 也和良好的预后相关,但是因为血管不可压缩,只能用于计算 41/62(66%)的肢体。

没有足部脉搏的糖尿病患者一定存在动脉硬化损害,其中一些能够重建。但是,一项前瞻性研究证实这些外科手术血管重建不是必须的。其实,良好的执行 $tcpO_2$ 测定能预测 90% 的病例远端缺血伤口愈合。此外,对比外科手术或腔内血管重建术,保守治疗不仅是合算的,而且伤口愈合时间在两组上没有统计学显著差别(6.84 周和 9.52 周,$P=0.169$)。

上述提到的研究显示,TM $tcpO_2$ 绝对水平 ≥30mmHg 对于几乎所有糖尿病足问题治疗的选择似乎是一个准确的分界值。但是,保守治疗方案需要患者配合随访。必须由外科医师完成伤口清创术操作(例如,小范围足部截肢或中等厚度植皮术)。门诊正确的伤口护理是必不可少的。最后,更高的 TM $tcpO_2$ 阈值(40mmHg)应该用来选择足跟坏疽或广泛的不愈合的溃疡的治疗。表 52.1 列出了伴肢体缺血的糖尿病患者根据 $tcpO_2$ 水平选择治疗的原则。

表52.1　伴足部肢体缺血的糖尿病患者的处理选择原则

A. 如果前肢/足后跟 $tcpO_2$ 水平≥30mmHg(有或无可扪及的足部脉搏);门诊伤口护理,伤口清创,或小的足部截肢。

B. 如果前肢/足后跟 $tcpO_2$ 水平<30mmHg 或 4~6 周的保守治疗不成功;动脉造影,必要时血管重建。

C. 如果前肢/足后跟 $tcpO_2$ 水平<30mmHg 并且有足部水肿或蜂窝组织炎;肿胀消退后,进行动脉造影前重复检查。

D. 如果足跟坏疽/不能愈合的溃疡;应用更高的足后跟 $tcpO_2$ 阈值 40mmHg,并在 2~4 周不成功的保守治疗后获得动脉造影图。

Padberg 等[26]证实了我们以前的结果并指出,单独 $tcpO_2$ 测定对下肢动脉缺血程度的客观分层是足够的。他们比较了 204 例糖尿病,慢性肾衰竭或健康人的缺血下肢位点的动脉节段性压力(ASPs)和动脉节段性指数(ASI)。多元逐步回归分析证明对于所有终点 $tcpO_2$ 的绘图均优于 ASP 和 ASI。其他研究者也指出,$tcpO_2$ 测定的预测准确性不受糖尿病的影响,且 ASP 和 ASI 是一种误导并且不准确。因此,由于 ASP 和 ASI 的准确性低,即使对伴下肢动脉缺血的非糖尿病患者,我们仍然选择 $tcpO_2$ 作为诊断方法。

最后,Petrakis 和 Sciacca[27]使用远端肢体 $tcpO_2$ 作为评估糖尿病患者放置永久性脊髓刺激装置的预后参数。60 名糖尿病患者在严重外周血管疾病经保守治疗或手术治疗失败后植入脊髓刺激装置。每个患者的临床外周血管疾病状态是 Fontaine 阶段的Ⅲ期或Ⅳ期。装置植入前和植入后 2 周、4 周对前肢和后跟的 $tcpO_2$ 测量与脚趾压力多普勒测量进行比较。35 名患者超过 75% 疼痛缓解并获得足部挽救,而另外 12 名患者超过 50% 获得部分疼痛缓解并获得足部挽救至少 6 个月。对剩下的 13 名伴有持续性坏疽,不能愈合的溃疡或不能缓解的静息痛患者进行截肢。

有趣的是,临床改善和足部挽救都与手术后 2 周 $tcpO_2$ 测定显著增高相关,而踝臂指数和脚趾压力在脊髓刺激下没有改变。这些数据显示在永久性脊髓刺激前 2 周测试不仅对判断预后有用而且节省费用。疼痛缓解,只有远端肢体 $tcpO_2$ 显著增高而非疼痛缓解的患者才应该考虑永久性植入脊髓刺激装置。

慢性下肢缺血的治疗前景

如上所述,对于糖尿病患者治疗的选择大致相

同,$tcpO_2$ 测定对于不明原因的腿/足部并发症的治疗选择是有用的,尤其是老年患者伴有多种内科疾病的。例如,前肢和足后跟的 $tcpO_2$ 水平(≥30mmHg)测定能是患者避免行动脉造影并支持非手术治疗。另一方面,低 $tcpO_2$ 水平可能表明这种情况将需要更高水平的护理。对动脉造影和动脉血管重建的潜在需求可在治疗前与患者及家属进行透彻的讨论。这将确保达到更合理的预期效果。最后,治疗后 $tcpO_2$ 测定的巨大进步不仅是令人满意的,而且至少 90% 的患者将获得成功的治疗效果。

$TcpO_2$ 测定也能用于确定非糖尿病和糖尿病患者的外周动脉闭塞性疾病(PAD)在皮肤水平的血管内介入治疗是否成功。Wagner 等[28]证明了经皮腔内血管成形术(PTA)对 PAD 患者皮肤氧的供应起到积极作用。在这个研究中,34 名 PAD 患者在 PTA 前 1 天,PTA 过程中,PTA 后 1 天,和 PTA 后 6 周分别进行足背 $tcpO_2$ 测定。记录到在 PTA 后即刻以及之后 1 天和 6 周 $tcpO_2$ 显著增高。

Pardo 等[29]通过比较 PTA 后 $tcpO_2$ 测定和踝臂指数(ABI)评价腔内血管重建术对 PTA 治疗后伴有严重肢体缺血的糖尿病患者的有效性。他们前瞻性的研究了 151 名糖尿病患者连续胫后和足背动脉多普勒,ABI,$tcpO_2$ 和彩超扫描结果。如果提到的 4 项检查中有 2 项异常,则行动脉造影,如果合适,随后完成 PTA。至少 64 名患者适合完成 PTA。PTA 后,ABI 从 0.67±0.25 增加到 0.84±0.25($P<0.001$),$tcpO_2$ 从 27.20±11.10 升高到 40±12.10mmHg($P<0.001$)。所有的患者都能测量 $tcpO_2$,但是由于有不能压缩的血管,高达 25% 的患者 ABI 不能测量。统计分析显示所用技术($tcpO_2$ 和 ABI)之间存在极小的相关性($P=0.20$)。他们的研究显示 PTA 后的糖尿病患者的 $tcpO_2$ 值是改善的微血管血运重建的标志,仅仅获得治疗后 ABI 可能是不够的。

Arroyo 和同事[30]利用 $tcpO_2$ 测量来预测陈旧的缺血组织何时能够有足够的灌注来使大的伤口愈合。11 例伴有严重慢性肢体缺血的已确定前肢 $tcpO_2$≤30mmHg 的患者接受这项前瞻性研究。记录下肢旁路术之前和手术后 1 天、2 天、3 天 $tcpO_2$ 测量值。观察到平均经皮氧分压值在手术之前和手术后 3 天组有统计学显著增高。但是仍然有一些旁路术的患者 $tcpO_2$ 值低(<30mmHg),甚至是在手术后 3 天也保持较低水平。尽管如此,这个小规模的临床系列观察提示,除非情况紧急,否则辅助的小范围足部截肢或重大清创应该等到成功的下肢旁路术后至少 3 天。以确保足部有足够的灌注水平支持大伤口

的愈合。这个临床结论也可用于在血管内治疗后选择合适的时机进行小范围足部截肢或大面积清创。

最后，tcpO$_2$ 测量已经用于无创性的检查供应下腹部血液循环的动脉网的受损情况。多年前由 Abraham 等[31] 完成了一项研究，选择 43 例可疑的髂主动脉近端闭塞性疾病的患者和 34 例确诊的髂主动脉近端缺血的患者。tcpO$_2$ 测量胸部和两侧臀部区域。动脉造影与标准化的 tcpO$_2$ 测量值除了与其他对照，还与平板运动过程中和之后进行比较。在任一组中 tcpO$_2$ 测量值平均下降至少 15mmHg 对于动脉造影阳性的诊断具有敏感性（范围 79% ～ 83%）和特异性（范围 82% ~ 86%）。当 tcpO$_2$ 在这些动脉（主动脉、髂总动脉、髂内动脉）中出现一个或几个下降，表明同侧存在至少 75% 的狭窄，这种情况被定义为动脉造影阳性。所以，运动诱导的臀部 tcpO$_2$ 压力下降是髂内动脉内或近端血流动力学上显著损害的一个敏感和特异的指标。这些测量是无创的并能用于客观评估腹主动脉或髂内动脉近端病变血管内治疗或手术治疗的皮肤水平反应。

参考文献

1. Baumbach P. Understanding transcutaneous PO$_2$ and PCO$_2$ measurements. Copenhagen: Radiometer A/S; 1986. p. 1–54.
2. Steenfos HH, Baumbach P. Transcutaneous PO$_2$ in peripheral vascular disease. Copenhagen: Radiometer A/S; 1986. p. 1–18.
3. Moosa HH, Peitzman AB, Makaroun MS, Webster MW, Steed DL. Transcutaneous oxygen measurements in lower extremity ischemia: effects of position, oxygen inhalation, and arterial reconstruction. Surgery. 1988;103(2):193–8.
4. Andrews KL, Boon AJ, Dib M, Liedl DA, Yacyshyn A, Yacyshyn V. The use of elevation and dependency to enhance the predictive value of transcutaneous oxygen pressure measurements in the assessment of foot amputation healing. PM R. 2010;2(9):829–34.
5. Larsen JF, Jensen BV, Christensen KS, Egeblad K. Forefoot transcutaneous oxygen tension at different leg positions in patients with peripheral vascular disease. Eur J Vasc Surg. 1990;4:185–9.
6. Burgess EM, et al. Segmental transcutaneous measurements of PO$_2$ in patients requiring below the knee amputations for peripheral vascular insufficiency. J Bone Joint Surg Am. 1982;64:378–92.
7. Franzeck UK, et al. Transcutaneous PO$_2$ measurement in health on peripheral arterial occlusive disease. Surgery. 1982;91:156–63.
8. Friedmann LW. The prosthesis – immediate or delayed fitting? Angiology. 1972;23:513–24.
9. Katsamouris A, et al. Transcutaneous oxygen tension in selection of amputation level. Am J Surg. 1984;147:510–6.
10. Malone JM, et al. Prospective comparison of noninvasive techniques for amputation level selection. Am J Surg. 1987;154:179–84.
11. Ratliff DA, et al. Prediction of amputation healing: the role of transcutaneous PO$_2$ assessment. Br J Surg. 1984;71:219–22.
12. Matsen FA, et al. The relationship of transcutaneous PO$_2$ and laser Doppler measurements in human model of local arterial insufficiency. Surg Gynecol Obstet. 1984;159:418–22.
13. Wyss CR, et al. Transcutaneous oxygen tension as a predictor of success after an amputation. J Bone Joint Surg Am. 1988;70:203–7.
14. Christensen KS, Klarke M. Transcutaneous oxygen measurement in peripheral occlusive disease: an indicator of wound healing in leg amputation. J Bone Joint Surg Br. 1986;68:423–6.
15. Ballard JL, Malone JM. Amputation in the diabetic. In: Rutherford RB, editor. Seminars in vascular surgery. Philadelphia: W.B. Saunders Co.; 1992. p. 257–63.
16. Malone JM, Ballard JL. Amputation level determination techniques. In: Bernstein EF, editor. Vascular diagnosis. St. Louis: Mosby-Year Book, Inc.; 1993. p. 568–74.
17. Kim D, Orron DE. Techniques and complications of angiography. In: Kim D, Orron DE, editors. Peripheral vascular imaging and intervention. St. Louis: Mosby-Year Book, Inc.; 1992. p. 83–109.
18. Weisberg LS, Kurnik PB, Kurnik BRC. Risk of radiocontrast neuropathy in patients with and without diabetes mellitus. Kidney Int. 1994;45:259–65.
19. Hauser CJ, Klein SR, Mehringer CM, Appel P, Shoemaker WC. Superiority of transcutaneous oximetry in noninvasive vascular diagnosis in patients with diabetes. Arch Surg. 1984;119:690–4.
20. Hauser CJ, Klein SR, Mehringer CM, et al. Assessment of perfusion in the diabetic foot by regional transcutaneous oximetry. Diabetes. 1984;33:527–31.
21. Modesti PA, Boddi M, Poggesi L, et al. Transcutaneous oximetry in evaluation of the initial peripheral artery disease in diabetics. Angiology. 1987;38(6):457–61.
22. Hauser CJ. Tissue salvage by mapping of skin surface transcutaneous oxygen tension index. Arch Surg. 1987;122:1128–30.
23. Fronek A. Clinical experience with transcutaneous pO$_2$ and pCO$_2$ measurements. In: Bernstein EF, editor. Vascular diagnosis. St. Louis: Mosby-Year Book, Inc.; 1993. p. 620–5.
24. Lalka SG, Malone JM, Anderson GG, Hagaman RM, McIntyre KE, Bernhard VM. Transcutaneous oxygen and carbon dioxide pressure monitoring to determine severity of limb ischemia and to predict surgical outcome. J Vasc Surg. 1988;7(4):507–14.
25. Ballard JL, Eke CC, Bunt TJ, Killeen JD. A prospective evaluation of transcutaneous oxygen (TcPO$_2$) measurements in the management of diabetic foot problems. J Vasc Surg. 1995;22:485–92.
26. Padberg FT, Back TL, Thompson PN, Hobson RW. Transcutaneous oxygen (TcPO$_2$) estimates probability of healing in the ischemic extremity. J Surg Res. 1996;60:365–9.
27. Petrakis E, Sciacca V. Prospective study of transcutaneous oxygen tension (TcPO$_2$) measurements in the testing period of spinal cord stimulation in diabetic patients with critical lower extremity ischaemia. Int Angiol. 2000;19:18–25.
28. Wagner HJ, Schmitz R, Alfke H, Klose KJ. Influence of percutaneous transluminal angioplasty on transcutaneous oxygen pressure in patients with peripheral arterial occlusive disease. Radiology. 2003;226:791–7.
29. Pardo M, Alcaraz M, Ramón Breijo F, et al. Increased transcutaneous oxygen pressure is an indicator of revascularization after peripheral transluminal angioplasty. Acta Radiol. 2010;51:990–3.
30. Arroyo CI, Tritto VG, Buchbinder D, et al. Optimal waiting period for foot salvage surgery following limb revascularization. J Foot Ankle Surg. 2002;41:228–32.
31. Abraham P, Picquet J, Vielle B, et al. Transcutaneous oxygen pressure measurements on the buttocks during exercise to detect proximal arterial ischemia: comparison with arteriography. Circulation. 2003;107:1896–900.

53

第 53 章
动脉和静脉血管内超声的应用

Edward B. Diethrich and Donald B. Reid

摘　要

血管内超声是一个以桥血管为基础的血管引导系统,最初在介入性心脏病学开展,但是随后非常成功地应用于外周血管。所采用的桥血管很细,并带有一个可以经皮引入导丝的微小变频器,由于超声探头极为贴近血管,因而能够获得病变的重要信息。血管内超声是一项昂贵的显像模式,它的使用更倾向于复杂的情况,例如:腔内移植术,颈动脉支架置入术,严重肢体缺血。然而,在这种情况下,手术室能否成功使用血管内超声,取决于技能的规范应用和对其临床价值的理解。幸运的是,血管内超声已经成为易于理解的、更容易接受的检查,它不仅在桥血管方面不断地进行技术创新,而且在机器操作方面也同样先进,例如:三维重构,彩色血流,虚拟组织学。其中最新开发的虚拟组织学血管内超声在斑块类型的评价以及血管壁疾病腔内治疗时的反应中引起更大的反响。血管内超声的角色正在向协助腔内介入治疗扩展。血管内超声的进一步发展有可能来自前瞻性血管内超声,它有可能有办法通过慢性完全闭塞。毫无疑问,血管内超声在外周血管介入中的作用和应用在不断增加,其成本效益和临床应用价值也变得越来越实用,并越来越被大家认可。

关键词

血管内超声、虚拟组织学

引言

血管内超声是以桥血管为基础的引导系统,在血管内手术中能够精确定位,最初在心脏病学发展,现在已被应用于各种各样的动脉和静脉的外周血管介入治疗中[1-4]。在球囊血管成形术及随后的支架置入术中精确成像的前后对比对于成功的治疗结果是极其重要的。血管内超声的探头是逐渐进入血管的,由于超声探头极为贴近血管,与常规体外超声相比,它可以放大图像的信息。血管内超声可提供血管壁的组织学结构,并且还能显示了管腔内的血流

量[5,6]。

早期的血管内超声探头是在桥血管内机械的旋转,就像在海上雷达围绕着船只扫描信号一样,360度旋转扫描超声信号。

但这种旋转桥血管的缺点是探头没有安装同轴导丝。这意味着它并没有顺利进行动脉追踪,并有可能损坏血管。而且,图像是二维纵切,只有黑色和白色,是难以具体阐明其内部结构的。近些年来血管内超声的很多改进使其在手术室环境中更容易被理解和应用[7]。

血管内超声有两个重要临床作用。它不仅在治疗前可以评估和衡量疾病的严重程度,还可以

评估介入治疗后的完成情况。动脉造影可以向血管外科医生提供侧支循环,血管轮廓,血流特性,以及流入和流出的细节。然而,血管内超声对血管壁的显示比管腔更加出色,并且可以区别软斑和钙化斑。血管内超声可以看见内膜厚度,血栓形成,溃疡斑块,还可以测量出管腔直径和横截面积。血管内超声还可以探测到常规血管造影探测不到的病变[4]。血管内超声在经皮腔内血管成形术,粥样斑块旋切术,激光,溶栓治疗,腔内移植术中也被广泛使用。近年来,也用于静脉畸形显像,指导治疗颈静脉和奇静脉功能不全的多发性硬化症的患者。

在手术室的环境中发展三维重构,彩色血流,虚拟组织学血管内超声,是非常有实用性意义的。本章详细描述了使用方法以及血管内超声的最新技术进展和在许多不同领域的应用。

血管内超声和外周血管介入的应用技术

目前市场上可以买到的血管内超声系统主要有两种。银河系统(波士顿科学系统,纳蒂克,马萨诸塞州)使用机械旋转探头,利用二维和三维重构提供灰阶成像,另一个系统是火山系统(火山公司,科尔多瓦牧场,加拿大),使用同轴(快速交换版本)相控列阵成像探头,火山治疗系统的主要优点是,它提供了彩色血流成像,这比灰阶血管内超声有着明显的诊断优势[5]。

探头的尺寸,根据不同的情况而有所不同。高频率,低幅度的探头用于小动脉中,可获得高质量的分辨率,例如20MHz的变频器。为了实现超声波在较大的血管中有更大的穿透性,应该用10MHz的桥血管[5]。例如颈动脉,肾动脉,股浅动脉,腘动脉,胫动脉这样的小动脉,我们使用2.9F,20MHz的桥血管,配置0.36mm的导丝(图53.1)。一个3.5F,135cm长的快速交换桥血管,配置0.46的导丝,具有24mm范围的超声波,适合髂动脉这样的较大动脉。直径为60mm的8.2F探头配置0.89mm的导丝,则用于大的血管,例如腹主动脉和胸主动脉。波士顿科学公司和火山公司在外周血管介入中均使用自动回落撬装置(图53.2)。

然而在外周血管介入中很少使用,因为在冠状

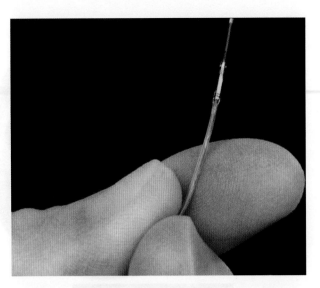

图 53.1 2.9F 鹰眼血管内超声探头与 0.014 英寸的导丝相配置

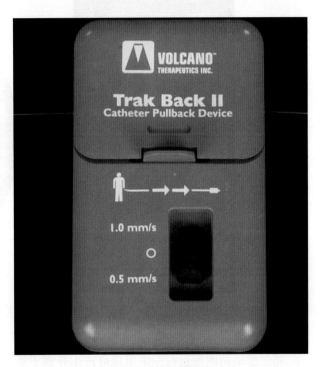

图 53.2 一个自动撤退撬装置

动脉评估中长距离回落装置是必需的,而这种装置很慢,很浪费时间。多数最大转速只有1mm/s。

血管内超声显示的图像是由桥血管产生的带有中心型碟形假象的圆形轴切图。在速度为30帧/秒时,实时图像可以显示血管管壁和管腔,并可以看出动脉壁搏动指数。超声图像还可显示血管壁组织学细节:当介质是一个黑色的圆环时,较薄的内膜反射出亮的信号。另外,血管外膜也同样是亮的,并且是反光的。钙化斑通常在其后方反射出黑色的阴影(图53.3)。

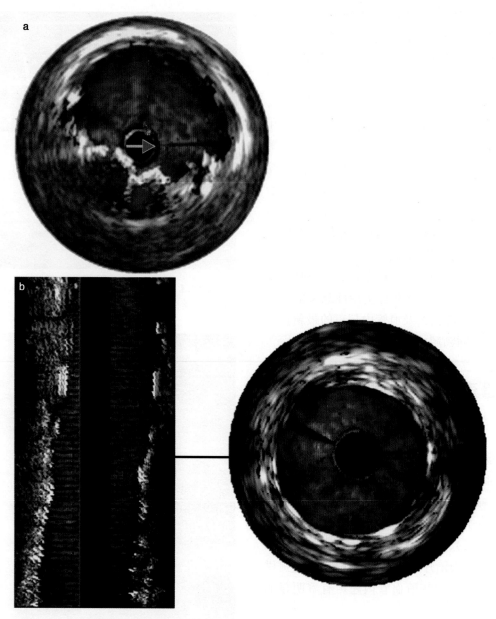

图 53.3 （a）二维彩色血管内超声显示的不完全展开的支架；（b）二维和三维彩色血管内超声显示再次充气后展开的支架

将二维轴向图像进行三维重建可产生外观上类似血管造影的图片，可以同时看见所检血管的整个长度，不需要重复回拉装置（图 53.3）。超声桥血管在血管内来回拉动的期间，强大的计算机处理技术将连续轴向图像叠放，然后将一个计算机化的边缘追踪公式（算法）对连续的图像进行校正[6]。三维重建被看做是"纵向"或"体积"的视图。纵向重建是可立刻用在手术室的，并且可以围绕桥血管纵轴旋转，提供斜面和侧面透视图。创建体积视图需要 2～3 分钟的时间，因为原始数据被修改会有一定的假象。要想取得一个高质量的重构图像，必须有一个平稳回移。

Endo Sonics（RanchoCordova，CA，现在的火山公司）开发了彩色血管内超声，ChromaFlo 是一个检测血流信号并标记为红色的计算机软件。此软件检测相邻血管内超声帧频的差异。随着血细胞在动脉内移动，他们也在血管内超声图像帧频移动。此软件将检测到的相邻帧频的差异的彩色图像变成红色。ChromaFlo 检测快速流动的血液并将其颜色变成黄色。然而目前，不能用此技术测量流速。ChromaFlo 并没有利用多普勒效应。彩色血管内超声是一个非常有用的附加物，因为它可以清晰显示血管腔和血管壁的位置。这使血管内超声的颜色不仅仅局限于黑色和白色，特别是有黑色的无回声斑块或者软的血栓的血管壁。彩色血管内超声在临床中起协助作用情况很多，以动脉夹层最为明显。其中一种特殊的桥血管，先锋者（美敦力公司，MN），已经发展到能够识别真假腔,并且引导相应的导丝(进行治疗)。

虚拟组织学血管内超声(VH IVUS)是一个新的技术进步[11-14]。彩色血管内超声突出显示管腔内血流量,而虚拟组织学目的是鉴别动脉壁彩色代码斑块类型。常规血管内超声利用不同血管结构的超声反射振幅转换成灰阶图像。虚拟组织学血管内超声分析射频反射光谱超声信号,然后根据光谱类型将斑块分成四类:

1. 纤维组织—无脂类沉积的密集填充胶原纤维。

2. 纤维脂肪—带有多区域脂类沉积的松散胶原纤维。

3. 坏死核—含有脂质的基质缺失的局限性区域,典型特征为微钙化。

4. 高密度钙—高密度钙的核心地带。

每个类别都有颜色代码(深绿色—纤维的,浅绿色—纤维脂肪的,红色—坏死核,白色—钙化),这是叠加在传统的 IVUS 的灰阶图像上的(图 53.4)。与冠状动脉的组织学检查相比,其精确率在 80% ~93%[11]。

虚拟组织学血管内超声检查的临床价值还不明确,然而,软的脂质,中心有坏死的斑块与斑块破裂引起的急性缺血事件有关联。利用虚拟组织学血管内超声检测如此"易损"斑块可能有重大的治疗意义[10,15]。虽然到目前为止,虚拟组织学血管内超声大部分用于冠状动脉,然而在外周动脉也有相似的

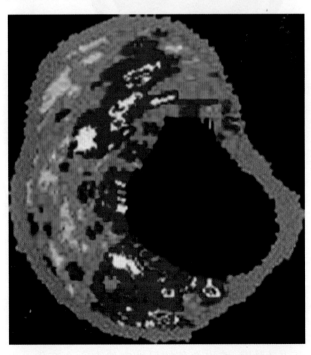

图 53.4　彩色编码的虚拟组织学血管内超声显示下的钙化的薄的纤维帽动脉粥样硬化易损斑块包含钙化(白色),纤维斑块(深绿色),纤维脂肪性斑块(浅绿色),坏死核斑块(红色)(由火山公司提供)

价值,特别是颈动脉,因为斑块破裂可以引起中风。尽管不存在血流动力学的狭窄,但如果存在易损斑块则卒中风险增高,通过支架对这样的易损斑块治疗,可能会成为未来的常规治疗方法。

我们经常在颈动脉支架时使用虚拟血管内超声。我们发现此颈动脉疾病的评估方法可以帮助预测斑块在治疗过程中的表现。斑块是否抵抗支架的完全膨胀,或者破裂造成脑栓塞?虚拟组织学血管内超声只能使用 20mm 直径范围内的鹰眼桥血管,并且在很小的血管口径里完成。

退移演示

在动脉血管治疗的过程中,首先根据动脉尺寸和超声波范围选择合适的血管内超声桥血管,然后将探头用肝素化的生理盐水冲洗,并且缓慢的引入导丝。探头置于动脉腔内,为了获取彩色血流,需要在血管内超声机器上执行"参照"功能。特有的相位列阵血管内超声图像可以除掉近场视觉假象。探头进入动脉越过疾病区域,为了探索病变,在该区域会进行一个缓慢而稳定的退移,然后评估二维或者三维视图。

手术和解剖情况

颈动脉血管成形术和支架置入术

当进行颈动脉支架置入术时,要牢记其特殊特征。因为严重的钙化会抵抗支架完全扩张,因而支架展开是特别容易受其影响的[16]。此外,ICA 直径不一定始终保持一致,往往是起源近段较宽而远段较窄[17]。支架置入术也可以通过压迫颈外动脉起始处来平衡,与原发粥样硬化性病变相比在颈动脉内膜切除术后发生再狭窄在支架置入术中可能有不同的反应[18,19]。血管内超声的操作人员必须了解这些情况,避免栓塞材料的移位,或者是过度使用仪器而导致动脉内膜剥离。

血管内超声在颈动脉支架置入术中是一个功能强大的工具,但是,如果这种疾病被低估或支架未能充分展开,其代价是很高的。现在,由于引进脑保护装置,我们在颈动脉支架置入术中更多使用了血管内超声。在设置保护装置后,血管内超声可以评估病变,并进行测量,以帮助估计支架和球囊的尺寸。我们目前使用的鹰眼铂桥血管(火山公司,加利福尼亚州 Rancho Cordova, CA),是一个低幅度的 2.9F20MHz 的探头,与大部分脑保护装置的 0.4mm

的导丝相匹配(图53.5)。血管内超声探头前进至ICA远段,然后开始撤退。ICA远段在血管内超声上有一个典型的外观,因为它非常薄,通常不会病变。超声下能看见很清楚的组织学分层。可以在病变上测量大小来确定气囊的尺寸和支架直径,也可以评估狭窄的程度以决定是否需要扩张或者是否可以完成支架完全展开[20]。虽然目前斑块的形态可以用血管内超声来进行主观评估,但虚拟组织学血管内超声的新进展(火山公司,Rancho Cordova,CA)仍是很有前景的,因为它会提供斑块的组织学分类。

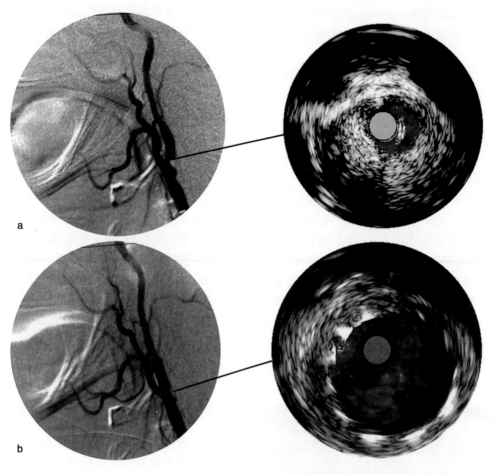

图53.5 (a)颈动脉血管造影术和血管内超声显示的ICA狭窄;(b)支架术后狭窄分辨率,血管内超声极好的确定支架展开情况

支架置入术后,再次将血管内超声探头引入,并且进行一个回退来评估支架展开的完整性。血管内超声对最小支架直径的测量可以确定是否需要进一步的充气,支架中部缩窄是一个普遍的发现。一般情况下,在ICA中推荐使用最小的支架直径超过4mm,来避免支架与管壁间残留的血液造成的显著血流动力学性的狭窄[7]。展开的支架其整个长度应该被均匀地扩大。并完全贴近动脉壁,使支架和血管之间没有明显空间。确保支架完全覆盖膨胀的病变的长度是十分重要的,以避免忽略近端或远端的疾病。仔细检查内膜剥离也很重要。

尽管我们热衷颈动脉血管内超声,但即使具有保护装置,血管内超声探头在ICA内上下移动也不是没有危险的。须谨慎确定是否需要再次充气或放置另一个支架。必须将优势与可能引发患者并发症的风险相权衡。有时最好的选择是接受合理的部署,而不是过于追求这个结果。

对于所有血管专家来说,以逆行的方法在颈动脉的起始处实施颈动脉支架置入术都是一个挑战。颈总动脉起源于主动脉弓或无名动脉,因为主动脉弓有自然弯曲,单独用主动脉造影术在颈总动脉起始处精确定位支架位置是很难的[20](图53.6)。通过应用血管内超声探头沿着颈总动脉从上到下探查,则可以精确放置。随着它向下通过血管,荧光透视将不可见的X线传感器可视化,血流量随着每一心跳周期被显示成闪烁的红色。当探头通过狭窄处至主动脉时,腔内颜色的尺寸突然有一个变化。由于精确装置的存在,它和荧光透视检查一起,可以完全精确地找到血管的起源。同样的技术也被用在所有的主动脉之上大血管起始处的支架置入术。

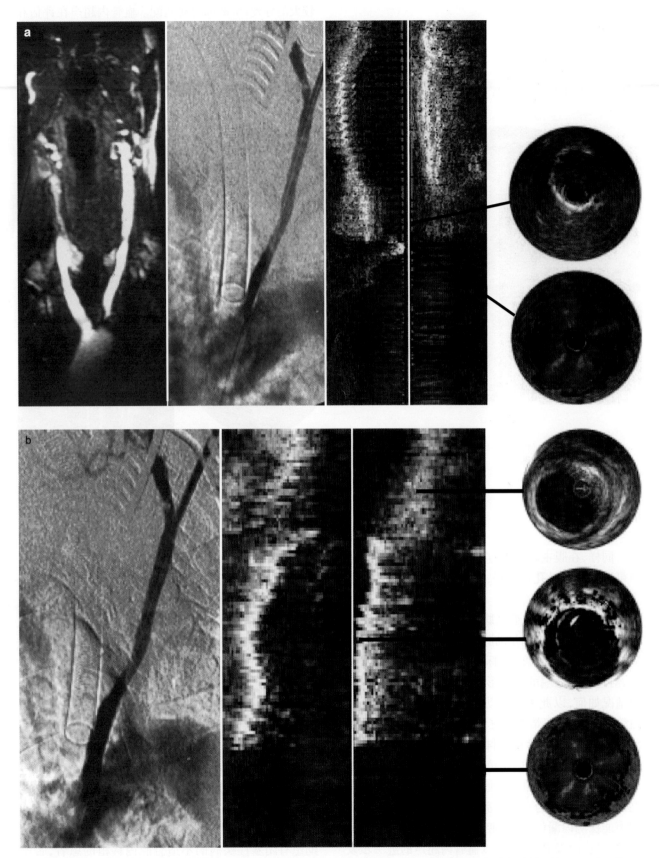

图 53.6 （a）核磁共振血管成像显示左侧颈总动脉起始处极重度狭窄。在手术中,血管内超声探头从颈部入口进入绘制路径图。二维和三维彩色血管内超声定位颈动脉的起源;（b）二维和三维彩色血管内超声精确显示颈总动脉起始处支架(伊尔沙德等翻印[20]英富曼集团医疗保健许可)

胸主动脉

在胸主动脉，需要一个具有更高的穿透性（10MHZ）的大探头（8.2F），较大的60mm直径，并与

较大的导丝（0.89mm）相匹配。血管内超声在评估和测量正在接受腔内移植治疗的胸腔动脉瘤的孔径是很有用的。锁骨下动脉的准确起源也可以被识别（图53.7）。血管内超声还详述了胸主动脉夹层的程度，并对主动脉缩窄的治疗提供了极大的帮助[21]。

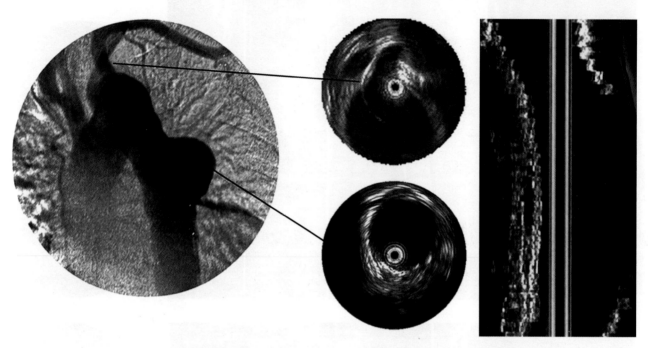

图53.7　一个胸主动脉瘤。血管内超声演示左侧锁骨下动脉起源，颈部及动脉瘤

腹主动脉

同样，在腹主动脉瘤的腔内移植术上，血管内超声可以精确测量孔径直径，并对髂动脉的评估提供了帮助[3]。

血管内超声桥血管从腹股沟向肾动脉水平正上方前进。可以同时测量动脉瘤的近端和远端孔径与需要移植的管腔长度，并标记钙化的数量及附壁血栓，对近端和远端的孔径形状评估可以显示腔内移植情况如何，以此来排除动脉瘤。比起单纯的CT，血管内超声为病情提供了一个更深入的了解（图53.8）。由于小气囊在材料内部积气以及金属内骨骼等原因，在紧贴腔内移植物的位置获得良好的血管内超声图像是很难的。他们共同作用会引起超声亮度的反射。因为在手术室装置置入时彩色血管内超声能探测内漏（动脉瘤腔内修复技术中常见而特有的并发症）及其来源，所以血管内超声的进一步发展或者在这种情况下的腔内移植是必需的。

在主动脉闭塞性疾病方面，血管内超声为判断球囊和支架尺寸提供了准确的依据[1]。这是非常重

要的，因为使用过大的气囊，只用小剂量的气压来膨胀主动脉都可能会导致主动脉破裂。

髂动脉

髂动脉走行迂曲，并且深入到腹部和骨盆，因此，血管内超声可以偶尔检测到动脉造影术中不易检测到的疾病，这并不令人惊讶。然而，血管内超声在髂动脉中的主要用途是检查支架的放置情况。我们经常同时使用血管内超声和动脉造影在支架置入术前后测量动脉压力梯度。这种"三联评估"可彻底检查治疗的完整性（图53.9），特别是对急性肢体缺血的患者。

腹股沟下的动脉

我们在腹股沟下的动脉使用血管内超声，来帮助患有闭塞性疾病的不适合腔内移植的患者，否则那些因为急性肢体缺血的患者只能接受远端心脏搭桥术[4]（图53.10）。我们常规使用气囊和0.46mm支架，应用导丝交换血管内超声检查避免浪费时间。

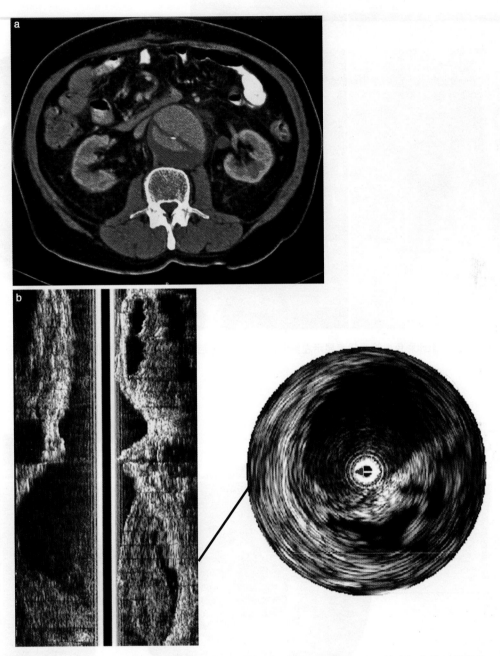

图 53.8　（a）CT 扫描显示主动脉瘤解剖；（b）腹主动脉瘤的二维和三维血管内超声演示瓣膜血栓的解剖

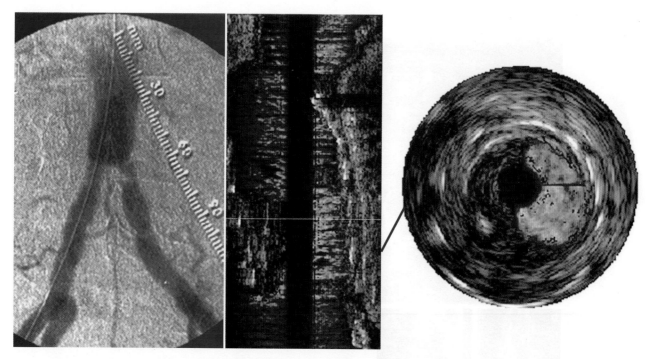

图 53.9 血管造影和彩色血管内超声显示左侧髂总动脉支架术后再狭窄。在支架框架内可见增生的新生内膜

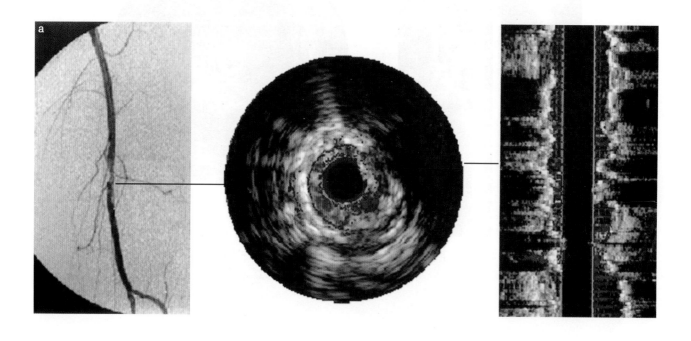

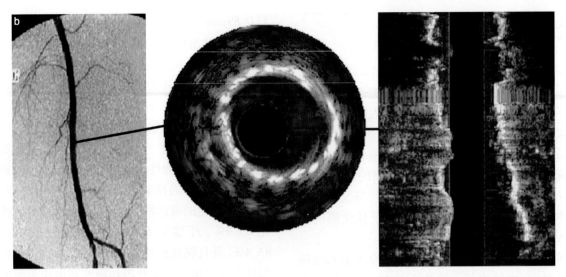

图 53. 10　（a）一个腘动脉急性狭窄的患者伴随急性肢体缺血。血管内超声显示紧密的钙化狭窄；（b）血管造影术和血管内超声显示充气后腔内移植展开的狭窄分辨率

最初为冠状血管成形术开发的组合气囊/血管内超声桥血管是市场上可以买到的。我们发现它们在迅速检查胫骨成形术结果方面是非常有用的[4]。

静脉血管内超声

血管内超声也可以用来帮助静脉循环中的血管内评估及治疗，它可以用来在患者的床边准确地放置腔静脉的过滤器，尤其在当静脉注射 X 线显影剂为禁忌时（患者对造影剂过敏）。最近，我们已经使用血管内超声来了解患有慢性脑脊髓静脉功能不全的多发性硬化症患者的静脉畸形[22]。这些患者有静脉狭窄或在颈内静脉和奇静脉中有异常瓣膜。我们发现血管内超声在一个非常新的领域中对确定病变是非常有帮助的。我们不仅能够更好的鉴别病理改变，也能够更加完整的治疗（图 53. 11）。

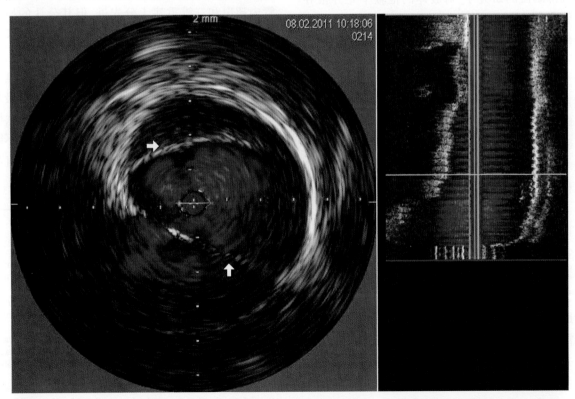

图 53. 11　多发性硬化症和慢性脑脊髓静脉功能不全的患者的颈内静脉下端异常瓣膜的彩色血流血管内超声。此瓣叶（箭头）没有正常打开和关闭，并且在血管内超声看来像一个阻断正常静脉血流的阻塞网

讨论

相比在冠状动脉,血管内超声在外周血管介入方面可能更有帮助,它能够评估治疗的完整性,并提供详尽准确的管腔测量。然而,很多人认为作为一个昂贵的引导系统,缺乏临床数据和研究的支持。尽管目前外周血管的血管内超声还没有性价比较高的研究,但有一些关于其临床应用价值的研究。Arko 等人曾在一篇回顾性研究中报道了,与没有血管内超声相比,患者在血管内超声引导下接受髂内支架置入术后改善了临床效果[23]。

另一项关于连续 100 例外周血管介入患者的研究报道显示,血管内超声检测 34% 的患者,尽管血管造影结果很好,但支架后结果不令人满意。接着进行再处理,通过支架的横断面积增加了 42%(那些患者中 52 例接受过颈动脉支架置入术)[7]。

另一项研究,131 个患者用血管内超声评估肾动脉支架术。血管内超声探测未展开支架病例占23.5%。血管内超声发现支架不完全膨胀情况包括22 例(14.4%),8 例(5.2%)夹层,6 例(3.9%)不完全覆盖狭窄管壁[24]。

一项 50 例患者接受血管内超声引导治疗急性肢体局部缺血的研究中,对肢体的抢救率充分报导出血管内超声的用途[4]。血管内超声在其中 32%的病例是非常重要的,可以发现未发现的疾病和支架的不完全展开。3 年里,肢体抢救率是 79%,其中几乎 25% 的患者有糖尿病[4]。这些研究表明血管内超声对临床结果是有帮助的,但是没有进行外周血管随机对照试验。

我们已经十分熟悉,血管内超声可以用在因为肾衰竭和由于过敏而不能血管造影的患者。和 X 线透视检查一起,血管内超声探头可以作为介入的路径图。

血管内超声的引导治疗技术,对于手术者来说是非常令人满意的,并且对检查磁共振血流成像的术前评估是非常有帮助的。

我们发现血管内超声在处理复杂病例上是非常有帮助的。手术团队需要经常使用血管内超声,以便当需要时(例如,一个急诊病例)可以迅速有效的使用并有丰富的经验。先进的血管内超声技术是非常有益处的,尤其添加了彩色血流和三维重建,使其在手术室内应用的更加游刃有余。然而,企业应该生产一些适合外周血管介入的探头,幅度较低,并且

与 0.89mm 的导丝相匹配。

在动脉治疗时,虚拟组织学血管内超声可以为手术者鉴别斑块的类型。CAPTTAL 研究对比 153个颈动脉斑块切片的虚拟组织学和真正的组织学。为了获取虚拟组织学图像,虚拟组织学血管内超声是在颈动脉内膜剥脱术前立即完成,然后这些与真正的组织学切片做一个双盲对比研究。虚拟组织学血管内超声的预测性的鉴别准确度与真正的组织学是一致的,在不同颈动脉斑块的类型中,薄的纤维帽99.4%,钙化的薄的纤维帽96.1%,动脉纤维粥样硬化 85.9%,纤维钙化占 85.5%,病理内膜增厚83.4%,并且钙化纤维粥样硬化72.4%。这些研究验证了虚拟组织学血管内超声鉴别斑块类型的准确性。"易损"斑块类型的鉴别是最准确的[26-28]。

结 论

外周血管内操作技术是十分先进的,并且在过去的十年中以惊人的速度取代了许多开放血管外科手术。目前设备种类繁多,此技术常被用来治疗血管腔内部动脉和静脉疾病。这些新的血管内技术的成功运用很大程度上依赖于良好的成像。对血管内超声的充分的认识和理解是很重要的,因为它能够指导和评估血管内介入治疗的完整性。尽管彩色血管内超声和三维重建十分先进,但其公认的昂贵的费用导致其在外周血管的介入中使用并不是很充分。

当血管内超声用于介入心脏病学,企业也许有可能将这种技术用于外周血管。血管内超声最新的进展是虚拟组织学,它可能会改善人们对什么样的斑块需要治疗的理解。如果血管内的复杂性不断增加,传统成像的局限性继续增长,血管内超声有可能在外周血管的介入中起到更重要的作用。

参考文献

1. Diethrich EB. Endovascular treatment of abdominal occlusive disease; the impact of stents and intravascular ultrasound imaging. Eur J Surg. 1993;7:228-36.
2. Laskey WK, Brady ST, Kussmaul WG. Intravascular ultrasonographic assessment of the results of coronary artery stenting. Am Heart J. 1993;125(6):1576-83.
3. White RA, Scoccianti M, Back M, et al. Innovations in vascular imaging; arteriography, three-dimensional CT scans, and two and three dimensional intravascular ultrasound evaluation of an abdominal aortic aneurysm. Ann Vasc Surg. 1994;8(3):285-9.
4. Irshad K, Rahman N, Bain D. The role of intravascular ultrasound and peripheral endovascular interventions. In: Heuser RR, Henry M, editors. Textbook of peripheral vascular interventions. London: Martin Dunitz; 2004. p. 25-34.

5. Irshad K, Reid DB, Miller PH, et al. Early clinical experience with color three-dimentional intravascular ultrasound in peripheral interventions. J Endovasc Ther. 2001;8:329–38.

6. Reid DB, Douglas M, Diethrich EB. The clinical value of three-dimentional intravascular ultrasound imaging. J Endovasc Surg. 1995;2:356–64.

7. Reid DB, Diethrich EB, Marx P, Wrasper R. Clinical application of intravascular ultrasound in peripheral vascular disease. In: Seigel RJ, editor. Intravascular ultrasound imaging in coronary artery disease. New York: Marcel Dekker; 1998. p. 309–41.

8. Gussenhoven EJ, van der lugt A, Pasterkamp G. Intravascular ultrasound predictors of outcome after peripheral balloon angioplasty. Eur J Vasc Endovasc Surg. 1995;10:279–88.

9. Cavaye DM, Diethrich EB, Santiago OJM, et al. Intravascular ultrasound imaging: an essential component of angioplasty assessment and vascular stent deployment. Int Angiol. 1993;12:212–20.

10. Katzen BT, Benenati JF, Becker GJ, et al. Role of intravascular ultrasound in peripheral atherectomy and stent deployment. Circulation. 1991;84:2152. Abstract.

11. Vince DG, Davies SC. Peripheral application of intravascular ultrasound virtual histology. Semin Vasc Surg. 2004;17:119–25.

12. Kuchalakanti P, Rha SW, Cheneau E. Identification of "vulnerable plaque" using virtual histology in angiographically benign looking lesion of proximal left anterior descending artery. Cardiovasc Radiat Med. 2003;4(4):225–7.

13. Nair A, Kuben BD, Obuchowski N, Vince DG. Assessing spectral algorithms to predict atherosclerotic plaque composition with normalized and raw intravascular ultrasound data. Ultrasound Med Biol. 2001;27(10):1319–31.

14. Nair A, Kuban BD, Tuzcu EM, et al. Coronary plaque classification with intravascular ultrasound radiofrequency data analysis. Circulation. 2002;106:2200–6.

15. Schartl M, Bocksch W, Koschyk DH, et al. Use of intravascular ultrasound to compare effects of different strategies of lipid-lowering therapy on plaque volume and composition in patients with coronary artery disease. Circulation. 2001;104:387–92.

16. Diethrich EB, Ndiaye M, Reid DB. Stenting in the carotid artery: initial experience in 110 patients. J Endovasc Surg. 1996;3:42–62.

17. Reid DB, Diethrich EB, Marx P, et al. Intravascular ultrasound assessment in carotid interventions. J Endovasc Surg. 1996;3:203–10.

18. Diethrich EB, Marx P, Wrasper R, et al. Percutaneous techniques for endoluminal carotid interventions. J Endovasc Surg. 1996;3:182–201.

19. Reid DB, Irshad K, Miller S, et al. Endovascular significance of the external carotid artery in the treatment of cerebrovascular insufficiency. J Endovasc Ther. 2004;11:727–33.

20. Irshad K, Bain D, Miller PH. The role of intravascular ultrasound in carotid angioplasty and stenting. In: Henry M, editor. Angioplasty and stenting of the carotid and supra-aortic trunks. London: Martin Dunitz; 2004. p. 127–33.

21. Irshad K, Miller PH, McKendrick M, et al. The role of IVUS for stentgraft repair in TAA and TAD. In: Amor M, Bergeron P, editors. Thoracic aorta endografting. Marseille: Com & Co; 2004. p. 73–7.

22. Zamboni E, Galeotti R, Menegatti E, et al. A prospective open – label study of endovascular treatment of chronic cerebrospinal venous insufficiency. J Vasc Surg. 2009;50:1348–58.

23. Arko F, Mattauer M, McCullugh R, et al. Use of intravascular ultrasound improves long-term clinical outcome in the endovascular management of atherosclerotic aorto iliac occlusive disease. J Vasc Surg. 1998;27:614–23.

24. Dangas G, Laird JR, Mehran R. Intravascular ultrasound guided renal artery stenting. J Endovasc Ther. 2001;8:238–47.

25. Reid AW, Reid DB, Roditi GH. Vascular imaging: an unparalleled decade. J Endovasc Ther. 2004;II(Suppl II):II163–79.

26. Diethrich EB, Irshad K, Reid DB. Virtual histology intravascular ultrasound in peripheral interventions. Semin Vasc Surg. 2006;19:155–62.

27. Irshad K, Millar S, Velu R, et al. Virtual histology intravascular ultrasound in carotid interventions. J Endovasc Ther. 2007;14:198–207.

28. Diethrich EB, Pauliina Margolis M, Reid DB. Virtual histology intravascular ultrasound assessment of carotid artery disease: the Carotid Artery Plaque Virtual Histology Evaluation (CAPITAL) study. J Endovasc Ther. 2007;14:676–86.

54

第 54 章
三维血管成像和能量多普勒
血管造影成像

Ali F. AbuRahma and Phillip J. Bendick

摘　要

当前的超声技术可以提供与常规血管造影术相似的无创性的血流成像,并有效的呈现出立体三维(3D)图像。在这一点上能量多普勒是特别有用的,可以更完全的评估颅外颈动脉系统和周围动脉系统,这在 76% 的颈动脉研究和 71% 的包括主动脉-髂动脉系统及肾动脉的周围动脉研究中都有所体现。使用能量多普勒血管造影术来区别完全与接近完全的颈动脉闭塞比带有彩色多普勒成像的二维超声更为优越。三维影像重建可提供更精确的血管腔内测量,87% 与血管造影术结果一致。三维成像对直径狭窄率大于 50% 的狭窄的敏感率是 100%,直径狭窄率大于 50% 的阳性预测值是 81%。三维成像也能检测到常规血管造影中发现的斑块表面溃疡。三维成像和能量多普勒血管造影术的其他应用包括大脑动脉环和其主要分支的经颅评估,肾脏、肝脏等这些器官过度灌注的评估,评估肿瘤的血管供应和区别有无恶性倾向的包块,并且结合超声造影剂更好的鉴别实体肿块和动脉粥样硬化斑块。

关键词

三维立体成像、能量多普勒、多普勒血管造影术

引言

从很早以前的双稳态超声图像起,开发人体结构和系统的三维成像是临床医生和工程师的共同目标。早在 1956 年,Howry[1] 等人提出"立体的"观察人体结构。自从那时起,采用了许多完成三维成像的方案尝试去实现翻译立体化数据的潜在价值[2-4],但是直到最近,它们在临床上的应用才得到有限的成功[5-9]。这些早期努力全部需要广泛离线,图像数据需非实时处理,常常需要主要操作员和计算机的相互作用,通过减小分辨率和/或不适当的图像以提供重建。尽管有这些约束条件,在广泛的各种各样

的临床中,三维成像与脱机处理灰度数据成像已经应用了许多年,其中包括胎儿成像,乳房超声,泌尿科,眼科,肝胆超声和超声心动图[14-17]。

近来,手工扫描技术结合了必需的计算能力和高速数据处理能力来产生更及时、更精确、更容易接受的时间范围接近"实际时间"的三维成像[18,19]。一般超声成像的局限性同样存在于血管成像,如带有附加限制条件的靶器官,在这种情况下的周围血管系统是解剖学上需要增加高分辨率成像的微小结构[20-22]。

对三维血管成像的可视化有两个供选方案:第一是血管壁和相关反射波组织使用常规 B 型超声回

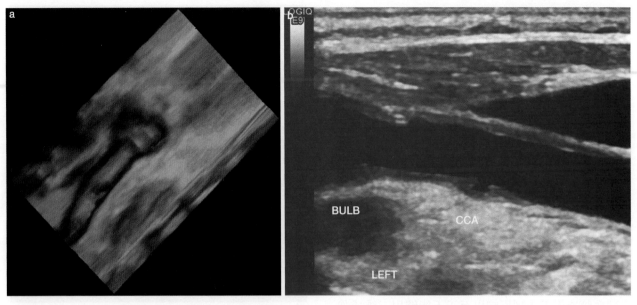

图 54.1　(a)颈总动脉远段颈动脉动脉粥样硬化疾病的小的表面溃疡的三维灰阶(彩色)成像;(b)在三维重建中看见的小溃疡斑块的相应 B 型超声成像显示

声重建;第二是在血管腔内使用彩色多普勒或能量多普勒显现血流量,提供一个血管内狭窄和血管内表面的间接成像,这是我们最常关注的领域。

血管成像的优势是在感兴趣部位受限的时候,可将一个固定的探头定位在较短的血管解剖面,使用手工扫描。高频率超声探头,中心频率超过 12MHz,并且改善电子聚焦 1 或 2D,目前能广泛有效的产生高分辨率灰度数据(图 54.1)。最近能量多普勒成像改进,对那些看起来靠近血管壁的低流速特性的血流有较好敏感性,在血管内壁表面提高分辨率,提供一个血流量相关的信号。(如图 54.2)。

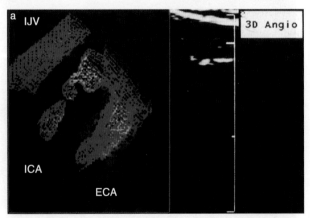

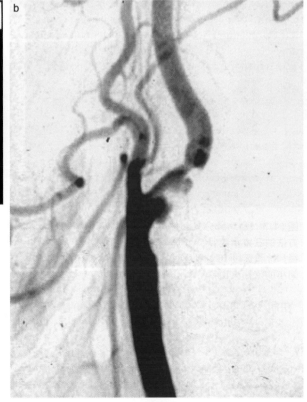

图 54.2　(a)颈动脉分叉三维能量多普勒重建显示一个刚刚超过 ICA(ICA)起源的溃疡病变。IJV 颈内静脉,ECA 颈外动脉;(b)相应的动脉造影照片显示 ICA 近段的溃疡斑块

三维能量多普勒血管造影术

Bendick 等[23]评估颈动脉分叉处三维能量多普勒血管造影术的准确度与数字减影对比血管造影术相比较,对 32 例患者颈动脉内膜剥脱术外科调查结果进行研究,其中 64 个血管有相关性。血管管腔缩小依据狭窄百分比标准分级或者完全闭塞分类,在没有血管造影术结果和没有应用 NASCET 研究测量狭窄方法的情况下,使用三维成像直接测量。(如图 54.3)此外,三维血管成像的表面形态用来评估血管管腔缩小程度的判定,确定病灶,中等(<1cm),较长(>1cm),而且存在斑块溃疡。3 例患者颈动脉分叉有非常严重钙化的动脉粥样硬化病变,因此能量多普勒血管造影术受到影响以至于不能够用三维成像分级。剩下的 61 个斑块,53 个以狭窄百分比精确分级,准确率 87%,与多普勒速度标准对病变严重程度的分类结果相似。直径狭窄率>50% 的三维成像诊断敏感性是 100%;直径狭窄率>50% 的阳性预测价值是 81%(21/26)(如图 54.4)。所有 4 个完全闭塞均被三维成像证实。

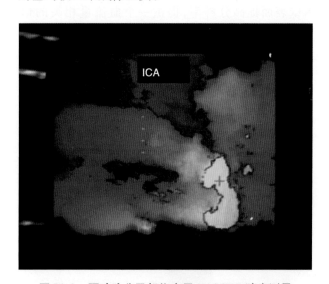

图 54.3 颈动脉分叉部位应用 NASCET 狭窄测量方法的三维重建,ICA 超声测量器显示最小管腔直径(**X**)和远段 ICA 管腔直径(+)。而且标记病变中间小的溃疡火山口

在病变程度的评估中。11/13(85%)的病灶正确分类,24/29(83%)是中等程度(<1cm),14/14(100%)的病变扩展>1cm。

应用三维血管造影术(如图 54.2),5 例溃疡性病变,而数字减影血管造影术显示 4 个溃疡。三维能量多普勒血管造影术已经确定在颈动脉分叉动脉

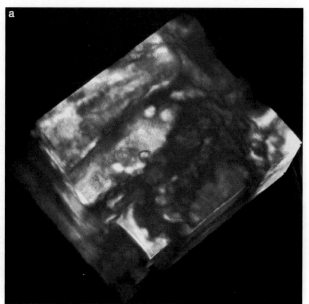

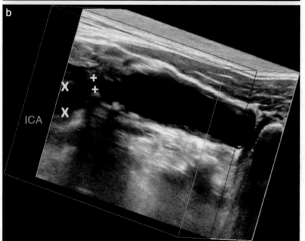

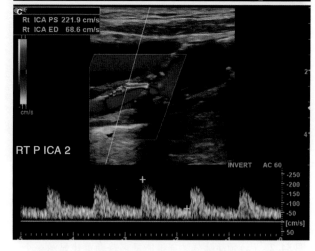

图 54.4 (a)颈动脉分叉部位 3D 重建显示一个复杂的冠状视野(用 2D 成像不能获得),在 ICA 起源的不规则动脉粥样硬化病变;(b)颈动脉分叉部位 3D 重建显示在 ICA 近段 50%～70% 直径减少;最小管腔直径是 2.5mm(+) ICA 远段管腔测量是 5.8mm(X),58% 直径减少;(c)病变频谱多普勒数据显示(b)最大收缩期速度为 221cm/s,舒张期速度为 68cm/s,相应的 50%～70% 直径减少

粥样硬化疾病评估方面,与数字减影血管造影术相比,可以提供一个精确的无创技术,选择的观察并帮助清除血管重叠和其他假象。该技术还能够补充血流动力学数据,比常规二维超声更有效,但是还不能将其取代,反而,在现在没有更有意义的附加实验的情况下,它会对任何梗阻性病变还是可以有一个全面的评估。

Delcker 等[24]研究主要的颅内血管经颅成像的三维能量多普勒血管造影术。以前的研究显示使用能量多普勒和彩色多普勒成像相比较,经颅多普勒超声改进检测和颅内血管成像的能力[25,26]。Delcker 等也研究了经肺的、稳定的超声造影剂的用途。当他们的三维研究与脑血管造影术诊断相比较,他们已经百分之百成功地获得了同侧 ACA,MCA(3 或更多分支),PCA,后交通动脉和 90% 前交通动脉的成像。对侧探头成像成功率是 90% 的 ACA,80% 的 MCA(再有 3 或更多分支),100% 的 PCA。他们应用造影剂增强的三维经颅能量多普勒血管造影术,在主要颅内动脉的成像和评估上提供了重大改进。

最近使用能量多普勒血管造影术的临床经验

最近,发表了许多关于血管病患者能量多普勒超声的临床效用的报道[27-30]。

最近的报告评估了 53 位患者,行常规彩色二维超声后使用能量多普勒超声成像[31]。所有的 53 位患者的二维超声结果经动脉造影术得到证实。患者应符合以下适应证:

1. 颈动脉/椎动脉—(1)颈动脉几乎全部或完全闭塞;(2)动脉弯曲成像受限制;(3)存在重大疾病,常规二维检查中频谱多普勒速度测量受限;(4)患者有大量钙化成像受限制;(5)颈内动脉较高或者较深。

2. 深动脉—肾/主动脉:(1)肥胖或者肠胀气成像受限制;(2)肾脏起源不清楚。

3. 外周动脉—(1)几乎全部或完全闭塞;(2)常规彩色二维超声解剖学上成像受限制。

彩色二维成像和能量多普勒检查使用飞利浦 HDI 5000,ATL 系统(华盛顿大学,华盛顿州),在符合标准的血管检查中心,由有经验的注册血管技术人员完成。观测彩色二维和能量多普勒成像连续平行纵视图和垂直横剖面视图。两者声像图质量检查以两位技术专家和医师的满意和不满意分类。一个满意的图像被定义为受检血管解剖清晰可见和非常直观地观察到血管的病理改变。如果检查结果在辨

别不完全闭塞和完全闭塞是有益的,并能获得最佳图像质量,或者深部血管完全可见(例如:肾动脉,主动脉),能量多普勒成像即被认为具有阳性诊断价值,这些在常规二维超声检查是看不见的。如果这两个部分在多普勒检查是不一致的,最后结论确定以常规血管造影术获得的结果为准。

阳性诊断价值是使用能量多普勒成像 22/29(76%)的颈动脉检查取得的。同样,10/14(71%)在外周动脉检查有阳性诊断价值。4/5(80%)肾动脉检查有阳性诊断价值,3/5(60%)腹主动脉和髂动脉的检查有阳性诊断价值。总的来说,阳性诊断价值通过 39/53 动脉(74%,表格 54.1)增加能量多普勒成像获得。所有能量多普勒成像敏感的患者的阳性诊断价值是 95% 和阳性预测值是 97%。

表 54.1　能量多普勒动脉造影阳性诊断价值

动脉	阳性诊断价值	无变化	合计
颈动脉/VA	22(76%)	7(24%)	29
外周动脉	10(71%)	4(29%)	14
肾动脉	4(80%)	1(20%)	5
主动脉/髂动脉	3(60%)	2(40%)	5
总计	39(74%)	14(26%)	53

　　所有能量多普勒成像敏感的患者的阳性诊断价值=95% 和阳性预测值=97%

表 54.2　能量多普勒成像的动脉适应证

	阳性诊断价值	无变化	合计
不完全/全部闭塞	5(83%)	1(17%)	6
亚最佳成像	10(71%)	4(29%)	14
高/深 ICA	4(80%)	1(20%)	5
动脉弯曲	3(75%)	1(25%)	4
合计	22(76%)	7(24%)	29

表 54.3　能量多普勒成像外周动脉和肾动脉的适应证

	阳性诊断价值	无变化	合计
外周血管			
不完全/全部闭塞	6(75%)	2(25%)	8
亚最佳成像	4(67%)	2(33%)	6
合计	10(71%)	4(29%)	14
肾			
模糊起源	3(100%)	0	3
亚最佳	1(50%)	1(50%)	2
合计	4(80%)	1(20%)	5
主动脉/髂动脉			
亚最佳成像	3(60%)	2(40%)	5

　　表54.2概述了能量多普勒成像的适应证和在颈动脉应用中的阳性诊断价值。如注释所述，5/6（83%）常规彩超检查诊断颈动脉完全闭塞的患者在应用能量多普勒成像后，确定为不完全闭塞。10/14（71%）成像欠佳的颈动脉患者在能量多普勒成像中有所改进。表54.3所示患者探测的适应证包括外周动脉，肾动脉和主动脉髂动脉的。6/8（75%）常规多普勒检查可疑不完全接近闭塞的患者，能量多普勒成像证实是不完全闭塞。总的说来，10/14（71%）外周动脉检查的患者有阳性诊断价值。4/5（80%）肾动脉检查结果有阳性诊断价值，其中包括3例在常规多普勒超声检查没有看见肾动脉起源的患者。3/5（60%）主动脉髂动脉检查结果就阳性诊断价值。图54.5、图54.6、图54.7、图54.8、图54.9、图54.10、图54.11、图54.12和图54.13举例说明了不同的阳性诊断价值的临床情况，经能量多普勒成像均有所改善。

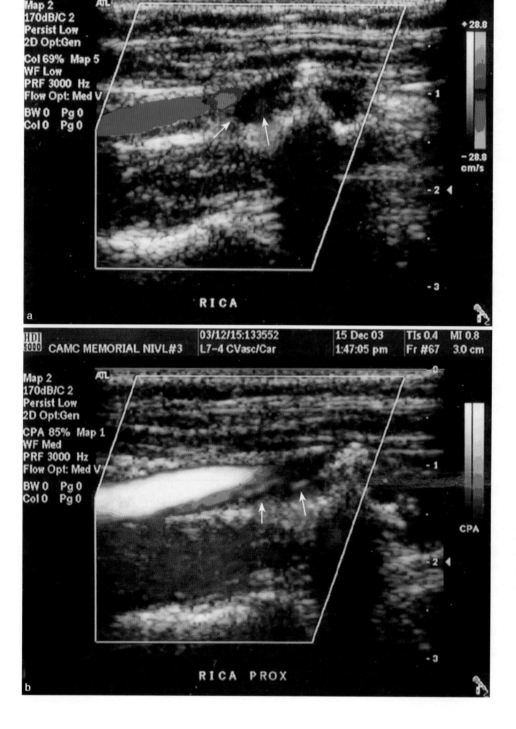

图54.5　（a）右侧ICA彩色二维成像提示全部闭塞（箭头）；（b）同样动脉能量多普勒成像显示一线信号（箭头），即不完全闭塞

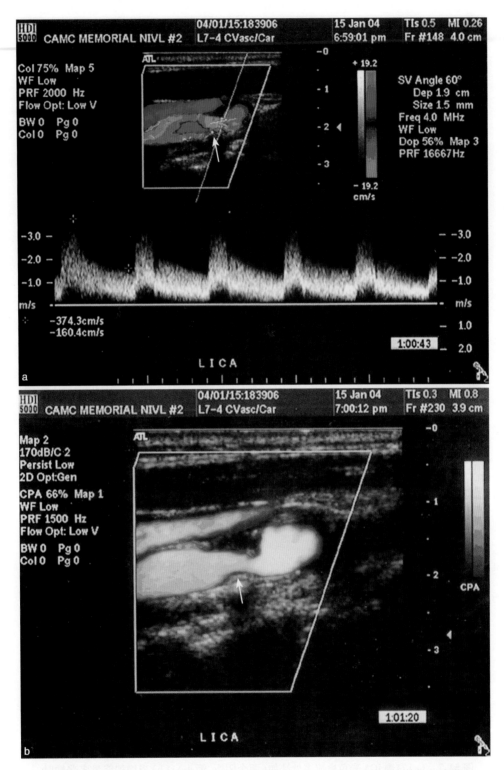

图 54.6　(a)常规二维超声左侧 ICA 欠佳的成像(箭头);(b)增加能量多普勒超声获得更好的成像(箭头)

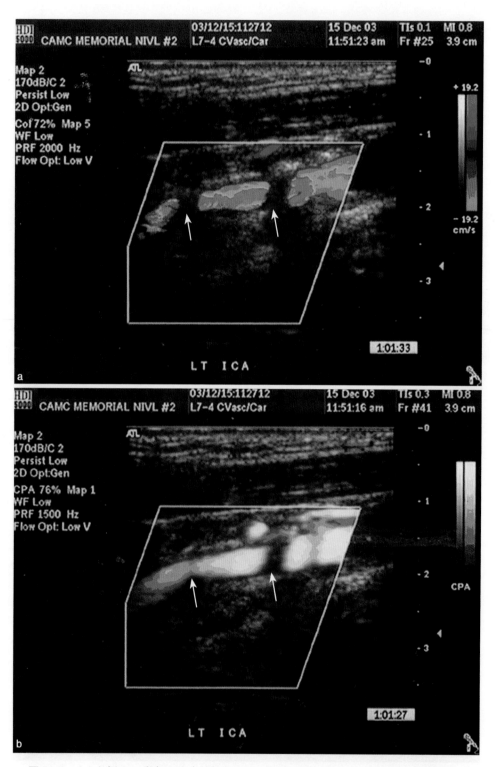

图 54.7   (a)左侧 ICA 彩色血流多处缺如(两个阴影,箭头);(b)当增加能量多普勒时,在一个区域可以看见彩色血流,在另一个区域稍微看见

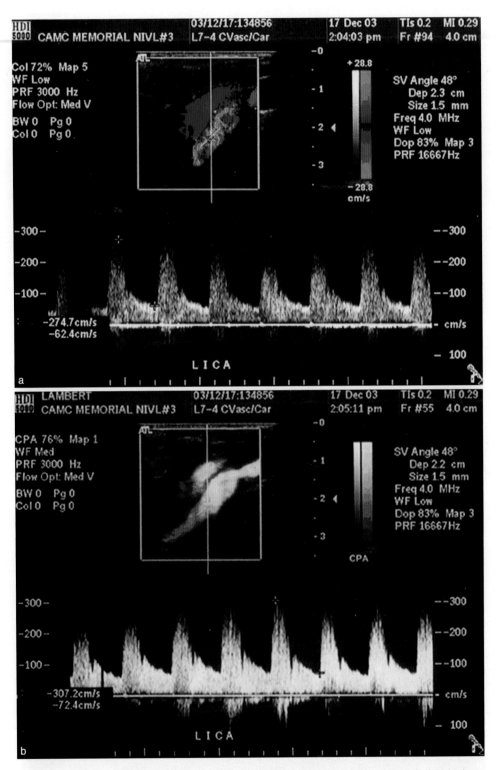

图 54.8　(a)一个深部的左侧 ICA 的彩色二维超声欠佳成像;(b)使用能量多普勒超声显示一个界限清楚的狭窄

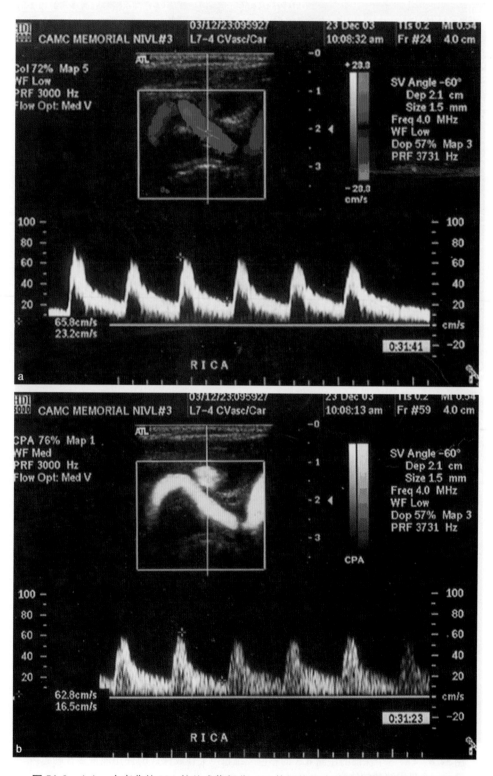

图 54. 9 （a）一个弯曲的 ICA 较差成像部分；（b）使用能量多普勒成像清晰显示弯曲度

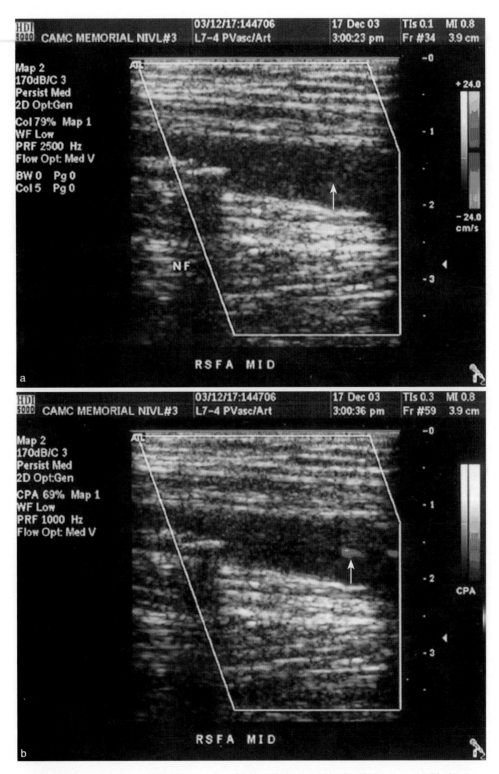

图 54.10 （a）彩色二维成像显示一个右侧股动脉表面中间闭塞（箭头）；（b）当增加能量多普勒成像后可以看见一线信号

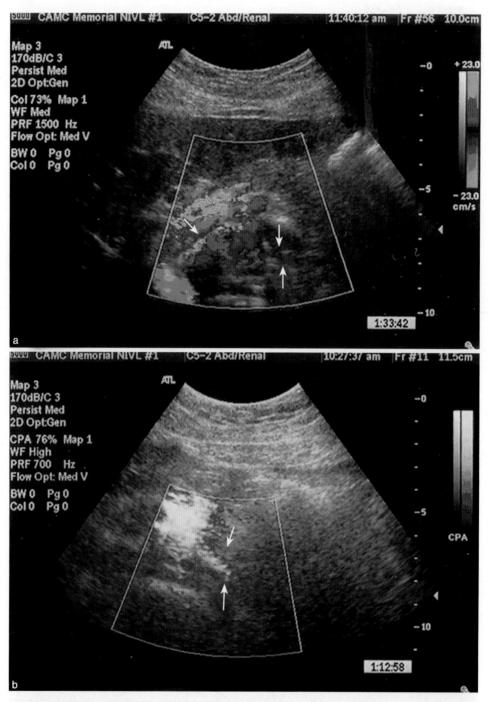

图 54.11 （a）不能清晰显示肾动脉口的彩色二维肾动脉成像（箭头）；（b）使用能量多普勒成像后肾动脉起源清晰可见（箭头）

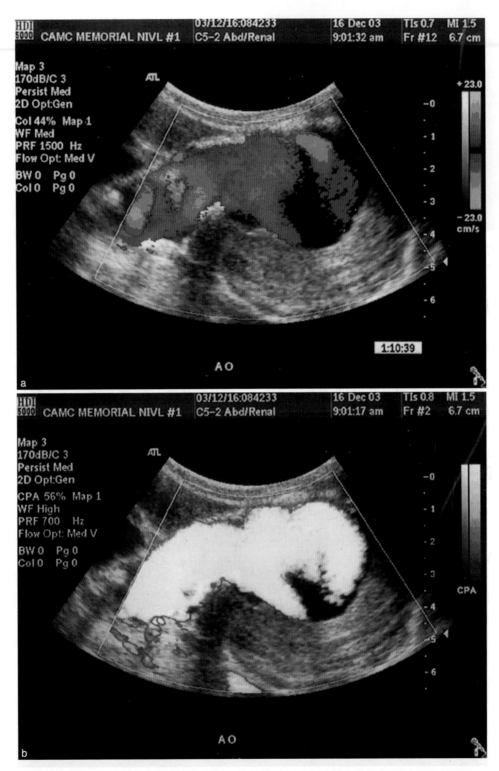

图 54.12　（a）一个腹主动脉瘤的彩色二维成像；（b）使用能量多普勒超声更好的定义彩色血流和形态学

强病变,还可提高探查和显示较小隐蔽病变[39,40]。

Luo 等[41]用一系列已知肝脏病变(60% 肝细胞癌)的 282 位患者制定一个血管及动脉和静脉灌注早期及末期阶段增强模式的分级系统。他们应用这一系统做前瞻性的研究,区别 160 位患者病变的敏感性和特异性均超过 90%。在不同病变的肿瘤分类应用这一系统,靶向作用和追踪观察接受射频消融术后的肝脏肿瘤[39,42]。应用增强三维超声,他们发现在治疗效果评估期间 94% 患者改善成像质量,增加 41/51(80%)患者消融术后诊断的可靠性。

三维血管内超声

其他关于三维血管成像的报导,是应用放置在桥血管尖部的发射和接受高频率的晶体的血管内超声,最先应用在冠状动脉[7,43]。研究者能够鉴别血管造影片段"静息的"动脉粥样硬化以及对狭窄程度的量化,无论是粥样硬化性病变或者血管成形术后内膜异常增生。

血管内超声已被证明在冠状动脉支架植入方面是有益的,研究者发现在血管成形术后测量血管横断层面的管腔面积方面,血管内超声和常规血管造影术密度测定法之间有很好的相关性[7,44]。三维血管成像在外周血管的应用是有潜力的,正如血管内支架植入术已越来越普遍应用;三维血管内超声科提供一个血管的形态学特征以并可显示实时透视图以及支架移植放置的全过程[45]。

三维血管成像和能量多普勒血管造影术的未来

三维成像未来在血管的应用是很有希望的。血管壁三维成像仍然是一个主要的研究工具,各种各样的成像和数据处理技术正在开发。动脉粥样硬化病变的多种三维成像使得我们可以选择最佳的成像来鉴别斑块溃疡灰阶中值去评估斑块核心内容和斑块新生血管生成。

患有微小动脉粥样硬化疾病的患者可以通过从三维数据重构成的标准的二维成像中,取得一个次级效益,缩短全部检查时间。三维超声还可以直接比较连续扫描的斑块表面形态学变化和全部斑块面积/体积,作为评估药物治疗反应的方法。

最好的数据结果依赖侵入性的血管内超声,该超声具有最大图像分辨力,使用非常高频的超声换能器。

报告结果对动脉粥样硬化病变的三维显影是有益处的,不仅在外周动脉,还用于冠状动脉。这些成像提供有价值的反馈,例如,放置支架和术后支架是展开目前的判定。该技术正在发展中,可以提高的二维超声应用能力,用于研究手术前肿瘤侵袭临近血管组织的范围。另外,三维成像还可以更彻底的评估外部血管肢体压迫综合征,引导治疗肠骨静脉压迫症候群或者胸廓出口压迫引起的 Paget-von Schroetter 综合征[46]。

三维能量多普勒血管造影术更适用于临床问题。是因为其易于操作,使用手工扫描,一个好的信噪比可以产生一个界限清楚的血液-组织界面,以及这些三维成像显示的速度,都可以很好的重建和显示。三维能量多普勒血管造影术能够判断规定严重程度,动脉粥样硬化阻塞性病变的范围,其他病变特征性的血管分布,以及扩大二维能量成像作用从而进一步定义与固体器官灌注有关的参数,例如,肾脏。在其他器官系统的血管供应和分布,例如:眼眶,尚未充分研究,但是以现在的技术能力,结合适当的分辨率,一定会使这样的研究变得可能。

参考文献

1. Howry DH, Posakony G, Cushman R. Three dimensional and stereoscopic observation of body structures by ultrasound. J Appl Physiol. 1956;9:304–6.
2. Moritz WE, Medema DK, Ainsworth M, et al. Three-dimensional reconstruction and volume calculation from a series of nonparallel, real-time, ultrasonic images. Circulation. 1980;62(Suppl):111–43.
3. Steen E, Olstad B. Volume rendering of 3D medical ultrasound data using direct feature mapping. IEEE Trans Med Imaging. 1994;13:517–25.
4. Detmer PR, Bashein G, Hodges T, et al. 3D Ultrasonic image feature location based on magnetic scan head tracking: in vitro calibration and validation. Ultrasound Med Biol. 1994;20:923–36.
5. Rankin RN, Fenster A, Downey DB, et al. Three-dimensional sonographic reconstruction: techniques and diagnostic applications. AJR Am J Roentgenol. 1993;161:695–702.
6. Roelandt JR, DiMario C, Pandian NG, et al. Three-dimensional reconstruction of intracoronary ultrasound images: rationale, approaches, problems and directions. Circulation. 1994;90:1044–55.
7. von Birgelen C, Kutryk MJB, Gil R. Quantification of the minimal luminal cross-sectional area after coronary stenting by two- and three-dimensional intravascular ultra-sound versus edge detection and videodensitometry. Am J Cardiol. 1996;78:520–5.
8. Di Mario C, von Birgelen C, Prati F, et al. Three-dimensional reconstruction of two-dimensional intravascular ultrasound: clinical or research tool? Br Heart J. 1995;73 Suppl 2:26–32.
9. Franceschi D, Bondi JA, Rubin JR. A new approach for three-dimensional reconstruction of arterial ultrasonography. J Vasc Surg. 1992;15:800–5.
10. Kelly IM, Gardener JE, Brett AD, et al. Three-dimensional US of the fetus: work in progress. Radiology. 1994;192:253–9.
11. Levine RA, Weyman AE, Handschumacher MD. Three-dimensional

echocardiography: techniques and applications. Am J Cardiol. 1992;69:121H–30.

12. Moskalik A, Carson PL, Meyer CR, et al. Registration of three-dimensional compound ultrasound scans of the breast for refraction and motion corrections. Ultrasound Med Biol. 1995;21:769–78.

13. Nelson TR, Pretorius DH, Slansky M, et al. Three-dimensional echocardiographic evaluation of fetal heart anatomy and function. J Ultrasound Med. 1996;15:1–9.

14. Lee W, Comstock CH, Kirk JS, et al. Birthweight prediction by three-dimensional ultrasound volumes of the fetal thigh and abdomen. J Ultrasound Med. 1997;16:799–805.

15. Cusumano A, Coleman DJ, Silverman RH, et al. Three-dimensional ultrasound imaging: clinical applications. Ophthalmology. 1998;105:300–6.

16. Marks LS, Dorey FJ, Macairan ML, et al. Three-dimensional ultrasound device for rapid determination of bladder volume. Urology. 1997;50:341–8.

17. Fine D. Three-dimensional ultrasound imaging of the gall-bladder and dilated biliary tree: Reconstruction from real-time B-scans. Br J Radiol. 1991;64:1056–7.

18. Barry CD, Allott CP, John NW, et al. Three-dimensional freehand ultrasound: image reconstruction and volume analysis. Ultrasound Med Biol. 1997;23:1209–24.

19. von Ramm OT, Smith SW, Carroll BA. Real-time volumetric US imaging. Radiology. 1994;193(P):308.

20. Rosenfield K, Kaufman J, Pieczek A, et al. Real-time three dimensional reconstruction of intravascular images of iliac arteries. Am J Cardiol. 1992;70:412–5.

21. Riccabona M, Nelson TR, Pretorius DH, et al. Distance and volume measurement using three-dimensional ultrasonography. J Ultrasound Med. 1995;14:881–6.

22. King DL, King Jr DL, Shao MY. Evaluation of in vitro measurement accuracy of a three-dimensional ultrasound scanner. J Ultrasound Med. 1991;10:77–82.

23. Bendick PJ, Brown OW, Hernandez D, et al. Three-dimensional vascular imaging using Doppler ultrasound. Am J Surg. 1998;176:183–7.

24. Delcker A, Turowski B. Diagnostic value of three-dimensional transcranial contrast duplex sonography. J Neuroimaging. 1997;7:139–44.

25. Kenton AR, Martin PJ, Evans DH. Power Doppler: an advance over colour Doppler for transcranial imaging? Ultrasound Med Biol. 1996;22:313–7.

26. Postert T, Federlein J, Przuntek H, et al. Insufficient and absent acoustic temporal bone window: potential and limitations of transcranial contrast-enhanced color-coded sonography and contrast-enhanced power-based sonography. Ultrasound Med Biol. 1997;23:857–62.

27. Steinke W, Ries S, Artemis N, Schwartz A, Hennerici M. Power Doppler imaging of carotid artery stenosis. Stroke. 1997;28:1981–7.

28. Griewing B, Morgenstern C, Driesner F, Kallwellis G, Walker ML, Kessler C. Cerebrovascular disease assessed by color-flow and power Doppler ultrasonography: comparison with digital subtraction angiography in internal carotid artery stenosis. Stroke. 1996;27:95–100.

29. Keberle M, Jenett M, Beissert M, Jahns R, Haerten R, Hahn D. Three-dimensional power Doppler sonography in screening for carotid artery disease. J Clin Ultrasound. 2000;28:441–51.

30. Bucek RA, Reiter M, Dirisamer A, Haumer M, Fritz A, Minar E, Lammer J. Three-dimensional color Doppler sonography in carotid artery stenosis. AJNR Am J Neuroradiol. 2003;24:1294–9.

31. AbuRahma AF, Jarrett K, Hayes JD. Clinical implications of power Doppler three-dimensional ultrasonography. Vascular. 2004;12:293–300.

32. Chiu B, Egger M, Spence JD, et al. Quantification of carotid vessel wall and plaque thickness change using 3D ultrasound images. Med Phys. 2008;35:3691–710.

33. Mallett C, House AA, Spence JD, et al. Longitudinal ultrasound evaluation of carotid atherosclerosis in one, two and three dimensions. Ultrasound Med Biol. 2009;35:367–75.

34. Seabra JC, Pedro LM, e Fernandes JF. A 3-D ultrasound-based framework to characterize the echo morphology of carotid plaques. IEEE Trans Biomed Eng. 2009;56:1442–53.

35. Krasinski A, Chiu B, Spence JD, et al. Three-dimensional ultrasound quantification of intensive statin treatment of carotid atherosclerosis. Ultrasound Med Biol. 2009;35:1763–72.

36. Rubin JM, Adler RS, Fowlkes JB, et al. Fractional moving blood volume: estimation with power Doppler US. Radiology. 1995;197:183–90.

37. Carson PL, Moskalik AP, Govil A, et al. The 3D and 2D color flow display of breast masses. Ultrasound Med Biol. 1997;23:837–49.

38. Huang YL, Kuo SJ, Hsu CC, et al. Computer-aided diagnosis for breast tumors by using vascularization of 3-D power Doppler ultrasound. Ultrasound Med Biol. 2009;35:1607–14.

39. Xu HX, Lu MD, Xie XH, et al. Three-dimensional contrast-enhanced ultrasound of the liver: experience of 92 cases. Ultrasonics. 2009;49:377–85.

40. Leen E, Kumar S, Khan SA, et al. Contrast-enhanced 3D ultrasound in the radiofrequency ablation of liver tumors. World J Gastroenterol. 2009;15:289–99.

41. Luo W, Numata K, Morimoto M, et al. Differentiation of focal liver lesions using three-dimensional ultrasonography: retrospective and prospective studies. World J Gastroenterol. 2010;16:2109–19.

42. Numata K, Luo W, Morimoto M, et al. Contrast enhanced ultrasound of hepatocellular carcinoma. World J Radiol. 2010;2:68–82.

43. von Birgelen C, DiMario C, Reimers B, et al. Three-dimensional intracoronary ultrasound imaging: methodology and clinical relevance for the assessment of coronary arteries and bypass grafts. J Cardiovasc Surg. 1996;37:129–39.

44. Goldberg SL, Colombo A, Nakamura S, et al. Benefit of intravascular ultrasound in the deployment of Palmaz–Schatz stents. J Am Coll Cardiol. 1994;24:996–1003.

45. White RA, Donayre CE, Walot I, et al. Preliminary clinical outcome and imaging criterion for endovascular prosthesis development in high-risk patients who have aortoiliac and traumatic arterial lesions. J Vasc Surg. 1996;24:556–71.

46. Chengelis DL, Glover JL, Bendick P, et al. The use of intravascular ultrasound in the management of thoracic outlet syndrome. Am Surg. 1994;60:592–6.

55

第 55 章
对比增强超声

Daynene Vykoukal, Javier E. Anaya-Ayala, Alan
B. Lumsden, and Mark G. Davies

摘　要

对比增强二维超声心动图的临床应用最初是在 1968 年引进的,并且与无对比增强超声相比在显影方面有重大改进。它的使用扩展到许多血管区域,其中包括胸主动脉和腹主动脉,颈动脉,下肢动脉和静脉循环。当前的造影剂由稳定的充气微气泡(直径在 1~7μm 之间)组成,它提供足够安全的剖面图并改善功效。微气泡不会扩散出血液循环,因此类似血池标记物能够通过肺的毛细血管床,并且很稳定,能够在检查的整个过程中达到增强作用。多普勒系统可以探测并连续接受到特殊的多脉冲超声波,这项技术虽然已经很成熟,但是无论在大的血管还是微脉管系统,均是有选择的显示;无论是大血管还是小的微血管,在第一次使用超声时,末端血管床可以立刻显示。微气泡的作用依赖于气体的可压缩性,然而组织是相对不可压缩的。本章重点是生物学的临床应用和对比增强超声的进展。材料工程和生物技术的动态发展将继续改进现行标准和期望值;对微血管床动态流量的更好理解和聚焦生物化合物应该可以增强末梢器官的成像和加强治疗策略。

关键词

对比增强、超声波检查、造影剂、微气泡、血管内操作、血管成像

引言

对比增强二维超声心动图的临床应用最初在 1968 年被 Gramiak and Shah 引进[1,2],并且它的使用证明了有重大益处[3]。最初的试剂是使用"自由的"微气泡,由于低持续性和低效能使其具有局限性。新对比材料的研制已经探究了几个途径[2,4]。最初,水性溶液,胶体悬浮液和乳胶是作为潜在造影剂被研究的;然而,他们的安全性和有效性在超声上是不兼容的。现在的造影剂是由稳定的,充气的微气泡组成(直径在 1~7μm),它提供足够安全的剖面图和较好的功效。他们的性能接近无毒的、可静

脉注射的理想造影剂。微气泡不会扩散到血液循环之外,因此类似血池标记物能够通过肺的毛细血管床[5],并且足够稳定以便于在检查的整个时期内都达到增强作用。虽然多普勒系统可以探测并接收到特殊的多脉冲的连续超声波的技术已经很成熟了,但是无论在大的血管还是微脉管系统,均是有选择的显示他们的存在,在第一次使用超声时,末端血管床可以立刻被探测到。微气泡的作用依赖与气体是可压缩的,然而组织是相对不可压缩的[5]。

对比增强超声造影剂的基本原理

当前造影剂是由稳定的微气泡组成,该微气泡

是由糖基质,白蛋白,脂质,包含或不包含表面活性物质的聚合体的外壳组成;这些有弹性的外壳,由于增加物质支持和在气液界面上减少表面张力而增强微气泡的稳定性。临床微气泡尺寸的选择是由肺毛细血管(身体的最窄处)直径决定的,因为在静脉注射以后他们必须能够穿过肺血管床流入全身产生增强[3]。实际上,即是直径必须小于 $7\mu m$[6]。单纯的微气泡是带有低扩散系数的混合气体,例如:全氟化碳。他们在血液中的低溶解度增加了更长的持续检查的时间[7,8]。对气体的操作方法过去常常延长对比增强技术。造影剂的分类取决于药物代谢动力学(表 55.1)。不同的造影剂基本上区别于它们穿过肺循环的能力和在血管外部对组织器官的特异性[9];例如:利声显(SHU508A 先灵公司,德国,柏林)大约在静脉注射 20 分钟以后,一旦从血池中排出则集中于肝脏和脾脏[10]。这一现象的机制在当时并不是十分明确,但是微气泡可粘附于血窦是可以肯定的。另一个例子包括 Sonazoid(奈科明安玛西亚,挪威奥斯陆)和声诺维 Sonovist(SHU563A 先灵公司,德国,柏林),它们是肝脏枯否细胞的吞噬细胞[11]。值得注意的是枯否细胞在转移性肝脏肿瘤和肝癌中是找不到的,因此这些试剂只在普通的肝脏内聚集(图 55.1)。造影剂增加超声信号强度的反散射,从而改进多普勒分析,较之前的特殊图像序列的灰度回声结构增强达 25dB(增加大于 300倍)[12]。造影剂提供的图像质量取决于造影剂的性能,也取决图像序列和信号处理方法。在一定的超声领域,每一个试剂的表现都是独特的,允许信号操作处理以优化微气泡探测[13]。通过定制声学能量,发射和接收频率,脉冲频率,脉冲相位和振幅使每一个造影剂发挥最大效能,从而使特殊的造影图像序列得到改善。任何药物或造影剂给药后都可能会出现不良反应,包括超声造影剂。然而,超声造影剂大多数的不良事件在一般强度下是很轻微的[14]。一般情况下,患者可能会出现暂时的味觉改变,注射部位疼痛,面部感觉发热,或者全身潮红[15]。其他以前报道的不良事件包括呼吸困难,胸痛,头痛,和恶心[16-18]。研究报道超声造影剂不良事件发生率和对照组相似[19]。然而,因为没有肾脏、肝脏、脑的毒性,超声造影剂有极好的安全性。

表 55.1　超声造影剂

试剂	公司	气体	外壳	批准
第一代,没有经过肺血管				
自由的微气泡	先灵(Shering)	空气	无	
Echovist(SHU454)		空气	半乳糖	欧洲
第二代,经过肺血管,短半衰期(<5 分钟)				
Albunex	分子生物系统	空气	白蛋白	美国
利声显(SHU 50S A)	先灵	空气	棕榈酸	欧洲,日本
第三代,经过肺血管,短半衰期(>5 分钟)				
气障(MRX115,DMP115 系列)	Bristol-Meyers-Squibb	全氟丙烷	磷脂	美国
Echogen(QW3600)	SonoGen	Dodlcafluoropentane	表面活性剂	a
Optison(FSO69)	安玛西亚	八氟丙烷	白蛋白	美国
Sono Vue(BRI)	博莱科	六氟化硫	磷脂	欧洲
Imaivst(AFO150)	联盟	全氟己烷	表面活性剂	美国
带有器官特异性,经过肺血管的				
利声显(SHU508A)	先灵	空气	棕榈酸	欧洲,日本
Sonavist(SHU 563A)	先灵	空气	氰基丙烯酸酯	b
Sonazoid(Nc100100)	安玛西亚	全氟化碳	表面活性剂	a

a 目前在临床试验
b 临床开发停止

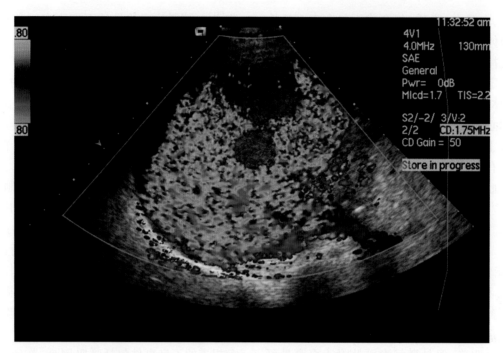

图 55.1   注射利声显之后的 3 分钟成像增强转移瘤的轮廓

超声波检查的造影机械学

微气泡的性能是受局部的声功率影响[20],声功率依赖于超声系统的输出功率,传播频率,和超声束深度衰减。机械指数反映输出功率,因此与局部声功率相关。先前提到,每一个超声造影剂表现一个特殊固定的机械指数,因此,每一个试剂将有它自己的最佳图像序列。

低声功率(机械指数<0.1)

低机械指数,对称的振幅出现和频率分散信号是和发射脉冲是一样的。由于入射的超声波产生最小的破坏,在高或低压力下,微气泡共振均是相等的和对称的(线性反应)。它们担任非常有效信号散射体,归因于外围组织的压缩系数和密度的不同(图55.2)。散射效率同微气泡半径达第六功率作用增加,并且因此加大气泡显示较高的反向散射系数[8]。而且,增加外壳硬度或者气体密度依次减少微气泡反应。在低机械指数成像下,分散信号的强度与超声束入射是直线相关性[12]。在常规多普勒应用和实时造影成像上,低机械指数是有用的。

中间声功率(0.1<机械指数<0.5)

在超声领域微气泡振荡振幅随着机械指数的

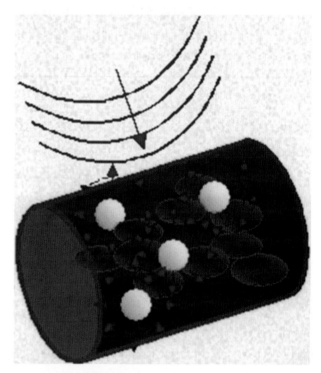

图 55.2   微气泡共振(该图像由英国,伦敦大学学院,Stride 博士提供)

增加而增加。随着振幅增加,由于超声波的存在,微气泡振动变得不同步(图 55.3)。通过局部声功率控制,微气泡开始回声谐波反应,在频率上区别于入射波(基本频率)。最高强度反应是它的二次谐波反应,在第二次基础频率的时候出现。那些在较高频率出现的反应被称为高次

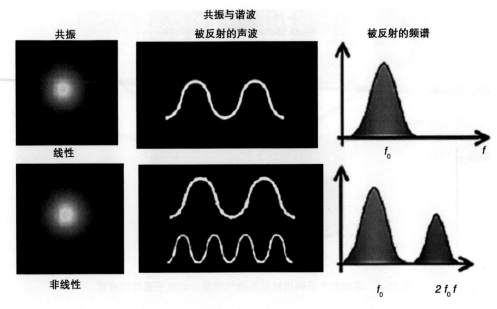

图 55.3   微气泡非线性回归不是基本原理(透射频率)而是两次透射频率的二次谐波频率

谐波。特殊类型谐波称作超高频谐波,可以获得特殊频率,例如 1.5 或 3.5 倍的基础频率[8]。中间机械指数成像具有两个主要优点:第一是该技术在引出一个好的谐波对比信号的同时能够避免微气泡破坏。第二,减少从外周组织引出谐波。造影剂的优点是它们的谐波回声,而任何组织的谐波则变成背景"声音"。组织的可压缩性和密度较微气泡少,因此,谐波反应需要一个较高机械指数。与限制组织谐波反应的高机械指数相比,中间机械指数扫描考虑到一个较高造影剂与组织比例,并且减轻来自造影信号的背景"声音"的移动[20]。

高声功率(机械指数>0.5)

在较高声功率的时候微气泡会破坏,外壳囊被破坏,气体扩散到液体环境。微气泡的破裂可引起一个强得回声,富含非线性(谐波)成分(图 55.4 和图 55.5)。虽然造影剂的破坏被常常认为是一个局限性,但是可以改善微气泡探查的敏感性。当使用彩色和能量多普勒时,可以看见作为特殊的彩色像素的两个连续脉冲回声的变化。这些彩色信号因此与反应较小的血液流动特征性的微气泡破坏相关[8]。

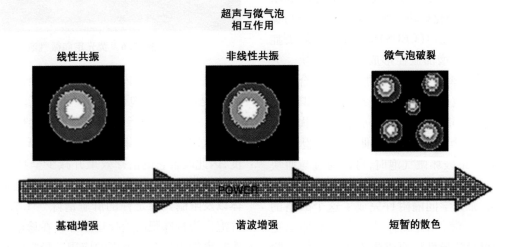

图 55.4   随着声功率的增加,微气泡从线性反应向非线性移动,谐波产生反应。在最大功率,微气泡破坏存在(该图像由大卫亚当斯博士提供)

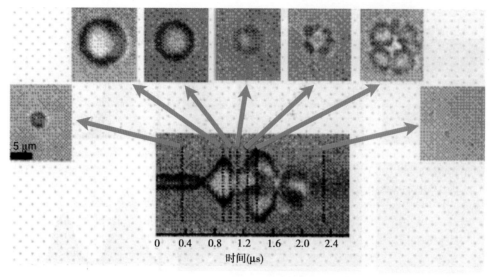

图 55.5 增加超声机械指数后的微气泡反应的电子显微镜成像

微气泡技术学

微气泡工程学的技术进步集中于微气泡外壳成分与组织特异性结合的最佳化。因此展开了活化粒细胞表面受体与疾病相关增量调节的战略,它能够在微气泡外壳结合非特异性白蛋白或者脂质[21]。林德等研究了再灌注损伤及炎性细胞因子暴露后,白蛋白及脂质外壳与活化的粒细胞相结合。在活化的粒细胞上白蛋白结合 β2 整联蛋白 Mac-1,在炎症区域内依次结合细胞间粘附因子(ICAM)-1 表达内皮细胞。在补体系统通过一个补体受体与活化的粒性白细胞相结合,脂质经调理素作用后被识别。通过增加脂质外壳的磷脂酰丝氨酸以及增加脂质外壳的补体附件,从而活化的粒细胞和微气泡的亲和力增加六倍[21,22]。特异炎症与微气泡相结合能够增加炎症性动脉粥样硬化斑块显影。大量微气泡与炎症相结合,对比增强超声(CEUS)能够确定斑块炎症表型,因此鉴别那些增加血栓形成的易损斑块。另一个战略是增强组织特异性固定的微气泡结合配体或抗体,该配体或抗体在特殊的组织类型上识别特殊抗原或受体(图 55.6)。例如外壳表面寡肽附件识别活化血小板上糖蛋白 Ⅱb/Ⅲa 整联蛋白受体[24,25]。当超声束破坏微气泡时,可以通过与血块溶解同样的方法使微气泡与血小板结合的血栓显影[26]。通过增加化学间隔附件完成了这个战略的修改,例如聚乙二醇,允许配体从外壳表面伸出更远,因此增加组织特异性抗原或受体亲和力[27]。除组织特异性结合之外,新的微气泡作为药物和基因传送媒介将被使用(图 55.7)。

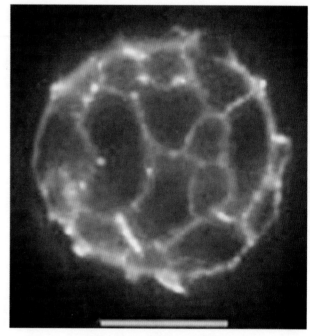

图 55.6 荧光定向微气泡

在一个微气泡内化学制剂、血栓溶解剂和质粒DNA 是被油乳胶包围的。一旦微气泡达到它的靶组织,一个高机械指数的超声束就会使破裂气泡并释放试剂。微气泡集中破坏可以降低全身的试剂浓度,因此改善它的治疗效果并减少全身毒性[28]。基因的外包装还可以保护裸露的 DNA、血浆内切酶载体以及限制其稳定性的肝脏清除[28](图 55.8)。微气泡作为特殊靶向治疗运载工具在诊断和治疗多数医疗事件中将有大范围的应用。稳定的气微气泡使抗体或血管内皮细胞特殊结合受体肽过分表达,因此产生敏感的血管内分子成像探头。而且,他们也

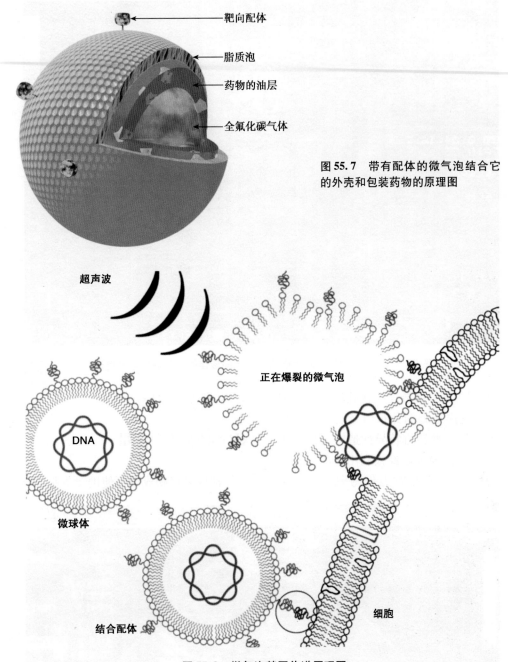

靶向配体

脂质泡

药物的油层

全氟化碳气体

图 55.7　带有配体的微气泡结合它的外壳和包装药物的原理图

超声波

正在爆裂的微气泡

DNA

微球体

结合配体

细胞

图 55.8　微气泡基因传递原理图

能够作为药物和基因的载体,并在暴露于破坏性的超声脉冲之上释放这些负载[29,30]。

超声成像技术

B 型超声和彩色成像

当使用常规 B 型超声和多普勒显像模式时,包括彩色,能量和光谱成像,造影剂都可以使用。可以用于不透明的含液体腔,例如膀胱,子宫,心脏(图

55.9),和一些大的静脉。Echovist(先灵 AG,德国,柏林)被用做经食道超声检查[32],利声显(先灵)已经被用来探测膀胱输尿管反流[33]。为避免电离辐射,可以选择同样敏感和特异的成像替代常规 X 线摄影术。B 型超声造影剂的局限性是无法在立体结构上增强。多普勒成像提供极好的微气泡探测,但是受彩色溢出和伪影限制的[8]。

刺激声发射

微气泡破坏模式包含能够使微气泡破裂的高机

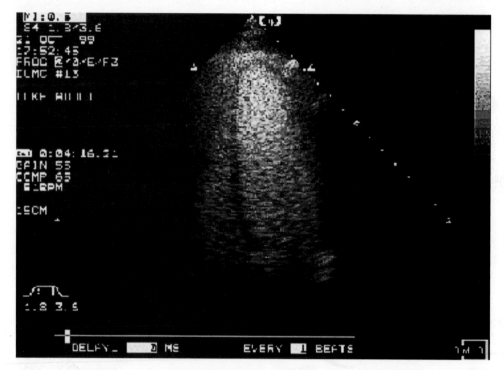

图 55.9   一个心尖四腔超声心动图演示的最佳的微气泡左心室造影

械指数下的原始超声波。信号反应在破坏前后均被记录,并减少两个超声造影剂分布信号图之间的相关性[10]。如上所述,一些器官特异性造影剂只在正常肝脏组织蓄积。这一特征已经被利用于利声显探查肝脏转移瘤。转移瘤表现为信号缺损[34]（图

55.10 和图 55.11)。

对比增强动力流量

常规多普勒成像可使用多重脉冲技术。在测定

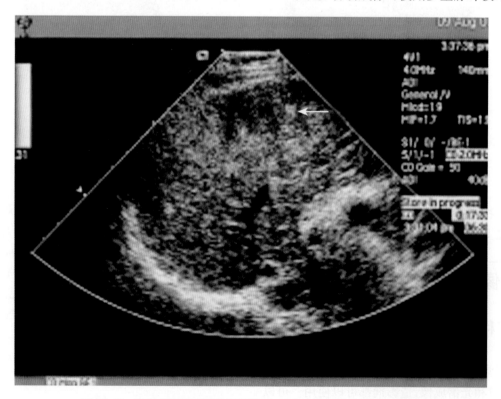

图 55.10   B 型成像表明肝脏异质性,有一个边界不清的病灶(箭头)

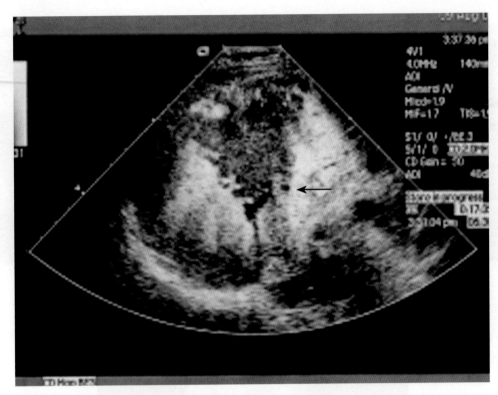

图 55.11 给药 5 分钟后存在 2 特殊肝脏微气泡（利声显）。清晰可见肝脏右叶中心缺损，其他几个缺损认为额外的肝细胞癌卫星病灶（箭头）

理想的频带宽度之后，发射连续脉冲。流动信号与在不同时间放大组间关联的静态组织信号隔离，并且静态组织信号是远离的。这一技术被称作先进的动力流量，可以得到与常规多普勒模式相比较更好的浅表结构微脉管系统的立体示意图（图 55.12）。然而，由于结构深度关系，它的敏感性是有限的。这个技术在造影剂的利用，扩展了它在深层结构、低灌注结构显影的使用，甚至可以在实时灌注成像使用低机械指数来保护微气泡[8]。

谐波成像

这是一个非线性成像模式，能够探测微气泡谐波反应，与外围组织反应相比具有较高敏感性。来自于体壁（正如肥胖患者）反应较弱的非谐波回声从最终图像被滤过，改善信号噪声比[12]。

微气泡产生独特的非线性的谐波反应，能隔离组织回声和大血管血流量，由此提高了敏感性。当前，市场上可利用的是发射超声能量和探测微气泡谐波反应的换能器。这些换能器收听探测微气泡共振频率，其范围在 1 ~ 9MHz，直径 1 ~ 9μm[35,36]。

几个技术能够与谐波成像一起使用精制非线性探测，减少技术使用信号（相干成像状态）或者多重脉冲（脉冲或相位转化），后者综合复帧减少技术。常规成像使用一个单脉冲技术，超声的单脉冲是被发射的，它和微气泡回声二次谐波使用滤波相隔离。微气泡信号在 10 ~ 15dB 时返回，比来自于周围的回波更高。谐波成像能够提供灰阶和多普勒信息；然而，它有它的局限性。第一，过滤过程与基本频率影响成像质量的第二次谐波。而且，谐波频率衰减的增加与基频相比较限制成像能力的深度[8]。

脉冲和相转化包含在反向阶段和在每一个阶段微气泡独特共振差异检测的两个连续脉冲的发射[36]。自从微气泡对连续脉冲有一个单独的谐波反应，两个阶段回声信号的不同导致微气泡探测的敏感性增加（图 55.13）。能量脉冲转化利用这些相同原则使用一个多脉冲技术。多脉冲技术增加模式敏感性和改善液体和固体之间的区别，也限制移动伪像[14]。当使用高机械指数成像模式破坏微气泡时，利用间歇成像和扫描[8]。这些方法考虑到在造影剂和成像之间补充。帧频率减少至 1 帧/秒与常规的 30 帧/秒相比较。帧频率能够与心动周期相一致以至于微气泡能够被运送到微气泡被破坏的感兴趣区域。依靠成像延迟时间在微气泡被破坏之后，能够决定血容量增加或者减少的区域。

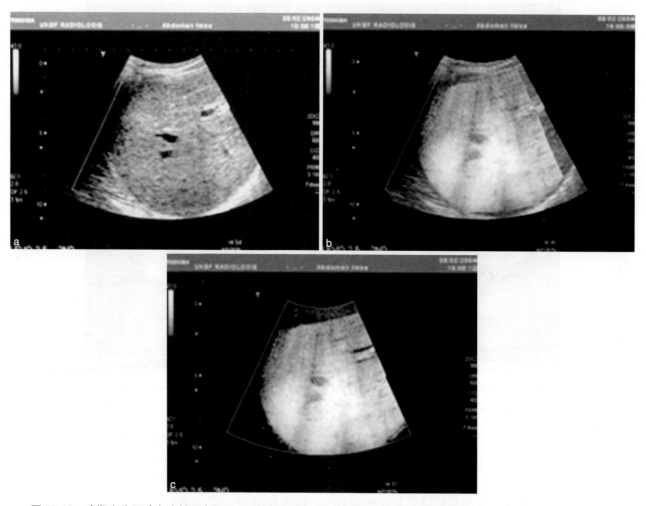

图 55.12　晚期患病肝脏在注射利声显 4:50 分钟之后使用高机械指数下高级动态流量的常规肝脏扫描,高级动力流量只能够显示(a)常规 B 型超声;(b)结合 B 型超声和彩色对比信息;(C)对比成像

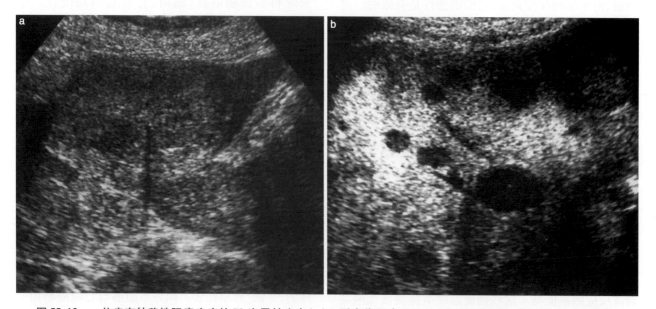

图 55.13　一位患有转移性肝癌疾病的 78 岁男性患者(a)B 型声像图表明不均匀的肝脏实质,提示局部肝脏病变;(b)增强肝实质,没有增强外周组织,对比增强晚期脉冲转化声像图显示多发局部病变清楚分界。肝脏活组织检查显示转移性肝脏腺癌疾病。CT 确认是肝脏弥漫性浸润

间歇成像是有缺陷的,因为不具有提供实时成像的能力。另一个缺陷是在成像采集之间有运动假差。

快速回波成像

快速回波成像是在研究期间涉及在间歇高机械指数破坏阶段和紧接其后的靶向成像阶段之间使用低机械指数的一项技术。在微泡破坏时,可以同时看到一个实时解剖成像和一个对比增强成像[8]。(东芝医疗系统,东京,日本)(图 55.14)

实时数字减影

另一个图像序列包含气泡破坏相位显像实时数字减影,来自一个间隔毫秒的连续获得的背景成像。这一技术可以限制运动伪像并改善微气泡最后成像的可见度(图 55.15)。

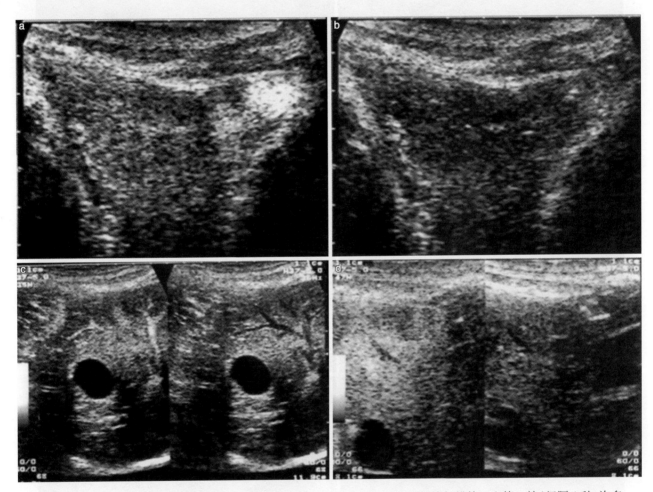

图 55.14　对比声像图成像获得使用快速回声成像系统(谐波成像)。(a,b)间接扫描第一和第二帧(间隔 4 秒,许多帧扫描;三帧);(c)双重窗方法(间隔 1 秒,许多帧扫描;二帧)和(d)监测间歇扫描(左)(神山等复制[38]。经爱思唯尔允许)

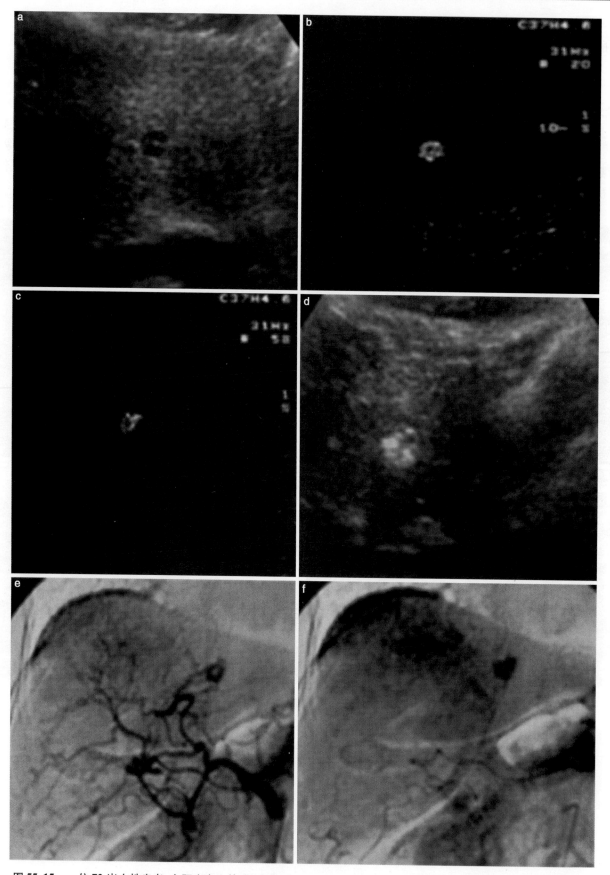

图 55.15 一位 72 岁女性患者,左肝患有血管瘤(直径 12.7mm)。(a)通常肋下超声(US)扫描表明左叶低回声结节;(b)同样的肿瘤数字减影成像(DSI),在注射后 50 秒表现过度增强;(c)同样的肿瘤数字减影成像(DSI),在注射后 5 分钟表现过度增强;(d)同样的肿瘤超声血管造影术,在注射 5 分钟后,表现过度增强;(e)在动脉相获得肝脏血管造影照片表现血管丰富的肿瘤

超声造影的临床应用

评估血管病变

使用对比增强超声血管成像可以同时评估血管管腔(使用对比增强超声信号)和血管管壁(使用常规 B 型超声信号)。因此,可以用来评估血管解剖和血管是否通畅,从而获得血管异常的可靠数据[40]。自对比增强超声用于床边介入治疗中以来,也适用于引导和监测血管介入和跟踪随访[41]。对比增强超声能够关于被用来做血管斑块成像,可以显示斑块位置、范围和溃疡。

肾血管评估

目前,正在研究增强造影超声应用于肾脏动脉狭窄鉴别诊断,微灌注测定,梗死范围,固体和囊性肿块的描述。研究表明操作者通过增强肾动脉显影的能力和增加有效扫描的数量可以提高造影剂增强扫描的效率。虽然,在评估肾动脉狭窄上血管造影术被认为是"金标准",但它的有创性、患者暴露于射线以及造影剂的肾毒性限制了它作为筛选形式的使用。传统的多普勒超声常规用于肾动脉狭窄评估;然而,研究表明,从中心到中心有很大的可变性,血管造影术能够发现它的相关性。另外,达到技术上成功的检查在各研究之间有差异。Avasthi 等使用多普勒超声和血管造影术评估 52 例肾动脉报道了两者之间的相关性[42]。他们报道了多普勒超声探测大于50% 管腔狭窄的病变的敏感性是 89%,特异性是73%。大约近 84% 的患者完成的检查达到了技术上的合格。同样,诺里斯等在 90% 患者的研究中成功地完成检查,当与血管造影术比较时,多普勒超声有 73% 敏感性和 97% 特异性[43]。相反,伯兰等,只有 58% 的患者中成功地完成检查,血管造影片不能够鉴别肾动脉狭窄有 7 位患者。他们报道只有 37% 特异性,因为只有 7/19 超声检查探测到没有肾动脉狭窄[44]。Desberg 等报道了只有 51% 超声检查是正确的[45]。超声评估肾动脉狭窄成功率的多变性是由于患者的个体差异而导致无法完成检查。患者的体质和肾动脉解剖的差异也使检查复杂化,超声造影是提供一个能够克服这些限制的成像模式。Claudon 等报

道了来自于 14 个欧洲中心的 198 例患者随机化交换研究的结果,这些患者因为怀疑患有肾动脉狭窄而涉及肾动脉血管造影术[15]。他们报道了,当增加了对比超声检查,增加了 63.9% ~ 83.8% 成功率,包括肥胖患者及肾功能不全的患者。

多普勒超声与血管造影术比较,在诊断和排除肾动脉狭窄上,血管超声造影结果与血管造影术结果有相关性,比常规超声更多($P = 0.001$)。另外,Lacourciere 等报道了包含一个加拿大多中心控制的78 位患者的初步研究结果,该研究是比较甲巯丙脯酸增强闪烁显像、非增强和增强超声的肾动脉狭窄的评估[46]。结果显示对比增强超声检查在诊断更多患者,比起非增强超声和闪烁显像分别是 99%,82%,81%($P = 0.002$),成功完成超声检查比例显著地增加。对比增强超声已经应用于评估肾脏微灌注和明确局部缺血或梗死范围。通过使用高机械指数去破坏微气泡,肾脏的灌注被量化,然后使用低机械指数间接谐波成像,用不同的脉冲间隔去划分脉冲间隔与相对视频强度,诱导出微气泡速率(MV)和肾脏血容量分数(BVF)(图 55.16)。魏等研究表明在微气泡破坏之后测量微气泡补充程度可以反映微气泡速率。当组织完全被造影剂充满时,反映组织的血容量分数。微气泡速率和肾脏血容量分数与组织营养血流量(NBF)相关[48]。全部肾血流量(RBF)用来评估供应肾皮质的>90% 肾血流量的皮质微气泡速率。魏等表明对比增强超声提供肾血流的评估和组织营养血流量与常规多普勒流量探测器获得的血流量有相关性[47]。使用造影超声评估营养血流量可以用来评估肾脏病理学,它可以影响营养血流量以及影响少量的肾血流量,反之亦然。然而,造影超声提供了肾盂肾炎,肾栓塞,肾移植后等情况下更好的肾脏灌注模式信息[49]。除对比增强超声成像之外,最近报道的使用微气泡和超声作为运载工具,将非病原媒介基因转移到肾脏。例如,兰等,研究了超声的用途和微气泡转移肾纤维化潜在治疗。他们发现与无超声治疗比较,超声和微气泡介导结合传递大量地增加 Smad7 转基因在肾组织表达 1000 倍[50]。对比增强超声是一个成像和治疗模式,它将有望提供一个安全的,非侵袭性的,适合的治疗肾脏疾病的选择。

超声心动图

左心室造影(LVO)在评估心脏结构、静息和负

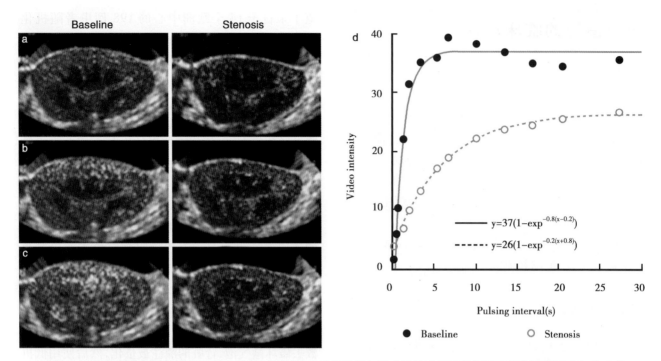

图 55.16　位于基线和存在流量限制的肾动脉狭窄处，从进行性增加长度的脉冲间隔获得的动物去除背景彩色代码成像（a-c）。在两个阶段从皮层获得脉冲间隔视频密度波（d），随着一个微气泡速度从 0.8/秒到 0.2/秒显著减少，视频强度表现出一个较低的增长率

荷超声心动图试验上是非常有临床意义的。在美国，造影剂被 FDA 批准用于心室造影和增强心内膜的边界测定。对比增强超声被用在那些技术上未达到最佳标准的超声心动图操作。很多研究对比显示其增加了超声心动图诊断能力。在一个 200 例患者的研究，该组患者是在未到达最佳标准的超声心动图中挑选出来的，其中在心尖四腔超声心动图至少 2 ~ 6 个片段无显影。在 75% 患者检查中，对比增强超声在这些患者中从一个非诊断性研究转变为诊断性超声心动图，提高了成像质量，使其具有更大能力去解决 50% 患者中最初提及的问题[51]。在静脉注射造影剂行左心室造影之后也有类似的发现[19,52]。

　　静脉造影剂给药也能够更精确测量左心室容积和射血分数[53]。临床显示使用造影剂后，谐波成像产生更好的左心室造影基本成像，心内膜边界测定和收缩功能评估的可信度[14,15,20,21,36,43,49,54]。造影剂的用途在其他心脏病理学也被证明。其中包括心肌梗死并发症的诊断，例如：破裂和左心室假性动脉瘤，推进造影剂的使用。对比增强超声还可以用来改善在升主动脉夹层形成时识别真腔和假腔的经食管超声心动图的精确度以及心脏内的包块，例如：肿瘤或血栓，使用超声造影剂很容易鉴别。

其他应用

斑块评估

　　在动物模型疾病中炎症与斑块稳定性的相关性已被证实。炎症应答包括单核细胞衍生的巨噬细胞和粒性白细胞聚集，动脉粥样硬化的内皮细胞加快斑块体积的扩大，增加破裂的敏感性和血管重构[55]。鉴别这些炎症性易损斑块的价值在于决定哪些患者需要立即干预，预防斑块破裂引起的缺血性并发症。带有由白蛋白或脂质成分外壳的微气泡结合活化的粒细胞可以去应答缺血性损伤或暴露促炎症反应介质。微气泡与白细胞结合程度与炎症数量是一致的，炎症过程程度可以量化[19,56]。虽然，他们都需要通过活化的粒细胞增量调节表达粘附因子来应答，微气泡的白蛋白和脂质外壳通过不同机制结合这些活化粒细胞。白蛋白是受约束的，通过粒细胞 β2-整合蛋白 Mac-1 到内皮细胞 ICAM-1，当脂质外壳涂上一层补体蛋白质，他们在白细胞表面识别补体受体[21,22,28,56]。一旦微气泡结合白细胞，这些细胞在微气泡里面剩下的振荡的能力足够增加回声反应[24,56]。另一个是炎性斑块靶向作用，包含在外壳微气泡结合细胞外粘附因子（ECAMs）配体。

在斑块表面、斑块新生血管、斑块外膜和缺乏正常血管表达之后，细胞外粘附因子靶向作用与组织特异性结合[56,57]（图 55.17）。已知的细胞外粘附因子可以结合动脉粥样硬化，包括 ICAM-1，血管细胞粘附因子（VCAM）-1 选择蛋白和整联蛋白 αvβ3[56,57]。几位研究者利用 ECMAs 的表达把炎症区域作为目标。Villaneueva 等把在流室系统里活化的内皮细胞作为目标结合被密封在脂质外壳的微气泡表面的 ICAM-1 单克隆抗体[58]。德莫斯等利用这同一战略使用声学上活化的脂质体代替微气泡。他们证明在活体内，把这些抗体运载脂质体作为目标表达到猪颈动脉炎性动脉硬化斑块内[59]。林德等也使用抗体血小板选择蛋白作为目标结合炎性小静脉鉴别缺

血再灌注损伤[21]。

　　然而，另一个战略是把斑块内部的新生血管作为研究目标鉴别炎性斑块作用。定向新生血管生成的微气泡由附属抗体 αv 整合蛋白创建。Leong-Poi 等，证明这些微气泡粘附小动脉，毛细血管和血管再生区域的小静脉[60]。目前，研究创建微气泡 αvβ3 整联蛋白的可能性已经找到无新生血形成管的斑块核心，作为局部化斑块炎症的一种手段。

肠系膜的评估

　　肠局部缺血在外科常常难以诊断。非特异性的症状和检查中心结果，连同诊断成像的局限性，使肠

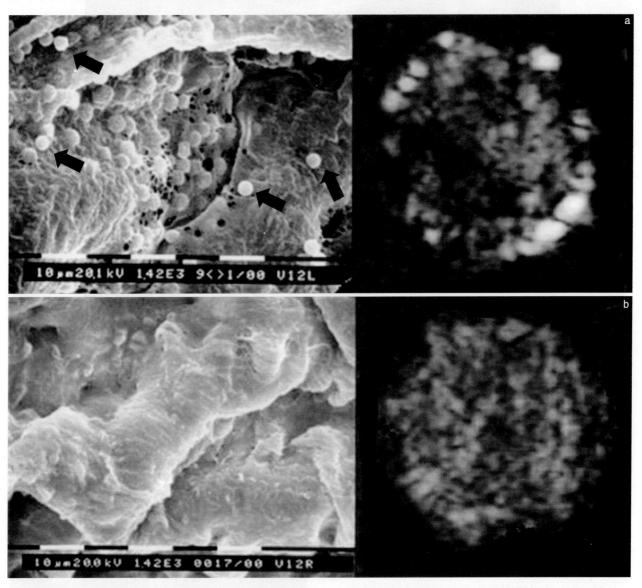

图 55.17　低机械指数脉冲序列设计成像显示微气泡存在结合加气膨胀受伤的颈动脉的动脉内皮细胞（a，右）；在无损失的颈动脉对照组缺乏微气泡（b，右）；扫描电子显微镜检查法显示内皮裸露损伤位置和微气泡连接物（向后箭头）对照血管裸露的内皮（b）

缺血评估成为一个挑战。金标准血管造影术是一个侵袭性成像模式,不是轻易完成的,并且提供肠壁微灌注的信息很有限。它的侵袭性,限制它作为肠缺血筛选试验的使用。

常规多普勒超声是非侵袭性的,然而,它评估肠壁再灌注的能力是有限的。使用对比增强超声评估肠缺血是一个相对新的应用,日本研究者[54,61](图55.18)报道包括51位患者的研究,这些患者单纯腹部 X 线照相均被证明小肠扩张。所有患者均经过常规彩色能量多普勒检查最初鉴别大部分扩张或非蠕动性肠循环,然后对比增强超声完成在 4～5 秒间隔

评估 2 分钟。51 位患者中 20 人有肠缺血,5 位肠系膜上动脉血栓栓塞和 15 位小肠绞窄。对比增强超声信号被分类为正常,减少或不存在。所有血栓栓塞的 5 位患者被发现不存在增强信号。15 位绞窄中 7 位不存在信号,5 位信号减少和 3 位正常信号。没有肠缺血的所有患者行正常对比增强超声检查。对比增强超声在鉴别肠缺血的敏感性和特异性分别是 85%(95%,CI:62.1%,96.8%)和 100%(95% CI;90.8%,100%)。阳性预测值是 100%(95% CI:83.8%,100%)和阴性预测值是 91.2%(95% CI:76.3%,98.1%)[61]。

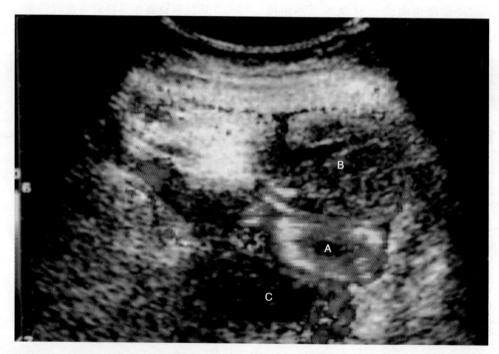

图 55.18　超声检查获得的一位 **68** 岁老年男性肠绞窄。肠段显示正常(A),减少(B)和不存在(C)彩色信号

颈动脉评估

在美国,脑卒中仍然是发病率和死亡率的主要原因,二维超声检查被认为是筛查的主要模式。其优点是价廉和容易操作,然而在鉴别溃疡和斑块回声性质、狭窄准确度和区别"线样征"狭窄及闭塞不是最佳的。血管造影术是金标准检查,但是在角度受限时很难显示血管腔内剖面轮廓,不能真实的描绘斑块或者溃疡[62]。与传统二维超声和血管造影术比较,对比增强超声是用来评估颈动脉疾病[63]。科诺等,评估 10 个受试者 19 个 ICA,发现在对比增强超声和传统血管造影术之间决定狭窄程度有一个

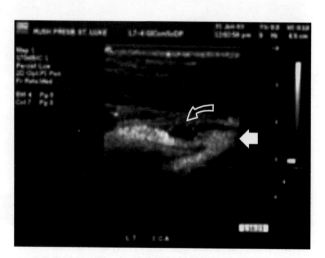

图 55.19　对比增强一位患者颈动脉,在颈动脉有一个中等的动脉粥样硬化斑块

很大的相关性(r=0.988)。对比增强超声比血管造影术能更好地描绘溃疡。在颈动脉斑块对比增强超声和磁共振(MR)成像之间也有很好的相关性(r=0.979)。这些结果证明超声检查在筛选和随访颈动脉疾病方面的潜在效能,并可以避免伪影,不受角度限制,可进行多普勒速度测量评估(图55.19)。在颈动脉疾病造影剂的使用可增加超声检查的敏感性,克服局限性和改善在血管内血流探测能力,患者不需要重复动作,也不会感到不适[64]。

大动脉评估:腹主动脉瘤

在过去的十年,血管内动脉瘤修复(WVAR)已经成为首选方法治疗肾下腹主动脉瘤(AAA)修复。微创手术的优点是显而易见的,必须继续观察可能的并发症,包括持续动脉瘤增长,内漏和装置。金标准是CT,其成本高,接触对肾脏有害处的因素,并暴露于电离辐射。几个最近研究表明对比增强超声作为监测模式是一个可能的选择。

Bendick 等在血管内修复术之后发现 8 个内漏,其中有 2 个 CT 没看见。Napoli 等发现 1 例类型 Ⅰ,6 例类型 Ⅱ,1 例类型 Ⅲ,和 2 例不明确漏,CT 均没看见。Nargellni 等,在对比增强超声上发现了 8 例

CT 没看见的类型 Ⅱ 的内漏(图 55.20)。我们自己使用对比增强超声经验显示,在腹主动脉瘤后发现 9 例内漏,其中 3 例在 CT 上没有被证明。这些研究表示对比超声检查是安全可靠的,对腹主动脉瘤血管内修复之后的监测是一个有希望的辅助检查[65-67]。Henao 等在 2006 年研究出版,证实了过去的研究发现,说明对比增强超声与 CTA 相比功效更高。在腔内修补术之后使用对比增强超声,作者可见 8 例类型 Ⅱ 内漏和 1 例类型 Ⅰ,然而 CTA 鉴定 5 例类型 Ⅱ 和 1 例类型 Ⅰ[68]。有趣的是,用来搜索内漏的大部分时间实质上是连续输注的时间,连续输注模式与以前报道的快速推注模式比较,可能有助于改善探查,另一方面,对比增强超声成像也有局限性。患者体质(肥胖)和肠内气体可以干扰成像,且患者必须配合。超声结果依赖操作者的技术水平,要获得好的成像需要接受训练和特殊技术培养。此外,CTA 能够为移植锚固和完整性,动脉瘤形态变化或动脉血管未闭提供高级信息[69]。

当立即性血管内治疗,可能因此改善远期结果时,早期内漏敏感的探查,在介入最初的确是非常令人期待的。最近 Kopp 等[70]评估对比了增强超声在主动脉近端和髂动脉远端区域的显影和内漏的探测。这个研究提出手术中的对比增强超声可能成为

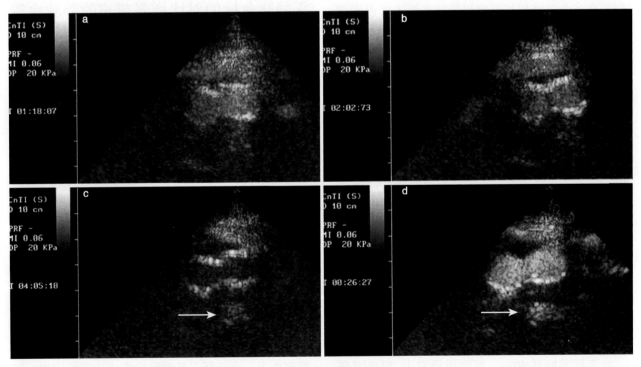

图 55.20　横切的对比增强超声前面方法扫描扩大腹主动脉瘤的患者。在二维计超声和 CT 血管造影上内漏或其他并发症不是直观的,(a-c)在开始快速推注 2.4ml 第二代造影剂给药之后获得成像显示在造影剂给药之后增强和减少造影剂吸收 4 分钟。(a)在动脉相获得成像;(b)在静脉相获得成像;(c)成像显示造影剂吸收后的髂动脉分支(箭头);(d)第二次快速推注 2.4ml 造影剂给药之后更好的描绘内漏的成像获得(箭头)

一个常规成像模式,尤其是肾功能受损的患者,对以碘油为基础造影剂过敏的患者或可能存在碘酒诱导甲状腺功能亢进的风险。这一应用在 14/17 患者中完成,结果已术中血管造影和手术对比增强超声,CT,或 MR 血管造影证实。

下肢评估

腹股沟下动脉疾病的二维超声检查评估重点在于重建作用的评估、预期和随访。然而,描述造影剂作为辅助使用的研究却很少。

2002 年欧洲研究证明对比增强超声用于 14 位患者,发现所有血管在对比增强超声中出现闭塞,在血管造影也是闭塞。然而,超声研究发现 4 例患者血管在血管造影术未显影。这次显影动脉被认为是侧支,而不是问题中被命名的血管,这项研究表明对比增强超声的应用存在局限性[71]。

分子成像使用对比增强超声:血管生成和细胞疗法的评估

对比增强分子成像的使用已经被扩展到评估血管生成和细胞疗法[72]。血管生成是一个复杂,多级过程,在多个领域相互影响和受抗血管生成因素调节[73]。由于微气泡造影剂是完全在血管内的,新生血管分子成像的特异靶器官一定在血管内出现,并且完美地在新生血管的血管腔内表面表达。有几个分子在血管内皮细胞表达,在新生血管成像担任相应的分子目标;虽然许多研究调查肿瘤模型新生血管的对比增强分子成像,但是研究对比增强超声在心血管疾病模式下评估血管生成和新生血管起源[72]潜能的试验很少。多数经验资料是微气泡定向 α 整联蛋白[74]。这些造影剂已经发展结合单克隆抗体(mAbs),把反对 αν 整联蛋白或精氨酸-甘氨酸-天冬氨酸(RGD)包含的多肽类作为目标,这些多肽类与选择整联蛋白有很大亲和力。这个应用随后扩展了到临床上有关慢性下肢缺血鼠模型的血管再生成像,使用锯鳞血抑肽导向微气泡[75]。在这些模型中,单侧髂动脉结扎之后,缺血性肢体局部血流量减少到正常值的 25%,在接下来的 2 周由于血管再生,血流量增加到 40%。在这项研究中,对比增强超声 αvβ3 分子成像表达使用一个 RGB 缩氨酸结合微气泡造影剂,能够评估内源性动脉生成对慢性闭塞的外周动脉疾病(PAD)的反应,及治疗新生血管

对延长增长因子给药的(FGF-2)反应。探究干细胞疗法治疗心血管疾病,需要发展显像模式去追踪活体内原始细胞。对比增强超声技术已经很成熟,在活体内,可以跟踪传递原始细胞。初步实验至少提供了被报道的证据[76,77]。

在静脉系统中的应用

门静脉血栓症

根据初步临床经验报道[78,79],对比增强超声是一个可靠的技术评估门静脉系统静脉开放,对比增强超声与彩色成像术相比,在探测和血栓鉴定上更加敏感,也比常规超声检查更敏感。门静脉血栓形成(PVT)是一个重要的并发症,发生在 0.6% ~16% 代偿肝硬化的患者和 35% 失代偿肝硬化和肝细胞癌患者[80]。肝硬化患者和早期肝细胞癌可能伴有恶性或良性血栓形成。为了有效地治疗,PVT 的恶性或良性性质的评估是非常重要的。对比增强超声的评估显示出重要的作用。"良性的"血栓通常是无血管且没有血管增强。当门静脉血栓有恶性血管供血,则出现血管增强病晚期在肝门处被冲走[81]。

深静脉血栓的对比增强超声的静脉血管化作用和炎症:进行中的临床试验

最近报道了一个由政府网站批准的前瞻性临床研究,目的是确定血管周围的静脉血管再生和炎症的存在和程度,由对比增强超声评估急性深静脉血栓形成(DVT)和浅静脉血栓性静脉炎(SVT)的患者。研究人员推测,对比增强超声评估静脉血管周围的再生血管和炎症可以量化,形成血栓的血管周围组织与对照组相比将更明显,这些发现将直接与炎症标记物的水平相关。这个临床试验预期将在血栓形成和血栓分辨率的病理生理学概念上提供新的数据[82]。

未来方向

超声技术和微气泡工程的不断进步使对比增强超声作为一个诊断工具和治疗模式被广泛应用。随着科学技术在机体分子进程和疾病病理学持续提供新的见解,这些新发现将转化为微气泡潜在的目标从而改进对比增强超声。正如上面提到的,微气泡

有能力把早期炎症作为靶区域,白蛋白和脂类封装的微气泡以非特异性的方式结合活化的白细胞。其他研究显示,针对特定目标成像的可行性,通过内皮粘附因子抗体覆盖的微气泡连接物在炎症过程表达[21,56-59]。最近,Weller 等提出了将特定靶向的微气泡和超声的基本科学转化为临床应用的方法。他们先前的研究显示在结合讲微气泡到预期的靶点上微气泡抗体浓度的重要性[83]。因此,在改善微气泡粘附的方法,改善超声图像的信噪比的研究中,Weller 等尝试通过一个多靶点的方法检测炎症。他们将带有 ICAM-1 和白细胞粘附分子选择家族的微气泡和那些只有一个炎症靶点的微气泡相比较表明,多靶点炎症会增加整体微气泡粘附强度。因为微气泡与炎症的程度结合是呈线性相关的,他们提出,带有多靶点微气泡的对比增强超声可以对早期炎症进行临床评价,也可以用来监测炎性斑块的进展或周围性血管疾病。相等数量的抗细胞间粘附分子微气泡和 sialyl 路易斯 X(结合选择蛋白)比较,然后将他们的二分之一单独比较[84]。这些微气泡在四个不同的浓度水平被灌注在白介素-1 激活的内皮细胞,展示四个不同的炎症严重程度,被 ICAM-1 定量测定表达评估。Weller 等,发现 ICAM-1 定向的微气泡有粘附强度,并与炎症程度呈线性相关。另外,当与单个定向微气泡比较时,微气泡粘附强度是随多靶点微气泡增强的,在探测炎症时可以增强敏感性。Weller 等人推断多靶向微气泡超声评估各种 ECAMs 可能是敏感的,非侵袭性探测方法不只是检测炎症的存在,而是严重程度。

早、中、晚炎性内皮表面抗原靶向作用可潜在的描绘分子进程,包含炎症和炎症过程"阶段"的确定。对比增强超声可减少更多昂贵成像需求,降低常规检查可疑率,增加诊断准确度及超声研究的可靠性。需要更多的研究来充分证明它可以作为一个广泛适用的辅助检查。其中成本分析研究是必需的,这样可能彻底改变这个模式,使其带来许多诊断和治疗应用的可能。

最近,包含纳米颗粒的复合材料对于功能和分子成像研究已引起关注[85]。据报道,一些固体纳米颗粒,如二氧化硅、聚苯乙烯,超顺磁性氧化铁(SPIO)纳米颗粒能够提高声阻抗,增加反向反射信号,从而为对比增强做出一些贡献[86,87]。

结　论

由于辐射和二级碘化造影剂肾毒性存在发生恶性肿瘤的风险,所以我们在血管内治疗之后,需要寻找更好的非侵入性研究和监测模式,尤其是在主动脉瘤内支架治疗法之后。新技术在不断发展,但"完美"的监测工具是不存在的。材料工程和生物技术的发展将有望改善当前的标准和期望;对微血管床动态流量的更好理解和聚焦生物化合物传输应该有望增强末梢器官成像和治疗策略。

参考文献

1. Gramiak R, Shah P, Kramer DH. Ultrasound cardiography: contrast studies in anatomy and function. Radiology. 1969;92:939.
2. Gramiak R, Shah P. Echocardiography of the aortic root. Invest Radiol. 1968;3:356–66.
3. Mulvagh SL et al. Second harmonic imaging of an intravenously administered echocardiographic contrast agent: visualization of coronary arteries and measurements of coronary blood flow. J Am Coll Cardiol. 1996;27:1519–25.
4. Ophir J, Parker KJ. Contrast agents in diagnostic ultrasound. Ultrasound Med Biol. 1989;15(4):319–33.
5. Section 6 – mechanical bioeffects in the presence of gas-carrier ultrasound contrast agents. American Institute of Ultrasound in Medicine. J Ultrasound Med. 2000;19(2):120–42, 154–68.
6. Cosgrove D. Ultrasound contrast agents: an overview. Eur J Radiol. 2006;60(3):324–30.
7. Calliada F, et al. Ultrasound contrast agents: basic principles. Eur J Radiol. 1998;27(Suppl2):S157.
8. Correas JM, et al. Ultrasound contrast agents: properties, principles of action, tolerance, and artifacts. Eur Radiol. 2001;11(8):1316–28.
9. Correas JM, et al. Ultrasound contrast agents. Examples of blood pool agents. Acta Radiol Suppl. 1997;412:101–12.
10. Blomley MJ, et al. Stimulated acoustic emission to image a late liver and spleen-specific phase of Levovist in normal volunteers and patients with and without liver disease. Ultrasound Med Biol. 1999;25(9):1341–52.
11. Marelli C. Preliminary experience with NC100100, a new ultrasound contrast agent for intravenous injection. Eur Radiol. 1999;9 Suppl 3:S343–6.
12. Harvey CJ, et al. Advances in ultrasound. Clin Radiol. 2002;57(3):157–77.
13. Burns PN. Harmonic imaging with ultrasound contrast agents. Clin Radiol. 1996;51 Suppl 1:50–5.
14. Tiemann K, et al. Real-time contrast echo assessment of myocardial perfusion at low emission power: first experimental and clinical results using power pulse inversion imaging. Echocardiography. 1999;16(8):799–809.
15. Claudon M, et al. Renal arteries in patients at risk of renal arterial stenosis: multicenter evaluation of the echoenhancer SH U 508A at color and spectral Doppler US. Levovist Renal Artery Stenosis Study Group. Radiology. 2000;214(3):739–46.
16. Cohen JL, et al. Improved left ventricular endocardial border delineation and opacification with OPTISON (FS069), a new echocardiographic contrast agent. Results of a phase III multicenter trial. J Am Coll Cardiol. 1998;32(3):746–52.
17. Myreng Y, et al. Safety of the transpulmonary ultrasound contrast agent NC100100: a clinical and haemodynamic evaluation in patients with suspected or proved coronary artery disease. Heart. 1999;82(3):333–5.
18. Kaps M, et al. Safety and ultrasound-enhancing potentials of a new sulfur hexafluoride-containing agent in the cerebral circulation. J Neuroimaging. 1999;3:150–4.
19. Grayburn PA, et al. Phase III multicenter trial comparing the efficacy of 2% dodecafluoropentane emulsion (EchoGen) and sonicated 5% human albumin (Albunex) as ultrasound contrast agents in patients with suboptimal echocardiograms. J Am Coll Cardiol.

1998;32(1):230–6.

20. Averkiou M, et al. Ultrasound contrast imaging research. Ultrasound Q. 2003;19(1):27–37.

21. Lindner JR, et al. Microbubble persistence in the microcirculation during ischemia/reperfusion and inflammation is caused by integrin- and complement-mediated adherence to activated leukocytes. Circulation. 2000;101(6):668–75.

22. Lindner JR, et al. Noninvasive imaging of inflammation by ultrasound detection of phagocytosed microbubbles. Circulation. 2000;102(5):531–8.

23. Borden MA, Martinez GV, Ricker J, et al. Lateral phase separation in lipid-coated microbubbles. Langmuir. 2006;22(9):4291–7.

24. Unger EC, et al. In vitro studies of a new thrombus-specific ultrasound contrast agent. Am J Cardiol. 1998;81(12A):58G–61.

25. Schumann PA, et al. Targeted-microbubble binding selectively to GPIIb IIIa receptors of platelet thrombi. Invest Radiol. 2002;37(11):587–93.

26. Tachibana K, Tachibana S. Albumin microbubble echocontrast material as an enhancer for ultrasound accelerated thrombolysis. Circulation. 1995;92(5):1148–50.

27. Klibanov AL. Targeted delivery of gas-filled microspheres, contrast agents for ultrasound imaging. Adv Drug Deliv Rev. 1999;37(1–3):139–57.

28. Lidner JR. Evolving applications for contrast ultrasound. Am J Cardiol. 2002;90(10A):72J–80.

29. Klibanov AL. Ligand-carrying gas filed microbubbles: ultrasound contrast agents for targeted molecular imaging. Bioconjug Chem. 2005;16:9–17.

30. Ferrara KW, Borden MA, Zhang H. Lipid shelled vehicles: engineering for ultrasound molecular imaging and drug delivery. Acc Chem Res. 2009;42:881–92.

31. McCulloch M, Gresser C, Moos S, et al. Ultrasound contrast physics: a series on contrast echocardiography. J Am Soc Echocardiogr. 2000;13(1):962.

32. Ayida G, et al. Hysterosalpingo-contrast sonography (HyCoSy) using Echovist-200 in the outpatient investigation of infertility patients. Br J Radiol. 1996;69(826):910–3.

33. Darge K, et al. Reflux in young patients: comparison of voiding US of the bladder and retrovesical space with echo enhancement versus voiding cystourethrography for diagnosis. Radiology. 1999;210(1):201–7.

34. Blomley MJ, et al. Improved imaging of liver metastases with stimulated acoustic emission in the late phase of enhancement with the US contrast agent SH U 508A: early experience. Radiology. 1999;210(2):409–16.

35. Burns PN, Hope Simpson D, Averkiou MA. Nonlinear imaging. Ultrasound Med Biol. 2000;26 Suppl 1:S19–22.

36. Simpson DH, Burns PN, Averkiou MA. Techniques for perfusion imaging with microbubble contrast agents. IEEE Trans Ultrason Ferroelectr Freq Control. 2001;48(6):1483–94.

37. von Herbay A, Vogt C, Haussinger D, et al. Late phase pulse-inversion sonography using the contrast agent Levovist: differentiation between benign and malignant focal lesions of the liver. AJR Am J Roentgenol. 2002;179:1273–9.

38. Kamiyama N, Moriyasu F, Mine Y, et al. Analysis of flash echo from contrast agent for designing optimal ultrasound diagnostic systems. Ultrasound Med Biol. 1999;25:411–20.

39. Yamamoto K, Shiraki K, Nakanishi S, et al. The usefulness of digital subtraction imaging with Levovist in the diagnosis of focal hepatic tumors. Int J Oncol. 2003;2(2):353–8.

40. Clevert DA, et al. Imaging of aortic abnormalities with contrast-enhanced ultrasound. A pictoral comparison with CT. Eur Radiol. 2007;17:2991–3000.

41. Clevert DA, Kopp R. Contrast enhanced ultrasound for endovascular grafting in infrarenal abdominal aortic aneurysm in a single patient with risk factors for the use of iodinated contrast. J Vasc Interv Radiol. 2008;19:1241–5.

42. Avasthi PS, Voyles WF, Greene ER. Noninvasive diagnosis of renal artery stenosis by echo-Doppler velocimetry. Kidney Int. 1984;25(5):824–9.

43. Norris CS, et al. Noninvasive evaluation of renal artery stenosis and renovascular resistance. Experimental and clinical studies. J Vasc Surg. 1984;1(1):192–201.

44. Berland LL, et al. Renal artery stenosis: prospective evaluation of diagnosis with color duplex US compared with angiography. Work in progress. Radiology. 1990;174(2):421–3.

45. Desberg AL. Renal artery stenosis: evaluation with color Doppler flow imaging. Radiology. 1990;177(3):749–53.

46. Lacourciere Y, et al. Impact of Levovist ultrasonographic contrast agent on the diagnosis and management of hypertensive patients with suspected renal artery stenosis: a Canadian multicentre pilot study. Can Assoc Radiol J. 2002;53(4):219–27.

47. Wei K, et al. Quantification of renal blood flow with contrast-enhanced ultrasound. J Am Coll Cardiol. 2001;37(4):1135–40.

48. Wei K, et al. Quantification of myocardial blood flow with ultrasound-induced destruction of microbubbles administered as a constant venous infusion. Circulation. 1998;97(5):473–83.

49. Correas JM, et al. Contrast-enhanced ultrasonography: renal applications. J Radiol. 2003;84(12 Pt 2):2041–54.

50. Lan HY, et al. Inhibition of renal fibrosis by gene transfer of inducible Smad7 using ultrasound-microbubble system in rat UUO model. J Am Soc Nephrol. 2003;14(6):1535–48.

51. Shaw LJ, et al. Use of an intravenous contrast agent (Optison) to enhance echocardiography: efficacy and cost implications. Optison Multicenter Study Group. Am J Manag Care. 1998;4(Spec No):SP169–76.

52. Kitzman DW, et al. Efficacy and safety of the novel ultrasound contrast agent perflutren (definity) in patients with suboptimal baseline left ventricular echocardiographic images. Am J Cardiol. 2000;86(6):669–74.

53. Hundley WG, et al. Administration of an intravenous perfluorocarbon contrast agent improves echocardiographic determination of left ventricular volumes and ejection fraction: comparison with cine magnetic resonance imaging. J Am Coll Cardiol. 1998;32(5):1426–32.

54. Yoshida S, et al. Evaluation of flash echo imaging of the canine gastrointestinal tract. J Ultrasound Med. 2000;19(11):751–5.

55. Ross R. Atherosclerosis – an inflammatory disease. N Engl J Med. 1999;340(2):115–26.

56. Lindner JR. Detection of inflamed plaques with contrast ultrasound. Am J Cardiol. 2002;90(10C):32L–5.

57. Blankenberg S, Barbaux S, Tiret L. Adhesion molecules and atherosclerosis. Atherosclerosis. 2003;170(2):191–203.

58. Villanueva FS, et al. Microbubbles targeted to intercellular adhesion molecule-1 bind to activated coronary artery endothelial cells. Circulation. 1998;98(1):1–5.

59. Demos SM, et al. In vivo targeting of acoustically reflective liposomes for intravascular and transvascular ultrasonic enhancement. J Am Coll Cardiol. 1999;33(3):867–75.

60. Leong-Poi H, et al. Noninvasive assessment of angiogenesis by ultrasound and microbubbles targeted to alpha(v)-integrins. Circulation. 2003;107(3):455–60.

61. Hata J, et al. Evaluation of bowel ischemia with contrast enhanced US: initial experience. Radiology. 2005;236(2):712–5.

62. Van Damme H, Vivario M. Pathologic aspects of carotid plaques: surgical and clinical significance. Int Angiol. 1993;12(4):299–311.

63. Kono Y, et al. Carotid arteries: contrast-enhanced US angiography – preliminary clinical experience. Radiology. 2004;230(2):561–8.

64. Clevert DA, et al. Imaging of carotid arterial diseases with contrast-enhanced ultrasound (CEUS). Eur J Radiol. 2011;80(1):68–76. Epub 2011 Feb 26.

65. Napoli V, et al. Abdominal aortic aneurysm: contrast enhanced US for missed endoleaks after endoluminal repair. Radiology. 2004;233(1):217–25.

66. Bendick PJ, et al. Efficacy of ultrasound scan contrast agents in the noninvasive follow-up of aortic stent grafts. J Vasc Surg. 2003;37(2):381–5.

67. Bargellini I, et al. Type II lumbar endoleaks: hemodynamic differentiation by contrast-enhanced ultrasound scanning and influence on aneurysm enlargement after endovascular aneurysm repair. J Vasc Surg. 2005;41(1):10–8.

68. Henao EA, et al. Contrast-enhanced duplex surveillance after endovascular abdominal aortic aneurysm repair: improved efficacy using a continuous infusion technique. J Vasc Surg. 2006;43(2):259–64;

discussion 264.

69. Thompson MM, et al. Comparison of computed tomography and duplex imaging in assessing aortic morphology following endovascular aneurysm repair. Br J Surg. 1998;85:346–50.

70. Kopp R, et al. First experience using intraoperative contrast-enhanced ultrasound during endovascular aneurysm repair for infrarenal aortic aneurysms. J Vasc Surg. 2010;51(5):1103–10.

71. Ubbink DT, Legemate DA, Llull JB. Color-flow duplex scanning of the leg arteries by use of a new echo enhancing agent. J Vasc Surg. 2002;35(2):392–6.

72. Leong-Poi H. Molecular imaging using contrast-enhanced ultrasound: evaluation of angiogenesis and cell therapy. Cardiovasc Res. 2009;84(2):190–200.

73. Buysschaert I, Carmeliet P, Dewerchin M. Clinical and fundamental aspects of angiogenesis and anti-angiogenesis. Acta Clin Belg. 2007;62:162–9.

74. Eliceri BP, Cheresh DA. Role of alpha v integrins during angiogenesis. Cancer J. 2000;6 Suppl 3:S245–9.

75. Leong-Poi H, et al. Assessment of endogenous and therapeutic arteriogenesis by contrast ultrasound molecular imaging of integrin expression. Circulation. 2005;111:32.

76. Kuliszewski MA, et al. Molecular imaging of endothelial progenitor cell engraftment using contrast-enhanced ultrasound and targeted microbubbles. Cardiovasc Res. 2009;83:817–23.

77. Cui W, et al. A new method for stem cell imaging using contrast ultrasound. Circulation. 2008;118:S642.

78. Tarantino L, et al. Diagnosis of benign and malignant portal vein thrombosis in cirrhotic patients with hepatocellular carcinoma: color Doppler US, contrast-enhanced US, and fine-needle biopsy.

Abdom Imaging. 2006;31(5):537–44.

79. Janssen HLA, et al. Extrahepatic portal vein thrombosis: aetiology and determinants of survival. Gut. 2001;49:720–4.

80. Amitrano L, et al. Risk factors and clinical presentation of portal vein thrombosis in patients with liver cirrhosis. J Hepatol. 2004;40:736–41.

81. Claudon M, et al. Guidelines and good clinical practice recommendations for contras enhanced ultrasound (CEUS) update 2008. Ultraschall Med. 2008;29:28–44.

82. Venous vascularization and inflammation on contrast-enhanced ultrasound (CEUS) in patients with thrombosis. 2011. http://clinicaltrials.gov/ct2/show/NCT01367769?term=Venous+vascularization+and+inflammation+on+contrast+enhanced+ultrasound&rank=1. Accessed 20 July 2011.

83. Weller GE, et al. Modulating targeted adhesion of an ultrasound contrast agent to dysfunctional endothelium. Ann Biomed Eng. 2002;30(8):1012–9.

84. Weller GE, et al. Targeted ultrasound contrast agents: in vitro assessment of endothelial dysfunction and multitargeting to ICAM-1 and sialyl Lewis(x). Biotechnol Bioeng. 2005;92(6):780–8.

85. Galperin A, Margel S. Synthesis and characterization of radiopaque magnetic core-shell nanoparticles for X-ray imaging applications. J Biomed Mater Res B Appl Biomater. 2007;83(2):490–8.

86. Norton SJ, Vo Dinh T. Imaging the distribution of magnetic nanoparticles with ultrasound. IEEE Trans Med Imaging. 2007;26:660–6.

87. Oh J, et al. Detection of magnetic nanoparticles in tissue using magneto-motive ultrasound. Nanotechnology. 2006;17:4183–90.

56

第 56 章
检查中心血管检查的编码及赔付

Robert M. Zwolak

摘 要

　　无创性血管检查中心研究构成了血管外科医生的诊疗设备的一个不可分割的部分。这项研究与那些先进的诊断成像相比较，更加安全、廉价,如果操作者具备合格的检测技术,此检查还能表现出高度的准确性及可复制性。为了确保无创性检查中心的可行性,管理者必须理解编码的细微差别、保险覆盖范围的规定和许多关于赔偿的细节。

关键词

提前告知受益人、非固定付款类别、APC、CPT 代码、诊断相关组、DRG、多普勒、彩超、生理检查

　　无创性血管检查中心研究组用超声诊断报道了一个刚刚超过 20 个 CPT 编码的家庭。这使得血管检查中心编码的基础设施相对简单,但这些编码在日常实验运行中的应用则复杂地多。血管检查中心研究报告的几个方面不同于那些传统的手术或评估与管理(E 和 M)编码。也许,最重要的问题是报告诊断的血管检查依赖于研究的物理环境。比如说,在医生办公室完成的报告研究就与在医院内完成的完全不同,而且,即使在医院,接受检查的住院或门诊患者也存在重要的区别。

　　其次,关键在于要充分理解:一个诊断性的研究是由技术和专业两个不同的部分组成。技术部分专注于收集信息,由一个接受过专门培训的技术专家完成;而专业部分是根据技术专家提供的书面原始数据对生理、成像及多普勒数据进行回顾分析,而后进行编译及打印最终的审查结果,其原始数据和最后的报告必须存档以供复审。在编码用语中,技术部分的编码速记为"TC",而专业部分为"PC"或"-26"。在后两者中,本章通篇应用"-26"缩写形式。

基于服务地点的报告——医生办公室

　　根据血管检查中心研究技术部分的报告,实际上有 4 个不同的服务场合:1. 医生办公室;2. 独立的诊察设施;3. 医院门诊部;4. 医院住院部。从编码角度讲,最简单的场合是医生办公室,在此典型的研究可能包括技术和专业两个方面。当技术与专业两部分同时操作的时候,其结合体由不带任何结尾修饰,如 TC 或-26 的五位 CPT 编码来显示。例如一名患者在医生办公室接受了双侧脑血管颅外段的多普勒全部检查(技术和专业)。应用的编码是93880,不加任何修饰。假如应用这种方法,全部操作过程通常被描述为"全程",但是应用这个词描述的时候,应避免与外科操作相混淆,比如外科操作中所指的"全程"还包括术前准备的时间。

　　如果仅仅是在医生办公室进行的脑血管颅外段研究,技术部分可以报告为 93880-TC,专业部分则

为93880-26。在任何情况下,支付"全程"诊疗的费用就是支付技术和专业两部分费用的总和,明确这一点至关重要。

服务场所-IDTF

IDTF(the independent diagnostic testing facility)是一个诊断检查的手段,与医生办公室及医院无关。其规范条例最初于1997年10月31日由联邦公报发行,后来又进行了修订和精炼。IDTF的目的是诊断和检测而非治疗,医疗保险和救助中心已经正式更新了这个复杂的需求体系。近期涉及IDTF的调控法案是针对患者和操作者,在医疗保险改革法案2008(MIPPA)第135条(a)规定需要有IDTFs提供的"先进的诊断性影像学"的资格认证。MIPPA规定先进的诊断性影像学包括磁共振成像、计算机断层摄影术、核医学成像、正电子发射断层摄影术。MIPPA特别将X射线、超声以及荧光检查从先进成像技术中排除,MIPPA不需要这三种模式的技术认证。更多关于IDTF的细节不属于本章范围,但任何参与IDTF或可能参与的医生都需要了解更详细、更专业的资料。

服务场所-医院门诊患者和住院患者

当一个医院雇用技术人员购买或租用相关设备时,门诊无创性血管研究的技术部分应该报告为一个完全不同的名为"移动付款类别"的代码组合或"APC"系统,并作为医院门诊患者预期支付系统(HOPPS)的一部分出版发行。

HOPPS APC系统设立于1997年的平衡预算法案,为诊断研究、手术操作和医院检查中心完成的E&M(电子显微镜检查与微量分析,内分泌与代谢)服务提供预期支付的系统。HOPPS的目标之一是减少个人支付至远低于8000 CPT编码水平的数量。因此,最常见的程序是由多个CPT代码捆绑成一个APC代码。事实上,在APC系统的最初6年时间里,所有血管检查中心研究仅仅应用2套APC编码来报告,即针对所有血管生理学研究的APC96和针对所有血管多普勒检查的APC267。血管外科和血管超声协会向卫生保健筹资管理局(现在的CMS)强烈呼吁,上述两套编码办法缺乏足够的标准,不能

充分表现血管检查中心的实际工作情况。管理机构给予了答复,只是速度比较慢。在2004年,增加APC266来表示两个相对不太复杂的多普勒检查。2012年我们已经拥有包含5个对应血管检查中心检查的APC家族。APCs96和97代表生理学研究的两个复杂等级,而APCs265,266,267分别用于报告检查的低、中、高等级的复杂性[1,2]。表格56.1提供了计划的2012年CPT编码及APC编码的交集。这些交集每年都会变化,因此理应由医院检查中心的管理员每年对医疗保险网络的主机站点或可靠的个人资料来源进行检测。

应该记住的是,这种APC讨论只与医院门诊患者完成的血管检查中心检查技术部分相关。这些检查的专业部分编译是由传统的带有-26修饰的CPT编码报告,并仅仅作为专业部分鉴别这些研究:例如一个突发双下肢肿胀症状的享受医疗保险的门诊患者,将接受完整的双下肢血管多普勒检查。基于医院的血管检查中心记录为APC0267,负责编译的医生则提交93970-26。最后,如果血管检查中心研究针对的是住院患者,则常见技术部分和住院治疗预期支付的捆绑形式。医疗保险用"诊断相关组"或"DRGs"为目的,许多私营运营商也利用DRG方法。血管检查中心可鉴别检查的性能,特别是CPT编码或APC,但这仅仅是用于医院内部账目结算。全部的医院支付都以DRG为根据,通常DRG是不会被血管检查中心检查结果所干扰。在这种情况下,负责编译的医生会报告为a-26修饰的CPT编码。举一个典型实例,医院的ICU病房需要进行一个双下肢血管多普勒检查,技术部分的账目就会滚动进入DRG,编译医生报告为93970-26。

表56.1　2012年CPT APC血管检查中心检查技术部分交集

CPT	CPT描述符	APC
93880	多普勒颅外动脉;全部双侧	0267
93882	多普勒颅外动脉;单侧或局部	0267
93886	经颅多普勒颅内动脉;全部	0267
93888	经颅多普勒颅内动脉;局部	0265
93890	经颅多普勒;血管反应性研究	0266
93892	经颅多普勒;微栓子监测,不注射气泡	0266
93893	经颅多普勒;微栓子监测,注射气泡	0266
93922	局部双下肢动脉生理学研究1~2级	0097

续表

CPT	CPT 描述符	APC
93923	全部双下肢动脉生理学研究≥3 级	0096
93924	跑步机下肢生理学检查	0096
93925	多普勒下肢动脉或旁路移植术；全部双侧	0267
93926	多普勒下肢动脉或旁路移植术；单侧或局部	0266
93930	多普勒上肢动脉或旁路移植术；全部双侧	0267
93931	多普勒上肢动脉或旁路移植术；单侧或局部	0266
93965	肢体静脉生理学研究；全部双侧	0096
93970	多普勒肢体静脉包括压迫；全部双侧	0267
93971	多普勒肢体静脉包括压迫；单侧或局部	0266
93975	腹部,骨盆,阴囊及腹膜外器官多普勒动脉流入量及静脉流出量；全部研究	0267
93976	腹部,骨盆,阴囊及腹膜外器官多普勒动脉流入量及静脉流出量；局部研究	0267
93978	多普勒主动脉,下腔静脉,髂血管,或旁路移植术；全部	0267
93979	多普勒主动脉,下腔静脉,髂血管,或旁路移植术；单侧或局部	0266
93980	多普勒动脉流入量及静脉流出量,阴茎血管；全部	0267
93981	多普勒动脉流入量及静脉流出量,阴茎血管；随访或局部	0267
93982	植入无线压力传感器的动脉瘤囊生理学研究	0097
93990	多普勒血液透析通路包括动脉流入量,机体通路及静脉	0266

* 转载自 CMS 2012 年 HOPPS NPRM 平均成本文件
CPT 描述符为缩写形式
完成的描述及相关介绍材料请参阅 CPT 手册

血管检查中心的覆盖要求及高级被保险者须知

为了达到医疗保险覆盖要求,所有的血管检查中心研究必须做到以下几点:1. 具备有据的、记录的指征;2. 由一个得到独立许可的医疗部门安排;3. 将检索测试数据存档;4. 医生的专业编译。所有这些都将会进行更详细的检查。

有效医学指征的构成对于血管检查中心管理者来说可能会是一个难题,因为这些临床指征由所列出的需求或医生的医嘱来决定是否被医保覆盖,即意味着是否由保险公司来支付。一个被医疗机构认为是完全适当的临床指征,也可能被保险公司视为无效。比如,一个 60 岁患者,终生吸烟,其两个哥哥和三个姐妹都有中风病史,因此,他的初级医疗保健机构认为他的初次颈部血管超声检查是完全适当的。然而,这个患者的保险公司则认为如果没有对侧神经系统症状,则此项检查为初步"筛查",不在医保覆盖范围内。这使检查中心管理者处于进退两难的局面,要么违背患者意愿拒绝检查,要么在保障检查中心财政正常运行的前提下,进行次数有限的没有预期支付的检查。

从医疗保险的角度看,这种情况下正确的做法是给患者发放一个"高级被保险者须知"或"ABN",即一份向患者解释哪些检查是医保认为不具备临床指征的因此不被覆盖的材料。这份 ABN 材料,虽然满足了支付者的要求,但常常让人反感。患者会质问医生为什么选择没有医保覆盖临床指征的检查。如果不是思路特别清晰和经验丰富,检查中心管理员可能会认为患者心存疑惑,因此可能推迟检查时间,或造成患者拒绝检查。避免这种烦恼和花费昂贵问题的最好办法是让医疗机构注意国家和当地的医保政策。对于医疗保险计划,更新的覆盖政策见于 https://www. cms. gov/medicare-coverage-database/indexes/national-and-local-indexes. aspx.

血管检查中心检索数据

血管检查中心数据的存档检索在患者护理方面的价值是显而易见的。作为提供给患者及申请检查中心研究服务的一部分,血管报告应把当前的结果与先前的结果作比较。检查中心应随时查阅归档数据。过去,图像复制及报告存储的劳动强度很大,但是如果缺乏有条理的记录,试图找到以前的检查结果进行比较就如同噩梦。大部分检查中心已经应用数码影像存档和通讯系统(PACS)解决了这个问题。虽然没有额外的报销来实现 PACS,其额外的检索能力也可以在发生付费后查账时保护血管检查中心。

目前,消除供方过度赔付的医保计划称为医保恢复审核条例或 RAC。RAC 试点方案从 2005 年至 2008 年在 6 个国家实行,为医保挽回超额赔偿近 10 亿美元。国会众议院筹款委员会推测在全国范围内推广将净赚 100 亿美元。因此,医疗保险于 2009 年开始了聚焦医院的扩展计划,并在 2010 年受到广泛关注。目前,RACs 正在调研医生、检查中心及其他类型的机构。一组包含高质量的数据,适当的医保覆盖临床指征,精确的编码及账单的可靠的记录,对于医保给出的检查中心应得 RAC 评估是有很大帮助的。

医生编译的医保支付

什么是恰当的医生编译?与技师所提供的编译有何不同?从医保角度看,无创性的血管研究有两个不同的部分,一个是技术的,一个是专业的。整个血管检查(技术加专业)费用的大约 80% 代表技术的部分,反映专业部分的 20% 需要医生的编译具有可信度。技师的核心作用是收集准确的多普勒影像数据并整理以便医生能更好地进行编译。在某些情况下,这意味着技术人员能够提供初步的数据评估。编译医生的职责是回顾所有数据的内容及准确性,根据其临床和科研知识对数据进行最后的编译。例如,在一次脑血管颅外段检查中,技术人员收集了一系列 B 型超声图像、多普勒流速频谱及彩色血流图像。技术人员的职责是准确的记录和注解数据。检查中心可以用文献中的解释方法来将多普勒速率转化为对颈动脉狭窄的评估,虽然这种技术转换是由技术人员识别,但是回顾数据及准确性的评估是编译医生的职责,如多普勒角度调节的正确应用,以及确保最后的编译考虑到并适当权衡所有的信息。另一个例子是,ICA 血流速度增快提示存在狭窄,但是如果对侧 ICA 完全闭塞的情况下,标准的分级方法则可以导致对狭窄严重程度的过高估计。这个情况就会被编译医生注意到。同样,高度钙化的区域可能会妨碍多普勒速率的分析,这是由于超声波会被致密斑块反射。如果只是很短的一部分,或者如果恰好超过盲点的波形与流入侧的波形相似,医生就会得出这样的结论:短钙化可能不包含一个限制流速的狭窄。如果流出波形呈一个圆钝的波形并且峰值流速减低,医生将给出相反的结论。这只是一些例子,用来说明医生基于知识和临床联系所得出的最终编译结果与最初的数据的不同之处。

整体及局部的血管研究 93880，93922 和 93923

血管检查中心编码的 CPT 描述符通常用"全部"或"局部"来表示,但是很少有文件要求来报道更广泛的检查。到底 CPT 或医保事件所需要的是什么样的研究才能被认为是完全双侧的研究?通常情况下,我们需要看看外面的编码世界来寻找合理的答案。血管检查中心资格认可跨学会委员会(ICAVL)已经公布详细的意见,建议对大部分脑血管床进行详细的检查,而这些作为优秀的 CPT 报告代理的服务目的是缺乏 CPT 实际指导的[3]。例如,ICAVL 标准要求对颈动脉分叉做详细的评估,以及 VA 检查是一个完整的脑血管颅外段多普勒检查中必不可少的部分。相反,CPT 并没有提供任何可能找到的 CPT93880 扫描的颅外动脉的细节,因此全部双侧检查成为必然。在 CPT 无法提供信息的情况下,推荐参照 ICAVL 指南。

对于一些血管检查中心编码,近期的 CMS 活动可能会出现更加集中的定义。例如,下肢动脉生理学检查,CPT93922,被确认在 CMS 服务屏上显示的速度比预期增长量要快。CMS 认为,用患病率无法解释的增长量可能是由于过多的相对值单位(RVU)的分配,最终演变成一个主要问题,即一个供方为满足此编码的最小要求而必须做到什么。2011 年以前,CPT 描述符是模糊的,并且在 CPT 或 CMS 上没有任何背景文献支持该描述符。由于无法回答关于最低限度服务的问题,以至于后来 CMS 泰然自若地攻击医生的工作。如果没有清晰的服务限定,就不可能对医生的相关工作进行调查,因此在 SVS 带领下,与之利益相关的专业协会提出了一个 CPT 编码方案以集中该定义内容。经过一系列的讨论和修订,2010 年 CPT 专门小组选举投票通过了这个被称为 93922 的更详细的新描述符,并在 2011 年 CPT 指南中首次出现[4]:

局部无创性双侧上下肢血管生理学研究,(e. g. 下肢:踝部/远端胫骨前后的臂长指数/双侧足背动脉多普勒频谱 1~2 级记录及分析,或踝部/远端胫骨前后的臂长指数/足背动脉加上 1~2 级加量体积描记法,或踝部/远端胫骨前后的臂长指数/足背动脉 1~2 级经皮氧分压测试)

对那些熟悉早期 93922 的人来说,这样冗长的篇幅似乎有些小题大做,但的确没有再出现任何有关于服务组成的混乱局面。另外,这个详细的描述符为审查医生工作提供了一个可靠的平台。调查于 2010 年成立并向 CMS 提出建议。专业部门回顾了调查问卷,认为其有效,并作为 2011 年度医生工作 RVU 出版发行[5]。以前的工作 RVU 因为创建了新的服务定义而被保留,尽管这个新的定义可能仍旧会比较冗长,实际的服务本质上还是血管检查中心已经做了十几年的高质量检查工作。乍看之下,有些人会得出这样的结论,认为 RVU"没有变化"的工作并没有取得多少成就,但是通过最近的心脏病学及放射学诊断服务的深入了解,则可以得出相反的结论。而且,CPT 编辑组认为关于这项服务的定义与 ICAVL 阐述的临床需求极其相似,是一个非常了不起的成就。

相对于历史发展,检查中心管理员更感兴趣的是代码的应用,有一个关于 93922 的例子,其家族成员 93923 和 93924 应该提供有力的证据证明 CPT 是一个活生生的每年修订和新的代码的实体。每年一度的新码和修订码审查时是必不可少的。医保费用清单可以从 CMS 网站免费下载。AMA CPT 手册每年都会更新,是编码描述符最权威的原始资料。最后,血管外科协会现在也制定了血管特定编码指南,并且每年更新。这些都是一些可靠的投入[6,7]。

术中多普勒监测

一些动脉内膜剥脱术和旁路移植术中全面的多普勒超声检查是常规进行的。虽然据我所知并没有公开声明不可以进行全面的多普勒检查,但技术部分并不在典型的医保覆盖范围内,由于是针对住院患者进行,因此患者住院期间的技术部分费用是由 DRG 支付的。如果检查符合所有存档图像和正式编译的要求,与检查中心编译相关的小额费用是可以报销的。例如一项术中颈动脉多普勒检查报告为 93882-26,从中可以识别出这是一个单侧检查(938582),专业部分的报告为(-26)。全面的下肢血管旁路移植术可以报告为 93926-26。

赤字消减法案限制办公室技术赔付

血管外科医生通常会问,为什么血管检查中心研究医保支付不能遵循长久以来建立的惯例,允许以美元支付相等数量,即相对值乘以医保换算系数。答案即是 2005 年赤字消减法案(DRA)(2006 年初由主席签字并通过)。在寻找资金提高医保 HMO 计划优势的时候,众议院筹款委员会主席比尔·托马斯的助手注意到技术是否支付检查费用取决于此项检查是否是医生办公室医保费用表上规定的检查,并且注意到前者和根据 HOPPS 支付的检查之间的存在重要差异。这种差异之所以存在,是因为这

两个系统的设置完全不同。不必考虑哪种方法更能准确地反映需要完成的影像学检查的来源,筹款委员会撰写了一个条款并随后被纳入 DRA,声明基于办公室的影像学检查应减少的门诊 APC 支付或者医保费用表规定的费用:2007 年实施 DRA,CT、MR、PET、超声及超声心动图均受到了影响。第一年,CMS 比前一年少花了 17 亿美元,而事实上影响每个保险受益人的检查数量上升了 3.2%。基于医保削减开支的需要,我推测 DRA 永远不会消失。

DRA 也带来了一个好消息,SVS 说服 CMS 应该将肢体生理学编码从 DRA 中排除,因其并不包括在影像学之内。这样可以防止每年用于无创性检查中心检查的 6500 万美金的 B 部分医保支付被抽走。因此,DRA 在 CPT93922-93924 并没有负面影响。然而,每个完整颈动脉颅外段和 VA 检查的处罚超过了 50 美元。2006 年,技术部分报销 216 美元,在过去的 5 年里,医保支付超过 150 美元应归功于 DRA。

结 论

血管检查中心给血管疾病的患者提供了非常重要的服务:和其他所有类型的影像学检查一样,血管检查中心检查的医保支付正在下降。此时,如果血管技术专家没有整日的工作,检查中心运行将会出现赤字。

参考文献

1. Department of Health and Human Services. Centers for Medicare & Medicaid Services CMS-1525-P Medicare and Medicaid Programs: Hospital Outpatient Prospective Payment; bulatory Surgical Center Payment; Hospital Value-Based Purchasing Program; Physician Self-Referral; and Provider Agreement Regulations on Patient Notification Requirements. Fed Regist. 2011;76(137):42170–393.
2. Department of Health and Human Services. Centers for Medicare & Medicaid Services CMS-1525-P Proposed Median Costs for Hospital Outpatient Services, by HCPCS code for CY 2012. www.cms.hhs.gov/apps/ama/license.asp?file=/HospitalOutpatientPPS/Downloads/CMS-1525-P_NRPM_Median_Files.zip. 2011. Accessed 30 Sept 2011.
3. Intersocietal Commission for the Accreditation of Vascular Laboratories. The 2010 ICAVL Standards. www.icavl.org/icavl/_standards.htm. 2010. Accessed 30 Sept 2011.
4. Abraham M, Ahlman JT, Boudreau AJ, et al. American Medical Association. CPT 2011, Professional edition. Chicago: AMA Press; 2010.
5. Department of Health and Human Services. Center for Medicare & Medicaid Services 42 CFR Parts 405, 409, 410 et al. Medicare Program; Payment Policies Under the Physician Fee Schedule and Other Revisions to Part B for CY 2011, Final Rule. Fed Regist. 2010;75(228):73170–860.
6. American Medical Association. CPT 2012, Professional edition. Chicago: AMA Press; 2012.
7. Roddy SP, Zwolak RM. SVS vascular surgery coding guide, 2011 edn. Society for vascular surgery. Chicago: IL; 2012.

第 57 章
超声引导动静脉插管的临床应用

57

Patrick A. Stone and Mohit Srivastava

摘　要

在过去的二十年里,血管专科医生对超声的应用越来越多,它已成为引导动静脉插管术历史上标志性的技术。便携式的超声,在大多数手术室及介入治疗室都是作为特殊设备供医生使用。本章介绍了常见的经皮插管的部位以及如何借助超声技术来进行操作。此外,我们还回顾了此种检查方法与其他方法比较方面的文献。

关键词

超声引导、影像引导的血管置管、以超声为基础的通路

引言

在过去的十年中,通过超声获得动静脉通路成像技术及应用在大多数医疗机构呈指数增长。以往探测血管分支依赖于解剖学标志及触诊。在血管位置较深或偏离正常解剖位置时这种方法就显得十分费时费力。因此,基于此重要性,超声引导技术的应用给所有专科医生的工作带来了方便。

在我们医院,住院医生和研究人员都接受了大量超声引导的培训。所有住院医师都十分重视技术的合理应用,并且每个人都要求在培训期间使用便携式超声设备,这样可以减少并发症的发生率,并显著减少患者的不适感。

本章专门为从业医生提供与血管插管有关的既复杂又通俗易懂的相关信息。包括诊断和介入手术中最常涉及的血管,以及针对技术和现有文献中所支持的超声引导干预的最基本的内容。最后,在特殊情况下,超声引导技术的理念会提供一个简单的方法来识别不同的情况,成为唯一的切入点。

中心静脉通路

颈内静脉

我们的团队通常会对有通道的和没有通道的中心静脉桥血管位置进行会诊。首选位置一直以来都是颈静脉。优点是在非急诊情况下,可以在床头进行,感染率较低。静脉也可以用来放置下腔静脉过滤器及后期修复。虽然后者更为常见,但是大多数过滤器在需要时还可以用来静脉给药。

超声起初是通过 B 模成像在横断面来识别血管。大多数患者的颈静脉位于颈总动脉外侧的颈静脉鞘内。在一个标准的灰阶图上,颈静脉直径较大呈椭圆形。可以看到邻近的动脉,有助于初步识别正确的结构进而使之检测有针对性。

通常要评估静脉的可压缩性(弹性)及急慢性血栓是否存在。急性血凝块不显示血管壁增厚,而慢性强回声的血栓则有管壁增厚,但是,其可压缩性(弹性)明显缺乏。当这种情况发生时,需要用彩色多普勒进行确认,自发的、节段的静脉血流缺乏会使

操作者选择不同的检查位置进行检测。慢性深静脉血栓并不总是要求同样的检查方法，然而，静脉通常不作为优先选择。静脉可以作为标志性的方法评估胸骨和锁骨交界处的胸锁乳突肌，或者是经由侧面的颈根部。虽然这项技术由 2 个操作者完成，但我们更倾向于"单手"技术，即操作者一只手握探头，另一只手扎针[1]。

将超声探头放置在患者颈部一条横向取向的颈静脉，局部麻醉给药。在 B 模功能下用 19 号针头刺入静脉。对于标准的无通道中央桥血管，针头角度为 45 度，略高于中间探针。超声检测时超声波就会通过导丝，超声探头可以被用来追踪距离锁骨基底部距离很短的回声反射点。用于放置桥血管或鞘（见图 57.1 和图 57.2）。对于有通道的桥血管，我们优先选择颈静脉外侧，1998 年由 Silberzweig 及 Mitty 最先提出[2]。标准的横切图是位于颈根部位置，超声探头方向正好在其上方与之平行。麻醉及探针都是以 45°角方向在横向探头侧方进入皮肤。如果针尖超出超声波平面外则会出现针尖刺透静脉，接下来重要的就是避免此种情况的发生。我们已经找到了使这种风险降到最低的方法，即用一个软的导丝从颈根部进入静脉外侧壁。在无名动脉插入导丝，还可以显示纵断面（见图 57.3）。最引人注目的早期研究是 1993 年由 Denys 等完成的超声波的有效性。他们前瞻性地对 300 多名患者利用传统体表标志方法及超声引导方法的结果进行了分析。结果超声引导方法的成功率更高（100% 和 88.1%），78% 的患者一次穿刺成功，而利用体表标

志穿刺的一次成功率仅 38%。两组探测时间分别为 9.8 秒和 44.5 秒，超声引导组出现颈动脉误穿、臂丛神经损伤及血肿等并发症发生率明显减少[3]。

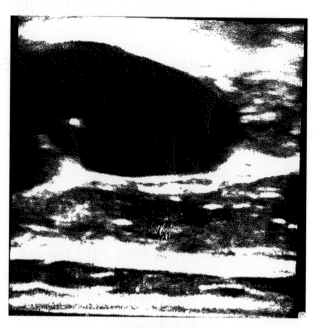

图 57.2   针尖在颈静脉腔中的回声，横切视图

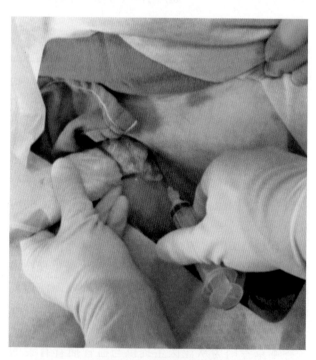

图 57.3   低处横向贴近颈静脉形成桥血管的通道

随后，其他很多前瞻性实验对超声引导方法及体表标志方法进行了比较，其中大部分是随机对照试验。450 例危重患者随机调查显示超声引导技术成功率更高，而体表标志法的并发症则更高，其动脉误穿和血肿发生率分别为 10% 和 8.45%，而超声引

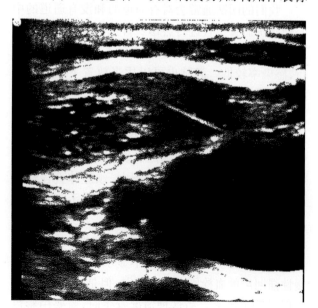

图 57.1   针头经皮进入颈静脉

导则为 1.15% 和 0.4%。此外,血液感染和传播之间的一个直接关系也可以通过超声引导而大大减少[4]。三年后,Turker 等对 380 例患者分别用超声引导及体表标记法进行比较,这是体表标记法中血管误穿及血肿发生率最低的报道(4.73% 及 3.68%),但是仍然比超声引导法要高得多[5]。

2003 年,中心静脉插管的 META 分析法问世,用于颈内静脉、锁骨下静脉及股静脉的研究。以颈静脉研究最多,其他部位也包括在内。超声引导法可以减少 86% 的置管失败,57% 的并发症,以及 41% 的首次操作失败。更多的经验显示,应用超声作为辅助检查,可以通过较少尝试即可成功插管,并节省更多时间[6]。

锁骨下静脉

短期或长期中央静脉桥血管也用于锁骨下静脉,尽管用的不多。用于胸廓出口的胸锁区时,锁骨下动静脉及臂丛神经都通过此区域,因此能否在靠近胸膜腔的位置做出精确的穿刺就显得至关重要。血管插管操作起来难度很大,特别是已经插入鞘的时候,有报道称锁骨下静脉穿刺比颈静脉穿刺更容易出现气胸。

标准的横截面很难探测到,通常采用锁骨纵向的上方和下方。此外,常规压迫方法在静脉周围为骨组织时不可行,通过多普勒波形分析存在于管腔内的回声及呼吸相变性通常都是用来评估有血块的静脉。皮肤穿刺点位于锁骨内侧 2/3 及外侧 1/3 交界处,穿刺时为针尖与血管方向相平行。经典的 Seldinger 技术见图(图 57.4)。

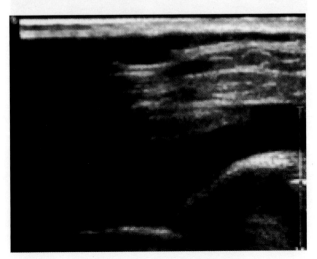

图 57.4　锁骨下静脉,纵切(B-模)

比较体表标志法及超声引导法的研究不多,但是结果充分显示了超声引导法的优势。在 1994 年到 1998 年之间,由 Branger、Gualtieri 及 Lefrant 分别开展的 3 个前瞻性的随机研究统计显示超声引导法降低了 86% 的置管失败率及并发症的发生[7-9]。研究的样本量虽不像颈静脉那么大,但也充分体现了超声的优越性。我们建议无论常规还是复杂情况下都应该考虑超声引导血管插管。锁骨周围检测时成像困难或许对技术要求很高,但是应用二维成像的结果远远优于不使用超声所带来的风险。

股静脉

常规股静脉插管在深静脉循环中是最简单的。主要是由于其位置相比其他血管风险相对较低。股静脉位于股动脉内侧与其相邻走行于腹股沟韧带的下方。患者仰卧时很容易插入,常用于紧急情况。

超声探头在股静脉上方横向取向,与腹股沟平行。与颈静脉相似,压迫静脉并且用 B 模评估管腔内血栓。一旦确认通畅,将针头定位于探头中部与超声束成 45 度角。随后出现的回波是因为超声到达了血管壁。

超声引导插管早在数年前就已经明确其具有较高的成功率。1990 年,Mallory 首次提出超声引导下可使插管的时间显著缩短(2.5 分钟 vs 6 分钟),并报道了更高的首次成功率[10]。后来,5 个不同的前瞻性或者回顾性研究都证实了这一结果。大多数情况下,回顾性的研究报道了技术的成功,包括更多的首次操作成功率以及较低的血肿和股静脉误穿发生率[11,12]。

在 Hilty 等完成的一个前瞻性研究中,评估了患者心肺复苏中的股静脉插管,显示利用超声引导法插管失败的风险减少 71%[13]。另一个 110 例患者的前瞻性随机实验,显示超声引导法提高了技术成功率(98.2% vs. 80%)并减少并发症出现的几率(18.2% vs. 5.5%)[14]。

我们之前已经报道了通过中心静脉插管放置下腔静脉过滤器的试验。我们研究的目的是在于验证通过锁骨下静脉放置下腔静脉过滤器的安全性。但是,在回顾文献中,我们惊奇地发现股静脉插管是相当快的[15]。放置过滤器的时候,我们也常规的用超声探头来评估股静脉,这样有助于观察急性或慢性血凝块,还可以减少插管的失败及血管误穿。后者在临床中是致命的,这样的患者须给予抗凝治疗。

胭及胫静脉

在所有深静脉中很少用胭静脉插管。其常见于患者下肢静脉血栓接受溶栓治疗时。胭静脉位于胭动脉的任意一侧,其分支连接胫静脉,与其对应的动脉解剖相似。腔内血栓的存在使胭静脉插管更具挑战性,溶栓时避免穿透血管是非常重要的。常采取俯卧位,横向取向接受超声波。标准角度为45°,但是看起来会更陡一些,大约为60°。俯卧位时静脉在胭窝是比较表浅的,我们发现有时候识别小隐静脉是很有帮助的。由于其汇入胭静脉,通过识别小隐静脉可使更多的静脉插管变得相对容易,特别是当胭静脉有明显血栓时,一旦针头进入管腔,就可以继续操作(见图57.5)。胫前、胫后静脉相比胭静脉插管用得更少。当外周静脉桥血管不能到达时,可用上行静脉造影。患者通常仰卧位,通过超声图像识别胫静脉相应的动脉,通过桥血管注射及造影完成评估。有时我们也通过静脉进行溶栓,但这只是在胭静脉插管失败的情况下进行。

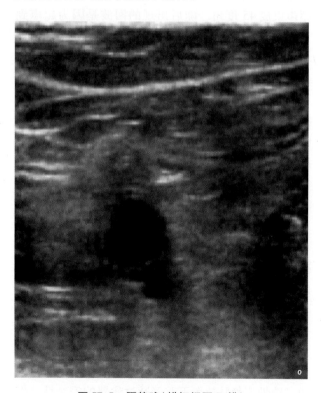

图 57.5　胭静脉(横切视图 B-模)

外周小静脉通路

大、小隐静脉

随着激光和射频消融术的出现,对于大多数患者可以采取大隐静脉腔内治疗而不用进行外科手术,可以达到相似的效果并显著减少复发率。超声在这些操作中可以提供安全的评估。大隐静脉位于隐静脉鞘内,走行于下肢内侧。属于表浅静脉,全程有4个分支孔或更多。通常在回流手术中,静脉直径大于3mm,取股骨内踝侧位置,针尖与皮肤表面呈角45°向下方刺入。在横切视图中,针尖比静脉更易识别,进针时,无论采取横切还是纵切都易发生血管穿透。随着血液回流,可以采取 seldinger 技术(下腔静脉造影时,患者捏鼻屏气使显影良好)将鞘置入。然后置入消融桥血管,始终保持顶端的可视化。这里,必须采取隐-股静脉的纵切视图。在这个视野中,可见腹壁浅静脉,此时桥血管应撤回至上一个分支点。最后,再次采取横切位,并沿整个大隐静脉进行鞘内麻醉(见图57.6和图57.7)。

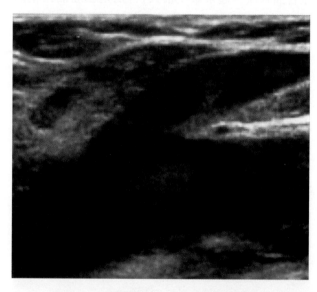

图 57.6　隐-胭静脉汇合处(纵切视图 B-模)

小隐静脉插管用于消融术及深静脉血栓溶解术中。超声可以识别下肢外侧股骨外侧 3~4 指宽深的小隐静脉,采用标准的超声引导法。关于超声评估静脉的文献是有限的,但是其非侵袭性及较低的并发症发生率是显而易见的。

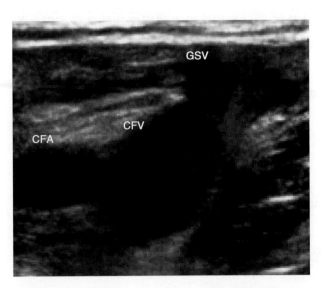

图 57.7　股总动脉 股总静脉 大隐静脉横切视图（横切视图 B-模）

贵要静脉

上肢浅静脉是护理或辅助检查人员在外周静脉插管时最常用到的。在我们医院，专科护士还进行经外周中心静脉置管。便携式超声是用来做床头检查的，各医院都应配备供全体医务人员使用。偶尔我们也会在介入室进行贵要静脉插管时用到，常见于上肢深静脉血栓溶栓。贵要静脉位于肘窝正上方水平面。走行于肱二头肌和肱三头肌之间凹槽的中间。

动脉通路

股总动脉

股总动脉是经皮插管中最常用的动脉。很多技术方法可以采用，包括最佳脉冲透视引导法及超声引导法。在可扪及股动脉搏动的患者我们通常利用荧光透视原理的方法，然而在一些特殊病例中我们仍然推荐超声引导法，包括血管内动脉瘤的修复、溶栓、无法扪及动脉搏动及显示通路。如果定位不准确，则可能引起严重的并发症。在进行表浅或较深股动脉插管时可能导致腹股沟血肿或者拔出动脉鞘时出现假性动脉瘤。这是继发于骨表面对血管向后方缺乏压迫的结果。股总动脉穿刺可导致严重的腹膜后出血，从而导致剧烈疼痛，必要时需要大量输血及手术探查。大多数患者的股总动脉位于股骨头内

侧 1/3 处，近端由髂外动脉发出，以腹股沟韧带为分界点称为股总动脉。其远端在不同位置分成股动脉及股深动脉。荧光透视法可以独立识别股骨头内侧缘。这种方法有助于找到最合适的位置进行股总动脉穿刺，只有少数血管分叉位置较高的时候有可能会插入股浅动脉。在这种情况下，由于股骨头的存在也能够维持静脉压和动脉压。多普勒对探针和血管壁钙化的可视化有助于进行插管，特别是当动脉不能扪及时。

除了准确定位，超声还具备一个独特的优势，就是可识别血管内动脉粥样硬化斑块。这时我们的扫查过程，首先识别股总动脉分叉然后追踪其横切视图。然后探头转向纵切投影，通过此方向针头可以进入股总动脉。进针的角度为标准 45°，在分叉正上方纵切视图中可以看见整个针头。为了减少围手术期栓塞及血栓形成，应避开显示有严重斑块的血管区域进行操作。

比较荧光透视法及超声引导法应用的文献不多。最近的一项前瞻性随机实验中，1004 名患者接受了荧光透视或超声引导下股总动脉插管。两组插管率相似，但是超声引导法较为成功，首次操作成功率为 83% 比 46%，平均时间为 136 秒比 148 秒。研究还表明超声引导法并发症的发生率更低，1.4% 比 3.4%，主要为大于 5 厘米的血肿[16]。

在过去的 2 年中，我们还将超声引导法有效用于经皮血管内动脉瘤的修复。大于 20F 鞘在无法准确定位的情况下，我们依赖的是超声引导下股总动脉穿刺以保证较大鞘的安全操作。近期，2008 年，Arthurs 等人对 88 名接受经皮闭合主动脉瘤修复的患者进行检查。虽然是回顾性的，但是他们明确了超声引导股总动脉穿刺的显著优势，不但缩短了操作时间，有较高的成功率，而且转为开放式手术的概率较低。

腘动脉

腘动脉插管主要用于逆行插管，可用于外周血管介入治疗。由于担心并发症的发生，我们一般不建议使用，而超声可以最大限度地减少并发症的发生。超声探头位置一般与腘静脉通路水平面相似，朝颅的方向倾斜一个微小的角度可以提高成像效果。

2005 年，Yilmaz 回顾性地观察了 174 名因跛行及严重肢体缺血接受股动脉逆行插管的患者。在

234 例操作中,并发症的出现率是 6.4%,只有 4.3% 与动脉穿刺有关。超声引导法的安全性是显而易见的,虽然不是首选,但是对血管插管技术的确有效[18]。

肱动脉

肱动脉在周围血管介入治疗中常用,仅次于股总动脉。肱动脉位于肱二头肌下方的凹槽中,在正中神经内侧与之并行。通常与肱静脉成对伴行,如同下肢的腘动脉与胫动脉。其插管所致并发症的发生率较高,如已经报道的血栓形成,主要与血管直径小有关。许多血管专家用来进行内脏和肾脏造影术及介入治疗。经皮穿刺主要借助于血管触诊、多普勒探针或超声引导法。我们倾向于使用与股总动脉插管技术类似的横切或纵切的超声下引导法,用于识别血管减少操作失败。此外我们能够在插管前测定肱动脉直径大小,然后确定是否能容纳介入手术所需要的较大的鞘。

桡动脉

桡动脉通常只用于血压监测患者的动脉插管。但近年作为经皮插管的位置引起关注。同时用于心脏桥血管的诊断和治疗,大多采用可触及搏动的血管。最近的一项 META 分析报道了超声成像是一项有效的辅助治疗并有显著的优势。可以看到,首次成功率提高了 71%,即使大多数试验没有统一的标准,但是可以看出有减少插管次数及缩短操作时间

的趋势[19]。我们还没有利用桡动脉进行外周血管插管的操作,但是这是一个很有前景的选择并在逐步被接受。

医保赔付

当超声用于血管插管时是应由医保支付的。主要是根据操作中三个主要部分。首先是操作者必须明确所选择的血管是否通畅(非常通畅、通畅但有狭窄区域等)第二,操作者必须在超声引导下实时记录探针进入情况,第三,操作者必须随时对文件进行记录和报告。见表 57.1,于 2010 年报道的医生医保赔付表。CPT+76937

表 57.1   2010 年超声协助插管医保支付

2010 年医疗保险赔付(美元)	
专业费用	15.87
技术费用	20.92
总计	36.79

结　论

总之,超声成像为血管插管的可视化提供了一个安全有效的方法,通过灰阶成像及多普勒血流评估血管狭窄及斑块,比体表标志法及 X 光透视提供了更多的信息。所有的周围血管介入医生都应该对本章所讨论的每条血管成像的知识有一个透彻的了解,并能够解释图像所见内容,并用它来指导探针有效地进行血管内操作(见表 57.2)。

表 57.2   超声引导下动静脉插管的随机对照试验

试验	动/静脉	患者数	首次成功 FP/全部成功 OS (超声法比常规法)	并发症发生率 (常规法比超声法)
Troianos 等[20]	静脉	160	73% 比 54%(FP) 100% 比 96%(OS)	8.43% 比 1.39%(动脉穿刺)
Denys 等[3]	静脉	928	78% 比 38%(FP) 100% 比 88.1%(OS)	13.2% 比 2.9%
Branger 等[7]	静脉	130	96.8% 比 86.2%(FP)	3.1% 比 2.3%
Teichgraber[21]	静脉	100	96% 比 52%(FP)	12% 比 0%(动脉穿刺)
Lefrant 等[9]	静脉	286	64.3% 比 65.7%(FP) 86.7% 比 90.9%(OS)	16.8% 比 5.6%
Augoustides 等[22]	静脉	429	80.9% 比 68.9%(FP)	4.2% 比 4.2%(动脉穿刺)
Karakitsos 等[4]	静脉	900	100% 比 94.4%(FP)	23.3% 比 1.5%

续表

试验	动/静脉	患者数	首次成功 FP/全部成功 OS（超声法比常规法）	并发症发生率（常规法比超声法）
Prabhu 等[14]	静脉	110	85.5% 比 54.5%（FP） 98.2% 比 80%（OS）	18.2% 比 5.5%
Turker 等[5]	静脉	130	99.47% 比 97.36%（FP）	4.4% 比 0.5%
Seto 等[16]	动脉（X 光透视比超声）	1004	83% 比 46%（FP）	3.4% 比 1.4%

参考文献

1. Feller-Kopman D. Ultrasound-guided internal jugular access: a proposed standardized approach and implication for training and practice. Chest. 2007;132:302–9.
2. Silberweig JE, Mitty HA. Central venous approach using image guidance. AJR Am J Roentgenol. 1998;170(6):1617–20.
3. Denys BG, Uretsky BF, Reddy PS. Ultrasound-assisted cannulation of the internal jugular vein: a prospective comparison to the external landmark-guided technique. Circulation. 1993;87(5):1557–62.
4. Karakitsos D, Labroppoulos N, De Groot E. Real-time ultrasound-guided catheterization of the internal jugular vein: a prospective comparison with the landmark technique in critical care patients. Crit Care. 2006;10:R162.
5. Turker G, Nur Kaya F, Gurbert A. Internal jugular vein cannulation: an ultrasound-guided technique versus a landmark-guided technique. Clinics. 2009;64(10):989–92.
6. Hind D, Calvert N, Mcwilliams R. Ultrasonic locating devices for central venous cannulation: meta-analysis. BMJ. 2003;327(7411):361.
7. Branger B, Dauzat M, Zabadani B, et al. Pulsed Doppler sonography for the guidance of vein puncture: a prospective study. Artif Organs. 1995;19(9):933–54.
8. Gualtieri E, Deppe S, Sipperly M. Subclavian vein catheterization: greater success rate for less experienced operators using ultrasound guidance. Crit Care Med. 1995;23(4):692–7.
9. Lefrant J, Cuvillon P, Benezet J, et al. Pulsed Doppler ultrasonography guidance for catheterization of the subclavian vein: a randomized study. Anesthesiology. 1998;88(5):1195–201.
10. Mallory DL, Mcgee WT, Shawker TH, Brenner M, et al. Ultrasound-guidance improved the success rate of internal jugular vein cannulation. Chest. 1990;98:157–60.
11. Farrell J, Gellens M. Ultrasound guided cannulation versus the landmark guided technique for acute hemodialysis access. Nephrol Dial Transplant. 1997;12:1234–7.
12. Zollo A, Cavatorta F, Galli S. Ultrasound-guided cannulation of the femoral vein for acute hemodialysis access with silicone catheters. J Vasc Access. 2001;2:56–9.
13. Hilty WM, Hudson PA, Levitt MA, Hall JB. Real-time ultrasound-guided femoral vein catheterization during cardiopulmonary resuscitation. Ann Emerg Med. 1997;29:331–6; discussion 337.
14. Prabhu Mayoor V, Juneja D, Gopal Palepu B. Ultrasound-guided femoral dialysis access placement: a single-center randomized trial. Clin J Am Soc Nephrol. 2010;5:235–9.
15. Stone P, AbuRahma AF, Hass SM. TrapEase inferior vena cava filter placement: use of subclavian vein. Vasc Endovascular Surg. 2004;38(6):505–9.
16. Seto AH, Abu-Fadel MS, et al. Real time ultrasound guidance facilitates femoral arterial access and reduces vascular complications. JACC Cardiovasc Interv. 2010;3(7):751–8.
17. Arthurs Zachary M, Starnes Benjamin W, Sohn Vance Y. Ultrasound-guided access improves rate of access-related complications for totally percutaneous aortic aneurysm repair. Ann Vasc Surg. 2008;22:736–41.
18. Yilmaz S, Sindel T, Luleci E. Ultrasound-guided retrograde popliteal artery catheterization: experience in 174 consecutive patients. J Endovasc Ther. 2005;12(6):714–22.
19. Shiloh AL, Savel RH, Paulin LM, et al. Ultrasound-guided catheterization of the radial artery: a systematic review and meta-analysis of randomized clinical trials. Chest. 2010. doi:10.1378/chest.10-0919.
20. Troianos C, Jobes D, Ellison N, et al. Ultrasound-guided cannulation of the internal jugular vein: a prospective, randomized study. Anesth Analg. 1991;72:823–6.
21. Teichgraber U, Benter T, Gebel M, et al. A sonographically guided technique for central venous access. AJR Am J Roentgenol. 1997;169:731–3.
22. Augoustides JG, Horak J, Ochroch AE, et al. A randomized controlled clinical trial of real time needle-guided ultrasound for internal jugular venous cannulation in a large university anesthesia department. J Cardiothorac Vasc Anesth. 2005;19(3):310–5.